圧倒的画像数で診る！

頭部疾患画像アトラス

典型例から応用例まで、
2000画像で極める読影力！

【編集】土屋一洋, 山田　惠, 森　墾

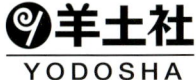

謹告

　本書に記載されている診断法・治療法に関しては，発行時点における最新の情報に基づき，正確を期するよう，著者ならびに出版社はそれぞれ最善の努力を払っております．しかし，医学，医療の進歩により，記載された内容が正確かつ完全ではなくなる場合もございます．

　したがって，実際の診断法・治療法で，熟知していない，あるいは汎用されていない新薬をはじめとする医薬品の使用，検査の実施および判読にあたっては，まず医薬品添付文書や機器および試薬の説明書で確認され，また診療技術に関しては十分考慮されたうえで，常に細心の注意を払われるようお願いいたします．

　本書記載の診断法・治療法・医薬品・検査法・疾患への適応などが，その後の医学研究ならびに医療の進歩により本書発行後に変更された場合，その診断法・治療法・医薬品・検査法・疾患への適応などによる不測の事故に対して，著者ならびに出版社はその責を負いかねますのでご了承ください．

序

　多くの神経放射線診断学の教科書がすでに世にあるなかで本書を企画した．

　その背景には，とりわけ和書において知識習得の目的で読み進んでも掲載されている画像がきわめて典型的なもののみで幅に乏しいという傾向がみられることがあった．実際の読影室での日常を思い浮かべていただければ，日々の読影ではそうした典型例に出会うことは必ずしも多くはないことに多数の方々から同意をいただけると思う．その理由として，ある病態がさまざまな要因によって多彩な所見を示しうるのに対し，これまでの書籍が文字での記述に重きを置き，紙幅や記述のスタイルの制限のために画像の掲載に十分対応できていなかったことをわれわれは考えた．実はすでにある程度このようなコンセプトで鑑別診断の項にも画像を含めたものとして本書の編者の一人の土屋が共編した『できる！画像診断入門　頭部画像診断のここが鑑別ポイント 改訂版』（羊土社刊，2011年）があるが，本書はこれを格段にパワーアップし，鑑別診断の対象疾患のみならずピットフォールになりそうな所見なども含めて提示画像のバリエーションを大幅に拡げるものとした．

　このように本書は掲載画像の数が豊富なことが最大の特色である．幸いにしてわれわれ編者の意図を汲んで執筆の先生方からは多数の貴重な症例の画像を含めた原稿をいただくことができた．これによって本書が画像診断の力をつけようとする比較的若手の読者にとってより実践的な頭部の画像診断の知識を備えてもらえるものとなるだけでなく，幅広いレベルの放射線科医の読影を強くサポートするものとなることも確信している．さらにはこの内容は関連臨床科の先生方の画像の解釈においても有益なものになると考えている．

　最後になりますが，多忙な日常業務のなかで執筆にご協力いただいた諸先生方ならびに企画・編集に携わっていただいた羊土社編集部の嶋田達哉氏，伊藤慶子氏，中林雄高氏にこの場をお借りして心よりお礼申し上げます．

2014年3月

土屋一洋
山田　惠
森　墾

圧倒的画像数で診る！
頭部疾患 画像アトラス

典型例から応用例まで、
2000画像で極める読影力！

CONTENTS

序	土屋一洋, 山田 惠, 森 墾	3
Color Atlas		8
執筆者一覧		14

第1章 脳血管障害

1.	脳梗塞	西尾理子, 井田正博	16
2.	脳出血の経時的変化	木下俊文	24
3.	脳血管障害の二次性変化	赤澤健太郎, 山田 惠	29
4.	脳アミロイドアンギオパチー	櫻井圭太	36
5.	くも膜下出血	木下俊文	41
6.	脳動脈瘤	井手 智, 掛田伸吾, 興梠征典	45
7.	脳動静脈奇形	渡邉啓太, 掛田伸吾, 興梠征典	51
8.	海綿状血管腫	掛田伸吾, 興梠征典	55
9.	もやもや病	東 美菜子, 北島美香	59
10.	静脈洞血栓症	野口智幸	63
11.	硬膜動静脈瘻	小西淳也	68
12.	CADASIL	山元龍哉	72

第2章 脳腫瘍

1.	膠芽腫	平塚義康, 菊池恵一, 三木 均	76
2.	退形成性星細胞腫	平塚義康, 菊池恵一, 三木 均	80

3.	びまん性星細胞腫	平塚義康，菊池恵一，三木 均	84
4.	毛様細胞性星細胞腫	井料保彦，平井俊範	88
5.	乏突起膠腫	平塚義康，菊池恵一，三木 均	93
6.	上衣腫	井料保彦，平井俊範	97
7.	神経節膠腫	東 美菜子，北島美香	101
8.	脈絡叢腫瘍	北島美香	105
9.	中枢性神経細胞腫	金柿光憲	109
10.	非定型奇形腫様/ラブドイド腫瘍	金柿光憲	113
11.	髄芽腫	井料保彦，平井俊範	117
12.	類上皮嚢腫/類皮嚢腫	外山芳弘	121
13.	嗅神経芽細胞腫	外山芳弘	126
14.	頭蓋咽頭腫	外山芳弘	130
15.	神経下垂体 germinoma	松木 充，東山 央，稲田悠紀	135
16.	奇形腫	松木 充，東山 央，稲田悠紀	140
17.	下垂体腺腫	松木 充，東山 央，稲田悠紀	144
18.	松果体実質性腫瘍	松木 充，東山 央，稲田悠紀	150
19.	神経鞘腫	萩原彰文，五ノ井 渉	153
20.	脊索腫	萩原彰文，五ノ井 渉	157
21.	髄膜腫	萩原彰文，五ノ井 渉	162
22.	悪性リンパ腫	石井仁也	168
23.	血管芽細胞腫	石井仁也	173
24.	転移性脳腫瘍	石井仁也	177

第3章 感染症・炎症

1.	髄膜炎	堀 沙恵香，田岡俊昭	181
2.	脳膿瘍	堀 沙恵香，田岡俊昭	186
3.	硬膜下蓄膿/硬膜外蓄膿	堀 沙恵香，田岡俊昭	190
4.	単純ヘルペス脳炎	鎌野宏礼，蓮尾金博	193
5.	HIV関連病変	鎌野宏礼，蓮尾金博	197
6.	頭蓋内結核	鎌野宏礼，蓮尾金博	202
7.	神経サルコイドーシス	増本智彦	206
8.	神経Behçet病	増本智彦	211
9.	全身性エリテマトーデスに伴う中枢神経障害	大原有紗，藤川 章	215

10.	リンパ球性下垂体炎	坂本敦子, 佐藤典子	220
11.	Tolosa-Hunt 症候群	海野俊之, 雫石 崇, 阿部 修	223
12.	Creutzfeldt-Jakob 病	海野俊之, 雫石 崇, 阿部 修	227
13.	TORCH 症候群	海野俊之, 雫石 崇, 阿部 修	230
14.	脳炎/脳症	海野俊之, 大久保敏之, 雫石 崇, 阿部 修	233

第4章 脱髄疾患と類縁疾患

1.	多発性硬化症	崔 朝理, 三木幸雄	238
2.	視神経脊髄炎	坂本真一, 三木幸雄	243
3.	急性散在性脳脊髄炎	久保友宏, 三木幸雄	249
4.	副腎白質ジストロフィー	渡邉嘉之	253
5.	進行性多巣性白質脳症	中西能亜, 三木幸雄	256
6.	浸透圧性髄鞘崩壊症	小西淳也	260
7.	異染性白質ジストロフィー	渡邉嘉之	263
8.	Pelizaeus-Merzbacher 病	大澤まりえ, 神田知紀, 大場 洋	266
9.	Alexander 病/Canavan 病/Krabbe 病	大澤まりえ, 神田知紀, 大場 洋	269

第5章 変性・代謝疾患

1.	Alzheimer 型認知症	三好史倫, 篠原祐樹, 小川敏英	275
2.	前頭側頭葉変性症	三好史倫, 篠原祐樹, 小川敏英	279
3.	Lewy 小体型認知症	三好史倫, 篠原祐樹, 小川敏英	282
4.	進行性核上性麻痺	松末英司, 加藤亜結美	286
5.	大脳皮質基底核変性症	松末英司, 加藤亜結美	290
6.	脊髄小脳変性症	松末英司, 加藤亜結美	293
7.	低酸素性虚血性脳症, 低血糖性脳症, 一酸化炭素中毒	櫻井圭太	298
8.	Wilson 病	國松 聡	303
9.	Wernicke 脳症	櫻井圭太	306
10.	ミトコンドリア病	土屋一洋	310
11.	放射線壊死	國松 聡	314
12.	PRES	安藤久美子	318

第6章 機能性疾患と類縁病態

| 1. | 神経血管圧迫症候群 | 鹿戸将史 | 324 |

- 2. 正常圧水頭症 …… 鹿戸将史 327
- 3. 脳脊髄液漏出症 …… 鹿戸将史 330
- 4. 肥厚性硬膜炎 …… 鹿戸将史 333
- 5. 海馬硬化症 …… 坂本敦子, 佐藤典子 335
- 6. 可逆性脳血管攣縮症候群 …… 大澤まりえ, 神田知紀, 大場 洋 338

第7章 頭部外傷

- 1. 急性硬膜外血腫 …… 油野裕之, 植田文明 341
- 2. 急性硬膜下血腫 …… 森 墾 344
- 3. 慢性硬膜下血腫 …… 油野裕之, 植田文明 349
- 4. 脳挫傷 …… 油野裕之, 植田文明 353
- 5. びまん性軸索損傷 …… 油野裕之, 植田文明 357

第8章 脳奇形と類縁病態

- 1. Chiari I 型および II 型奇形 …… 安藤久美子 361
- 2. 全前脳胞症 …… 安藤久美子 368
- 3. 透明中隔−視神経異形成症 …… 安藤久美子 372
- 4. Dandy-Walker 奇形 …… 宇都宮英綱 375
- 5. 裂脳症 …… 安藤久美子 378
- 6. 異所性灰白質 …… 宇都宮英綱 382
- 7. 脳梁欠損症 …… 宇都宮英綱 385
- 8. 多小脳回 …… 宇都宮英綱 389
- 9. 神経線維腫症 …… 金柿光憲 392
- 10. 結節性硬化症 …… 岡部哲彦, 相田典子 396
- 11. Sturge-Weber 症候群 …… 岡部哲彦, 相田典子 399
- 12. くも膜嚢胞 …… 五明美穂, 土屋一洋 402
- 13. 正常でみられる構造 …… 五明美穂, 土屋一洋 406

略語一覧 …… 418

症例索引（本書で掲載した画像を疾患名から探せます） …… 421

語句索引 …… 425

Color Atlas

脳アミロイドアンギオパチー

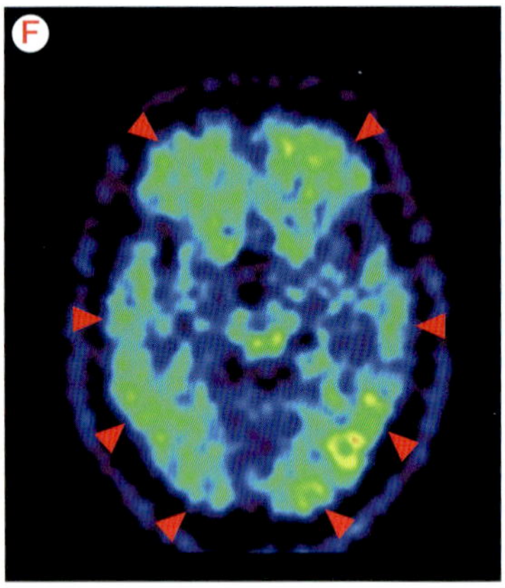

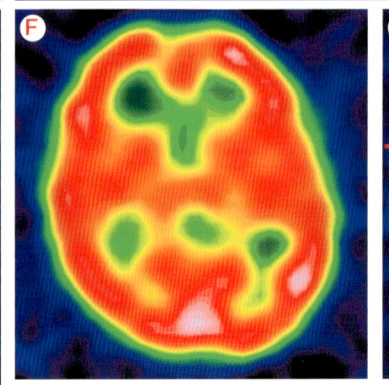

Ⓕ PiB-PET像

Ⓕでは両側大脳に左側頭後頭葉優位の広範なアミロイドの沈着集積が描出されており，脳アミロイドアンギオパチーの診断に有用である．
（p.38 症例5参照）

もやもや病

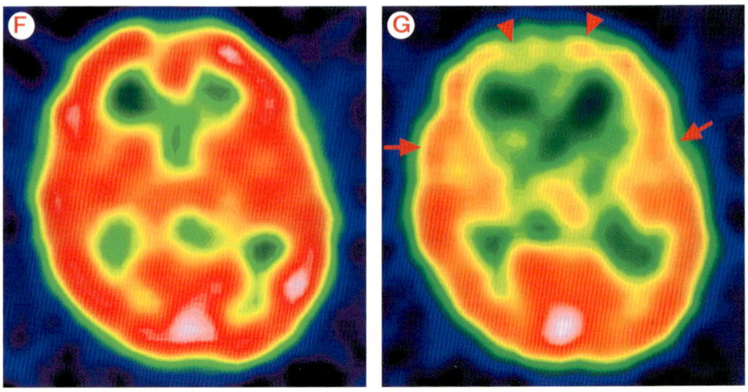

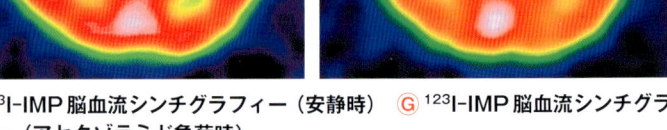

Ⓕ ¹²³I-IMP脳血流シンチグラフィー（安静時） Ⓖ ¹²³I-IMP脳血流シンチグラフィー（アセタゾラミド負荷時）

ⒻⒼ安静時（Ⓕ）には血流低下領域は認めないが，アセタゾラミド負荷（Ⓖ）により両側内頸動脈領域（Ⓖ→），特に前大脳動脈領域（Ⓖ→）の血流上昇が乏しく，**脳循環予備能**が低下している．
（p.59 症例1参照）

膠芽腫

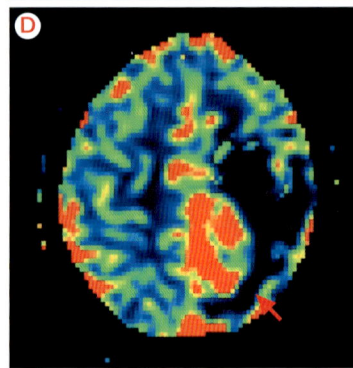 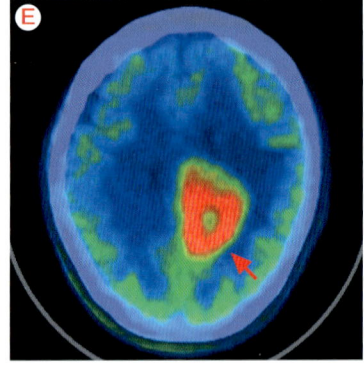 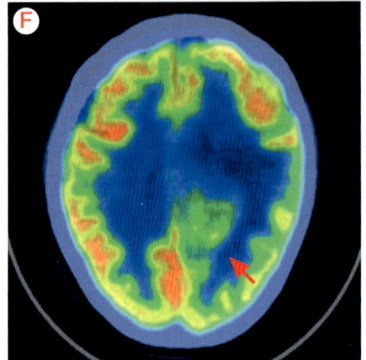

Ⓓ MR灌流画像（rCBV） Ⓔ methionine PET-CT Ⓕ FDG PET-CT

Ⓓ病変部ではrCBVの高度増加を認める（→）．
ⒺⒻmethionine PET-CTでは腫瘍部分に高度の集積あり（Ⓔ→）．一方FDG PET-CTでの集積は軽度である（Ⓕ→）．
（p.76 症例1参照）

退形成性星細胞腫

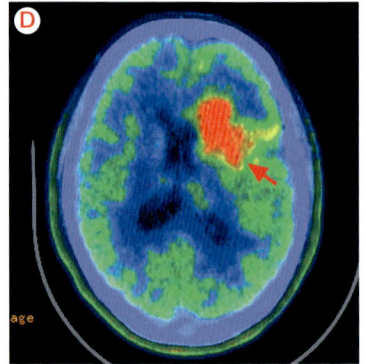 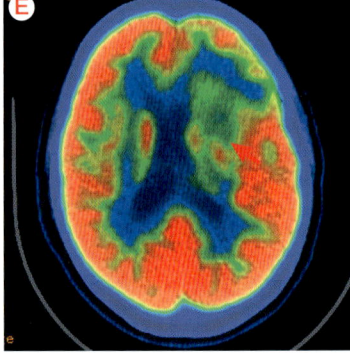

Ⓓ methionine PET-CT Ⓔ FDG PET-CT

Ⓓ腫瘍には高度のメチオニン集積を認める（→）．
ⒺFDGの集積は軽度である（→）．
（p.80 症例1参照）

びまん性星細胞腫

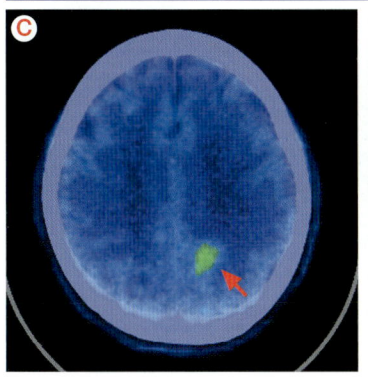
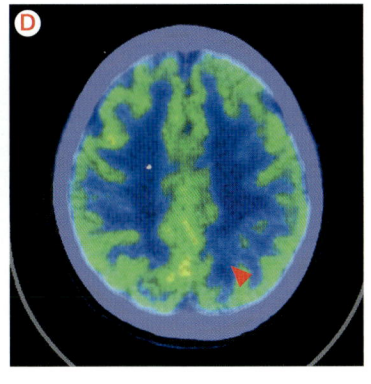

Ⓒ methionine PET-CT　Ⓓ FDG PET-CT

Ⓒ病変部にメチオニンの集積を認める（→）．
ⒹFDG集積は明らかではない（▶）．
（p.84症例1参照）

Alzheimer型認知症

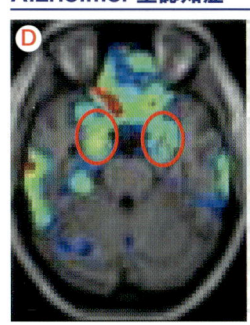
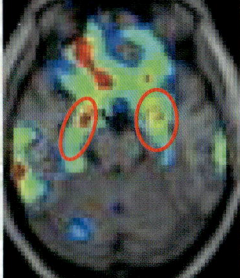
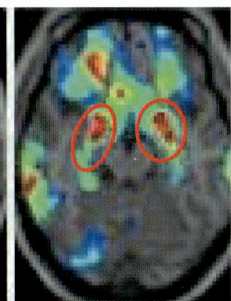

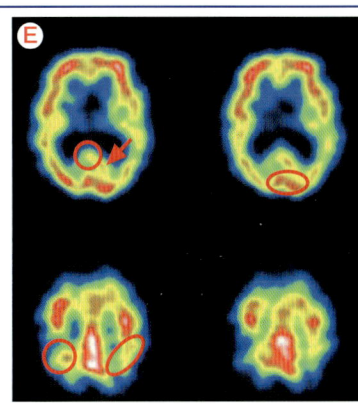

Ⓓ VSRAD　Ⓔ SPECT（^{99m}Tc-ECD）

Ⓓ両側関心領域に有意な萎縮を認める（○）．関心領域のZスコアは3.93であった．
Ⓔ頭頂葉や後部帯状回，後頭葉に血流低下を認める（○）．
（p.275症例1参照）

Alzheimer型認知症

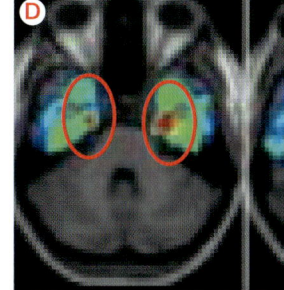
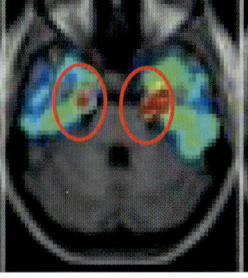
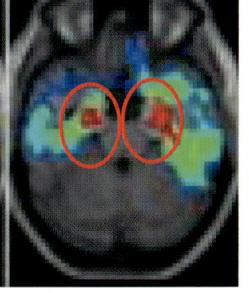

Ⓓ VSRAD

Ⓓ両側関心領域に有意な萎縮を認め（○），Zスコアは5.53と高値を示していた．
（p.276症例2参照）

孤発性Creutzfeldt-Jakob病

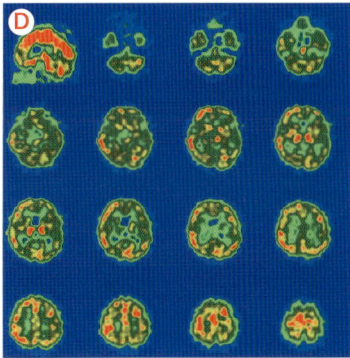

Ⓓ SPECT（^{123}I-IMP）

ⒹMRIでの信号異常より広い範囲で血流低下を認める．perirolandic areaなど血流の保たれている領域は相対的に高血流に描出される．
（p.227症例1参照）

Alzheimer 型認知症

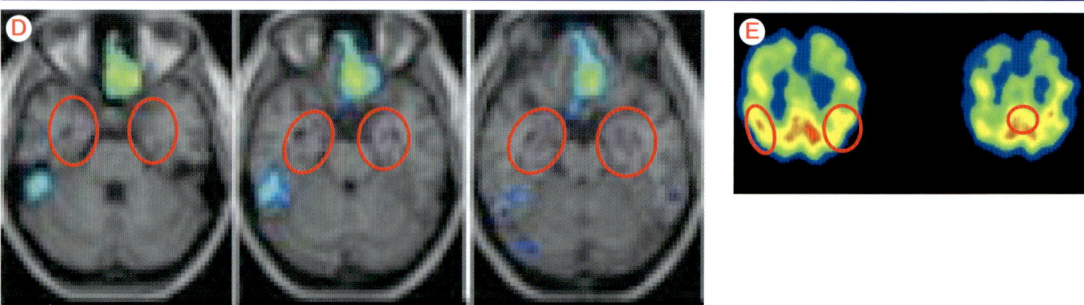

Ⓓ VSRAD　Ⓔ SPECT（99mTc-ECD）

Ⓓ両側関心領域に有意な萎縮を認めない（〇）．Zスコアは0.50であった．
Ⓔ頭頂葉や後部帯状回に血流低下を認める（〇）．
（p.276 症例3参照）

大脳皮質基底核変性症

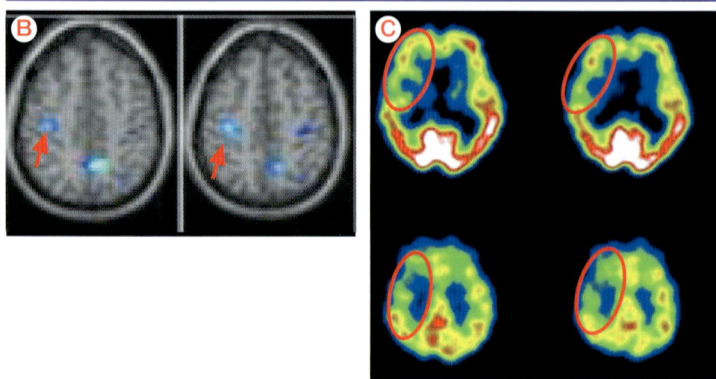

Ⓑ VSRAD　Ⓒ SPECT（99mTc-ECD）

Ⓑ右中心前回に一致した軽度のZスコア上昇を認める（→）．
Ⓒ右側優位に頭頂葉や前頭葉に血流低下を認める（〇）．
（p.278 鑑別1参照）

海馬硬化症

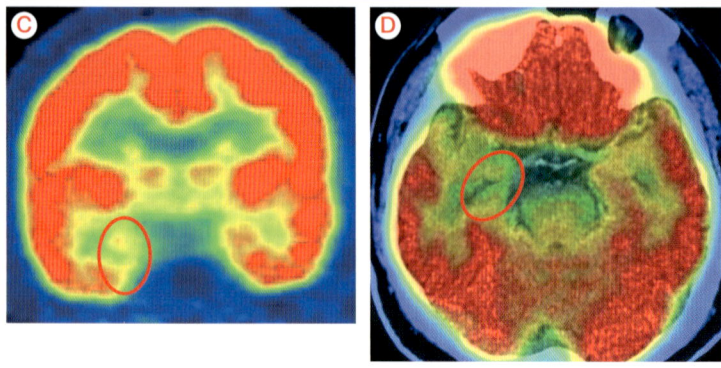

Ⓒ PET（18F-FDG）　Ⓓ PET/CT（18F-FDG）

ⒸⒹ右側頭葉内側にMRIでの右海馬萎縮と一致して18FDGの集積低下を認める（〇）．
（p.278 鑑別2参照）

前頭側頭型認知症（Pick病）

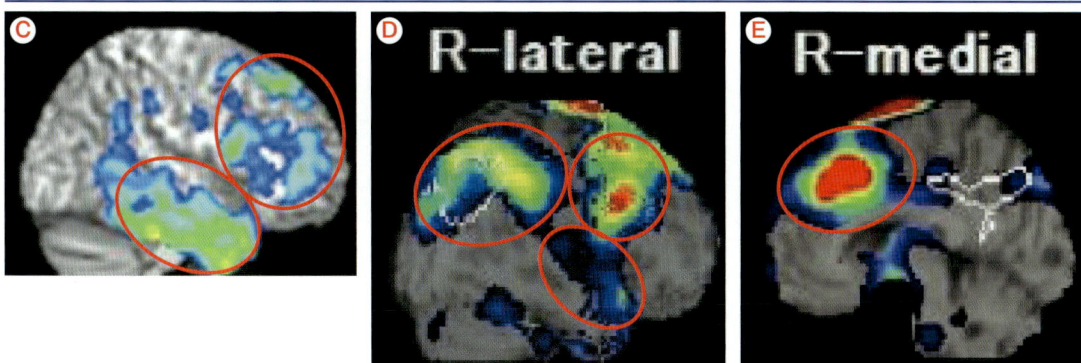

Ⓒ VSRAD　ⒹⒺ SPECT（99mTc-ECD）の相対的血流低下部位を示すeZIS画像

Ⓒ 右前頭葉，右側頭葉優位の脳萎縮を認める．側頭葉先端部の萎縮はknife-blade様である．海馬，扁桃体も萎縮している．
ⒹⒺ 右前頭葉，側頭葉，頭頂葉に血流低下を認める．
（p.279症例1参照）

前頭側頭型認知症

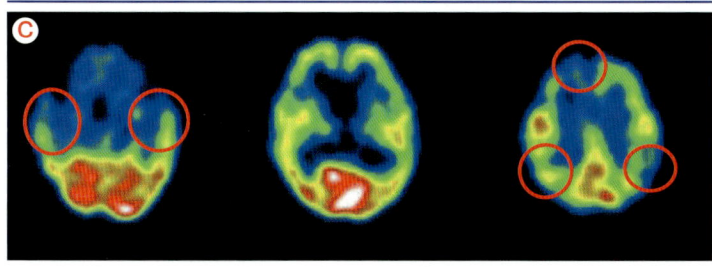

Ⓒ SPECT（99mTc-ECD）

Ⓒ 両側頭頂葉，側頭葉および右前頭葉に血流低下を認める．
（p.279症例2参照）

認知症を伴う筋萎縮性側索硬化症

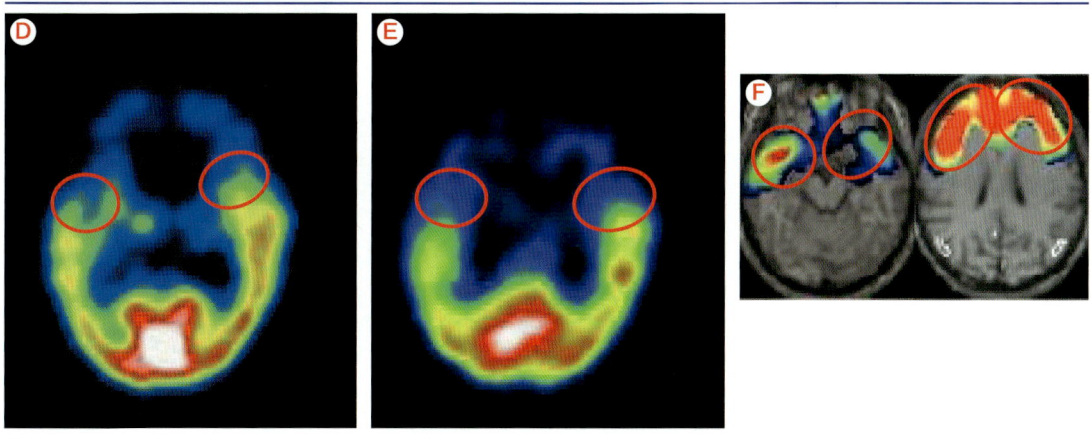

ⒹⒺ SPECT（99mTc-ECD）　Ⓕ SPECT（99mTc-ECD）の相対的血流低下部位を示すeZIS画像

Ⓓ～Ⓕ 両側の前頭葉および側頭葉前方に高度血流低下を認める（○）．
（p.280症例3参照）

意味性認知症

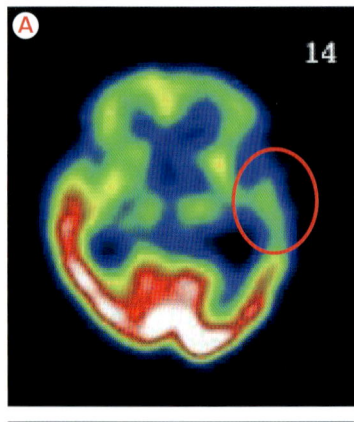
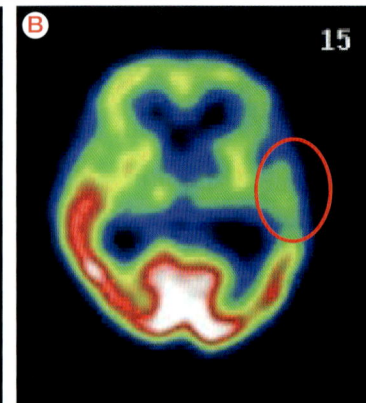
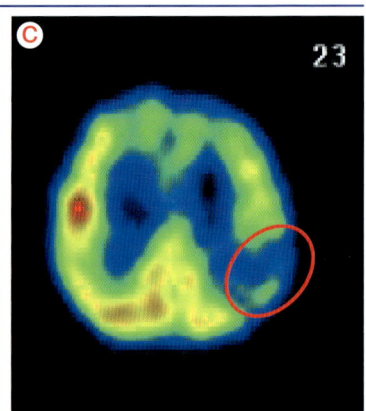
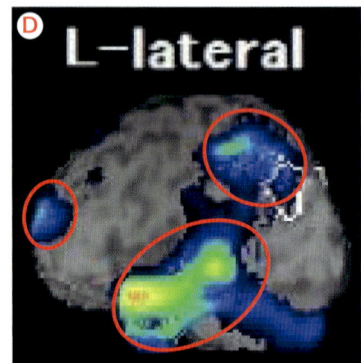
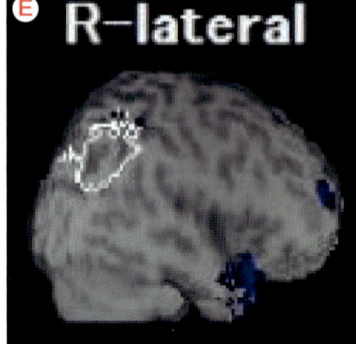

Ⓐ～Ⓒ SPECT（99mTc-ECD）
Ⓓ Ⓔ SPECT（99mTc-ECD）の相対的血流低下部位を示すeZIS画像

Ⓐ～Ⓔ 左側頭葉には前下方中心に高度血流低下を認め，左前頭葉，頭頂葉にも軽度血流低下がみられる．
（p.281 症例4参照）

Lewy小体型認知症

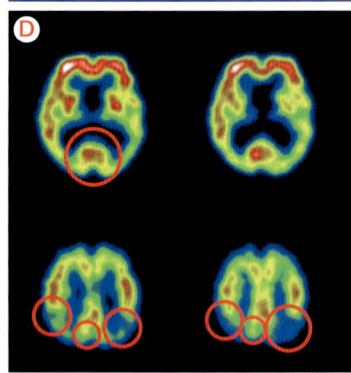

Ⓓ SPECT（99mTc-ECD）

Ⓓ 後頭葉に加えて，頭頂葉や後部帯状回，側頭葉に血流低下を認める．
（p.282 症例1参照）

Lewy小体型認知症

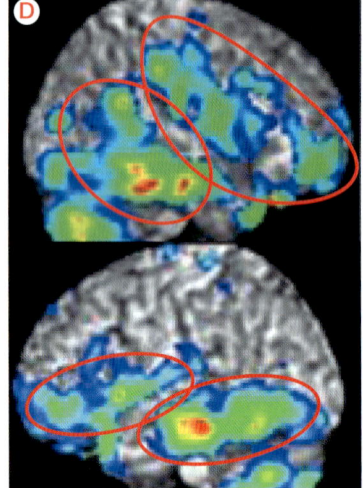
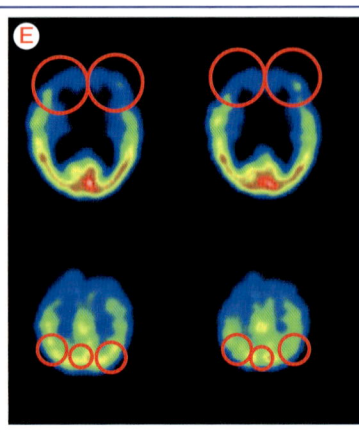

Ⓓ VSRADの萎縮領域表示（上段：右側面，下段：左側面） Ⓔ SPECT（99mTc-ECD）

Ⓓ VSRADでも両側前頭葉，側頭葉外側でZスコア上昇を認める．海馬傍回の萎縮度Zスコアは2.14であった．
Ⓔ 両側頭頂葉，後部帯状回の血流低下に加えて，両側前頭葉の血流低下が目立つ．後頭葉への血流は保たれている．
（p.283 症例2参照）

Color Atlas

Lewy小体型認知症

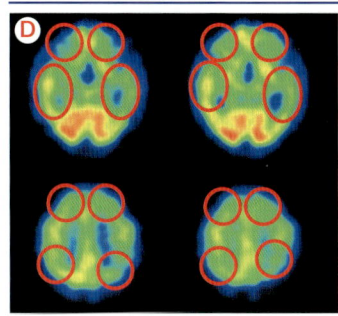

Ⓓ SPECT (⁹⁹ᵐTc-ECD)

Ⓓ 左側優位の両側側頭・頭頂葉を中心に，両側前頭葉，側頭葉，頭頂葉に血流低下を認める（◯）．
(p.283症例3参照)

Lewy小体型認知症

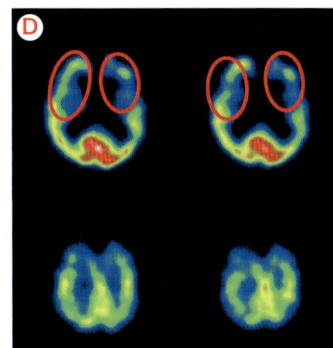

Ⓓ SPECT (⁹⁹ᵐTc-ECD)

Ⓓ 両側前頭葉で血流低下が目立ち，萎縮による影響も考慮される（◯）．両側頭頂葉，側頭葉の血流低下も認める．後頭葉の血流は保たれている．
(p.284症例4参照)

大脳皮質基底核変性症

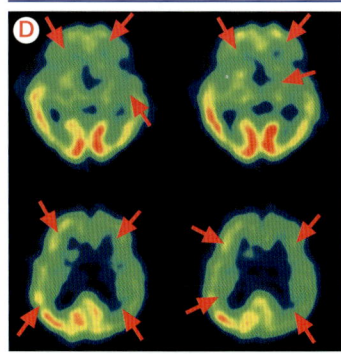

Ⓓ SPECT（ECD）

Ⓓ 左側優位に両側前頭・頭頂側頭葉の血流低下あり（→）．左基底核の血流低下を認める．
(p.290症例1参照)

進行性核上性麻痺

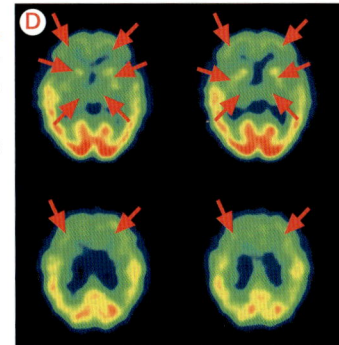

Ⓓ SPECT（ECD）

Ⓓ 両側前頭葉の血流低下を認める．両側視床，基底核の血流低下あり．左右差なし．
(p.292鑑別1参照)

多系統萎縮症小脳型

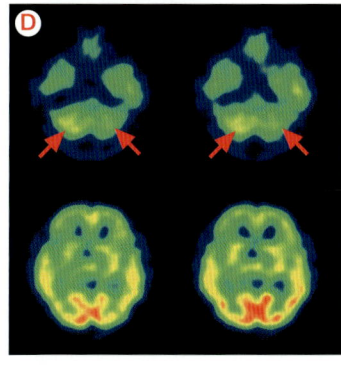

Ⓓ SPECT（ECD）

Ⓓ 左側優位に両側小脳半球の血流低下を認める（→）．
(p.295症例4参照)

放射線壊死

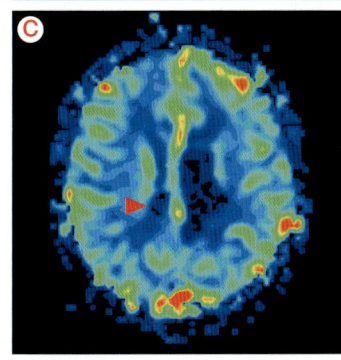

Ⓒ DSC法によるrCBVマップ

Ⓒ 灌流画像において脳血液量（rCBV）には明らかな増加を認めない（▶）．
(p.315症例3参照)

脳梁部分欠損

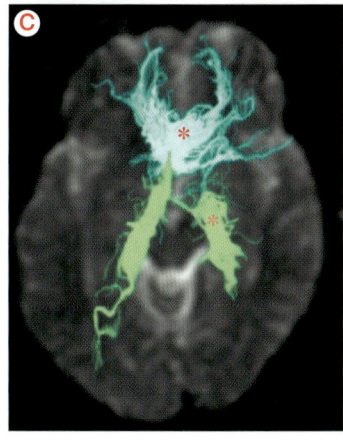

Ⓒ 拡散テンソルトラクトグラフィー（volume one＋dTVで作成）

Ⓒ 脳梁膝部の線維（＊）の交叉は明瞭である．側脳室内側壁の白質構造は交叉せず，Probst bundleであることがわかる（＊）．
(p.385症例2参照)

脳梁低形成

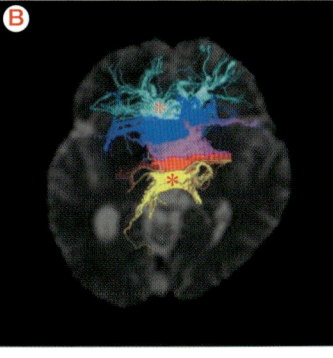

Ⓑ 拡散テンソルトラクトグラフィー（volume one＋dTVで作成）

Ⓑ 脳梁膨大部（＊）の線維束は膝部（＊）に比較して発達が不良である．Probst bundleは認められない．
(p.386鑑別1参照)

執筆者一覧

編　集

土屋一洋	東京逓信病院 放射線科
山田　惠	京都府立医科大学 放射線診断治療学講座
森　　墾	東京大学大学院医学系研究科 放射線医学講座

執　筆（執筆順）

西尾理子	荏原病院 放射線科		大原有紗	杏林大学医学部 放射線医学教室
井田正博	荏原病院 放射線科		藤川　章	自衛隊中央病院 放射線科
木下俊文	秋田県立脳血管研究センター 放射線科診療部		坂本敦子	国立精神・神経医療研究センター病院 放射線診療部
赤澤健太郎	京都府立医科大学 放射線診断治療学講座		佐藤典子	国立精神・神経医療研究センター病院 放射線診療部
山田　惠	京都府立医科大学 放射線診断治療学講座		海野俊之	日本大学医学部附属板橋病院 放射線科
櫻井圭太	名古屋市立大学大学院医学研究科 放射線医学分野		雫石　崇	日本大学医学部附属板橋病院 放射線科
井手　智	産業医科大学 放射線科学教室		阿部　修	日本大学医学部附属板橋病院 放射線科
掛田伸吾	産業医科大学 放射線科学教室		大久保敏之	帝京大学ちば総合医療センター
興梠征典	産業医科大学 放射線科学教室		崔　朝理	大阪市立大学大学院医学研究科 放射線医学教室
渡邉啓太	産業医科大学 放射線科学教室		三木幸雄	大阪市立大学大学院医学研究科 放射線医学教室
東　美菜子	熊本大学大学院生命科学研究部 放射線診断学		坂本真一	大阪市立大学大学院医学研究科 放射線医学教室
北島美香	熊本大学医学部附属病院 中央放射線部		久保友宏	大阪市立大学大学院医学研究科 放射線医学教室
野口智幸	佐賀大学医学部 放射線医学教室		渡邉嘉之	大阪大学大学院医学研究科 放射線医学講座
小西淳也	神戸大学医学部附属病院 放射線科		中西能亜	大阪市立大学大学院医学研究科 放射線医学教室
山元龍哉	福井大学医学部 放射線医学教室		大澤まりえ	帝京大学医学部 放射線科学教室
平塚義康	愛媛大学大学院医学系研究科 放射線医学		神田知紀	帝京大学医学部 放射線科学教室
菊池恵一	愛媛大学大学院医学系研究科 放射線医学		大場　洋	帝京大学医学部 放射線科学教室
三木　均	愛媛県立中央病院 放射線科		三好史倫	鳥取大学医学部 放射線科
井料保彦	熊本大学大学院生命科学研究部 放射線診断学		篠原祐樹	鳥取大学医学部 放射線科
平井俊範	熊本大学大学院生命科学研究部 放射線診断学		小川敏英	鳥取大学医学部 放射線科
金柿光憲	京都大学大学院医学研究科 放射線医学講座		松末英司	鳥取県立中央病院 放射線科
外山芳弘	香川大学医学部 放射線医学教室		加藤亜結美	鳥取大学医学部 放射線科
松木　充	近畿大学医学部放射線医学講座 放射線診断学部門		國松　聡	東京大学医学部 放射線医学講座
東山　央	大阪医科大学 放射線医学教室		土屋一洋	東京逓信病院 放射線科
稲田悠紀	大阪医科大学 放射線医学教室		安藤久美子	兵庫医科大学 放射線医学教室
萩原彰文	東京大学医学部附属病院 放射線科		鹿戸将史	山形大学医学部 放射線診断科
五ノ井渉	東京大学医学部附属病院 放射線科		油野裕之	金沢大学医学部 放射線科
石井仁也	NTT東日本関東病院 放射線部		植田文明	金沢大学医学部 放射線科
堀　沙恵香	済生会中和病院 放射線科		森　　墾	東京大学大学院医学系研究科 放射線医学講座
田岡俊昭	奈良県立医科大学 放射線科		宇都宮英綱	ももち浜 福岡山王病院 放射線診断科
鎌野宏礼	聖マリア病院 放射線科		岡部哲彦	湘南鎌倉総合病院 放射線診断科
蓮尾金博	国立国際医療研究センター 放射線科		相田典子	神奈川県立こども医療センター 放射線科
増本智彦	筑波大学医学医療系臨床医学域 放射線診断学		五明美穂	杏林大学医学部 放射線医学教室

圧倒的画像数で診る!

頭部疾患
画像アトラス

典型例から応用例まで、
2000画像で極める読影力!

第1章 脳血管障害

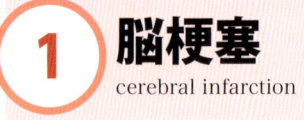

1 脳梗塞
cerebral infarction

西尾理子, 井田正博

症例1 塞栓性梗塞（70歳代男性）

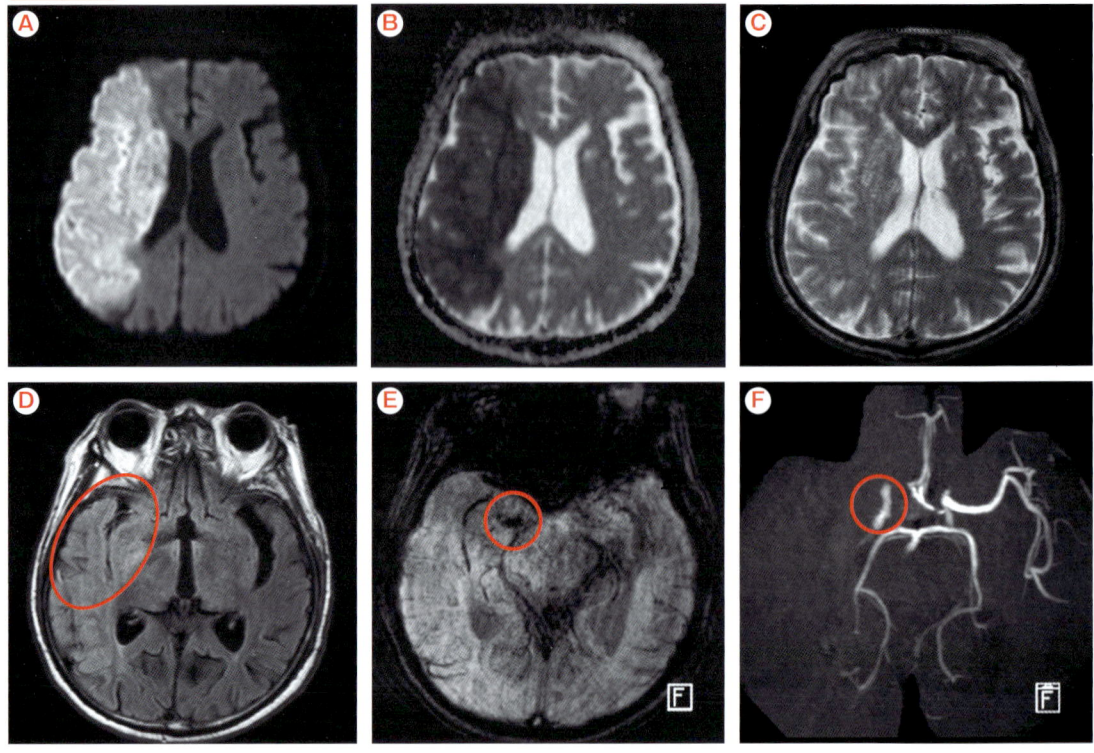

Ⓐ拡散強調像　Ⓑ ADCマップ　Ⓒ T2強調像　Ⓓ FLAIR像　Ⓔ磁化率強調像　Ⓕ MRA

半日前から左片麻痺が出現．
Ⓐ右中大脳動脈皮質枝および外側線条体動脈領域にほぼ全体にわたる高信号域を認める．
Ⓑ ADCは低下している．
Ⓒ淡く高信号を示している．脳溝の狭小化もみられる．
Ⓓ intraarterial signalを認める（◯）．
Ⓔ M1近位側に粗大な低信号域を認め塞栓血栓子の存在が示唆される（◯）．
Ⓕ右内頸動脈の広狭不整．C1遠位レベルから中大脳動脈M1近位側の塞栓がある（◯）．

症例2-1 塞栓性梗塞（初診時）（40歳代男性）

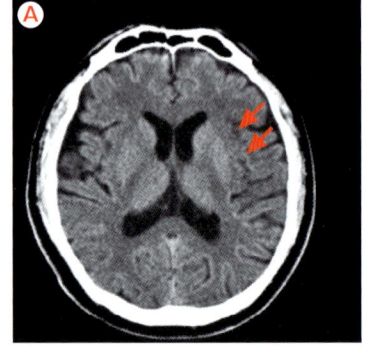
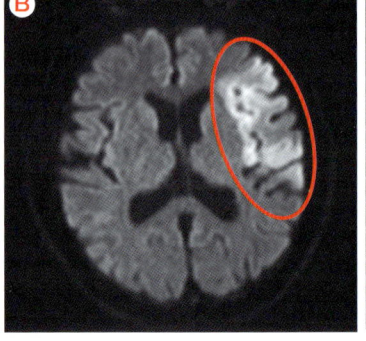
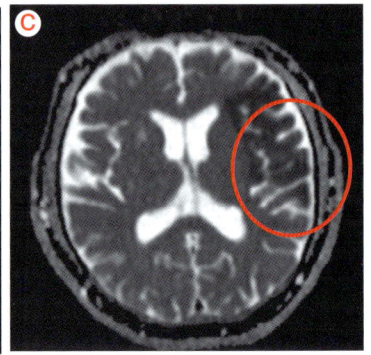

（次頁へつづく）

（前頁のつづき）

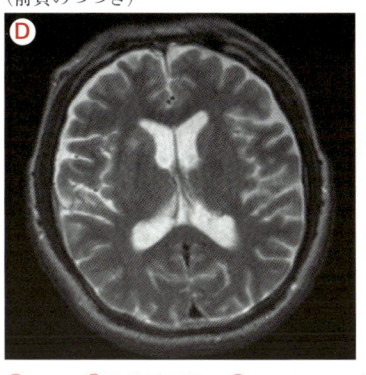

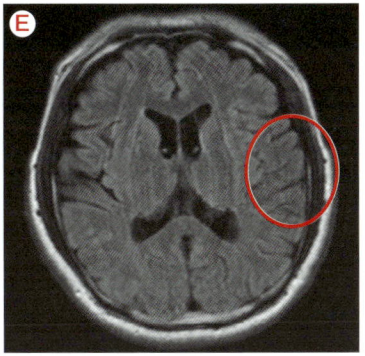

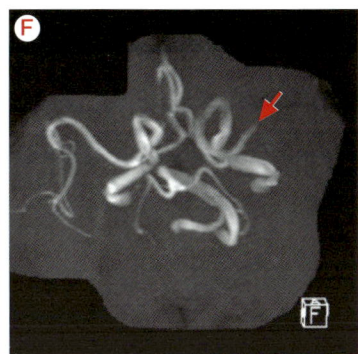

Ⓐ CT　Ⓑ拡散強調像　Ⓒ ADC マップ　Ⓓ T2 強調像　Ⓔ FLAIR 像　Ⓕ MRA

1時間半前から右片麻痺が出現した.

Ⓐ左島皮質皮髄境界の不明瞭化（➡）が認められ，early CT sign の所見.

Ⓑ左中大脳動脈 middle trunk（中幹）領域に淡い高信号域を認める（○）.

Ⓒ同部の ADC は低下している（○）.

Ⓓ異常高信号の出現は認められない.

Ⓔ intraarterial signal が認められている（○）.

Ⓕ M1 遠位側から末梢（➡）の流入効果が消失しており塞栓性梗塞と考えられる.

症例 2-2　塞栓性梗塞（経時的変化）（40 歳代男性）

2日後 ↓

10日後 ↓

2カ月後

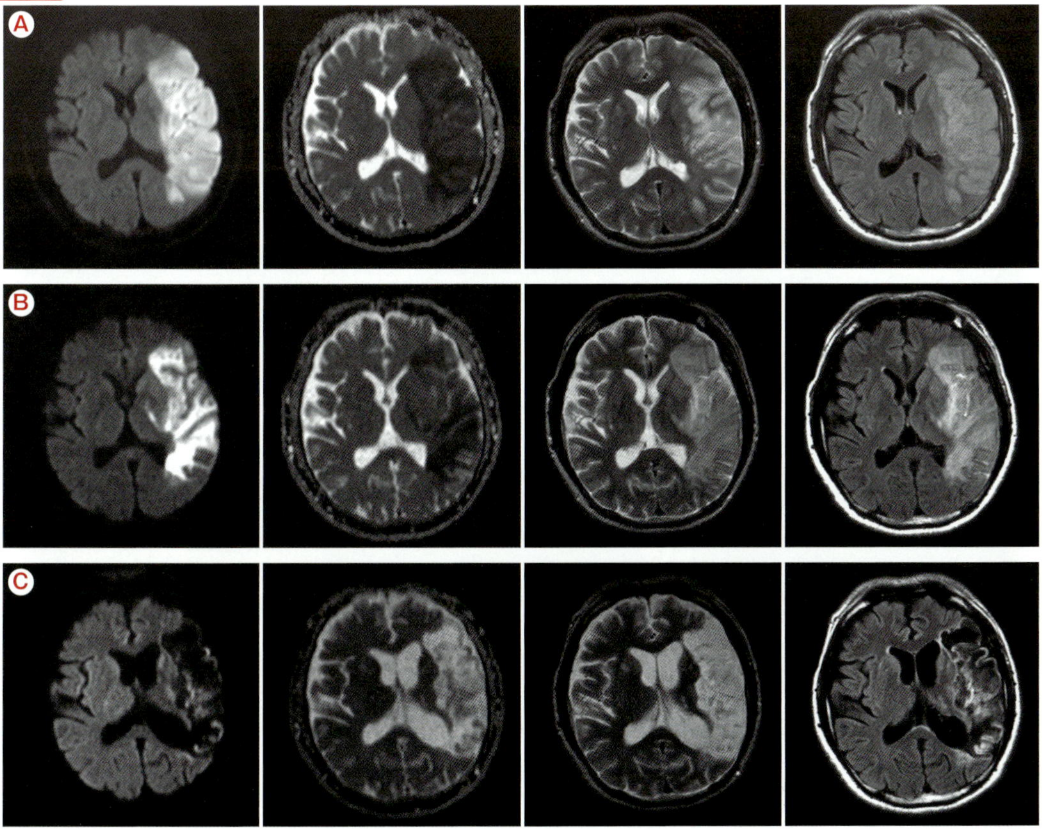

Ⓐ発症2日後　Ⓑ発症 10 日後　Ⓒ発症2カ月後（Ⓐ～Ⓒともに左から拡散強調像，ADC マップ，T2 強調像，FLAIR 像）

Ⓐ発症直後より拡散強調像での高信号域の拡大が認められ，T2 強調像 /FLAIR 像でも高信号域が明瞭化している.

Ⓑ拡散制限は不均一になってきており部分的に ADC 低下が認められなくなってきている．少量の出血も伴っている（非提示）.

Ⓒ ADC はほぼ上昇を示している．FLAIR 像では内部低信号，辺縁高信号を示し液化グリオーシスを反映している.

症例3　アテローム血栓性梗塞（70歳代男性）

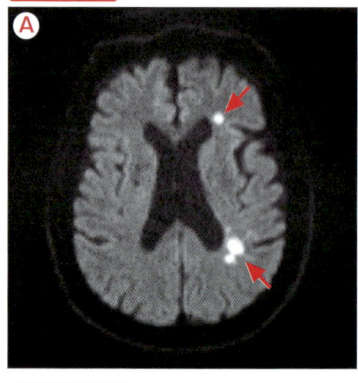
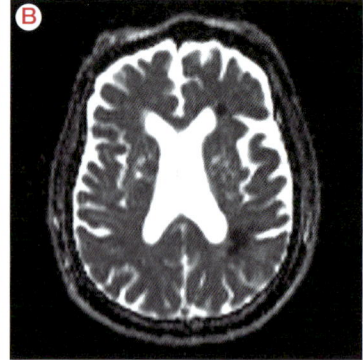
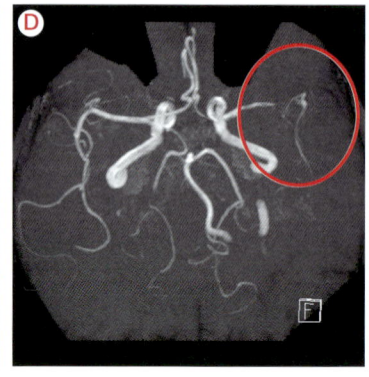

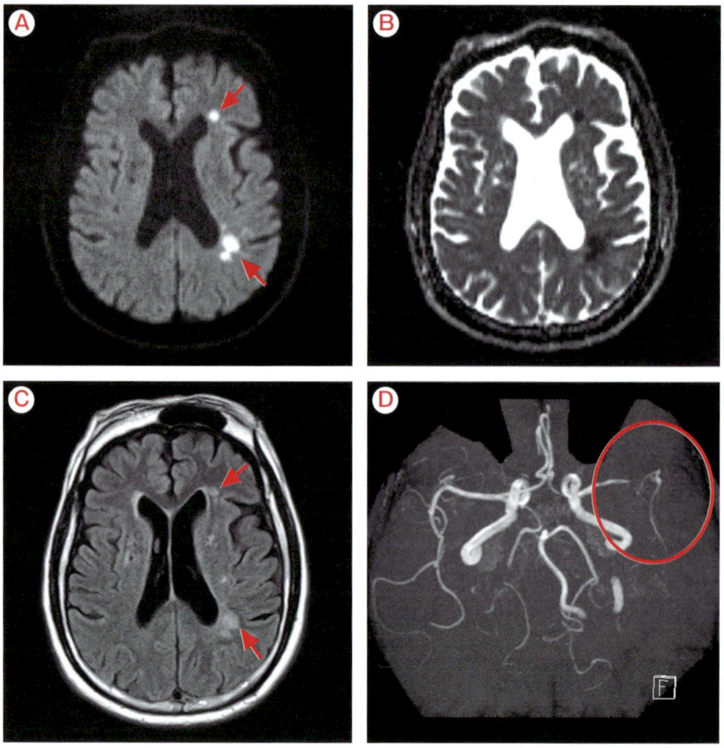

Ⓐ 拡散強調像　Ⓑ ADCマップ
Ⓒ FLAIR像　Ⓓ MRA

脳梗塞後遺症で外来通院中．8時間前から全失語が出現．

- Ⓐ 左中大脳動脈，前大脳動脈，後大脳動脈境界領域の深部白質に高信号域を認める（→）．
- Ⓑ ADCは低下している．
- Ⓒ FLAIR像ではすでに明瞭な高信号域を示している（→）．
- Ⓓ 前方循環系，後方循環系ともアテローム硬化性変化が認められ，特に左中大脳動脈M1遠位側に限局性の軽度狭窄がある．末梢側の皮質枝は辛うじて描出されているが，右側に比べて明らかに流入効果が減弱している（○）．閉塞した皮質枝がFLAIR像高信号となるintraarterial signalは血栓そのものを描出するほか，閉塞・狭窄後の血流低下も反映する．

アテローム血栓性高度狭窄による左中大脳動脈皮質枝および後大脳動脈，前大脳動脈との境界領域深部白質分水嶺領域急性期梗塞の診断．

症例4　ラクナ梗塞（50歳代男性）

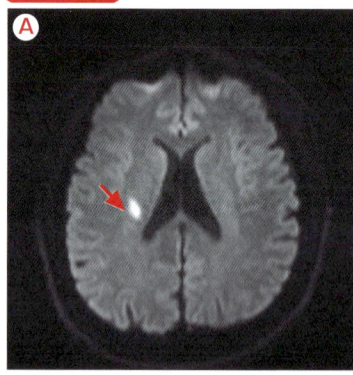
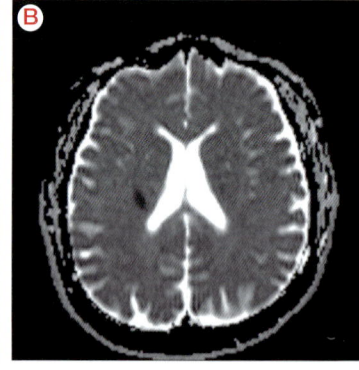
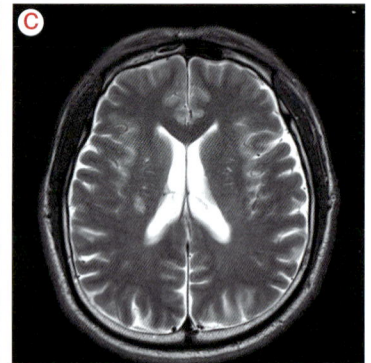
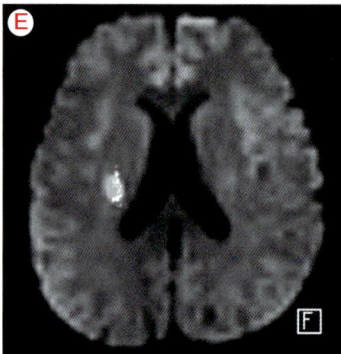

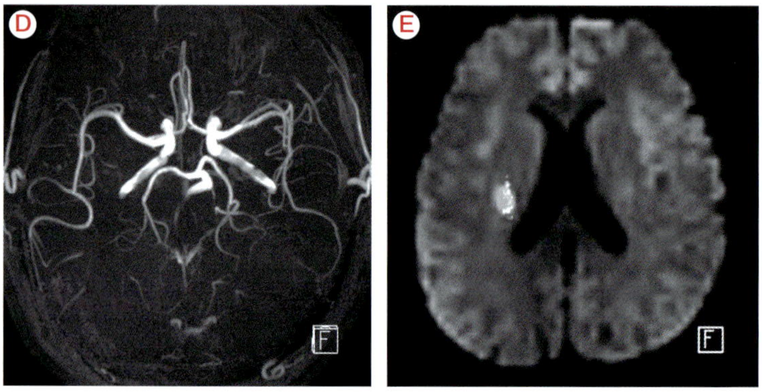

Ⓐ 拡散強調像　Ⓑ ADCマップ　Ⓒ T2強調像　Ⓓ MRA　Ⓔ 拡散テンソル像

24時間前から左上肢麻痺の出現．

- Ⓐ 右被殻後半領域，右中大脳動脈穿通枝外側線条体動脈領域に高信号域を認める（→）．
- Ⓑ ADCは低下している．
- Ⓒ T2強調像ではすでに高信号域を示している．
- Ⓓ 明らかなアテローム硬化性変化による有意狭窄や，主幹部閉塞を認めない．
- Ⓔ 皮質脊髄路と梗塞巣の交差を認める．

症例5　分枝粥腫型梗塞（60歳代男性）

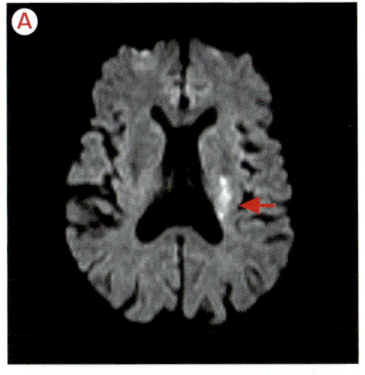
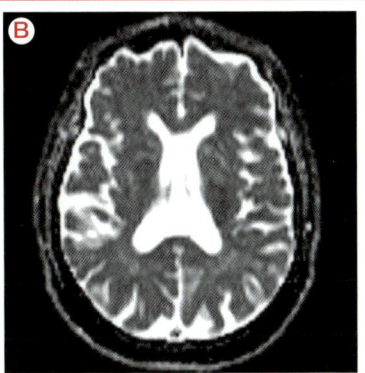
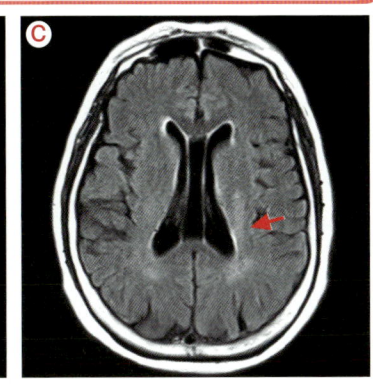
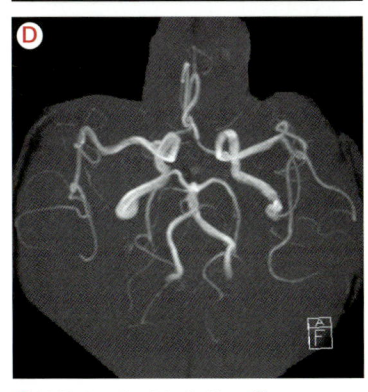
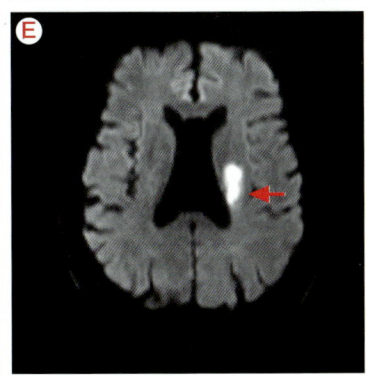

Ⓐ 拡散強調像（来院時）　Ⓑ ADCマップ　Ⓒ FLAIR像　Ⓓ MRA　Ⓔ 拡散強調像（48時間後）

6時間前から右麻痺が徐々に悪化している．
Ⓐ 左中大脳動脈穿通枝外側線条体動脈領域に軸位方向に走行する高信号域を認める（→）．
Ⓑ ADCは低下している．
Ⓒ 淡く高信号を示している（→）．
Ⓓ 著明なアテローム硬化性変化を認めない．
Ⓔ 48時間後，右麻痺の急速な進行を認めたため経過観察のMRIが施行されたが，高信号が顕在化し範囲も拡大している（→）．

疾患解説

1．疾患概念

米国NINDS（National Institute of Neurological Disorders and Stroke）による脳血管障害の分類Ⅲ（1990年）による脳梗塞の臨床病型分類では，脳梗塞は塞栓性，アテローム血栓性，穿通枝梗塞に分類される．

1）塞栓性梗塞（症例1, 2, 6）

塞栓性梗塞は心原性が最も多く，そのほか，上行大動脈〜内頸動脈，椎骨動脈で形成された塞栓子遊離によるものもある．心原性塞栓症では心房細動に合併した左心耳血栓が遊離することで，突然発症かつ急速に神経症状が完結する特徴がある．側副血行路が発達しにくく，閉塞した動脈支配の全体が虚血に陥り広範囲の梗塞をきたす．また，出血性梗塞を起こすことがある．

2）アテローム血栓性梗塞（症例3）

アテローム血栓性梗塞は頭蓋内に血流供給する動脈のなかで，頸部レベルから頭蓋内動脈主幹部および皮質枝近位側のアテローム硬化に起因する脳梗塞である．
緩徐進行性に血管に形成された粥腫（プラーク）による狭窄をきたし，灌流圧が低下することで，血栓性，塞栓性，血行力学的機序のいずれも起こしうる．

症例6　出血性梗塞（80歳代男性）

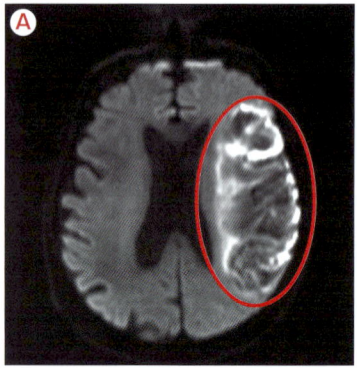
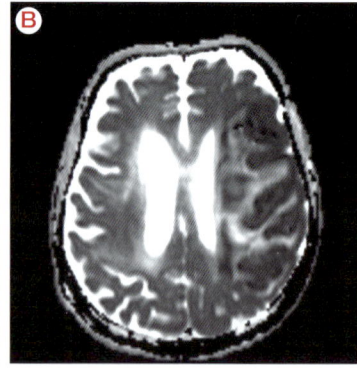
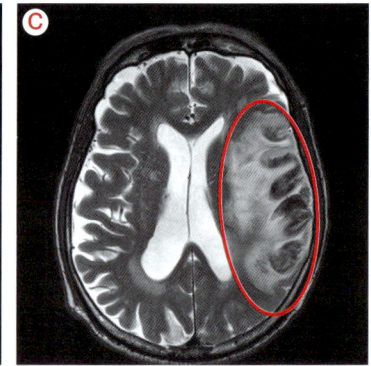
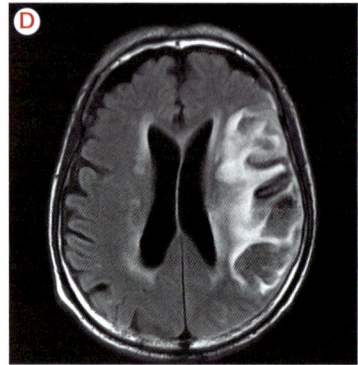
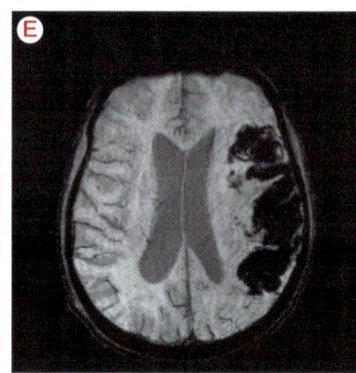

Ⓐ 拡散強調像　Ⓑ ADCマップ
Ⓒ T2強調像　Ⓓ FLAIR像
Ⓔ 磁化率強調像

左中大脳動脈領域急性期塞栓性梗塞に対し，血栓溶解療法を施行．6時間後の経過観察．
Ⓐ 左中大脳動脈 middle trunk（中幹）領域（○）に不均一な高信号域を認める．
Ⓑ ADCは低下/上昇部分が混在している．
ⒸⒹ T2強調像/FLAIR像では大部分は高信号を示すが，皮質および皮質下白質中心に出血によるT2強調像低信号域を認める（Ⓒ○）．脳浮腫も出現している．
Ⓔ 低信号域が拡がっており，出血性梗塞の所見である．

3）穿通枝梗塞（症例4〜5）

穿通枝梗塞は細動脈硬化，血栓性，塞栓性，血行力学的とさまざまな発症機序をとりうる．ここでは特にラクナ梗塞，分枝粥腫型梗塞について解説する．

ラクナ梗塞：主幹動脈もしくは皮質枝近位側から基底核，視床，脳幹などに直接入り，深部を走行する深部穿通枝末梢の閉塞により生じる限局した梗塞である．ラクナ梗塞の発症は，慢性的な高血圧により深部穿通枝の硝子様変性，血管壊死，微小動脈瘤形成，類線維素壊死による閉塞をきたすことによる．そのほか，微小な塞栓も原因となるといわれている．

分枝粥腫型梗塞（BAD）：親動脈に生じた粥腫が穿通枝分岐部から起始部レベルに高度狭窄ないしは閉塞をきたし，深部穿通枝支配領域の広範囲に病変を起こす．ラクナ梗塞と比較して，範囲が大きく穿通枝の走行，支配領域に一致して長軸方向に進展する．臨床的には一過性脳虚血発作（TIA）あるいは神経学的に段階的増悪を呈する．

2．典型的画像所見（症例1〜6）

1）CT

急性期であれば低濃度域として描出されることもあるが，同定できないことも多い．急性期梗塞のCT所見として **early CT sign**（皮髄境界の不明瞭化，島回皮質の濃度低下，基底核の濃度低下/輪郭の不明瞭化，脳回の腫脹，脳溝の消失），および hyperdense sign が有名である（症例2Ⓐ）．

2）MRI（表）

急性期脳梗塞は細胞性浮腫を反映し，拡散強調像高信号，ADC低下を示す．超急性期であればT2強調像では高信号域を示さないこともあるが，T2強調像高信号域の有無は可逆性の診断材料には必ずしもならない．

表 ● 脳梗塞におけるMRI所見の経時的変化

	病態	拡散強調像	ADC	T2強調像
超急性期（〜24時間）	細胞性浮腫	高信号	低下	所見なし
急性期（1〜7日）	細胞性浮腫＋血管性浮腫	高信号	低下	高信号
亜急性期（1〜3週）	マクロファージ貪食，血管新生	高信号→	低下→	高信号
		PN	PN	高信号
	浮腫軽減	→低信号	→上昇	高信号
慢性期（1カ月〜）	壊死，吸収→瘢痕化	低信号	上昇	高信号

PN：pseudo normalization，偽正常　　　　　　　　　　　　　　　　（文献5を参照して作成）

塞栓性梗塞：動脈支配域に一致した境界明瞭な広範な病変を示す．虚血強度が強く，組織壊死が強い．側副血流が生じにくいため，灰白質優位の区域性梗塞を示す．出血性梗塞の合併も伴うことがある．塞栓子存在の診断はMRAのほか，FLAIR像（intraarterial signal）や磁化率強調像も有用である．

アテローム血栓性梗塞：灰白質は保たれ，皮質下白質〜深部白質優位に境界不明瞭な梗塞巣を呈する．

ラクナ梗塞：基底核，視床，橋などの深部穿通枝領域に生じる5〜15mm程度の限局性の梗塞である．虚血強度は弱く，血管性浮腫の合併や出血性梗塞の合併はほとんど認められない．

分枝粥腫型梗塞：深部穿通枝の走行に沿い，起始部から末梢側に軸位方向に進展する．

3．鑑別疾患

1）塞栓性梗塞，アテローム血栓性梗塞

Creutzfeldt-Jakob病（鑑別1）（p.227第3章12）：早期では被殻前部および尾状核頭部，皮質の高信号を認める．

痙攣後脳症（鑑別2）：血管支配域に一致しない皮質〜皮質下にかけての拡散強調像高信号を認める．

MELAS（鑑別3）（p.310第5章10）：血管支配域に一致しない拡散制限域．MR spectroscopy（MRS）で病変部や一見正常の脳実質でも乳酸濃度上昇を認める．

2）穿通枝梗塞

血管周囲腔の開大（鑑別4）：陳旧性ラクナ梗塞（鑑別5）との鑑別は局在やFLAIR像で周囲高信号を伴わないことである．

慢性虚血性変化（鑑別6）：FLAIR像で内部低信号を伴わず均一な高信号を示す．

多発性硬化症（鑑別7）（p.238第4章1）：著明なT2延長を示す脱髄巣は側脳室と垂直外側方向へ進展する．

＜参考文献＞

1) The National Institute of Neurological Disorders and Stroke rt-PA Stroke Study Group：Tissue plasminogen activator for acute ischemic stroke. N Engl J Med, 333：1581-1587, 1995
2) National Institute of Neurological Disorders and Strokes：Classification of cerebrovascular disease Ⅲ. Strokes, 21：637-676, 1990
3) Doufekias, E., et al.：Cardiogenic and aortogenic brain embolism. J Am Coll Cardiol, 51：1049-1059, 2008
4) 「脳ドックのガイドライン2008［改訂・第3版］」（日本脳ドック学会 脳ドックの新ガイドライン作成委員会/編），響文社，2008
5) 井田正博：脳梗塞の経時的変化．「よくわかる脳MRI第3版」（青木茂樹 ほか/著），p.260，学研メディカル秀潤社，2012

鑑別1　Creutzfeldt-Jakob病（80歳代女性）

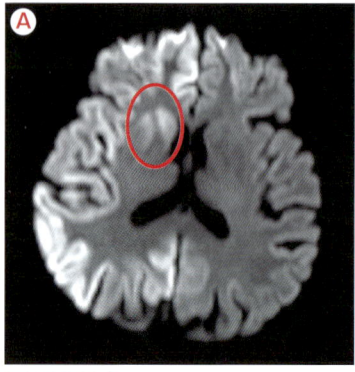 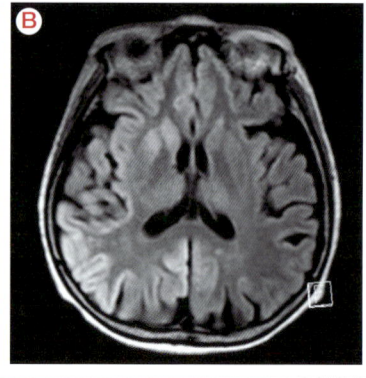

Ⓐ拡散強調像　ⒷFLAIR像

Ⓐ右優位の両側大脳半球皮質および右尾状核・被殻前部に高信号域を認める（○）．
Ⓑ拡散制限域に一致してFLAIR像でも高信号を認める．

鑑別2　痙攣後脳症（60歳代女性）

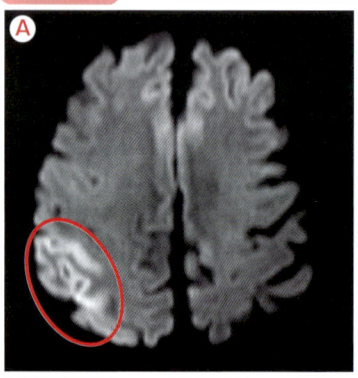 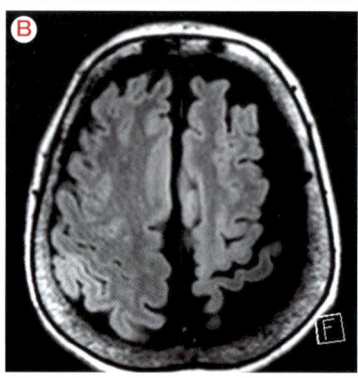

Ⓐ拡散強調像　ⒷFLAIR像

てんかん発作．
Ⓐ頭頂葉皮質に沿った拡散制限域を認める（○）．
Ⓑ拡散制限域に一致してFLAIR像でも軽度の高信号を認める．

鑑別3　MELAS（40歳代男性）

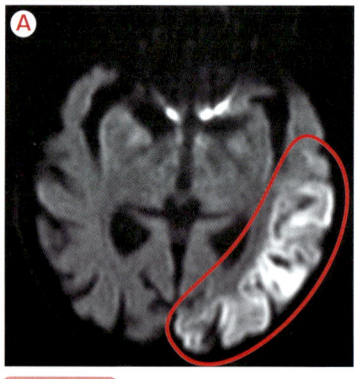 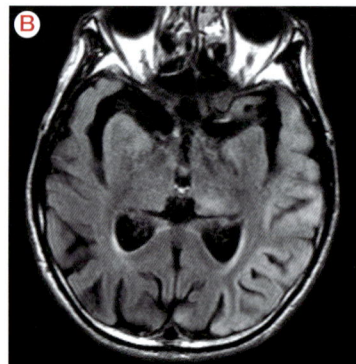

Ⓐ拡散強調像　ⒷFLAIR像

Ⓐ左中大脳動脈皮質枝後半領域から左後大脳動脈皮質枝領域にかけて，灰白質優位の拡散制限域を認める（○）．
Ⓑ拡散制限域に一致してFLAIR像でも高信号を認める．
MRA（非提示）では明らかな異常はなく，さらにMRS（非提示）で異常信号のない脳実質からもLacの上昇を認める．

鑑別4　血管周囲腔の拡大（60歳代女性）

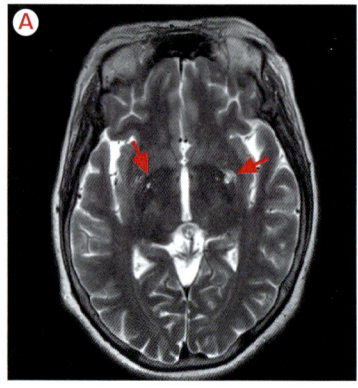 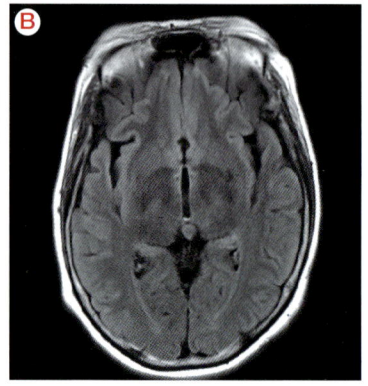

ⒶT2強調像　ⒷFLAIR像

ⒶⒷ両側基底核領域にT2強調像高信号域を認める（Ⓐ→）．FLAIR像では低信号を示し髄液と同じ信号を示している．

鑑別5　陳旧性ラクナ梗塞（70歳代男性）

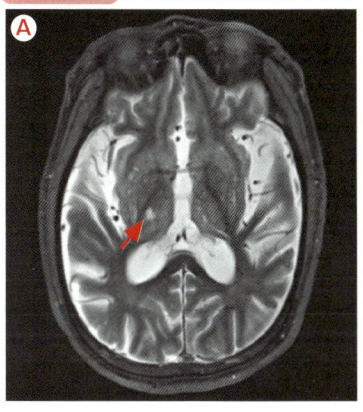 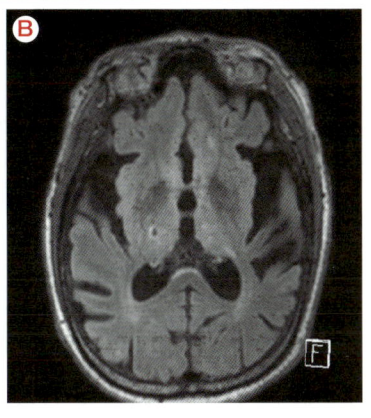

Ⓐ T2強調像　Ⓑ FLAIR像

Ⓐ右視床に高信号域を認める（→）．
Ⓑ内部低信号，辺縁高信号の縁取りを認める．

鑑別6　慢性虚血性変化（80歳代女性）

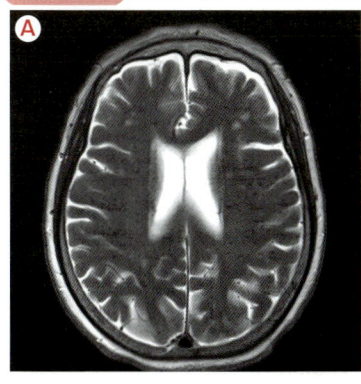 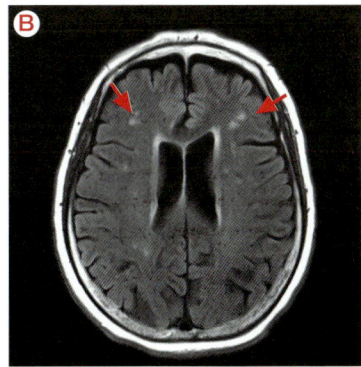

Ⓐ T2強調像　Ⓑ FLAIR像

ⒶⒷ両側大脳半球白質に複数の点状高信号域を認める（Ⓑ→）．

鑑別7　多発性硬化症（30歳代男性）

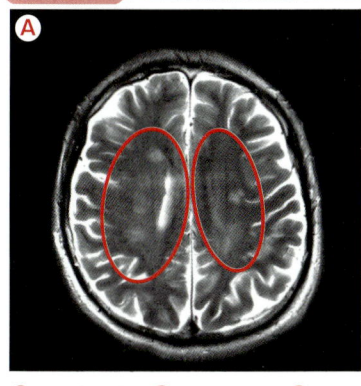 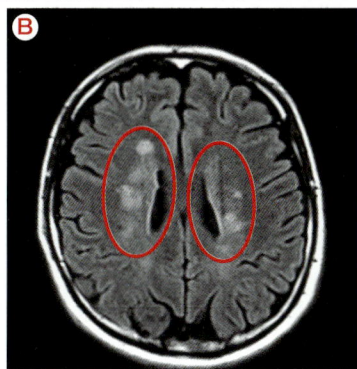 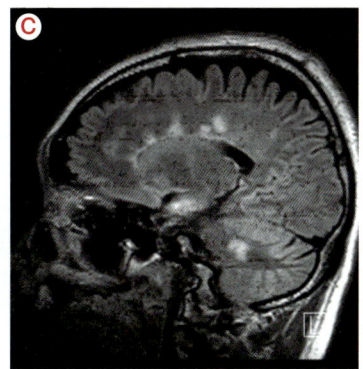

Ⓐ T2強調像　Ⓑ FLAIR像　Ⓒ FLAIR矢状断像

ⒶⒷ両側大脳半球側脳室周囲深部白質に斑状の高信号域を複数認める（○）．明らかな内部グリオーシスは認められない．
Ⓒ側脳室に垂直方向に高信号域が進展している．

第1章　脳血管障害

第1章 脳血管障害

2 脳出血の経時的変化
chronological change in intracerebral hemorrhage

木下俊文

症例1　左被殻出血の経時的変化（70歳代女性）

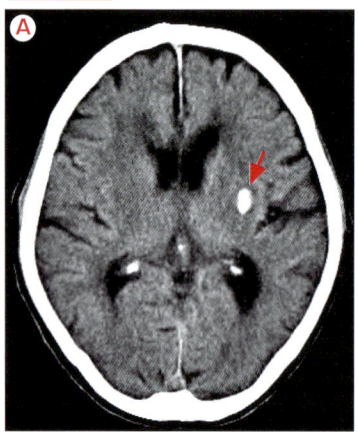
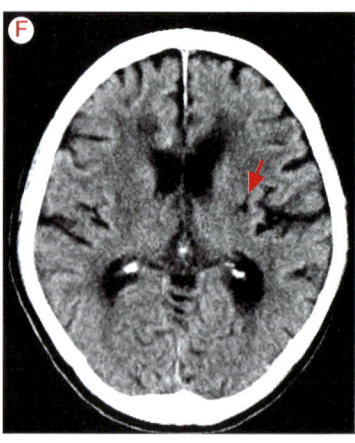

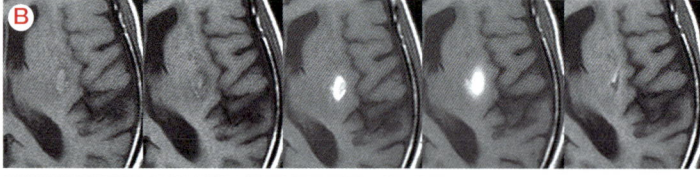
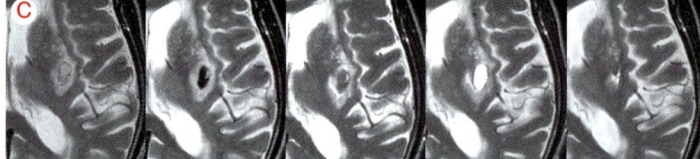
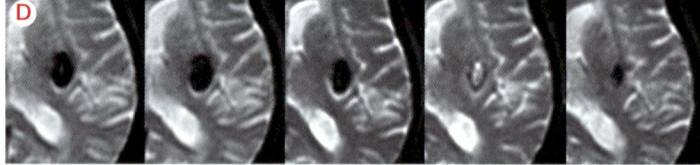
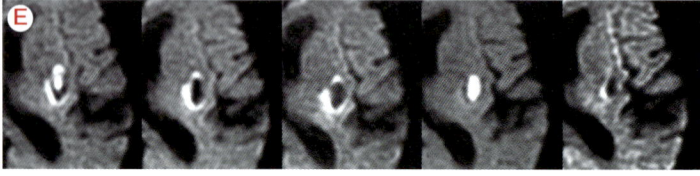

8時間後　→　1日後　→　5日後　→　14日後　→　42日後

Ⓐ 単純CT（発症8時間後）
Ⓑ T1強調像　Ⓒ T2強調像
Ⓓ T2*強調像　Ⓔ 拡散強調像
Ⓕ 単純CT（発症2年後）

右上肢の脱力，構音障害で発症．

Ⓐ 左被殻に急性期の血腫がある（→）．

Ⓑ〜Ⓔ 発症8時間後ではT1強調像で左被殻の血腫はわずかに高信号，T2強調像でやや高信号を呈し，オキシヘモグロビンの状態を反映している．血腫辺縁の線状の低信号はデオキシ化を反映している．血腫周囲には浮腫を示すT2高信号域がみられる．

1日後ではT1強調像で血腫の信号にほとんど変化はないが，T2強調像でデオキシヘモグロビンを反映して著明な低信号を呈している．

5日後ではT1強調像で血腫が辺縁部優位に高信号を呈し，T2強調像では等信号を呈し，メトヘモグロビンへの変化を反映している．

14日後ではT2強調像で血腫が溶血に伴って高信号を呈している．

42日後ではT2強調像でヘモジデリン沈着を反映した低信号域を認める．血腫周囲の浮腫を示すT2高信号域は14日後まで消退傾向はみられず，42日後には退縮している．T2*強調像では8時間後，1日後，5日後にはデオキシヘモグロビン，42日後にはヘモジデリンの磁化率効果により血腫が低信号を呈し，ブルーミング効果を伴ってT2低信号域より大きく描出されている．

拡散強調像では8時間後には血腫の拡散能低下を反映して高信号を呈している．1日後，5日後，42日後には血腫がT2*効果により低信号を呈している．14日後では溶血によるT2緩和時間の延長に伴って，血腫はT2 shine-through phenomenonで高信号を呈している．加えて8時間後，1日後，5日後の拡散強調像では血腫周囲浮腫の信号が上昇していて，血腫の圧排による血液循環障害が拡散能低下に寄与している．

Ⓕ 左被殻の陳旧性出血は縮小して著明な低吸収を呈し，不整形の空洞を形成している（→）．

（Ⓕは文献1より転載）

症例2　右視床出血，脳室穿破と水頭症（50歳代男性）

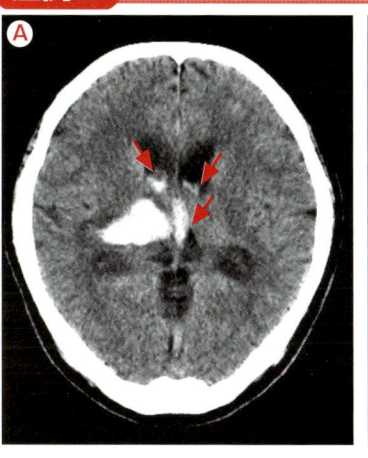 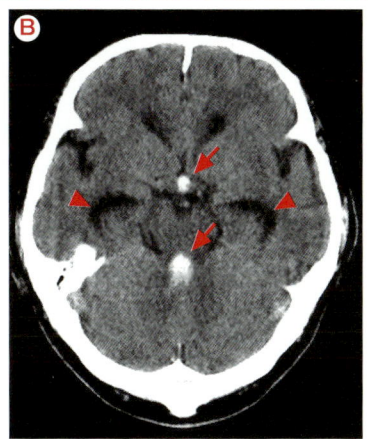 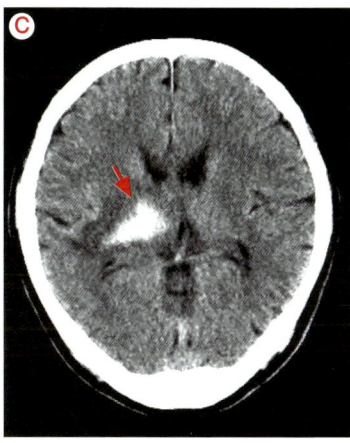

ⒶⒷ単純CT（発症4時間後）　Ⓒ単純CT（発症9日後）

左不全麻痺で発症．高血圧がある．
Ⓐ右視床に脳内血腫があり，脳室に穿破し，両側Monro孔近傍および第3脳室に出血を認める（→）．脳内血腫の周囲に軽度の浮腫を認める．
Ⓑ第3脳室および第4脳室内に出血がある（→）．両側側脳室下角が拡大し（▶），早期水頭症を示している．
Ⓒ右視床の血腫辺縁部のCT吸収値が低下し（→），周囲浮腫の低吸収との境界が不明瞭となっていて，浮腫は軽度拡大している．水頭症は改善している．

症例3　左被殻出血（60歳代女性）

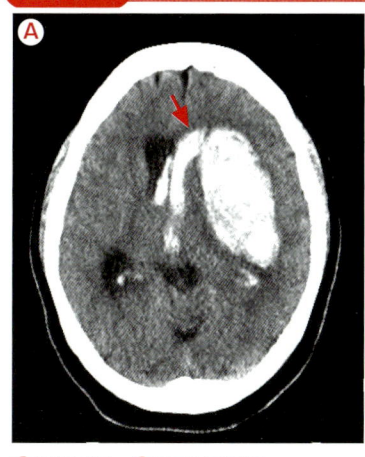 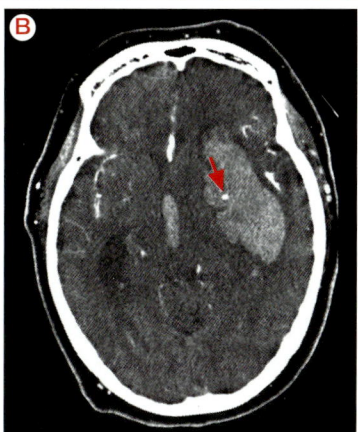

Ⓐ単純CT　ⒷCTA元画像

頭痛，嘔吐，右片麻痺，左共同偏視で発症．高血圧があった．
Ⓐ左被殻に脳内血腫があり，左側脳室に穿破している（→）．
Ⓑ左被殻の血腫内に点状の造影増強効果（spot sign）を認め，出血点を示している（→）．

症例4　多発性陳旧性微小出血（70歳代女性）

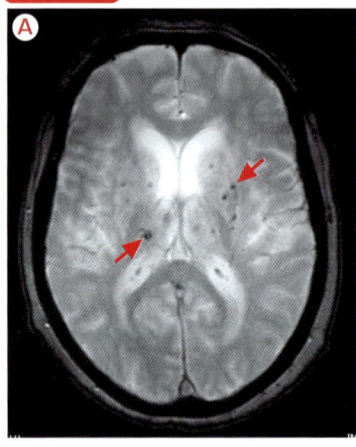 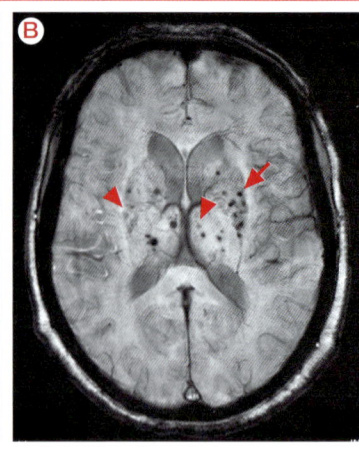

Ⓐ T2*強調像　Ⓑ 磁化率強調像

高血圧があった．

Ⓐ 両側視床と基底核に多発性に小さな低信号域があり，陳旧性微小出血を示している（→）．
Ⓑ 両側視床と基底核に多発性に小さな低信号域があり，陳旧性微小出血を示唆している（→）．磁化率強調像では，T2*強調像で検出されない低信号域を検知している（▶）．

疾患解説

1．疾患概念

高血圧性脳出血には**被殻出血**，**視床出血**，**尾状核出血**，**脳葉型出血（皮質下出血）**，**橋出血**，**小脳出血**がある．慢性高血圧が遷延，持続すると細動脈硬化をきたし，脂質を含んだ血漿成分や線維素の沈着による動脈壊死や細小動脈瘤の合併が原因となって出血をきたす．脳出血の病理学的変化は**血腫形成期**（発症直後〜1週間），**血腫吸収期**（発症1週間〜3カ月），**瘢痕期**（発症3カ月以降）に分類される．

2．典型的画像所見（症例1〜4）

1）CT所見の経時的変化

脳出血は血腫形成期では出血存在部位に一致した高吸収を示し，発症3時間〜2日後のCT吸収値が最も高い．血腫の周囲には低吸収を呈する浮腫を認め，発症1週間頃まで強くみられる．脳出血が大きく，脳室系が圧排されてMonro孔や中脳水道などが圧迫されると閉塞機転を伴う水頭症をきたす．側脳室下角の拡大は早期水頭症に特徴的な所見である．血腫吸収期では血腫辺縁部からCT吸収値の低下が始まり，高吸収域が縮小傾向となる．瘢痕期では血腫部は著明な低吸収を呈して髄液様の液体が貯留する嚢胞状の瘢痕となって縮小する．

2）血腫のT1強調像・T2強調像の信号の経時的変化

超急性期（発症24時間以内）では血腫はオキシヘモグロビンを反映してT2強調像で内部が等〜やや高信号を呈し，血腫辺縁部にデオキシ化に伴う線状の低信号を呈する．T1強調像では血腫辺縁の線状の信号低下の程度は弱く，血腫内部は等信号を呈し，高蛋白のために信号がわずかに上昇する．

発症数日以内では血腫はデオキシヘモグロビンが主成分となるため，T2強調像で低信号，T1強調像でやや低信号もしくは等信号を呈する．

発症数日〜1週間以内では赤血球内のデオキシヘモグロビンが酸化されてメトヘモグロビンに変わり，T1強調像で高信号を呈する．血腫中心部では酸素分圧が低く，メトヘモグロビンへの酸化は血腫辺縁部に始まるのでT1高信号変化は血腫辺縁により強い．T2強調像では低〜等信号を呈する．

発症1週間後〜1カ月以内ではメトヘモグロビンを反映したT1高信号域が血腫辺縁部から血腫中心部へ徐々に拡大する．血腫の融解が始まり，赤血球の崩壊によりメトヘモグロビンが流出し，ヘム鉄分布が均一化し，T2緩和時間が延長し，赤血球膜の崩壊による含水量が増加し，T2強調像で高信号を呈する．

発症1カ月以降ではフェリチンやヘモジデリンの沈着を反映してT2強調像で低信号域が血腫辺縁部よりみられ，陳旧性出血は低信号を呈して縮小し，年余にわたって残存する．

3）血腫のT2*強調像の信号の経時的変化

オキシヘモグロビンは反磁性であるが，デオキシヘモグロビンは常磁性であるため，急性期出血は磁化率効果によりT2*強調像で著明な低信号を示す．デオキシヘモグロビン以降のヘモグロビン分解産物

鑑別1　右小脳の早期微小出血と左小脳の陳旧性微小出血（70歳代男性）

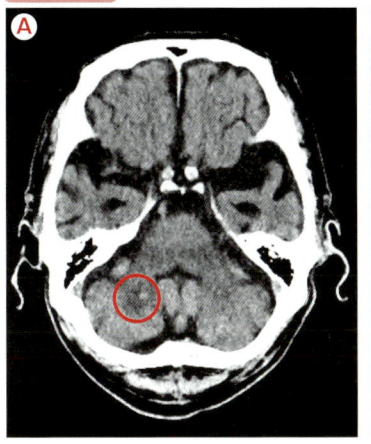 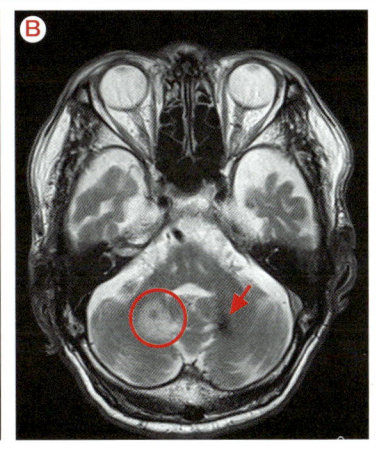 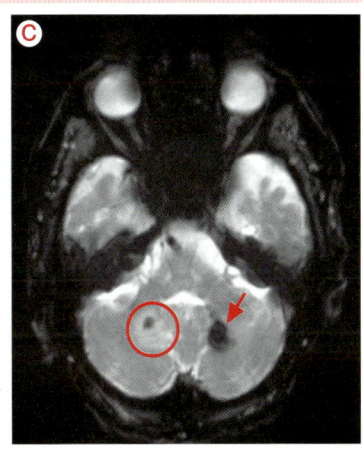

Ⓐ 単純CT　Ⓑ T2強調像　Ⓒ T2*強調像

1日前よりふらつきがあった．高血圧，糖尿病があった．
Ⓐ 右小脳歯状核にやや高吸収を呈する早期微小出血を認め，周囲に浮腫を示す低吸収域がある（〇）．
Ⓑ 右小脳歯状核の早期微小出血は低信号を呈し，周囲に浮腫を示す高信号域を認める（〇）．左小脳歯状核に陳旧性微小出血を示す低信号域を認め（→），周囲に浮腫はない．
Ⓒ 両側小脳歯状核の微小出血を示す低信号域はブルーミング効果を伴ってⒷの低信号域より大きい（〇，→）．

は常磁性で出血は低信号を呈するが，赤血球膜の崩壊を生じて溶血が進む亜急性期後期においてT2*強調像での低信号変化は減弱する．慢性期出血はフェリチンやヘモジデリンの沈着を反映して低信号となる．T2*強調像で血腫を示す低信号域はブルーミング効果を伴って実際のサイズより大きい．

4）血腫の拡散強調像の信号の経時的変化

血餅化した血腫の粘稠度が高いことに伴う拡散能低下によって高信号を呈する．デオキシヘモグロビンやヘモジデリンはT2短縮およびT2*短縮効果が強く，拡散強調像では低信号となる．

5）CTAにおけるspot sign

CT angiography（CTA）で血腫内に造影剤の点状の漏出を示す所見で，血腫が拡大する可能性を示す指標である．

6）磁化率強調像による微小出血の検出

磁化率強調像は局所磁場の不均一性に敏感で出血が著明な低信号を呈する．T2*強調像より磁化率に鋭敏で空間分解能が高く，微小出血の検出感度が高い．

3．鑑別疾患

1）早期（急性期〜亜急性期）小出血と陳旧性小出血の鑑別（鑑別1）

CT：早期出血は高吸収を呈し，血腫のCT吸収値より鑑別可能である．
T2*強調像：早期小出血と陳旧性小出血の双方が低信号を呈して鑑別が困難である．血腫周囲に浮腫がみられると早期出血である可能性が高い．

2）脳出血と石灰化の鑑別（鑑別2）

CT：急性期出血である凝固血液のCT吸収値は60〜80 HUで，100 HUを超えることはない．CT吸収値が100 HU以上の場合は石灰化病変と考えられる．スライス厚に石灰化と正常組織を含む場合，部分容積効果で血腫と類似するCT吸収値を示して鑑別が困難なことがある．
T2*強調像：脳出血，石灰化は低信号を呈し，信号強度から区別することは困難である．粗大な石灰化は磁化率の変化をきたしてT2*強調像で信号が低下するが，小さな固体のカルシウム化合物が分散した石灰化は低信号を呈さないことがある．

鑑別2　Fahr病における石灰化（50歳代女性）

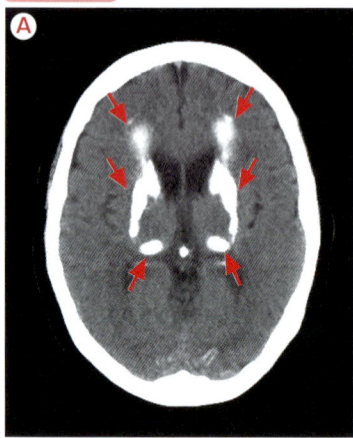 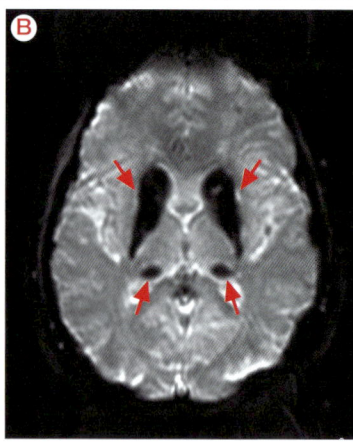

Ⓐ 単純CT　Ⓑ T2*強調像

神経症状はなかった．

Ⓐ 両側視床枕と線条体，前頭葉白質に対称性の石灰化を認める（→）．視床枕の石灰化のCT吸収値は300 HU，前頭葉白質の石灰化のCT吸収値は100 HU．

Ⓑ 両側視床枕と線条体の石灰化は著明な低信号を呈しているが（→），前頭葉白質には低信号変化がみられない．

＜参考文献＞

1) 木下俊文：出血．「脳MRI 3．血管障害・腫瘍・感染症・他」（高橋昭喜/編），pp.98-109，学研メディカル秀潤社，2010
2) 木下俊文：単純CT（脳内出血）．臨床画像，26：380-388，2010
3) 木下俊文：画像と病理　微小出血．画像診断，29：1362-1363，2009
4) Romero, J. M., et al.: Prospective validation of the computed tomographic angiography spot sign score for intracerebral hemorrhage. Stroke, 44：3097-3102, 2013

第1章 脳血管障害

3 脳血管障害の二次性変化
secondary change of the cerebrovascular disease

赤澤健太郎, 山田 恵

症例1　Waller変性および黒質変性（60歳代男性）

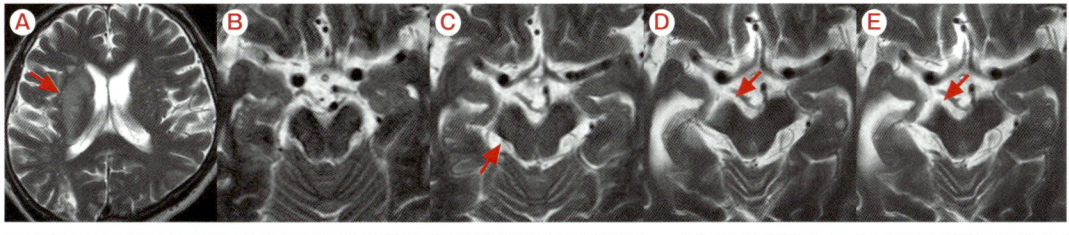
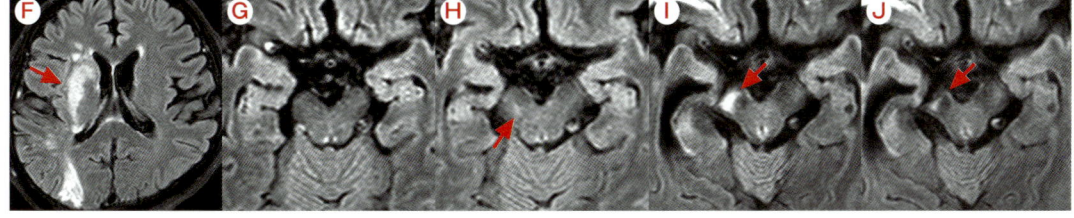
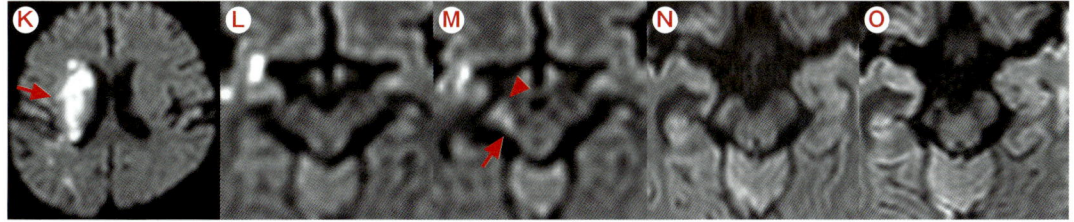

症状増悪4日後　　　13日後　　　8カ月後　　　2年後

Ⓐ～Ⓔ T2強調像　　Ⓕ～Ⓙ FLAIR像　　Ⓚ～Ⓞ 拡散強調像

右中大脳動脈M1遠位の動脈解離および脳梗塞で入院中．発症47日後に，右上下肢の脱力，運動性失語が生じた．

症状増悪4日後のMRI（ⒶⒷ，ⒻⒼ，ⓀⓁ）にて，右側の中大脳動脈の皮質枝域と穿通枝域の境界領域を中心に広範な急性期脳梗塞（▶）を認める．

発症13日後の拡散強調像（Ⓜ）にて，右大脳脚にWaller変性によると思われる高信号が捉えられるが（▶），T2強調像（Ⓒ）・FLAIR像（Ⓗ）では信号変化は明らかではない．右黒質に変性によると思われる高信号が，いずれの撮像法においても観察される（▶）．

8カ月後には，右大脳脚のWaller変性による高信号がT2強調像（Ⓓ）・FLAIR像（Ⓘ）において明瞭化している（▶）．黒質変性による信号変化は不明瞭化している．

2年後には，Waller変性の慢性期による右大脳脚の萎縮が進行している（ⒺⒿ▶）．

なお発症4週後にT2強調像にて低信号として観察されるWaller変性は，今回の経過観察のタイミングでは捉えられていない．

症例2　中小脳脚のWaller変性（70歳代女性）

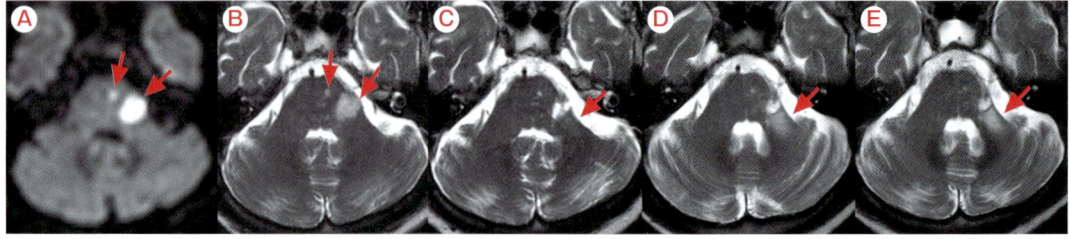

──── 症状増悪翌日 ────　　　3カ月後　　　　8カ月後　　　　1年後

Ⓐ拡散強調像　Ⓑ～ⒺT2強調像

3カ月前より回転性めまい発作が出現．1カ月前のMRIにて小脳梗塞が指摘され，入院中に左顔面麻痺，構音障害，左上下肢麻痺の増悪を認めた．その後側頭動脈炎と診断され，ステロイド治療が開始された．

ⒶⒷ症状増悪翌日の拡散強調像にて，橋左背側や橋正中左側に急性期脳梗塞（Ⓐ➡）を認める．同部はT2強調像においても高信号（Ⓑ➡）を呈している．

Ⓒ3カ月後のT2強調像において，脳梗塞巣は瘢痕化しているが，左中小脳脚にWaller変性と考えられる淡い高信号の出現が疑われる（➡）．

Ⓓ8カ月後のT2強調像では，Waller変性を示唆する高信号が明瞭化している（➡）．

Ⓔ1年後のT2強調像では，左中小脳脚に若干の萎縮が生じている（➡）．

症例3　視床変性（40歳代女性）

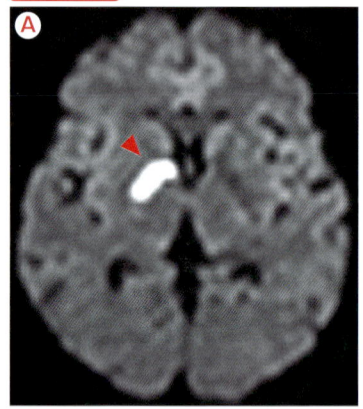

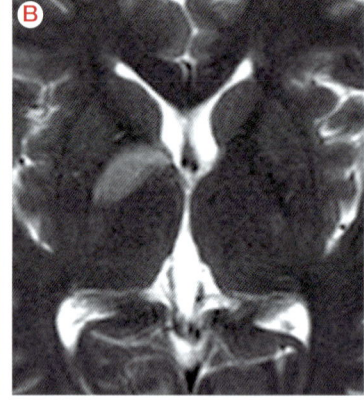

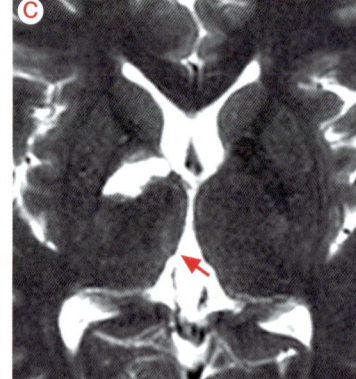

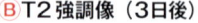

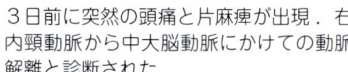

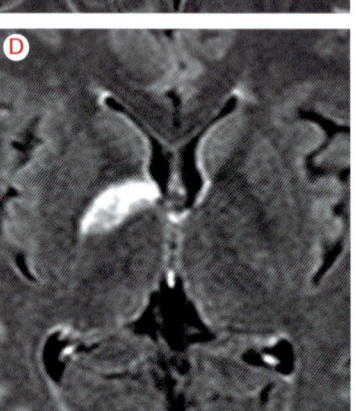

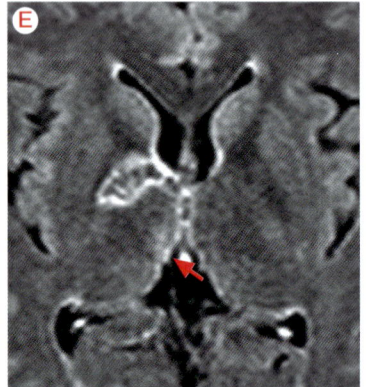

Ⓐ拡散強調像（3日後）
ⒷT2強調像（3日後）
ⒸT2強調像（2カ月後）
ⒹFLAIR像（3日後）
ⒺFLAIR像（2カ月後）

3日前に突然の頭痛と片麻痺が出現．右内頸動脈から中大脳動脈にかけての動脈解離と診断された．

Ⓐ～Ⓔ発症3日後の拡散強調像（Ⓐ）では，右側の内包から淡蒼球にかけて急性期脳梗塞（▶）を認める．この時点ではT2強調像（Ⓑ），FLAIR像（Ⓓ）ともに視床内側の異常信号は明らかではない．2カ月後，右視床内側部にT2強調像・FLAIR像にて淡い高信号が出現している（ⒸⒺ➡）．視床変性による変化が考えられる．

症例4　視床変性（60歳代男性）

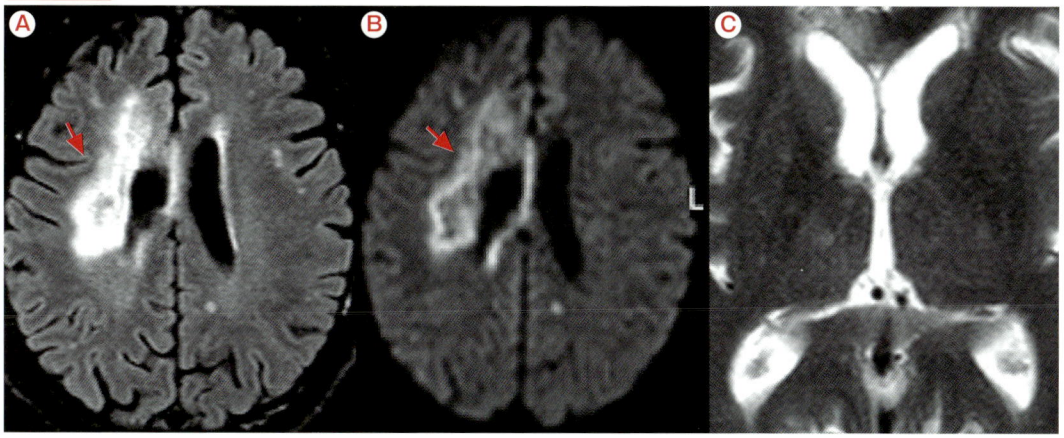

― 発症2カ月後 ―

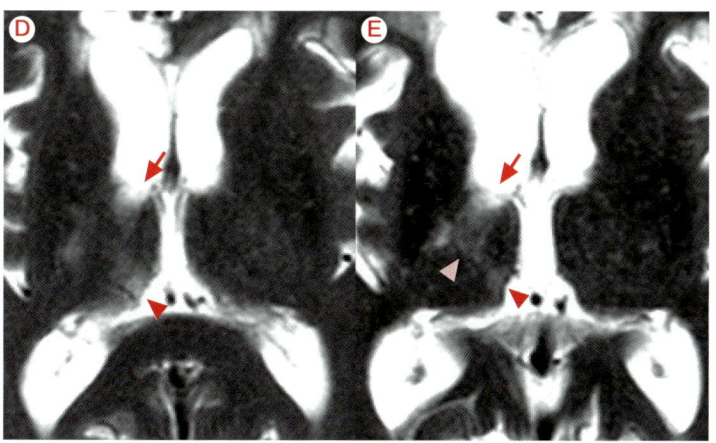

発症9カ月後　　　発症8年後

ⒶFLAIR像　Ⓑ拡散強調像　Ⓒ～ⒺT2強調像

構音障害，ふらつきにて発症．右大脳深部白質の多発性脳梗塞と診断された．右内頸動脈C4に高度狭窄を認め，発症2カ月後に経皮的血管形成術が施行された．

ⒶⒷ右側の深部白質に脳梗塞（→）を認める．
Ⓓ右視床の前核（→）や内背側核（▶）に高信号を認める．
Ⓔこの異常信号を依然認め（→，▶），さらに視床外側腹側核に拡大している（▶）．脳梗塞による二次性の視床変性が考えられる．

症例5　黒質変性（症例3と同一症例）

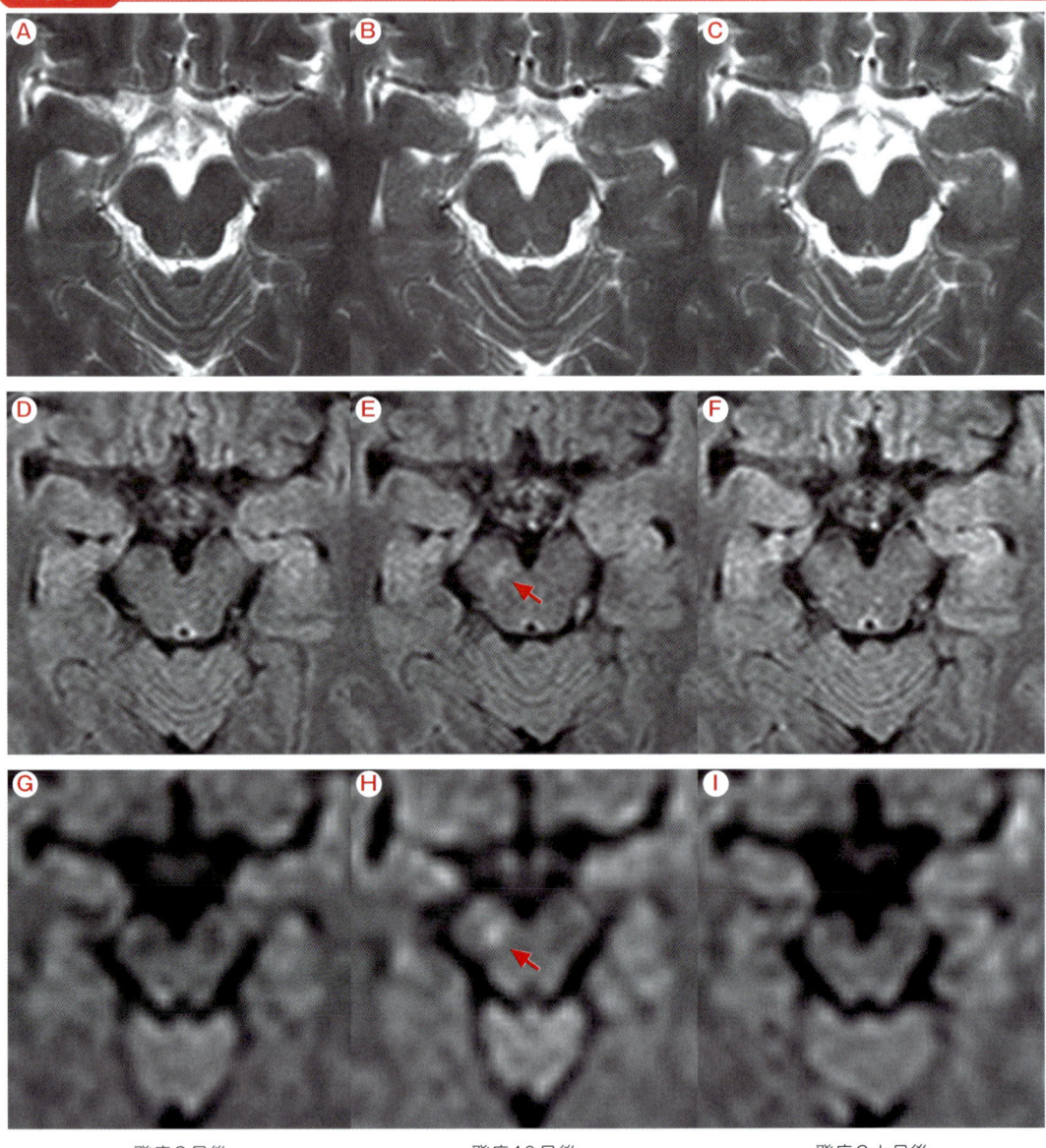

発症3日後　　　　　　　　　　　発症10日後　　　　　　　　　　発症2カ月後

Ⓐ～Ⓒ T2強調像　　Ⓓ～Ⓕ FLAIR像　　Ⓖ～Ⓘ 拡散強調像

発症3日後には認めなかった右黒質の異常高信号が，発症10日後の拡散強調像（Ⓗ）にて明瞭に認められ（→），FLAIR像（Ⓔ）でも同様に異常高信号が観察される（→）．発症2カ月後には黒質の異常信号は不明瞭化している（ⒻⒾ）．一連の変化は，脳梗塞による二次性の黒質変性による変化が考えられる．

なお本症例では，T2強調像で信号変化は捉えられない．

症例6　下オリーブ核の変性（60歳代男性）

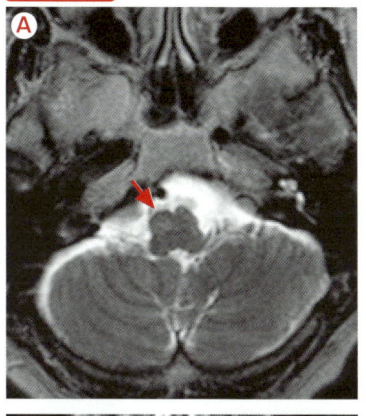
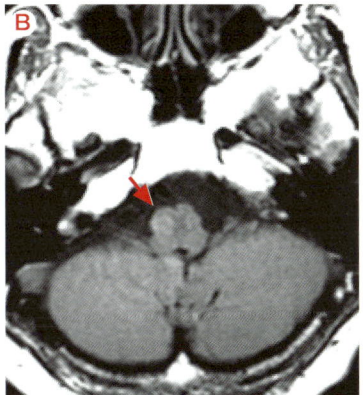
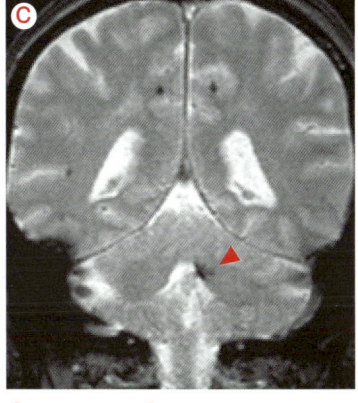
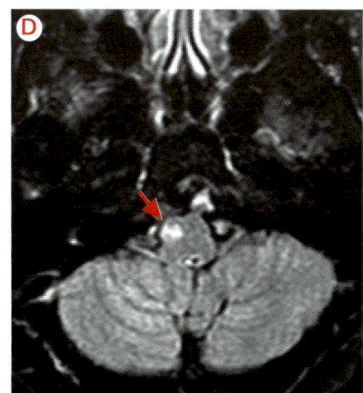
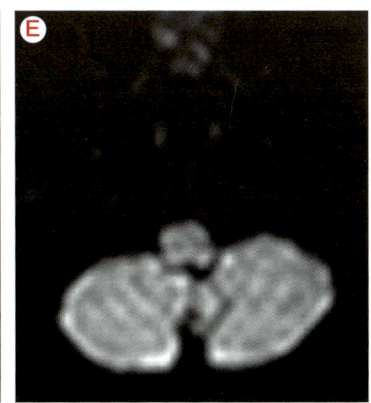

ⒶT2強調像　ⒷT1強調像
ⒸT2*強調冠状断像　ⒹFLAIR像
Ⓔ拡散強調像

物忘れの精査にてMRIが施行された．3カ月前に小脳出血の既往がある．

Ⓐ〜Ⓔ T2強調像（Ⓐ）・FLAIR像（Ⓓ）にて，右下オリーブ核に高信号を認める（→）．同部はT1強調像（Ⓑ）にて淡い高信号を呈している（→）．拡散強調像（Ⓔ）では高信号は認められない．T2*強調像の冠状断像（Ⓒ）では，左小脳歯状核近傍に出血後変化を考える低信号を認める（▶）．小脳出血後に生じた下オリーブ核の変性と考えられる．

疾患解説

1．疾患概念

　脳血管障害などの局所的な脳組織損傷に続発して，線維連絡のある遠隔部位に二次的な変性が起こる場合がある．これには，**Waller変性（Wallerian degeneration）** と **ニューロン切断変性（transneuronal degeneration）** と称されるものがある．

1）Waller変性

　Waller変性は，軸索や神経細胞の損傷に続いて起こる，遠位軸索および髄鞘の順行性の変性を一般に指す．その代表例が皮質脊髄路で，中心前回といった運動野などの脳回からの神経線維が，内包後脚・大脳脚・橋を下行し，延髄の錐体交叉にて大部分の神経線維が交叉し，さらに外側皮質脊髄路を下行する経路に変性が生じる．このほか橋の脳血管障害による両側の橋〜中小脳脚や，視放線[1]などでの変性も知られている．

2）ニューロン切断変性

　ニューロン切断変性は，損傷を受けたニューロンから順行性・逆行性の両方向に，シナプスを越えて軸索や髄鞘に変性をきたすものである．**視床変性**は，基底核領域を含む大梗塞例で高頻度に観察される．視床と同側の大脳半球，基底核とは，神経回路の複合体が形成され相互連絡があるためである．**黒質の変性**は，線条体の障害に伴い，同側中脳黒質に生じる変性である．**下オリーブ核仮性肥大**は，Guillain-Mollaret三角と呼ばれる回路の病変により生じる．この回路は，小脳歯状核より，遠心性線維が上小脳脚を経て上小脳脚交叉で交叉したのち，反対側の赤核，中心被蓋路，下オリーブ核，下小脳脚より小脳歯状核に至る経路である．例えば，小脳歯状核の病変では反対側の，中心被蓋路などの脳幹病変では同側の下オリーブ核に変性が生じる．

症例7　下オリーブ核の仮性肥大（60歳代男性）

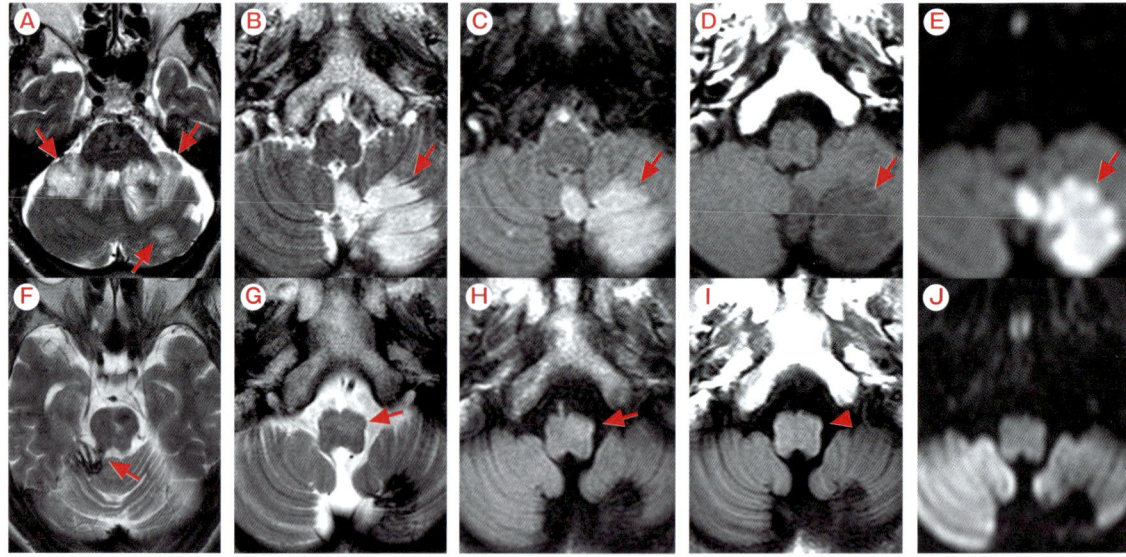

中小脳脚レベル　　　　　　　　　　　下オリーブ核レベル

ⒶⒷⒻⒼT2強調像　ⒸⒽFLAIR像　ⒹⒾT1強調像　ⒺⒿ拡散強調像
（Ⓐ～Ⓔ：発症11日目の再発時，Ⓕ～Ⓙ：6カ月後）

めまいにて発症した脳幹部小脳梗塞患者．その後短期間で小脳梗塞の再発をくり返した．
Ⓐ～Ⓔ発症後9日目に再発し，11日目に撮像されたMRIにて，両側の中小脳脚や両側小脳半球に多発性に脳梗塞巣（→）を認める．
Ⓕ～Ⓙ6カ月後において，右側の上小脳脚に出血後変化を示唆するT2強調像での低信号を認める（Ⓕ→）．左側の下オリーブ核は，T1強調像にて若干の肥大が疑われ（Ⓘ▶），T2強調像・FLAIR像にて淡い高信号を呈している（ⒼⒽ→）．後頭蓋窩の多発脳梗塞による出血が上小脳脚に及び，対側の下オリーブ核に仮性肥大をきたしていると考えられる．
なお拡散強調像では信号変化を認めない．

2．典型的画像所見

Waller変性：皮質脊髄路の変性は発症4週後にT2強調像にて低信号として観察されるとされ，10～14週以後には高信号に変化し[2]，最終的には線維化ならびに萎縮をきたす（症例1）．また拡散強調像では，さらに早期に異常信号が観察される[3,4]．この変化は，橋底部病変などでの橋小脳路や（症例2），外側膝状体病変などによる視放線などでも認められる．

視床変性[5]：中大脳動脈領域の脳梗塞後に，早くて1カ月後に，多くは発症後4カ月以降に，視床背内側核（dorsomedial nucleus）や前核（anterior nucleus）などにT2強調像にて高信号域が出現する場合がある（症例3，4）．さらに高信号域は，視床外側腹側核（ventral lateral nucleus）や視床枕（pulvinar）に拡大することがある（症例4）．

黒質変性[6,7]：発症1週間後の早期からT2強調像にて高信号を認める（症例1）．この信号変化は1カ月以降次第に縮小し，3カ月後には信号変化が減弱しかつ縮小する（症例5）．4カ月後には錐体路のWaller変性による信号変化と混合するとされる．

下オリーブ核仮性肥大[8,9]：発症後数週～数カ月後に，T2強調像で高信号が観察される（症例6）．仮性肥大は，4～5カ月以降で認められる（症例7）．

3．鑑別疾患

二次性変性は，脳血管障害の発症時より遅れて生じるため，これらの正しい知識がないと，新たな**梗塞巣**，**脱髄**，**腫瘍**などのほかの病巣と誤認する危険がある．これらの領域に信号変化をみた場合は，その責任となる病巣がないか，病変を説明する臨床症状があるかを確認することが肝要である．

<参考文献>

1) Savoiardo, M., et al. : The effects of wallerian degeneration of the optic radiations demonstrated by MRI. Neuroradiology, 34 : 323-325, 1992
2) Kuhn, M. J., et al. : Wallerian degeneration after cerebral infarction : evaluation with sequential MR imaging. Radiology, 172 : 179-182, 1989
3) Castillo, M. & Mukherji, S. K. : Early abnormalities related to postinfarction Wallerian degeneration : evaluation with MR diffusion-weighted imaging. J Comput Assist Tomogr, 23 : 1004-1007, 1999
4) Uchino, A., et al. : Transient detection of early wallerian degeneration on diffusion-weighted MRI after an acute cerebrovascular accident. Neuroradiology, 46 : 183-188, 2004
5) Ogawa, T., et al. : Secondary thalamic degeneration after cerebral infarction in the middle cerebral artery distribution : evaluation with MR imaging. Radiology, 204 : 255-262, 1997
6) Nakane, M., et al. : Degeneration of the ipsilateral substantia nigra following cerebral infarction in the striatum. Stroke, 23 : 328-332, 1992
7) Ogawa, T., et al. : Degeneration of the ipsilateral substantia nigra after striatal infarction : evaluation with MR imaging. Radiology, 204 : 847-851, 1997
8) Uchino, A., et al. : Olivary degeneration after cerebellar or brain stem haemorrhage : MRI. Neuroradiology, 35 : 335-338, 1993
9) Kitajima, M., et al. : Hypertrophic olivary degeneration : MR imaging and pathologic findings. Radiology, 192 : 539-543, 1994
10) Yamada, K., et al. : MR imaging of CNS tractopathy : wallerian and transneuronal degeneration. AJR, 171 : 813-818, 1998
11) 小川敏英 ほか：病巣遠隔部の二次変性．「脳血管障害の画像診断」（髙橋昭喜/編），pp.182-188，中外医学社，2003
12) 髙橋昭喜：虚血性血管障害　2次的な遠隔効果．「脳MRI 3. 血管障害・腫瘍・感染症・他」（髙橋昭喜/著），pp.74-79，学研メディカル秀潤社，2010

第1章 脳血管障害

4 脳アミロイドアンギオパチー
cerebral amyloid angiopathy：CAA

櫻井圭太

症例1　脳アミロイドアンギオパチー（80歳代女性）

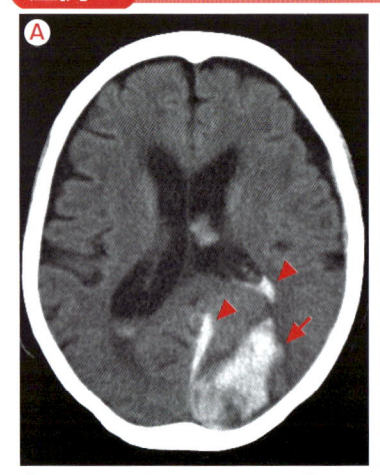

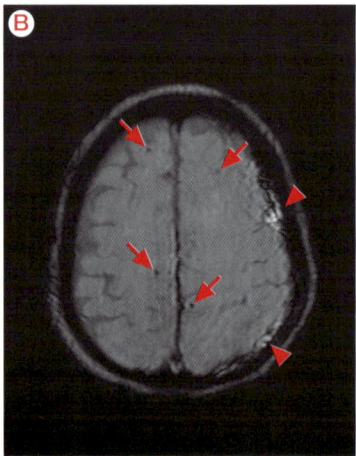

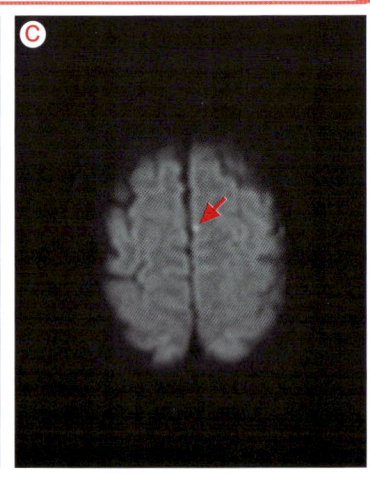

Ⓐ 単純CT　Ⓑ 磁化率強調像　Ⓒ 拡散強調像

左後頭葉の皮質下出血から脳室内，くも膜下腔および硬膜下腔への穿破や微小梗塞を合併した症例．

Ⓐでは左後頭葉皮質下を中心とした血腫（→）があり，脳室内や硬膜下腔への穿破（▶）を伴っている．Ⓑではこれらの所見に加え，両側大脳皮質下に微小出血（→）が描出されている．一方，Ⓒでは左前頭葉皮質に微小梗塞（→）を認める．

症例2　脳アミロイドアンギオパチー（70歳代男性）

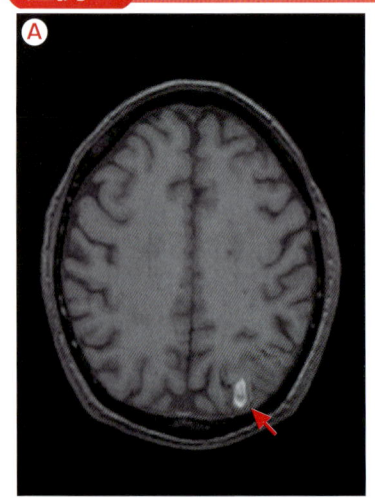

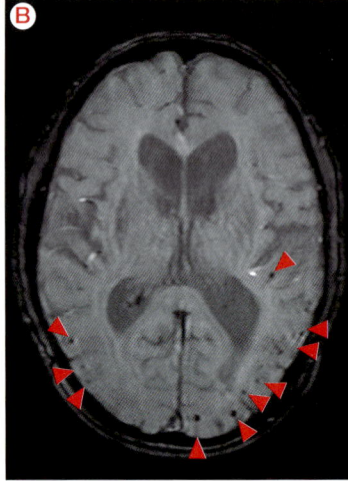

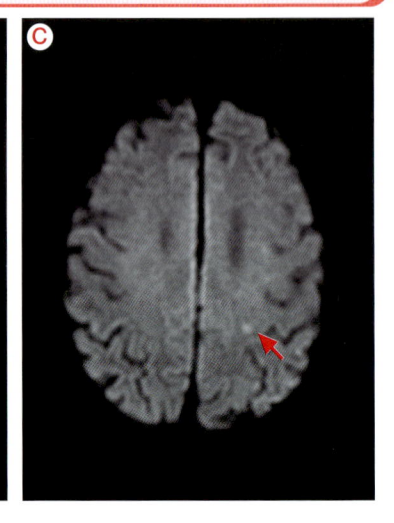

Ⓐ T1強調像（gradient echo法）　Ⓑ 磁化率強調像　Ⓒ 拡散強調像

左頭頂葉の皮質下出血，両側大脳の多発微小出血に左頭頂葉の微小梗塞を合併した症例．

Ⓐでは左頭頂葉皮質下に亜急性期の血腫を示唆する高信号域（→）があり，Ⓑでは両側大脳皮質下に後頭葉，側頭葉優位分布する多発微小出血（▶）を認める．一方，Ⓒでは左頭頂葉皮質に微小梗塞（→）を認める．

症例3　脳アミロイドアンギオパチー（70歳代男性）

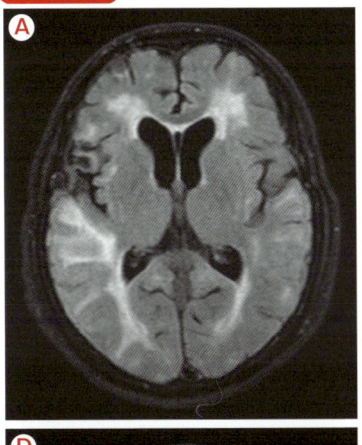

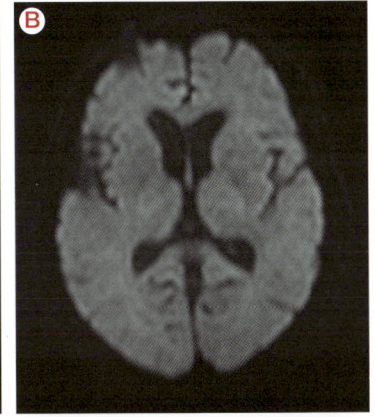

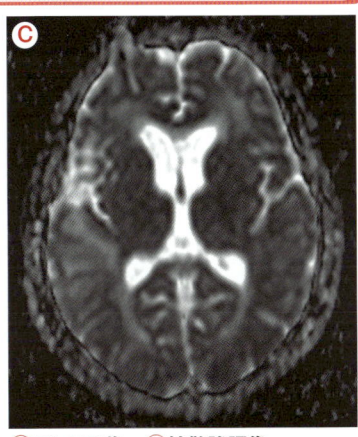

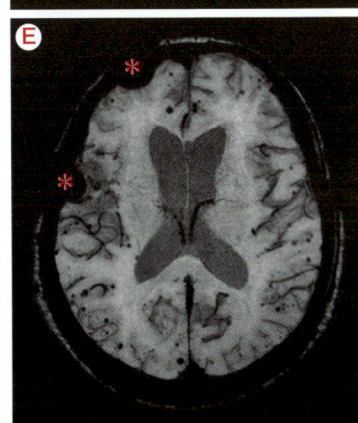

Ⓐ FLAIR像　Ⓑ 拡散強調像
Ⓒ ADCマップ　Ⓓ T2*強調像
Ⓔ 磁化率強調像

CAA関連炎症および多発微小出血を認める症例.

Ⓐでは側頭葉，頭頂葉の皮質下白質を中心とした両側大脳に右側優位の高信号域を認める．これらの信号変化はmass effectによる脳溝狭小化を伴っており，一部皮質への進展も疑われる．Ⓑでは信号上昇がなく，ⒸではADCは上昇した状態であり，血管原性浮腫を反映した所見である．Ⓔは，Ⓓよりも皮質，皮質下に分布する多発微小出血をより明瞭に描出している．なお，＊は金属による磁化率アーチファクトである．

症例4　脳アミロイドアンギオパチー（60歳代女性）

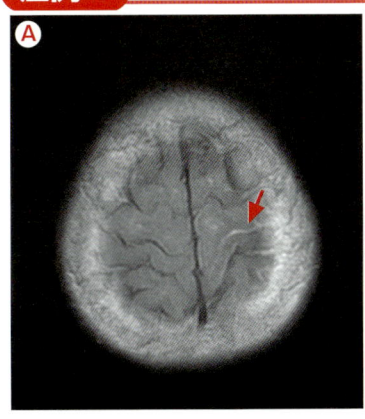

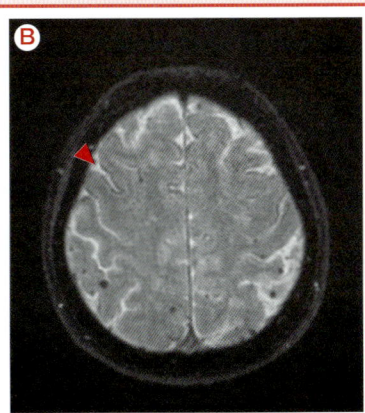

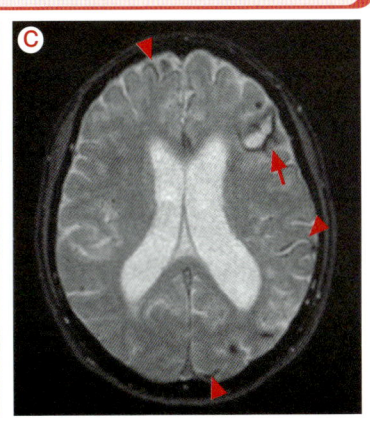

Ⓐ FLAIR像　ⒷⒸ T2*強調像

円蓋部に限局したくも膜下出血，脳表ヘモジデリン沈着および多発微小出血，陳旧化した皮質下出血を認める症例．
Ⓐでは左中心溝にくも膜下出血を反映した高信号域（→）を認める．ⒷⒸでは両側大脳の皮質，皮質下に微小出血を示唆する多発粒状低信号域を認める．加えて，両側大脳に脳溝に沿った線状低信号域（ⒷⒸ▶）や左前頭葉皮質下に帯状低信号域（Ⓒ→）があり，脳表ヘモジデリン沈着や陳旧化した皮質下出血を反映した所見である．

症例5　脳アミロイドアンギオパチー（70歳代男性）

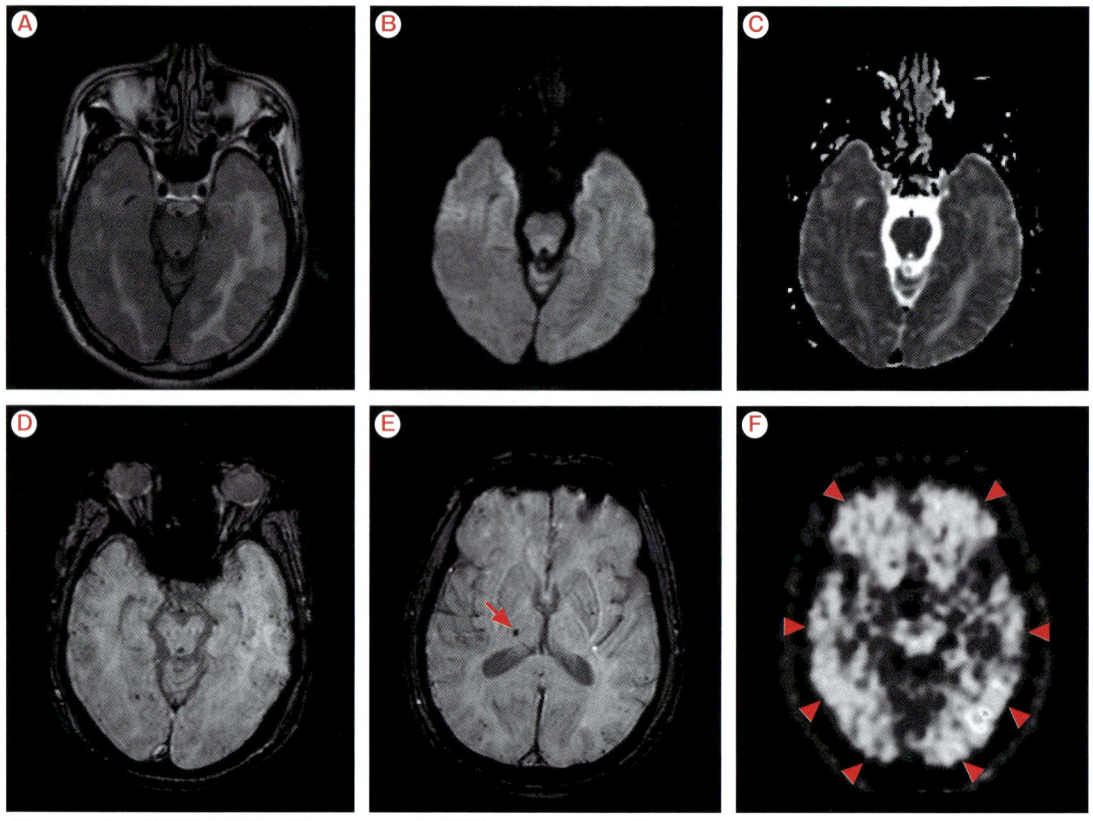

Ⓐ FLAIR像　Ⓑ 拡散強調像　Ⓒ ADCマップ　ⒹⒺ 磁化率強調像　Ⓕ PiB-PET像

CAA関連炎症および多発微小出血を認める症例.

Ⓐでは側頭葉，後頭葉に皮質下白質を中心とした高信号域を左側優位に認める．これらの信号変化はmass effectによる脳溝狭小化を伴っており，一部皮質への進展も疑われる．Ⓑでは信号上昇がなく，ⒸではADCは上昇した状態であり，血管原性浮腫を反映した所見である．ⒹⒺでは側頭葉を中心とした両側大脳皮質，皮質下の多発病変に加えて，右視床にも微小出血が描出され（→），細動脈硬化による病変と紛らわしい．Ⓕでは両側大脳に左側頭後頭葉優位の広範なアミロイドの沈着集積が描出されており（▶），脳アミロイドアンギオパチーの診断に有用である．
（Ⓕはp.8カラーアトラス参照）

症例6　Alzheimer型認知症（90歳代女性）

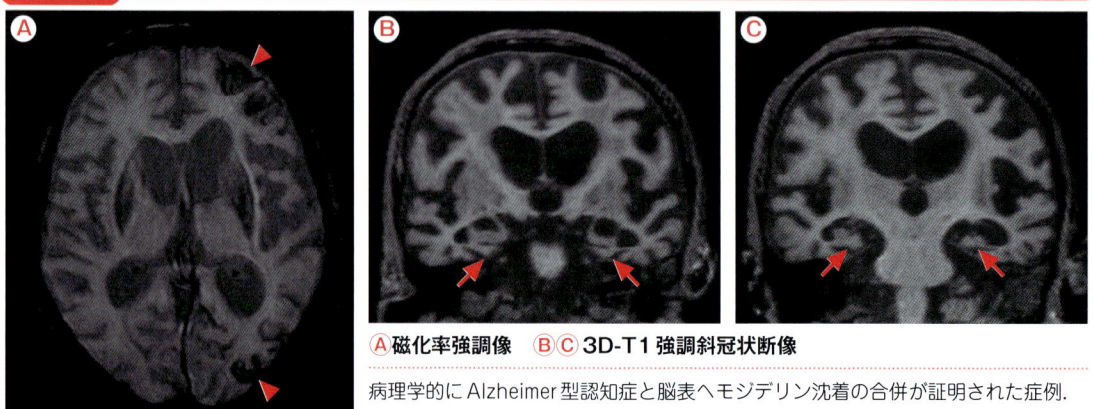

Ⓐ 磁化率強調像　ⒷⒸ 3D-T1強調斜冠状断像

病理学的にAlzheimer型認知症と脳表ヘモジデリン沈着の合併が証明された症例.

Ⓐでは左前頭葉，後頭葉にヘモジデリン沈着を示唆する線状低信号域（▶）を認める．ⒷⒸでは全脳萎縮に加え，両側海馬，海馬傍回に左側優位の萎縮（→）があり，進行したAlzheimer型認知症に合致する所見である．

疾患解説

1. 疾患概念

　脳アミロイドアンギオパチー（CAA）は大脳皮質，皮質下や髄膜の中小血管へのアミロイドβ蛋白質沈着を特徴とする脳小血管病変である．大脳では後頭葉をはじめとした後方部分に多く沈着し，小脳にもみられうるが，基底核，視床，脳幹，深部白質は保たれる．加齢は最大の危険因子であり，その頻度は60〜70歳代では33％，90歳代では75％と明らかに増加する．また，認知症の症例では頻度が高く，特にAlzheimer型認知症との合併は90％以上と顕著である．

　CAAは血管壁の障害をきたし，血管壁の破綻による**皮質・皮質下出血，微小出血，円蓋部に限局するくも膜下出血および脳表ヘモジデリン沈着などの出血性病変**に加え，血管内腔の狭窄や灌流低下による**微小梗塞や白質病変**を呈する．さらには，自己免疫的機序による**CAA関連炎症（CAA-related inflammation）**や神経毒性，細胞脱落による**脳萎縮**と，CAAに関連する病態は多彩である．通常は無症候であるが，病態により，片麻痺などの脳卒中症状，痙攣，認知機能低下と多彩ながらも非特異的な症状を呈する．根本的治療法はないが，抗凝固，抗血小板療法による出血の危険性や免疫抑制療法によるCAA関連炎症の改善を考慮すると，正確な診断が要求される．

2. 典型的画像所見（症例1〜6）

　CAAの代表的な異常所見である**皮質・皮質下出血，微小出血は後頭葉を中心とした大脳後方の皮質，皮質下に多く分布する**ことを最大の特徴としており，CAAの診断基準であるBoston criteriaでも重視されている．同様に，くも膜下出血および脳表ヘモジデリン沈着も**"円蓋部に限局する"分布が重要**であり，CAAの診断において重視される．CAA関連炎症は皮質下白質を主体とし，時に皮質にも達する非対称性分布を呈する浮腫性病変である．

　一般的に用いられているturbo spin echo法のT2強調像は出血性病変に対する感度が必ずしも高くなく，**T2*強調像はCAAの診断に欠かせない**．微小出血は一般にgradient echo法にて5〜10 mm以下の病変と定義されることが多いが，撮像パラメータによりそのサイズや検出能は変化しうる．磁化率強調像を用いれば，通常のT2*強調像で評価困難な微小出血を検出することも可能である．FLAIR像は白質病変およびくも膜下出血の評価に適している．一方，拡散強調像およびADCマップは微小梗塞による細胞毒性浮腫やCAA関連炎症による血管原性浮腫の評価に有用である．

3. 鑑別疾患

　CAAの画像所見は特異性の乏しいものが多く，多彩な疾患が類似した画像所見を呈しうる．よって，その鑑別には特徴の1つである病変の分布に加え，複数の画像所見との組み合わせや病歴の確認（年齢，外傷歴など）が必要となる．それでも鑑別に苦慮するときは，アミロイドPETが補助診断となりうる．

皮質下出血やそれに類似した所見を呈する疾患：高血圧，頭部外傷，腫瘍内出血，血管奇形，血管炎，凝固異常，薬物中毒など．

微小出血やそれに類似した所見を呈する疾患：高血圧，頭部外傷，感染性心内膜炎，血管炎，海綿状血管腫など．

円蓋部のくも膜下出血を呈する疾患：頭部外傷，静脈血栓，可逆性脳血管攣縮症候群（RCVS）（p.338 第6章6），posterior reversible encephalopathy syndrome（PRES）（p.318 第5章12），凝固異常など．

円蓋部の脳表ヘモジデリン沈着を呈する疾患：頭部外傷，腫瘍内出血やduropathy（形成異常，外傷，骨棘などさまざまな原因による硬膜病変の総称であり，脳表ヘモジデリン沈着や髄液漏出との関連が報告されている）といったさまざまな病態による脳表ヘモジデリン沈着など．

皮質下優位の白質浮腫を呈する疾患：RCVS，PRES，静脈性梗塞，血管炎，急性散在性脳脊髄炎（ADEM）（p.249 第4章3），進行性多巣性白質脳症（PML）（p.256 第4章5）など．

<参考文献>

1) Sakurai, K., et al. : Imaging spectrum of sporadic cerebral amyloid angiopathy : multifaceted features of a single pathological condition. Insights Imaging, 2014 [Epub ahead of print]
2) Linn, J., et al. : Prevalence of superficial siderosis in patients with cerebral amyloid angiopathy. Neurology, 74 : 1346-1350, 2010
3) Charidimou, A., et al. : Sporadic cerebral amyloid angiopathy revisited: recent insights into pathophysiology and clinical spectrum. J Neurol Neurosurg Psychiatry, 83 : 124-137, 2012

第1章 脳血管障害

5 くも膜下出血
subarachnoid hemorrhage：SAH

木下俊文

症例1　左中大脳動脈瘤破裂による急性期くも膜下出血（50歳代女性）

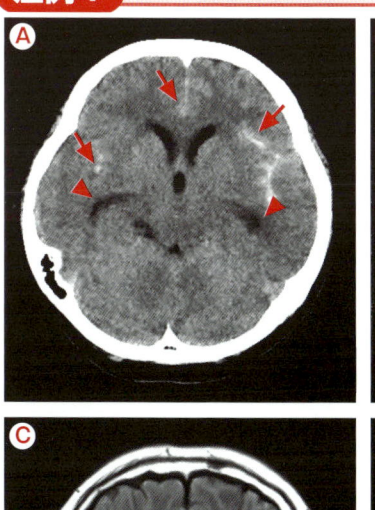

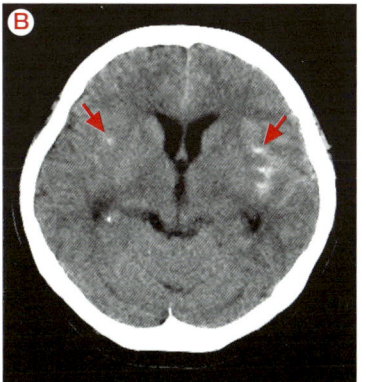

Ⓐ Ⓑ 単純CT　Ⓒ FLAIR像
Ⓓ T2*強調像

頭痛，嘔吐で発症．

Ⓐ Ⓑ 両側Sylvius裂，半球間裂にくも膜下出血がある（→）．破裂動脈瘤の存在する左Sylvius裂に出血が多い．両側側脳室下角が拡大していて早期水頭症を示している（Ⓐ▶）．

Ⓒ 左Sylvius裂の信号が上昇していて，くも膜下出血を示している（→）．

Ⓓ 両側Sylvius裂，側頭葉前外側の脳表のくも膜下出血が低信号を呈している（→）．

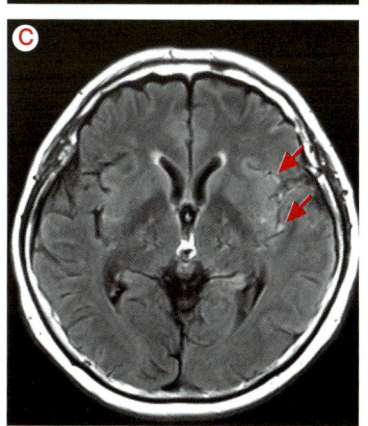

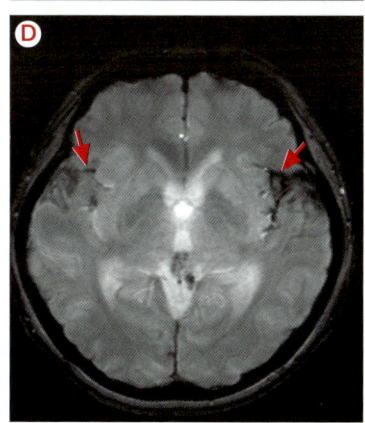

症例2　左中大脳動脈破裂による急性期くも膜下出血（50歳代男性）

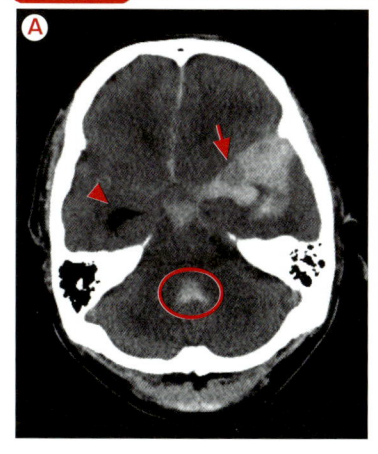

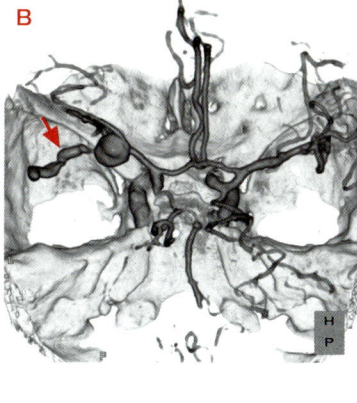

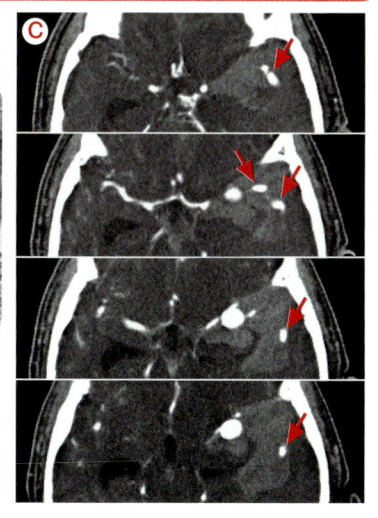

Ⓐ 単純CT　Ⓑ CTA VR像（頭側やや後方からの観察）　Ⓒ CTA元画像

（次頁へつづく）

（前頁のつづき）

嘔吐で発症．その後，意識障害，右片麻痺，左共同偏視，全失語を呈した．

Ⓐ鞍上槽，左Sylvius谷，Sylvius裂，半球間裂に血腫がある．血腫の高吸収域内に破裂動脈瘤がfilling defectを呈している（→）．第4脳室に逆流した出血を認める（○）．右側脳室下角が拡大している（▶）．

Ⓑ左中大脳動脈分岐部に生じた囊状動脈瘤に連続して外側に棍棒状の構造がある（→）．破裂動脈瘤から出た血液の造影を示している．

Ⓒ左Sylvius裂血腫内に動脈瘤破裂に伴って出た血液による増強効果がみられる（→）．

症例3　右解離性椎骨動脈瘤破裂による急性期くも膜下出血（50歳代男性）

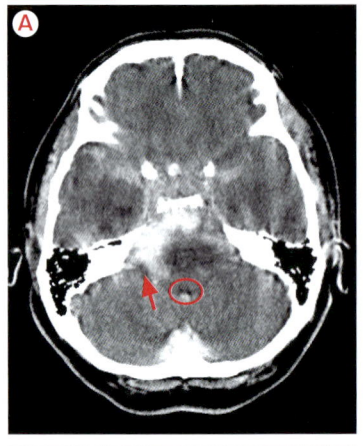

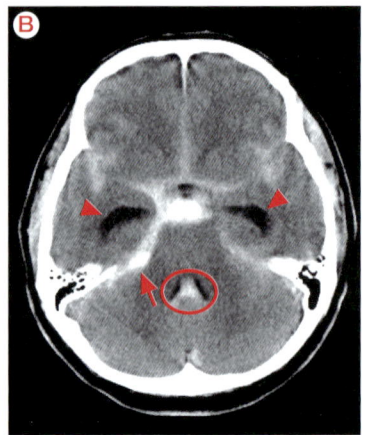

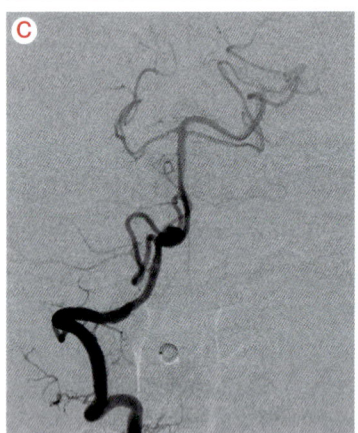

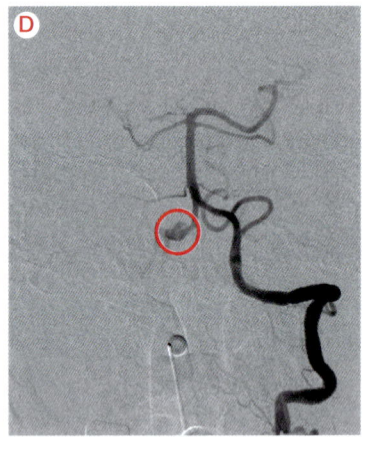

ⒶⒷ単純CT
Ⓒ右椎骨動脈造影
Ⓓ左椎骨動脈造影

頭痛，嘔吐で発症．

ⒶⒷ右小脳橋角槽に厚い血腫を認め（→），大槽，橋前槽，鞍上槽，両側Sylvius谷，Sylvius裂，半球間裂のくも膜下腔が高吸収を呈している．第4脳室に逆流した出血がみられる（○）．両側側脳室下角が拡大していて早期水頭症を示している（Ⓑ▶）．

Ⓒ右椎骨動脈の後下小脳動脈分岐部の遠位に限局的拡張像を認める．

Ⓓ右椎骨動脈への造影剤の逆流で拡張部がdouble lumenを呈し，真腔と偽腔に分かれた解離性動脈瘤であることを示している（○）．

症例4　外傷性くも膜下出血（70歳代男性）

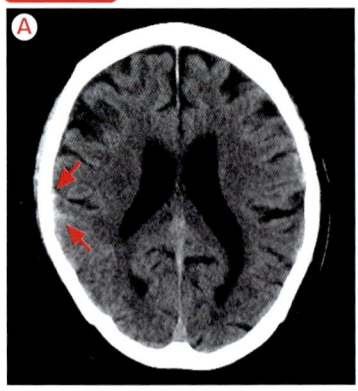

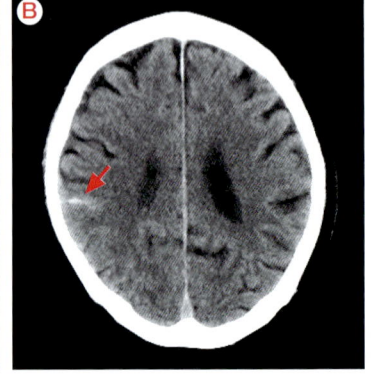

ⒶⒷ単純CT

転倒して右側頭部を打撲．

ⒶⒷ右頭頂葉の脳表と脳溝のくも膜下腔が高吸収を呈し，くも膜下出血を示している（→）．くも膜下出血は脳表の血管が破綻して生じたと考えられる．

症例5 脳表ヘモジデリン沈着症（70歳代男性）

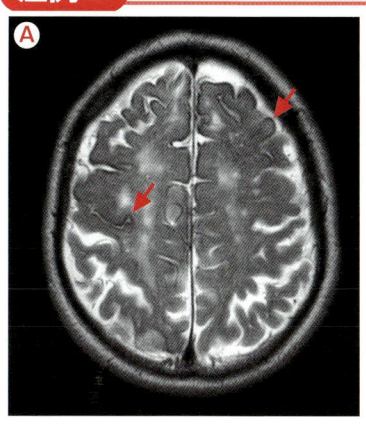

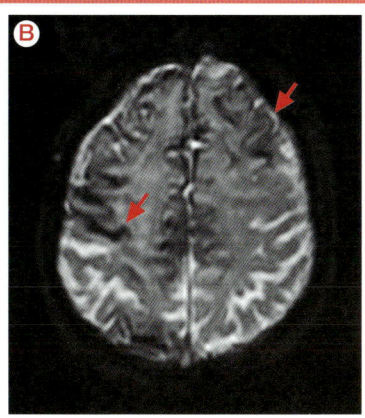

Ⓐ T2強調像　Ⓑ T2*強調像

原因不明のくも膜下出血をくり返していた．

Ⓐ両側前頭葉，右頭頂葉の脳表に沿って線状の低信号域を認め，脳表のヘモジデリン沈着を示している（→）．

Ⓑ両側前頭葉，右頭頂葉の脳表のヘモジデリン沈着がブルーミング効果を伴って著明な低信号を呈している（→）．

疾患解説

1．疾患概念

　非外傷性のくも膜下出血の原因の多くは嚢状動脈瘤の破裂による．そのほか動脈解離や動静脈奇形からの出血，もやもや病，腫瘍出血，高血圧性脳出血，アミロイドアンギオパチー，出血性素因などもくも膜下出血の原因となる．非外傷性のくも膜下出血は突発的な頭痛で発症し，悪心，嘔吐を伴う．出血が少量であると頭痛が軽度なこともある．通常，巣症状を伴わないが，脳内血腫を形成すると片麻痺を生じることがある．外傷性くも膜下出血は脳表の血管が破綻する場合と，脳挫傷による脳内血腫がくも膜下腔へ進展する場合がある．

2．典型的画像所見（症例1〜5）

1）CT所見

　脳槽や脳溝に沿った高吸収域を呈するのが典型的である．血腫は鞍上槽，橋前槽，迂回槽，Sylvius谷からSylvius裂，大脳縦裂，脳溝へと広がる．小脳橋角槽から延髄槽のくも膜下出血はLuschka孔を介して第4脳室に逆流する．大槽（小脳延髄槽）はMagendie孔を通じて第4脳室と交通していて，くも膜下出血の脳室逆流のルートとなる．破裂した嚢状動脈瘤が，周囲に存在するくも膜下出血に対して相対的に低吸収域を呈する所見はfilling defect signと呼ぶ．水頭症はくも膜下出血の早期から出現し，側脳室の下角の拡大が早期水頭症の特徴的所見である．外傷性くも膜下出血は脳溝やSylvius裂に観察されて，鞍上槽や橋前槽は髄液の吸収値であることが多い．

2）MRI所見

　くも膜下出血はFLAIR像で高信号，gradient echo法によるT2*強調像で低信号を呈する．亜急性期のくも膜下出血でCTの高吸収が不明瞭な場合にも検出可能である．脳表ヘモジデリン沈着症はくも膜下出血のあと，ヘモジデリンが脳軟膜下に沿って沈着した状態で，T2強調像およびT2*強調像で脳回の表面に沿った低信号を示す．

3．鑑別疾患

1）単純CTでくも膜下出血と鑑別を要する疾患

低酸素性虚血性脳症（p.298第5章7）：全脳虚血に伴う高度な脳腫脹に伴ってくも膜下腔が相対的に淡く高吸収を呈することがあり，偽性くも膜下出血（pseudo-SAH）と呼ばれる．

脳脊髄液漏出症（p.330第6章3）：脳槽や脳裂が狭小化して少量のくも膜下出血が存在するようにみえることがある．

2）MRI・FLAIR像で脳溝に高信号がみられ，くも膜下出血と鑑別を要する疾患

感染性髄膜炎（鑑別1）（p.181第3章1）：造影MRIで髄膜に増強効果を認める．

もやもや病（p.59第1章9）：MRAが決め手となる．

第1章　脳血管障害

43

鑑別1　クリプトコッカス髄膜炎（80歳代女性）

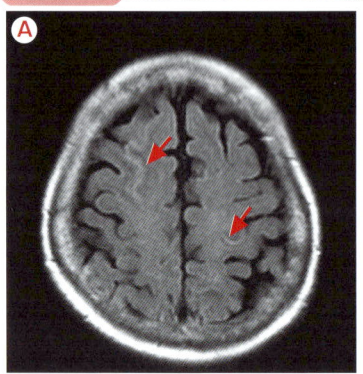

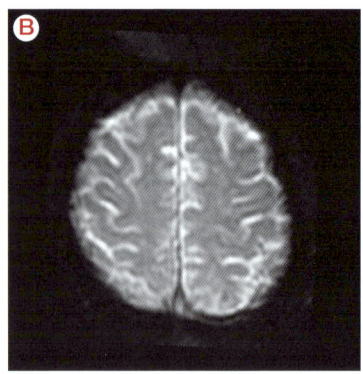

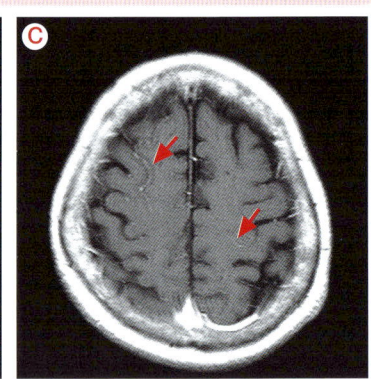

ⒶFLAIR像　ⒷT2*強調像　Ⓒ造影T1強調像

2週間前から歩行障害，見当識障害がみられた．
Ⓐ右上前頭溝と左中心溝深部が高信号を呈している（→）．
Ⓑ脳溝に低信号変化は認めない．
Ⓒ右上前頭溝と左中心溝深部に増強効果（meningeal enhancement）がある（→）．

　これ以外に，数分間以上の**高濃度酸素吸入**や腎機能低下患者へのGd造影剤投与数日後でくも膜下腔がFLAIR像高信号を呈することがあり，病歴を把握することが重要である．

＜参考文献＞

1) 木下俊文：急性期くも膜下出血のCT診断．臨床画像，28：164-174, 2012
2) 野口 京：くも膜下出血のMRI診断．臨床画像，28：176-190, 2012
3) 安井信之：頭痛の訴えのなかにくも膜下出血を見逃さないために．「脳卒中診療のコツと落とし穴」（峰松一夫/編），pp.21-23，中山書店，2003

第1章 脳血管障害

6 脳動脈瘤
cerebral aneurysm

井手　智，掛田伸吾，興梠征典

症例1　前交通動脈瘤（70歳代女性）

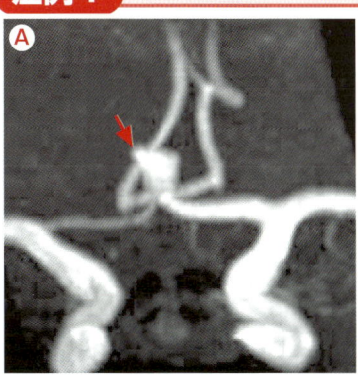

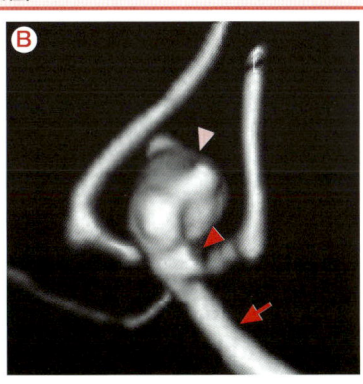

Ⓐ 3D-TOF MRA MIP像　Ⓑ 3D-TOF MRA VR像

頭痛精査MRIで偶然に発見された．
Ⓐ前交通動脈に上向きで最大径7 mmの囊状動脈瘤を認める．瘤の先端にブレブ（bleb）（→）を認める．
Ⓑ瘤の形状や母血管（→）とネック（▶）やドーム（▶）の関係が明瞭である．このように，VR法は解剖学的位置関係の把握に有用である．

症例2　多発囊状動脈瘤（60歳代男性）

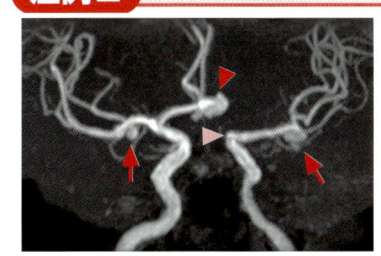

3D-TOF MRA MIP像

頭痛精査MRIで偶然に発見された．両中大脳動脈分岐部（→）に3〜4 mmほど，前交通動脈に8 mmほどの囊状動脈瘤（▶）を認める．なお，左A1（▶）は低形成である．

症例3　前床突起近傍の内頸動脈瘤（60歳代女性）

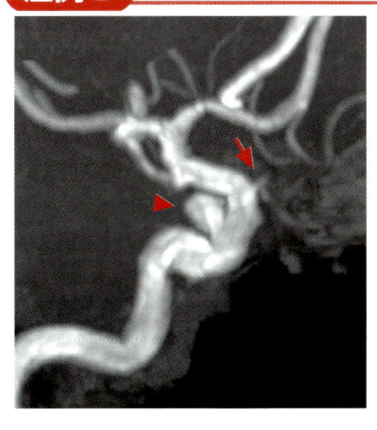

3D-TOF MRA MIP像

ふらつき精査のMRIで偶然に発見された．

右内頸動脈サイフォン部に5 mm大の囊状動脈瘤（▶）を認める．眼動脈分岐（→）よりも近位側に存在し，瘤全体は硬膜外（海綿静脈洞内）にあると思われる．

前床突起近傍に発生する脳動脈瘤は，硬膜内外の鑑別が予後の点からも重要である．一般に眼動脈分岐部より遠位であれば硬膜内である．

症例4 脳底動脈尖端部動脈瘤（50歳代女性）

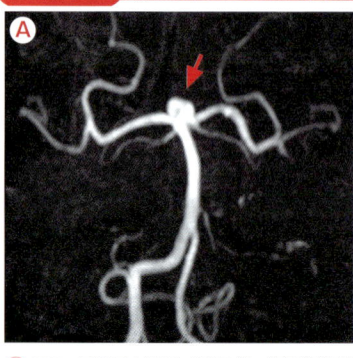

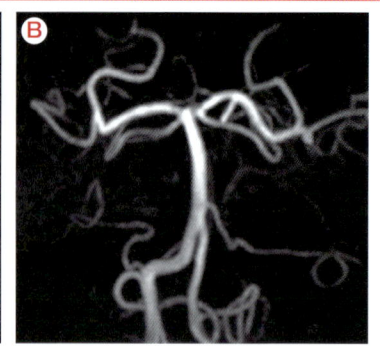

Ⓐ 3D-TOF MRA MIP像（塞栓術前）　Ⓑ 3D-TOF MRA MIP像（塞栓術後）

プラチナコイルによる瘤内塞栓術を施行した．
Ⓐ脳底動脈尖端部に最大径5 mmの嚢状動脈瘤を認める（→）．
Ⓑ術後に脳動脈瘤内の血流信号が完全に消失したのを確認できる．

症例5 右中大脳動脈の巨大血栓化動脈瘤（30歳代女性）

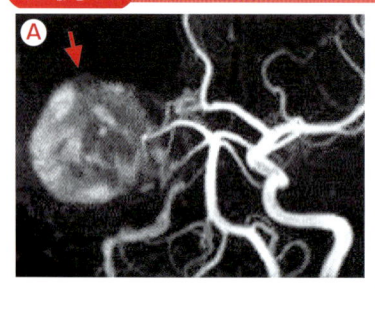

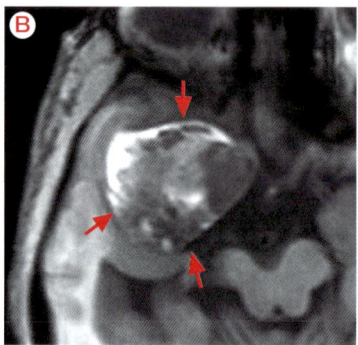

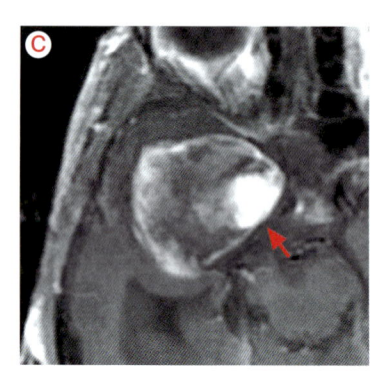

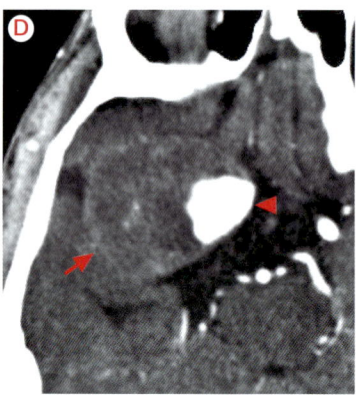

Ⓐ 3D-TOF MRA MIP像　Ⓑ T1強調像　Ⓒ 造影T1強調像　Ⓓ 造影CT

先天性の血管病変が疑われる症例．CTで動脈瘤を指摘された．
Ⓐ右中大脳動脈に巨大動脈瘤（→）を認める．瘤内の血栓が高信号を呈するため，このMIP像のみで動脈瘤の開存血流腔を同定することは困難である．本例は右内頸動脈と右中大脳動脈にも拡張・蛇行や狭小化などの異常を認めた．
Ⓑ瘤内の血栓が不均一な高信号を呈しており（→），MRA同様開存血流腔の評価が困難である．
Ⓒ開存血流腔（→）が増強されており，血栓と区別できる．本例のように壁在血栓を伴う場合には造影前後の比較が重要である．
Ⓓ血栓（→）は低吸収を呈している．一般に造影CTの方が血栓と開存血流腔（▶）の区別が容易である．

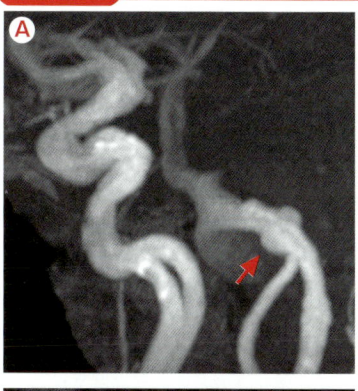

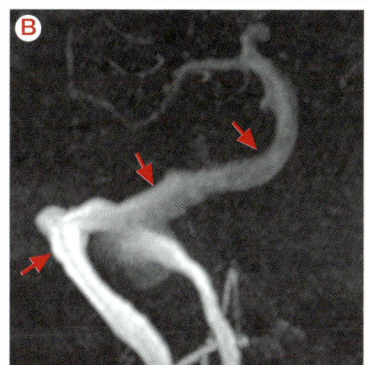

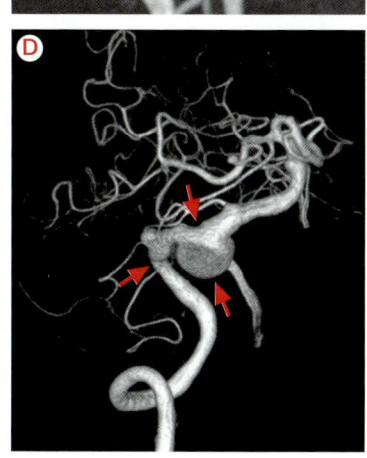

症例6　囊状動脈瘤を伴う椎骨・脳底動脈の紡錘状拡張（50歳代男性）

Ⓐ Ⓑ 3D-TOF MRA MIP像
Ⓒ 3D-TOF MRA 元画像
Ⓓ 回転動脈造影 VR像

頭痛精査のMRIが施行された．

Ⓐ〜Ⓒ椎骨動脈合流部付近に囊状の拡張を認める（→）．大きな瘤であり，内部の乱流や遅い血流の影響で瘤全体が十分に描出されていない（Ⓒ→）．右椎骨動脈から脳底動脈にかけて全体的に紡錘状拡張と蛇行延長がみられ（Ⓑ→），いわゆる延長拡張症（dolichoectasia）の所見である．

Ⓓ囊状動脈瘤および右椎骨動脈から脳底動脈にかけての紡錘状拡張が明瞭に描出されている（→）．

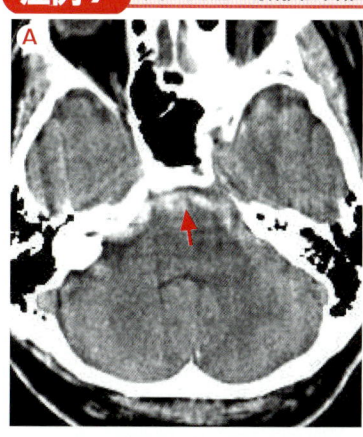

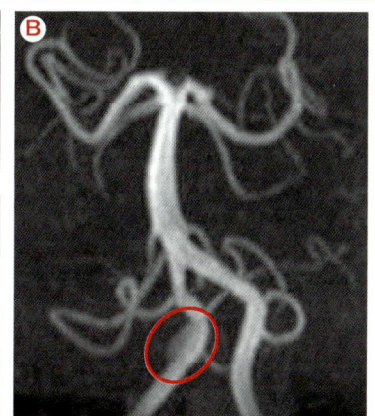

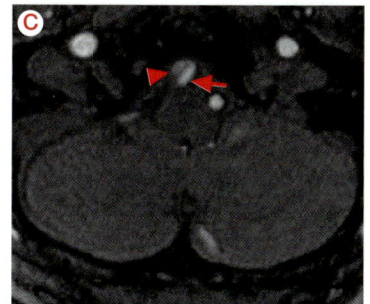

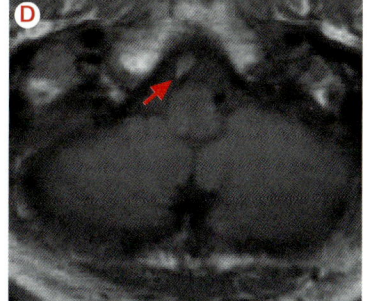

症例7　出血発症の解離性右椎骨動脈瘤（50歳代男性）

Ⓐ 単純CT
Ⓑ 3D-TOF MRA MIP像
Ⓒ 3D-TOF MRA 元画像
Ⓓ T1強調像

頭痛を主訴に救急搬送．

Ⓐ後頭蓋窩にくも膜下出血を認める（→）．

Ⓑ右椎骨動脈に限局性の紡錘状拡張を認める（○）．

Ⓒ紡錘状拡張のレベルの3D-TOF MRA元画像．右椎骨動脈は全体的にやや拡張しているが，内部の血流信号（→）は扁平化している．その前外側には淡い高信号域（▶）を認め，壁内血腫が疑われる．この壁内血腫により椎骨動脈の内腔が扁平化していると推測される．

ⒹT1強調像でも同様に，壁内血腫と思われる半月状の高信号を認める（→）．

以上，脳動脈解離に合致する所見である．

症例8　右Heubner反回動脈に生じた感染性動脈瘤（疑い例）（30歳代男性）

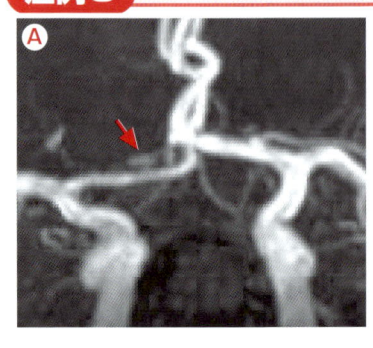

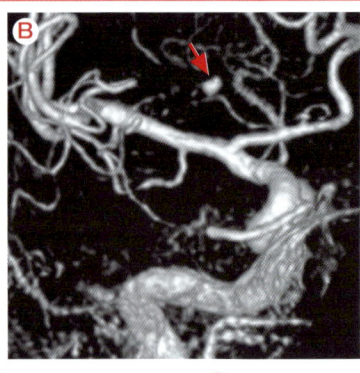

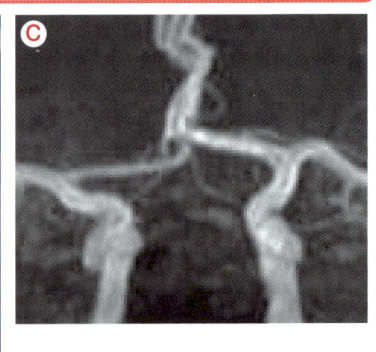

Ⓐ 3D-TOF MRA MIP像（初回）　Ⓑ 回転動脈造影VR像　Ⓒ 3D-TOF MRA MIP像（3カ月後の経過観察）

AIDS加療中に脳梗塞を発症．
ⒶⒷ右Heubner反回動脈に小さな囊状動脈瘤を認める（Ⓐ➡）．回転動脈造影VR像で，母血管である右Heubner反回動脈と動脈瘤（Ⓑ➡）の関係が評価できる．
Ⓒ動脈瘤は消失している．
免疫不全例に生じた動脈瘤で，経時的に退縮したことより感染性動脈瘤と診断した．

疾患解説

1. 疾患概念

　脳動脈瘤は，**くも膜下出血**の最大の原因である．未破裂脳動脈瘤の頻度は0.4〜6％とされ，加齢に伴い増加し，2012年に発表された**Unruptured Cerebral Aneurysm Study of Japan（UCAS Japan，日本未破裂脳動脈瘤悉皆調査）**[1]では，全体の約7割が女性である．家族歴や常染色体優性多発性囊胞腎は確立されたリスクファクターである．多発性脳動脈瘤の頻度は約20％とされる．脳動脈瘤は，大きく囊状と紡錘状に分類され，長径12 mm以上を大型，25 mm以上を巨大脳動脈瘤と定義する．特殊な脳動脈瘤として，解離性や感染性，腫瘍性などがある．

　くも膜下出血をきたすと，患者の半数以上が死亡するか社会復帰困難な重篤な障害を残す．UCAS Japanによると，未破裂脳動脈瘤における年間出血率は**0.95％**であり，出血のリスクは瘤の**大きさに比例し，前交通動脈および後交通動脈の瘤，blebを伴う瘤**でリスクが高い．一般的な治療方針として，①大きさ5〜7 mm以上で，患者余命が10〜15年以上期待できる場合，②5 mm以下の場合は，症候性病変，後方循環か前交通動脈および後交通動脈の脳動脈瘤，不整形の脳動脈瘤が治療の適応とされる．このため読影では，瘤の形状，大きさ，部位について記載する必要がある．

囊状動脈瘤（症例1〜4）：最も頻度が高く，破裂する脳動脈瘤の多くは囊状動脈瘤である．成因として，動脈中膜および内弾性板の欠損や血行力学的ストレスなどが関与するとされるが，定説はない．そのほとんどが脳底部血管分岐部に発生し，UCAS Japanの報告では中大脳動脈が36.2％，内頸動脈（後交通動脈分岐部と海綿静脈洞部を除く）が18.6％，前交通動脈が15.5％，内頸動脈—後交通動脈分岐部が15.5％，椎骨・脳底動脈系が8.6％の頻度である．未破裂脳動脈瘤では無症候の場合が多く，症候性はおよそ4％とされる．内頸動脈—後交通動脈や脳底動脈の動脈瘤では動眼神経麻痺を生じる場合があり，症候性病変では破裂のリスクが上昇するとされる．

大型あるいは巨大動脈瘤（症例5）：全脳動脈瘤の約10％を占め，女性に多い（70％）．壁在血栓を伴うことが多く，破裂のリスクが高い．ほか，周囲脳実質の圧排，水頭症などの局所症状や瘤内血栓による脳梗塞が生じうる．巨大動脈瘤では，しばしば壁在血栓を伴い，MRAで高信号を呈する血栓と開存腔との区別が困難である．造影前後のT1強調像（フローアーチファクトの少ない3D高分解能T1強調像が有用）を比較することで正確な評価ができる．また，3D-CTAを用いると低吸収を呈する血栓と増強される開存血流腔の区別ができる．

紡錘状脳動脈瘤（症例6）：囊状動脈瘤と比較すると頻度は少ない．成因として，動脈硬化性変化が多く，そのほか，血管炎，動脈解離，Marfan症候群，神経線維腫症1型などがある．破裂する頻度は高

くないが，大きな瘤では周囲脳実質の圧排，水頭症などの局所症状や瘤内血栓による脳梗塞が問題となる．特に椎骨・脳底動脈の紡錘状脳動脈瘤はdolichoectasiaとも呼ばれ，5年死亡率が平均36.2％と高く，症候性病変はさらに予後不良である．Smokerらは，dolichoectasiaについて，脳底動脈の径（4.6 mm以上）や走行を用いた診断基準を提唱している[5]．脳血管の延長・拡張が著しい場合に用いられるmegadolichoectasiaとdolichoectasiaとの区別については厳密な基準はない．

解離性脳動脈瘤（症例7）：脳動脈は内皮・内弾性板・中膜・外膜よりなる．脳動脈解離とは，内皮・内弾性板の断裂により中膜筋層内に血腫もしくは血流（偽腔）を生じる状態であり，大部分は前者である．中膜に全層断裂を生じた場合，血管は瘤状に拡張し，出血を生じることがある．頻度の高い椎骨動脈解離では，後頭部・後頸部痛が特徴とされる．原因として外傷（スポーツや整体など）が多く，20～40歳代の男性に好発する．MRIで壁内血腫の三日月～半月状の高信号がT1強調像あるいはMRAの元画像でみられ，脳動脈解離に特異的な所見である．頻度は高くないが，動脈内腔の不整な狭小化（string）と解離性動脈瘤を反映する拡張（pearl）を認めることがある．診断が困難な場合も多く，経過観察での動脈の形態の変化が参考となる．

腫瘍性・感染性脳動脈瘤（症例8）：感染性脳動脈瘤は，感染が動脈の血管壁に及ぶことにより生じる動脈瘤で，心内膜炎からの感染性塞栓に起因する場合が多い．ほとんどは仮性動脈瘤であり，破裂のリスクが高い．髄膜炎患者，AIDSなどの免疫不全状態の患者や麻薬中毒患者でもみられる．

腫瘍性脳動脈瘤は，腫瘍塞栓から腫瘍細胞が動脈壁に浸潤し，血管壁が損傷されることで生じるとされる．原発巣として，心臓の粘液腫，卵巣の絨毛癌が多いが，肺癌の報告もある．

2．典型的画像所見

1）MRI，MRA

通常のMRIでも，ある程度の大きさの脳動脈瘤であれば同定でき，T2強調像でflow voidとして描出される．MRAは脳動脈瘤の非侵襲性スクリーニング検査として多用され，通常は非造影の3D-TOF（time-of-flight）法を用いる．TOF法とは，撮像範囲に流入した血液が高信号を呈するinflow効果により，血流信号を描出する方法である．1.5 T装置のMRAによる脳動脈瘤診断の感度は，直径3 mm以上では90％以上と高いが，3 mm未満では40％程度との報告[2]もあり一般に劣る．3 T装置では，高い信号/雑音比やT1緩和時間の延長（inflow効果の増強）により，脳動脈瘤の診断精度が大きく向上している．脳動脈瘤のコイル塞栓後では動脈瘤頸部近傍の情報が十分得られ，塞栓術後の経過観察の手段として有用である．MRAのピットフォールとして，母血管に狭窄があると血流低下により描出能が低下する．巨大脳動脈瘤では瘤内部の乱流や遅い血流の影響で瘤全体が十分に描出されない，などがある．

実際の読影では，前交通動脈瘤や後交通動脈瘤は周囲動脈との重なりで見逃されやすく，Willis輪の前半部と後半部に分けた選択的な最大値投影（MIP）法の立体視が有用である．元画像を積極的に利用することも重要である．

2）3D-CTA，血管造影

3D-CTAと通常の血管造影検査は，一般に治療前の精査として行われる．最近では血管造影装置も3D化しており，解剖学的位置関係の把握に優れるvolume rendering（VR）法での観察が一般的である．3D-CTAでは母血管の狭窄の影響がなく，頭蓋底の構造と脳血管の関係も同時に表示可能である．血管造影は血流情報や瘤と周囲血管の詳細な評価が可能であり，現在でも術前検査のゴールドスタンダードであるが[3]，術前検査として血管造影を省略し，より低侵襲のCTAのみ行う施設も増えてきている．

くも膜下出血例では，初回血管造影で最大15～20％に出血の原因を認めず，再検により10～15％で脳動脈瘤が発見されるとの報告がある（原因として，一過性のスパスム，脳動脈瘤の血栓化，技術的問題や見落とし）．このため，原因不明のくも膜下出血を認めた場合，この点を考慮し経過観察すべきである．

3．鑑別疾患

MRAの偽陽性所見として，後交通動脈，上小脳動脈や後大脳動脈起始部の漏斗状拡張（鑑別1，2），前交通動脈周囲の血管の蛇行，窓形成（鑑別3）などがあげられる．

鑑別1　後交通動脈の漏斗状拡張（60歳代女性）

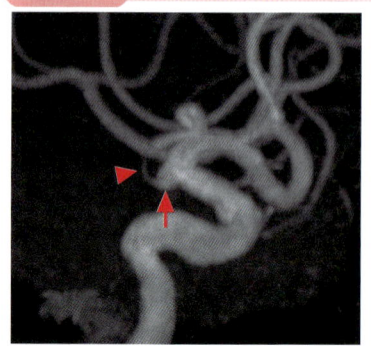

3D-TOF MRA MIP像

頭痛精査でMRI施行．
後交通動脈起始部が拡張（→）しており，先端から血管を認める（▶）．漏斗状拡張では尖端部が先細りの形態を呈する．

鑑別2　上小脳動脈の漏斗状拡張（50歳代女性）

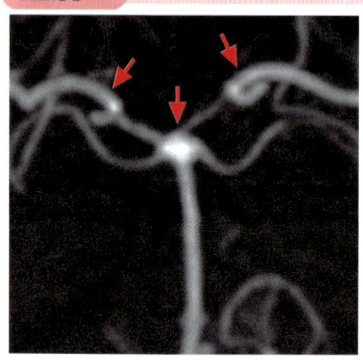

MRA MIP像

脳底動脈終末部が拡張してみえる．後交通動脈起始部と同様に，上小脳動脈や後大脳動脈起始部は正常でも膨らんでみえることがあり，動脈瘤と間違えないよう注意が必要である．両側後大脳動脈は胎児型である（→）．

鑑別3　脳底動脈の窓形成（60歳代男性）

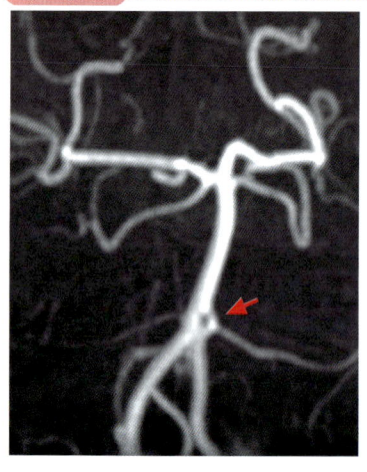

MRA MIP像

脳底動脈近位部に窓形成を認める（→）．小さな窓形成は観察の角度によっては，動脈瘤と間違える可能性があり，元画像を含めた観察が大事である．

＜参考文献＞

1) Morita, A., et al. : The natural course of unruptured cerebral aneurysms in a Japanese cohort. N Engl J Med, 366 : 2474-2482, 2012
2) White, P. M., et al. : Can noninvasive imaging accurately depict intracranial aneurysms? A systematic review. Radiology, 217 : 361-370, 2000
3) Sugahara, T., et al. : Comparison of 2D and 3D digital subtraction angiography in evaluation of intracranial aneurysms. AJNR, 23 : 1545-1552, 2002
4) Wolters, F. J., et al. : Clinical course and treatment of vertebrobasilar dolichoectasia : a systematic review of the literature. Neurol res, 35 : 131-137, 2013
5) Smoker, W. R., et al. : High-resolution computed tomography of the basilar artery : 2. Vertebrobasilar dolichoectasia : clinical-pathologic correlation and review. AJNR, 7 : 61-72, 1986

第1章 脳血管障害

7 脳動静脈奇形
cerebral arteriovenous malformation

渡邉啓太, 掛田伸吾, 興梠征典

症例1 脳動静脈奇形（40歳代女性）

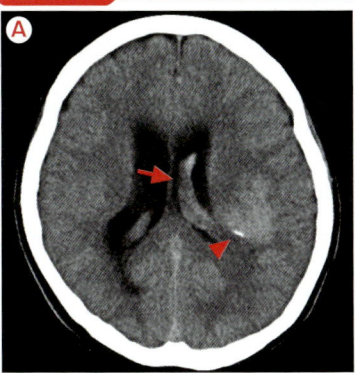

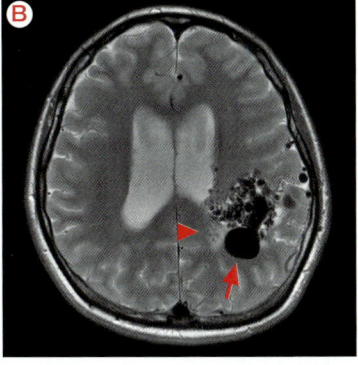

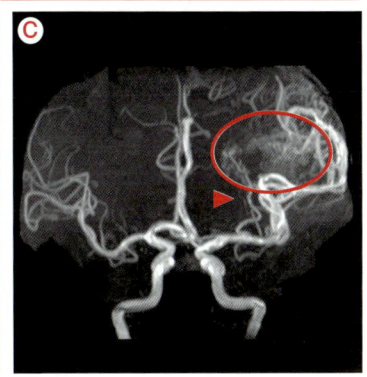

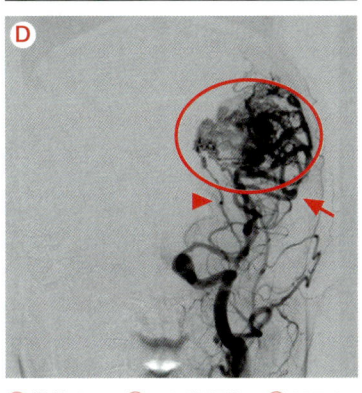

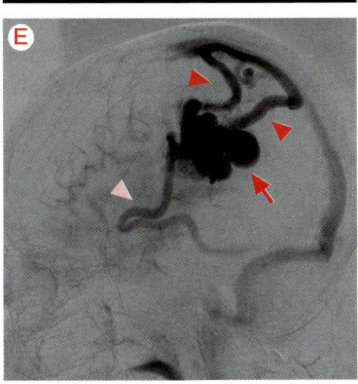

Ⓐ 単純CT　Ⓑ T2強調像　Ⓒ MRA　Ⓓ 左総頸動脈造影正面像　Ⓔ 左総頸動脈造影側面像

後頭部痛があり，CTで脳出血を指摘された．
Ⓐ左大脳半球および左側脳室内に出血（→）を認める．実質内出血の辺縁に石灰化がある（▶）．
Ⓑ最大径50 mm大の異常血管塊（nidus）を認め，nidus背側に20 mm大の静脈瘤を伴っている（→）．nidus周囲にはグリオーシスや虚血性変化を反映したT2延長域（▶）がある．
Ⓒ流入動脈である左中大脳動脈，左外側線条体動脈（▶），左前大脳動脈が拡張している．nidusも描出されている（◯）．
Ⓓ拡張した左中大脳動脈（→），外側線条体動脈（▶）が流入血管となり，nidusが描出されている（◯）．
Ⓔ静脈瘤（→）を介して上矢状静脈洞側（▶）へ2本，Labbe静脈側（▶）へ1本の拡張した流出静脈を認める．上矢状洞～S状静脈洞も早期描出されている．

疾患解説

1．疾患概念

　動脈と静脈が毛細血管ではなく，nidusと呼ばれる異常な血管塊にて短絡した血管系の奇形であり，先天性と考えられている．発症は20～40歳頃が多く，性差はない．症状は出血発症が最も多く，ほかにてんかん発作や頭痛，巣症状などがみられる．出血のリスクは年間2～3％とされているが，nidusや流入動脈に動脈瘤を伴うもの，脳室近傍など脳深部に存在するもの，深部静脈に流出するものでは出血のリスクが高くなる．出血による血腫は脳実質内，くも膜下腔，脳室内などいずれの部位にも生じる．**若年者に脳実質内出血を認める場合，脳動静脈奇形を疑って検査を進める必要がある**．治療方針を決定す

症例2　脳動静脈奇形（20歳代女性）

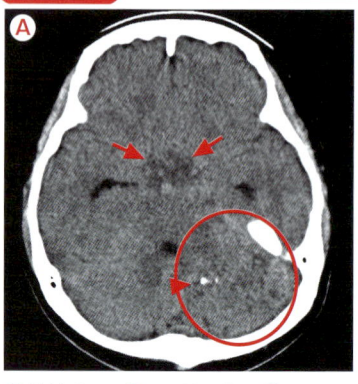

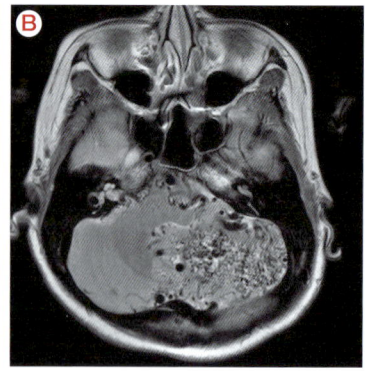

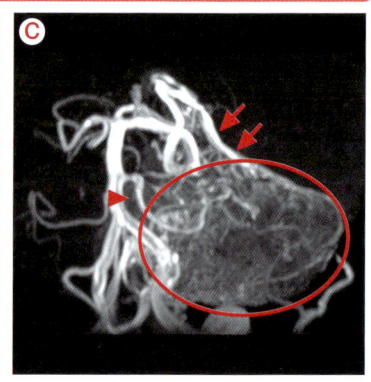

Ⓐ 単純CT　Ⓑ T2強調像　Ⓒ MRA

妊娠中に意識障害が出現.

Ⓐ 鞍上槽の吸収値がやや上昇しており（→），くも膜下出血を疑う．また左小脳半球全体が不均一な吸収値を呈しており（○），びまん性病変が疑われる所見である．一部に小石灰化も認める（▶）．

Ⓑ 本例では，脳動静脈奇形のnidusはほぼ左小脳半球全体を占拠しており，拡張した流入動脈/流出静脈も多数認める．

Ⓒ 流入動脈として左上小脳動脈（→）や前下小脳動脈（▶）が拡張している．左小脳半球全体にびまん性にnidusがみられている（○）．

症例3　脳動静脈奇形（11歳男児）

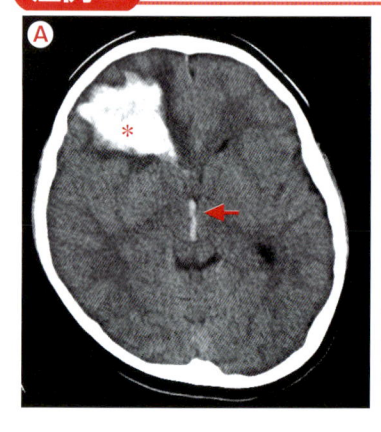

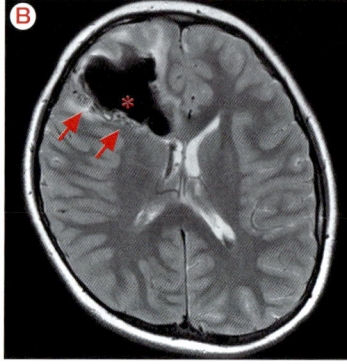

Ⓐ 単純CT　Ⓑ T2強調像

脳出血で発症.

Ⓐ 右前頭葉に脳実質内血腫（＊），第3脳室に脳室内出血を認める（→）．

Ⓑ 血腫（＊）の周囲に蛇行したflow voidを認め（→），脳動静脈奇形に伴う出血が強く疑われる．

る基準としてSpetzler-Martinの分類がよく用いられる（表）．grade Ⅰ，Ⅱが手術適応となるが，深部に存在する場合など手術のリスクが高い場合には定位放射線治療が有用とされる．grade Ⅲでは，症例により塞栓術を併用して外科的摘出を考慮する場合がある．最近本邦でも，術前患者を対象として，Onyx（オニキス）という非接着性の液体塞栓物質の使用が可能となった．grade Ⅳ，Ⅴでは基本的に根治的な治療適応がなく，保存的対症療法が主体となる．

2．典型的画像所見（症例1〜3）

1）CT

単純CTで脳動静脈奇形の診断は難しいが，大きな病変ではnidusおよび流入動脈や流出静脈は脳実質と等〜軽度高吸収の血管構造として描出され，nidusやその近傍に石灰化を認めることがある．CT angiography（CTA）では，流入動脈，nidus，流出静脈が同時に描出され，全体像が把握できるが，血行動態の評価は困難である．

表● 動静脈奇形の手術適応決定のための分類（Spetzler-Martin）

項目		点数
nidusの大きさ（最大径）	<3 cm	1
	3～6 cm	2
	>6 cm	3
周囲脳の機能*	non-eloquent	0
	eloquent	1
静脈灌流路	表在静脈のみ	0
	深部静脈	1

3項目の合計でgrade Ⅰ（1点）～Ⅴ（5点）に分類している
＊：eloquent area…1次運動野，1次感覚野，優位半球言語野，視覚野，基底核，視床，視床下部，内包，脳幹，小脳核

（文献1より引用）

鑑別1　膠芽腫（50歳代男性）

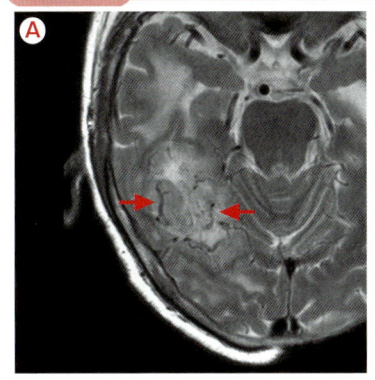

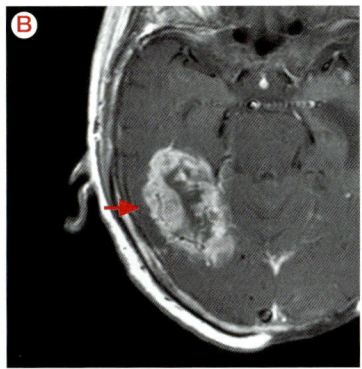

Ⓐ T2強調像　Ⓑ 造影T1強調像

意欲低下と食欲低下があり，頭部MRIを施行された．

ⒶⒷ T2強調像で右側頭葉にflow void（Ⓐ ➡）を伴う不均一な高信号域を認めるが，リング状に増強される充実成分（Ⓑ ➡）があることから，脳動静脈奇形と鑑別できる．

2）MRI

　nidusを示す無数の点状～蜂巣状のflow voidと，拡張した流入動脈，拡張蛇行した流出静脈が典型的な所見である．近傍の脳実質はグリオーシスや盗血現象に伴う梗塞によりT2強調像/FLAIR像で高信号を呈することがある．通常用いるtime-of-flight（TOF）法のMRAでは流入動脈とnidus，および血流の早い流出静脈が高信号として描出される．ただし急性期・亜急性期の血腫も高信号に描出されるので，血流と間違えないようにする．造影後にTOF MRAを撮像するとnidusと流出静脈を同時に描出できる．MR digital subtraction angiography（MR DSA）は流入動脈，nidus，流出静脈の血行動態が評価でき，血管造影に近い情報が得られる[2]．出血例では，血腫の圧迫により時に異常血管がはっきりしない場合があり，注意が必要である．

3）血管造影

　拡張した流入動脈に引き続き，nidusが異常血管塊として造影され，早期より拡張蛇行した流出静脈が描出される．血行動態を把握することができ，治療計画を立てるうえでは必須の検査である．

3．鑑別疾患

静脈奇形：深部白質から放射状に配列する髄質静脈が，1本の太い導出静脈に合流する構造を特徴とする．T2強調像でflow voidとしてみられることが多いが，脳動静脈奇形とは異なりnidusやシャントは認めない．

硬膜動静脈瘻（p.68第1章11）：内・外頸動脈の硬膜枝が異常な血管網を介して静脈洞と動静脈短絡を形成する病態である．静脈洞血栓症・静脈洞閉塞を伴うことがある．nidusは認めない．

腫瘍出血（鑑別 1）：悪性グリオーマなど血流が豊富な腫瘍では拡張した血管を認める場合がある．造影で腫瘍の実質部分を疑う結節～腫瘤状の増強効果を認める．周囲の浮腫はほかの原因による出血と比べ，広範囲になりやすい．

高血圧性出血：出血発症の脳動静脈奇形では鑑別が必要である．高血圧の既往があり，脳動静脈奇形よりも好発年齢が高い．被殻や視床，橋，小脳に好発し，異常血管は認めない．

＜参考文献＞

1) Spetzler, R. F., et al. : A proposed grading system for arteriovenous malformations. J Neurosurg, 65 : 476-483, 1986
2) Hadizadeh, D. R., et al. : Cerebral arteriovenous malformation : Spetzler-Martin classification at subsecond-temporal-resolution four-dimensional MR angiography compared with that at DSA. Radiology, 246 : 205-213, 2008

第1章 脳血管障害

8 海綿状血管腫
cavernous hemangioma

掛田伸吾，興梠征典

症例1　海綿状血管腫（70歳代女性）

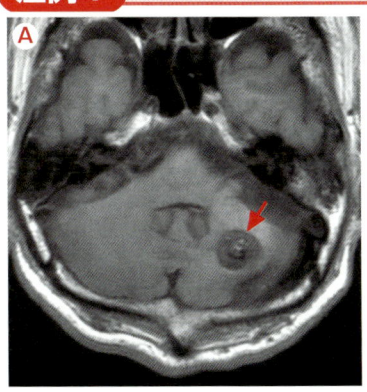

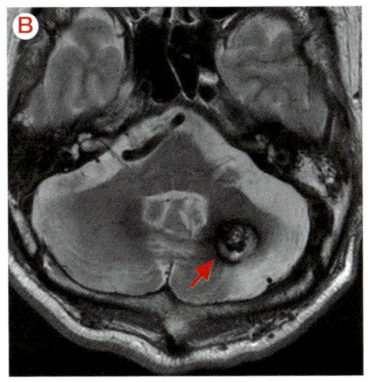

Ⓐ T1強調像　**Ⓑ** T2強調像

Parkinson病の精査のためのMRIで偶然に発見された．
Ⓐ左小脳半球に不均一な高信号域を伴う腫瘤を認める（→）．
Ⓑ内部は低信号と高信号が不均一に混在しており，辺縁にはヘモジデリン沈着を反映した厚い低信号帯（→）を認める．

症例2　海綿状血管腫（2歳女児）

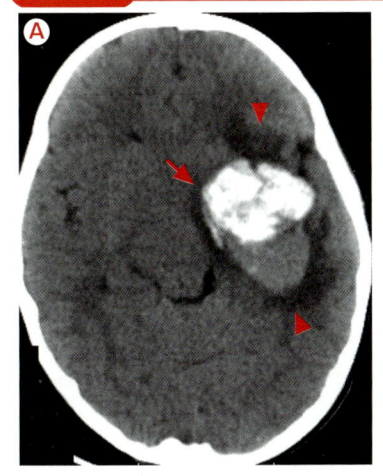

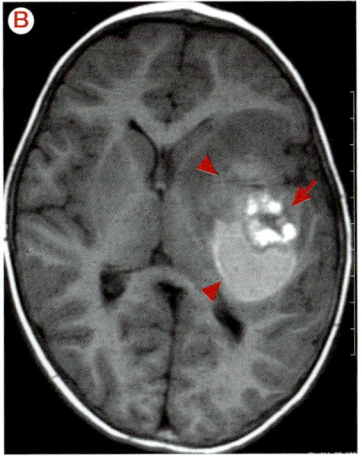

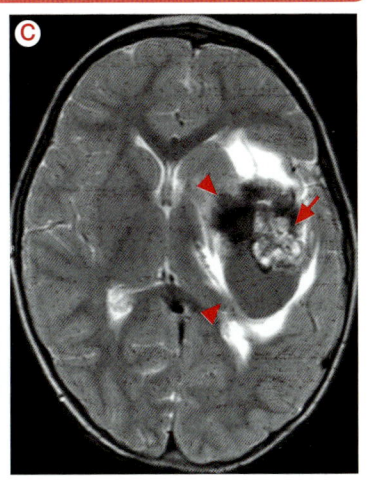

Ⓐ 単純CT　**Ⓑ** T1強調像　**Ⓒ** T2強調像

出血で発症．
Ⓐ左基底核を中心に血腫（→）を認め，周囲に浮腫（▶）を伴っている．
ⒷⒸ時期の異なる血腫（▶）を認める．血腫の近傍には内部に高信号の小結節が複数含まれる病変（→）があり，手術で海綿状血管腫と診断された．

症例3　海綿状血管腫（多発例）（20歳代男性）

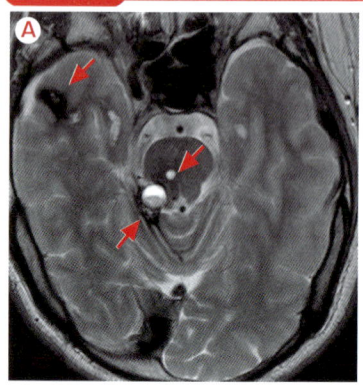

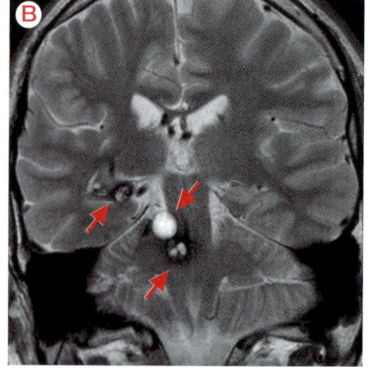

Ⓐ T2強調像　Ⓑ T2強調冠状断像

痙攣で発症．

ⒶⒷ右側頭葉，小脳，脳幹部に内部が高信号，周囲に低信号域を伴う病変を認める（→）．

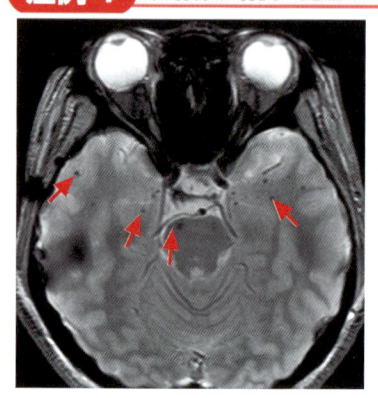

症例4　放射線照射後に発生した微小出血性病変（30歳代女性）

T2*強調像

7歳時に視神経膠腫で放射線治療歴がある．

放射線の照射範囲内に多数の低信号域を認め（→），海綿状血管腫様病変と考えられる．

症例5　静脈奇形（80歳代女性）

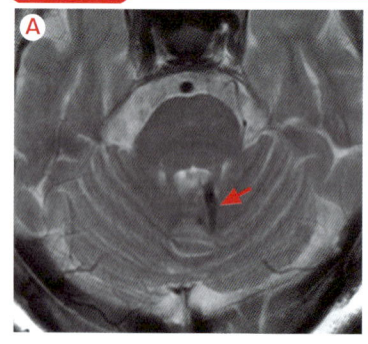

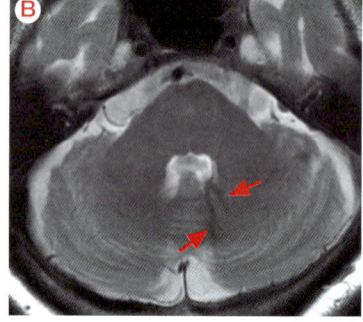

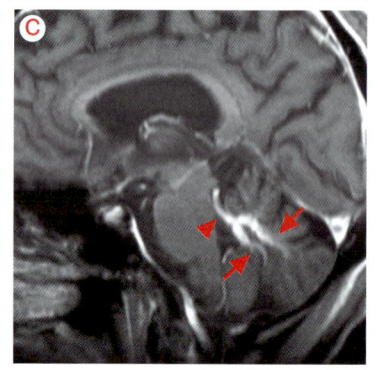

ⒶⒷ T2強調像　Ⓒ造影T1強調矢状断像

脳転移の精査のためのMRIで偶然に発見された．

ⒶⒷ一本の拡張した流出静脈（Ⓐ→）がflow voidとして認められる．その深部では放射状の髄質静脈（Ⓑ→）が流出静脈に合流している．

Ⓒ流出静脈（▶）と髄質静脈（→）が増強され明瞭である．

症例6　海綿静脈洞部海綿状血管腫（60歳代男性）

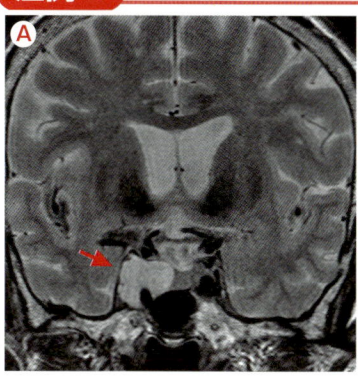

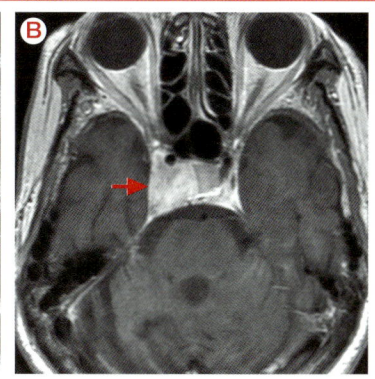

Ⓐ **T2強調冠状断像**
Ⓑ **造影T1強調像**

Ⓐ右海綿静脈洞部に著明な高信号を呈する腫瘤を認める（→）．
Ⓑ腫瘤は均一に増強されている（→）．

第1章 脳血管障害

疾患解説

1．疾患概念

　頭蓋内の血管奇形は，動静脈奇形，海綿状血管腫（海綿状血管奇形），静脈奇形，毛細血管拡張症（capillary telangiectasia）の4型に分類される．脳実質内の海綿状血管腫（症例1～3）は病理学的には海綿状血管奇形と呼ぶのが好ましいが，臨床では海綿状血管腫の呼称が多く用いられる．なお脳実質外の海綿状血管腫とは病理像および臨床像が異なっており，**明確に区別する必要がある**．

　全人口の0.4～0.8％にみられ，20～40歳代に発見される場合が多い．性差はみられない．発生部位は，80％がテント上（大脳基底核・視床4％），18％がテント下（脳幹部14％）である．孤発症例と家族発症例があり，孤発症例では12～20％，家族発症例では約半数が多発例である．病理では，異常に拡張した血管が洞様構造を示し，流入動脈，流出静脈の関与はなく，周囲の脳実質にはヘモジデリン沈着やグリオーシスがみられる．多くが無症候性だが，頭痛や巣症状などさまざまな症状を呈しうる．脳表近傍の病変はてんかん発作で発症することが多い．成人例と比べ，小児例は病変が大きく，出血の頻度が高い．また，中枢神経腫瘍の放射線治療に伴い二次的に海綿状血管腫様病変が発生する場合があり（症例4），小児に多くみられる．症候例に対して，安全に摘出可能な場合は外科的治療が積極的に行われる．脳幹部や視床など手術が困難な部位については，定位放射線治療が考慮される．

　静脈奇形（症例5）は剖検にて全人口の約2.6％にみられる．多くが無症状で偶然に発見される．随伴病変がなければ臨床的意味はない．発生機序は不明であるが，胎生期における髄質静脈の形成段階での虚血に関連する側副血行とする説がある．Lasjauniasらは，静脈の閉塞に伴う脳実質の変化がないことから，developmental venous anomaly（DVA）と呼び，静脈の変異の極端な形態であるとしている．海綿状血管腫と合併する頻度が高く，成因に密接な関連があると考えられている．

　脳実質外の海綿状血管腫は，海綿静脈洞での発生頻度が高い．稀に，くも膜下腔，脳室内，硬膜下腔，静脈洞内などに発生する．海綿静脈洞部海綿状血管腫（症例6）は，海綿静脈洞部に発生する良性腫瘍の約3％を占め，女性に多い．頭痛，眼球運動障害，視力低下，顔面知覚障害などの症状を認めるが，無症状で偶然発見される場合もある．外科的全摘出術は困難な場合が多く，放射線治療が第一選択となる．定位的放射線治療の報告では，ほぼ全例で縮小を認め，症候性例の約半数に症状の改善がみられる．

2．典型的画像所見（症例1～6）

1）海綿状血管腫（海綿状血管奇形）

CT：やや高吸収域として描出され，容積効果はあっても軽度である．
MRI：くり返す，時期の異なる出血を反映して，T1強調像およびT2強調像で高・低信号域が混在する．典型例では，中心部はポップコーン様の像を呈し，周辺部はヘモジデリンの沈着により低信号域となる．増強効果は認めても軽度である．T2*強調像は，病変検出に優れ，多発病変の評価に有用である．
血管造影：異常血管は認めない．

鑑別1　脳アミロイドアンギオパチー疑い

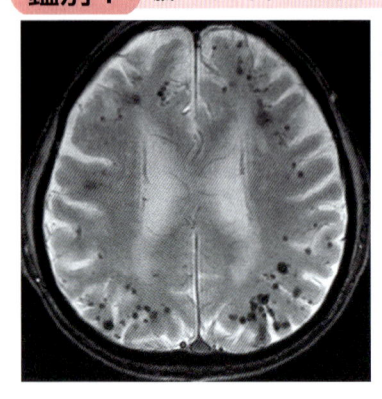

T2*強調像
両側大脳半球の皮質・皮質下白質を中心に無数の低信号域が認められる．

2）静脈性血管腫
　深部白質から放射状に配列する髄質静脈が，1本の太い導出静脈に合流する構造を特徴とする．T2強調像でflow voidとしてみられることが多く，造影T1強調像で血管構造は増強され明瞭となる．血管造影では静脈相で上記の所見が"caput medusae"とも呼ばれる．

3）海綿静脈洞部海綿状血管腫
　脳実質内と画像所見が異なる．境界明瞭な腫瘤であり，T2強調像で著明な高信号を呈することが特徴である．T1強調像では低〜等信号で，ダイナミック造影検査では，緩徐に増強範囲が拡大し，遅延相で全体に濃染される．**生検や手術で大量出血のリスクがある**ため，画像検査で血管腫の可能性を示唆することが重要である．

3．鑑別疾患

海綿状血管腫（海綿状血管奇形）
　典型所見を呈す例では診断に困らないが，小病変が多発する場合は，びまん性軸索損傷，高血圧や脳アミロイドアンギオパチーによる微小出血が鑑別となる．外傷や高血圧の既往が診断の参考となる．

脳アミロイドアンギオパチー（鑑別1）（p.36第1章4）：高齢者に多く，大脳皮質から皮質下に好発する．確定診断には病理所見が必要となるが，年齢や出血素因などの臨床データや画像所見でも診断基準を満たす（脳アミロイドアンギオパチー関連脳出血に関するBoston criteriaを参照）．

高血圧性出血：好発部位は基底核や視床，脳幹である．

＜参考文献＞
1) Moran, N. F., et al. : Supratentorial cavernous haemangiomas and epilepsy : a review of the literature and case series. J Neurol Neurosurg Psychiatry, 66 : 561-568, 1999
2) Yamamoto, M., et al. : Gamma knife radiosurgery for hemangiomas of the cavernous sinus : a seven-institute study in Japan. J Neurosurg, 112 : 772-779, 2010
3) Johnson, K. A., et al. : Imaging of amyloid burden and distribution in cerebral amyloid angiopathy. Ann Neurol, 62 : 229-234, 2007
4) Lasjaunias, P., et al. : Developmental venous anomalies : so-called venous angioma. Neurosurg Rev, 9 : 233-244, 1986

第1章 脳血管障害

9 もやもや病
moyamoya disease

東　美菜子, 北島美香

症例1　もやもや病（8歳男児）

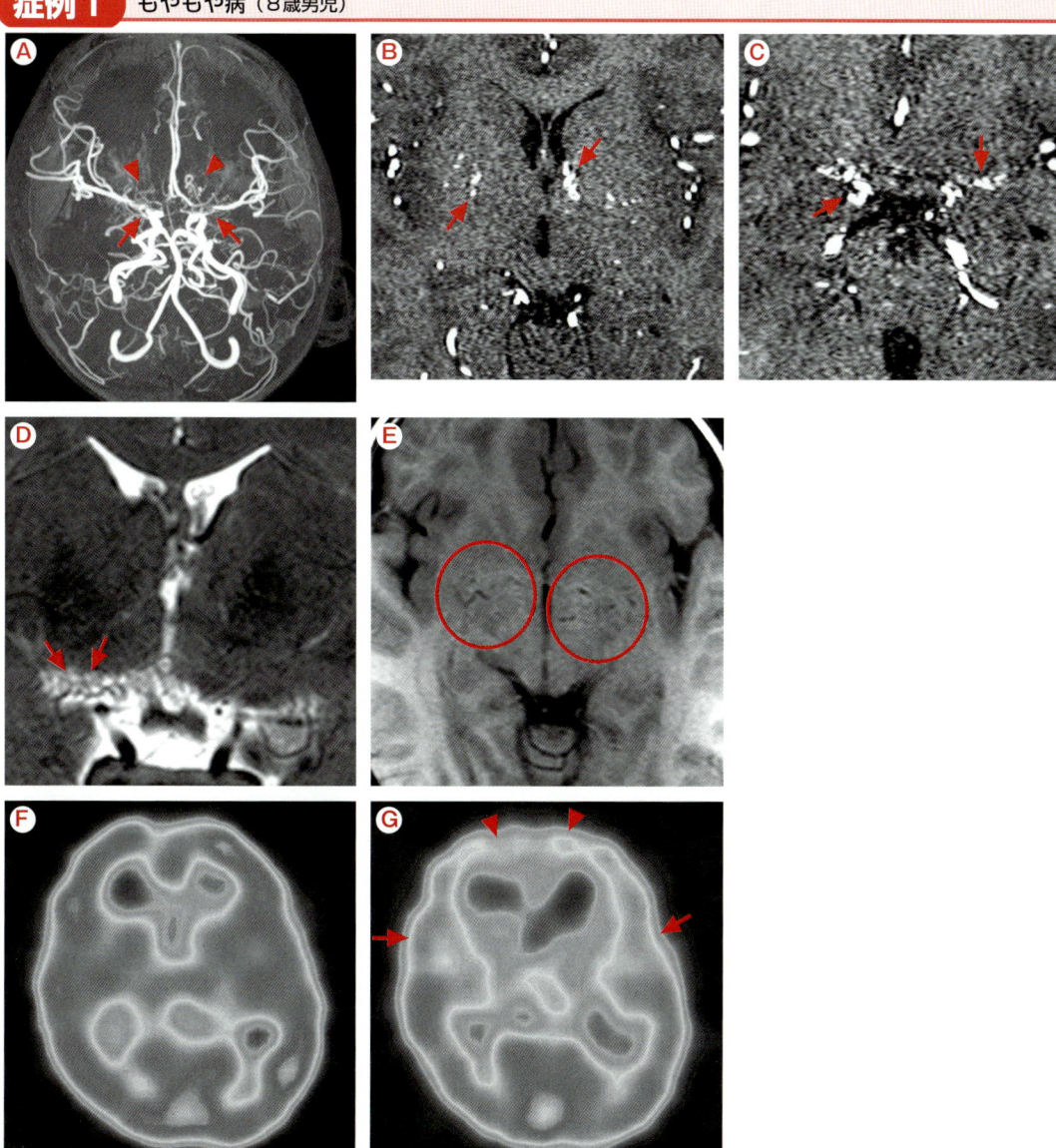

Ⓐ MIP像　ⒷⒸ MRA元画像　Ⓓ高分解能 heavily T2 強調冠状断像　Ⓔ T1 強調像
Ⓕ ¹²³I-IMP 脳血流シンチグラフィー（安静時）　Ⓖ ¹²³I-IMP 脳血流シンチグラフィー（アセタゾラミド負荷時）

啼泣時の一過性の全身性痙攣．

Ⓐ～Ⓒ 両側内頸動脈終末部-両側中大脳動脈起始部の高度狭窄を認める（Ⓐ➡）．両側 A1 も描出不良である．これらの周囲には側副血行路と思われる**微細血管網（もやもや血管）**を認める（Ⓐ▶）．両側後大脳動脈は末梢まで強く描出されており，側副血行路の発達を示唆する．MRA 元画像では，基底核（Ⓑ➡）や閉塞した中大脳動脈周囲（Ⓒ➡）に側副血行路と思われる微細血管を認める．

Ⓓ 両側内頸動脈終末部-中大脳動脈近位側周囲に微細血管網と思われる多数の flow void を認める（➡）．

Ⓔ 基底核にも側副血行路を反映した flow void を認める（〇）．

ⒻⒼ 安静時（Ⓕ）には血流低下領域は認めないが，アセタゾラミド負荷（Ⓖ）により両側内頸動脈領域（Ⓖ➡），特に前大脳動脈領域（Ⓖ▶）の血流上昇が乏しく，**脳循環予備能**が低下している．

（ⒻⒼは p.8 カラーアトラス参照）

症例2　もやもや病（4歳女児）

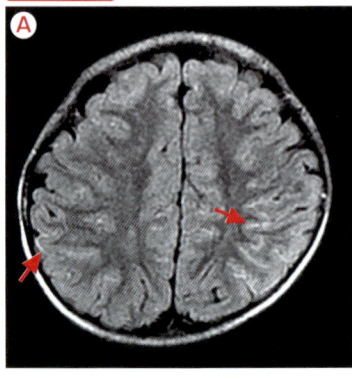

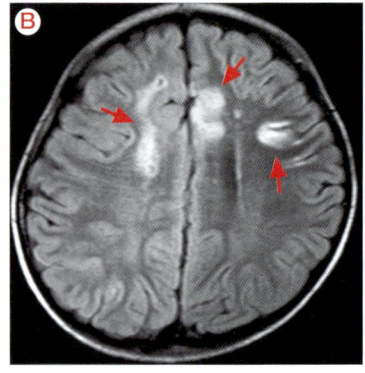

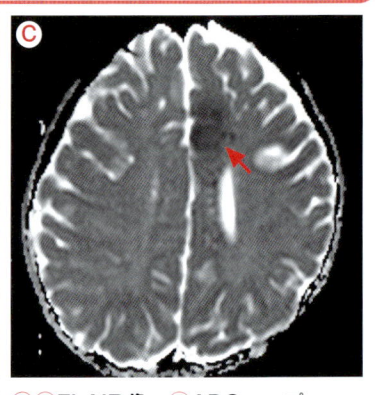

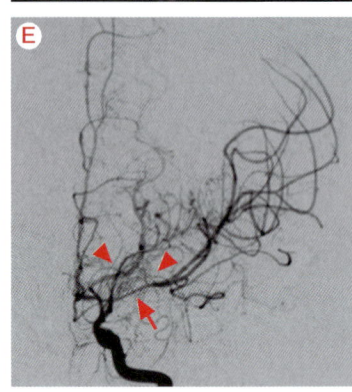

Ⓐ Ⓑ FLAIR像　Ⓒ ADCマップ
Ⓓ 右内頸動脈造影
Ⓔ 左内頸動脈造影

左上下肢の脱力発作，顔面神経麻痺，視力視野障害．
Ⓐ 両側大脳脳溝に沿った線状高信号（→）を認め，ivy signを示す．
Ⓑ 両側前頭葉白質や左前頭葉皮質に高信号の梗塞が散在している（→）．
Ⓒ 左前頭葉内側皮質の梗塞に拡散制限（→）を認める．
ⒹⒺ 両側内頸動脈終末部から中大脳動脈M1にかけ狭窄を認め，特に中大脳動脈近位側で狭窄は高度（→）．穿通枝と思われる脳底部**もやもや血管**も発達している（▶）．

症例3　もやもや病（50歳代女性）

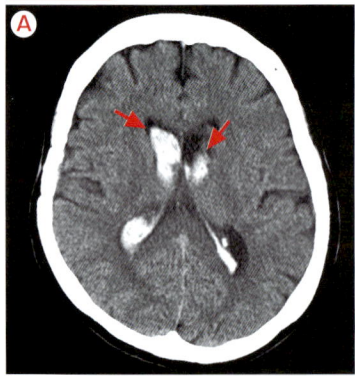

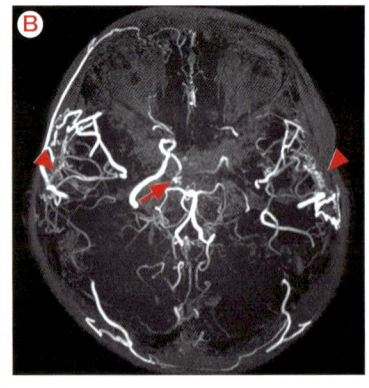

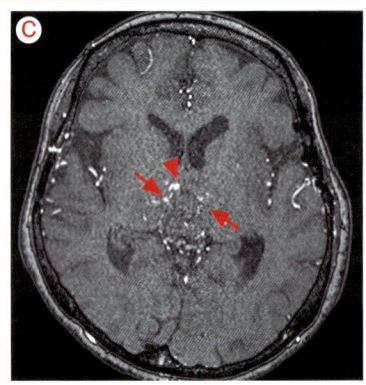

Ⓐ 単純CT　Ⓑ MIP像　Ⓒ MRA元画像

もやもや病にてSTA-MCAバイパス術（両側）の既往あり．めまいにて救急搬送．

Ⓐ 両側側脳室内に血腫を認める（→）．
Ⓑ 右内頸動脈終末部は閉塞，左内頸動脈には高度狭小化を認める．両側中大脳動脈近位側の描出は認めない．両側前大脳動脈の描出も不良である．右内頸動脈終末部近傍に拡張した血管を認める（→）．バイパス術後であり，両中大脳動脈末梢は外頸動脈系と連続して描出されている（▶）．
Ⓒ 元画像でも第3脳室に接してもやもや血管（→）を認め，一部拡張を認める（▶）．

鑑別1　動脈硬化性狭窄・閉塞（70歳代女性）

Ⓐ MRA　Ⓑ FLAIR像

左上下肢脱力．高血圧，糖尿病あり．

Ⓐ 両側内頸動脈狭窄，右中大脳動脈閉塞，左中大脳動脈近位部，右椎骨動脈，右後大脳動脈の狭窄を認める．右穿通枝や外頸動脈系の動脈が拡張し，側副血行路が発達している（→）．

Ⓑ 右側頭葉-後頭葉の脳溝に沿って，血管内のslow flowによると思われる高信号（→）を認める．

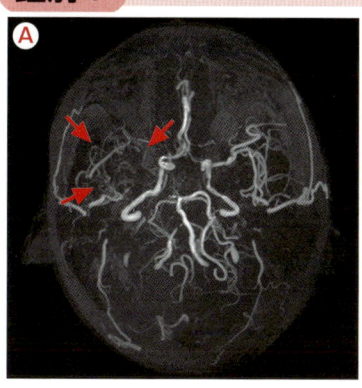

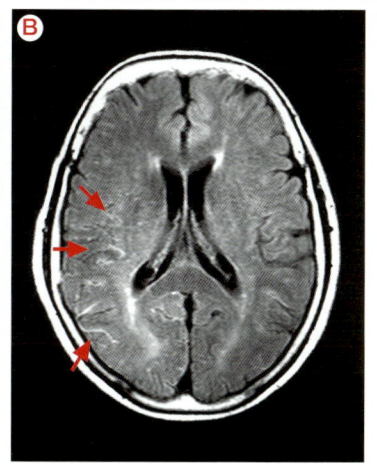

鑑別2　放射線治療後狭窄（60歳代女性）

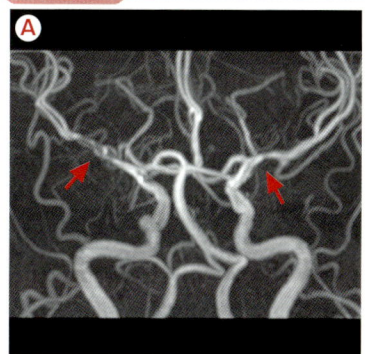

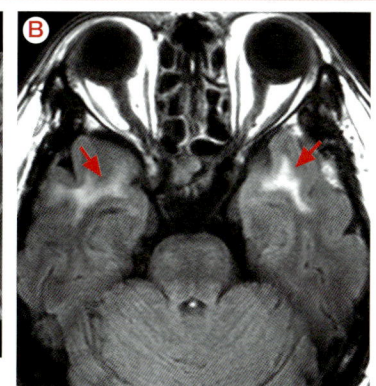

Ⓐ MRA　Ⓑ FLAIR像

32年前，下垂体腫瘍に対し，開頭腫瘍摘出術後，放射線治療（50 Gy）施行．

Ⓐ 両側中大脳動脈の狭窄（→）を認める．

Ⓑ 両側頭葉内側白質に高信号を認め（→），放射線治療後の変化と思われる．

疾患解説

1．疾患概念

東アジア，特に日本人に多発する原因不明の進行性脳血管閉塞症である．日本での発症率は年間0.35〜0.5人/10万人で，女性の頻度が高い．**両側性内頸動脈遠位部〜前・中大脳動脈近位部の閉塞/狭窄に伴い，レンズ核線条体動脈，視床穿通動脈などの穿通枝が側副血行路として増生する疾患**．側副血行路は軟髄膜や硬膜，軟膜の動脈にもみられ，進行すると後大脳動脈も侵される．閉塞性変化を示す動脈には，病理学的に内弾性板の蛇行と弾性線維を混じた内膜肥厚を認める．好発年齢は10歳代と40歳代の2相性を示し，**10歳代は脳梗塞もしくは一過性脳虚血発作（TIA），40歳代では脳出血で発症することが多い**が，無症候性もみられる．動脈瘤を高率に合併する．

2．典型的画像所見（症例1〜3）

CT（症例3Ⓐ）：出血発症例では脳室内出血の頻度が高い．脳室内出血は脳室壁の小動脈瘤からの出血が多い．

MRI：MRAでは内頸動脈終末部-Willis動脈輪閉塞と閉塞端からのもやもや血管を示す微小血管網を認める．T1，T2強調像では閉塞した内頸動脈や中大脳動脈のflow voidが消失し，閉塞端から基底核内にかけ網状血管網のflow voidが出現する（症例1Ⓔ）．軟膜膜吻合（leptomeningeal anastomosis）を介して拡張した軟膜血管のゆっくりとしたflowが，FLAIR像で脳溝深部の点状・線状高信号として描出されることがあり，**ivy sign**と呼ばれる（症例2Ⓐ）．梗塞は皮髄境界や深部白質に認めることが多い．

¹²³I-IMP脳血流シンチグラフィー（症例1 Ⓕ Ⓖ）：循環予備能が低下するとアセタゾラミド負荷による血流増加率の低下を認める．

動脈造影（症例2 Ⓓ Ⓔ）：内頸動脈終末部-Willis動脈輪閉塞の状態，側副血行路の評価，微小動脈瘤の検出に有用である．

3．鑑別疾患

もやもや症候群：さまざまな原因で二次的に両側内頸動脈閉塞性変化をきたし，もやもや病と類似した画像所見を示すことがある．主な疾患として，鎌状赤血球症，神経線維腫症1型，Down症候群，動脈硬化性狭窄・閉塞（鑑別1），放射線治療後狭窄（鑑別2），自己免疫疾患，甲状腺機能亢進症，髄膜炎，脳腫瘍などがある．画像診断での鑑別は困難なこともあり，基礎疾患の検索が重要である．

血管攣縮や血管炎：血管攣縮や血管炎をきたす疾患は多岐にわたるが，時にもやもや病と類似した画像所見を呈することがある．側副血行路の形成はみられないことが多い．

＜参考文献＞

1) Jodi, L., et al. : Understanding and treating moyamoya disease in children. Neurosurg Focus, 26 : 1 -11, 2009
2) Stuart, C., et al. : Childhood moyamoya disease and moyamoya syndrome : A pictorial review. Pediatr Neurol, 44 : 401-413, 2011
3) Osborn, A. G. : Nontraumatic hemorrhage and vascular lesions 10. Vasculopathy. 「Osborn's brain」(Osborn A. G., ed.). Amirsys, Manitoba, pp.267-274, 2013
4) Maeda, M. & Tsuchida, C. : 'Ivy Sign' on fluid-attenuated inversion-recovery images in childhood moyamoya disease. AJNR, 20 : 1836-1838, 1999
5) Fukui, M., et al. : Guidelines for the diagnosis and treatment of spontaneous occlusion of the circle of Willis ('moyamoya' disease). Clin Neurol Neurosurg, 99 : S238-240, 1997

第1章 脳血管障害

10 静脈洞血栓症
sinus thrombosis

野口智幸

症例1　上矢状静脈洞血栓症（70歳代男性）

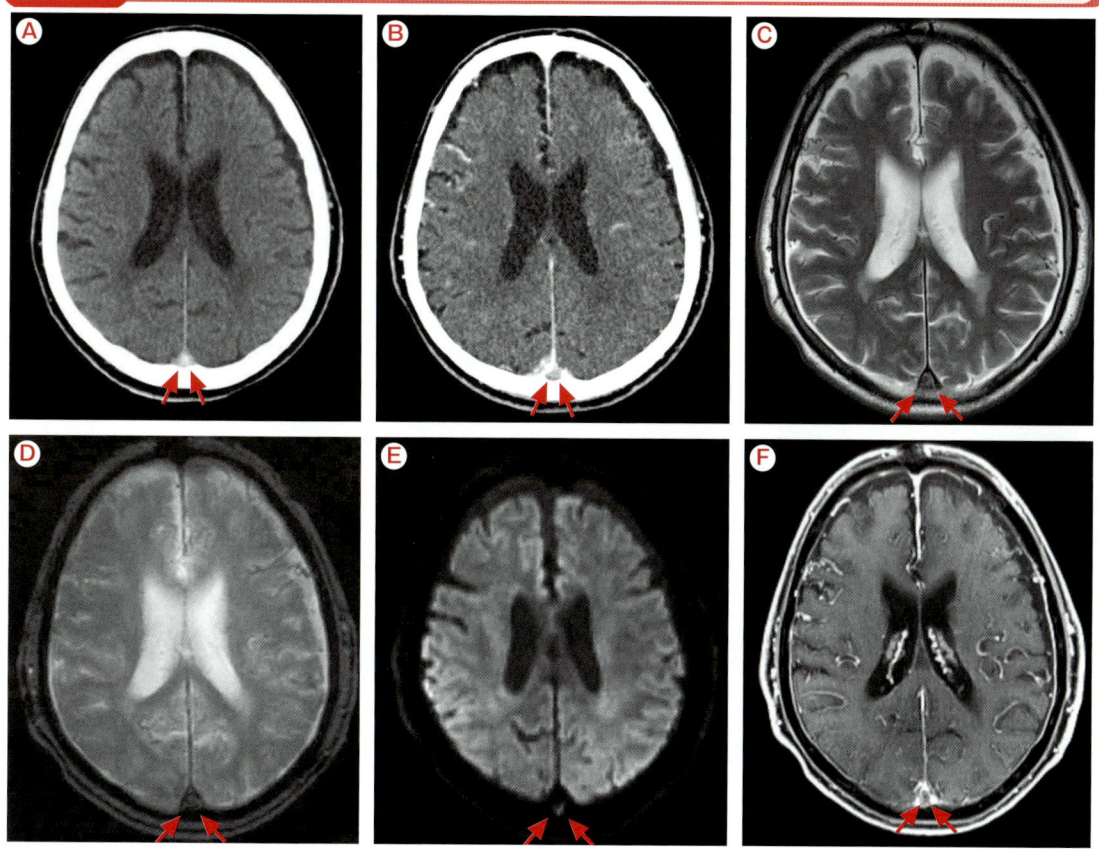

Ⓐ単純CT　Ⓑ造影CT　ⒸT2強調像　ⒹT2*強調像　Ⓔ拡散強調像　Ⓕ脂肪抑制造影T1強調像

頸部痛増強のためMRIを施行したところ，上矢状静脈洞血栓症を指摘された．
Ⓐ上矢状静脈洞内の血栓を反映した高吸収域を認める（➡）．
Ⓑ上矢状静脈洞内の血栓は陰影欠損（filling defect）として認められる（➡）．
Ⓒ血栓は脳実質と比較して等ないしやや低信号である（➡）．
Ⓓ血栓は低信号を示している（➡）．
Ⓔ上矢状静脈洞内に信号上昇がみられ，血栓を反映した所見と考えられる（➡）．
Ⓕ高信号に増強された上矢状静脈洞の中心部に血栓がfilling defectとして認められる（➡）．

症例2　左横静脈洞・S状静脈洞血栓症（T2*強調像での非典型所見例）（70歳代男性）

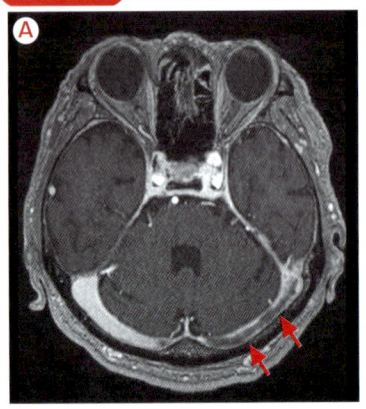

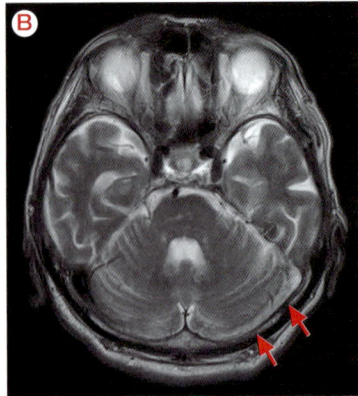

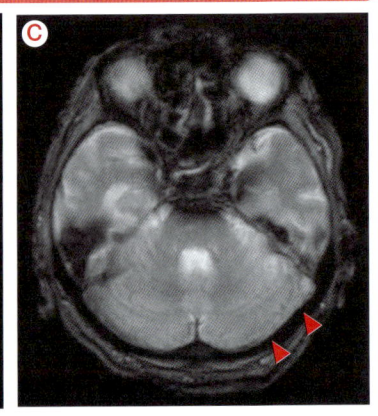

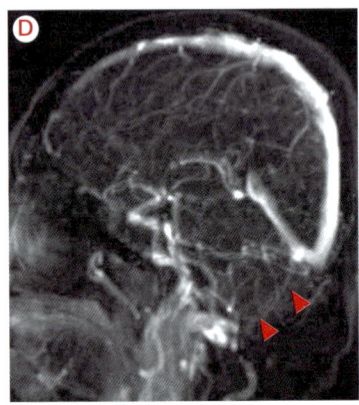

Ⓐ 造影後TOF-MRA元画像　Ⓑ T2強調像　Ⓒ T2*強調像
Ⓓ MR DSA側面像遅延相（左半球のみの投影）

左中耳炎の加療後も頭痛が継続するためMRIを施行したところ，左横静脈洞血栓症を指摘された．

Ⓐ 増強された左横静脈洞内部に血栓がfilling defectとして認められる（▶）．
Ⓑ 血栓部は軽度高信号を示し，周囲脳実質との区別が難しい（▶）．
Ⓒ 血栓部は軽度高信号を示し，非典型的である．比較的新鮮な血栓でヘモジデリンが未生成の状態と考えられる（▶）．
Ⓓ MR DSAでは左横静脈洞ならびにS状静脈洞が描出されていない（▶）．

症例3　上矢状静脈洞・両側横静脈洞・右S状静脈洞血栓症（4D-CTでの描出例）（30歳代男性）（聖マリア病院 症例）

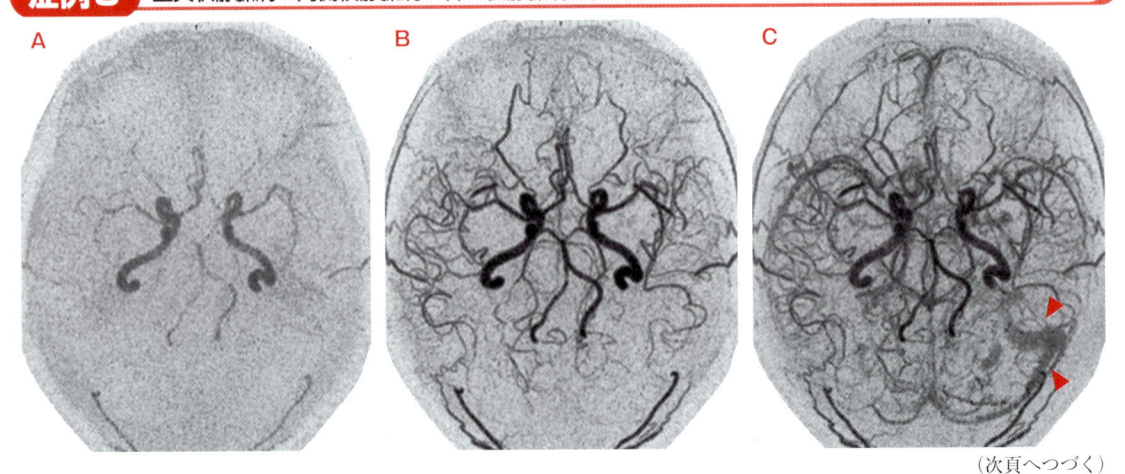

Ⓐ～Ⓓ 4D-CTの最大強度投影反転像（早期相から遅延相までの経時的頭尾方向投影像）　Ⓔ 側面投影像遅延相

後頸部を中心とした頭痛が出現し，鎮痛薬を使用するも改善せず，発症4日後に来院．

Ⓐ～Ⓓ 早期相から遅延相にかけて血流動態の変化が詳細に把握できる．遅延相では左S状静脈洞が描出されている（Ⓒ▶）が，上矢状静脈洞・両側横静脈洞・右S状静脈洞が描出不良であることがわかる（Ⓓ▶）．
Ⓔ 側面投影像では上矢状静脈洞後部が描出不明瞭であることが明らかである（▶）．

（次頁へつづく）

（前頁のつづき）

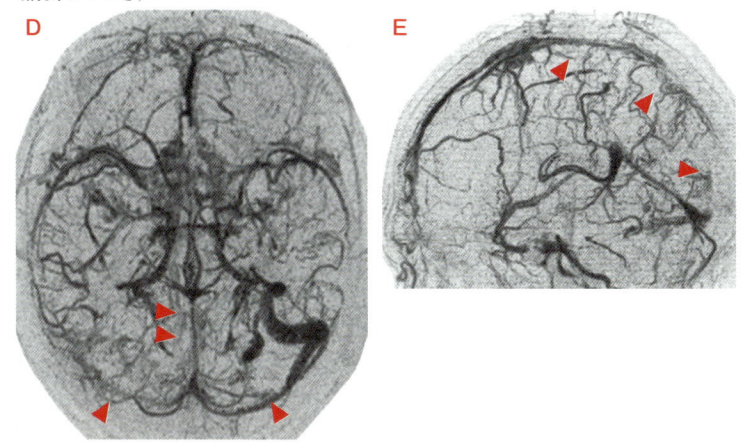

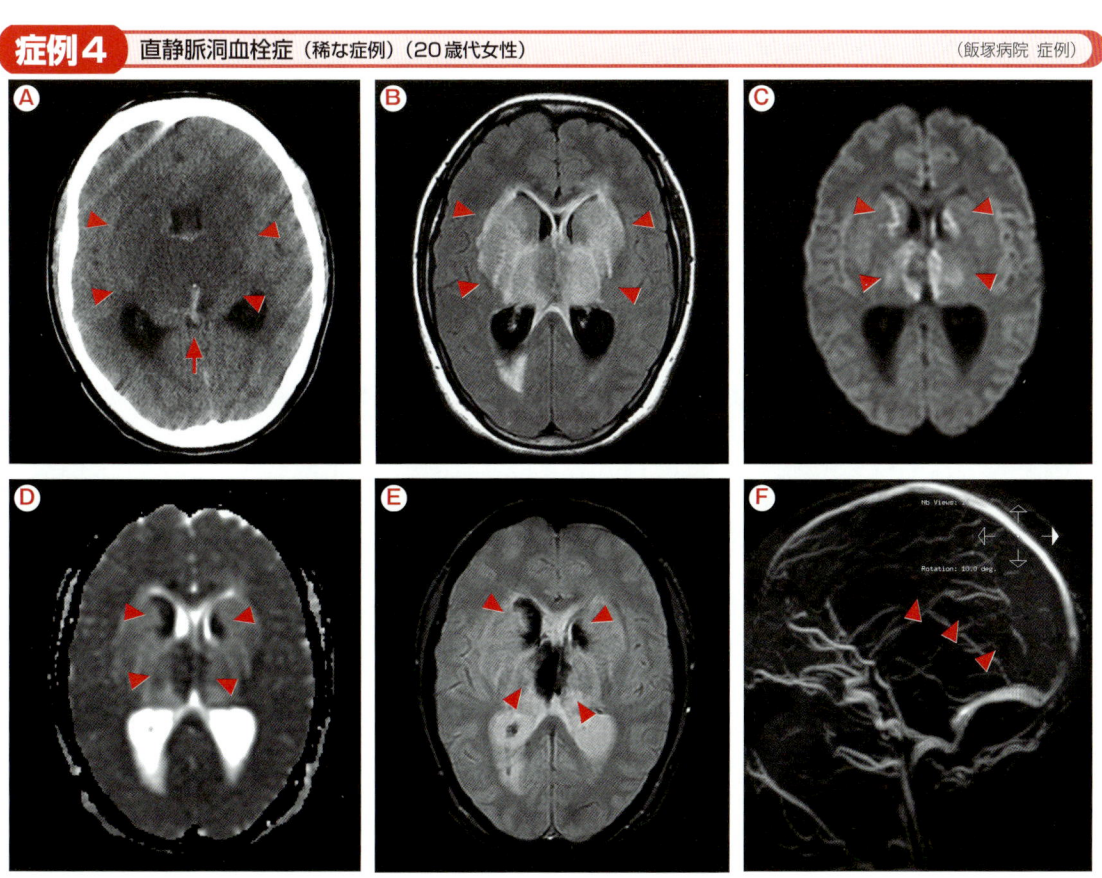

D E

症例4　直静脈洞血栓症（稀な症例）（20歳代女性） (飯塚病院 症例)

Ⓐ単純CT　ⒷFLAIR像　Ⓒ拡散強調像　ⒹADCマップ　ⒺT2*強調像
ⒻMRV（phase-contrast法）のMIP側面像

母親が電話をしても出ないので訪問し，意識障害の状態で倒れている患者を発見し，救急搬送．

Ⓐ深部灰白質は低吸収化している（▶）．腫脹に伴う側脳室前角の狭小化および後角の拡大を認める．内大脳静脈・Galen大静脈が高吸収域を示し，血栓を反映した所見と考えられる（→）．

Ⓑ深部灰白質は腫脹を伴う高信号を示している（▶）．急性水頭症を反映した側脳室周囲の高信号も認める．

Ⓒ両側尾状核頭部・視床内側に高信号を認めるが（▶），大部分は信号変化が不明瞭である．

Ⓓ両側尾状核頭部・視床内側にはADC低下領域がみられ，細胞毒性浮腫あるいは出血性変化を反映した所見と考えられる（▶）．周囲の深部灰白質領域は高ADC値を示しており，血管原性浮腫を示唆する所見で，静脈うっ滞を反映している．

Ⓔ両側尾状核頭部・視床内側に出血を反映した低信号域を認める（▶）．

Ⓕ内大脳静脈・Galen大静脈・基底静脈・直静脈洞が描出不良である（▶）．

鑑別1　後頭蓋窩硬膜動静脈瘻（60歳代男性）

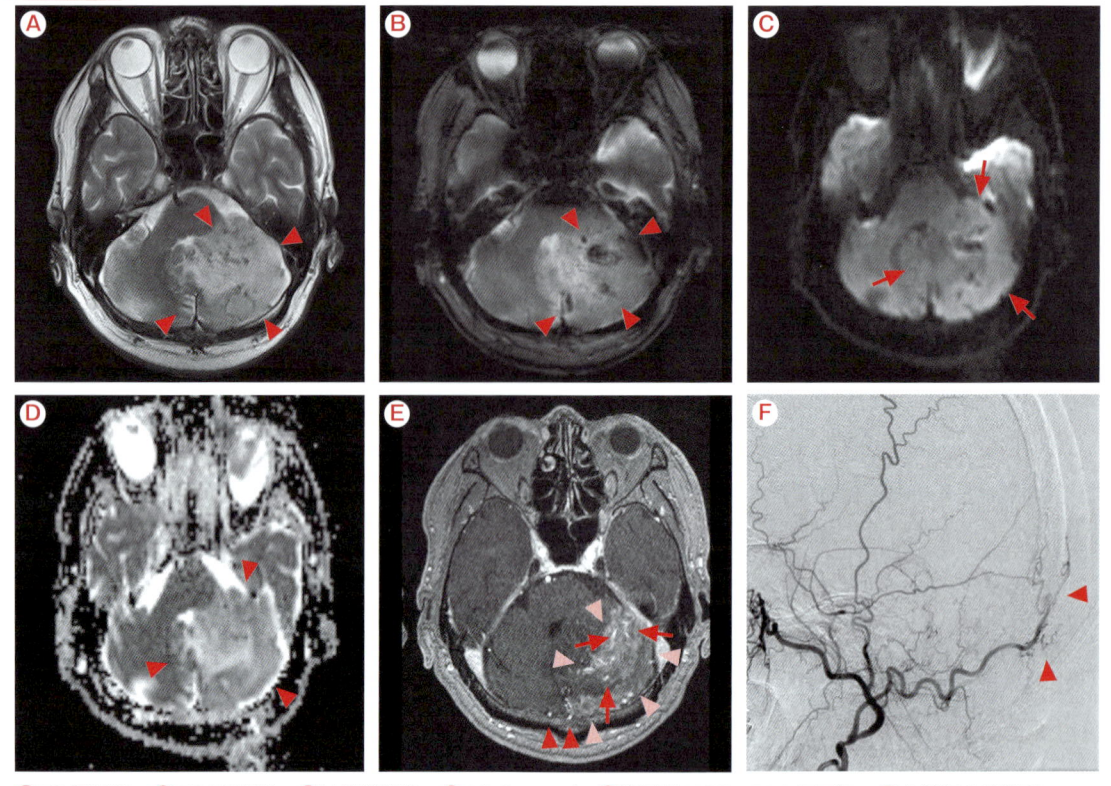

ⒶT2強調像　ⒷT2*強調像　Ⓒ拡散強調像　ⒹADCマップ　Ⓔ造影後TOF-MRA元画像　Ⓕ右外頚動脈造影

ふらつき，嘔吐，頭痛が増強するためMRIを施行したところ，後頭蓋窩硬膜動静脈瘻を指摘された．

Ⓐ左小脳半球の腫脹を伴う高信号域を認める（▶）．内部には点状低信号域の散在がみられ，小出血あるいはflow voidを反映している可能性がある．

Ⓑ病変内部に複数の小出血を反映した低信号域を認める（▶）．

Ⓒ小出血を反映した低信号域の散在を認めるが，病変全体としての信号変化はむしろ軽微である（→）．

Ⓓ病変部に高ADC値を認める．血管原性浮腫を反映しており，シャントを介した過剰な動脈血が静脈に流れ，正常な静脈の導出が妨げられた結果，静脈うっ滞をきたした状態である（▶）．

Ⓔ病変内部に広範な増強効果を認める．血液脳関門の破壊を反映している（▶）．またその増強領域内部には拡張蛇行した導出静脈の増強を認める（→）．また対側からの栄養動脈と思われる脈管の増強を認める（▶）．

Ⓕ後頭蓋窩に連続する後頭動脈分枝とシャントを認め，栄養動脈の所見である（▶）．

疾患解説

1. 疾患概念

　　脳静脈系の血栓化による静脈灌流障害をきたし，出血・梗塞・浮腫・脳腫脹などの重篤な中枢神経障害を発症する疾患である．誘因として，感染症，妊娠，外傷，凝固能異常，薬剤性，そのほか，抗リン脂質抗体症候群，Crohn病，潰瘍性大腸炎，悪性腫瘍などの全身疾患があげられる．その一方で特発性発症も25％と少なくない．90％以上が複数部位に血栓形成を認める．重複を含む部位別発生頻度は，上矢状静脈洞（62％），横〜S状静脈洞（41％），直静脈洞（18％），皮質静脈（17％），内頚静脈（12％），深部静脈群（11％）．代表的な中枢神経症状は，脳圧亢進症状（頭痛，視神経乳頭浮腫，外転神経麻痺による複視，痙攣，昏睡など）と局所的脳神経症状（脱力，片麻痺，失語，半盲など）である．D-ダイマー上昇が重要だが，肺血栓塞栓症との鑑別が必要となる．

2. 典型的画像所見

　　単純CTでは血栓化した静脈が高吸収を示す（症例1Ⓐ）が，異常を示すのは30％以下．むしろ副所

鑑別2　両側後頭葉出血性脳梗塞（50歳代男性）

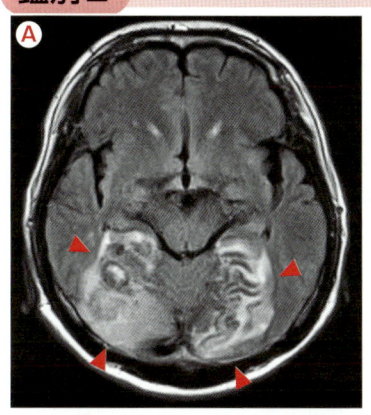

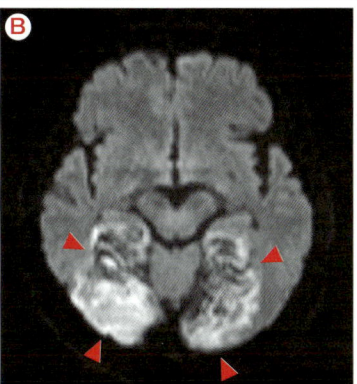

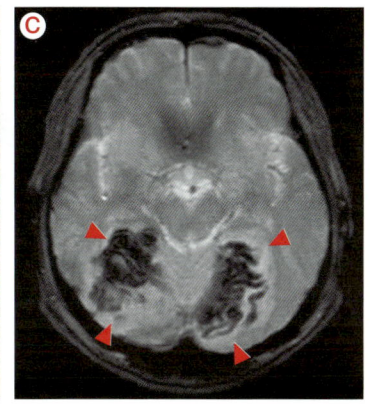

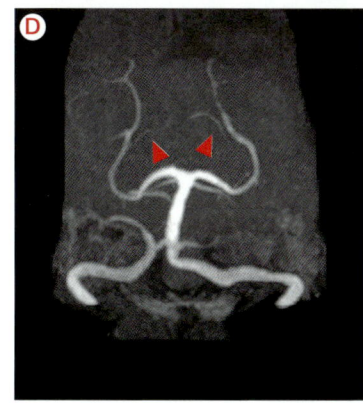

ⒶFLAIR像　Ⓑ拡散強調像　ⒸT2*強調像
ⒹMRA（TOF-MRA法）のMIP正面像

突然の両側視力および視野障害で救急搬送．
Ⓐ両側後頭葉底部に不均一な高信号域を認める（▶）．
Ⓑ病変部に一致した高信号を認め，新鮮梗塞として矛盾しない（▶）．
Ⓒ病変内部に出血を反映した低信号域が混在している（▶）．
Ⓓ後大脳動脈から分岐する鳥距溝動脈は両側ともに描出不鮮明であり，責任血管と思われる（▶）．

見である**出血や浮腫，脳腫脹を判別しやすいが，特に多発性，両側性，動脈支配と不一致，点状出血を伴う**ことが特徴である．近年登場した4D-CTでは，血管造影に近い所見が得られるため有用である（症例3）．MRIでは静脈洞内血栓を証明可能である．拡散強調像では時に静脈洞内血栓が高信号域を示す（症例1Ⓔ）．T2*強調像では静脈内の血栓を反映して強い低信号域（症例1Ⓓ），T2強調像では通常の静脈内血流を反映した無信号（flow void）が，血栓形成により脳実質と比べて等信号や高信号を示す（症例1Ⓒ）．また非造影MR venography（MRV）は，time-of-flight MRA（TOF-MRA）よりもphase-contrast MRA（PC-MRA）を用いると動脈血流よりもはるかに遅い静脈血流を検出でき，血栓領域に一致して信号強度の低下を認める（症例4Ⓕ）．Gd造影剤での造影後にTOF-MRAを用いると，動脈に加えて静脈も造影され，血栓がfilling defectとして描出される（症例2Ⓐ）．また造影剤を用いたMR DSAでは血栓による閉塞部位が明瞭である（症例2Ⓓ）．

3. 鑑別疾患

鑑別疾患として**硬膜動静脈瘻**（鑑別1）（p.68第1章11），**出血性脳梗塞**（鑑別2），出血を伴う**posterior reversible encephalopathy syndrome（PRES）**（p.318第5章12）などがあがる．

＜参考文献＞

1) Saposnik, G., et al. : Diagnosis and management of cerebral venous thrombosis : a statement for healthcare professionals from the American Heart Association/American Stroke Association. Stroke, 42 : 1158-1192, 2011
2) Provenzale, J. M., et al. : Dural sinus thrombosis : sources of error in image interpretation. AJR, 196 : 23-31, 2011
3)「脳血管障害を究める　改訂第2版（脳神経外科バイブル）」，（窪田 惺/著），永井書店，2009

第1章 脳血管障害

11 硬膜動静脈瘻
dural arteriovenous fistula

小西淳也

症例1　横静脈洞・S状静脈洞部の硬膜動静脈瘻（60歳代女性）

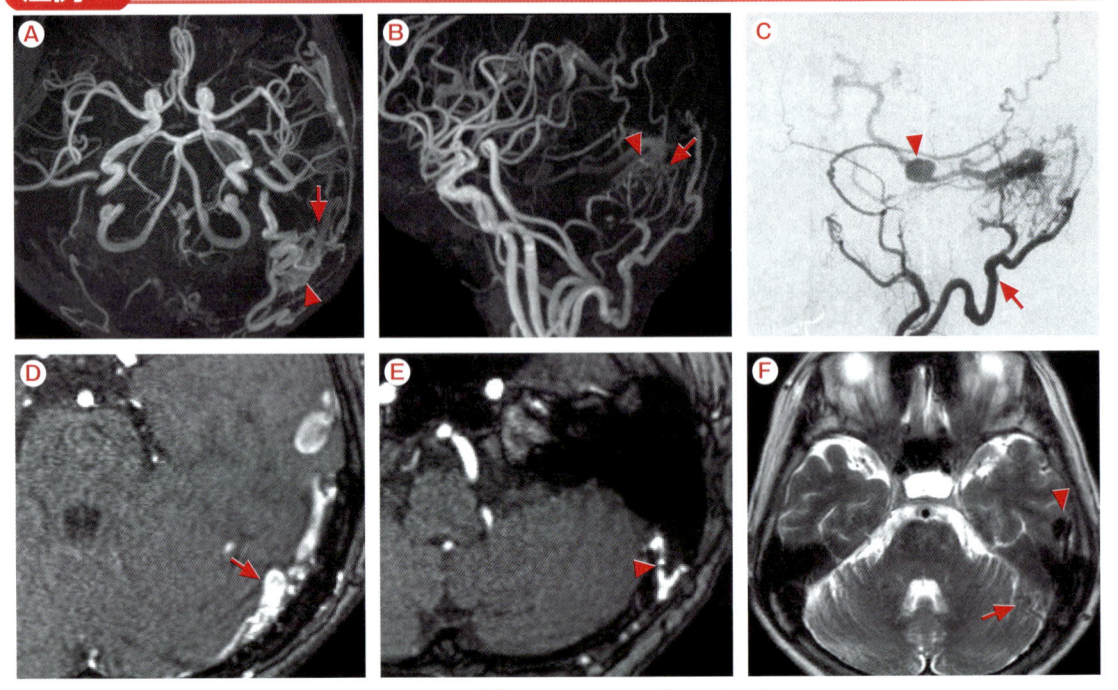

ⒶⒷ MRA（3D-TOF法）　Ⓒ 左外頚動脈造影　ⒹⒺ MRA元画像　Ⓕ T2強調像

左聴神経腫瘍に対してガンマナイフ施行．経過観察中に異常血管を指摘された．
ⒶⒷ 左後頭蓋窩に拡張した血管（→）が複数認められ，横静脈洞（▶）が描出されている．
Ⓒ 後頭動脈（→）は拡張し，その硬膜枝が横静脈洞に流入し静脈洞の早期描出がみられる．横静脈洞からは皮質静脈が逆行性に描出され，特にLabbé静脈が拡張し瘤状を呈している（▶）．
ⒹⒺ 横静脈洞部近傍の拡張血管と横静脈洞が明瞭にみられ（Ⓓ→），静脈洞への流入部を指摘できる（Ⓔ▶）．
Ⓕ 左横静脈洞近傍に拡張した皮質静脈（→）がみられ，側頭部に瘤（▶）を認める．

疾患解説

1．疾患概念

硬膜レベルで，硬膜動脈と静脈洞またはこれに流入する静脈との間に瘻が生じたもので，頭蓋内血管奇形の15％を占める．稀に外傷後に発生することもあるが，ほとんどは原因不明である．発生機序として静脈洞血栓症との関連性が示唆されている．つまり，正常に存在する硬膜動静脈シャントが血栓症による静脈洞内圧の上昇によって拡張し，静脈洞の再開通後も拡張が残存することで生じるのではないかと推測されているが，両者の関連性が明らかでない症例も認められる．

硬膜が存在するあらゆる部位に発生し（症例1〜5），横静脈洞からS状静脈洞部に多く（60％）（症例1,2），海綿静脈洞部（20％）（症例3），篩骨部，上矢状静脈洞部などに生じる．自然退縮が知られているが，そのほとんどは海綿静脈洞部で，ほかの部位は稀である．動静脈シャントが小さいものや血流が遅いものが退縮しやすく，静脈洞内の血栓化によると思われる．

臨床症状は発生部位によって異なり，横〜S状静脈洞部では拍動性耳鳴，めまいなどがみられる．皮質静脈への逆流がある場合には，静脈性梗塞やうっ血，出血などにより局所神経症状が生じることがある．

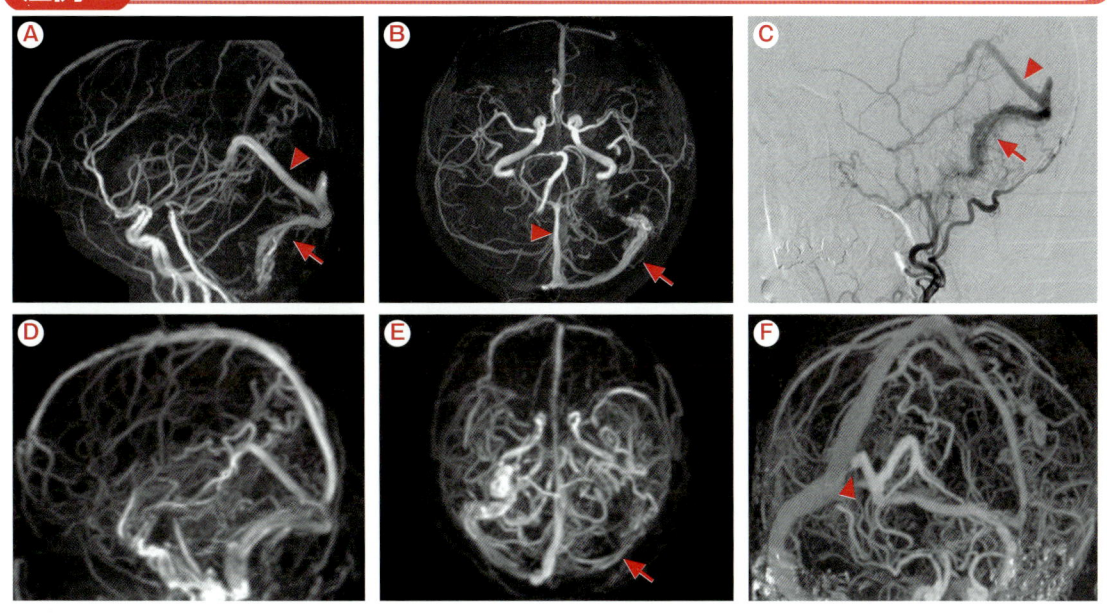

> **症例2** 横静脈洞部の硬膜動静脈瘻（60歳代女性）

Ⓐ Ⓑ MRA（3D-TOF法） Ⓒ 左外頸動脈造影 Ⓓ Ⓔ MRV（phase-contrast法） Ⓕ CTA

数年前からの両上肢の振戦，数日前からの右下肢筋力低下．
Ⓐ Ⓑ 左S状静脈洞および横静脈洞（→）が描出されている．さらに静脈洞交会から直静脈洞（▶）が逆行性に描出されているが，上矢状静脈洞の描出はない．
Ⓒ 左後頭動脈，上行咽頭動脈，中硬膜動脈から左横静脈洞・S状静脈洞へ流入し（→），直静脈洞が逆行性に描出されている（▶）．
Ⓓ Ⓔ 左横静脈洞からS状静脈洞（Ⓔ→）の描出は不良であるが，シャント血流の影響と考えられる．静脈洞血栓症を示唆する所見は認めなかった．
Ⓕ 静脈洞交会はpartially communicating typeで，上矢状静脈洞と直静脈洞との交通はわずかとなっている（▶）．

硬膜動静脈瘻の診断では静脈の灌流状態の把握が重要である．つまり，硬膜動脈血が皮質静脈のみへ直接流入する場合と静脈洞へ流入する場合に分けられる．静脈洞へ流入する場合は静脈洞の血流が順行性か逆行性か，さらに逆行性であれば静脈洞へ注ぐ皮質静脈の逆流を伴っているかを知る必要がある．硬膜静脈瘻は流出静脈のタイプにより分類され，臨床的にCognard分類やBorden分類が用いられている．

2．典型的画像所見 （症例1〜5）

皮質静脈への逆流（皮質静脈灌流：cortical venous drainage）がなければ，MRIで有意な異常所見を指摘できないのが通常である．ただしMRA（time-of-flight法）にて，通常は描出されない静脈洞が種々の程度に描出されることがある．皮質静脈への逆流があれば，異常に拡張した皮質静脈が脳表に認められる．さらに静脈うっ血によって脳実質に血管性浮腫や静脈性梗塞，時に脳出血を認めることもある．

3．鑑別疾患

静脈洞内の血液逆流：左腕頭静脈の通過障害と内頸静脈の弁不全によって，横静脈洞まで内頸静脈血が逆流することが知られている．ほとんどが左側で，無症状であることから鑑別できる．
静脈洞血栓症（p.63第1章10）：硬膜動静脈瘻と合併することが多い．静脈洞血栓症では皮質静脈がうっ血し拡張する．MRIでは血栓が時期によって種々の信号を呈する．

症例3　海綿静脈洞部の硬膜動静脈瘻（80歳代女性）

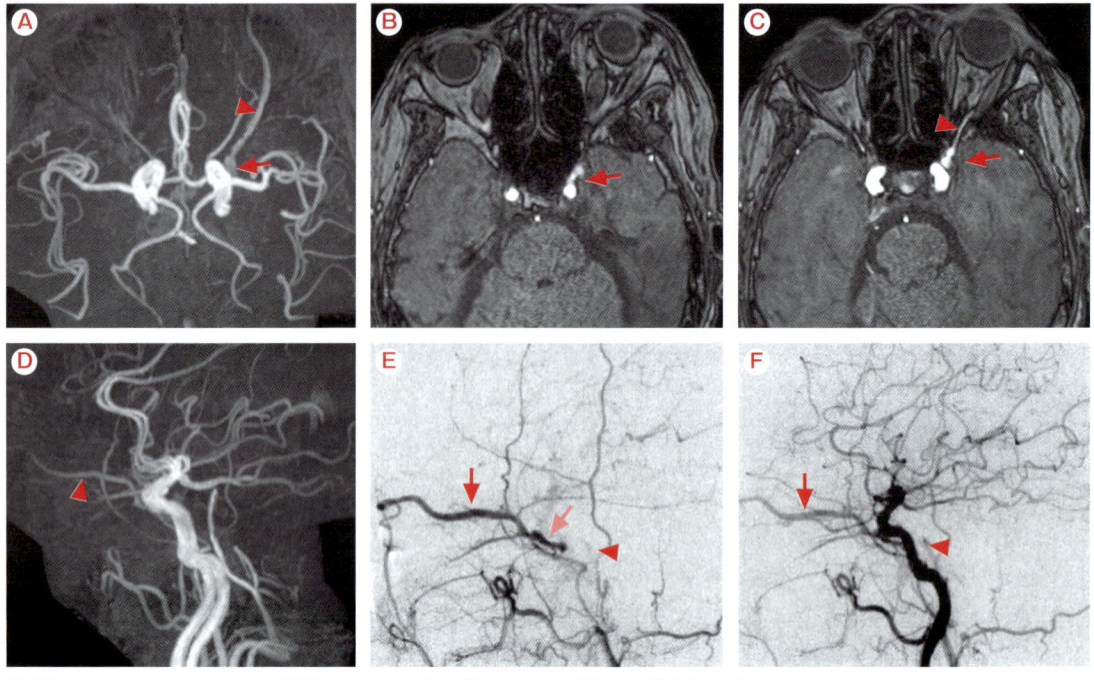

Ⓐ Ⓓ MRA（3D-TOF法）　Ⓑ Ⓒ MRA元画像　Ⓔ 左外頸動脈造影　Ⓕ 左総頸動脈造影

起床時に左眼球結膜充血に気づいた．左外転神経麻痺あり．

Ⓐ～Ⓓ 左海綿静脈洞（→）と拡張した左上眼静脈（▶）が描出されている．

Ⓔ Ⓕ 血管撮影では，左海綿静脈洞前半部にシャントポイント（→）がみられ，左上眼静脈（→）および下錐体静脈洞（▶）への導出がみられる．皮質静脈灌流は明らかでない．

症例4　小脳テント部の硬膜動静脈瘻（80歳代男性）

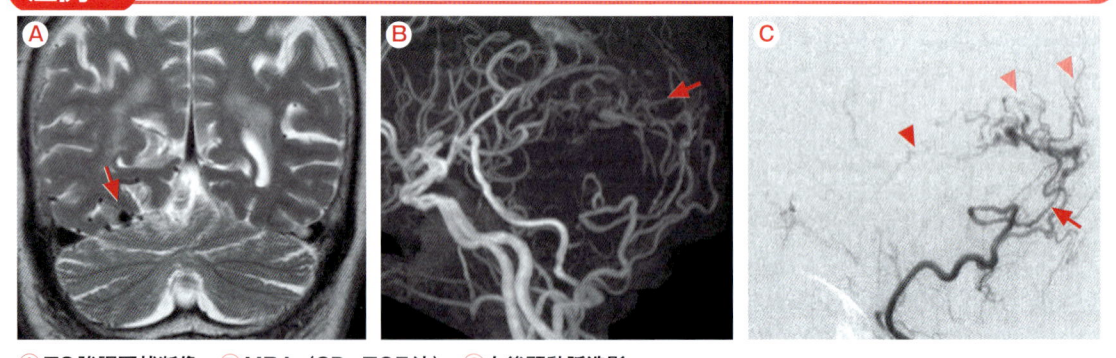

Ⓐ T2強調冠状断像　Ⓑ MRA（3D-TOF法）　Ⓒ 右後頭動脈造影

痙攣，嘔気，ふらつきにて受診．

Ⓐ 右小脳テントに沿って異常flow void（→）が認められ，一部は瘤状を呈している．

Ⓑ 右小脳テントに沿って，拡張・蛇行した皮質静脈（→）が多数認められる．

Ⓒ 右小脳テント部に右後頭動脈硬膜枝（→）および中硬膜動脈（▶）が流入し，同部から皮質静脈（▶）への逆流を認める．静脈洞の早期描出はみられずnon-sinus typeと考えられた．

症例5　下錐体静脈洞部の硬膜動静脈瘻（60歳代男性）

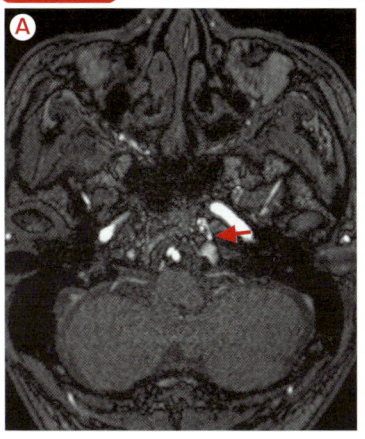

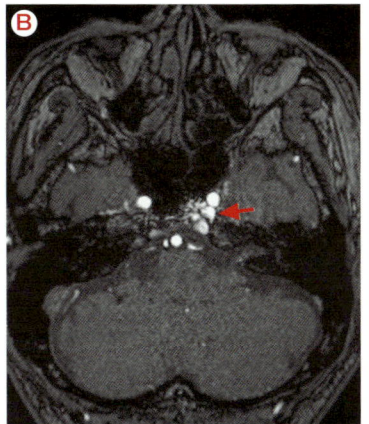

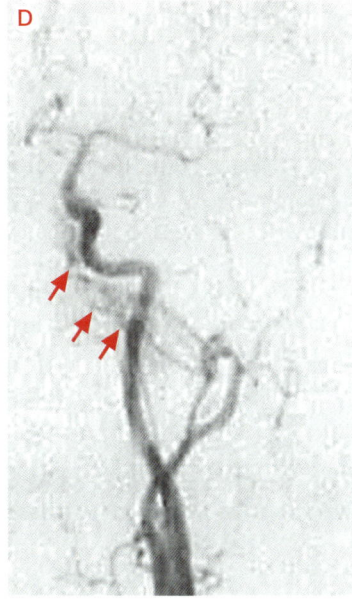

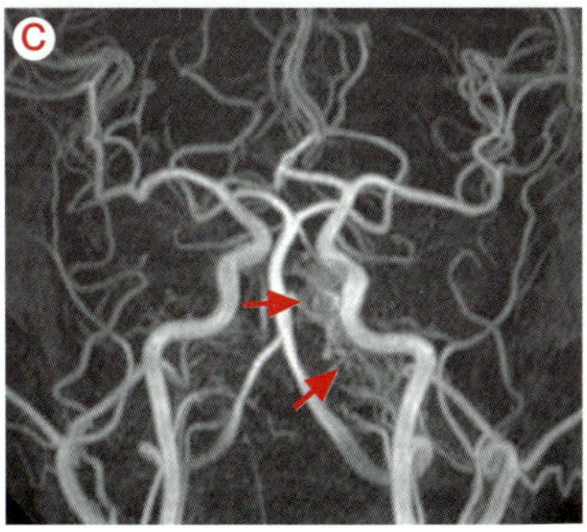

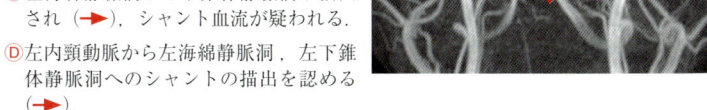

Ⓐ Ⓑ MRA元画像
Ⓒ MRA（3D-TOF法）
Ⓓ 左総頸動脈造影

拍動性耳鳴にて受診.

Ⓐ Ⓑ 左海綿静脈洞から下錐体静脈洞が描出され，その近傍に複数の異常血管を認める（→）.

Ⓒ 左海綿静脈洞から下錐体静脈洞が描出され（→），シャント血流が疑われる.

Ⓓ 左内頸動脈から左海綿静脈洞，左下錐体静脈洞へのシャントの描出を認める（→）.

＜参考文献＞

1） Borden, J. A., et al. : A proposed classification for spinal and cranial dural arteriovenous fistulous malformations and implications for treatment. J Neurosurg, 82 : 166-179, 1995
2） Cognard, C., et al. : Cerebral dural arteriovenous fistulas : clinical and angiographiccorrelation with a revised classification of venous drainage. Radiology, 194 : 671-680, 1995

第1章 脳血管障害

12 CADASIL
cerebral autosomal dominant arteriopathy with subcortical infarcts and leukoencephalopathy

山元龍哉

症例1　CADASIL（60歳男性）　（自治医科大学放射線科　木村有喜男先生のご厚意による）

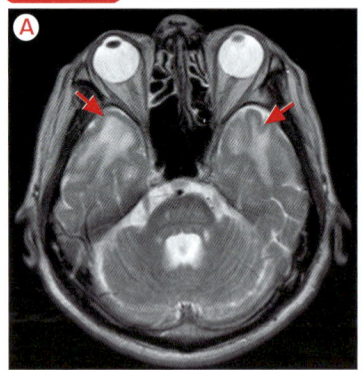

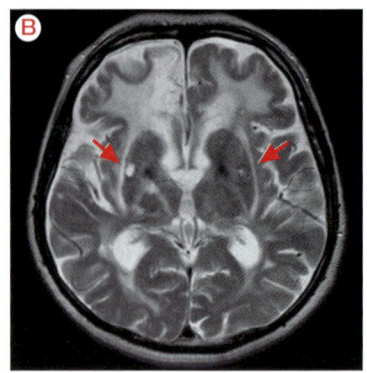

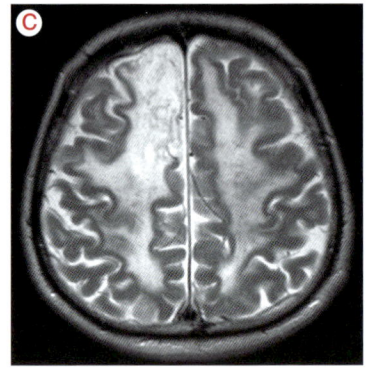

Ⓐ～ⒸT2強調像

4年前，脳梗塞を発症し，経過観察中．家族歴として，父親は脳梗塞で50歳代後半に死亡し，弟は30歳代に脳梗塞を発症した．Notch3遺伝子変異が確認されている．

Ⓐ側頭葉前部白質に高信号を認める（➡）．
Ⓑ両側外包（➡），基底核，視床，両側前頭葉白質に高信号を認める．
Ⓒ両側前頭葉白質から頭頂葉白質にかけて広範な高信号を認める．右前大脳動脈領域にも陳旧性脳梗塞を認める．

症例2　CADASIL（29歳男性）　（自治医科大学放射線科　木村有喜男先生のご厚意による）

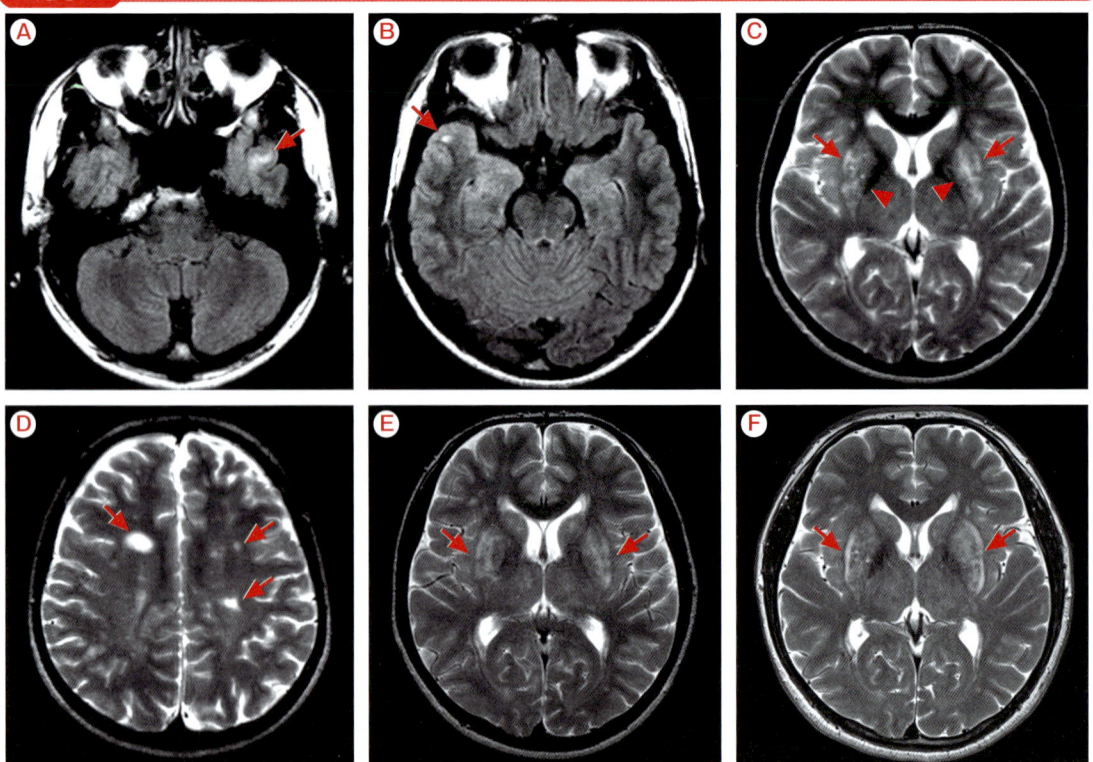

ⒶⒷFLAIR像　ⒸⒹT2強調像　ⒺT2強調像（Ⓒの2年後）　ⒻT2強調像（Ⓒの6年後）

（次頁へつづく）

(前頁のつづき)

ふらつきを主訴に来院．症例1の息子．
ⒶⒷ側頭葉前部白質に高信号を認める（→）．
Ⓒ両側外包（→），基底核（▶）に高信号を認める．
Ⓓ大脳白質に高信号域が散在（→）する．
ⒺⒻ経時的に両側外包の高信号が明瞭化している（→）．

症例3　CADASIL（53歳男性）
(自治医科大学放射線科　木村有喜男先生のご厚意による)

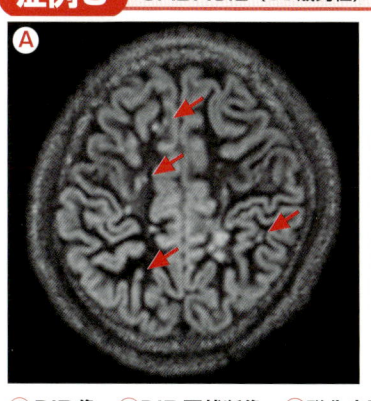

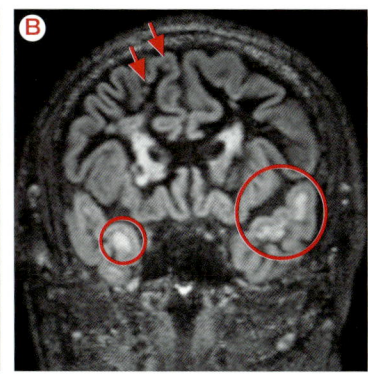

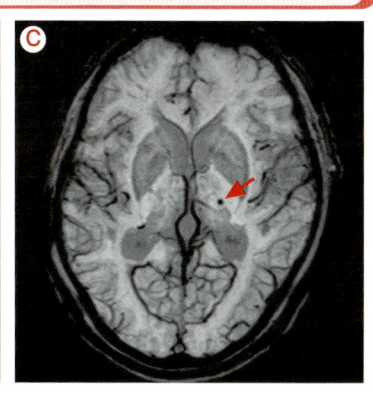

ⒶDIR像　ⒷDIR冠状断像　Ⓒ磁化率強調像

20歳代より片頭痛あり，最近頭痛が増悪してきた．*Notch3*遺伝子変異が確認されている．
Ⓐ両前頭葉・頭頂葉皮質下に点状の高信号を呈する皮質下ラクナ病変を認める（→）．
Ⓑ側頭葉前部白質に高信号域を認める（○）．両側前頭葉皮質下に点状の高信号を呈する皮質下ラクナ病変がみられる（→）．
Ⓒ左視床に点状の微小出血を認める（→）．

疾患解説

1．疾患概念

1）原因と病態

　皮質下梗塞と白質脳症を伴う常染色体優性遺伝性脳小血管病であり，*Notch3*遺伝子が病因遺伝子である遺伝性脳卒中の1つである．Notch3は全身の血管平滑筋細胞の形質膜に局在し，細胞外ドメインでリガンドと結合して情報伝達に関与すると考えられるが，詳しい機能はわかっていない．
　CADASILではリガンドと結合したNotch3の細胞外ドメインが平滑筋の基底膜層にオスミウム好性の顆粒状物質（GOM）として集積し，正常の血管平滑筋細胞の物質代謝が阻害されて変性崩壊につながると推定されている．CADASILにおいて，最も特徴的な病理変化は脳の細小動脈を始めとする血管平滑筋基底膜部のGOMの沈着である．

2）臨床症状

①20～40歳代で前兆を伴う，あるいは伴わない片頭痛発作がみられる．
②高血圧，糖尿病，脂質異常症などの脳卒中のリスクファクターがなく，比較的若年（40～50歳代）で発症し一過性虚血発作やラクナ型脳梗塞発作をくり返す．
③60歳過ぎには次第に進行して仮性球麻痺や認知症症状を呈する．
④家族に類似症状（常染色体優性遺伝）をみる．
　以上のような場合にCADASILを疑い，診断確定のための検査を進める．
　治療は一般の脳梗塞の治療に準じて行われるが，進行を止める有効な治療法はまだ見つかっていない．

2．典型的画像所見

　本症ではMRI所見上，①大脳深部白質高信号域（特に側頭葉前部），②皮質下ラクナ病変（血管周囲腔拡張と海綿状変性），③ラクナ梗塞，④微小出血が加齢とともに進行性に出現してくる．
　20歳代（症例2）：テント上白質の高信号域はすべての患者で観察され，**特に側頭葉前部でみられる**．

皮質下ラクナ病変を側頭葉前部で認めることも特徴的な所見である．皮質下ラクナ病変は加齢とともに広がるが，頭頂葉，後頭葉，テント下では観察されにくい．

30歳代：ラクナ梗塞がこの年齢層の75％の患者で発見されるようになる．**外包の高信号域**は30歳代以上の25％の患者で観察され，皮質下白質の高信号域は増加し，皮質下および側脳室周囲の高信号域は融合する．側頭葉前部白質の高信号域は増大して，側頭葉後部に拡大していく．テント上白質以外に，基底核，視床，脳幹にも高信号域がみられる．40歳未満の患者では後頭葉は障害を受けにくい．

40歳代：この年齢層の19％の患者で，微小出血を視床，脳幹，テント上白質に認める．内包にも高信号域がみられるようになる．ラクナ梗塞（94％）と皮質下ラクナ病変（56％）の有所見率が増加し，ラクナ梗塞は脳幹と視床にもみられる．

50歳代（症例3）：白質高信号域，皮質下ラクナ病変，ラクナ梗塞，微小出血は大部分の患者で観察される．ほぼすべての症例において，すべての白質，脳幹，基底核，視床，内包，外包に高信号域がみられる．大部分のテント上白質は，皮質下白質，側脳室周囲白質を巻き込み大きく均一な高信号域の対称性のパターンを示すようになる．

（頻度は文献1のオランダでの40人の検討による）

3．鑑別疾患

1）広範な白質高信号を呈する疾患

CARASIL（鑑別1）：脳小血管病，早発性禿頭，急性腰痛（変形性脊椎症）を三徴とする常染色体劣性遺伝性疾患である．2009年，*HTRA1*遺伝子の変異が同定された．HTRA1蛋白は血管，皮膚，脊椎・椎間板で機能し，CARASILの異常に関連している．脳症の出現は平均32歳である．禿頭の発症は10歳代のことも多い．腰痛は脳症の発症に前後して出現する．MRIでは大脳白質や外包に広範な高信号域が認められ，基底核などにラクナ梗塞が散在する．病理学的に皮質下U-fiberは保たれる．CADASILに特異的とされる側頭葉前部の高信号域もみられる．橋や大脳脚に二次変性を認めることがある．CARASILの白質病変は斑状病変が融合するのではなく，最初から均質で広範な病変が出現して顕在化していく．

脳アミロイドアンギオパチー関連白質脳症：非対称性，大脳後部優位に病変を認める．

Fabry病：若年発症，伴性劣性遺伝，Willis輪を形成する血管の蛇行・拡張がみられる．

Binswanger病：高齢者に多くみられる．側頭葉の変化は比較的軽度である．

2）側頭葉前部にT2強調像で高信号を呈する疾患

筋緊張性（強直性）ジストロフィー：タイプ1とタイプ2に分類され，本邦ではほとんどがタイプ1である．両側性が多いが，必ずしも左右対称ではない．頭蓋骨の肥厚，内・外翼突筋の萎縮がみられる．

認知症を伴う筋萎縮性側索硬化症（ALS-D）：前頭葉と側頭葉前内側部の萎縮が強い．

進行麻痺（神経梅毒）：感染後，緩徐進行性の精神知能障害を呈する．髄膜血管炎による脳梗塞や肉芽腫形成がみられる．

megalencephalic leukoencehalopathy with subcortical cysts（MLC）：乳児期から頭囲拡大を生じ，小脳失調症と錐体外路症状・精神発達遅滞が緩徐に進行し，白質脳症がみられる．

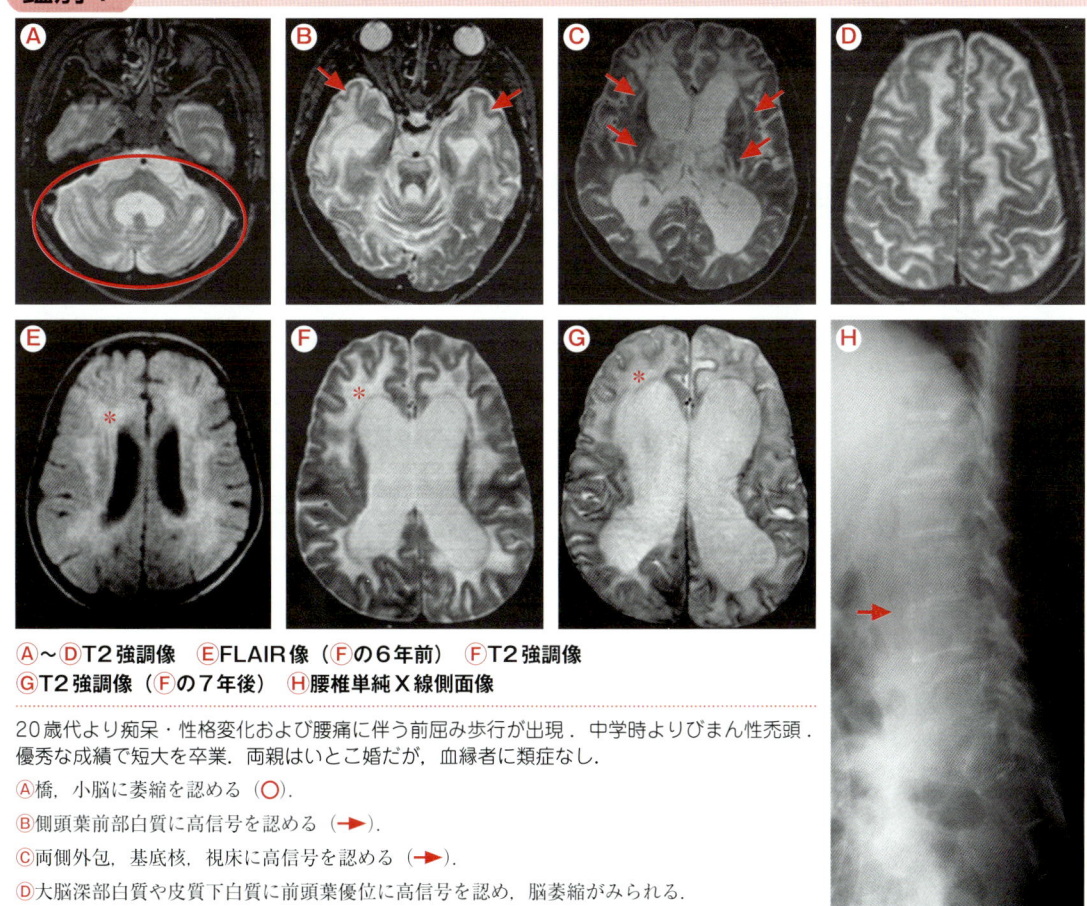

鑑別 1　CARASIL（30歳代女性）

（自治医科大学神経内科　滑川道人先生のご厚意による）

Ⓐ～Ⓓ T2強調像　Ⓔ FLAIR像（Ⓕの6年前）　Ⓕ T2強調像
Ⓖ T2強調像（Ⓕの7年後）　Ⓗ 腰椎単純X線側面像

20歳代より痴呆・性格変化および腰痛に伴う前屈み歩行が出現．中学時よりびまん性禿頭．優秀な成績で短大を卒業．両親はいとこ婚だが，血縁者に類症なし．

Ⓐ橋，小脳に萎縮を認める（○）．
Ⓑ側頭葉前部白質に高信号を認める（→）．
Ⓒ両側外包，基底核，視床に高信号を認める（→）．
Ⓓ大脳深部白質や皮質下白質に前頭葉優位に高信号を認め，脳萎縮がみられる．
Ⓔ～Ⓖ初期から白質高信号がみられ（＊），次第に明瞭化し，脳萎縮が進行している．
Ⓗ椎間板腔の狭小化がみられる（→）．

＜参考文献＞

1) van Den Boom, R., et al. : Cerebral autosomal dominant arteriopathy with subcortical infarcts and leukoencephalopathy : MR imaging findings at different ages-3rd-6th decades. Radiology, 229 : 683-690, 2003
2) van Den Boom, R., et al. : Subcortical lacunar lesions : an MR imaging finding in patients with cerebral autosomal dominant arteriopathy with subcortical infarcts and leukoencephalopathy. Radiology, 224 : 791-796, 2002
3) Singhal, S., et al. : The spatial distribution of MR imaging abnormalities in cerebral autosomal dominant arteriopathy with subcortical infarcts and leukoencephalopathy and their relationship to age and clinical features. AJNR, 26 : 2481-2487, 2005

第2章 脳腫瘍

1 膠芽腫
glioblastoma

平塚義康，菊池恵一，三木 均

症例1　膠芽腫（70歳代女性）

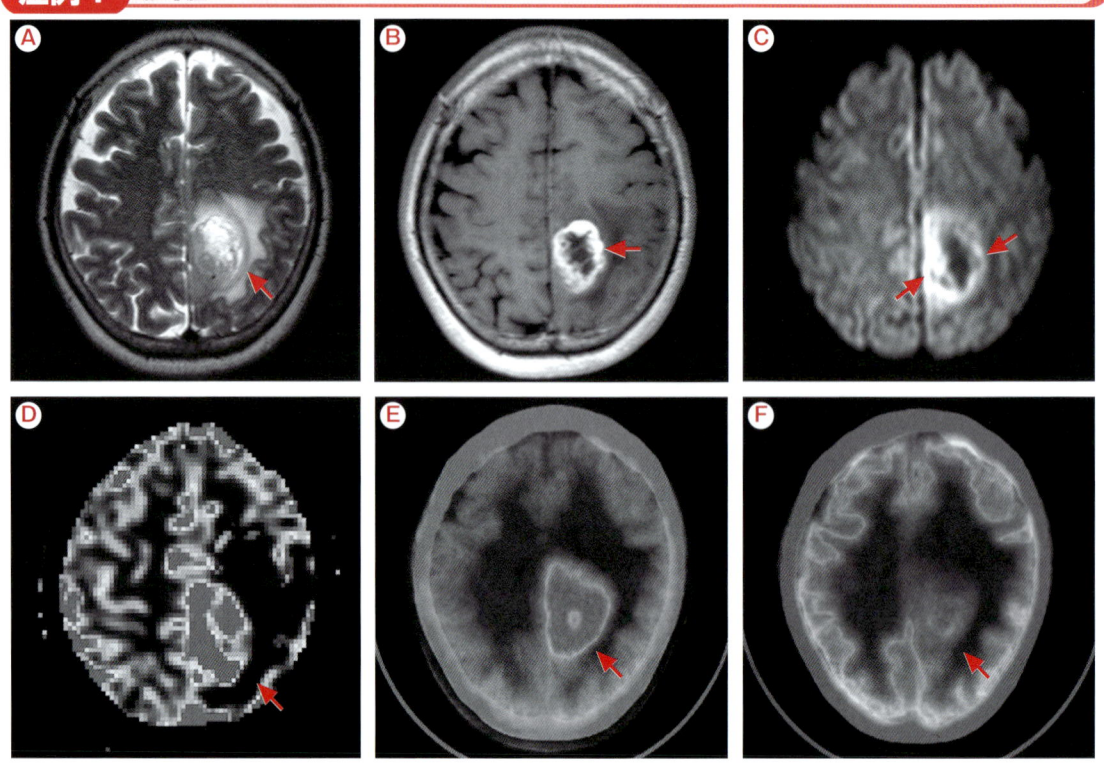

Ⓐ FLAIR像　Ⓑ造影T1強調像　Ⓒ拡散強調像　ⒹMR灌流画像（rCBV）　Ⓔmethionine PET-CT
Ⓕ FDG PET-CT

2カ月ほど前から記銘力低下，失書，右半身感覚異常などの症状が出現し，徐々に増悪してきた．
Ⓐ左頭頂葉皮質下白質に高信号を呈する腫瘍あり（➡）．周囲にT2延長域を伴う．
Ⓑ腫瘍はリング状増強効果を呈する（➡）．
Ⓒ増強される部分には拡散の低下を認める（➡）．
ⒹrCBVの高度増加を認める（➡）．
ⒺⒻmethionine PET-CTでは腫瘍部分に高度の集積あり（Ⓔ➡）．一方FDG PET-CTでの集積は軽度である（Ⓕ➡）．
（Ⓓ～Ⓕはp.8カラーアトラス参照）

症例2　膠芽腫（70歳代女性）

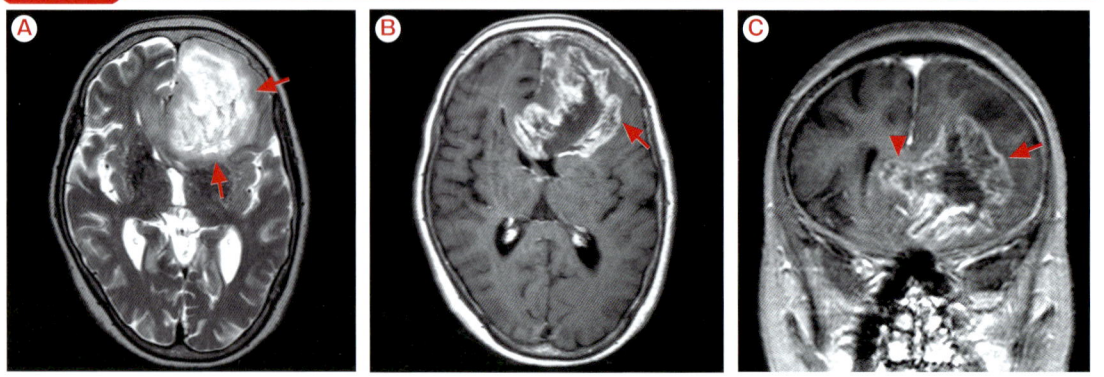

Ⓐ T2強調像　Ⓑ造影T1強調像　Ⓒ造影T1強調冠状断像

（次頁へつづく）

(前頁のつづき)
- Ⓐ 左前頭葉を中心とする巨大な腫瘍を認め（→），内部は不均一な高信号を示す．周囲に T2 延長域を伴い基底核や側脳室を強く圧排している．
- ⒷⒸ 腫瘍は内部に壊死を伴い，不整なリング状増強効果を認める（→）．腫瘍の一部は腫大した脳梁膝部を介して対側に浸潤している（Ⓒ▶）．

症例3　膠芽腫（60歳代女性）

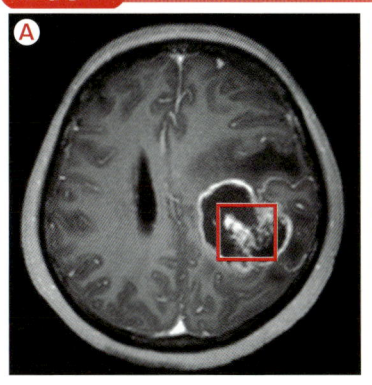

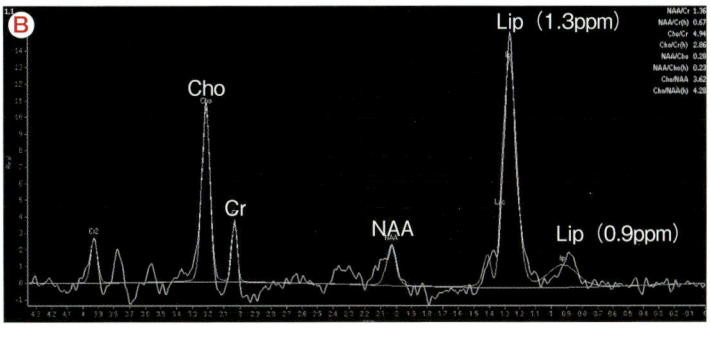

Ⓐ 造影T1強調像　Ⓑ MRS

- Ⓐ 左頭頂葉白質にリング状増強効果を示す不整な腫瘍性病変あり（□：MRS測定部位）．
- Ⓑ MRSにて NAA/Cho 比の低下と Cho/Cr 比の上昇，ならびに Lip の著明なピーク（1.3 ppm，0.9 ppm）が出現している．

症例4　膠芽腫（70歳代男性）

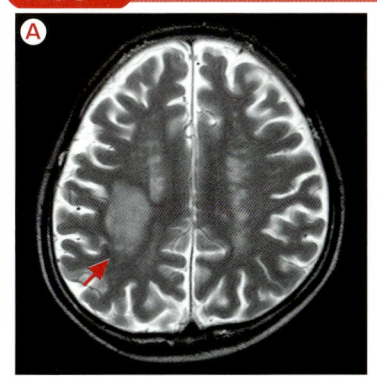

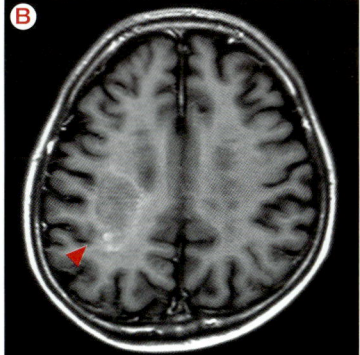

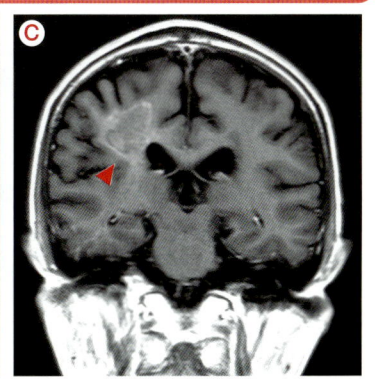

Ⓐ T2強調像　Ⓑ 造影T1強調像　Ⓒ 造影T1強調冠状断像

- Ⓐ 右頭頂葉白質内に限局性の淡い高信号域あり（→）．
- ⒷⒸ 腫瘍辺縁にわずかな線状〜一部結節状の増強効果を認める（▶）．内部の増強効果は乏しいが壊死ははっきりしない．
術後早期に再発し，このときは明瞭なリング状増強効果を伴う腫瘍が出現した（非提示）．

疾患解説

1. 疾患概念

神経グリア系腫瘍のなかで最も悪性度の高い腫瘍（WHO分類 grade IV）．成人のテント上腫瘍のなかで最も高頻度で，原発性脳腫瘍の9.0％，星細胞系腫瘍の約1/3を占める．あらゆる年齢層に発症するが好発年齢は退形成性星細胞腫より高く（55〜69歳），男性に多い．いかなる治療にも抵抗性で，予後はきわめて不良である（5年生存率は約6.9％）．

症状は局所神経症状，頭痛や性格変化などに引き続き，痙攣発作で発症することが多い．

症例5 膠芽腫（70歳代男性）

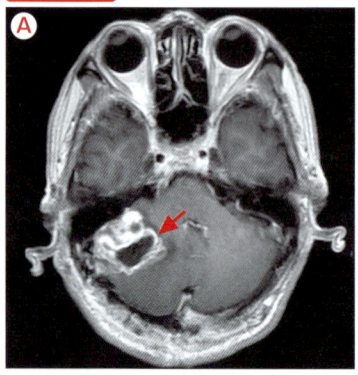

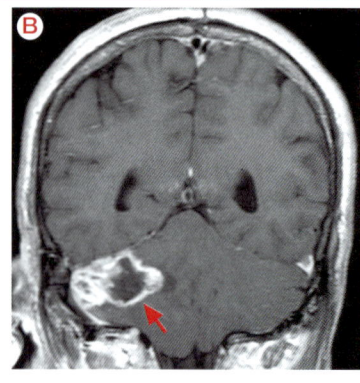

Ⓐ造影T1強調像
Ⓑ造影T1強調冠状断像

ⒶⒷ右小脳半球に腫瘍性病変あり，不整なリング状増強効果を呈する（→）．小脳の膠芽腫は稀であり，非典型的な所見を呈することも多い．

　原発性（*de novo*）と二次性膠芽腫に分けられ，両者は組織学的には類似するが脱分化の遺伝子変異パターンや経路が異なる．原発性膠芽腫は全体の9割以上を占め，高齢者に多く数カ月以内に急激に発育し，治療に抵抗性である．残りの1割弱が二次性膠芽腫で，より若年層に認められる．

　現在悪性神経膠腫に対する治療薬としてテモゾロミド（テモダール®），ベバシズマブ（アバスチン®），カルムスチン（ギリアデル®）が用いられている．使用後の治療経過において，テモゾロミドによるpseudoprogression，ベバシズマブでのpseudoresponceなどの画像所見が知られており，治療効果判定には注意が必要である．

2．典型的画像所見（症例1〜5）

　側頭葉，前頭葉，頭頂葉の皮質下〜深部白質に好発するがしばしば2葉以上にわたって進展し，脳梁を介した対側半球への進展も認められる．稀に（0.5〜1％）多発性を示し，また多中心性に発生することもある（3〜8％）．

　出血や壊死により内部は不均一，また腫瘍内部の悪性度も均一でなく，多彩なMRI所見を示す．**典型的には境界不明瞭で浸潤性に発育し中心部に壊死を伴い，不均一で厚いリング状増強効果を呈する**．腫瘍周囲にはT2強調像にて広範に高信号域を認め，浮腫ならびに腫瘍浸潤が混在した所見と考えられ，**増強されない部分にも腫瘍細胞が広がっている**．拡散強調像では細胞密度が高い部分では拡散が制限され，高信号を示す．そのほかの所見として灌流画像における脳血液量（rCBV）高値やMR spectroscopy（MRS）での異常所見〔コリン（Cho）上昇，クレアチン（Cr）やN-アセチルアスパラギン酸（NAA）低下，乳酸（Lac）や脂質（Lip）ピークの出現〕，methionine-PETにおける集積亢進などがある（症例1，3）．

3．鑑別疾患

退形成性星細胞腫（p.80 第2章2）：内部の明らかな壊死や出血などはなく，リング状の増強効果も認めないとされるが鑑別はしばしば困難である．

転移性脳腫瘍（p.177 第2章24）：類円形で皮髄境界に好発し，周囲浮腫は均一な信号を示す．既往歴のはっきりしない場合は鑑別が難しい．

悪性リンパ腫（鑑別1）（p.168 第2章22）：均一な増強効果を示し，強い拡散制限により拡散強調像では高信号を示す．

脳膿瘍（p.186 第3章2）：通常はリング状の増強効果を示すが，腫瘍に比べ周囲の造影リングが比較的平滑でT2強調像で軽度低信号，また拡散強調像で膿瘍腔は著明な高信号を示す．

鑑別 1　悪性リンパ腫（60歳代女性）

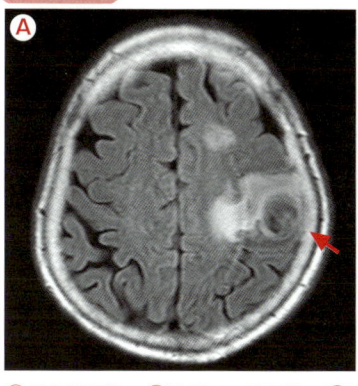

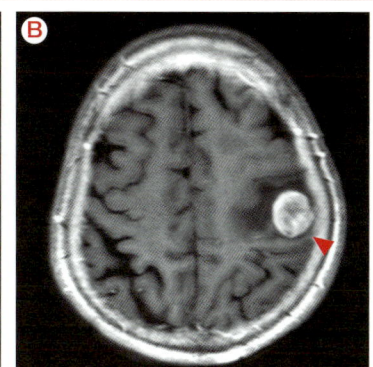

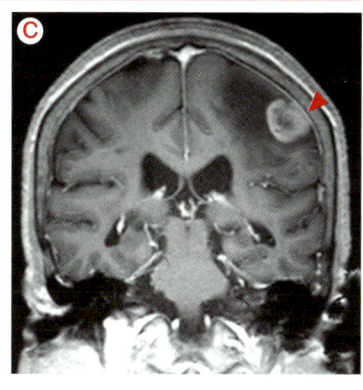

Ⓐ T2強調像　Ⓑ造影 T1強調像　Ⓒ造影 T1強調冠状断像

Ⓐ左頭頂葉に軽度低信号を呈する類円形腫瘤あり（→），周囲にT2延長域を伴っている．
ⒷⒸ腫瘤は強く増強されている（▶）．内部は不均一で中心部で増強効果がやや低下している．
膠芽腫や転移との鑑別が困難な症例であった．

＜参考文献＞

1) Belden, C. J., et al. : Genetics of glioblastoma : a window into its imaging and histopathologic variability. Radiographics, 31 : 1717-1740, 2011
2) Louis, D. N., et al. : The 2007 WHO classification of tumours of the central nervous system. Acta Neuropathol, 114 : 97-109, 2007
3) Torii, K., et al. : Correlation of amino-acid uptake using methionine PET and histological classifications in various gliomas. Ann Nucl Med, 19 : 677-683, 2005

第2章 脳腫瘍

2 退形成性星細胞腫
anaplastic astrocytoma

平塚義康, 菊池恵一, 三木 均

症例1　退形成性星細胞腫（30歳代男性）

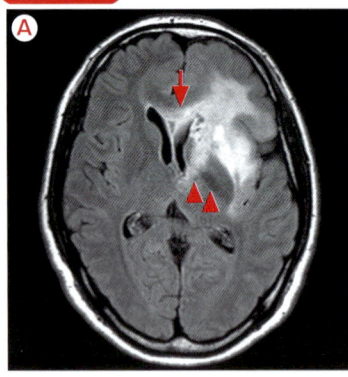

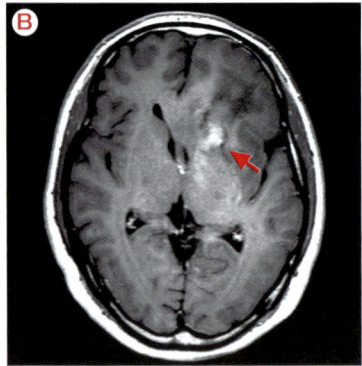

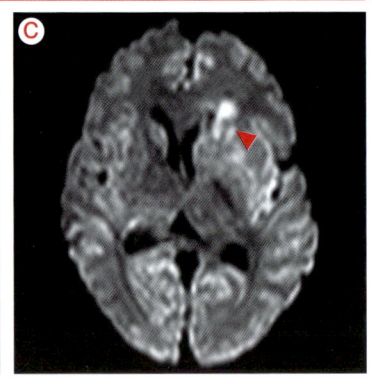

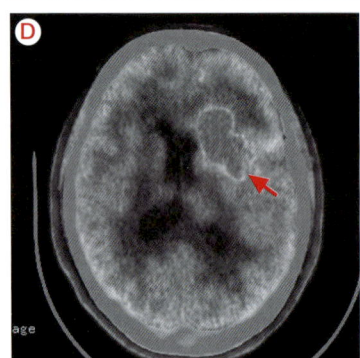

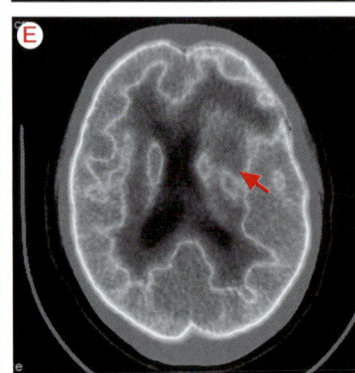

Ⓐ FLAIR像　Ⓑ 造影T1強調像
Ⓒ 拡散強調像
Ⓓ methionine PET-CT
Ⓔ FDG PET-CT

突然の全身痙攣にて発症，救急搬送された．

- Ⓐ 左前頭葉白質主体に不均一な高信号域が広がっている．mass effect（▶）を伴い，側脳室や基底核に圧排性変化（→）を生じている．
- Ⓑ 病変部は不均一な低〜等信号を示し，一部に増強効果を認める（→）．
- Ⓒ 増強された部分は拡散強調像で高信号を示す（→）．ADCは低値であり（非提示），細胞密度の高さが示唆される．
- Ⓓ 腫瘍には高度のメチオニン集積を認める（→）．
- Ⓔ FDGの集積は軽度である（→）．
（ⒹⒺは，p.8カラーアトラス参照）

症例2　退形成性星細胞腫（30歳代女性）

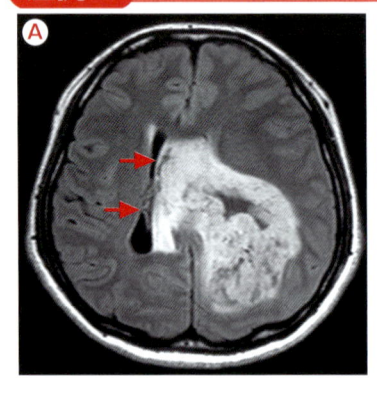

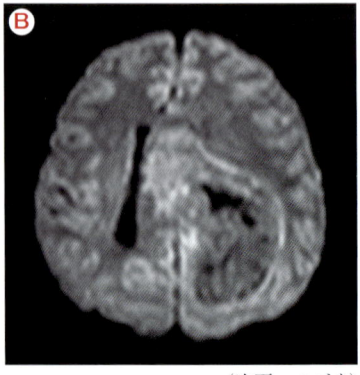

Ⓐ FLAIR像　Ⓑ 拡散強調像
Ⓒ 造影T1強調像
Ⓓ 造影T1強調冠状断像

突然の痙攣発作と意識消失にて発症．

- Ⓐ 左側脳室内〜左頭頂葉にかけて高信号を示す巨大な腫瘤性病変があり，内部には不均一な低信号域を伴う．側脳室を強く圧排している（→）．
- Ⓑ 腫瘍内部は不均一な低〜等信号である．
- ⒸⒹ 内部は不均一に増強されているが，全体としては増強効果に乏しい．腫瘍は比較的境界明瞭で，周囲脳実質の圧排を生じている（→）．浮腫は目立たない．

（次頁へつづく）

(前頁のつづき)

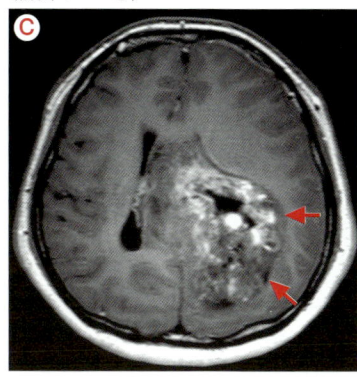

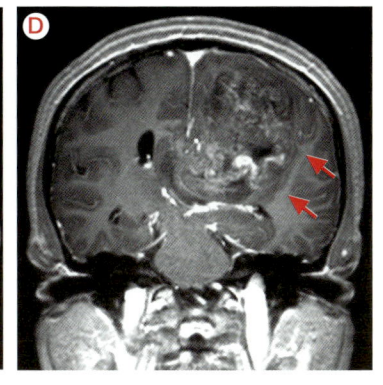

症例3　退形成性星細胞腫（50歳代男性）

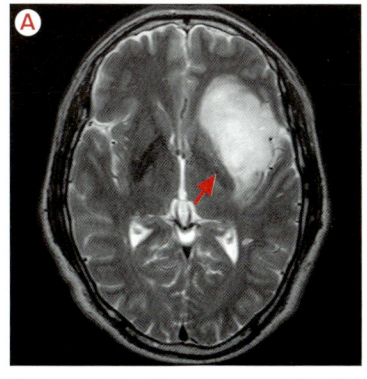

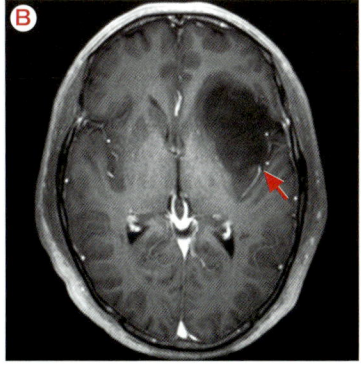

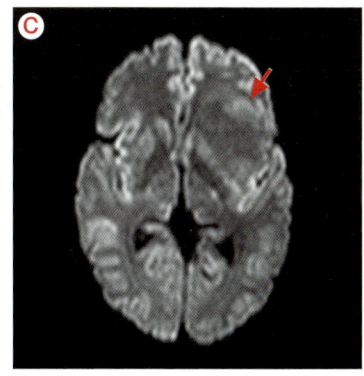

Ⓐ T2強調像　Ⓑ造影T1強調像　Ⓒ拡散強調像

Ⓐ左前頭葉に著明な高信号を示す腫瘍があり，左基底核を軽度圧排している（→）．
Ⓑ腫瘍はT1強調像で低信号であり（→），明らかな増強効果は認めない．
Ⓒ腫瘍辺縁部には拡散強調像で淡い高信号を認める（→）．
　増強効果に乏しく，びまん性星細胞腫との鑑別が困難であった．

症例4　退形成性星細胞腫（50歳代男性）

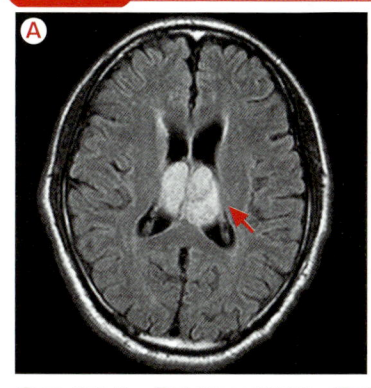

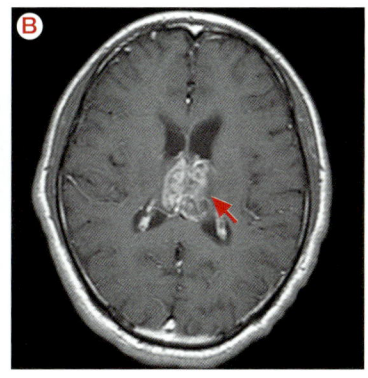

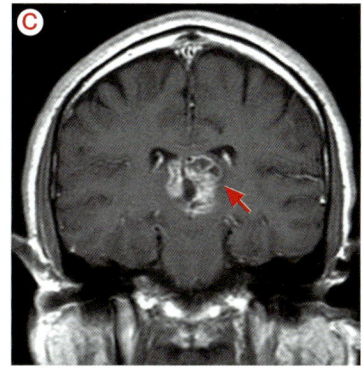

Ⓐ FLAIR像　Ⓑ造影T1強調像　Ⓒ造影T1強調冠状断像

Ⓐ両側視床内側〜第3脳室に高信号を呈する腫瘍を認める（→）．周囲のT2延長域は認められない．
ⒷⒸ腫瘍内部には不均一な増強効果が認められ（→），一部に増強不良域を伴う．
　視床から発生する退形成性星細胞腫は稀である．

鑑別 1　脳膿瘍（30歳代男性）

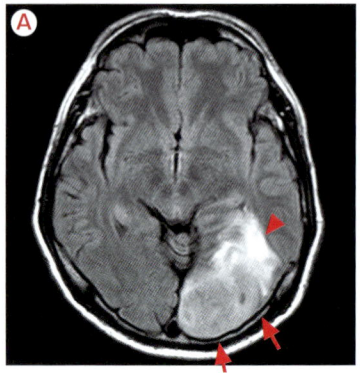

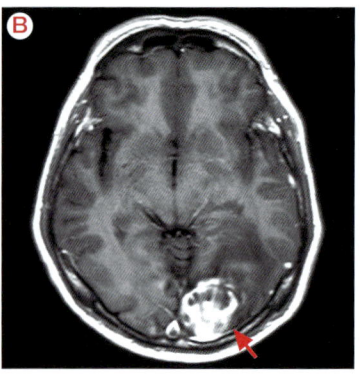

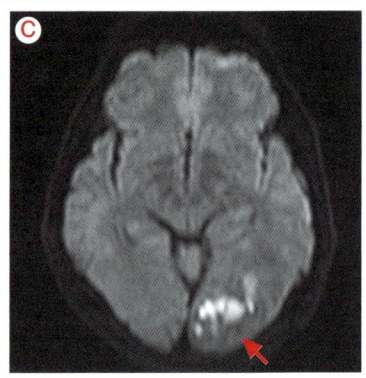

Ⓐ FLAIR画像　Ⓑ 造影T1強調像　Ⓒ 拡散強調像

Ⓐ左後頭葉に不均一な腫瘤状高信号域あり（→）．周囲には浮腫（▶）を伴う．
Ⓑ腫瘍は強く不均一に増強される（→）．
Ⓒ病変内部の膿瘍腔が高信号領域として描出されている（→）．

疾患解説

1．疾患概念

　増殖能亢進と退形成を示すびまん浸潤性星細胞腫（WHO分類 grade Ⅲ）．びまん性星細胞腫の脱分化により生じる場合と原発性（de novo）があり，**再発をくり返して膠芽腫に進展する傾向がある**．男性にやや多く，好発年齢はびまん性星細胞腫と膠芽腫の中間（50〜69歳）である．

　症状はびまん性星細胞腫とほぼ同様である（てんかん，局所神経症状，頭蓋内圧亢進など）．びまん性星細胞腫が脱分化した場合は症状が急速に増悪する．好発部位も同様に大脳半球皮質下白質であり，前頭葉や側頭葉に多い．小児では脳幹・視床にも認められる．予後は不良で5年生存率は20％程度である．

2．典型的画像所見（症例1〜4）

　皮質下白質を主体としてMRIのT2強調/FLAIR像で境界不明瞭な高信号，T1強調像で不均一な低信号を呈する．**画像所見はびまん性星細胞腫と膠芽腫の中間的所見を示し，しばしばそれぞれの所見が混在する**．

　びまん性星細胞腫に比べ境界不明瞭で内部不均一，mass effectが強い．出血を伴うこともあるが膠芽腫と異なり明らかな壊死はない．**増強効果はほとんど増強されないものから顕著なものまでさまざまであり，悪性度が高くなると内部不均一となる**．腫瘍周囲には浮腫や腫瘍浸潤と考えられる信号変化を伴う．拡散強調像では腫瘍は低〜等信号を示すことが多く，灌流画像での脳血液量（rCBV）はびまん性星細胞腫よりも高い．methionine PET-CTでは腫瘍への集積を認め（症例1），その集積程度は悪性度と相関するとの報告[3]がある．

3．鑑別疾患

びまん性星細胞腫（p.84第2章3）：増強効果に乏しく，浮腫が弱い．形態も辺縁が比較的整である．
膠芽腫（p.76第2章1）：増強効果が強く，リング状の増強効果を呈する．浮腫や変性なども強いが，しばしば鑑別困難．
乏突起細胞系膠腫（p.93第2章5）：より皮質を侵す傾向があり，粗大な棍棒状の石灰化を伴い増強効果は少ない．
脳膿瘍（鑑別1）（p.186第3章2）：通常はリング状の増強効果を示し，拡散強調像で膿瘍腔は著明な高信号を示す．
多発性硬化症（鑑別2）（p.238第4章1）：より若年発症であり，病変のmass effectは乏しくリング状増強効果（open-ring sign）を呈しうる．

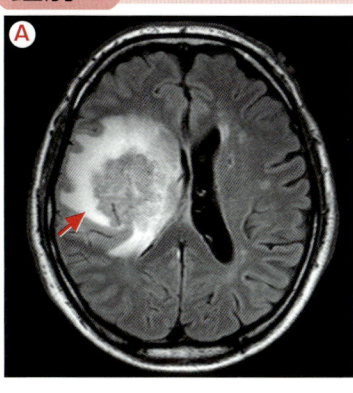

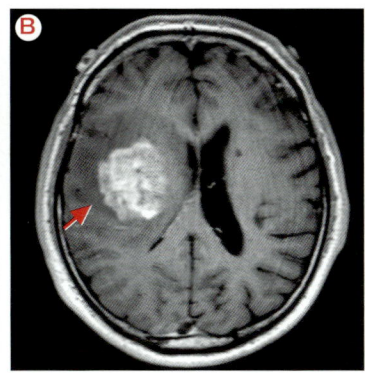

鑑別2　多発性硬化症（tumefactive MS）（50歳代男性）

Ⓐ **FLAIR像**　Ⓑ **造影T1強調像**

Ⓐ 右前頭葉白質を中心に広範な浮腫を伴う巨大な腫瘤様病変あり，周囲脳実質や側脳室の圧排を伴う（→）．

Ⓑ 病変の内部には不均一で強い増強効果を認める（→）．

単発であり，退形成性星細胞腫〜膠芽腫，脳転移などとの鑑別が困難な症例であった．

<参考文献>

1) See, S. J., et al. : Anaplastic astrocytoma : diagnosis, prognosis, and management. Semin Oncol, 31 : 618-634, 2004
2) Cha, S. : Update on brain tumor imaging : from anatomy to physiology. AJNR, 27 : 475-487, 2006
3) Kato, T., et al. : Metabolic assessment of gliomas using 11C-methionine, [18F] fluorodeoxyglucose, and 11C-choline positron-emission tomography. AJNR, 29 : 1176-1182, 2008

第2章 脳腫瘍

3 びまん性星細胞腫
diffuse astrocytoma

平塚義康, 菊池恵一, 三木 均

症例1 びまん性星細胞腫（50歳代女性）

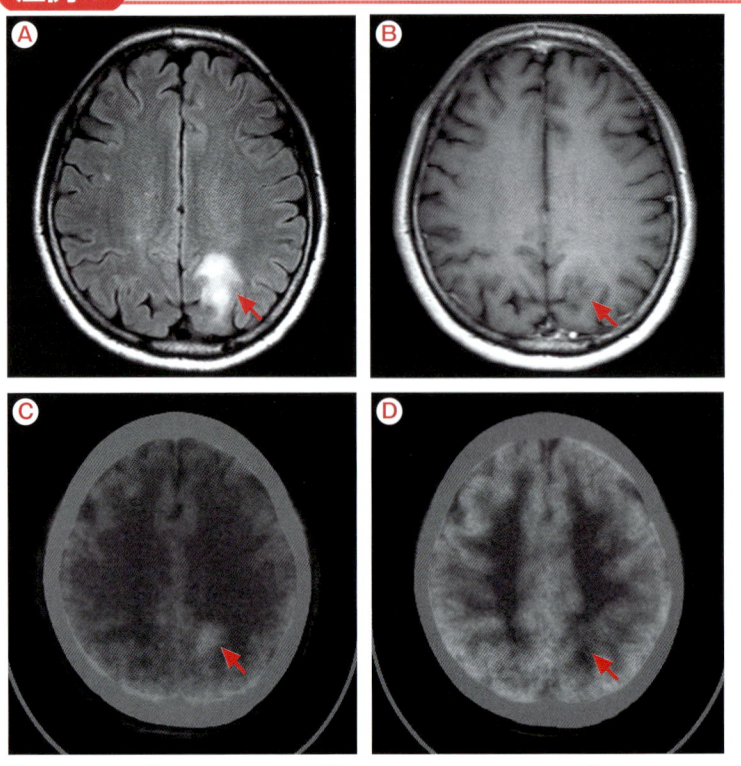

Ⓐ FLAIR像　Ⓑ 造影T1強調像　Ⓒ methionine PET-CT　Ⓓ FDG PET-CT

Ⓐ 左頭頂葉白質に辺縁の不整な高信号域を認める（→）.
Ⓑ 病変部はごく淡い低信号を示すが増強効果は認めない（→）.
Ⓒ 病変部にメチオニンの集積を認める（→）.
Ⓓ FDG集積は明らかではない（→）.
　（ⒸⒹはp.9カラーアトラス参照）

症例2 びまん性星細胞腫（50歳代男性）

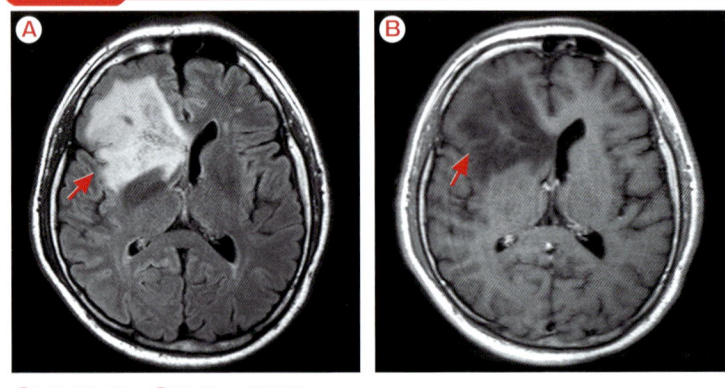

Ⓐ T2強調像　Ⓑ 造影T1強調像

Ⓐ 右前頭葉皮質下〜深部白質に異常高信号域あり（→）, 側脳室や基底核を圧排している.
Ⓑ 病変は不均一な低信号を呈し（→）, 内部に増強効果は認めない.

症例3　びまん性星細胞腫（70歳代男性）

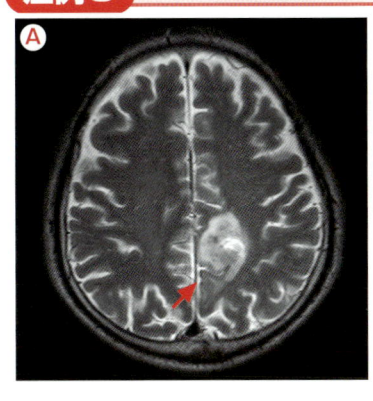

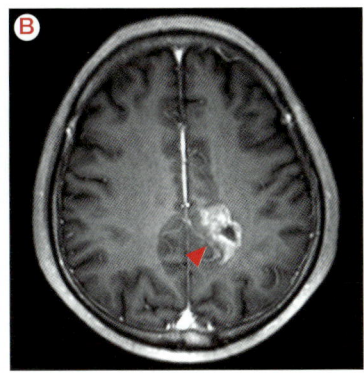

Ⓐ T2強調像　Ⓑ 造影T1強調像

Ⓐ 左頭頂葉皮質下白質に不均一な高信号を示す腫瘤を認める（→）．周囲の浮腫は軽度である．

Ⓑ 病変は不均一に増強され，一部リング状を呈している（▶）．

術前診断では膠芽腫が疑われたが，全摘後にびまん性星細胞腫と病理診断された．

症例4　gliomatosis cerebriと疑われたびまん性星細胞腫（30歳代女性）

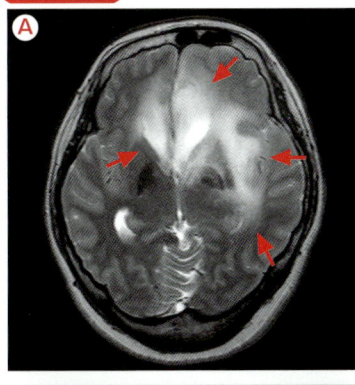

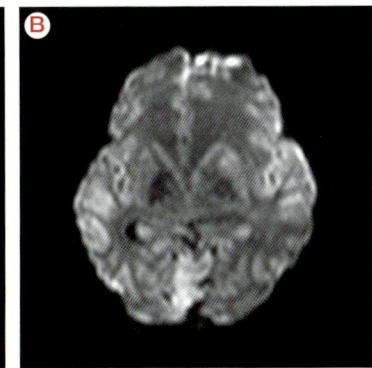

Ⓐ T2強調像　Ⓑ 拡散強調像
Ⓒ 造影T1強調像
Ⓓ 造影T1強調冠状断像

Ⓐ 両側前頭葉〜左側頭葉内側に広範な高信号域を認める（→）．

Ⓑ 拡散強調像では異常信号は認めない．

ⒸⒹ 軽度のmass effectを示す不均一な低信号域（→）が広がっている．明らかな増強効果は認めない．

生検による病理診断はびまん性星細胞腫であった．

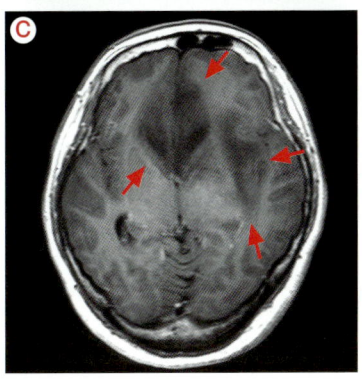

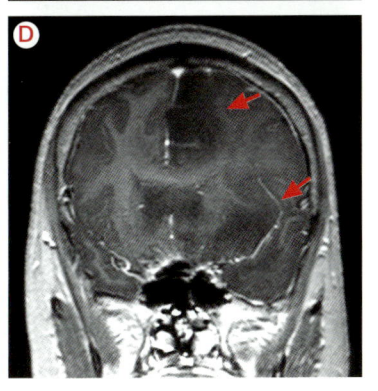

疾患解説

1．疾患概念

　高分化の星細胞性腫瘍細胞がびまん性に浸潤する緩徐発育性の腫瘍（WHO分類 grade Ⅱ）．原発性脳腫瘍の7.5％，神経膠腫の27.5％を占める．悪性度は低いが浸潤性であり，予後は必ずしもよくない（5年生存率は65％）．男性にやや多く30〜50歳代に好発（ピークは40〜44歳），小児期にも約20％の発生を認め小児原発性脳腫瘍の19％を占める（第1位）．約10％に悪性転化を認め，再発例では50〜75％が悪性転化している．

　初発症状はてんかんが多く，しばしば片麻痺や頭痛を伴う．成人では前頭葉や側頭葉白質に多く後頭葉には少ない．小児では小脳半球に多く，脳幹（橋，延髄）や視路にも好発する．

gliomatosis cerebri：明確な腫瘤を形成せず，2葉以上の脳葉に腫瘍性の異型膠細胞がびまん性に浸潤するものと定義される．脳梁などを介して反対側に浸潤し，両側性を示すものが多い．悪性神経

症例5　悪性化を伴う gliomatosis cerebri（50歳代女性）

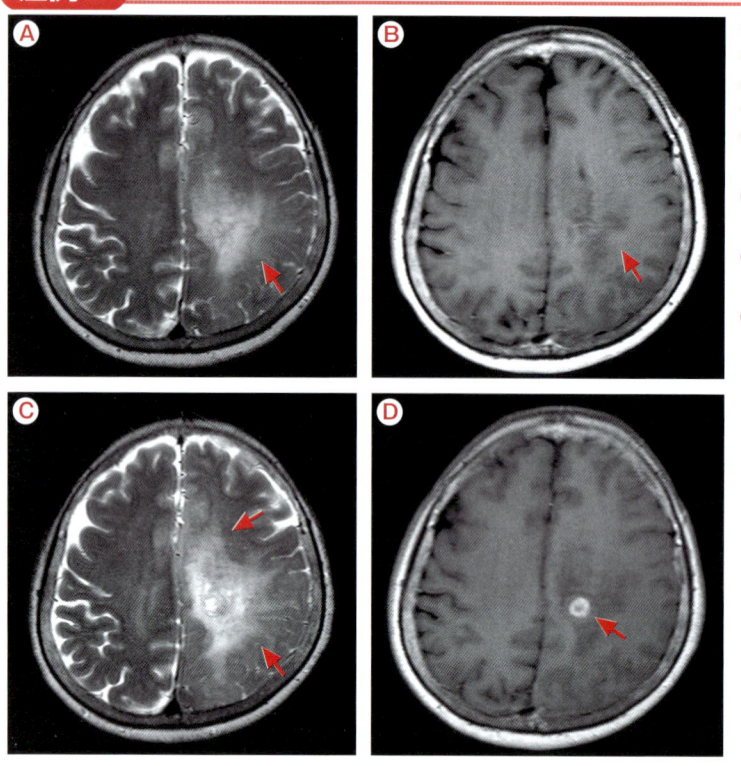

Ⓐ T2強調像　Ⓑ 造影T1強調像
Ⓒ T2強調像（10カ月後）
Ⓓ 造影T1強調像（10カ月後）

Ⓐ 左頭頂葉～前頭葉白質にかけてびまん性に広がる高信号域（→）あり.
Ⓑ 内部は不均一で淡い低信号（→）を認めるが，明らかな増強効果は認めない.
Ⓒ 10カ月後，白質の高信号域は拡大しており（→），腫瘍浸潤が示唆される.
Ⓓ 病変内には新たに増強される結節が出現している（→）.
このあと手術が施行され増強される部分は膠芽腫と病理診断された.

膠腫の2.9％を占め，WHO分類gradeは大部分がgrade Ⅲに相当する（一部はgrade Ⅱ）. 症状は非特異的で，病変の広がりに比し症状は軽いとされる. 40～50歳代での頻度が高いがあらゆる年齢で起こり，性差はない. しばしば治療抵抗性であり予後は概して不良である.

2．典型的画像所見（症例1～3）

病変の主座は皮質下白質であり，比較的境界明瞭で内部は比較的均一，mass effectは少ない. 壊死や出血，周囲の浮腫もほとんどない. T1強調像では低～等信号で，増強効果はない，もしくは軽微である. T2強調像では非特異的な高信号，拡散強調像は等信号～軽度低信号を示す. 約15～20％で石灰化を伴う. 経過中に新たに増強される部分が出現した場合には悪性転化が示唆される.

gliomatosis cerebri（症例4，5）：T2強調像やFLAIR像にて白質を中心に境界不明瞭な高信号域が広範に広がり，灰白質にも進展する. T1強調像やCTではしばしば同定困難. mass effectは一般に少なく，既存の構造は破壊されない. 増強効果は通常ほとんど認められないか，一部にわずかに認められるのみ. 拡散能の低下はほとんどみられない. 強い増強効果は悪性化を示唆する.

3．鑑別疾患

1）びまん性星細胞腫

脳梗塞（p.16第1章1）：発症が急であり，病変の分布が血管支配領域に一致する. 急性期梗塞は拡散強調像で高信号を示す. また経過にて短期間に所見が変化する.

脳炎（p.233第3章14）：病変の分布や症状，経過などから判断する.

皮質形成異常：皮質下白質の異常信号を認める. 通常は病変範囲が小さい.

退形成性星細胞腫（p.80第2章2），乏突起膠腫（p.93第2章5）などほかの神経膠腫（鑑別1）：病変の信号パターンや増強効果の程度，石灰化，病変の主座，周囲への広がりなどで判断する.

鑑別 1　膠芽腫（70歳代男性）

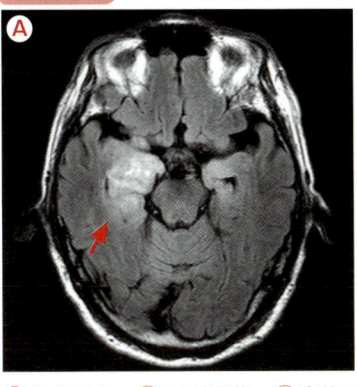

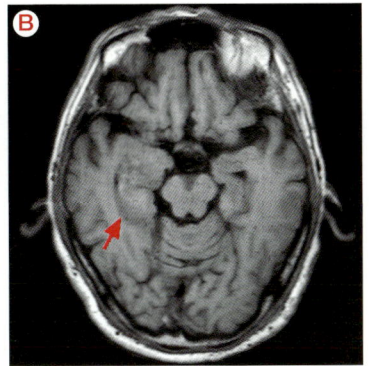

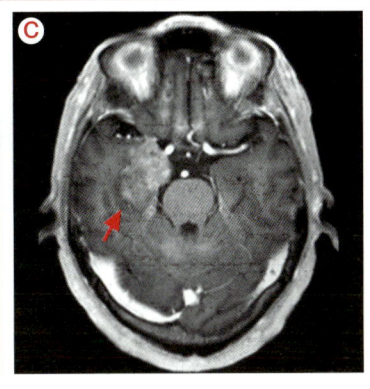

ⒶFLAIR像　ⒷT1強調像　Ⓒ造影T1強調像

Ⓐ右側頭葉内側に高信号を示す病変があり（→），脳実質は軽度腫張している．周囲の浮腫性変化は目立たない．
Ⓑ病変は不均一な軽度低信号を示す（→）．
Ⓒ病変部には全体に不均一で淡い増強効果を認める（→）．リング状増強効果は示さない．

2）gliomatosis cerebri

非腫瘍性白質病変（虚血性変化や膠原病などの血管炎，脳炎，多発性硬化症などの脱髄性疾患，進行性多巣性白質脳症，各種代謝性疾患など）：病変の広がりに対し症状が比較的軽度であることや経時的変化に乏しいことなどから総合的に判断する．

＜参考文献＞

1) Lee, E. J., et al. : Preoperative grading of presumptive low-grade astrocytomas on MR imaging : diagnostic value of minimum apparent diffusion coefficient. AJNR, 29 : 1872-1877, 2008
2) Wessels, P. H., et al. : Supratentorial grade Ⅱ astrocytoma : biological features and clinical course. Lancet Neurol, 2 : 395-403, 2003
3) del Carpio-O'Donovan, R., et al. : Gliomatosis cerebri. Radiology, 198 : 831-835, 1996
4) Desclée, P., et al. : Gliomatosis cerebri, imaging findings of 12 cases. J Neuroradiol, 37 : 148-158, 2010

第2章 脳腫瘍

4 毛様細胞性星細胞腫
pilocytic astrocytoma

井料保彦，平井俊範

症例1　毛様細胞性星細胞腫（小脳虫部）（8歳女児）

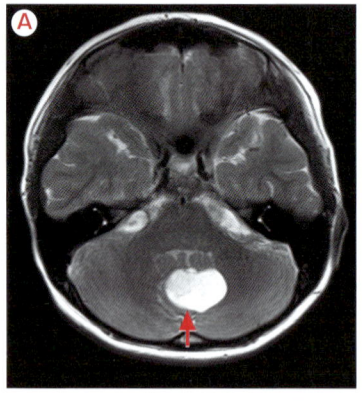

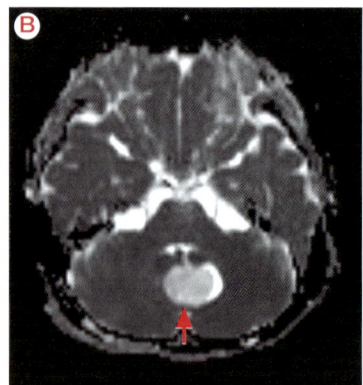

Ⓐ T2強調像　Ⓑ ADCマップ
Ⓒ 造影T1強調像
Ⓓ 造影T1矢状断像

Ⓐ 小脳虫部に著明な高信号（→）を呈する境界明瞭な腫瘍を認める．周囲に明らかな浮腫はみられない．

Ⓑ 充実部（→）のADC値は$1.8×10^{-3} mm^2$/秒と高値である．

ⒸⒹ 腫瘍の一部に増強効果（→）を認める．

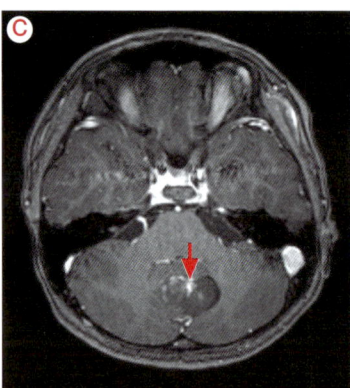

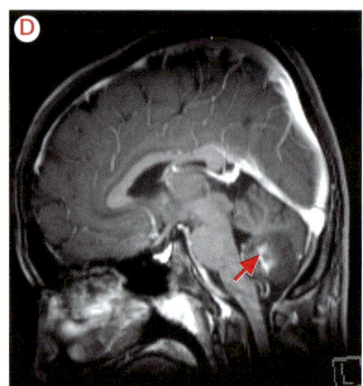

症例2　毛様細胞性星細胞腫（側頭葉）（40歳代男性）

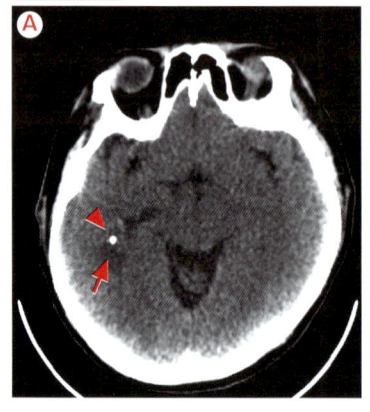

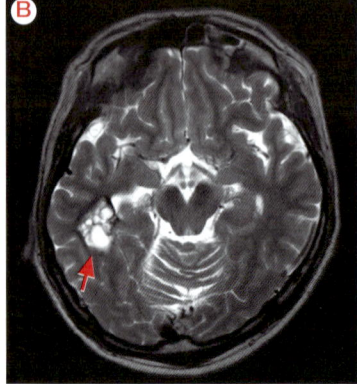

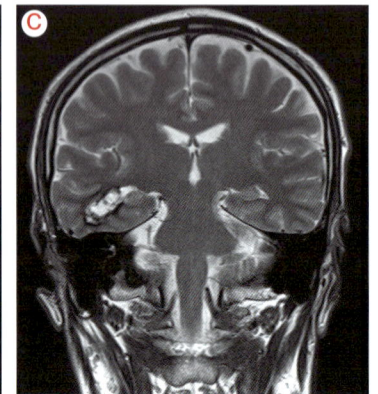

（次頁へつづく）

(前頁のつづき)

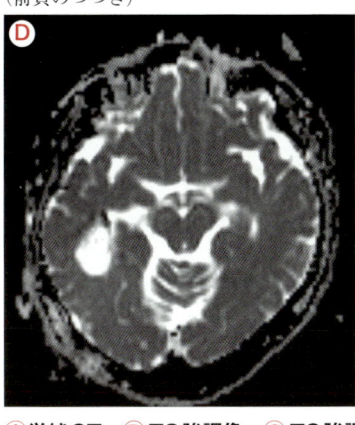

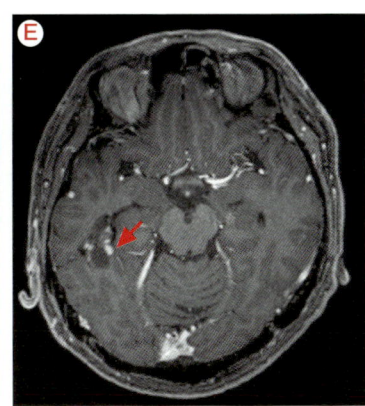

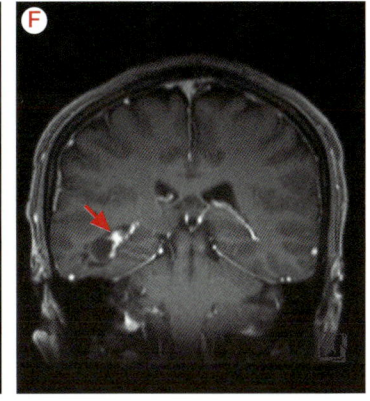

Ⓐ単純CT　ⒷT2強調像　ⒸT2強調冠状断像　ⒹADCマップ　Ⓔ造影T1強調像　Ⓕ造影T1強調冠状断像

Ⓐ右側頭葉の側脳室側角の近傍白質に石灰化（▶）を伴う低吸収域（→）を認める．
ⒷⒸ腫瘍は主に多房性の囊胞構造を呈する．病変の辺縁部に低信号域（→）がみられ，ヘモジデリンの沈着が疑われるが，腫瘍の境界は比較的明瞭で周囲の浮腫性変化は乏しい．
Ⓓ腫瘍のADC値は$1.5\times10^{-3}\,mm^2/$秒と高値である．
ⒺⒻ腫瘍の辺縁や囊胞壁がやや厚くなっており，増強（→）されている．

症例3　毛様細胞性星細胞腫（延髄）（20歳代男性）

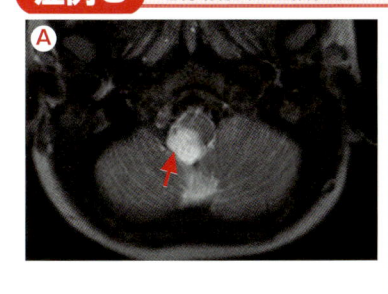

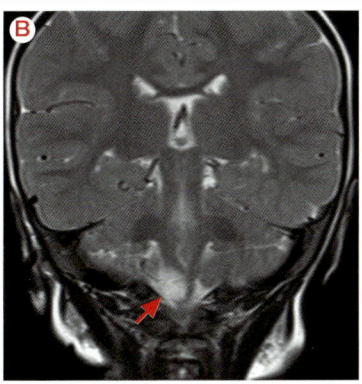

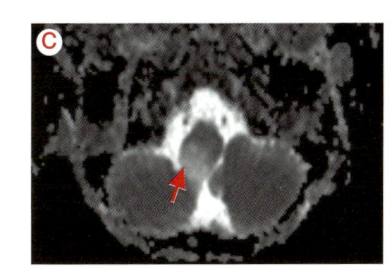

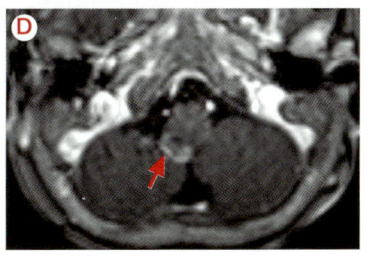

ⒶT2強調像　ⒷT2強調冠状断像　ⒸADCマップ　Ⓓ造影T1強調像

ⒶⒷ延髄右背側に強い高信号（→）を呈する境界明瞭な腫瘤を認める．
Ⓒ充実部（→）のADC値は$1.9\times10^{-3}\,mm^2/$秒と高値である．
Ⓓ腫瘍（→）は不均一な増強効果を示す．

症例4　毛様細胞性星細胞腫（第3脳室～視床下部）（18歳男性）

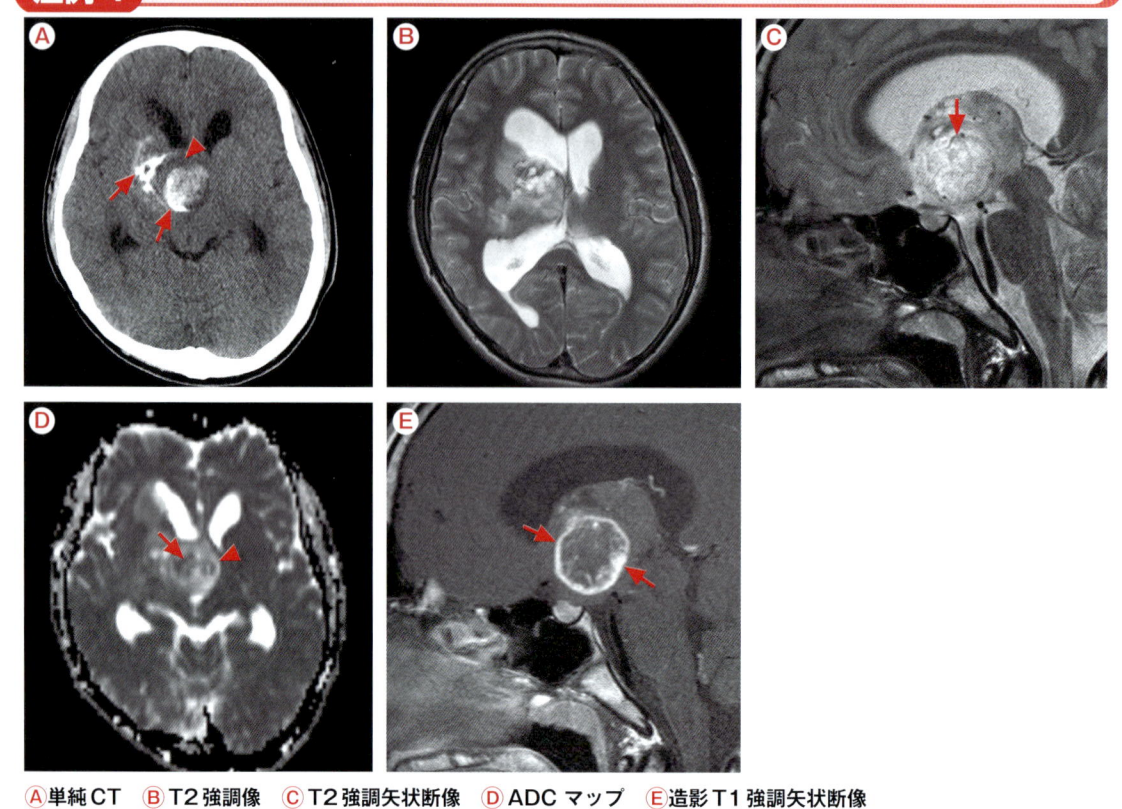

Ⓐ 単純CT　Ⓑ T2強調像　Ⓒ T2強調矢状断像　Ⓓ ADCマップ　Ⓔ 造影T1強調矢状断像

Ⓐ鞍上部から第3脳室に石灰化を伴う腫瘤（→）を認める．右側の視床下部や基底核，尾状核にも石灰化がみられる．腫瘤によりMonro孔が圧排（▶）され，軽度の水頭症を認める．

ⒷⒸ腫瘍は主に高信号を呈し，一部囊胞構造がみられる．辺縁には低信号のヘモジデリン沈着が疑われる．また，病変にはflow void（Ⓒ→）がみられ，MRA元画像（非提示）で多数の小動脈と一致する．

Ⓓ辺縁（▶）のADC値は$1.3×10^{-3}$ mm^2/秒であるが，中心部（→）には$0.8×10^{-3}$ mm^2/秒程度の低い領域もみられる．石灰化部を反映している可能性はある．

Ⓔ腫瘍はリング状の増強効果（→）を呈し，内部の増強効果は乏しい．

術前診断は胚細胞腫瘍（germ cell tumor）であったが，術後の病理で毛様細胞性星細胞腫と診断された．

疾患解説

1．疾患概念

　毛様細胞性星細胞腫は毛髪様の細長い突起をもつ紡錘形細胞からなる限局性星細胞腫であり，組織学的に腫瘍細胞が束をなして増生する充実性部分と細胞密度が低い海綿状部分からなるbiphasic patternが特徴的でWHO分類grade Ⅰに属する．毛様細胞性星細胞腫は**20歳未満発生が80％以上**，50歳以上ではきわめて稀である．毛様細胞性星細胞腫の亜型としてWHO分類grade Ⅱの毛様類粘液性星細胞腫（pilomyxoid astrocytoma）があるが，乳幼児に好発し，視床下部・視交叉部にみられることが多い．

　毛様細胞性星細胞腫は中枢神経のあらゆる部位に発生するが，**小児はテント下（小脳に約60％）に好発**し，続いて視神経，視交叉/視床下部や第3脳室に多い（約30％）．そのほか，脳幹，視床/基底核や大脳半球に発生する．また，神経線維腫症1型（NF1）の15％に毛様細胞性星細胞腫がみられ，視路に好発する．逆に視路に生じた毛様細胞性星細胞腫の約1/3はNF1である．毛様類粘液性星細胞腫は視交叉/視床下部に最も多い（約60％）．

症例5　毛様類粘液性星細胞腫（視交叉）（5歳女児）

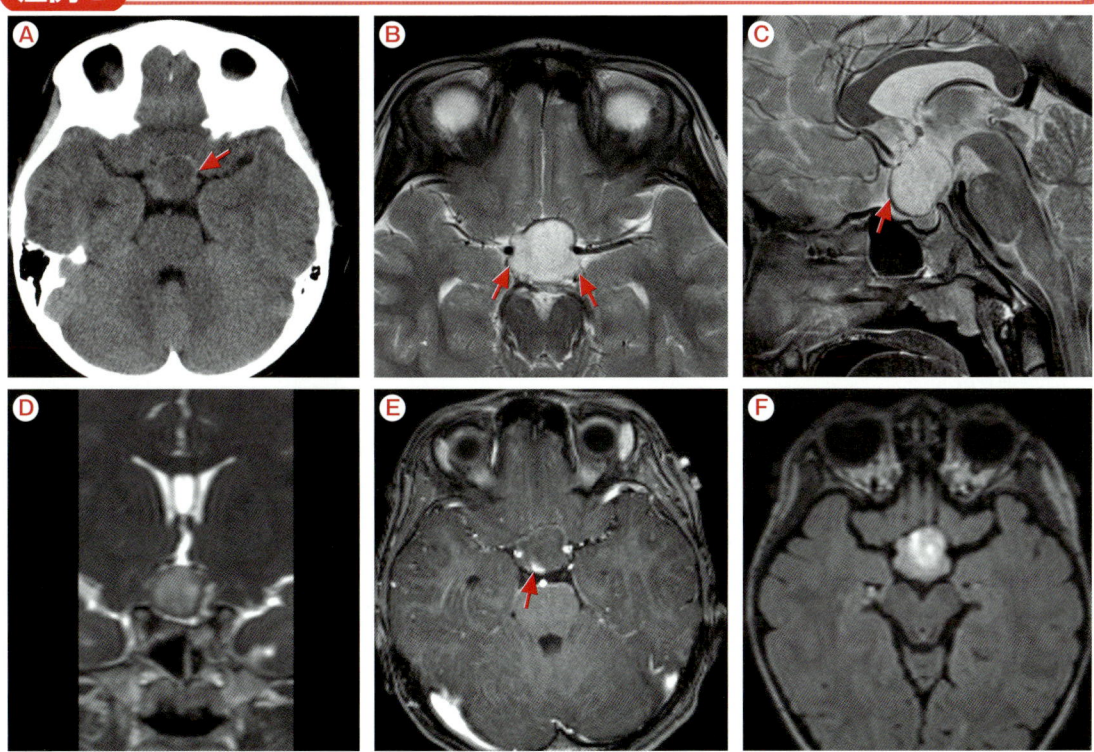

Ⓐ単純CT　ⒷT2強調像　ⒸT2強調矢状断像　ⒹMR cisternography（横断像に再構成）　Ⓔ造影T1強調像
Ⓕ造影3D-FLAIR像

Ⓐ鞍上部に低吸収域（→）を呈する腫瘤を認める．
Ⓑ腫瘍は比較的均一で著明な高信号（→）を呈し，周囲の浮腫性変化は乏しい．
ⒸⒹ腫瘍腹側に低信号帯（→）を認め，扁平化した正常視交叉と思われる．
Ⓔ腫瘍は全体的に淡く増強され，一部強く増強される部分（→）を認める．
Ⓕ造影3D-FLAIR像では増強効果がより明瞭になり，全体が増強されている．

2．典型的画像所見（症例1～5）

　毛様細胞性星細胞腫は**境界明瞭な周囲の浮腫性変化の乏しい腫瘤**である．充実部はT1強調像で低～等信号，T2強調像で高信号を示す．増強効果のパターンはさまざまで，囊胞と壁在結節を示すときは壁在結節のみが増強される．石灰化は20％程度にみられ，腫瘍内出血は少ない．拡散強調像で腫瘍充実部のADC値は高い傾向にある．灌流画像では腫瘍充実部は一般に低いrCBV（脳血液量）を示すことが多い．MR spectroscopy（MRS）では一般にコリン（Cho）や乳酸（Lac）の上昇，N-アセチルアスパラギン酸（NAA）低下を認め，悪性度の高い病変との区別が困難であることも多い．

　毛様類粘液性星細胞腫（症例5）は粘液基質を反映し，T2強調像で著明な高信号であり，拡散強調像で腫瘍充実部のADC値は毛様細胞性星細胞腫よりも高い傾向にある．比較的強い均一な増強効果を示す．**腫瘍内出血**は20％程度にみられ，T2*強調像での検出が有用である．

3．鑑別疾患

　　テント下症例では，**髄芽腫**（p.117第2章11），**上衣腫**（p.97第2章6）や**血管芽腫**（p.173第2章23）が鑑別にあがる．髄芽腫は拡散制限がみられること，上衣腫は第4脳室から生じることが多いこと，血管芽腫は中年成人に好発することや灌流画像で高いrCBVを示す点が鑑別点となる．

　　テント上症例では，**びまん性星細胞腫**（p.84第2章3），**高悪性度グリオーマ**，**多形黄色星細胞腫**や**神経節膠腫**（p.101第2章7）が鑑別にあがる．びまん性星細胞腫では囊胞部は少なく，石灰化は稀である．高悪性度グリオーマは腫瘍充実部のADC値は低い傾向にあるが，画像上は鑑別が困難であることも多い．多形黄色星細胞腫は囊胞を伴いやすく，囊胞と壁在結節を示すこともある．神経節膠腫は石灰化や囊胞を伴うことが多く，灌流画像で高いrCBVを示す傾向にある．

＜参考文献＞

1）「Osborn's brain」（Osborn, A. G., ed.），Amirsys, Manitoba, 2012
2）Murakami, R., et al.：Magnetic resonance imaging of pilocytic astrocytomas：usefulness of the minimum apparent diffusion coefficient（ADC）value for differentiation from high-grade gliomas. Acta Radiol, 49：462-467, 2008

第2章　脳腫瘍

5　乏突起膠腫
oligodendroglioma

平塚義康, 菊池恵一, 三木　均

症例1　乏突起膠腫（30歳代男性）

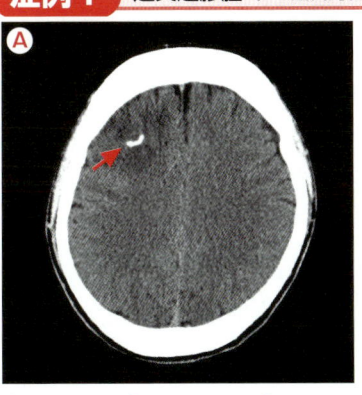

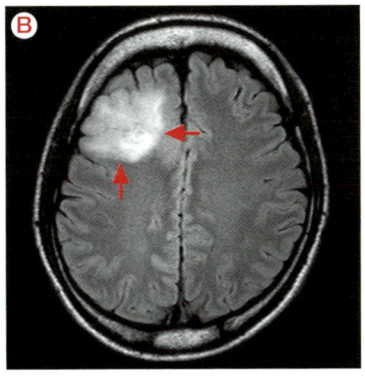

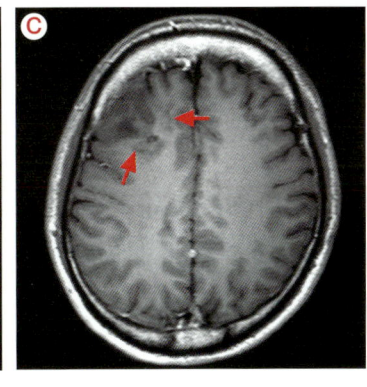

A 単純CT　**B** FLAIR像　**C** 造影T1強調像

Ⓐ 右前頭葉皮質〜皮質下には不均一な低吸収域あり, 内部に線状/棍棒状の石灰化を伴う（→）.
Ⓑ 右前頭葉に広がる病変は軽度不均一な高信号を示す（→）.
Ⓒ 病変部は淡く不均一な低信号を呈しているが（→）, 明らかな増強効果は認めない.

症例2　乏突起膠腫（60歳代男性）

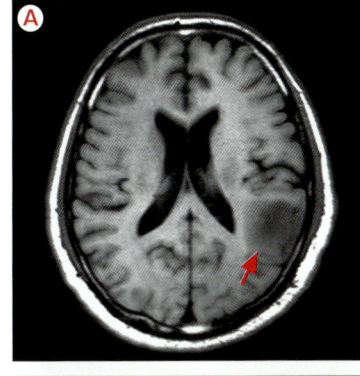

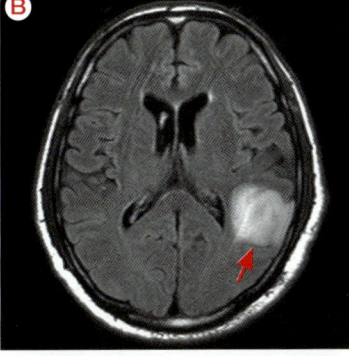

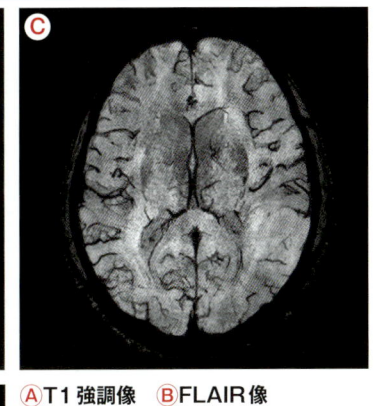

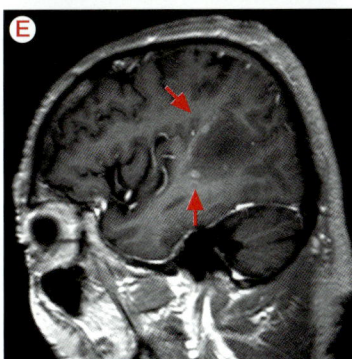

Ⓐ T1強調像　Ⓑ FLAIR像
Ⓒ 磁化率強調像　Ⓓ 造影T1強調像
Ⓔ 造影T1強調矢状断像

Ⓐ 左側頭葉皮質〜皮質下白質に限局性の淡い低信号域を認める（→）.
Ⓑ 同部位は淡く均一な高信号を示す（→）.
Ⓒ 内部には出血や石灰化を示唆する低信号は認められない.
ⒹⒺ 腫瘍辺縁部に一層の増強効果や結節状増強効果を認める（→）.

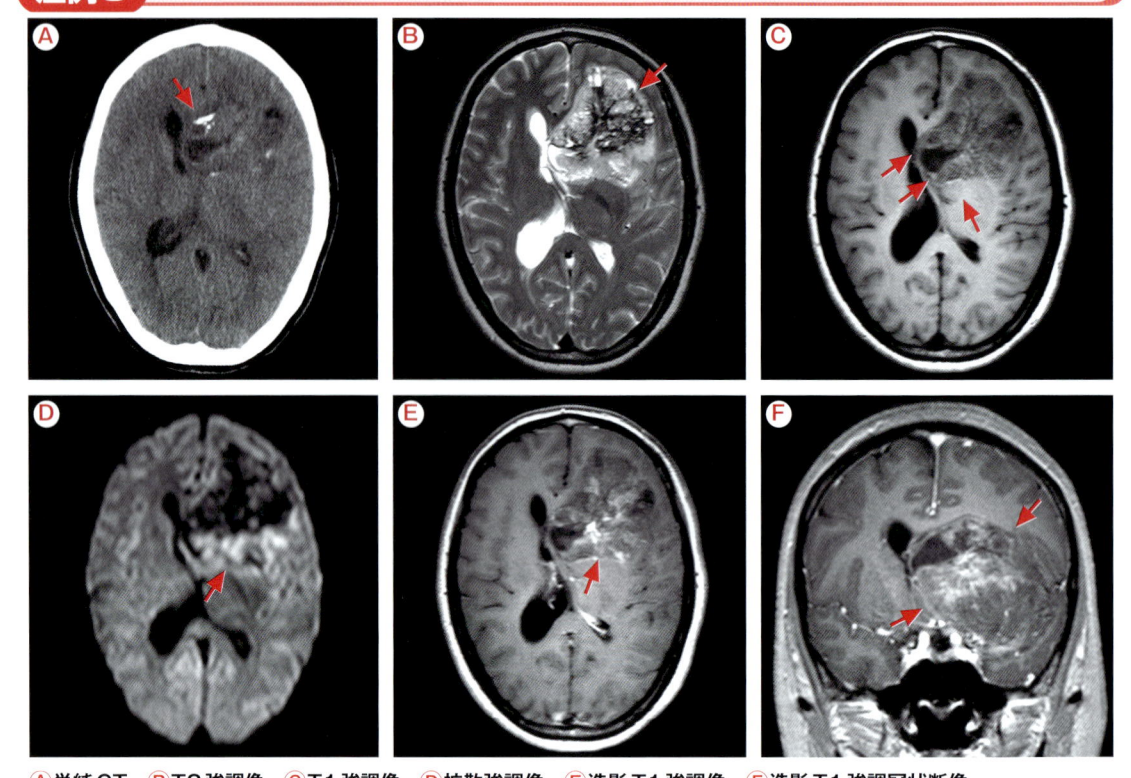

症例3　退形成性乏突起膠腫（40歳代女性）

Ⓐ単純CT　ⒷT2強調像　ⒸT1強調像　Ⓓ拡散強調像　Ⓔ造影T1強調像　Ⓕ造影T1強調冠状断像

3カ月前より頭痛と耳鳴が出現し，徐々に増悪．
Ⓐ左前頭葉に内部に嚢胞や石灰化（→）を伴う不整な腫瘤性病変あり．
Ⓑ腫瘤は不均一な高信号を示し，内部には低信号域が混在している（→）．周囲のT2延長域はほとんど認めない．
Ⓒ内部は不均一な等～低信号であり，側脳室や周囲脳実質を強く圧排している（→）．
Ⓓ腫瘍背側部分に不整な高信号域を認める（→）．
ⒺⒻ腫瘍内部は不均一に増強されるが，全体に増強効果は弱い（→）．

疾患解説

1．疾患概念

　乏突起膠細胞に類似した均一な腫瘍細胞で構成されるびまん性，浸潤性発育を示す腫瘍（WHO分類grade Ⅱ）である．原発性脳腫瘍の0.9％，グリア由来腫瘍の3.4％を占める．発育は緩徐であり，40～50歳代で発見されることが多く性差はない．痙攣発作や頭痛で発症することが多い．乏突起膠腫とびまん性星細胞腫の成分が混在することもあり，こちらは**乏突起星細胞腫**（WHO分類grade Ⅱ）と分類されている．

　退形成性変化を伴った乏突起膠腫を**退形成性乏突起膠腫**と呼び，WHO分類grade Ⅲに相当する．乏突起膠腫の15.8％を占め，初発時から退形成性乏突起膠腫の形態を示す場合と乏突起膠腫が再発をくり返して悪性化する場合がある．好発年齢は乏突起膠腫に比し高く，やや男性に多い．壊死や出血を伴いやすい傾向がある．

　5年生存率はそれぞれ乏突起膠腫で約80％，退形成性乏突起膠腫で70％前後とされる．

2．典型的画像所見

　85％はテント上（特に前頭葉）に発生する．星細胞系腫瘍と比較して脳の表層（皮質～皮質下）を侵**す傾向**があり，脳回が腫大し脳表に沿って進展する像を認め，発見時にはしばしば脳軟膜への浸潤を認める．画像上腫瘍の境界はしばしば比較的明瞭であり，浮腫は少ない．近接する骨にびらんを伴うこと

| 鑑別1 | 退形成性星細胞腫（40歳代女性） |

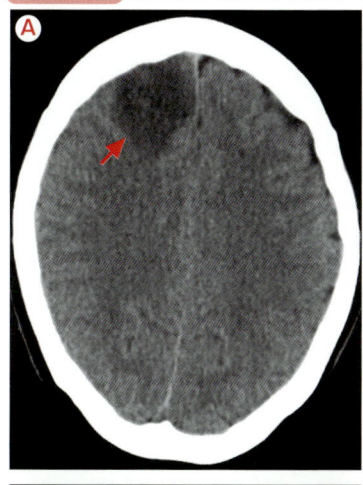

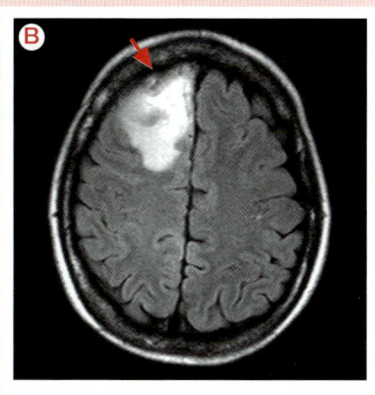

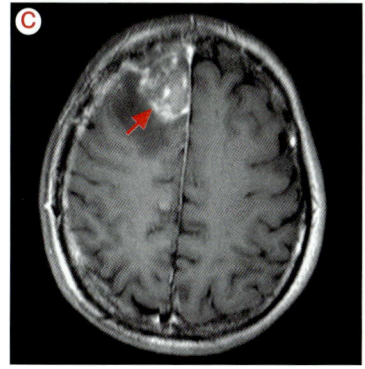

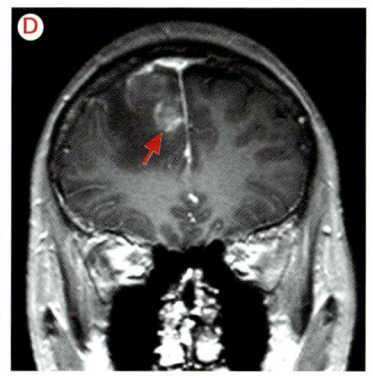

Ⓐ単純CT　Ⓑ FLAIR像　Ⓒ造影T1強調像　Ⓓ造影T1強調冠状断像

Ⓐ右前頭葉に限局性の低吸収域あり．明らかな石灰化などは伴っていない（➡）．
Ⓑ皮質〜皮質下に不整な高信号腫瘤あり（➡）．周囲には浮腫性変化を伴っている．
ⒸⒹ腫瘤は不均一に増強されている（➡）．病変は脳表を主体としており，（退形成性）乏突起膠腫との鑑別が困難であった．

がある．**70〜90％で結節状〜棍棒状，あるいは集塊状の石灰化**を伴う（症例1）．囊胞を伴うことも比較的多い（約20％）が，出血や壊死は比較的稀とされる（症例2）．T1強調像で灰白質に比し低〜等信号，T2強調像やFLAIR像では高信号を示す．増強効果はさまざまであり，半数程度が不均一に増強されるが通常軽度であり，全く増強されない場合も少なくない．拡散強調像では通常低〜等信号であるが，高信号を示す場合もあり悪性度を反映しているともいわれている．

　退形成性乏突起膠腫（症例3）では乏突起膠腫に比し腫瘍内出血の頻度が高く，増強効果もより強く認められるとされる．

3．鑑別疾患

胚芽異形成性神経上皮腫瘍（DNT），神経節膠腫：いずれも発症年齢が若い．神経節膠腫は側頭葉に好発する．

びまん性星細胞腫，退形成性星細胞腫（鑑別1）（p.80第2章2，p.84第2章3）：皮質下白質に発生し，皮質が保たれる傾向がある．石灰化を指標とした鑑別は困難とされる．

多形黄色星細胞腫（鑑別2）：囊胞性の皮質腫瘍で軟膜側に増強効果を示す壁在結節を認めることが特徴的．

鑑別2　多形黄色星細胞腫（20歳代女性）

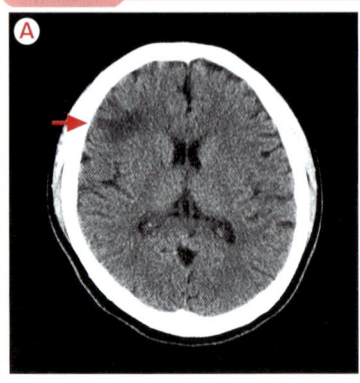

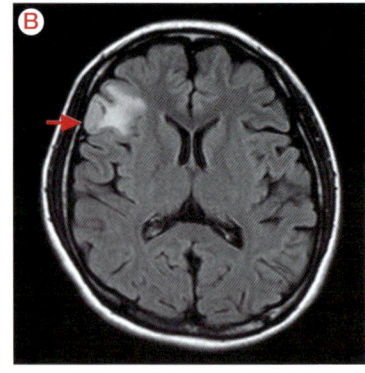

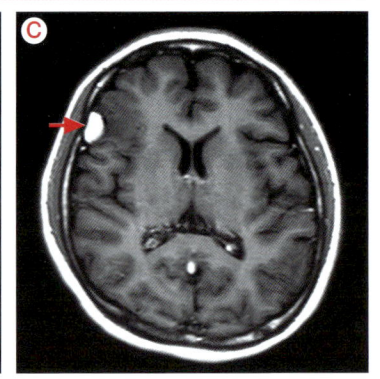

Ⓐ 単純CT　Ⓑ FLAIR像　Ⓒ 造影T1強調像

Ⓐ 右前頭葉皮質下白質に淡い低吸収域あり（→）．明らかな石灰化などは認めない．
Ⓑ 皮質〜皮質下に高信号を呈する類円形結節あり（→）．周囲白質に浮腫を伴う．
Ⓒ 結節は強く均一に増強される（→）．

＜参考文献＞

1) Koeller, K. K., et al. : From the archives of the AFIP : oligodendroglioma and its variants : radiologic-pathologic correlation. Radiographics, 25 : 1669-1688, 2005
2) Engelhard, H. H., et al. : Oligodendroglioma and anaplastic oligodendroglioma : clinical features, treatment, and prognosis. Surg Neurol, 60 : 443-456, 2003
3) White, M. L., et al. : Can tumor contrast enhancement be used as a criterion for differentiating tumor grades of oligodendrogliomas? AJNR, 26 : 784-790, 2005
4) Khalid, L., et al. : Imaging characteristics of oligodendrogliomas that predict grade. AJNR, 33 : 852-857, 2012

第2章 脳腫瘍

6 上衣腫
ependymoma

井料保彦，平井俊範

症例1　上衣腫（20歳代男性）

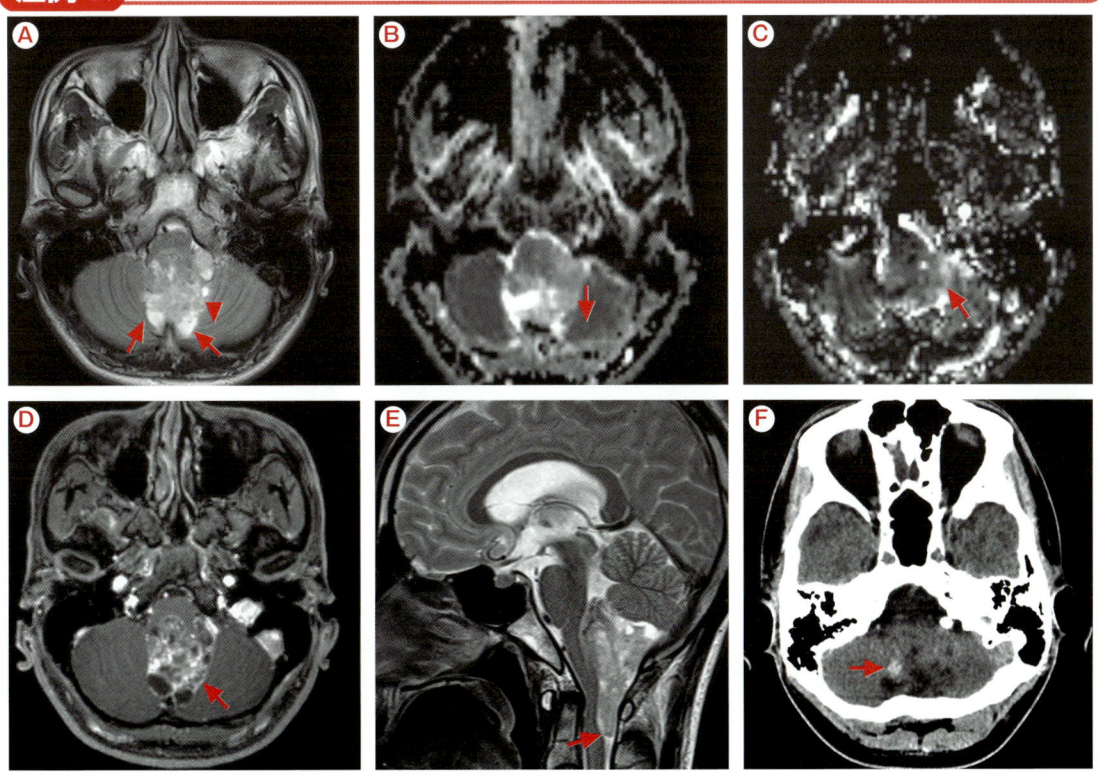

Ⓐ T2強調像　Ⓑ ADCマップ　Ⓒ 造影剤を用いた灌流画像　Ⓓ 造影T1強調像　Ⓔ T2強調矢状断像　Ⓕ 単純CT

Ⓐ第4脳室を中心に囊胞（→）を伴う腫瘍性病変を認める．充実部（▶）は淡い高信号を呈する．
Ⓑ充実部（→）のADC値は$1.2×10^{-3}$ mm^2/秒である．
Ⓒ脳血液量（rCBV）は対側と比較して2〜3倍程度の上昇（→）を認める．
Ⓓ充実部（→）には不均一な増強効果を認める．
Ⓔ腫瘍は頭尾方向に進展し，大孔を超え第2頸椎レベル（→）まで進展している．
Ⓕ充実部の一部に石灰化（→）を認める．

疾患解説

1．疾患概念

　脳室壁を構成する上衣細胞への分化の特徴を示すWHO分類grade Ⅱの腫瘍である．原則として脳室，髄液腔に関係して発生する．上衣腫はテント下の発生頻度が多く，**第4脳室内**にみられやすい．また，**テント上では脳室外の大脳白質**に最も多く，次に第3脳室や側脳室にみられる．非常に稀に大脳皮質に生じることや脳実質外で髄膜腫に類似することもある．

　上衣腫は小児の脳腫瘍の約10％を占めるが，発生部位により好発年齢が異なる．**テント下は主に小児期**に好発し，脊髄は30〜40歳の成人に多い．また，テント上は成人，小児いずれにもみられる．悪性型の退形成性上衣腫はWHO分類grade Ⅲに属し，テント上大脳白質発生の病変に多い．髄液播種の頻度が高い（30％）．

症例2　上衣腫（3歳女児）

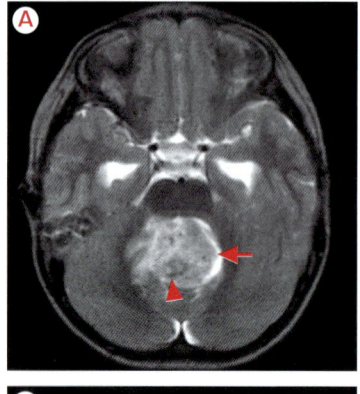

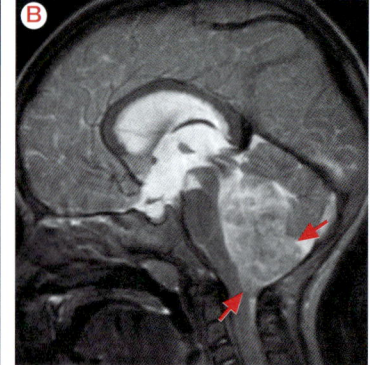

Ⓐ **T2強調像**　Ⓑ **T2強調矢状断像**
Ⓒ **造影T1強調像**　Ⓓ **造影T1矢状断像**

Ⓐ 第4脳室を中心に腫瘍性病変（→）を認める．主に高信号を呈し，一部低信号域（▶）が散見される．軽度の水頭症を認める．

Ⓑ 腫瘍はLuschka孔（→）やMagendie孔を通り，頭尾側方向に進展している．

ⒸⒹ 比較的強い増強効果を認めるが，増強不良域もあり，不均一である．

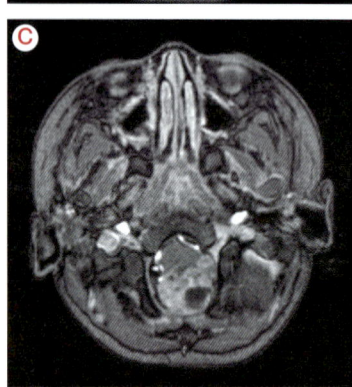

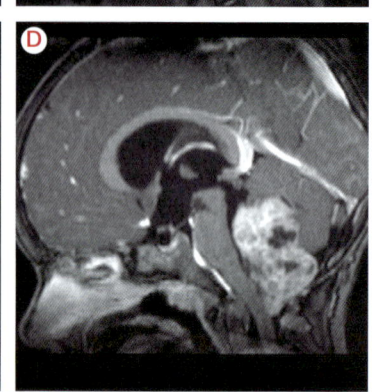

症例3　上衣腫（松果体部）（40歳代男性）

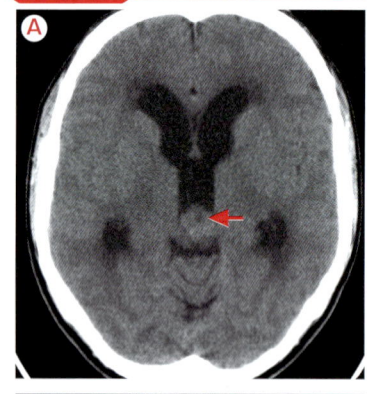

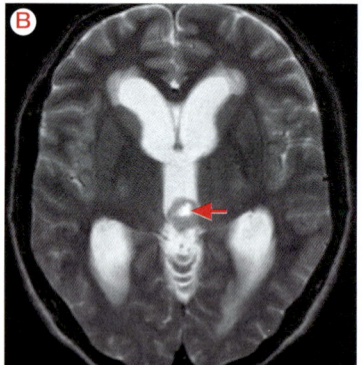

Ⓐ **単純CT**　Ⓑ **T2強調像**
Ⓒ **T2強調矢状断像**
Ⓓ **造影T1強調矢状断像**

Ⓐ 松果体部に境界明瞭な石灰化（→）を伴う腫瘤を認める．水頭症を伴う．

ⒷⒸ 腫瘤の中心部に囊胞成分（→）を認める．

Ⓓ 充実部（→）は比較的均一に強い増強効果を呈する．

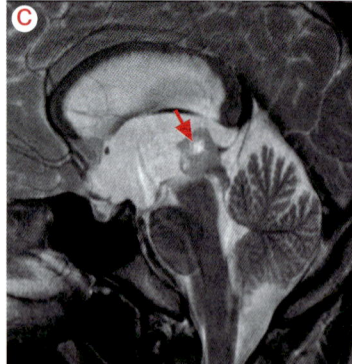

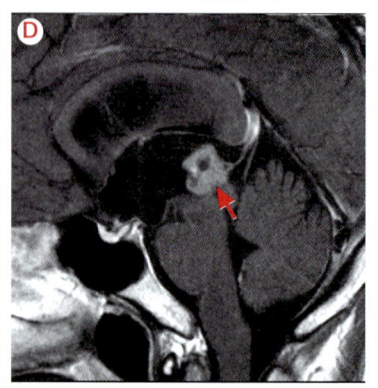

症例4　退形成性上衣腫（2歳男児）

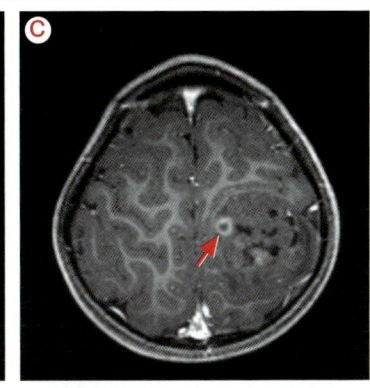

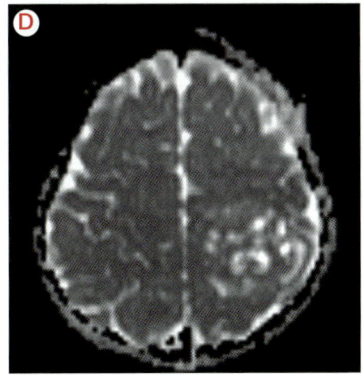

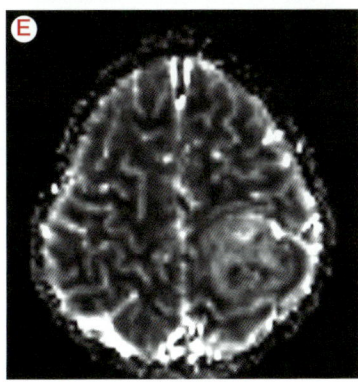

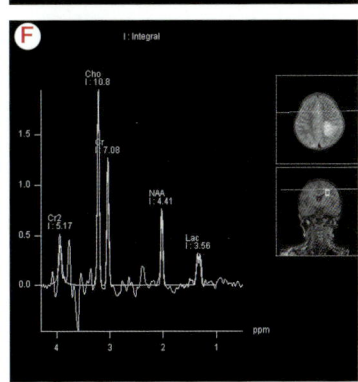

Ⓐ 単純CT　Ⓑ T2強調像　Ⓒ 造影T1強調像　Ⓓ ADCマップ　Ⓔ 灌流画像　Ⓕ MRS

Ⓐ 左前頭葉に高吸収と低吸収が混在する腫瘤（→）を認める.
Ⓑ 境界は比較的明瞭で高信号を呈する.
Ⓒ 腫瘍内にはリング状の増強効果（→）を認める.
Ⓓ ADC値は0.7×10^{-3} mm²/秒と低値である.
Ⓔ rCBVは対側の正常白質と比較して約3倍の上昇を認める.
Ⓕ Choの上昇, NAAの低下を認める.

2. 典型的画像所見（症例1〜5）

MRIでのT2強調像では**出血や囊胞, 壊死, 石灰化**を反映し, 不均一な高信号を呈することが多い. T1強調像では低信号を呈する. 増強効果は全く増強されないものから軽度〜中等度増強されるものまでさまざまで, 不均一なことが多い. T2*強調像では腫瘍に伴う出血や石灰化は低信号を示す.

石灰化の頻度は高い（50％）. **第4脳室上衣腫**はLuschka孔やMagendie孔を通り**くも膜下腔へ進展**することが多い. 水頭症（症例2, 3）や髄液播種をきたすこともある. 髄液播種の頻度は, 上衣腫では5％以下, 退形成性上衣腫では30％とされている. 灌流画像では高いrCBVを示すことが多い.

3. 鑑別疾患

テント下の症例では, **髄芽腫**（p.117第2章11）, **毛様細胞性星細胞腫**（p.88第2章4）, **脈絡叢乳頭腫**（p.105第2章8）や囊胞成分の少ない**血管芽腫**（p.173第2章23）が鑑別となるが, 前2者は小児に多い. 後頭蓋窩の**脈絡叢乳頭腫**は成人に多いが, 辺縁の凹凸が特徴的である.

テント上の症例では**星細胞系腫瘍**や**乏突起細胞系腫瘍**との鑑別は困難なことが多い.

大脳皮質を主体とする症例では**多形黄色星細胞腫**（PXA）（p.101第2章7）, **神経節膠腫**（p.101第2章7）, **毛様細胞性星細胞腫**などの表在に発生しやすい腫瘍との鑑別が必要となる. 若年者ではCNS-原始神経外胚葉性腫瘍（PNET）, 乳幼児では非定型奇形腫様/ラブドイド腫瘍（AT/RT）もあがる.

症例5　退形成性上衣腫（11歳女児）

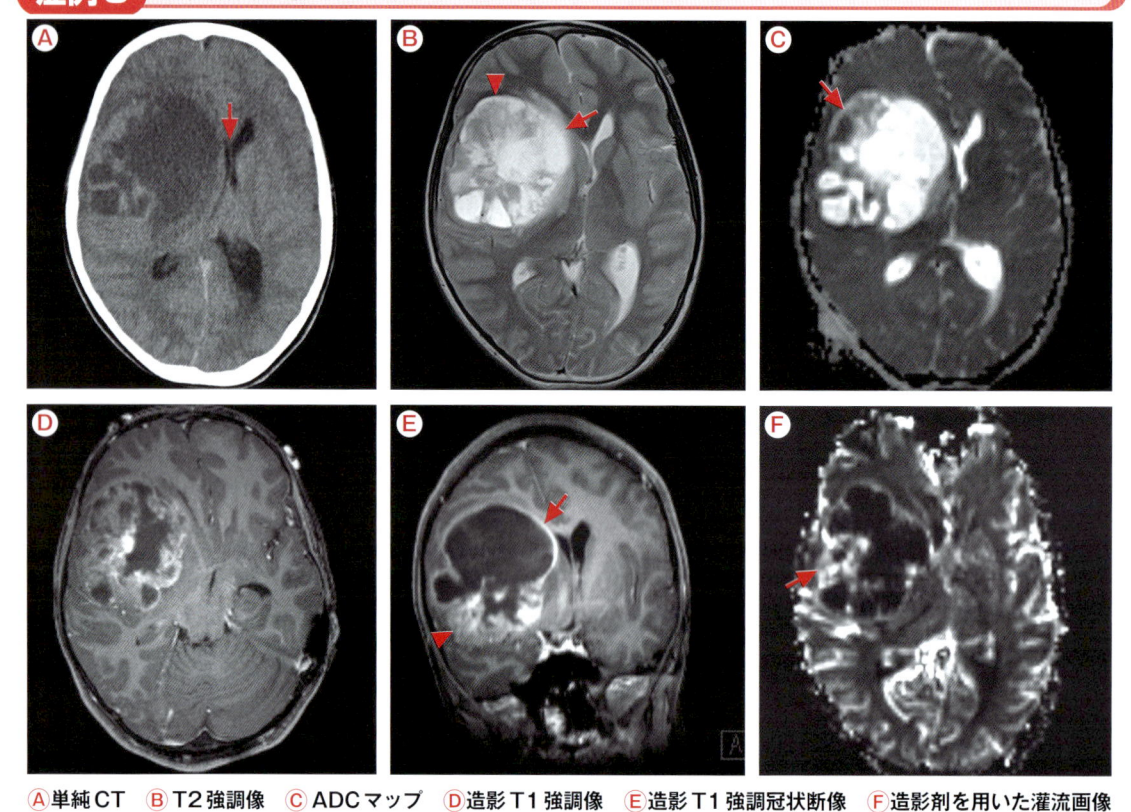

Ⓐ 単純CT　Ⓑ T2強調像　Ⓒ ADCマップ　Ⓓ 造影T1強調像　Ⓔ 造影T1強調冠状断像　Ⓕ 造影剤を用いた灌流画像

Ⓐ 右前頭葉から側頭葉にかけて高吸収と低吸収が混在する腫瘤を認める．正中構造は左側への軽度の偏位（→）を認める．
Ⓑ 境界は比較的明瞭で内部は囊胞部（→）と充実部（▶）が混在している．充実部は淡い高信号を呈する．
Ⓒ 充実部（→）のADC値は 0.67×10^{-3} mm^2/秒と低値である．
Ⓓ Ⓔ 充実部（Ⓔ▶）や囊胞壁（Ⓔ→）は不均一な増強効果を呈する．
Ⓕ rCBVは対側の正常白質と比較して約5倍の上昇（→）を認める．

＜参考文献＞

1) 「Osborn's Brain : Imaging, Pathology, and Anatomy」（Osborn, A. G., ed.），Amirsys, Manitoba, 2012
2) Metelus, P., et al. : Supratentorial ependymomas : prognostic factors and outcome analysis in a retrospective series of 46 adult patients. Cancer, 113 : 175-185, 2008

第2章　脳腫瘍

7 神経節膠腫
ganglioglioma

東 美菜子，北島美香

症例1　神経節膠腫（13歳男児）

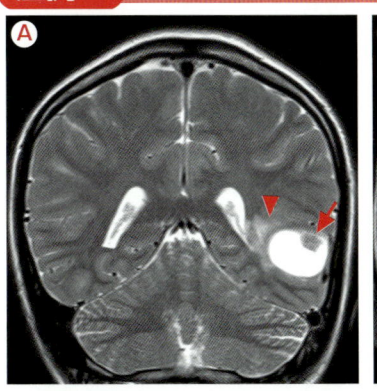

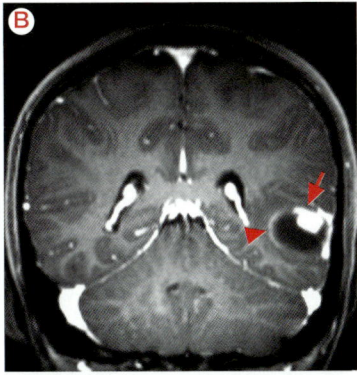

Ⓐ T2強調冠状断像
Ⓑ 造影3D-MPRAGE冠状断像
Ⓒ 拡散強調像　Ⓓ ADCマップ

一過性意識障害．

Ⓐ **左側頭葉外側脳表に充実成分**（→）を**伴う嚢胞性腫瘍**を認め，周囲に軽度浮腫性変化を認める（▶）．

Ⓑ 充実部分は均一な強い増強効果（→）を示し，嚢胞壁も軽度増強（▶）される．

ⒸⒹ 充実部分は脳実質よりやや高信号（Ⓒ →）で，同部に軽度拡散制限（Ⓓ ADC値 0.97×10^{-3} mm²/秒程度）あり．

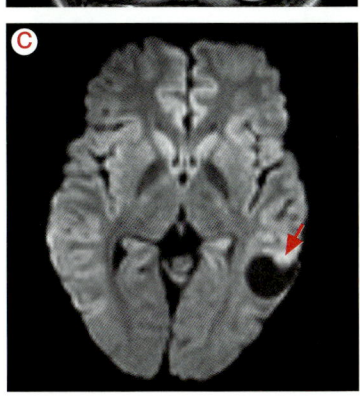

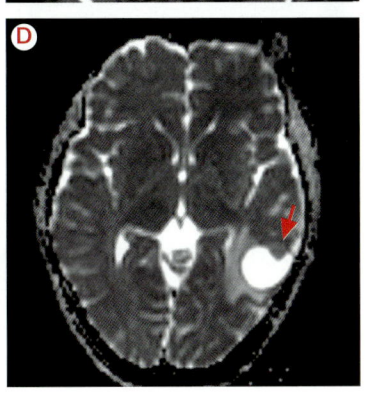

症例2　神経節膠腫（7歳女児）

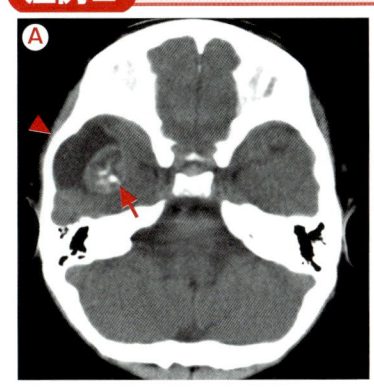

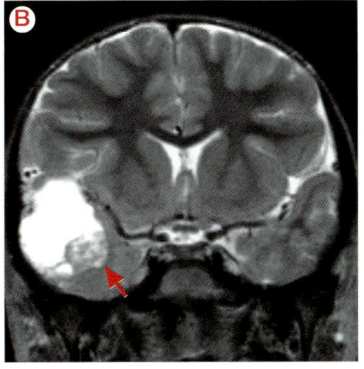

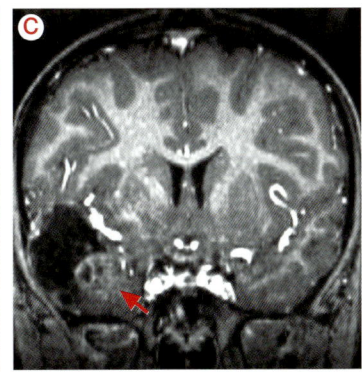

Ⓐ 単純CT　Ⓑ T2強調冠状断像　Ⓒ 造影3D-MPRAGE冠状断像

痙攣．

Ⓐ 右側頭葉に，嚢胞様の低吸収部分と充実部分からなる腫瘍を認め，**充実部分には石灰化を伴う**（→）．病変と接する骨の菲薄化を認める（▶）．

Ⓑ 腫瘍は脳表に接しており，高信号である．腫瘍内側部分は不均一な高信号である（→）．

Ⓒ 腫瘍内側部に軽度の増強効果（→）を認める．

鑑別 1　多形黄色星細胞腫（50歳代女性）

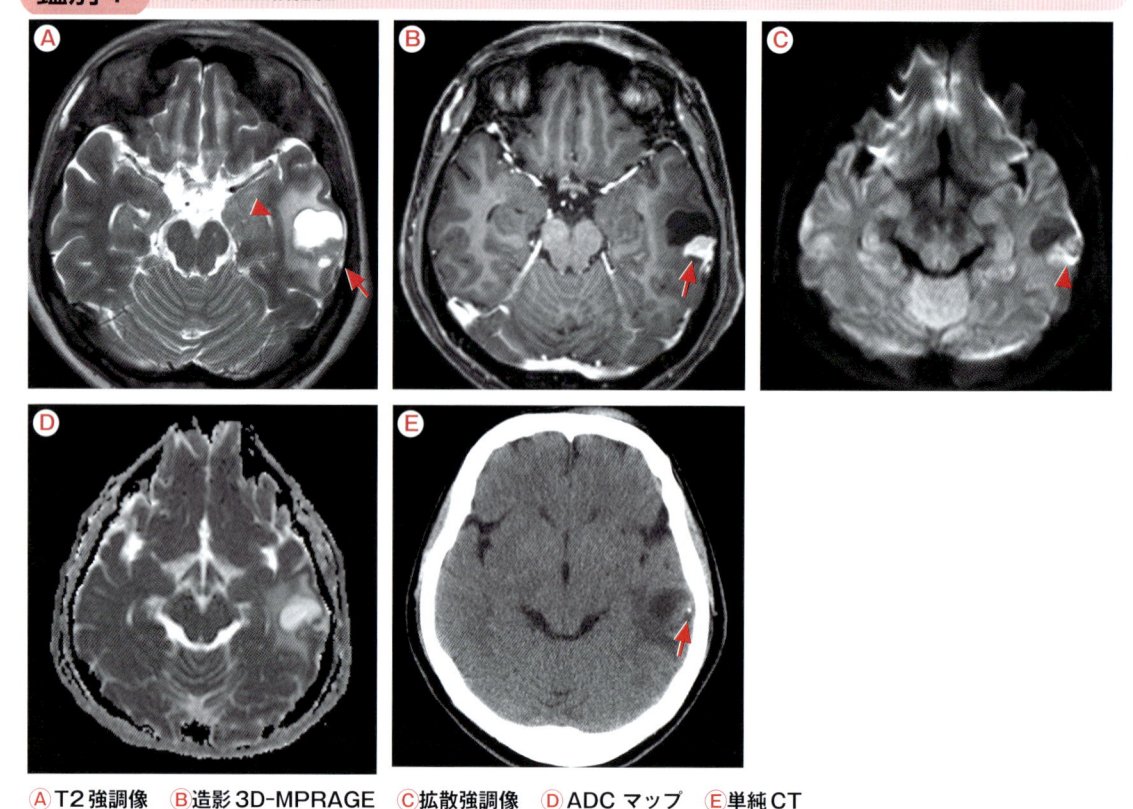

Ⓐ T2強調像　Ⓑ 造影3D-MPRAGE　Ⓒ 拡散強調像　Ⓓ ADCマップ　Ⓔ 単純CT

痙攣．
Ⓐ左側頭葉脳表に囊胞成分と充実成分（→）を有する腫瘍を認め，周囲白質に浮腫と思われる高信号域（▶）を伴う．
Ⓑ充実部には強い増強効果（→）を認める．
ⒸⒹ充実部分は脳実質よりやや高信号（Ⓒ▶）で，ADC値は $0.86×10^{-3}$ mm²/秒程度（Ⓓ）．
Ⓔ腫瘤のやや頭側には，充実部分内に小さな石灰化を認める（→）．
（ⒶⒷは文献5より転載）

疾患解説

1．疾患概念

　　成熟した神経節細胞と星細胞からなる高分化・緩徐発育性腫瘍である．glioneuronal precursor cell由来とする説あり．**80％は30歳未満に起こり**，ピークは10〜20歳である．やや男性に多い．小児脳腫瘍の1〜5％を占める．中枢神経系のどの部位にも発生しうるが，**大脳半球の表層にできることが多く，そのなかでも側頭葉が最多である**．そのため，腫瘍のなかでは**側頭葉てんかん**の原因として最も頻度が高い．大半がlow gradeの神経節膠腫（WHO分類grade I）であるが，悪性転化が稀にみられ（6％），ほとんどがグリア細胞成分の悪性化による．病変に接して**限局性皮質異形成**を認めることがある．

2．典型的画像所見（症例1, 2）

　CT：石灰化を高頻度（30〜50％）に伴う．囊胞成分も高頻度（60％）に認める．出血は稀．充実部分は低〜等吸収を呈する．接する骨の菲薄化を認めることがある（症例2Ⓐ）．
　MRI：境界明瞭な充実性腫瘤または囊胞成分を伴った充実性腫瘤である．大脳皮質と比較し，T1強調像低〜等信号，T2強調像高信号を呈する．周囲の浮腫性変化は稀である．充実部分の増強パターンはさまざまで，増強効果がみられないこともある．最小ADC値は $1.50×10^{-3}$ mm²/秒程度との報告[1]があり，星細胞腫より高い．灌流画像ではlow gradeの神経膠腫と比較して高いrCBV値（対側比3.66±2.20）を示すとの報告[2]がある．

鑑別2　乏突起膠腫（20歳代女性）

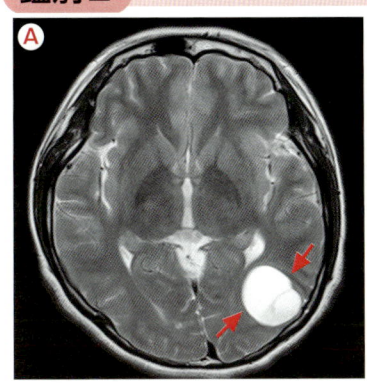

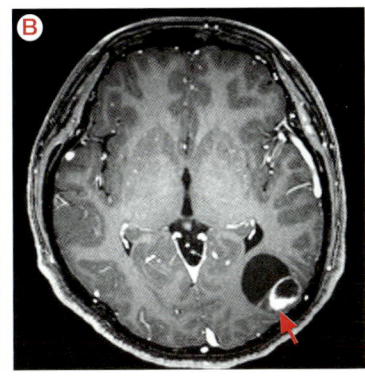

Ⓐ T2強調像　Ⓑ 造影3D-MPRAGE

頭痛．

Ⓐ左後頭葉脳表近くに境界明瞭な高信号（→）の腫瘍を認める．周囲の浮腫や浸潤を疑う高信号域は認めない．

Ⓑ腫瘍の一部に強い増強効果（→）を認める．

鑑別3　胚芽異形成性神経上皮腫瘍（10歳男児）

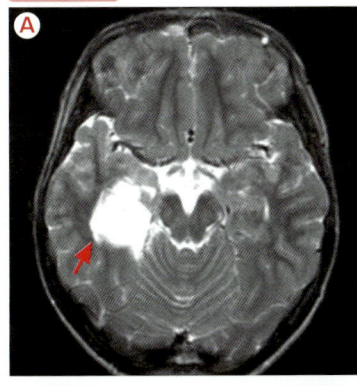

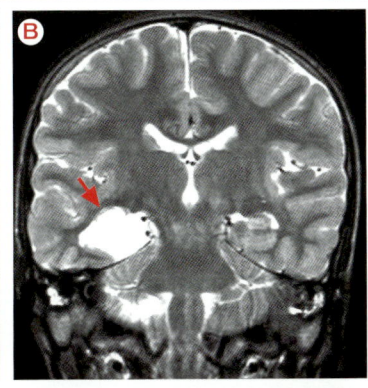

Ⓐ T2強調像　Ⓑ T2強調冠状断像
Ⓒ T1強調像　Ⓓ 造影3D-MPRAGE

てんかん．

ⒶⒷ右側頭葉内側に境界明瞭な高信号の腫瘍（→）を認める．

Ⓒ腫瘍（→）は低信号であるが，髄液よりわずかに高い信号を示す．

Ⓓ腫瘍（→）に明らかな増強効果は認めない．

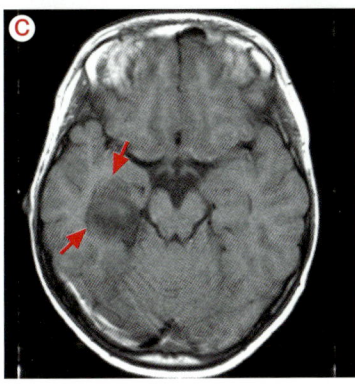

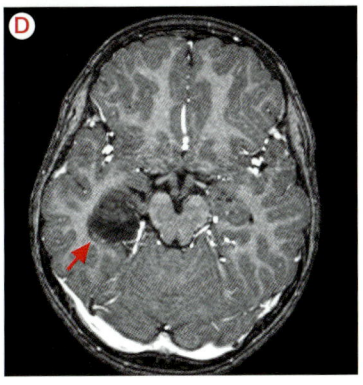

3．鑑別疾患

多形黄色星細胞腫（鑑別1）：壁在結節を伴った囊胞性腫瘍である．充実部分に石灰化を伴うこともあり，神経節膠腫と類似する．脳表側に充実成分や，軟膜に沿った増強効果・硬膜の肥厚がみられることが特徴である．

乏突起膠腫（鑑別2）（p.93第2章5）：石灰化を高頻度（70〜90％）に伴う．皮質-皮質下白質を侵し，神経節膠腫と比較し浸潤性の進展を示す．囊胞形成もみられるが，囊胞性腫瘍に壁在結節を有する腫瘍形態の頻度は高くない．

胚芽異形成性神経上皮腫瘍（鑑別3）：側頭葉に好発する．皮質を侵すが白質への進展もみられる．泡沫状の多囊胞性腫瘍で，T2強調像で著明な高信号である．境界明瞭で三角錐状の広がりを示し，FLAIR像では腫瘍辺縁に縁どり状の高信号を認める．石灰化の頻度は約20％である．増強効果を示すことは稀である．

毛様細胞性星細胞腫（p.88 第2章4）：若年者で壁在結節を伴った嚢胞性腫瘍を呈する．テント下や鞍上部に好発する．

＜参考文献＞

1) Kikuchi, T., et al. : Minimum apparent diffusion coefficient for the differential diagnosis of ganglioglioma. Neurol Res, 31 : 1102-1107, 2009
2) Law, M., et al. : Conventional MR imaging with simultaneous measurements of cerebral blood volume and vascular permeability in ganglioglioma Magnetic Resonance imaging. 22 : 599-606, 2004
3) Kelly, K. K., et al. : From the archives of the AFIP : Superficial gliomas : radiologic-pathologic correlation. Radiographics, 21 : 1533-1556, 2001
4) Osborn, A. G. : Neoplasms, cysts, and tumor-like lesions 19. Neuronal and glioneuronal tumors.「Osborn's brain」（Osborn A. G., ed.），Amirsys, Manitoba, pp.522-524, 2013
5) 上谷浩之，平井俊範：多形黄色星細胞腫．「決定版 頭部画像診断パーフェクト」（土屋一洋 ほか／編），pp.98-99, 羊土社, 2011

第2章 脳腫瘍

8 脈絡叢腫瘍
choroid plexus tumor

北島美香

症例1 脈絡叢乳頭腫（8カ月女児）

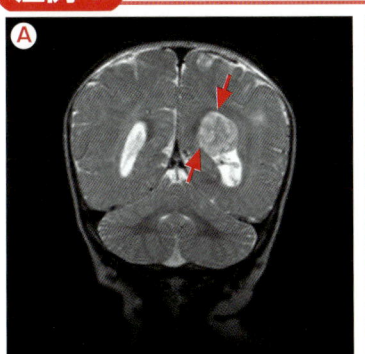

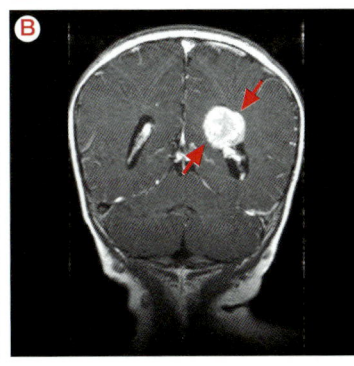

Ⓐ T2強調冠状断像
Ⓑ 造影T1強調冠状断像

全身痙攣.

Ⓐ 左側脳室内にやや高信号の境界明瞭な腫瘤（→）を認める.

Ⓑ 腫瘤（→）には**均一な強い増強効果**を認める.

症例2 脈絡叢乳頭腫（20歳代女性）

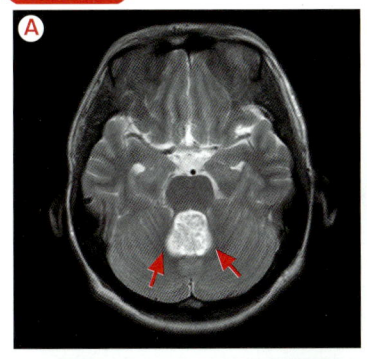

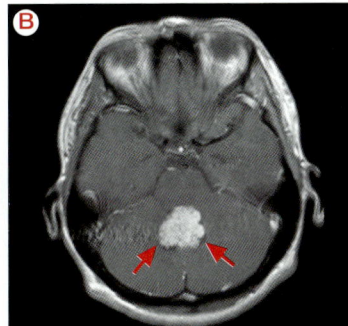

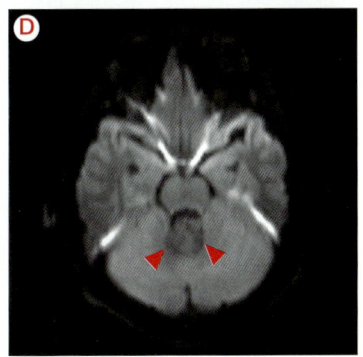

Ⓐ T2強調像　Ⓑ 造影T1強調像
Ⓒ 造影MR cisternography矢状断像
Ⓓ 拡散強調像

頭痛.

Ⓐ 第4脳室内に表面凹凸のあるやや高信号の腫瘤（→）を認める.

Ⓑ 腫瘤（→）に**強く均一な増強効果**を認める.

Ⓒ 腫瘤（→）はやや高信号を呈し，**表面はカリフラワー状**である. 小脳や脳幹との境界は明瞭である.

Ⓓ 腫瘤（▶）は脳実質よりやや低信号（ADC値は1.5×10^{-3} mm^2/秒）である.

疾患解説

1. 疾患概念

　脈絡叢上衣細胞由来の腫瘍で, 神経上皮性腫瘍に含まれる. 脈絡叢乳頭腫（WHO分類grade Ⅰ）, 異型脈絡叢乳頭腫（WHO分類grade Ⅱ：脈絡叢乳頭腫と比べ, 核分裂像や細胞密度の増加, 核の多形化, 乳頭状構造の不明瞭化を認める）, 脈絡叢癌（WHO分類grade Ⅲ）に分類される. 脈絡叢腫瘍は脳腫瘍の1％以下であるが, **小児脳腫瘍の2～4％, 特に1歳以下の脳腫瘍の10～20％, 胎児性脳腫瘍の5～9％**を占める. Aicardi症候群やLi-Fraumeni症候群に合併することがある. 異型脈絡叢乳頭腫は脈絡叢腫瘍の15％程度, 脈絡叢癌は20～40％にみられる. 典型的には, **腫瘍の髄液産生による水頭症**

105

症例3　脈絡叢乳頭癌（2歳男児）

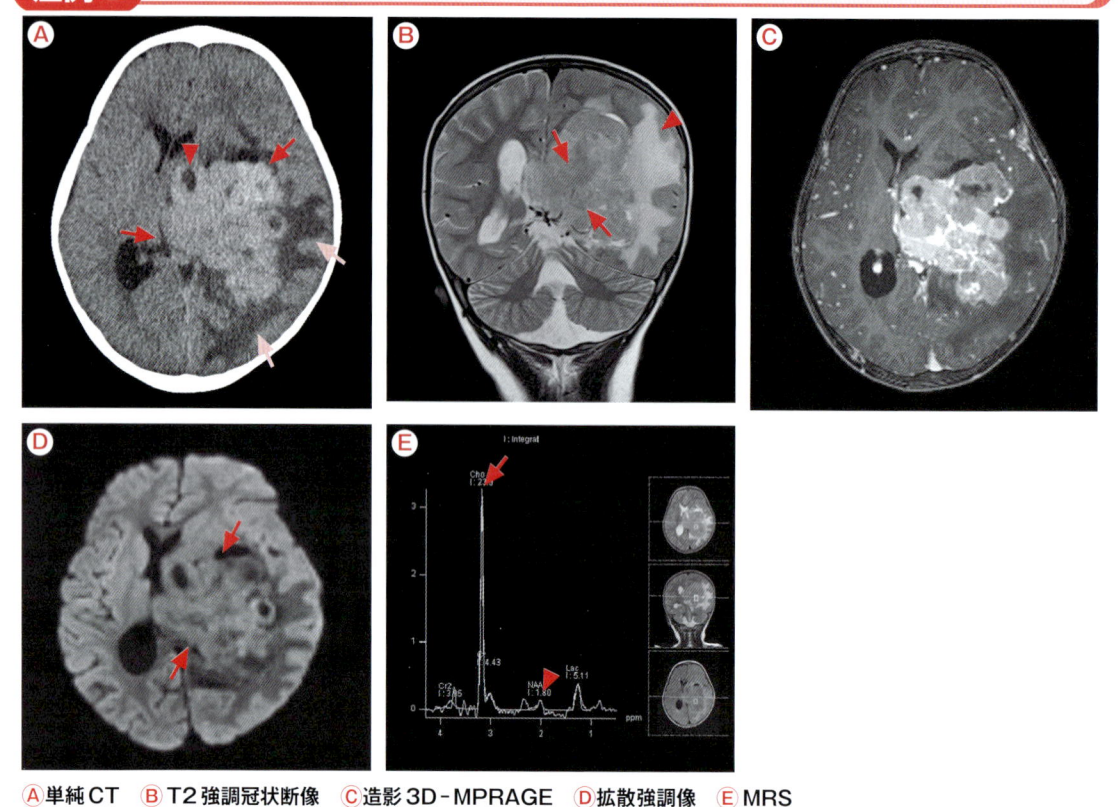

Ⓐ 単純CT　Ⓑ T2強調冠状断像　Ⓒ 造影3D-MPRAGE　Ⓓ 拡散強調像　Ⓔ MRS

右上下肢麻痺.

Ⓐ左大脳半球に**表面カリフラワー状**で，脳実質よりやや高吸収（→）の腫瘍を認める．内部には囊胞を疑う低吸収域（▶）と，周囲脳実質には低吸収域（→）を認める．石灰化は存在しない．
Ⓑ腫瘍は左側脳室に主座をもち，脳実質よりやや高信号である．腫瘍表面はカリフラワー状，内部信号は不均一な高信号で囊胞様の高信号やflow void（→）を認める．周囲脳実質には浮腫を示唆する高信号域（▶）を認める．
Ⓒ腫瘍には不均一な**強い増強効果**を認める．
Ⓓ腫瘍充実部分（→）は脳実質同程度の信号である．
Ⓔ腫瘍部のMRS（TE＝270 ms）では著明なChoの上昇（→）と，NAAの低下（▶）を認める．

をきたす．**播種をきたしやすい**．脈絡叢乳頭腫から脈絡叢乳頭癌への悪性転化は稀である．脈絡叢乳頭腫は予後良好（5年生存率97％），脈絡叢乳頭癌は予後不良（5年生存率26～43％）である．

2．典型的画像所見（症例1～3）

　発生部位は側脳室が50％（小児），第4脳室が40％（成人），第3脳室が5～10％である．80％以上が新生児の側脳室三角部に発生し，成人には少ない．**境界明瞭，分葉状（カリフラワー状）の形態**を示す．腫瘍内にflow voidを認めることが多く，**造影にて均一な強い増強効果を認める**．出血や囊胞形成，石灰化（25％）を伴うことがある．拡散制限はないことが多い．脈絡叢乳頭癌では，腫瘍信号は不均一となり，周囲脳実質への浸潤や浮腫を認める．MR spectroscopy（MRS）ではミオイノシトール（mI）が著明上昇，クレアチン（Cr）の著明低下をみる．脈絡叢癌ではN-アセチルアスパラギン酸（NAA），Crの著明低下，mI上昇はない．

3．鑑別疾患

1）側脳室

髄膜腫（鑑別1）（p.162第2章21）：成人に好発する．均一な増強効果を示す．石灰化を伴うことが

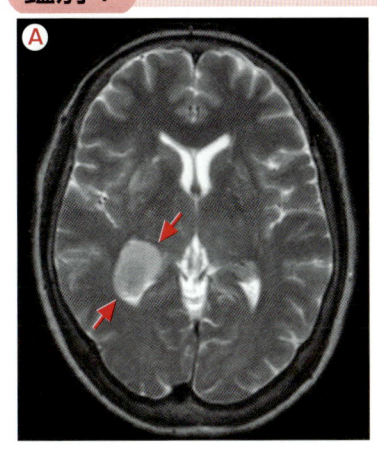

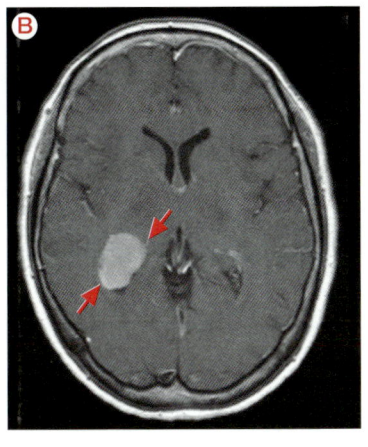

鑑別1　側脳室髄膜腫（60歳代女性）

Ⓐ T2強調像　Ⓑ造影T1強調像

頭痛.
Ⓐ右側脳室三角部に境界明瞭なやや高信号の腫瘤（→）を認める.
Ⓑ腫瘍（→）は均一に強く増強される.

鑑別2　中枢性神経細胞腫（20歳代男性）

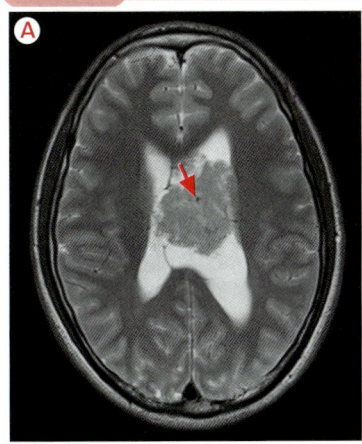

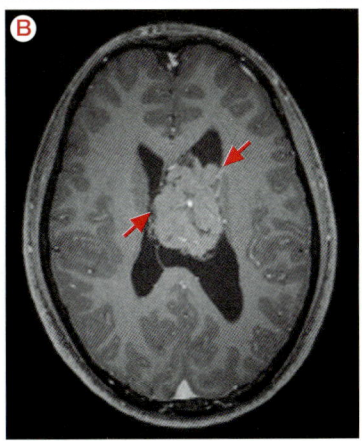

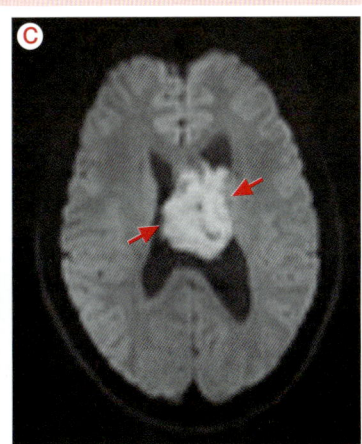

Ⓐ T2強調像　Ⓑ造影T1強調像　Ⓒ拡散強調像

無症状.
Ⓐ左側脳室前方部に境界明瞭なやや高信号の腫瘤を認める. 内部にはflow void（→）を認める.
Ⓑ腫瘍には軽度の増強（→）を認める.
Ⓒ腫瘍は脳実質より高信号（→）である.

ある（50％）.

中枢性神経細胞腫（鑑別2）（p.109第2章9）：若年成人に好発. 多くは側脳室体部のMonro孔近傍より発生し, 透明中隔に付着する. 腫瘍内に多数の囊胞, 石灰化（50～70％）を伴う. 増強効果はさまざまである.

2）第4脳室

髄芽腫（鑑別3）（p.117第2章11）：小児に好発するが20～40歳代にも第二のピークがある. 古典的髄芽腫は小脳虫部から発生する. 石灰化（20～25％）, 囊胞（40％）あり. 増強効果はさまざまで**拡散強調像で高信号**を呈する.

上衣腫（鑑別4）（p.97第2章6）：小児脳腫瘍の10％を占めるが, 20～30歳代にもピークがある. **Luschka孔を介して小脳橋角部へ進展, Magendie孔を介して大孔へ進展（plastic ependymoma）**する. 出血や石灰化による不均一な信号を示し, 増強効果は中等度である. 拡散制限は通常みられない.

鑑別3　髄芽腫（5歳男児）

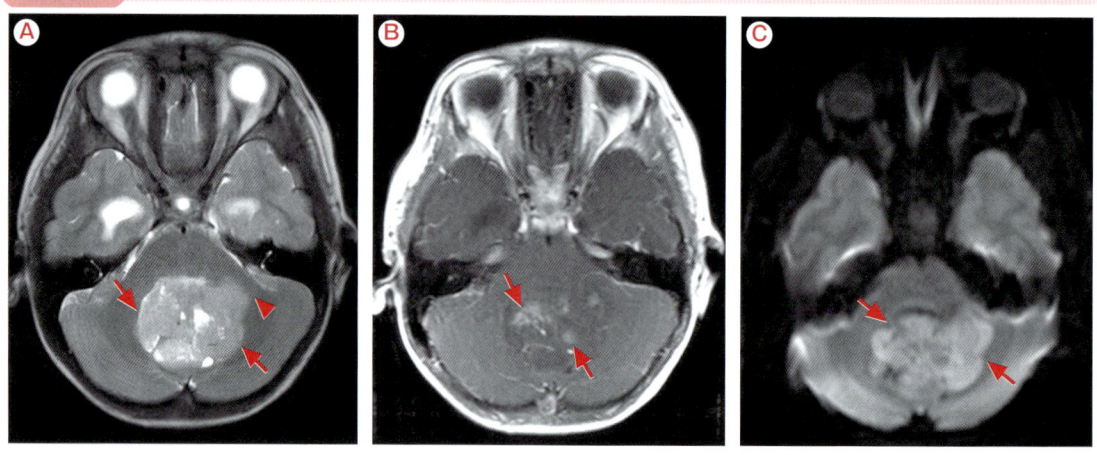

Ⓐ T2強調像　Ⓑ 造影T1強調像　Ⓒ 拡散強調像

頭痛．
Ⓐ第4脳室にやや高信号の腫瘤（→）を認める．腫瘤は一部脳実質への進展（▶）も認める．
Ⓑ腫瘤の一部に増強効果を認める（→）．
Ⓒ腫瘤は脳実質より高信号（→）（ADC値は 0.75×10^{-3} mm²/秒）である．

鑑別4　上衣腫（20歳代男性）

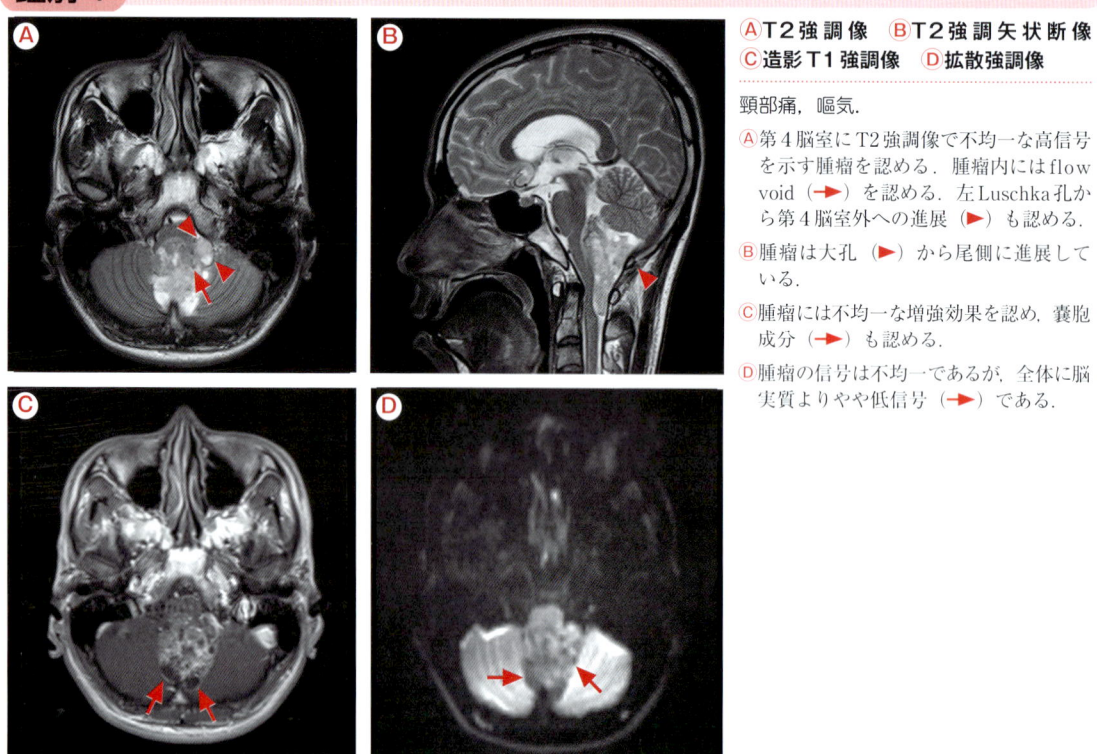

Ⓐ T2強調像　Ⓑ T2強調矢状断像
Ⓒ 造影T1強調像　Ⓓ 拡散強調像

頭部痛，嘔気．
Ⓐ第4脳室にT2強調像で不均一な高信号を示す腫瘤を認める．腫瘤内にはflow void（→）を認める．左Luschka孔から第4脳室外への進展（▶）も認める．
Ⓑ腫瘤は大孔（▶）から尾側に進展している．
Ⓒ腫瘤には不均一な増強効果を認め，囊胞成分（→）も認める．
Ⓓ腫瘤の信号は不均一であるが，全体に脳実質よりやや低信号（→）である．

＜参考文献＞

1) Osborn, A. G. : Neoplasms, cysts, and tumor-like lesions. 18. Nonastrocytic glial neoplasms,「Osborn's brain」(Osborn, A. G., ed.), Amirsys, Manitoba, pp.507-514, 2013
2) Smith, A. B., et al. : From the radiologic pathology archives : intraventricular neoplasms : radiologic-pathologic correlation. Radiographics, 33 : 21-43, 2013
3) Gurmazi, A., et al. : Diagnostic imaging of choroid plexus disease. Clin Radiol, 55 : 503-516, 2000
4) Severino, M., et al. : Congenital tumors of the central nervous system. Neuroradiology, 52 : 531-548, 2010

第2章　脳腫瘍

9 中枢性神経細胞腫
central neurocytoma

金杮光憲

症例1　中枢性神経細胞腫（20歳代男性）

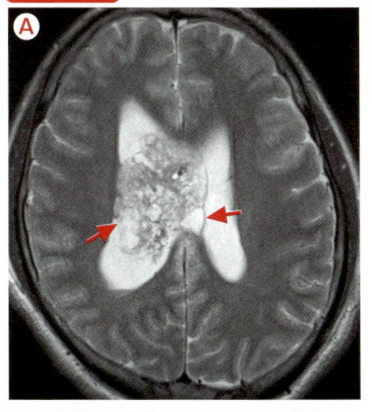

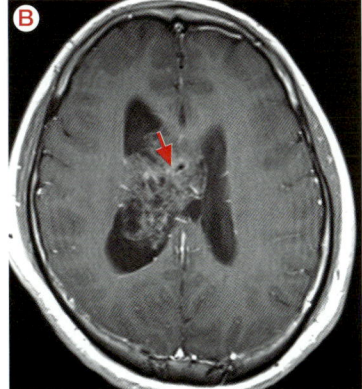

Ⓐ T2強調像　Ⓑ 造影T1強調像
Ⓒ 拡散強調像　Ⓓ 単純CT

頭痛，意識レベル低下．

Ⓐ 右側脳室に主座を置く腫瘍性病変を認める．境界は明瞭で，脳実質への浸潤はみられない．腫瘍内には多数の小さな囊胞構造を認める（→）．

Ⓑ 増強効果は全体に弱く，部分的に淡い増強効果を認める（→）．

Ⓒ 高信号（▶）を認める．ADCマップでは拡散能低下がみられた（非提示）．

Ⓓ 内部に石灰化を疑う淡い高吸収がみられる（→）．

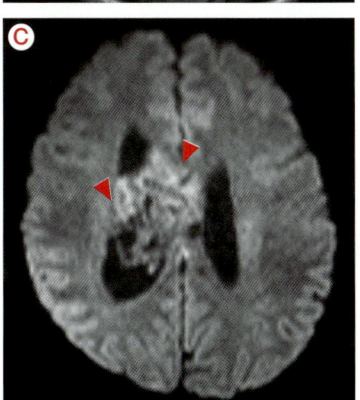

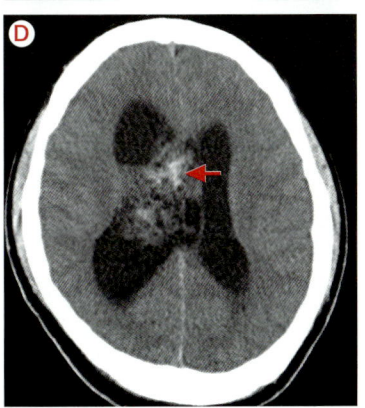

症例2　中枢性神経細胞腫（20歳代女性）

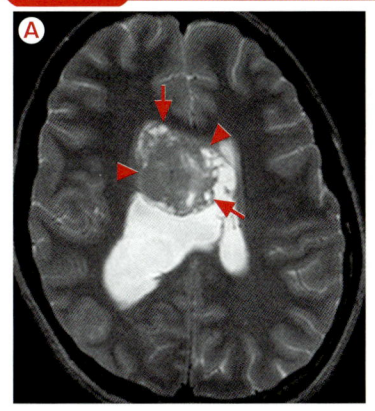

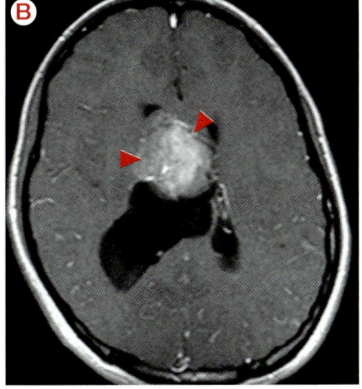

Ⓐ T2強調像　Ⓑ 造影T1強調像
Ⓒ 拡散強調像　Ⓓ ADCマップ

頭痛．

Ⓐ 右側脳室のMonro孔近傍を主座に充実性の腫瘍性病変（▶）を認める．辺縁に小囊胞（→）が散見される．

Ⓑ 充実成分（▶）は強く増強を受けている．

ⒸⒹ 充実成分は拡散強調像で高信号（Ⓒ▶）を示し，ADCマップでは拡散能低下（Ⓓ▶）がみられる．

（次頁へつづく）

(前頁のつづき)

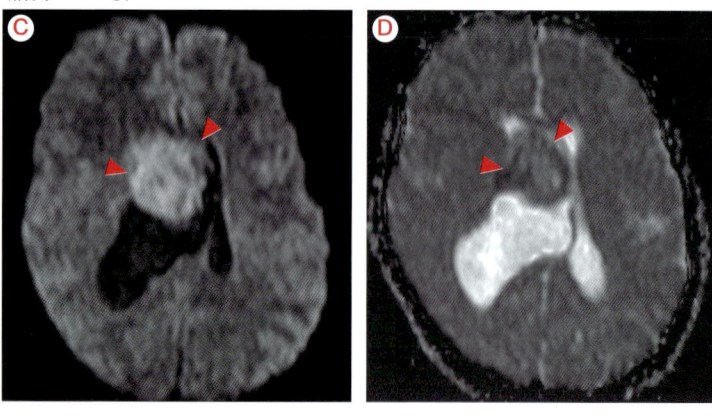

症例3　脳室外神経細胞腫（18歳女性）

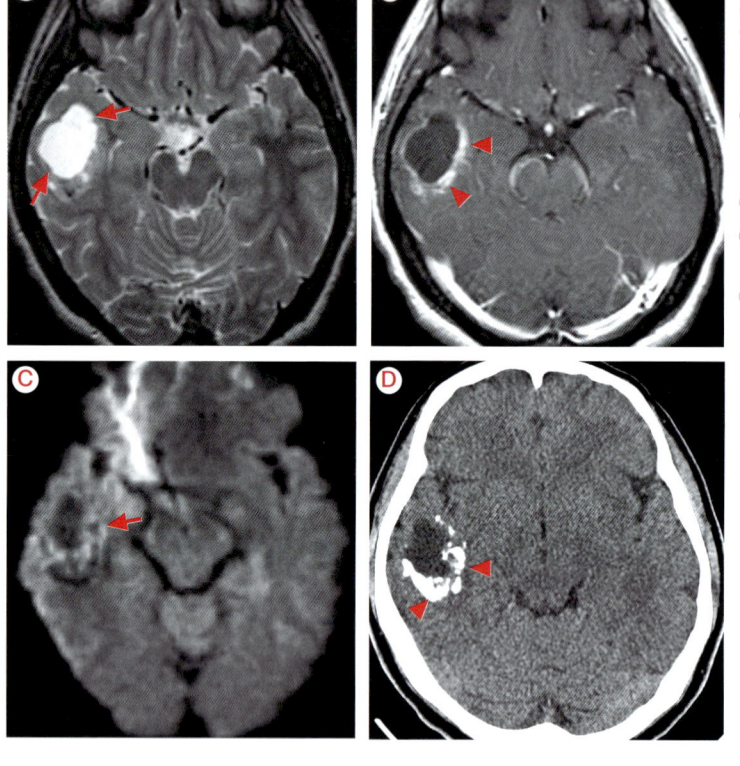

Ⓐ T2強調像　Ⓑ 造影T1強調像
Ⓒ 拡散強調像　Ⓓ 単純CT

外傷時に撮影されたCTで偶然異常を指摘された．
Ⓐ 右側頭葉を主座に内部に大きな嚢胞構造を伴う3 cm大の腫瘤性病変（→）を認める．
Ⓑ 辺縁の充実成分が増強を受ける（▶）．
Ⓒ 充実成分（→）は中等度の高信号を示す．
Ⓓ 腫瘤の辺縁に粗大な石灰化がみられる（▶）．

疾患解説

1. 疾患概念

　若年成人（20〜40歳代）に好発する脳室内腫瘍である．全脳室内腫瘍の10％程度だが，**20〜30歳代の脳室内腫瘍のおよそ半数を占める**．ほとんどは側脳室内に発生するが，第3脳室や第4脳室発生もみられる．円形で小型の神経細胞のびまん性増殖を示す腫瘍であり，過去には脳室内の乏突起膠腫と診断されていた．MIB-1 indexは2％以下と低く，WHO分類でgrade Ⅱとされる．全摘が可能であれば再発は稀であり，完治が期待できる（5年生存率90％以上）．MIB-1 indexが2％以上の場合には再発率が高く，atypical central neurocytomaと呼ばれる．

2. 典型的画像所見（症例1〜3）

　側脳室Monro孔周囲に好発し，境界明瞭で透明中隔や側脳室壁に付着するが，一般に脳実質への浸

鑑別 1　上衣腫（40歳代女性）

Ⓐ T2強調像　Ⓑ 造影T1強調像
Ⓒ 拡散強調像　Ⓓ 磁化率強調像

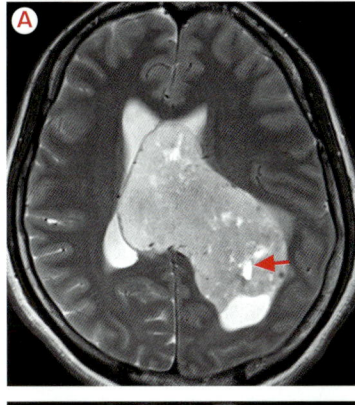

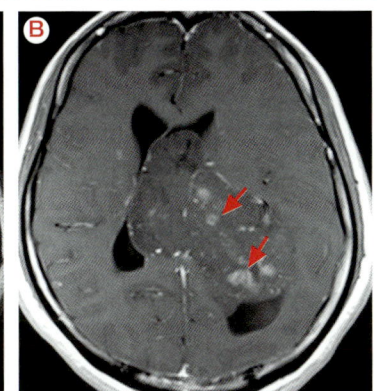

頭痛．
Ⓐ 左側脳室内に，内部に囊胞性変化（→）を伴う巨大な充実性腫瘤性病変を認める．
Ⓑ 腫瘤は部分的に増強を受けている（→）．
Ⓒ 腫瘤は低信号を示す．
Ⓓ 微小出血を示す点状の低信号（→）が散見される．

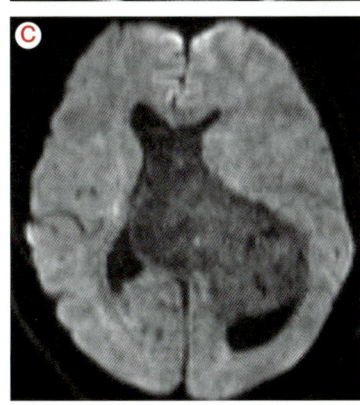

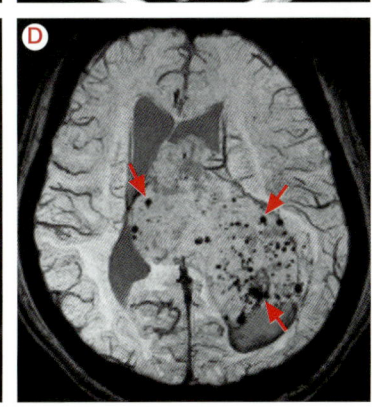

潤はみられない．**充実成分は中等度以上の増強効果を示すことが多い**．腫瘍内にsoap-bubble様やSwiss-cheese様と形容される小さな集簇性の囊胞を高率に伴う．

　充実成分は拡散強調像でしばしば高信号となる．ADCも中等度に低下がみられるが，高悪性度腫瘍と間違えないように注意が必要である．報告では腫瘍内出血は稀とされるが，T2*強調像や磁化率強調像では高率に出血性変化が検出される．CTではしばしば石灰化がみられる（50〜70%）．

3．鑑別疾患

1）中枢性神経細胞腫

上衣腫（p.97第2章6）：小児に好発するが，広い年齢層にみられる．20〜30歳代の脳室内腫瘍では中枢性神経細胞腫の可能性が高い．

上衣下腫（subependymoma）：増強効果を認めないことが多い．

脈絡叢乳頭腫（choroid plexus papilloma）：小児に好発する．増強効果はきわめて強く，腫瘍内にflow voidを伴うこともある．髄液産生による交通性水頭症がみられる．

脳室内転移（p.177第2章24）：高齢者に好発する．全体が強く増強を受けることが多い．石灰化は稀である．

脳室内髄膜腫（p.162第2章21）：高齢者に好発する．全体が強く増強を受けることが多い．

上衣下巨細胞性星細胞腫（subependymal giant cell astrocytoma）：結節性硬化症の患者に発生する．

2）脳室外神経細胞腫

　神経節膠腫（p.101第2章7），乏突起膠腫（p.93第2章5），胚芽異形成性神経上皮腫瘍（DNT），**毛様細胞性星細胞腫**（p.88第2章4），**上衣腫**（p.97第2章6），**膠芽腫**（p.76第2章1）などが鑑別としてあげられるが，本腫瘍は特徴的な画像所見に欠け，きわめて稀であることから，術前診断は困難であることが多い．

鑑別2　神経節膠腫（15歳女性）

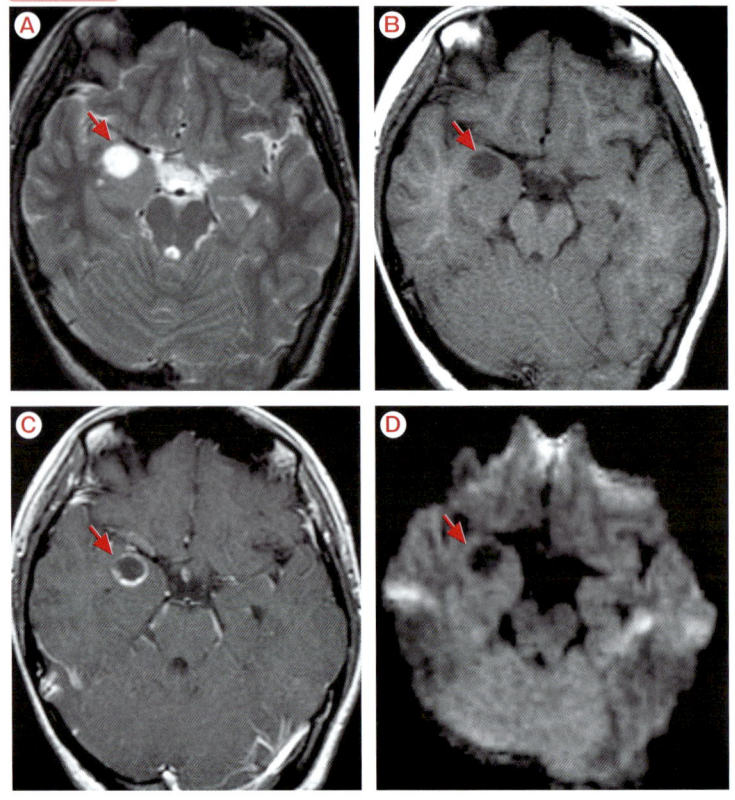

Ⓐ T2強調像　Ⓑ T1強調像
Ⓒ 造影T1強調像　Ⓓ 拡散強調像

てんかん発作．

Ⓐ 右側頭葉内側にT2強調像で高信号を示す1.5 cmほどの境界明瞭な腫瘤性病変を認める（→）．

Ⓑ 腫瘤は低信号で，囊胞性変化が疑われる（→）．

Ⓒ 腫瘤の辺縁に均一なリング状増強効果がみられる（→）．

Ⓓ 腫瘤は低信号を示す（→）．CTでは石灰化はみられなかった（非提示）．

<参考文献>

1) Chen, C. L., et al. : Central neurocytoma a clinical, radiological and pathological study of nine cases. Clin Neurol Neurosurg, 110 : 129-136, 2008
2) Louis, D. N., et al. : Central neurocytoma and extraventricular neurocytoma. WHO classification of tumours of the central nervous system（Louis, D. N., et al. ed.）, pp.106-109, Lyon, IARC Press, 2007
3) Zhang, D., et al. : Central neurocytoma clinical, pathological and neuroradiological findings. Clin Radiol, 61 : 348-357, 2006
4) Yang, G. F., et al. : Imaging findings of extraventricular neurocytoma report of 3 cases and review of the literature. AJNR, 30 : 581-585, 2009

第2章 脳腫瘍

10 非定型奇形腫様/ラブドイド腫瘍
atypical teratoid-rhabdoid tumor (AT/RT)

金柿光憲

症例1　テント下AT/RT（1歳男児）

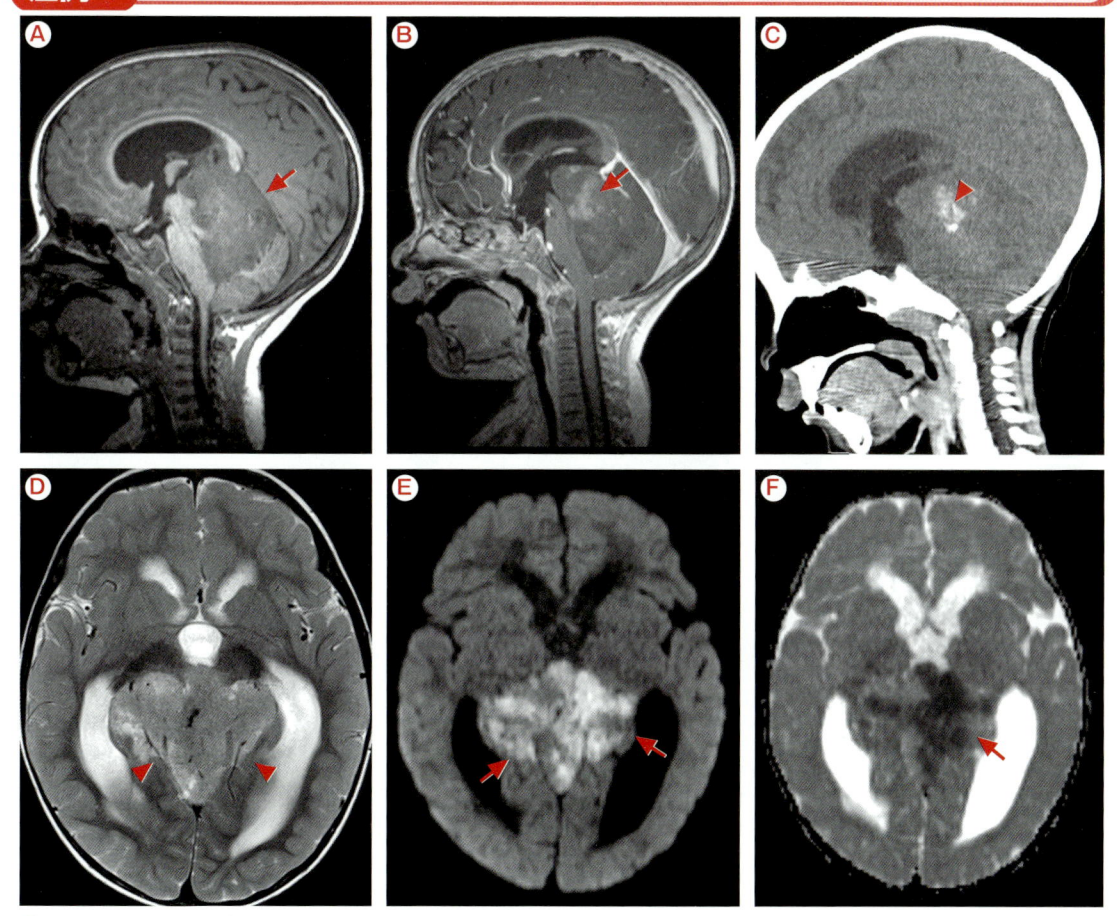

Ⓐ T1強調矢状断像　Ⓑ造影T1強調矢状断像　Ⓒ単純CT矢状断再構成像　ⒹT2強調像　Ⓔ拡散強調像
ⒻADCマップ

嘔吐，歩行時のふらつき．
Ⓐ第4脳室を占拠し，脳幹背側部から小脳テントを押し上げるように広がる腫瘍性病変を認める（→）．
Ⓑ腫瘍は不均一に増強される（→）．
Ⓒ腫瘍内に石灰化を認める（▶）．
Ⓓ腫瘍は軽度高信号を示す（▶）．
ⒺⒻ拡散強調像では高信号，ADCは低下しており，細胞密度の高い腫瘍であることが示唆される（→）．

症例2　テント上AT/RT（10カ月女児）

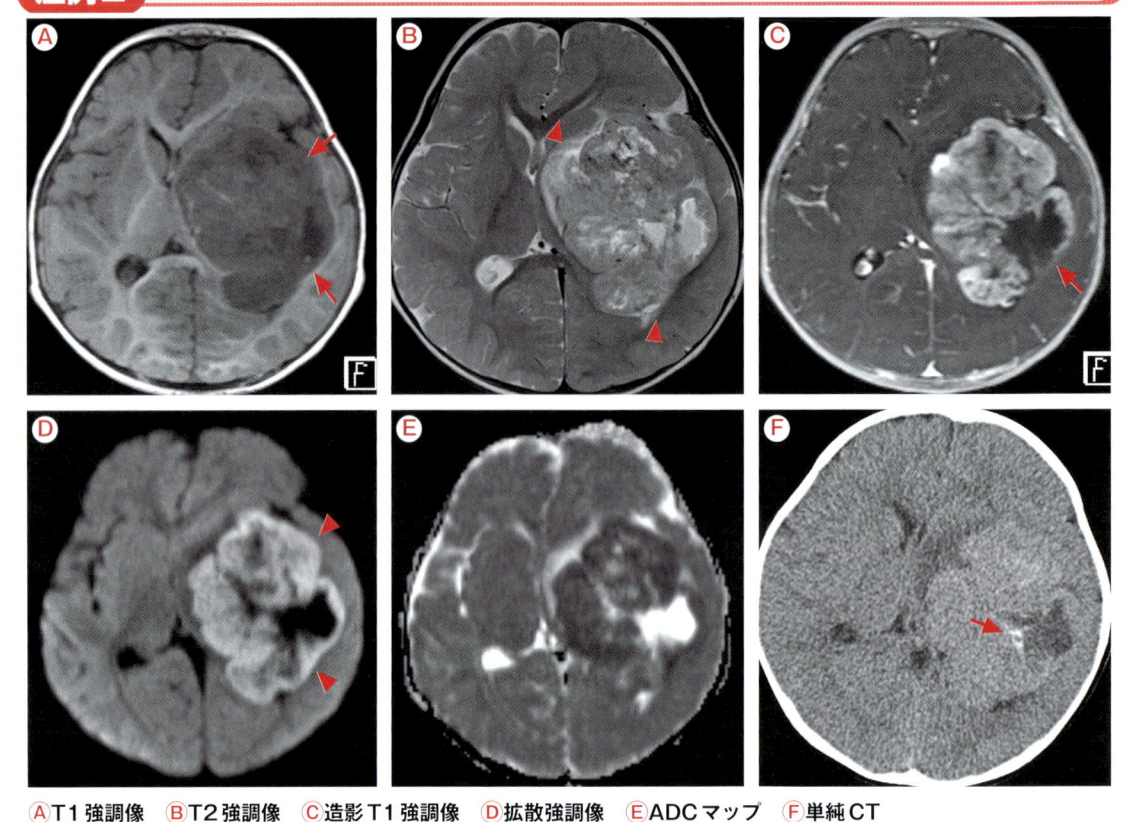

Ⓐ T1強調像　Ⓑ T2強調像　Ⓒ 造影T1強調像　Ⓓ 拡散強調像　Ⓔ ADCマップ　Ⓕ 単純CT

嘔吐をくり返す．ハイハイのときに右手，右足を動かさなくなった．

ⒶⒷ 左基底核付近を主座に側脳室方向に膨隆性に発育する分葉状腫瘍（Ⓐ→）を認める．腫瘍周囲の浮腫性変化（Ⓑ▶）は比較的軽微である．
Ⓒ 内部には囊胞変性もしくは腫瘍内壊死を示唆する増強不良域（→）を認める．
ⒹⒺ 充実成分は拡散強調像にて高信号（Ⓓ▶）を示し，ADCの低下を認める．
Ⓕ 腫瘍の充実成分は相対的に高吸収を示し，腫瘍の高い細胞密度が示唆される．腫瘍内には小さな石灰化を認める（→）．

疾患解説

1．疾患概念

　主に3歳以下（平均約2歳）の小児にみられる大きな充実性腫瘍．発生母地は不明だが，小児の腎臓に発生するラブドイド腫瘍と組織学的に類似している．テント下に好発するが（特に2歳未満），大脳半球にもしばしばみられる．鞍上部や脊髄にも発生する．テント下では小脳橋角槽など傍正中にみられることが多い．頭蓋内圧亢進による頭痛や嘔吐，意識障害で発症する．脳実質に浸潤がみられ，全摘は困難なことが多い．WHO分類ではgrade Ⅳの高悪性度腫瘍に分類され，平均生存期間は1年前後と予後はきわめて不良である．

2．典型的画像所見

　発見時にはしばしば大きな充実性腫瘍を形成する（症例1，2）．単純CTでは，等～高吸収を示し，石灰化がみられることもある．MRIでは造影にて充実部が不均一に増強される．囊胞，壊死，出血（50％前後）がしばしばみられる．**腫瘍の高い細胞密度を反映して，拡散強調像で高信号（ADC低値）を示す．**
　後頭蓋窩にみられる場合は，髄芽腫との鑑別が問題となるが，AT/RTは髄芽腫に比べて年齢が低く（平均2歳 vs. 平均6歳），腫瘍内出血や囊胞形成の頻度が高い．小脳橋角部への進展はAT/RTで高頻度に認められるが，より頻度の高い髄芽腫でも小脳橋角部への進展はしばしば認められる．

| 鑑別 1 | 髄芽腫（18歳男性） |

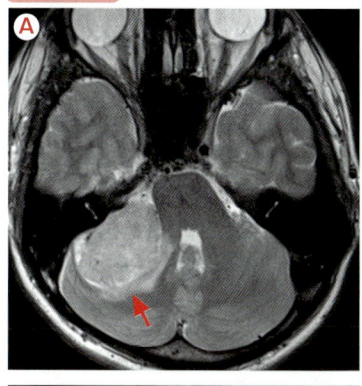

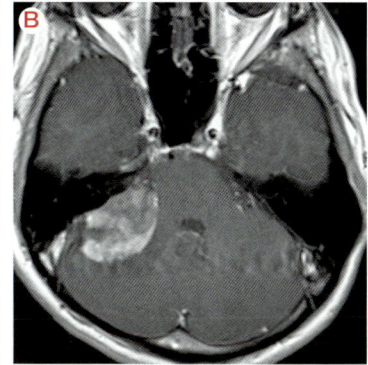

Ⓐ T2強調像　Ⓑ 造影T1強調像
Ⓒ 拡散強調像　Ⓓ 単純CT

嘔気，頭痛．

Ⓐ 右小脳橋角部に長径約4 cmの腫瘤を認める．小脳半球を圧排し，軽度の浮腫性変化を伴っている（→）．
Ⓑ 腫瘍は不均一に増強される．
Ⓒ 腫瘍は高信号を示す．左小脳半球には播種と考えられる病変が高信号を呈している（→）．
Ⓓ 腫瘍は相対的に高吸収を示す（▶）．

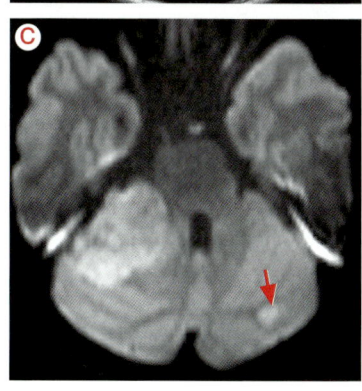

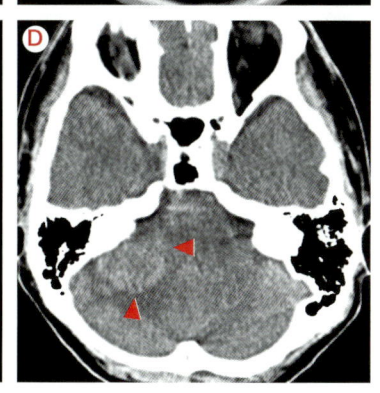

　20％前後で診断時に播種がみられるため，全脊髄腔の造影MRIによる検索が必要である．
　3歳未満の小児で，画像所見から髄芽腫やPNETが疑われる場合には，AT/RTを鑑別として考慮する．最終的には免疫組織学的に鑑別される．

3．鑑別疾患

髄芽腫（medulloblastoma/PNET）（鑑別1）（p.117 第2章11）：AT/RTに比べ，発見時の年齢が高い．小脳虫部に好発する．

上衣腫（鑑別2），退形成性上衣腫（anaplastic ependymoma）（p.97 第2章6）：後頭蓋窩では第4脳室内にみられることが多い．テント上では，脳実質内にみられる場合がある．

（悪性）胚細胞腫瘍（(malignant) germ cell tumor）：鞍上部や松果体，基底核に好発する．

神経膠芽腫：小児では稀である．しばしば浸潤性で浮腫を伴う．

鑑別2　退形成性上衣腫（6歳男児）

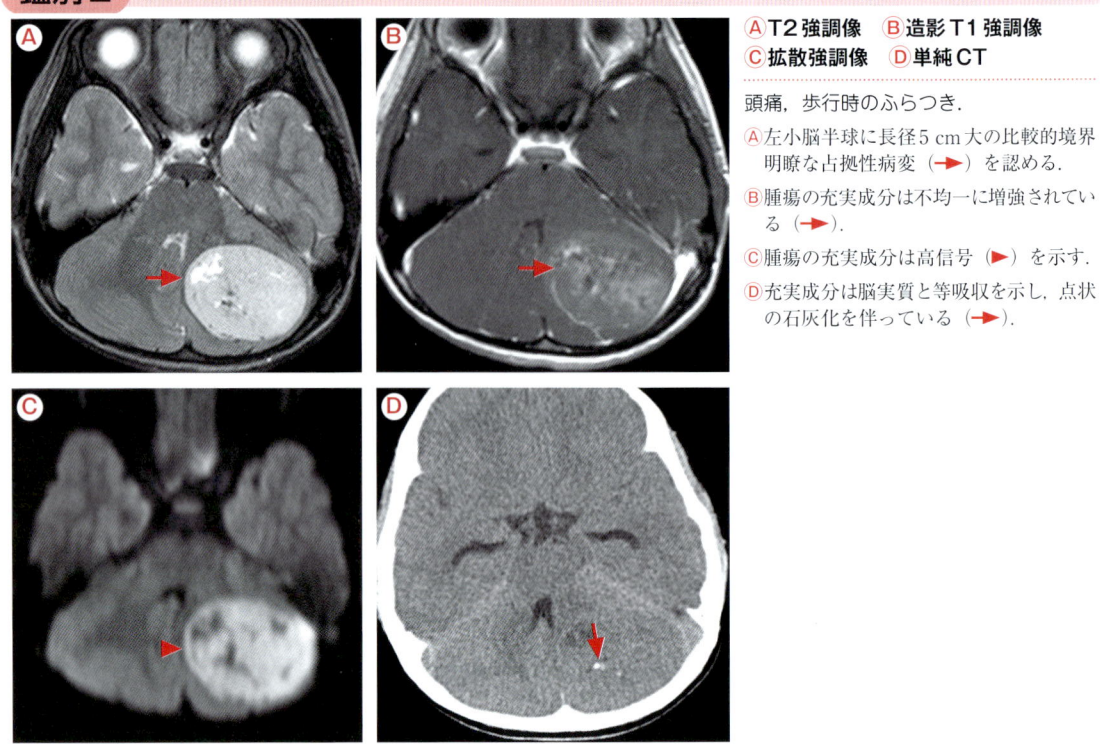

Ⓐ T2強調像　Ⓑ 造影T1強調像
Ⓒ 拡散強調像　Ⓓ 単純CT

頭痛，歩行時のふらつき．

Ⓐ 左小脳半球に長径5cm大の比較的境界明瞭な占拠性病変（→）を認める．
Ⓑ 腫瘍の充実成分は不均一に増強されている（→）．
Ⓒ 腫瘍の充実成分は高信号（▶）を示す．
Ⓓ 充実成分は脳実質と等吸収を示し，点状の石灰化を伴っている（→）．

＜参考文献＞

1) Koral, K., et al. : Imaging characteristics of atypical teratoid-rhabdoid tumor in children compared with medulloblastoma. AJR, 190 : 809-814, 2008
2) Warmuth-Metz, M., et al. : CT and MR imaging in atypical teratoid/rhabdoid tumors of the central nervous system. Neuroradiology, 50 : 447-452, 2008
3) Meyers, S. P., et al. : Primary intracranial atypical teratoid/rhabdoid tumors of infancy and childhood MRI features and patient outcomes. AJNR, 27 : 962-971, 2006
4) Poretti, A., et al. : Neuroimaging of pediatric posterior fossa tumors including review of the literature. J Magn Reson Imaging, 35 : 32-47, 2012

第2章 脳腫瘍

11 髄芽腫
medulloblastoma

井料保彦，平井俊範

症例1　髄芽腫（6歳女児）

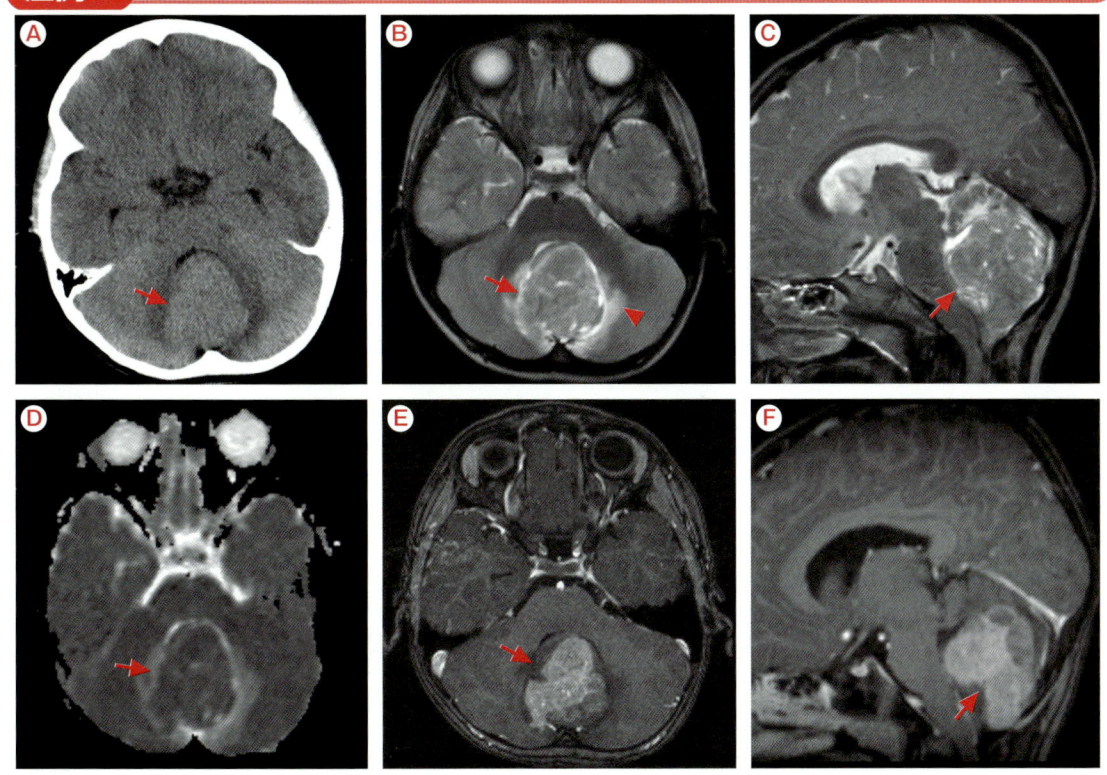

Ⓐ 単純CT　Ⓑ T2強調像　Ⓒ T2強調矢状断像　Ⓓ ADCマップ　Ⓔ 造影T1強調像　Ⓕ 造影T1強調矢状断像

Ⓐ小脳虫部に淡い高吸収を呈する腫瘍（→）を認める．石灰化はみられない．
Ⓑ腫瘍（→）は境界明瞭で内部はやや不均一な淡い高信号を呈し，周囲に軽度の浮腫性変化（▶）を認める．
Ⓒ第4脳室は圧排変形（→）しているが，境界は明瞭で明らかな浸潤は認めない．
Ⓓ腫瘍（→）のADC値は$0.65×10^{-3}$ mm²/秒と低値である．
ⒺⒻ腫瘍（→）は主に比較的強く増強されるが，一部弱く増強される部分も混在している．

症例2　髄芽腫（11カ月女児）

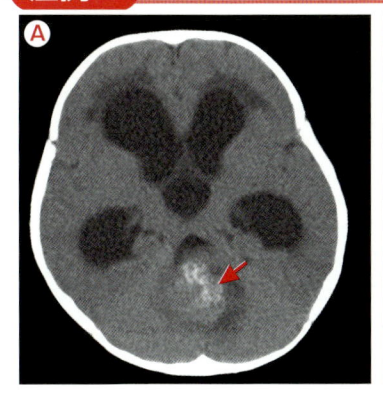

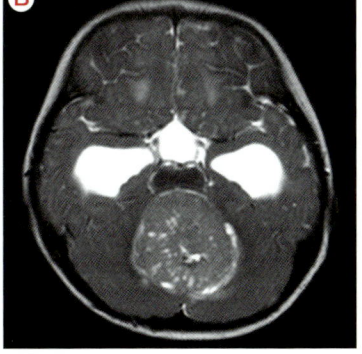

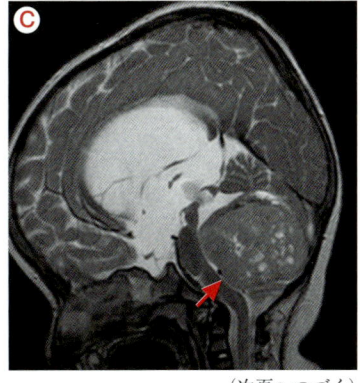

（次頁へつづく）

117

(前頁のつづき)

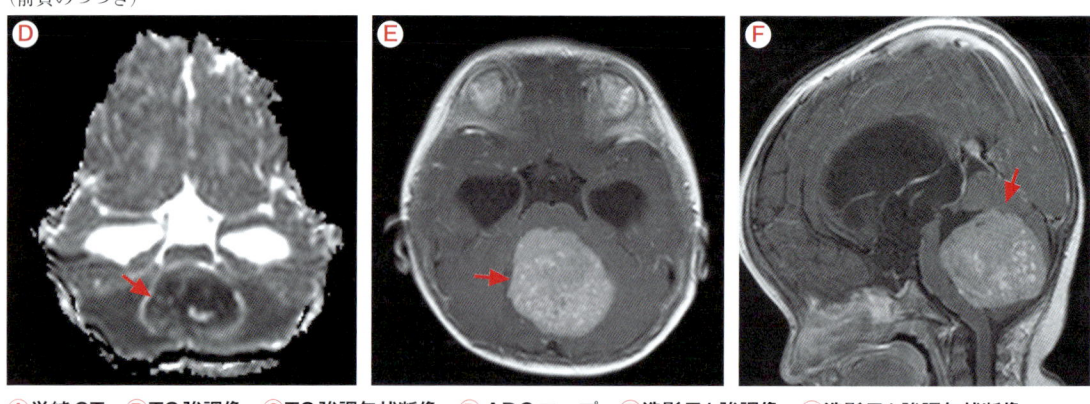

Ⓐ 単純CT　Ⓑ T2強調像　Ⓒ T2強調矢状断像　Ⓓ ADCマップ　Ⓔ 造影T1強調像　Ⓕ 造影T1強調矢状断像

Ⓐ 後頭蓋窩正中部に石灰化（→）を伴い，淡い高吸収を呈する腫瘍を認める．
ⒷⒸ 小脳虫部に境界明瞭な腫瘍を認める．腫瘍は主に淡い高信号を呈し，一部により高信号を呈する小領域が散見される．第4脳室（Ⓒ→）は腫瘍に圧排され，水頭症を伴う．
Ⓓ 腫瘍（→）のADC値は0.4×10⁻³ mm²/秒と低値である．
ⒺⒻ 腫瘍（→）は比較的均一に強い増強効果を認める．明らかな播種はみられない．

症例3　髄芽腫（13歳女性）

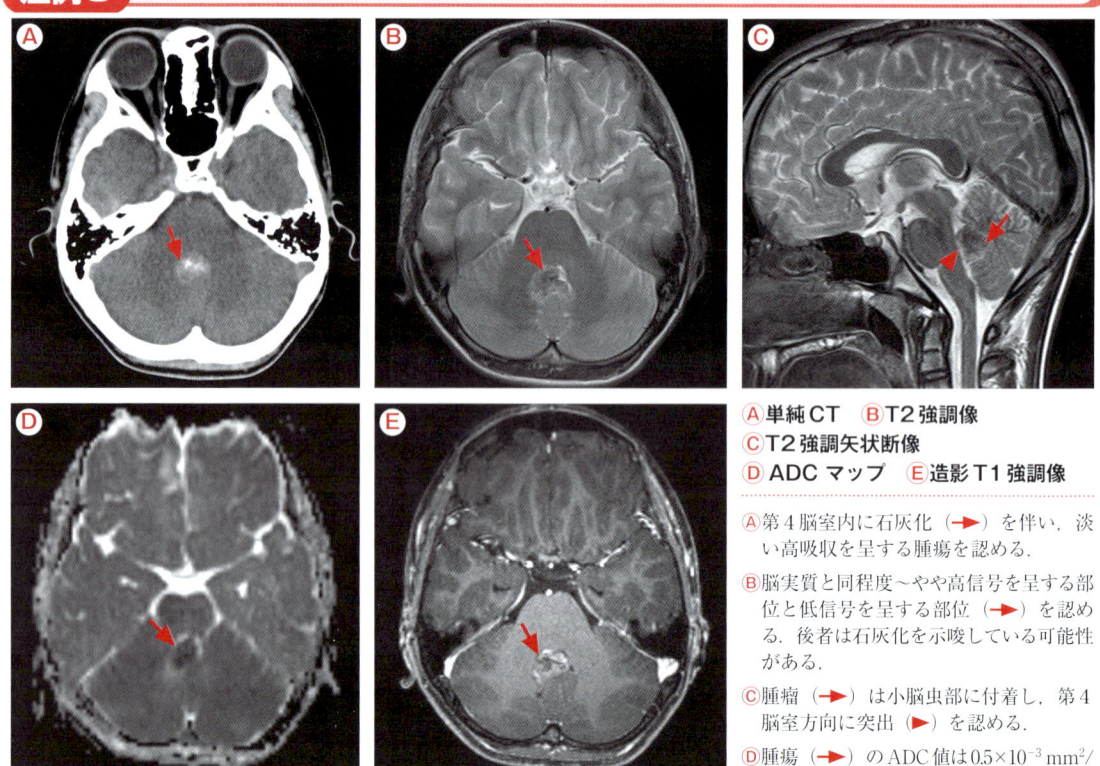

Ⓐ 単純CT　Ⓑ T2強調像
Ⓒ T2強調矢状断像
Ⓓ ADCマップ　Ⓔ 造影T1強調像

Ⓐ 第4脳室内に石灰化（→）を伴い，淡い高吸収を呈する腫瘍を認める．

Ⓑ 脳実質と同程度〜やや高信号を呈する部位と低信号を呈する部位（→）を認める．後者は石灰化を示唆している可能性がある．

Ⓒ 腫瘍（→）は小脳虫部に付着し，第4脳室方向に突出（▶）を認める．

Ⓓ 腫瘍（→）のADC値は0.5×10⁻³ mm²/秒と低値である．

Ⓔ 腫瘍（→）はやや不均一な中等度の増強効果を認める．明らかな播種病変はみられない．

症例4　髄芽腫（播種を伴う）（8歳男児）

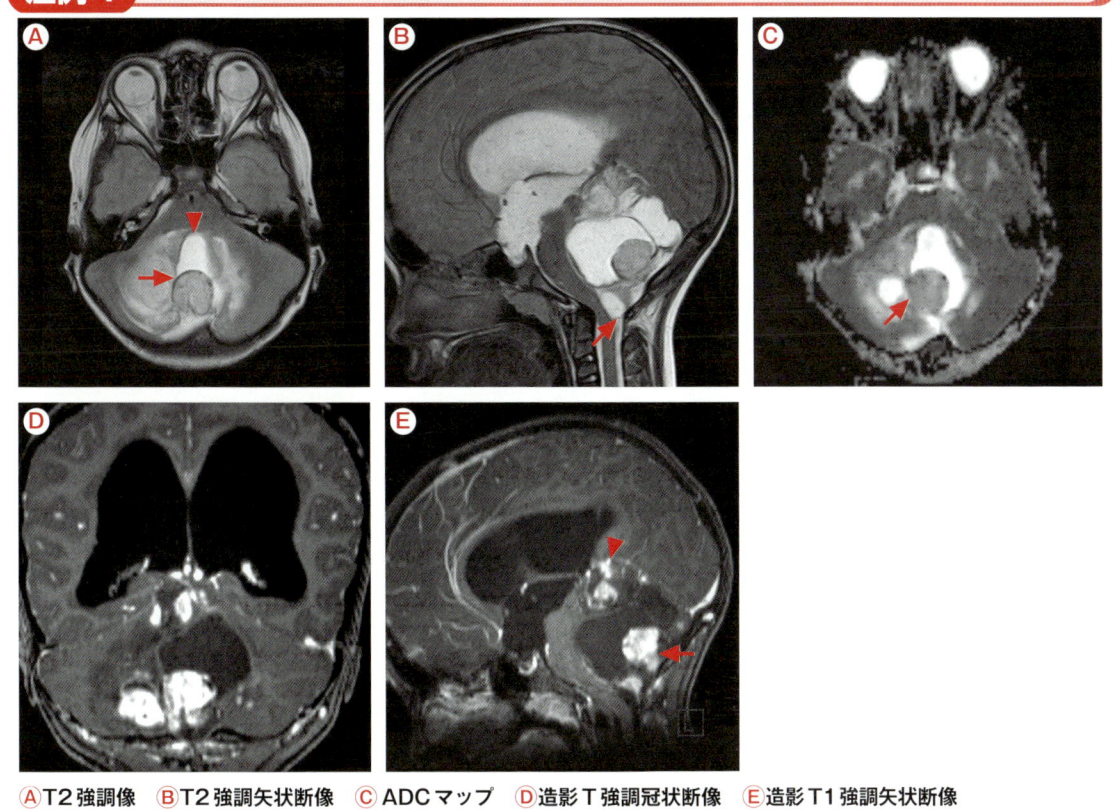

Ⓐ T2強調像　Ⓑ T2強調矢状断像　Ⓒ ADCマップ　Ⓓ 造影T強調冠状断像　Ⓔ 造影T1強調矢状断像

Ⓐ 小脳虫部に囊胞成分と充実成分の混在した腫瘤性病変（→）を認める．腫瘍の周囲には浮腫性変化を疑う高信号域がみられる．第4脳室は前方に強く圧排（▶）され，水頭症を伴っている．

Ⓑ 腫瘤尾側は大孔レベル（→）まで進展している．

Ⓒ 充実部（→）のADC値は$1.4×10^{-3}\,mm^2/$秒である．

ⒹⒺ 腫瘍の充実部に比較的強い増強効果（Ⓔ→）を認める．小脳上部の脳溝に沿うように結節状の増強効果（Ⓔ▶）がみられ，髄液播種が疑われる．

術前は毛様細胞性／毛様類粘液性星細胞腫（pilocytic/pilomyxoid astrocytoma）が疑われたが，術後病理にて髄芽腫と診断された．

症例5　髄芽腫（小脳半球）（6歳男児）

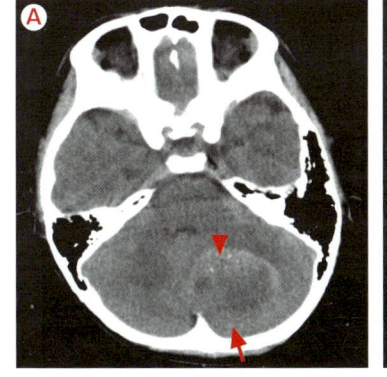

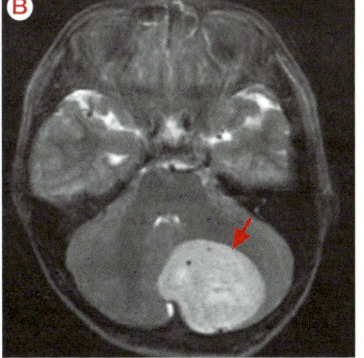

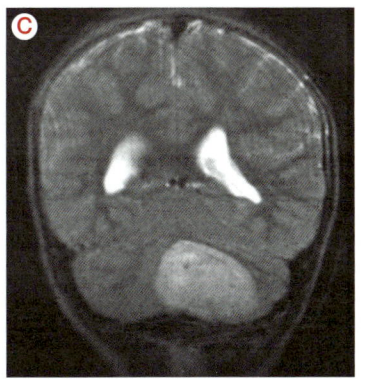

（次頁へつづく）

119

(前頁のつづき)

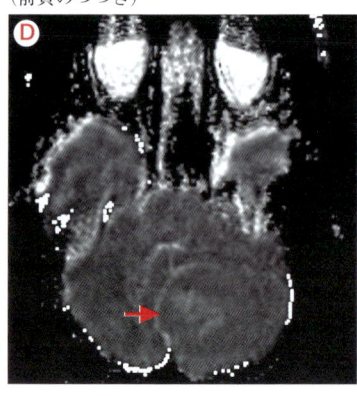

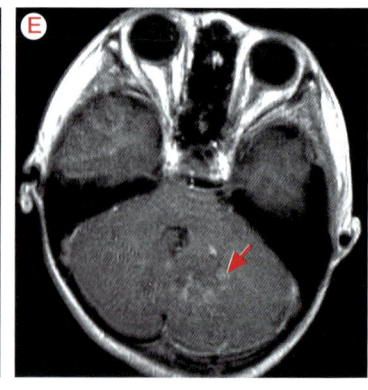

Ⓐ 単純CT　Ⓑ T2強調像
Ⓒ T2強調冠状断像　Ⓓ ADCマップ
Ⓔ 造影T1強調像

Ⓐ 左小脳半球内後方側に境界明瞭な腫瘍（→）を認める．辺縁は淡い高吸収を呈し，石灰化（▶）もみられる．
ⒷⒸ 腫瘍（Ⓑ→）は比較的均一に高信号を呈する．周囲の浮腫性変化は乏しい．
Ⓓ 腫瘍辺縁部（→）のADC値は0.7×10^{-3} mm^2/秒である．
Ⓔ 腫瘍の大部分は増強効果に乏しい．一部増強効果（→）を認める．

疾患解説

1．疾患概念

髄芽腫は**小脳に発生する**神経外胚葉性の未分化な小型腫瘍細胞からなる淡桃色の柔らかい腫瘍である．以前はテント下に発生した原始神経外胚葉性腫瘍（PNET）と同義で，PNET-MB（medulloblastoma）とも呼ばれていたが，最近のWHO分類ではPNETはテント上の場合に使われる．

髄芽腫はテント下正中部の**小脳虫部**に好発し（約85％），前方進展で第4脳室に突出した腫瘍をつくり，下後方へは大後頭孔に進展する．第4脳室への進展では**水頭症**をきたすことが多い．外側方の小脳橋角部へ進展することは少ないとされる．

髄芽腫は小児脳腫瘍の25％を占め，約80％が**15歳以下**の小児に好発し，特に5〜10歳に多い．成人発症例（20〜30％）では20〜30歳に多い．成人発症例では半数が小脳半球に生じ，髄芽腫亜型の線維形成性/結節性髄芽腫（desmoplastic/nodular medulloblastoma）であることが多い．

WHO分類のgrade Ⅳに属する悪性腫瘍であり，周囲組織への浸潤傾向が強く，**髄液播種**を伴うことが多い（40〜50％）．

2．典型的画像所見（症例1〜5）

腫瘍の高い細胞密度を反映して，単純CTでは淡い**高吸収**を，MRIの拡散強調像では**ADC値**は上衣腫，毛様細胞性星細胞腫や血管芽腫などのほかのテント下脳腫瘍より**低い傾向**にある．T1，T2強調像での信号は非特異的であるが，T2強調像にて実質部分は皮質と等〜やや低信号であることが多い．嚢胞形成は約40％に，石灰化は20〜25％にみられる．粗大な出血を伴うことは稀である．増強効果の程度はさまざまで，2/3の症例では比較的均一な強い増強効果を呈するが，1/3の症例では辺縁のみ増強されるものから，ほとんど増強効果のないものまである．初診時に40〜50％の症例で髄液播種を伴うといわれており，**全脊髄腔の造影MRI**での**播種検索**が奨励される．

3．鑑別疾患

小児後頭蓋窩に好発する腫瘍として，**上衣腫**（p.97第2章6），**毛様細胞性星細胞腫**（p.88第2章4）や**非定型奇形腫様/ラブドイド腫瘍（AT/RT）**（p.113第2章10）が鑑別にあがる．上衣腫，毛様細胞性星細胞腫は拡散強調像のADC値が髄芽腫と比較して高い傾向にある．AT/RTは画像所見が類似し鑑別困難であるが，2歳以下に好発することが参考になる．成人で小脳半球表面に発生する腫瘍の鑑別には血管芽細胞腫（p.173第2章23）や髄芽腫亜型の線維形成性/結節性髄芽腫も鑑別にあがる．

＜参考文献＞

1）「Osborn's brain」（Osborn, A. G., ed.），Amirsys, Manitoba, 2012
2）Fruehwald-Pallamar, J., et al.：Magnetic resonance imaging spectrum of medulloblastoma, Neuroradiology, 53：387-396, 2011

第2章 脳腫瘍

12 類上皮嚢腫/類皮嚢腫
epidermoid cyst/dermoid cyst

外山芳弘

症例1　類上皮嚢腫（50歳代男性）

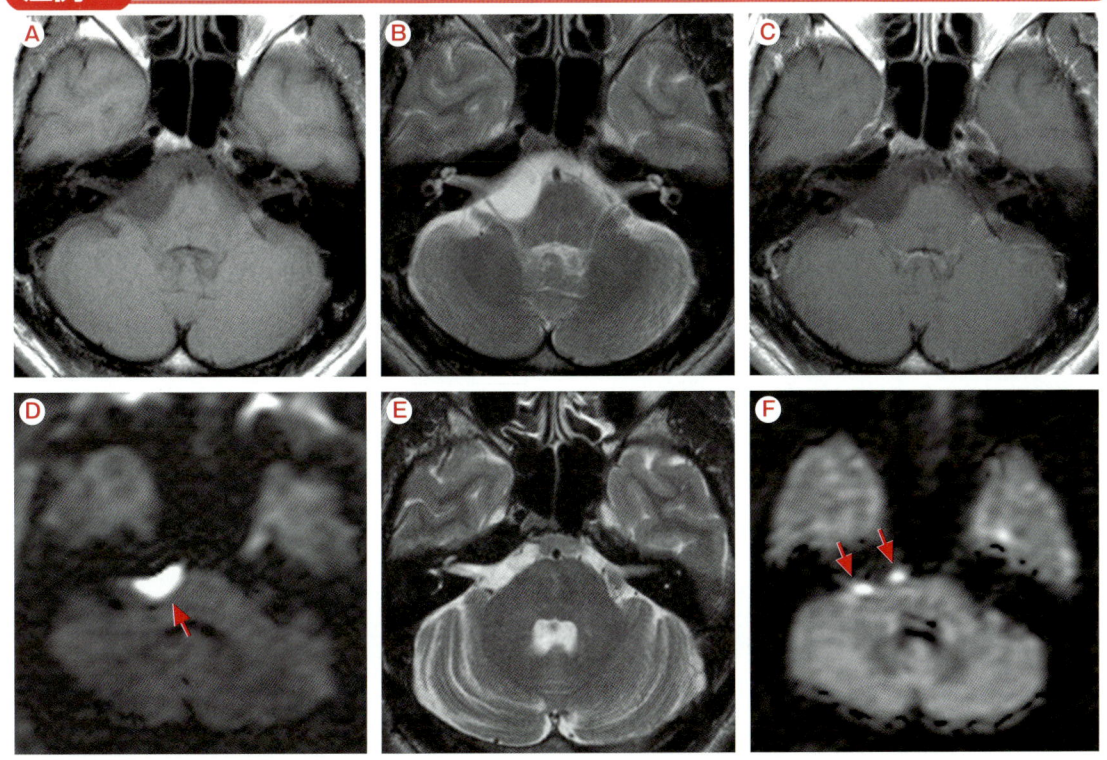

Ⓐ T1強調像　Ⓑ T2強調像　Ⓒ造影T1強調像　Ⓓ拡散強調像　Ⓔ術後T2強調像　Ⓕ術後拡散強調像

4カ月前より食事と歯磨きの際に，顔面に疼痛が感じられるようになった．

Ⓐ～Ⓒ右小脳橋角槽は拡大しているが，病巣はT1強調像（Ⓐ），T2強調像（Ⓑ）とも髄液と等信号であり，増強効果も認めない（Ⓒ）．

Ⓓ明瞭な高信号病変として確認可能である（→）．

ⒺⒻ腫瘍摘出術後のT2強調像（Ⓔ）では病巣残存の有無は判定困難である．一方，拡散強調像（Ⓕ）ではわずかに高信号病変が残存していることがわかる（Ⓕ →）．

症例2 類上皮嚢腫（80歳代女性）

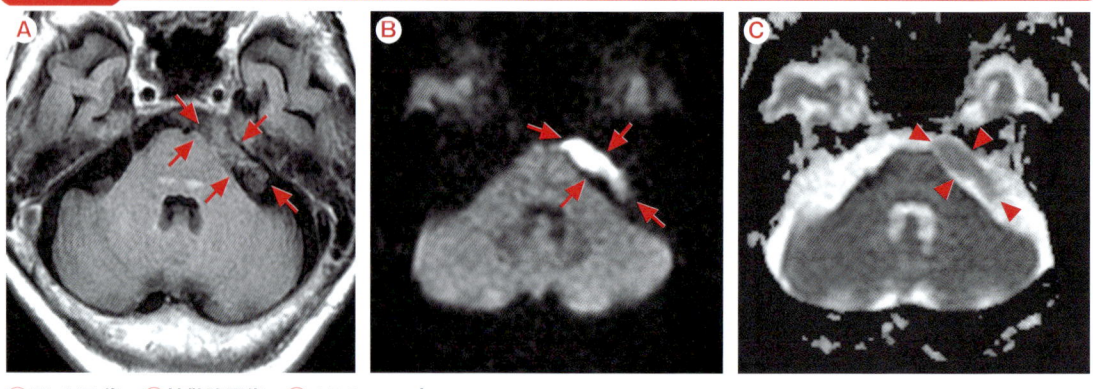

Ⓐ FLAIR像　Ⓑ 拡散強調像　Ⓒ ADCマップ

6年前より左の三叉神経痛あり．
Ⓐ不定形の高信号病変を認める（→）．本病巣はT1強調像，T2強調像とも髄液と等信号であり，指摘困難であった（非提示）．
ⒷⒸ病巣は拡散強調像にて高信号を呈している（Ⓑ →）．ADCは白質より上昇している（Ⓒ ▶）．

症例3 類上皮嚢腫（50歳代女性）

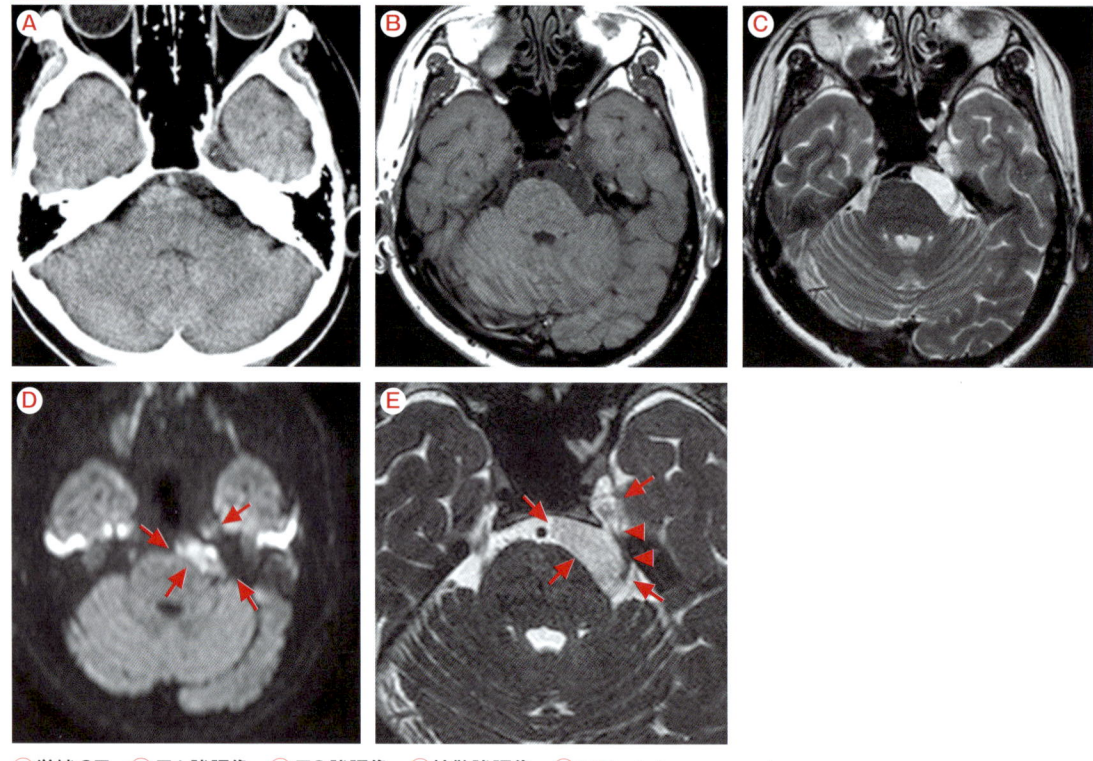

Ⓐ 単純CT　Ⓑ T1強調像　Ⓒ T2強調像　Ⓓ 拡散強調像　Ⓔ MR cisternography

6年前に近医でのCTにて偶然発見され，経過観察中．4年前より左V2〜3領域の疼痛あり．
Ⓐ〜Ⓓ左橋前槽から左Meckel腔の拡大所見あり．同部位は拡散強調像で高信号である（Ⓓ →）．
Ⓔ左橋前槽には細かな嚢胞状陰影が認められ，Meckel腔に進展している（→）．左三叉神経は脳槽部では外側に強く圧排されているが，Meckel腔内では腫瘍内に埋没している（▶）．

症例4　類上皮嚢腫（60歳代男性）

Ⓐ Ⓑ T1強調像　　Ⓒ Ⓓ 拡散強調像

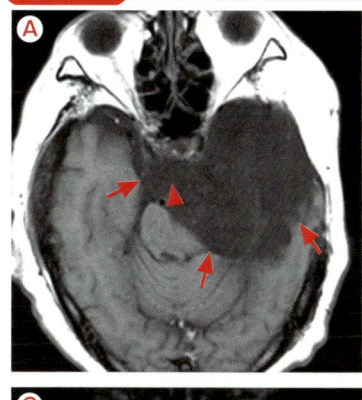

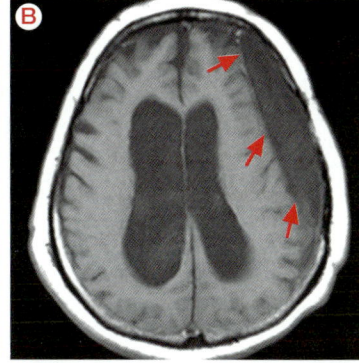

直腸癌術前精査にて異常を指摘．

Ⓐ Ⓑ 左脳底槽から円蓋部硬膜下腔にかけて拡大所見あり（→）．両側側脳室は拡大し，水頭症をきたしている．嚢胞性腫瘍により脳幹や側頭葉などは強く圧排され，脳底動脈（Ⓐ →）は病巣内に巻き込まれている．

Ⓒ Ⓓ 不定形の等〜高信号病変（▶）が広がっている．

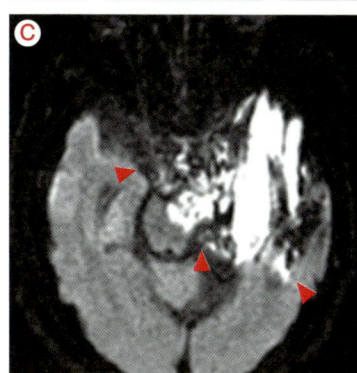

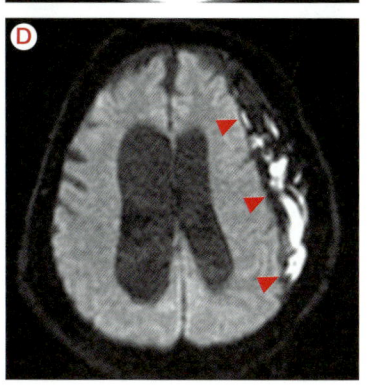

症例5　類上皮嚢腫（white epidermoid cyst）（50歳代男性）
（西村内科脳神経外科病院　濱武 諭先生のご厚意による）

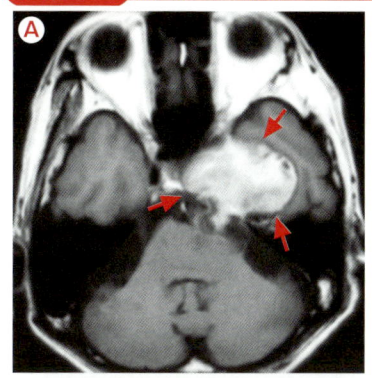

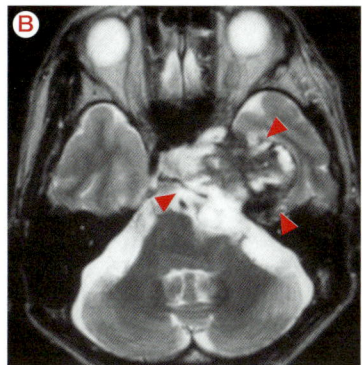

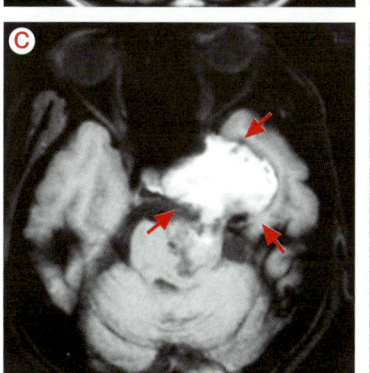

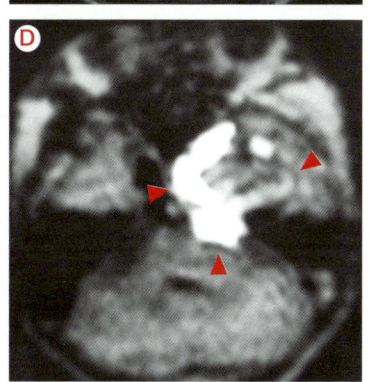

Ⓐ T1強調像　　Ⓑ T2強調像
Ⓒ 脂肪抑制T1強調像　　Ⓓ 拡散強調像

30年前より左顔面知覚障害，左難聴を自覚していた．1年ほど前より右上下肢の知覚障害，不全麻痺などが次第にみられるようになり，左眼の外転障害も出現．

Ⓐ〜Ⓓ 左橋前槽から左Meckel腔，中頭蓋窩に腫瘍性病変を認める．腫瘍はT1強調像で高信号（Ⓐ →），T2強調像で辺縁高信号を伴う低信号である（Ⓑ ▶）．脂肪抑制T1強調像でも高信号であり（Ⓒ →），高蛋白濃度嚢胞や出血性変化が考えられる．拡散強調像では大部分が高信号である（Ⓓ ▶）．

手術が施行され出血性類皮嚢腫と診断された．本例のようにT1強調像で高信号を示す類上皮嚢腫はwhite epidermoid cystとも呼ばれる．

第2章　脳腫瘍

症例6 類皮嚢腫（40歳代男性）

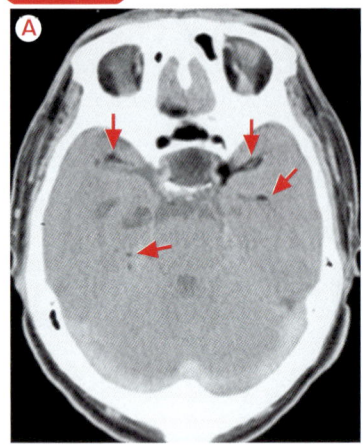

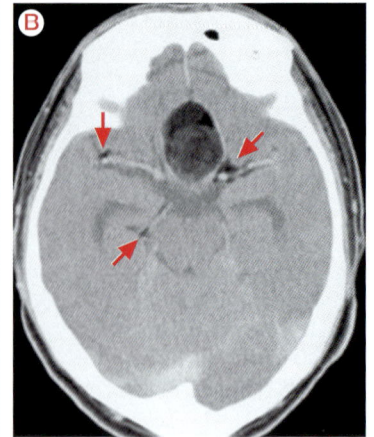

ⒶⒷ 造影CT

突然の頭痛で発症．

ⒶⒷ半球間裂に脂肪濃度の腫瘤があり，内部には軟部濃度の索状～円形病変を認める．両側Sylvius谷，右迂回槽，左側脳室下角に破裂によって広がった脂肪滴と考えられる低吸収病変が散在している（→）．

本例の症状は腫瘍破裂に伴う脂肪滴によるchemical meningitisが原因と考えられる．

症例7 類皮嚢腫（60歳代男性）

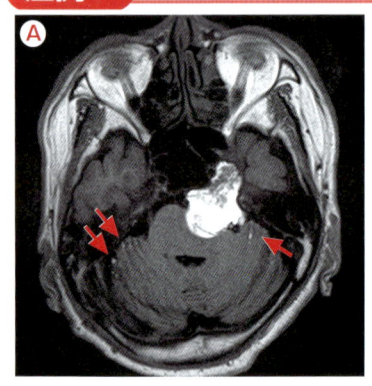

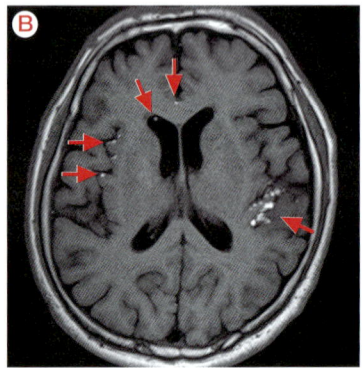

ⒶⒷ T1強調像

無症状．

ⒶⒷ左橋前槽からMeckel腔に進展する高信号病変を認める．内部には低信号の索状構造を伴っている．両側小脳半球表面や両側Sylvius裂に高信号病変が多数認められる（→）．破裂によって広がった脂肪滴と考えられる．

疾患解説

1．疾患概念

胎生3～5週の神経堤閉鎖時，異所性に迷入した外胚葉細胞巣に由来する先天性腫瘍で，表皮のみで構成されるものを類上皮嚢腫，皮脂腺などの皮膚付属器を含むものを類皮嚢腫と呼ぶ．類上皮嚢腫はどの年齢にも認められ，類皮嚢腫は小児や若年者に多い．いずれも性差はない．無症状のものからmass effectによる頭痛，小脳症状，痙攣，浸潤による脳神経症状などを認める．両者とも稀に破裂による髄膜刺激症状を呈する．有症状例では外科的切除が行われ，部分摘出では再発するが，その増殖速度は遅い．

2．典型的画像所見

類上皮嚢腫（症例1～5）：小脳橋角部，傍鞍部，第4脳室，中頭蓋窩に好発し，小脳橋角部腫瘍としては神経鞘腫，髄膜腫に次ぎ，第3位の発生頻度である．カリフラワー状の不規則な表面を持ち，その肉眼的所見から"beautiful tumor"とも称される．増大に伴い血管や神経を巻き込む．嚢胞内容は嚢胞壁の落屑物である真珠様物質で形成され，ケラチンやコレステロール結晶を含む[1]．CTでは髄液と等吸収で，増強効果は認めないため，mass effectのみ確認可能である．T1強調像，T2強調像では髄液と等信号～軽度高信号であるが，**FLAIR像や拡散強調像では高信号を示し，MR cisternographyでは嚢胞壁や隔壁を確認することができる．**非典型例として蛋白濃度上昇や嚢胞内出血によりCTで高吸収，T1強調像で高信号を呈する症例（white epidermoid cyst）がある[2]．術後再発の診断は手術による構造変形との鑑別が必要であり，CTよりMRIでの経過観察が望ましい．経過中や術後再発例の嚢胞壁の異常増強効果を認める場合は悪性転化が考えられる[3]．

類皮嚢腫（症例6，7）：傍鞍部，前頭蓋底，第4脳室など正中線上に好発する．画像上は腫瘍内の豊

富な脂肪組織を反映し，CTでは低吸収，T1強調像で著明な高信号を呈する．T2強調像では不均一な低〜高信号でしばしば化学シフトアーチファクトを認める．造影後の増強効果は認めない．辺縁に石灰化を有する場合もある．稀に自然破裂による髄膜炎症状で発症するが，この場合は脳槽内に脂肪滴様の陰影が散在する．

3．鑑別疾患

くも膜嚢胞（p.402第8章12）：画像上は髄液と同程度の陰影を示し，拡散強調像で高信号は呈さない．
脂肪腫：脂肪組織で構成され，画像上も脂肪陰影として確認される．類皮嚢腫より内部は均一である．
奇形腫（p.140第2章16）：内部に脂肪や石灰化を含む．

＜参考文献＞

1) Chowdhury, F. H., et al. : Intracranial epidermoid tumor ; microneurosurgical management : an experience of 23 cases. Asian J Neurosurg, 8 : 21-28, 2013
2) Muto, J., et al. : Intracranial epidermoid tumor with changes in signal intensity on magnetic resonance imaging because of non-hemorrhagic pathology : case report. Neurol Med Chir（Tokyo）, 50 : 936-938, 2010
3) Kano, T., et al. : Malignant transformation of an intracranial large epidermoid cyst with leptomeningeal carcinomatosis : case report. Neurol Med Chir（Tokyo）, 50 : 349-353, 2010

第2章 脳腫瘍

13 嗅神経芽細胞腫
olfactory neuroblastoma

外山芳弘

症例1　嗅神経芽細胞腫（20歳代女性）

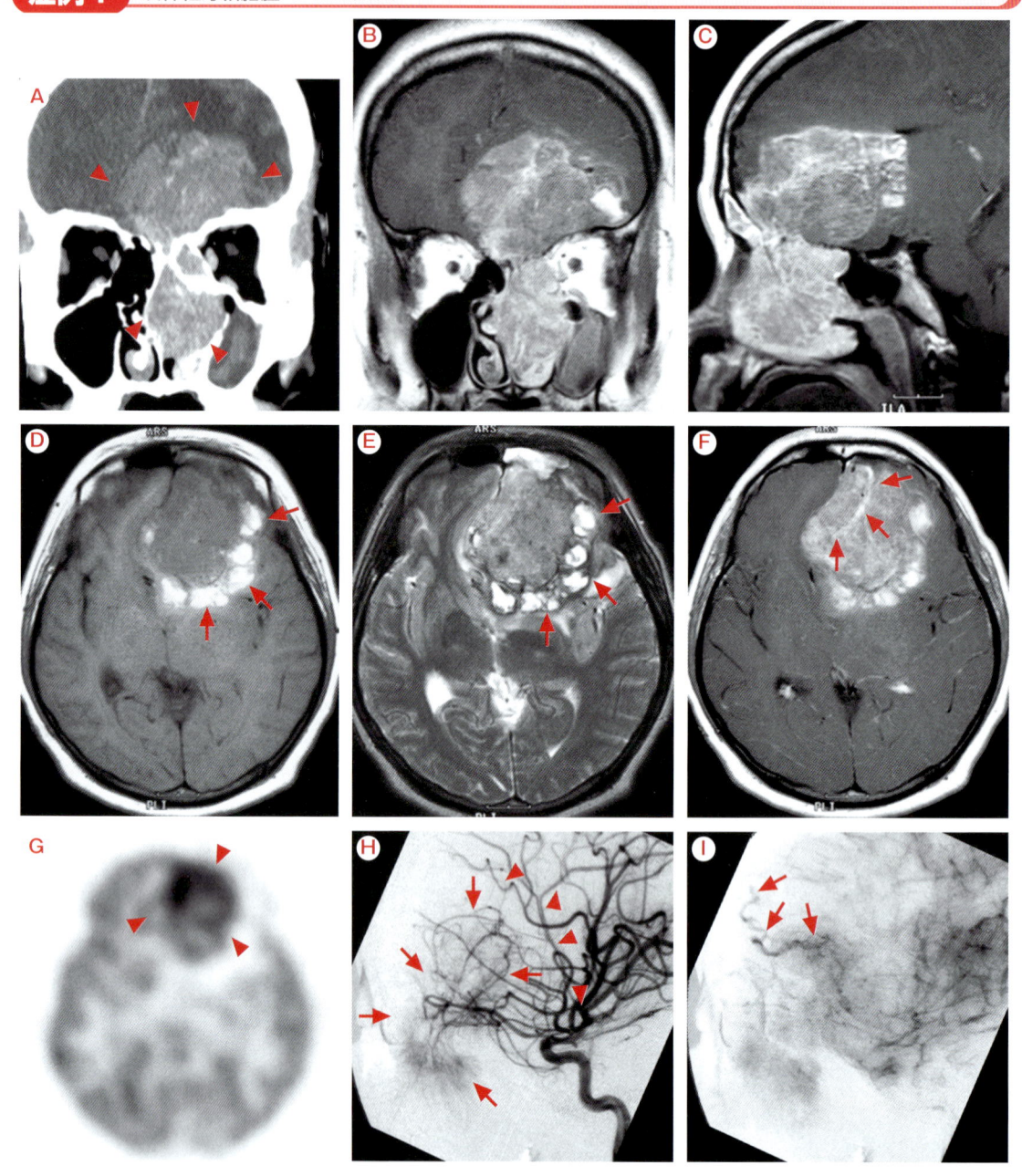

Ⓐ 造影CT冠状断像　Ⓑ 造影T1強調冠状断像　Ⓒ 造影T1強調矢状断像　Ⓓ T1強調像　Ⓔ T2強調像
Ⓕ 造影T1強調像　Ⓖ FDG-PET　Ⓗ 左内頸動脈造影側面像（動脈相）　Ⓘ 左内頸動脈造影側面像（毛細血管相）

4カ月前より嗅覚障害があり，その後左鼻の嗅覚は消失．2カ月前より頭痛，嘔吐あり．

Ⓐ 鼻腔上部から頭蓋内に進展するダンベル状の腫瘤性病変あり（▶）．篩板の骨破壊は乏しい．左大脳半球を圧迫し，白質内に広範な浮腫をきたしている．

ⒷⒸ 腫瘍は不均一な増強効果を示し，頭蓋内へは篩板小孔を介して（篩板をすり抜けるように）進展している．

（次頁へつづく）

（前頁のつづき）
Ⓓ Ⓔ 腫瘍辺縁部には出血性嚢胞と考えられる陰影を認める（→）．
Ⓕ 腫瘍は不均一な増強効果を示し，中心部に導出静脈を認める（→）．
Ⓖ 腫瘍内にFDGの強い集積を認める（▶）．
Ⓗ 左前後篩骨動脈からの栄養血管が発達しており（→），前大脳動脈，左中大脳動脈は圧排されている（▶）．
Ⓘ 動脈相後期で導出静脈の早期描出を認める（→）．

症例2　嗅神経芽細胞腫（40歳代女性）
（兵庫医科大学　安藤久美子先生のご厚意による）

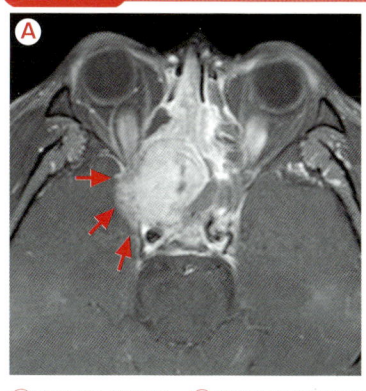

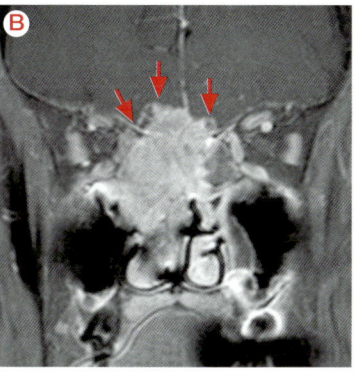

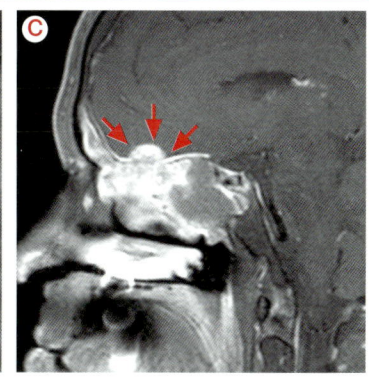

Ⓐ 造影T1強調像　Ⓑ 造影T1強調冠状断像　Ⓒ 造影T1強調矢状断像

1カ月前より，右の霧視あり．眼科を受診し，うっ血乳頭を指摘される．
Ⓐ～Ⓒ 右鼻腔内を占める腫瘍性病変を認める．前頭蓋底から中頭蓋底の硬膜が断裂し，脳実質浸潤が疑われる．（→）．

症例3　嗅神経芽細胞腫（40歳代女性）
（兵庫医科大学　安藤久美子先生のご厚意による）

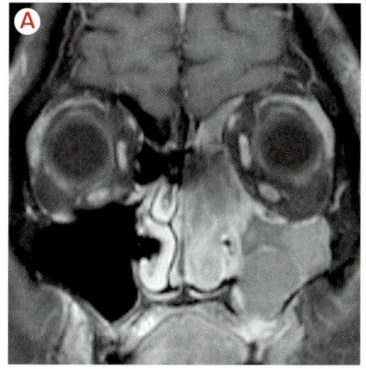

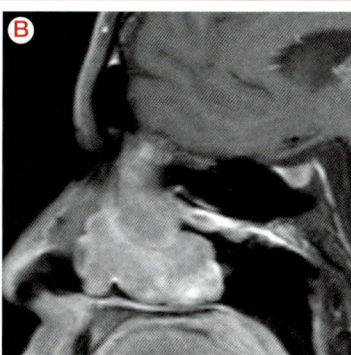

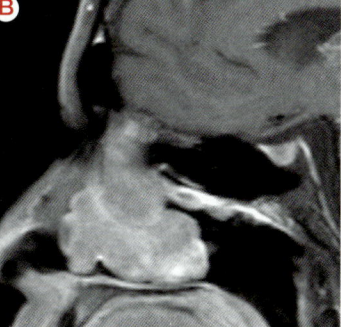

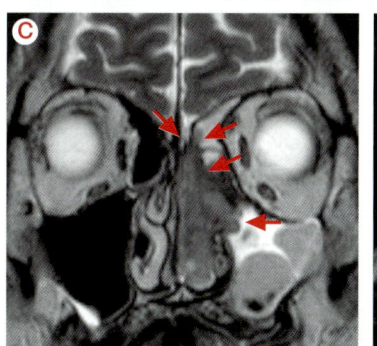

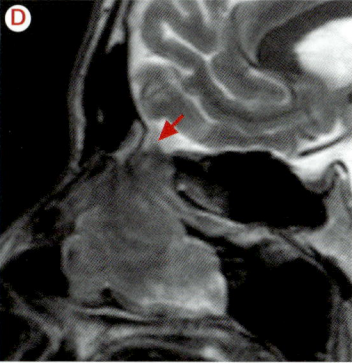

Ⓐ 造影T1強調冠状断像
Ⓑ 造影T1強調矢状断像
Ⓒ T2強調冠状断像
Ⓓ T2強調矢状断像

2～3カ月前より鼻閉感あり．

Ⓐ～Ⓓ 左鼻腔内を占める腫瘍性病変を認める．上方境界は篩板までであり，頭蓋内浸潤はきたしていない．造影T1強調像（ⒶⒷ）では腫瘍の増強効果と副鼻腔粘膜との境界は不明確である．一方，T2強調像（ⒸⒹ）では腫瘍は比較的低信号であり，高信号の粘膜や髄液との境界が明瞭である（→）．

症例4　嗅神経芽細胞腫（70歳代女性）

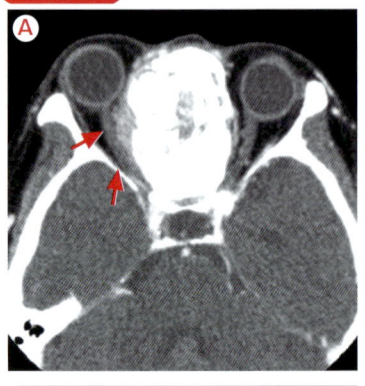

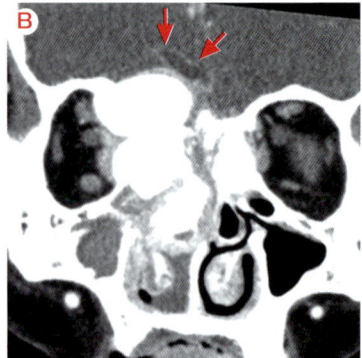

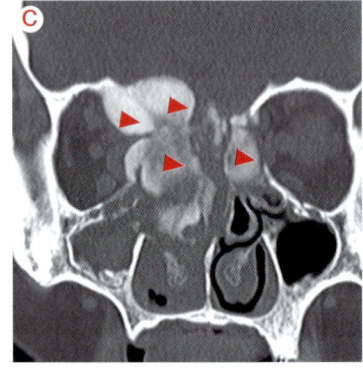

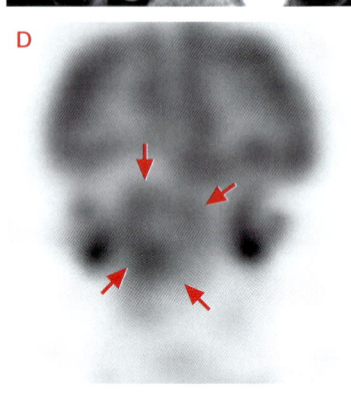

Ⓐ 造影CT　Ⓑ 造影CT冠状断像
Ⓒ 単純CT冠状断像（骨条件）
Ⓓ FDG-PET

5カ月前より右眼の痛みがあり，徐々に右眼が腫脹．

Ⓐ～Ⓒ 鼻腔上部から篩骨洞にかけて石灰化を伴う腫瘤性病変あり．石灰化はすりガラス濃度を示している（Ⓒ▶）．腫瘤は右眼窩に膨隆し，軟部成分は視神経（Ⓐ➡）近傍まで浸潤している．頭蓋内進展も認める．頭蓋内進展部の腫瘤辺縁に嚢胞陰影を認める（Ⓑ➡）．

Ⓓ 腫瘤に一致してSUV12.9と強いFDG集積を認めた（➡）．

症例5　嗅神経芽細胞腫（50歳代女性）

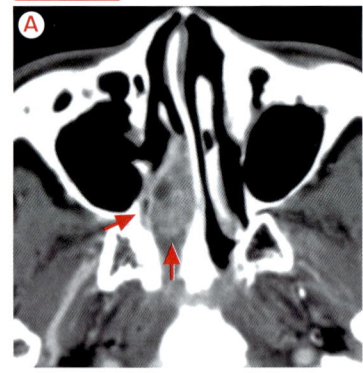

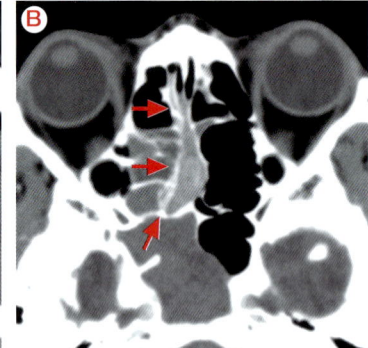

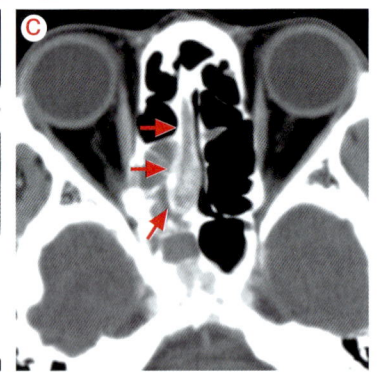

Ⓐ～Ⓒ 造影CT

4カ月前に右鼻閉感出現．1カ月前に右鼻出血あり．

Ⓐ～Ⓒ 右鼻中隔に接する腫瘤影であり，内部は不均一に増強されている（➡）．上方では蝶篩陥凹内に腫瘤を認めるが骨壁の破壊は認めない．内視鏡所見では篩板天蓋部に基部を有する腫瘍であった．

疾患解説

1．疾患概念

嗅神経上皮層に由来する神経外胚葉系の悪性腫瘍で，同義語にesthesioneuroblastomaがある．鼻腔内腫瘍の約2～3％を占める[1,2]．上鼻甲介，鼻中隔上部，鼻天蓋部，篩板などの鼻腔上部1/3領域に好発し，しばしば頭蓋内や隣接する副鼻腔や眼窩に進展する．稀に篩骨洞以外の副鼻腔や下垂体，口腔内などの異所性発生を認める．すべての年齢に発生するが20歳代と60歳代に**2峰性のピーク**をもつ[1]．性差は認めない．臨床症状は片側性の鼻閉が最も多く，鼻出血が次ぎ，腫瘍の進展に伴って嗅覚障害，

表 ● Kadish分類

stage	進展度	5年生存率（%）
A	鼻腔内に限局	75〜91
B	鼻腔および1つないしそれ以上の副鼻腔	68〜71
C	副鼻腔を越えた進展	41〜47

頭痛や眼窩症状を伴う．病悩期間は6カ月〜1年である．本症の治療は外科的切除と術後放射線治療が行われ，5年生存率は60〜80％である．**腫瘍の進展度による重症度分類（Kadish分類）**が広く使用されており，予後に相関している（**表**）．治療後の再発率は50％程度であり，2年以内に頸部リンパ節転移や遠隔転移（主に肺，骨）が30％程度に認められる．

2．典型的画像所見 (症例1〜5)

　鼻腔上部から篩骨洞にかけて腫瘍を形成し，篩板を介し頭蓋内に進展する．篩板の部分にくびれを形成する**"ダンベル型"腫瘍**が特徴的である[1]．充実成分はCTで軟部濃度，T1強調像で脳組織と低〜等信号，T2強調像で低〜高信号，造影後はCT，MRIとも比較的強い増強効果を認め，頭蓋内浸潤の評価に有用である．一方，鼻腔内限局型の腫瘍では造影後に併存する副鼻腔の粘膜肥厚との境界が不明瞭になる場合がある．内部に石灰化や壊死，出血性変化などを伴うこともあり，特に頭蓋内進展部分の**辺縁に認められる嚢胞性陰影**は比較的特徴的といわれる．篩板小孔を介して頭蓋内進展するが，CTで骨破壊が確認できない場合もある．初診時にも頸部リンパ節転移や遠隔転移を10〜30％程度に合併する．FDG-PETは遠隔転移の検索に有用であるが，集積の乏しい偽陰性症例も認められる[3]．

3．鑑別疾患

扁平上皮癌：T2強調像での信号強度が比較的低いが，鼻腔上部に存在する場合は鑑別が困難である．
悪性リンパ腫（p.168第2章22）：CTで軽度高吸収，T1強調像，T2強調像で中等度の信号強度を示す腫瘍で，篩板を破壊した直接浸潤は稀である．NK/T細胞性リンパ腫では壊死性変化を認める．
悪性黒色腫：メラニンを多く含む場合はT1強調像で高信号，T2強調像で低信号となる．

<参考文献>

1) Thompson, L. D. R., et al. : Olfactory neuroblastoma. Head and Neck Pathol, 3 : 252-259, 2009
2) Faragalla, H., et al. : Olfactory neuroblastoma. Adv Anat Pathol, 16 : 322-331, 2009
3) Wu, H. B., et al. : Preliminary study on the evaluation of olfactory neuroblastoma using PET/CT. Clin Nucl Med, 36 : 894-898, 2011

第2章 脳腫瘍

14 頭蓋咽頭腫
craniopharyngioma

外山芳弘

症例1　頭蓋咽頭腫（エナメル上皮型）（50歳代男性）

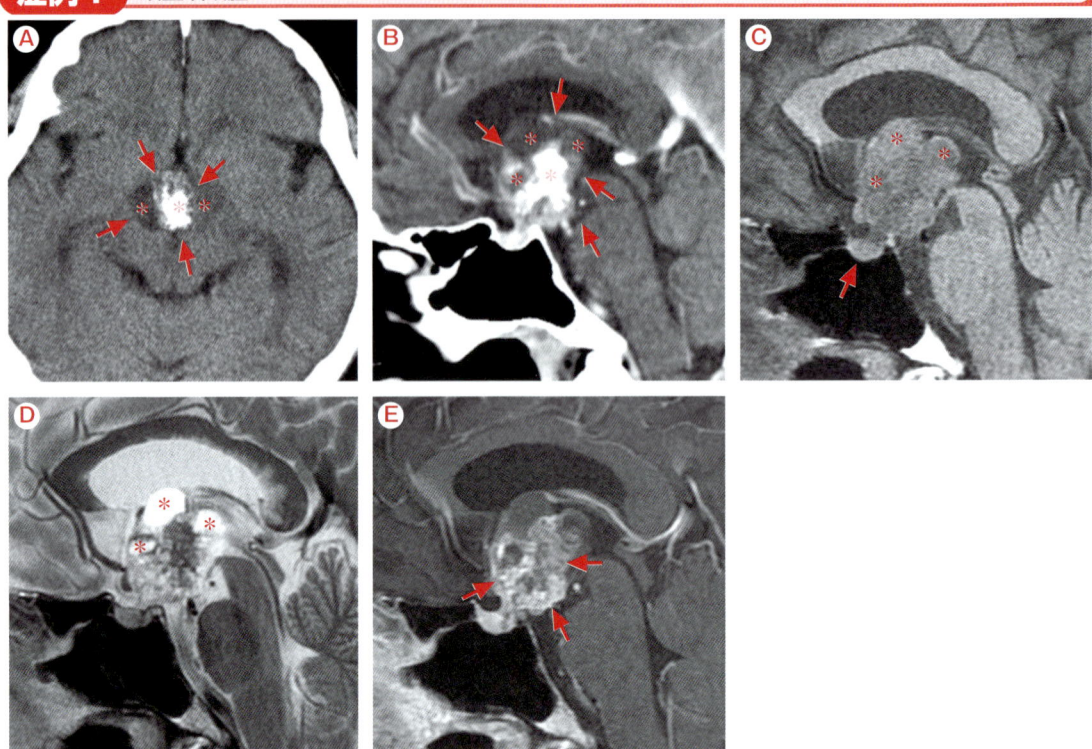

Ⓐ単純CT　Ⓑ造影CT矢状断像　ⒸT1強調矢状断像　ⒹT2強調矢状断像　Ⓔ造影T1強調矢状断像

3カ月前より視力低下，記憶障害，見当識障害が進行．

ⒶⒷ鞍上部に石灰化（＊）と囊胞（＊）を伴う腫瘤あり．石灰化の近傍には淡い増強領域（→）を伴っている．

ⒸⒹ腫瘤には多数の囊胞が存在し，囊胞内容はT1強調像で白質と比較して低～等信号，T2強調像で等～高信号である（＊）．トルコ鞍内には下垂体前葉が確認可能である（Ⓒ→）．T1強調像では後葉の高信号は指摘できない．軽度の水頭症をきたしており，脳梁に浮腫性変化を認める．

Ⓔ囊胞壁の厚みは不規則であり，一部は壁在結節様にみえ，いずれも増強効果を認める（→）．

症例2　頭蓋咽頭腫（エナメル上皮型）（40歳代女性）

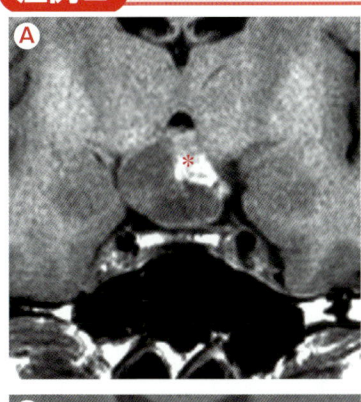

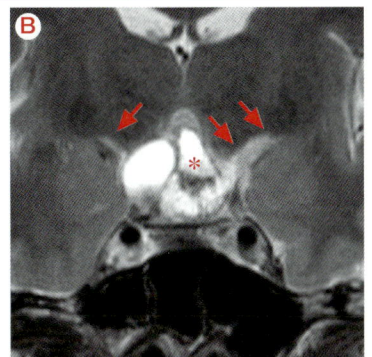

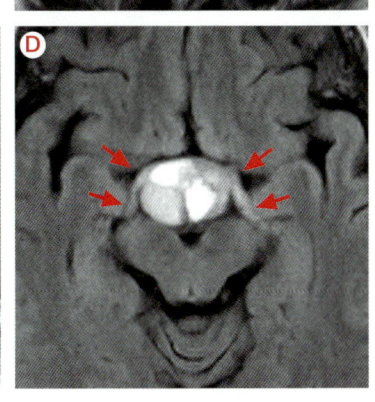

Ⓐ T1強調冠状断像
Ⓑ T2強調冠状断像
Ⓒ 造影T1強調冠状断像
Ⓓ FLAIR像

1年前より乳汁分泌，無月経あり．プロラクチン値は222.0 ng/mL（正常6〜30）と異常高値．

ⒶⒷ 鞍上部に囊胞性腫瘤あり．一部の囊胞内容はT1強調像で白質と比較して高信号，T2強調像で等〜低信号であり，出血もしくは高蛋白濃度を反映していると考えられる（＊）．

Ⓒ 囊胞壁は比較的厚く，充実成分と思われる領域には増強効果を認める（＊）．

ⒷⒹ 腫瘤に接する視索に浮腫性変化を認める（→）．

症例3　頭蓋咽頭腫（エナメル上皮型）（5歳男児）

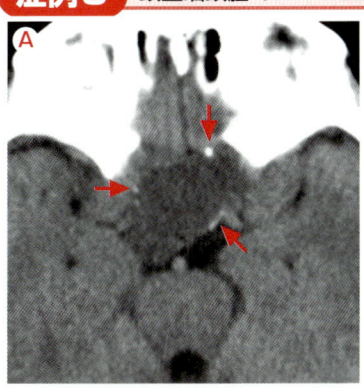

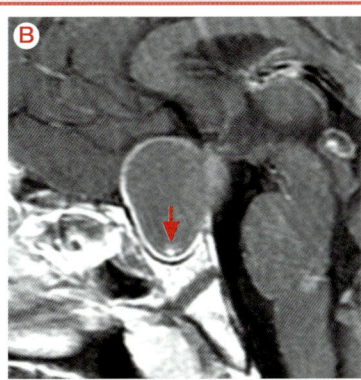

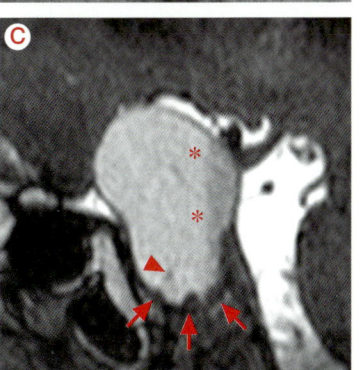

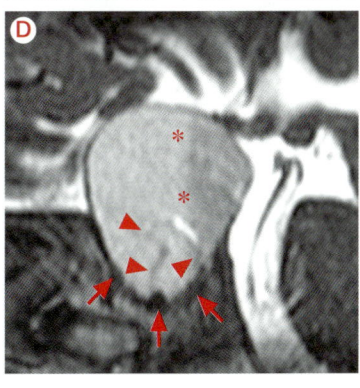

Ⓐ 単純CT　Ⓑ 造影T1強調矢状断像
ⒸⒹ MR cisternography矢状断再構成像

3カ月前より，食事の際の嘔吐，食欲低下，体重減少あり．右視力低下あり．

Ⓐ 鞍内〜鞍上部に単房性囊胞性腫瘤あり．囊胞壁には点状の石灰化が散在している（→）．

Ⓑ 囊胞壁は比較的厚く増強される．腫瘤底部に濃染される小さな壁在結節を認める（→）．下垂体は確認困難である．

ⒸⒹ 背側には低信号の液体による液面形成（＊）あり．内部の線状構造物（▶）と複数の壁在結節を認める（→）．

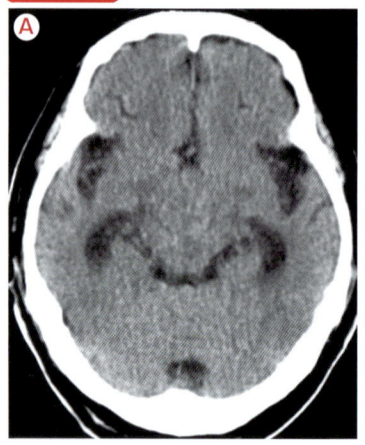

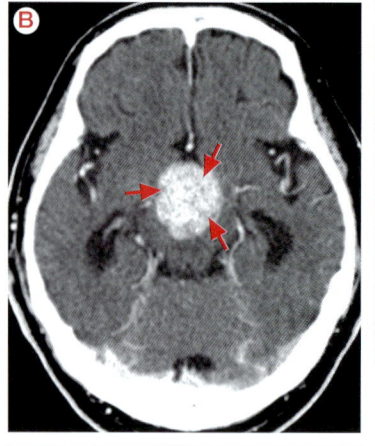

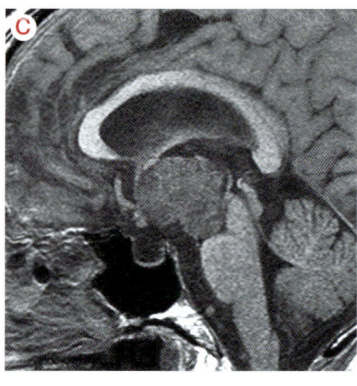

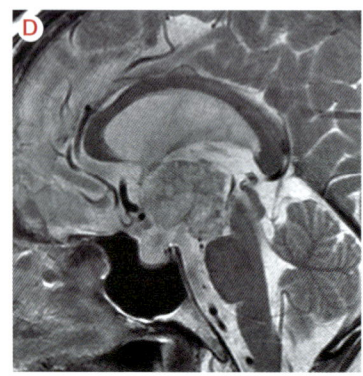

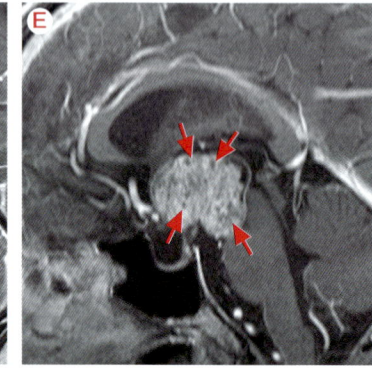

症例4　頭蓋咽頭腫（扁平上皮型）（70歳代男性）　（米子医療センター　杉原修司先生のご厚意による）

A 単純CT　B 造影CT
C T1強調矢状断像
D T2強調矢状断像
E 造影T1強調矢状断像

3カ月前より記憶障害が進行．歩行時にふらつきも出現するようになる．

A〜E 鞍上部に腫瘤性病変（B →）を認める．単純CTでは石灰化は認めない．

B E 腫瘤は比較的均一に濃染し，内部には多数の小さな囊胞成分（E →）を認める．

疾患解説

1．疾患概念

　トルコ鞍や鞍上部に好発する良性上皮性腫瘍（WHO分類grade I）である．胎生期の頭蓋咽頭管の遺残組織から発生するとされる[1]．病理組織学的には**エナメル上皮型**（adamantinomatous type）と**扁平上皮型**（squamous-papillary type）に大別され，前者が約8割を占める（稀に混在するタイプも報告されている）．エナメル上皮型はRathke囊に遺残した歯原性細胞巣より発生するとされ，好発年齢は5〜14歳，小児脳腫瘍の6〜13％を占める[2]．一方，扁平上皮型は頬粘膜細胞巣から発生するとされ，50〜74歳以上の成人に好発する（成人発症例全体では1/3）．臨床症状は頭痛，視野障害，尿崩症，小児例ではさらに成長障害や性成熟障害，水頭症なども認められることがある．

2．典型的画像所見

エナメル上皮型（症例1〜3）：分葉状の平滑な腫瘍で**囊胞と石灰化が混在**する．CTでは60〜90％の症例で石灰化を認める[1]．充実成分はCTでは軟部組織の吸収値，T1強調像では脳実質より低〜等信号，T2強調像では高信号，造影T1強調像で強く増強される．また囊胞成分は蛋白濃度によりさまざまな信号を呈するが，時にコレステリン結晶や脂肪，出血を含み，T1強調像で高信号，T2強調像で低信号の領域を認める．上方増大に伴い視交叉を圧排するが，視索に沿って浮腫性変化を認めることがあり，比較的特徴的とされる．

扁平上皮型（症例4）：球形の**充実性もしくは充実/囊胞混在性腫瘍**で石灰化は乏しい．充実成分はエナメル上皮型同様，T1強調像で低〜等信号，T2強調像で高信号，造影T1強調像で強く増強される．

3．鑑別疾患

Rathke囊胞（鑑別1，2）：胎生期Rathke囊遺残より発生する良性上皮性囊胞である．下垂体前葉と

132　圧倒的画像数で診る！　頭部疾患画像アトラス

鑑別1　Rathke嚢胞（60歳代女性）

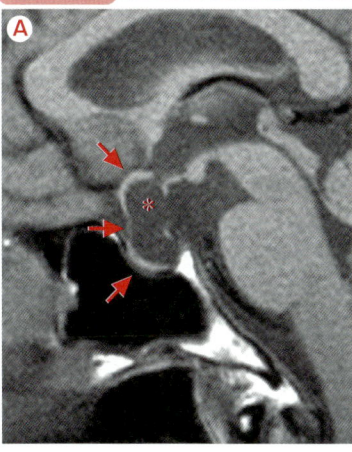

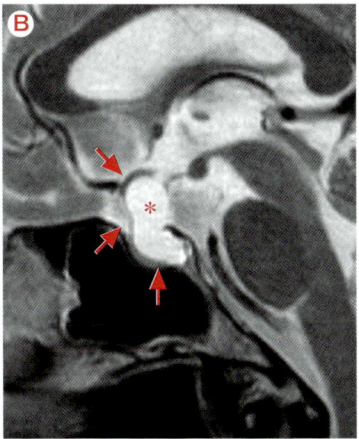

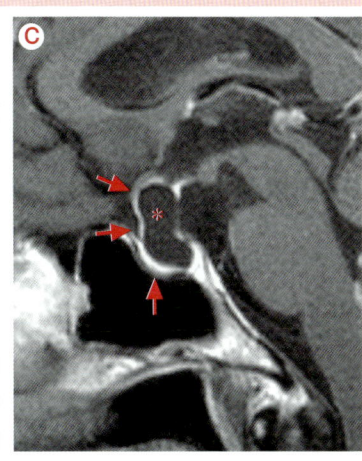

Ⓐ T1強調矢状断像　Ⓑ T2強調矢状断像　Ⓒ 造影T1強調矢状断像

Ⓐ〜Ⓒ 鞍内〜鞍上部に単房性嚢胞性腫瘤あり．腫瘤前方に伸展された正常下垂体前葉あり（➡）．後葉は不明瞭である．腫瘤（＊）に増強効果は認めない．辺縁の濃染は周囲をとり囲むようにして存在する正常下垂体によるものである．

鑑別2　Rathke嚢胞（70歳代女性）

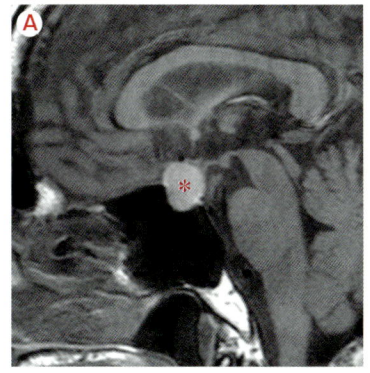

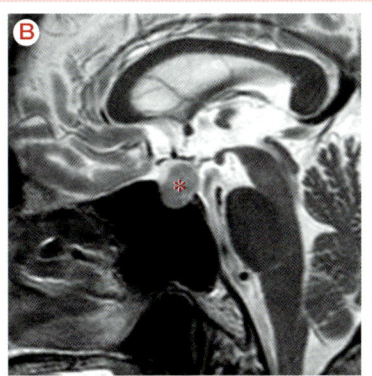

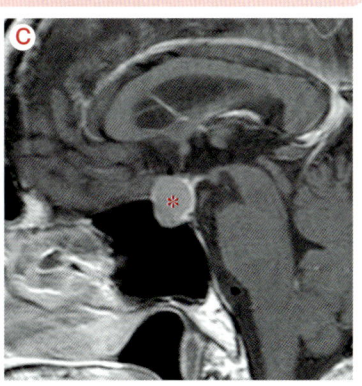

Ⓐ T1強調矢状断像　Ⓑ T2強調矢状断像　Ⓒ 造影T1強調矢状断像

Ⓐ〜Ⓒ トルコ鞍内から鞍上部に嚢胞性腫瘤（＊）を認める．内部はT1強調像で高信号，T2強調像で低信号を呈し，増強効果は認めない．

　　　中間葉，後葉の間から発生し，通常は3mm以下で無症状であるが，時に10mm以上になり，圧迫症状を伴う場合もある．画像上は単房性嚢胞で増強効果はないが，扁平上皮化生や炎症を伴うと嚢胞壁に認められることもある．嚢胞内信号は蛋白濃度によりさまざまであるが，①T1，T2強調像とも高信号，②T1強調像で低信号，T2強調像で高信号，③T1強調像で高信号，T2強調像で低信号の3パターンが多いとされる．通常造影にて増強効果は示さない．

トルコ鞍部黄色肉芽腫（鑑別3）：出血後や慢性炎症などによる非特異的反応であり，以前は頭蓋咽頭腫の特殊型と考えられていたが，現在は否定されている．非特異的な信号強度の場合が多く，内部の出血やヘモジデリン沈着を反映する場合は，T1強調像で高信号あるいは低信号，T2強調像で低信号となる．充実成分は認めないが，時に頭蓋咽頭腫やRathke嚢胞に合併する場合もあり，鑑別が困難となる．

下垂体腺腫（p.144 第2章17）：下垂体腺腫は時に腫瘍内出血をきたし，T1強調像にて高信号を呈する（下垂体卒中）．

鑑別3　トルコ鞍部黄色肉芽腫（40歳代男性）

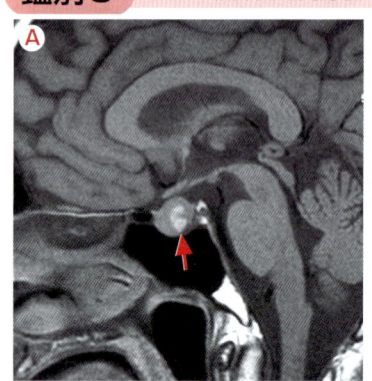

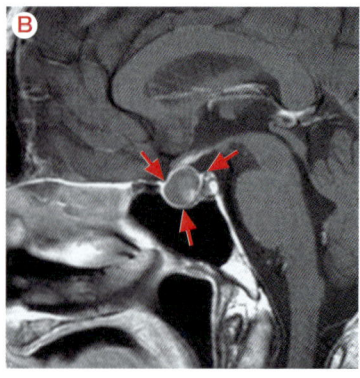

Ⓐ **T1 強調矢状断像**
Ⓑ **造影 T1 強調矢状断像**

5カ月前，突然の頭痛があり，以後次第に全身倦怠感増強．下垂体機能不全を指摘された．

ⒶⒷ鞍内～鞍上部に単房性嚢胞性腫瘤あり．内部に出血後の変化と思われる不定形の高信号域あり（Ⓐ➡）．嚢胞壁には均一な増強効果あり（Ⓑ➡）．

＜参考文献＞

1) Fernandez-Miranda, J. C., et al. : Craniopharyngioma : a pathologic, clinical, and surgical review. Head Neck, 34 : 1036-1044, 2012
2) Zada, G., et al. : Craniopharyngioma and other cystic epithelial lesions of the sellar region : a review of clinical, imaging, and histopathological relationships. Neurosurg Focus, 28 : E4, 2010

第2章 脳腫瘍

15 神経下垂体 germinoma
neurohypophyseal germinoma

松木 充, 東山 央, 稲田悠紀

症例1　神経下垂体 germinoma（9歳男児）

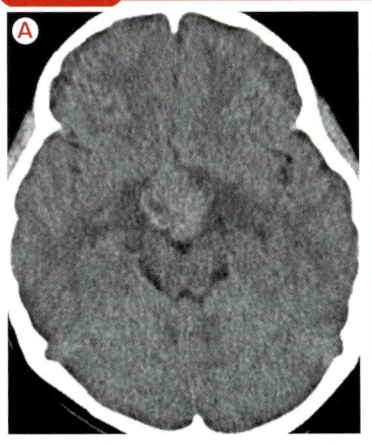

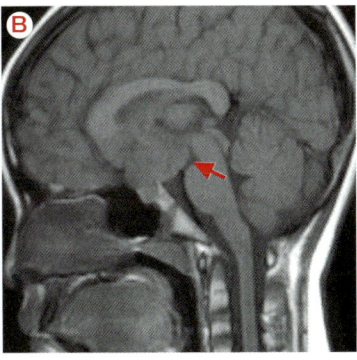

Ⓐ 単純CT　Ⓑ T1強調矢状断像
Ⓒ T2強調矢状断像　Ⓓ 造影T1強調像

倦怠感，右視力低下．

Ⓐ 鞍上部に高吸収を示す腫瘍性病変を認める．
Ⓑ 鞍上部に低信号の腫瘍を認め（→），下垂体後葉の高信号の消失も認める．
Ⓒ 腫瘍は高信号を呈する．
Ⓓ 腫瘍は強く濃染し，辺縁に囊胞成分を伴う．

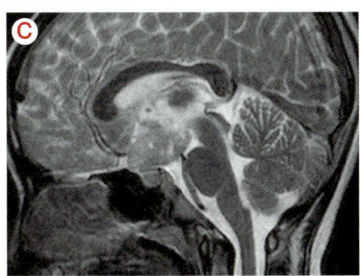

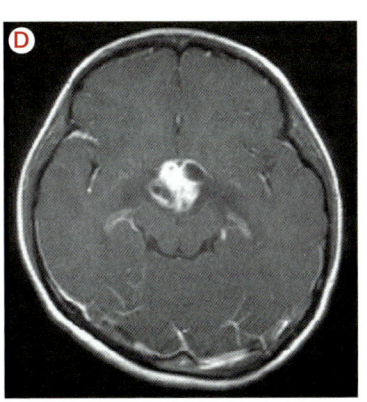

症例2　神経下垂体 germinoma（10歳代男性）　（兵庫県立こども病院放射線科　赤坂好宣先生のご厚意による）

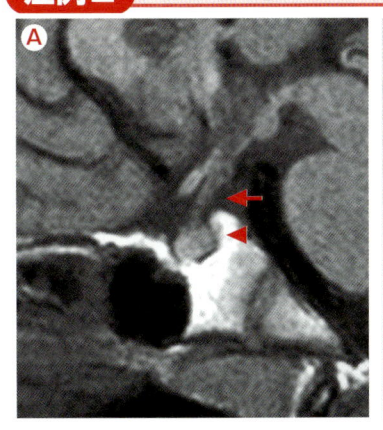

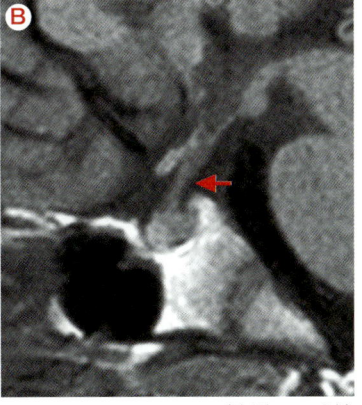

Ⓐ～Ⓓ T1強調矢状断像
（Ⓐ発症時，Ⓑ3カ月後，Ⓒ8カ月後，Ⓓ15カ月後）

多飲，多尿．

Ⓐ 発症時のT1強調矢状断像にて下垂体後葉（▶）の高信号の消失を認めるが，下垂体柄（→）の腫大は認めない．
Ⓑ～Ⓓ 発症3カ月後，8カ月後では下垂体柄（Ⓒ→）の腫大は認めないが，15カ月後になって下垂体柄（Ⓓ→）の腫大を認める．

（次頁へつづく）

（前頁のつづき）

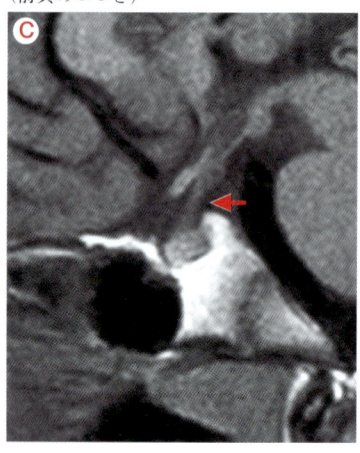

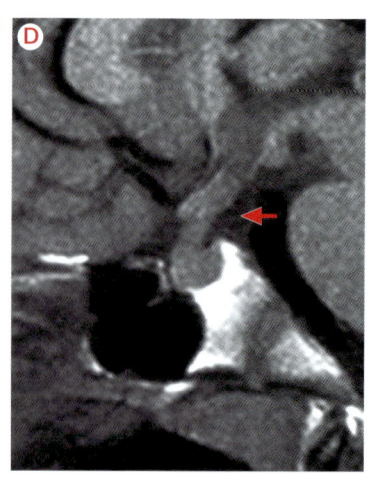

症例3　神経下垂体germinoma（10歳代男性）　　（京都府立医科大学放射線医学教室　山田恵先生のご厚意による）

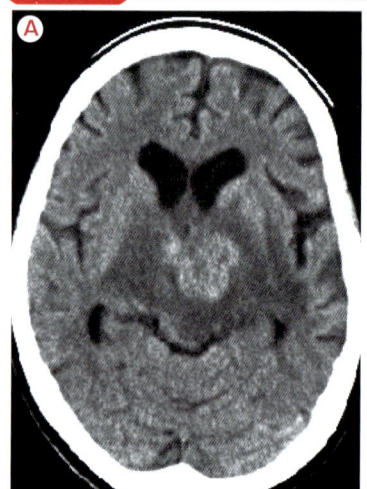

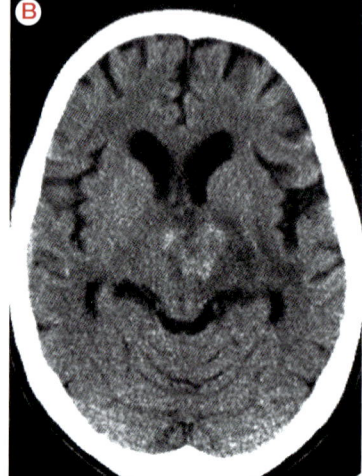

ⒶⒷ単純CT（Ⓐ発症時，Ⓑ3日後）

多飲，多尿．

Ⓐ視床下部に高吸収を示す腫瘤性病変を認め，周囲に浮腫を伴う．

Ⓑ腫瘤の縮小を認める．前回のCT検査の被曝によって縮小したものと考えられ，高い放射線感受性を示唆する．

症例4　松果体germinoma（pineal germinoma）（20歳代男性）

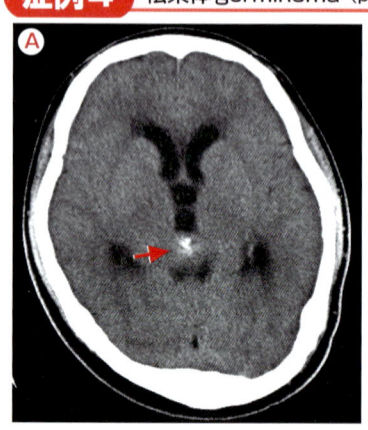

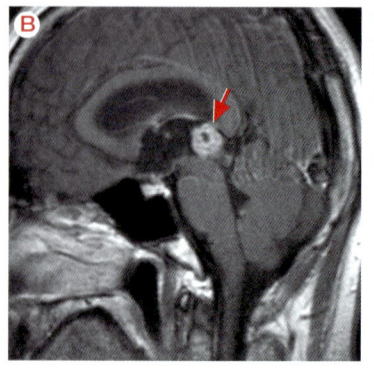

Ⓐ単純CT　Ⓑ造影T1強調矢状断像

頭痛．

Ⓐ松果体部に高吸収な腫瘤性病変（→）を認め，内部に石灰化を伴う．

Ⓑ濃染する腫瘤性病変（→）を認め，内部に石灰化を反映した低信号域を認める．

症例5　基底核 germinoma（basal ganglia germinoma）（9歳男児）

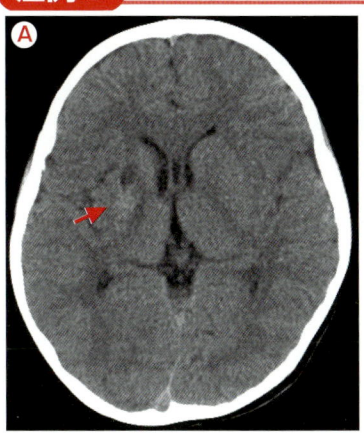

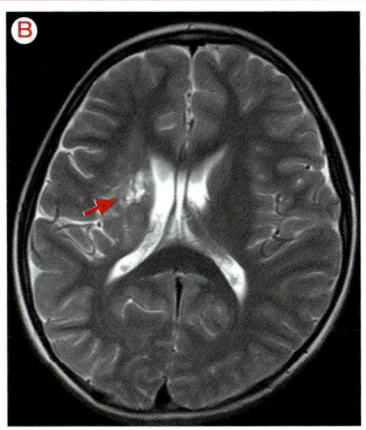

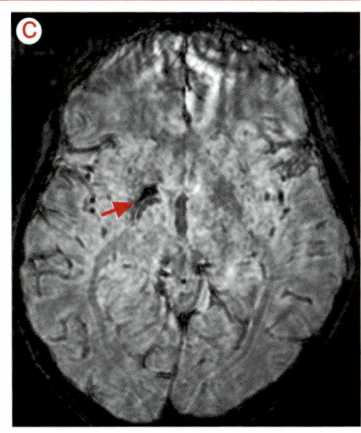

Ⓐ単純CT　ⒷT2強調像　Ⓒ磁化率強調像

左上肢脱力感．
Ⓐ右レンズ核に高吸収な病変（→）を認め，囊胞成分を有する．
Ⓑ右レンズ核に囊胞成分（→）を認め，同側の大脳半球の萎縮を認める．
Ⓒ右レンズ核にヘモジデリンあるいは出血と思われる低信号域（→）を認める．

疾患解説

1．疾患概念

　germinomaの発生部位は松果体部が50％，神経下垂体部が30％，基底核が5％を占め，それ以外に視床，脳幹部，脊髄，小脳がある．好発年齢は10歳代前半で，90％以上が20歳までに発症する．松果体部は90％以上が男児であるが，神経下垂体部は性差がない．神経下垂体部は主に正中隆起，下垂体柄，後葉から発生し，尿崩症がほぼ必発である．発症時のMRIでは神経下垂体部に病変を認めないが，経過観察のMRIで病変の出現を認めることがある（occult germinoma）．放射線感受性が高く，CT撮影の被曝でも縮小することがある．

2．典型的画像所見（症例1〜5）

　単純CTにて鞍上部に脳実質に比べ高吸収な腫瘍を認める．MRIにて鞍上部腫瘍あるいは下垂体柄の腫大として認め，T1強調像にて下垂体後葉の高信号の消失を認める．腫瘍はT1強調像で軽度低信号，T2強調像で高信号を示し，造影T1強調像にて比較的強く濃染し，大きい場合は辺縁優位にしばしば囊胞成分を認める．

3．鑑別疾患

Langerhans細胞組織球症（Langerhans histiocytosis）（鑑別1）：組織球の浸潤による疾患で小児に好発し，下垂体柄，視床下部病変では尿崩症を生じる．MRIにてgerminomaとの鑑別が困難である．

神経サルコイドーシス（鑑別2）（p.206第3章7）：類上皮細胞性肉芽腫で，MRIにて視床下部下垂体系に腫瘤を認め，それ以外に髄膜病変，脳神経病変，また血管周囲腔に沿った進展を認める．肉芽腫を反映した粒状あるいは結節状の病変が診断に有用である．症状は，頭痛，痙攣，顔面神経麻痺，視覚障害などである．

リンパ球性下垂体炎（p.220第3章10）：下垂体にリンパ球が浸潤する炎症性疾患で，下垂体柄，後葉といった神経下垂体を侵すものを漏斗神経下垂体炎（infundibuloneurohypophysitis）と呼ぶ．妊娠，産褥期の女性に好発するといわれているが，あらゆる年齢層で発生する．橋本病，Sjögren症候群，関節リウマチ（RA），全身性エリテマトーデス（SLE）などの自己免疫疾患あるいはIgG4関連疾患に発生することがある．症状は，頭痛，乳汁分泌，多尿などがあり，自然軽快あるいはステロイド

鑑別1　Langerhans細胞組織球症（3歳女児）

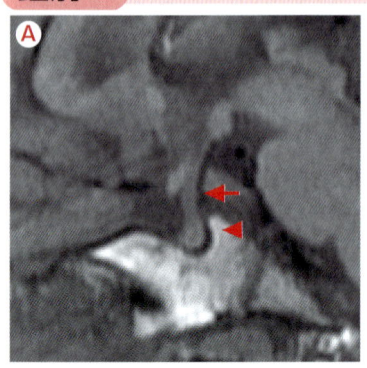

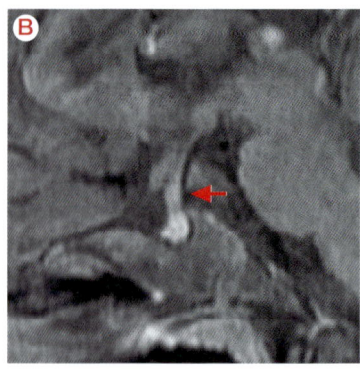

Ⓐ T1強調矢状断像
Ⓑ 造影T1強調矢状断像

多飲，多尿．

Ⓐ 下垂体柄の腫大（→）と下垂体後葉の高信号域の消失（▶）を認める．
Ⓑ 腫大した下垂体柄（→）は濃染している．

鑑別2　神経サルコイドーシス（30歳代女性）

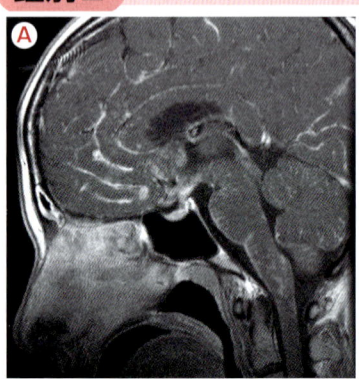

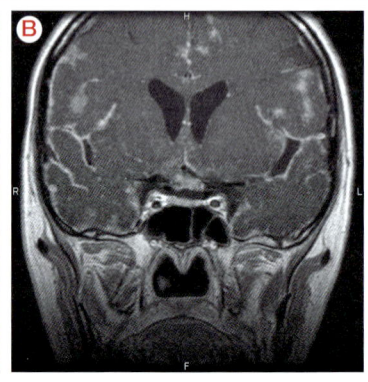

Ⓐ 造影T1強調矢状断像
Ⓑ 造影T1強調冠状断像

意識障害．

Ⓐ 下垂体柄の腫大と濃染を認め，大脳，小脳半球，脳幹部の軟膜に沿った濃染を認める．一部，粒状，結節状の濃染を認める．
Ⓑ 軟膜に沿った濃染と一部，粒状，結節状の濃染を認め，視交叉に沿った濃染も認める．

投与で治療を行う．MRIにて左右対称的な下垂体腫瘤，下垂体柄の腫大，造影での均一な濃染を認めることが多い．また，T2強調像で傍鞍部の信号の低下が特異性の高い所見とされ（parasellar T2 dark sign），線維化を反映していると考えられている．

悪性リンパ腫（鑑別3）（p.168第2章22）：下垂体，下垂体柄を侵す悪性リンパ腫は原発性と続発性があり，非常に稀である．症状として頭痛，下垂体機能低下，視力障害，視野障害，尿崩症，SIADH（抗利尿ホルモン不適合分泌症候群）がある．MRIにて下垂体のびまん性腫大，下垂体柄の腫大を認め，鞍上部，海綿静脈洞に進展することがある．

転移性腫瘍（p.177第2章24）：下垂体転移は後葉に多く，後葉単独もしくは後葉および前葉への転移が84.6％を占め，前葉単独は15.4％を占めるのみである．後葉に転移が多い理由として，後葉は下下垂体動脈から直接血流を受けるが，前葉は上下垂体動脈から下垂体門脈を介して血流を受けているためとされている．症状として，尿崩症，下垂体前葉機能低下などがある．

下垂体後葉顆粒細胞腫（granular cell tumor of the neurohypophysis）：下垂体後葉もしくは下垂体柄，漏斗部より発生し，好酸性，顆粒状の豊富な細胞質を有する大型細胞の胞巣状増殖より生じる良性腫瘍（WHO分類gradeⅠ）である．成人（平均49歳）にみられ，視覚障害，頭痛などで発症する．鞍上部あるいは鞍内から鞍上部にかけての腫瘤で，単純CTで高吸収を呈する．T1強調像で等信号，T2強調像で等～低信号を呈し，増強効果を有する．

下垂体細胞腫（pituituicytoma）：下垂体後葉，下垂体柄から発生する稀なグリア系の良性腫瘍（WHO分類gradeⅠ）である．成人（平均50歳）にみられ，視覚障害，頭痛などで発症する．多くは鞍上部あるいは鞍内から鞍上部にかけての腫瘤で，T1強調像で等信号，T2強調像で高信号を呈し，増強効果を有する．

鑑別3　悪性リンパ腫（60歳代男性）

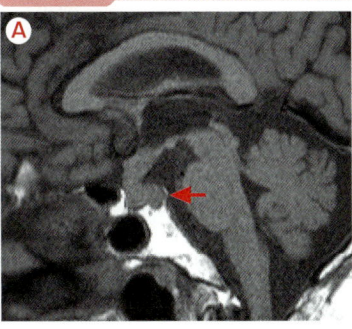

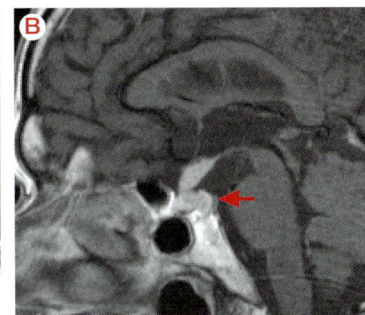

Ⓐ **T1強調矢状断像**
Ⓑ **造影T1強調矢状断像**

全身倦怠感，歩行障害，頻尿．

Ⓐ下垂体，下垂体柄の腫大を認め，鞍背への浸潤（→）を伴う．

Ⓑ下垂体，下垂体柄，鞍背への浸潤部分（→）とも均一に濃染する．

<参考文献>

1）Nakata, Y., et al. : Parasellar T2 dark sign on MR imaging in patients with lymphocytic hypophysitis. AJNR, 31 : 1944-1950, 2010
2）Lou, X., et al. : Susceptibility-weighted imaging in the diagnosis of early basal ganglia germinoma. AJNR, 30 : 1694-1699, 2009
3）Smith, J. K. : Imaging manifestations of neurosarcoidosis. AJR, 182 : 289-295, 2004

第2章 脳腫瘍

16 奇形腫
teratoma

松木 充, 東山 央, 稲田悠紀

症例1　成熟奇形腫（mature teratoma）（9歳男児）

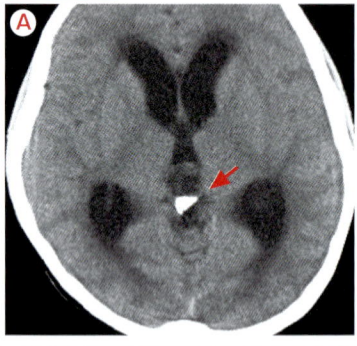

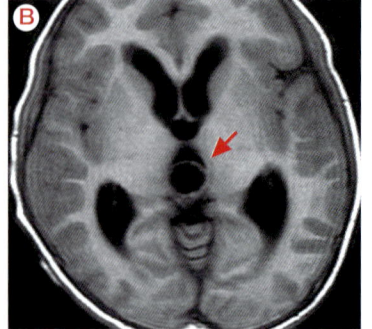

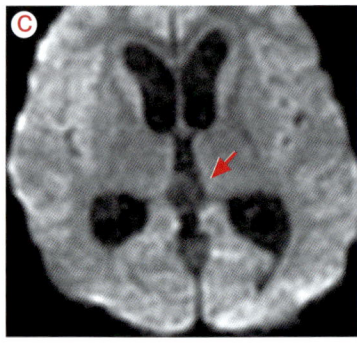

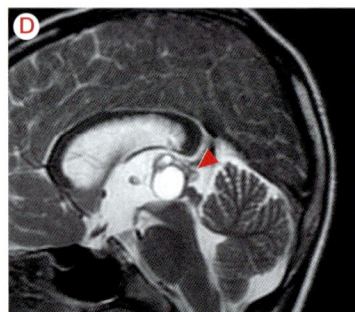

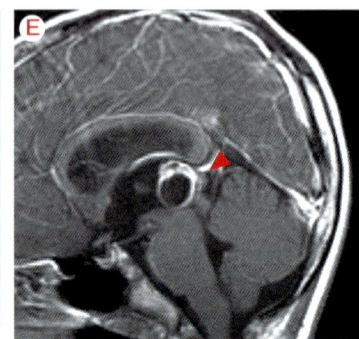

A 単純CT　B T1強調像
C 拡散強調像　D T2強調矢状断像
E 造影T1強調矢状断像

2カ月前に頭痛にて他院を受診し，頭部CTにて脳室拡大を指摘されたが軽快し，MRIで経過観察となった．その後，再び頭痛が出現し，紹介受診となった．

A 松果体部に低吸収の囊胞性腫瘤（→）が疑われ，粗大な石灰化が指摘される．脂肪成分は検出されない．水頭症の合併を認める．

B 腫瘤は低信号（→）を呈している．

C 拡散低下は指摘できない（→）．

D 腫瘤（▶）は多房性囊胞性で，水頭症は腫瘤による中脳水道の狭窄による閉塞性水頭症と考えられる．

E 腫瘤（▶）の囊胞壁に増強効果を認める．

症例2　未熟奇形腫（immature teratoma）（2カ月男児）　　（大津赤十字病院症例）

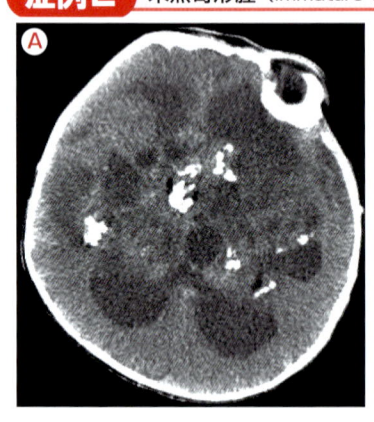

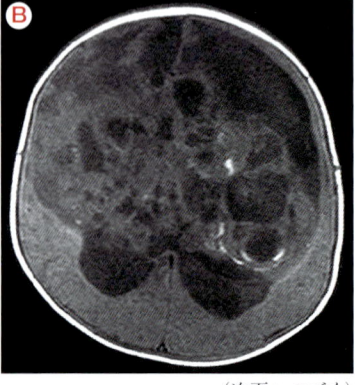

A 単純CT　B T1強調像
C T2強調像
D 造影T1強調冠状断像

頭囲拡大を主訴に受診となった．

A 側脳室を中心に巨大な腫瘤性病変を認め，脳室の拡大を伴う．腫瘤は脳実質と等吸収で，囊胞成分を有し，また散在性の石灰化，脂肪成分を認める．

B 腫瘤は多数の囊胞を有し，脂肪を反映した高信号域を認める．

C 腫瘤内に石灰化を反映した低信号域を認める．

D 囊胞壁，充実成分が強く濃染する．

（次頁へつづく）

(前頁のつづき)

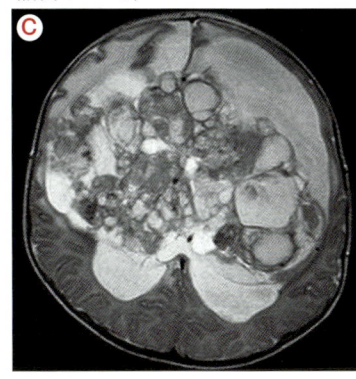

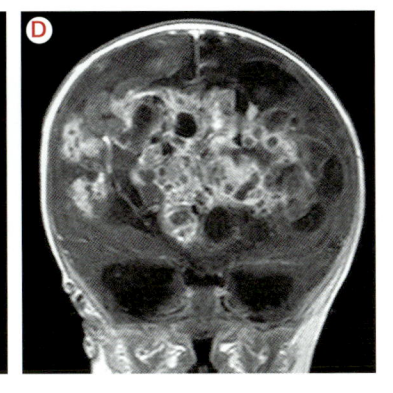

Ⓒ　　　　　　　　　　　　　Ⓓ

疾患解説

1. 疾患概念

　奇形腫は**3胚葉由来の胚細胞性腫瘍**で，成熟した皮膚付属器，骨，軟骨，脂肪組織，神経などの増殖したものが成熟奇形腫，未分化組織の増殖からなるものが未熟奇形腫になる．松果体部，鞍上部など正中部に好発し，稀に脳室内，脳実質内より発生する．未熟奇形腫の場合，成熟奇形腫より若年で発症し，術後化学療法，放射線治療が必要となる．血清ヒト絨毛ゴナドトロピン（hCG），αフェトプロテイン（AFP）の上昇を認めることがある．

2. 典型的画像所見

　CT，MRIにて不均一な腫瘤で，囊胞成分，脂肪成分，骨化，石灰化巣を認める．成熟奇形腫（**症例1**）の場合，脂肪成分，粗大な石灰化を認める．一方未熟奇形腫（**症例2**）の場合，腫瘍サイズが大きく，脂肪成分，石灰化を腫瘍内に散在性に認め，造影にて濃染される領域が広い．

3. 鑑別疾患

松果体囊胞（pineal cyst）（鑑別1）：松果体囊胞は，剖検例にて25〜40％の頻度でみられる．T1強調像で髄液と同等〜軽度高信号，T2強調像で髄液と等信号になる．

類上皮囊腫（鑑別2）（p.121 第2章12）：胎生期の外胚葉性上皮細胞の迷入による．重層扁平上皮からなる囊胞性腫瘤で，小脳橋角部に好発し，そのほか，第4脳室，傍鞍部，中頭蓋窩，Sylvius裂，松果体部などに発生する．T1，T2強調像で髄液と等信号，FLAIR像で高信号を呈する．拡散強調像にて著明な高信号を示し，診断に有用である．

類皮囊腫（鑑別3）（p.121 第2章12）：胎生期の外胚葉性上皮細胞の迷入による．重層扁平上皮からなる囊胞性腫瘤で，皮膚付属器を含む．正中に好発し，トルコ鞍周囲，前頭蓋底，第4脳室，小脳虫部周囲に発生する．脂肪成分を有し，CTにて著明な低吸収，T1強調像にて高信号域を認める．破裂によって化学性髄膜炎（chemical meningitis）を引き起こすことがあり，CT，MRIにて髄液腔に散在した脂肪成分を認める．

脂肪腫（lipoma）（鑑別4）：脳梁周囲，四丘体槽，鞍上槽などに好発し，CT濃度，MRIのすべての撮像法での信号強度が皮下脂肪と同等で，増強効果を示さない．

混合型胚細胞腫（mixed germ cell tumor）（鑑別5）：胚細胞系腫瘍であるgerminoma，奇形腫，卵黄囊腫瘍，胎児性癌，絨毛癌などが混在した腫瘍で，腫瘍内出血，脂肪成分を認めることがある．血清hCG，AFPの測定が混在成分の推測に有用である．未熟奇形腫との鑑別は困難である．

鑑別1　松果体嚢胞（20歳代女性）

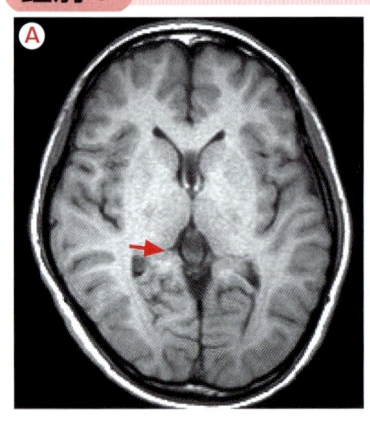

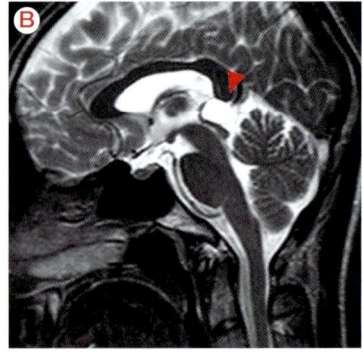

Ⓐ **T1強調像**　Ⓑ **T2強調矢状断像**

Ⓐ松果体部に髄液より軽度高信号の嚢胞（→）を認める．

Ⓑ嚢胞（▶）は髄液と等信号である．

鑑別2　類上皮嚢腫（70歳代女性）

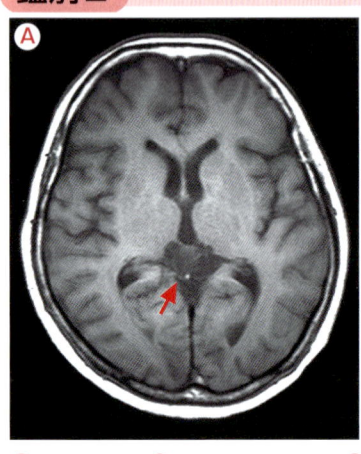

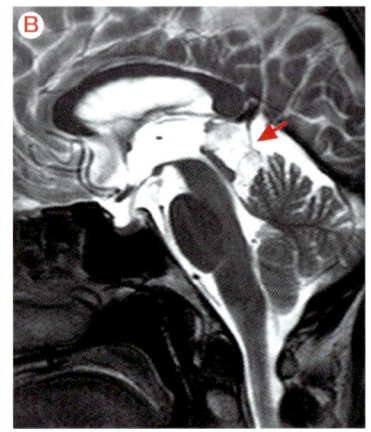

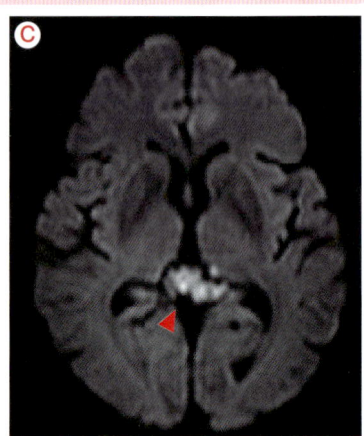

Ⓐ **T1強調像**　Ⓑ **T2強調矢状断像**　Ⓒ **拡散強調像**

Ⓐ松果体部から四丘体槽に髄液より軽度高信号の腫瘤（→）を認める．

Ⓑ腫瘤は不均一な高信号を呈する（→）．

Ⓒ腫瘤は著明な高信号を呈する（▶）．

鑑別3　類皮嚢腫（80歳代女性）　（東海大学画像診断科　柳町徳春先生のご厚意による）

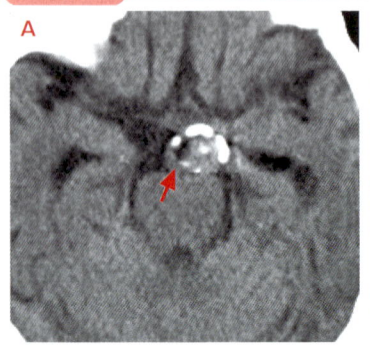

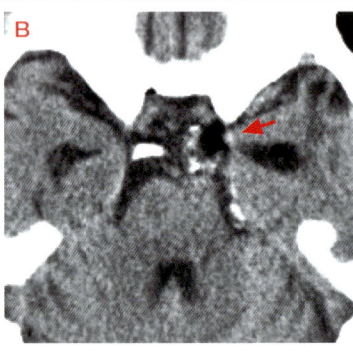

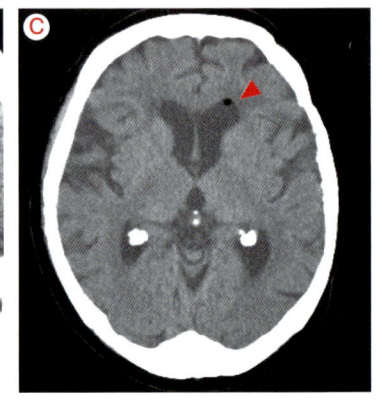

ⒶⒷ **単純CT**　Ⓒ **単純CT（wide window level）**

ⒶⒷ左傍鞍部に石灰化と脂肪成分（→）を有した腫瘤性病変を認める．

Ⓒ左側脳室前角に脂肪成分（▶）を認め，類皮腫の破裂を示唆する．

鑑別4　脂肪腫（40歳代女性）

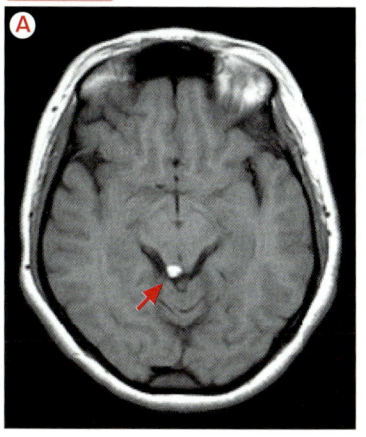

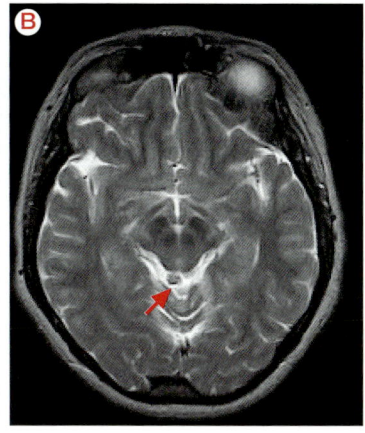

Ⓐ T1強調像　Ⓑ T2強調像

ⒶⒷ 四丘体槽にT1, T2強調像ともに皮下脂肪と等信号な腫瘤を認める（→）．

鑑別5　混合型胚細胞腫（20歳代男性）

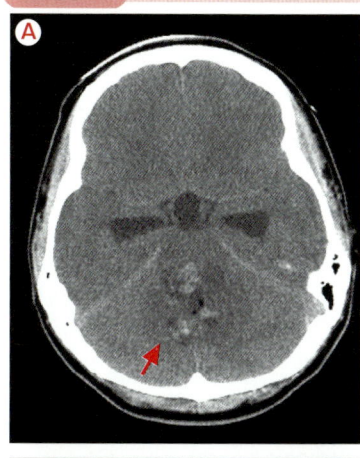

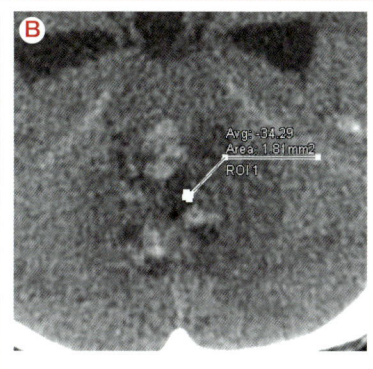

Ⓐ 単純CT　Ⓑ 単純CT拡大
Ⓒ T1強調像　Ⓓ T2強調像
Ⓔ 造影T1強調像

ⒶⒷ 第4脳室を占拠する腫瘤性病変（→）を認め，低吸収から高吸収域が混在し，一部脂肪成分（Ⓑ）を認める．

Ⓒ～Ⓔ 腫瘤はT1, T2強調像で低信号と高信号が混在した多房性囊胞性腫瘤として認められ，一部fluid-fluid levelを伴い，腫瘤内出血を示唆する．造影にて囊胞壁に濃染を認める．

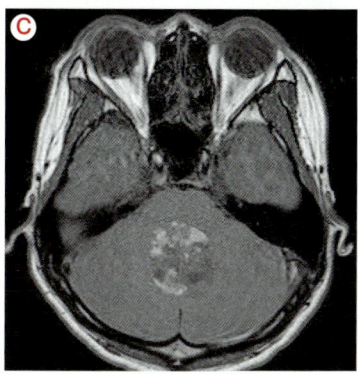

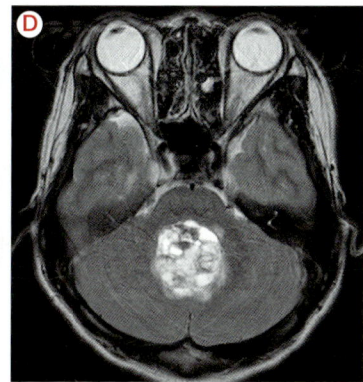

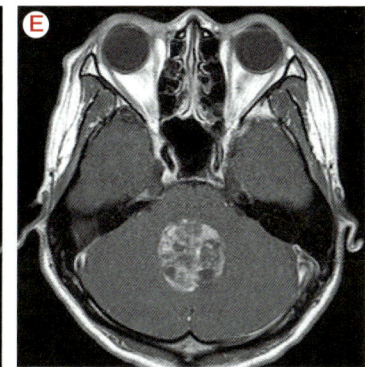

＜参考文献＞

1）Smith, A. B., et al. : From the archives of the AFIP lesions of the pineal region radiologic-pathologic correlation. Radiographics, 30 : 2001-2020, 2010

第2章　脳腫瘍

17 下垂体腺腫
pituitary adenoma

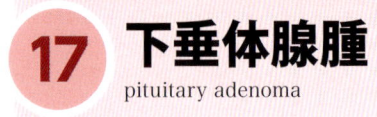

松木　充，東山　央，稲田悠紀

症例1　下垂体腺腫（microadenoma）（30歳代女性）

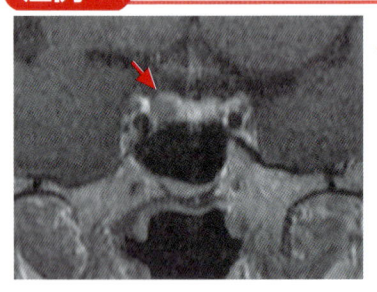

ダイナミック造影T1強調冠状断像

乳汁分泌，月経不順．
　下垂体右側に小さい増強効果の不良な結節を認める（→）．

症例2　下垂体腺腫（macroadenoma）（60歳代女性）

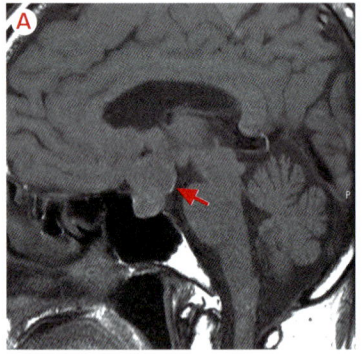

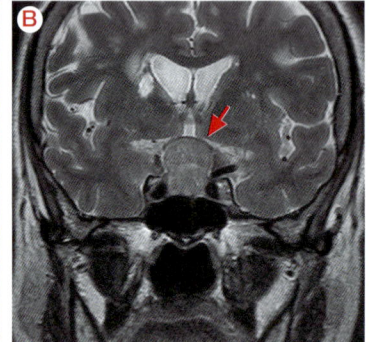

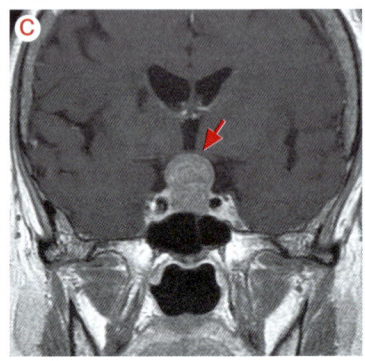

ⒶT1強調矢状断像　ⒷT2強調冠状断像　Ⓒ造影T1強調冠状断像

視力障害を主訴に近医眼科を受診し，視野検査にて両側の上方耳側1/4盲を指摘された．MRIが撮影され，下垂体腫瘍を指摘され紹介となった．
Ⓐトルコ鞍から鞍上部にかけて軽度低信号の腫瘤を認め，背側に圧排された下垂体後葉の高信号域（→）を認める．
Ⓑ腫瘤（→）は不均一な高信号を示し，視交叉を上方に圧排している．
Ⓒ腫瘤（→）は不均一に濃染する．

症例3　下垂体腺腫（macroadenoma）（30歳代女性）

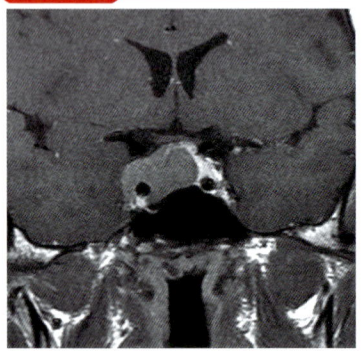

造影T1強調冠状断像

複視．
　トルコ鞍内の腫瘤は右側に進展し，海綿静脈洞の外側壁と内頸動脈の間に及んでいることより海綿静脈洞浸潤ありと診断する．

症例4　下垂体腺腫（macroadenoma）（60歳代男性）

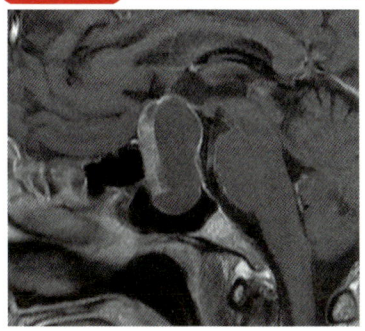

造影T1強調矢状断像

視野障害.

拡大したトルコ鞍内から鞍上部にかけて腫瘤性病変を認め，内部に嚢胞成分を伴う．

症例5　浸潤性下垂体腺腫（invasive pituitary adenoma：男性プロラクチノーマ）（40歳代男性）

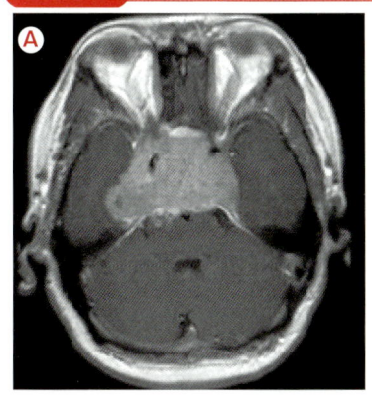

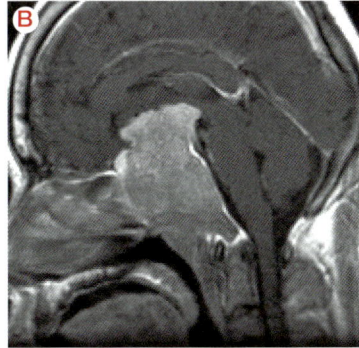

Ⓐ 造影T1強調像
Ⓑ 造影T1強調矢状断像

視野障害.

斜台から両側錐体，蝶形骨，右中頭蓋窩，上咽頭に浸潤する腫瘤を認め，造影にて増強される．正常下垂体は同定されない．

症例6　異所性下垂体腺腫（ectopic pituitary adenoma：GH産生下垂体腺腫）（50歳代女性）

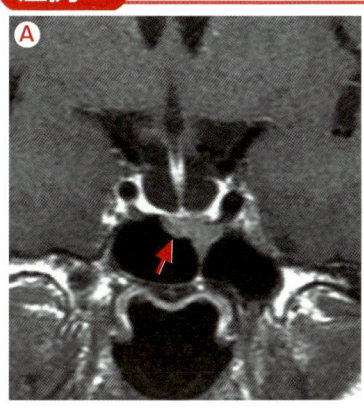

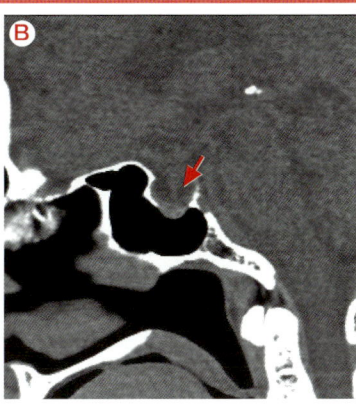

Ⓐ 造影T1強調冠状断像
Ⓑ 単純CT矢状断像

主訴は顔貌の変化.

Ⓐ トルコ鞍の拡大，empty sellaを認める．蝶形骨洞内に増強される腫瘤（→）を認める．
Ⓑ 鞍底部の骨欠損を認める（→）．

以上より下垂体の一部がempty sellaの骨欠損部から蝶形骨洞内に移動し，発生したと考えられる．

疾患解説

1. 疾患概念

　下垂体前葉から発生する良性腫瘍で，ホルモンを産生する機能性（約75％）と産生しない非機能性（約25％）に分けられる．産生ホルモンは，プロラクチン，成長ホルモン，副腎皮質刺激ホルモン，甲状腺刺激ホルモンなどがある．また腫瘍のサイズからmicroadenoma（径10 mm以下），macroadenoma（径10 mmを超えるもの）に分けられる．男性プロラクチノーマのようにホルモンによる症状が乏しい場合，頭蓋底へ広範に浸潤することがある（浸潤性下垂体腺腫）．また，トルコ鞍内以外に鞍上部，海綿静脈洞，蝶形骨洞などから発生することがある（異所性下垂体腺腫）．

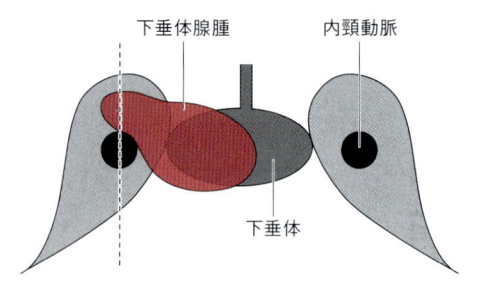

図　下垂体腺腫の海綿静脈洞への浸潤

2．典型的画像所見（症例1〜6）

トルコ鞍内に正常下垂体に比べ増強効果の乏しい腫瘤を認め，鞍上部，海綿状脈洞に進展することがある．また，稀に斜台など頭蓋底に広範に浸潤することがある．小さいmicroadenomaの検出には，ダイナミック造影MRIが有用で，前葉がよく濃染される造影剤注入約1分後が最も検出能が高く，下垂体前葉に増強効果不良の結節として描出される．海綿静脈洞への浸潤所見として，冠状断像上，内頚動脈の12時方向以上の外側進展などがあげられている（図）．

3．鑑別疾患

下垂体過形成（pituitary hyperplasia）（鑑別1）：性腺ホルモン分泌が亢進している思春期，若年女性，妊娠時あるいは甲状腺機能低下，原発性性腺機能低下によるフィードバックによって過形成が起こり，MRIではびまん性に腫大し，正常下垂体と同様の信号，造影パターンを示す．

頭蓋咽頭腫（鑑別2）（p.130 第2章14）：Rathke囊（頭蓋咽頭管）の遺残上皮から発生し，約75％が鞍上部に発生し，約20％が鞍上部から鞍内に及ぶ．稀に鞍内，第3脳室，視交叉部に発生する．組織学的にはエナメル上皮腫型（adamantinomatous type），扁平上皮乳頭腫型（squamous papillary type）があり，前者は小児，後者は50歳代に好発する．MRIでは，鞍上部あるいは鞍上部から鞍内にかけてみられる囊胞性腫瘤で，肥厚した壁あるいは壁在結節に増強効果を認める．扁平上皮乳頭腫型は充実成分主体とされている．囊胞変性した下垂体腺腫との鑑別がしばしば問題となるが，頭蓋咽頭腫では高頻度に石灰化を合併し，正常下垂体が同定される．

リンパ球性下垂体炎（鑑別3）（p.220 第3章10）：下垂体にリンパ球が浸潤する炎症性疾患で，前葉の腺下垂体主体に侵すものを腺下垂体炎（adenohypophysitis），下垂体柄，後葉といった神経下垂体を侵すものを漏斗神経下垂体炎（infundibuloneurohypophysitis），腺神経下垂体の両方を侵すものを下垂体炎（hypophysitis）と呼ぶ．妊娠，産褥期の女性に好発するといわれているが，あらゆる年齢層で発生する．橋本病，Sjögren症候群，関節リウマチ（RA），全身性エリテマトーデス（SLE）など自己免疫疾患に関連することがあり，似たような病態にIgG4関連漏斗下垂体炎がある．症状は，頭痛，乳汁分泌，多尿などがあり，自然軽快あるいはステロイド投与で治療を行う．MRIでは，左右対称な下垂体腫瘤で，下垂体後葉の消失，下垂体柄の腫大，均一な濃染を認めることが多い．また，T2強調像で傍鞍部の信号の低下がみられることが特異性の高い所見とされ（parasellar T2 dark sign），線維化を反映していると考えられている．

下垂体卒中（pituitary apoplexy）（鑑別4）：下垂体の血行障害によって出血あるいは梗塞をきたす病態で，大部分は既存の下垂体腺腫に生じる．激しい頭痛，視力障害，視野障害などで発症し，下垂体機能低下症を起こす．妊娠，分娩，高血圧，負荷試験，ブロモクリプチン治療が誘発となる．CTでは出血の場合，高吸収の下垂体腫大を認め，梗塞の場合，等〜高吸収を呈する．MRIでは出血の時期によってさまざまな信号を呈し，造影T1強調像にて増強を認めない．また隣接する蝶形骨洞の粘膜肥厚を認めることがあり，その原因としてトルコ鞍の内圧の急激な上昇による静脈うっ滞が考えられている．

下垂体膿瘍（pituitary abscess）（鑑別5）：血行性あるいは副鼻腔からの直接感染で生じ，トルコ鞍内から鞍上部にかけて腫瘤を形成し，造影にて辺縁が増強され，内部の膿の部分は粘度によってさまざまな信号を呈し，造影剤で増強されない．下垂体柄が肥厚することが多く，視交叉，視床下部，

鑑別1　下垂体過形成（16歳女性）

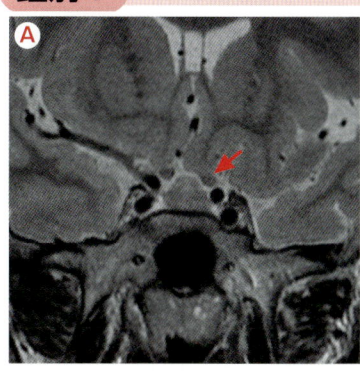

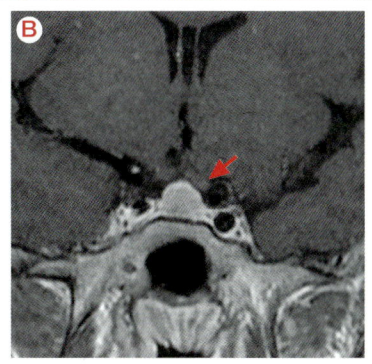

Ⓐ **T2強調冠状断像**
Ⓑ **造影T1強調冠状断像**

無症状．

Ⓐ 下垂体はびまん性に腫大し（→），正常下垂体と同様の信号強度を示す．
Ⓑ 腫大した下垂体（→）は均一な濃染を示す．

鑑別2　頭蓋咽頭腫（30歳代女性）

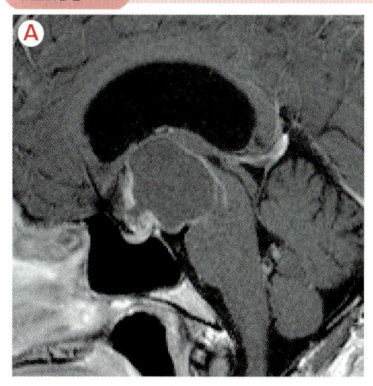

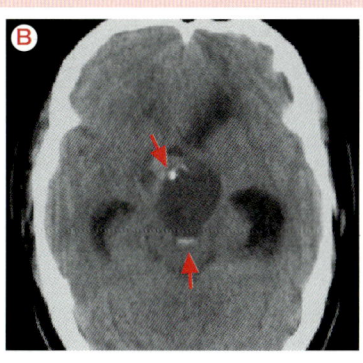

Ⓐ **造影T1強調矢状断像**　Ⓑ **単純CT**

視野障害．

Ⓐ トルコ鞍内から鞍上部にかけて囊胞性腫瘤を認め，囊胞壁に濃染を伴う．
Ⓑ 囊胞壁に石灰化を認める（→）．

鑑別3　リンパ球性下垂体炎（20歳代女性，妊娠34週）

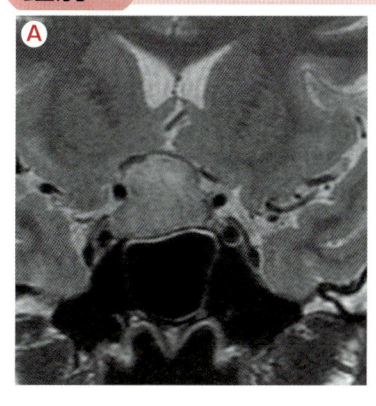

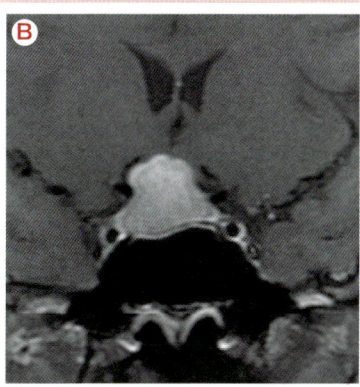

Ⓐ **T2強調冠状断像**
Ⓑ **造影T1強調像**

視野障害．

Ⓐ トルコ鞍から鞍上部にかけて不均一な高信号の腫瘤を認め，左右対称的である．
Ⓑ 腫瘤は不均一に強く増強される．

基底核まで炎症波及することがある．

下垂体転移（pituitary metastasis）（鑑別6）：下垂体転移は後葉に多く，後葉単独もしくは後葉および前葉への転移が84.6％を占め，前葉単独は15.4％を占めるのみである．後葉に転移が多い理由として，後葉は下下垂体動脈から直接血流を受けるが，前葉は上下垂体動脈から下垂体門脈を介して血流を受けているためとされている．しかし，乳癌は下垂体前葉への転移が多く，その理由としてプロラクチン豊富な環境が乳癌を増殖させるとされている．症状として，尿崩症，下垂体前葉機能低下などがある．

鑑別4　下垂体卒中（50歳代男性）

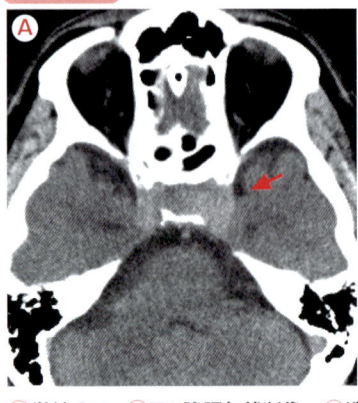

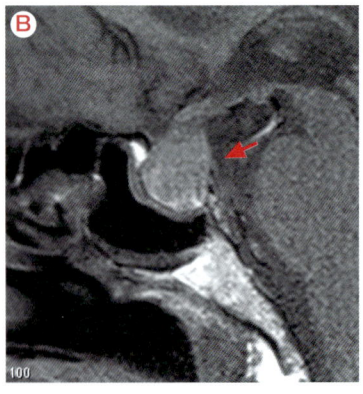

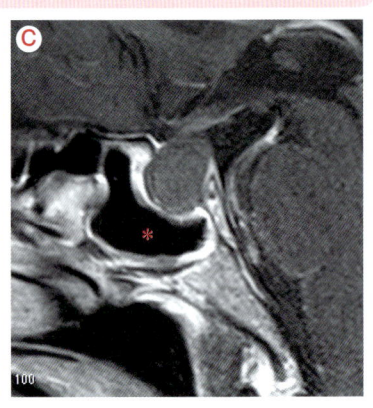

Ⓐ 単純CT　Ⓑ T1強調矢状断像　Ⓒ 造影T1強調矢状断像

頭痛，視野障害．
Ⓐトルコ鞍に高吸収な占拠性病変（→）を認める．
Ⓑトルコ鞍は拡大し，鞍内腫瘤は軽度高信号を呈している（→）．
Ⓒ腫瘤の増強効果を認めない．隣接する蝶形骨洞（＊）の粘膜肥厚を認める．

鑑別5　下垂体膿瘍（60歳代女性）

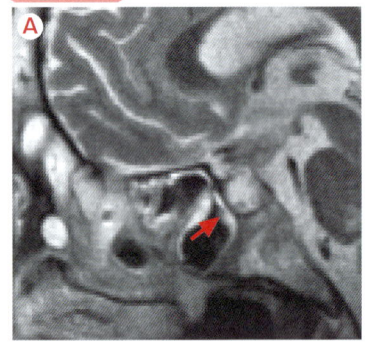

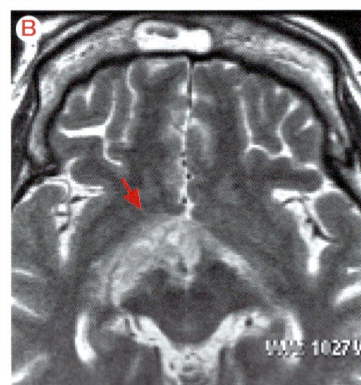

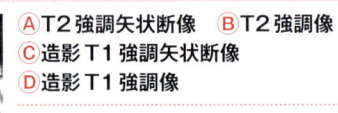

Ⓐ T2強調矢状断像　Ⓑ T2強調像
Ⓒ 造影T1強調矢状断像
Ⓓ 造影T1強調像

Ⓐトルコ鞍内に高信号の腫瘤（→）を認め，下垂体柄，第3脳室底部の腫大を伴う．
Ⓑ右視床下部に高信号域（→）を認める．
Ⓒ鞍内の腫瘤は，リング状濃染（▶）を示し，腫大した下垂体柄，第3脳室底部に濃染を伴う．
Ⓓ右視床下部の病変もリング状濃染（▶）を示す．

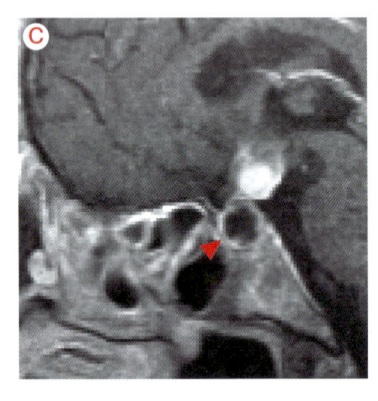

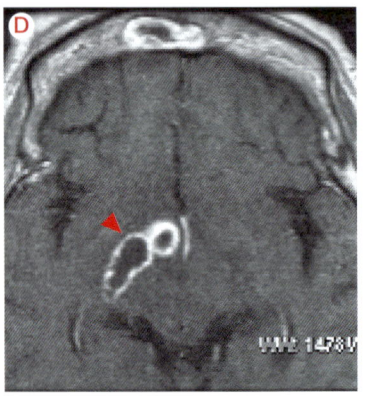

鑑別6　下垂体転移（60歳代女性）

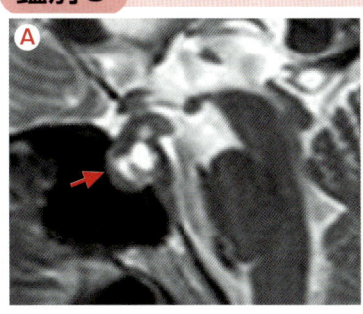

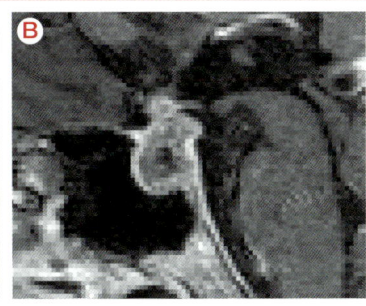

Ⓐ **T2強調矢状断像**
Ⓑ **造影T1強調矢状断像**

肺癌からの転移．

Ⓐトルコ鞍内に腫瘍性病変（→）を認め，下垂体柄の腫大を伴う．腫瘍内には囊胞変性を伴う．

Ⓑ腫瘍は濃染し，辺縁に強い増強効果を認める．内部に増強効果の乏しい囊胞部分を認める．

＜参考文献＞

1) Yang, B. T., et al. : Sphenoid sinus ectopic pituitary adenomas : CT and MRI findings. Br J Radiol, 83 : 218-224, 2010
2) Nakata, Y., et al. : Parasellar T2 dark sign on MR imaging in patients with lymphocytic hypophysitis. AJNR, 31 : 1944-1950, 2010
3) Chiang, M. F., et al. : Pituitary metastases. Neurochirurgia（Stuttg), 33 : 127-131, 1990

第2章 脳腫瘍

18 松果体実質性腫瘍
pineal parenchymal tumor

松木 充, 東山 央, 稲田悠紀

症例1 松果体細胞腫（50歳代男性）

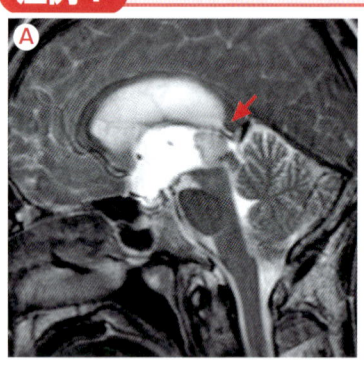

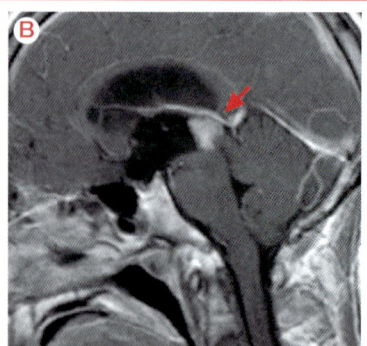

Ⓐ T1強調矢状断像　Ⓑ造影T1強調矢状断像

ふらつき，歩行障害．
Ⓐ松果体部に境界明瞭な高信号の腫瘤（→）を認め，中脳水道入口部を塞ぎ，水頭症を合併している．
Ⓑ松果体部の腫瘤（→）は強く増強される．

症例2 松果体芽腫（40歳代男性）

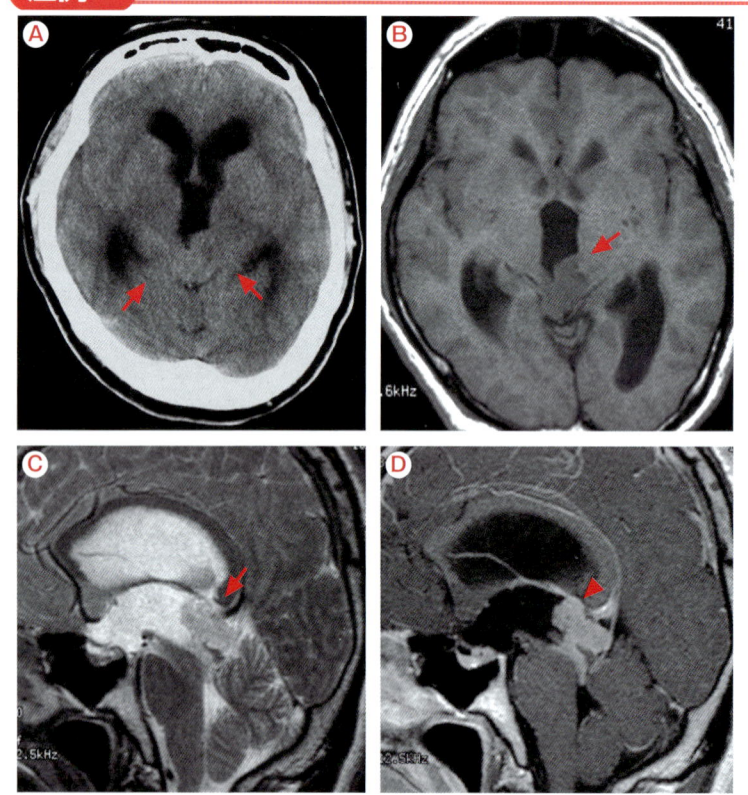

Ⓐ単純CT　ⒷT1強調像　ⒸT2強調矢状断像　Ⓓ造影T1強調矢状断像

頭痛．
Ⓐ松果体部に等吸収の腫瘤性病変を認める（→）．
Ⓑ腫瘤は低信号（→）を呈する．
Ⓒ腫瘤は高信号（→）を呈し，中脳水道に浸潤する．
Ⓓ腫瘤（▶）は強く増強される．

症例3　中間型松果体実質性腫瘍（PPTID）（40歳代男性）　（東海大学医学部画像診断科　柳町徳春先生のご厚意による）

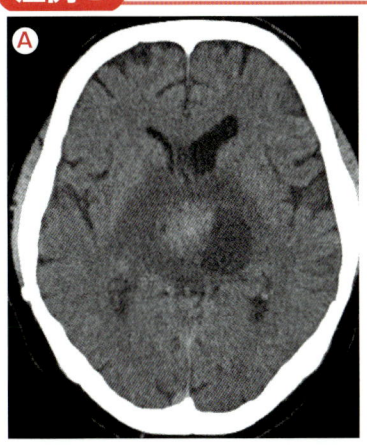

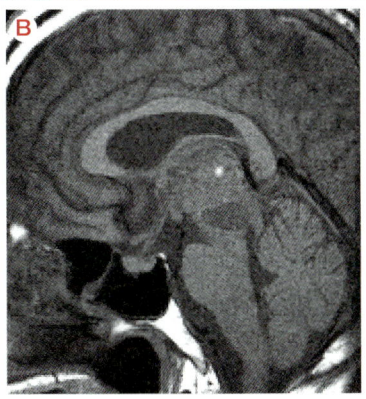

Ⓐ 単純CT（MRIより2年後）
Ⓑ T1強調矢状断像
Ⓒ T2強調冠状断像
Ⓓ 造影T1強調矢状断像

視野障害．
Ⓐ 腫瘍は高吸収で囊胞成分を有し，周囲に浮腫を伴う．
Ⓑ 低信号の腫瘤性病変を認め，出血と思われる点状の高信号を含む．
Ⓒ 高信号な腫瘤性病変を認め，囊胞成分を有する．周囲に浮腫を伴う．
Ⓓ 腫瘍は強く増強される．

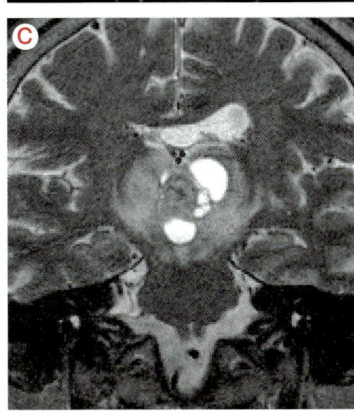

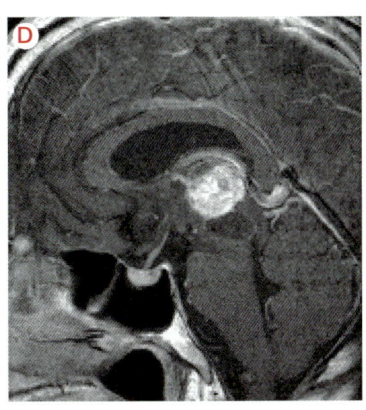

疾患解説

1. 疾患概念

　松果体実質性腫瘍は松果体実質細胞由来の腫瘍と考えられ，松果体細胞腫（pineocytoma）と松果体芽腫（pineoblastoma），中間型松果体実質腫瘍（PPTID）に分けられ，松果体細胞腫と松果体芽腫の混合型がある．松果体細胞腫は分化した細胞より構成され，WHO分類gradeⅡに相当し，いずれの年齢でも発生しうるが成人に多い．松果体芽腫は未熟な細胞により構成され，WHO分類gradeⅣに相当し，いずれの年齢でも発生しうるが比較的小児に多い．中間型松果体実質腫瘍は組織学的に松果体細胞腫と松果体芽腫の中間的な分化を示し，WHO分類gradeⅡあるいはⅢに相当し，いずれの年齢でも発生しうるが成人に多い．

　松果体細胞腫は非常に緩徐に発育し，境界明瞭な腫瘍で，一方松果体芽腫は浸潤性に発育し，髄腔内播種を伴うことがある．中間型松果体実質腫瘍はその中間的な性質を示す．

2. 典型的画像所見（症例1～3）

　松果体細胞腫は境界明瞭な腫瘤性病変で，単純CTで低吸収を呈し，germinomaと異なり辺縁部に石灰化を伴うことが多い．T1強調像で等～低信号，T2強調像で高信号を呈し，造影にて強く均一に増強され，囊胞を伴うことがある．松果体芽腫は比較的大きな腫瘤を形成し，浸潤傾向を示すことがあり，石灰化の頻度は松果体細胞腫より低い．壊死，出血を伴うことがある．T2強調像で灰白質に比べ等～高信号を呈し，造影にて均一～不均一に増強される．中間型松果体実質性腫瘍はほぼ松果体細胞腫に類似した所見を呈する．

3. 鑑別疾患

germinoma（鑑別1）（p.135 第2章15）：germinomaの50％は松果体部発生で，その90％以上が

鑑別1　松果体 germinoma（pineal germinoma）（20歳代男性）

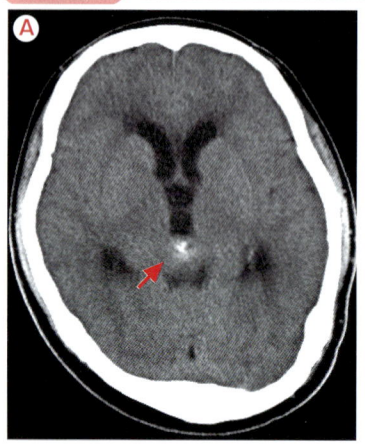

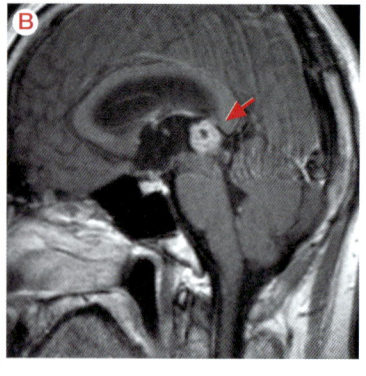

Ⓐ 単純CT　Ⓑ 造影T1強調矢状断像

頭痛．

Ⓐ 松果体部に高吸収な腫瘤性病変（→）を認め，内部に石灰化を伴う．

Ⓑ 増強される腫瘤性病変（→）を認め，内部に石灰化を反映した低信号域を認める．

鑑別2　大脳鎌テント移行部髄膜腫（40歳代男性）

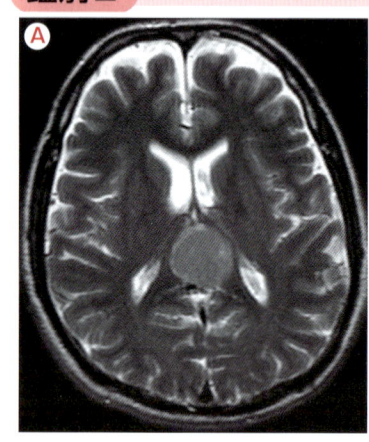

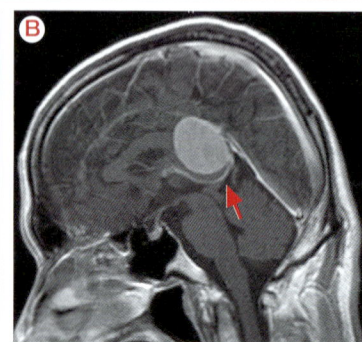

Ⓐ T2強調像
Ⓑ 造影T1強調矢状断像

うつ症状の精査のための頭部MRIで指摘．

Ⓐ 松果体部に灰白質と等信号の腫瘤性病変を認める．

Ⓑ 腫瘍は均一に増強され，内大脳静脈（→）を下方に圧排する．

男児である．単純CTで高吸収を呈し，腫瘍内に巻き込まれた石灰化が腫瘍の中心部にみられ，この分布が松果体実質性腫瘍との鑑別点になりうる．T1強調像で軽度低信号，T2強調像で高信号を示し，拡散強調像で高信号を呈する．造影T1強調像では比較的強く増強され，辺縁優位に囊胞成分を伴うことがある．

大脳鎌テント移行部髄膜腫（falcotentorial meningioma）（鑑別2）：髄膜腫が松果体近傍の大脳鎌小脳テント移行部から発生することがある．診断のポイントは，髄膜腫の特徴的な信号強度，濃染の評価，dural tail signの同定であるが，内大脳静脈との位置関係が重要である．松果体発生の場合は内大脳静脈を上方に圧排するが，大脳鎌テント移行部発生の場合は内大脳静脈を下方あるいは側方に圧排する．

松果体部乳頭状腫瘍（papillary tumor of the pineal region）：松果体近傍の交連下組織の特殊な上衣細胞由来と考えられている．WHO分類gradeは決定されていないが，ⅡあるいはⅢ相当と考えられている．成人発生で，局所再発，髄腔内播種を伴うことがある．画像上は非特異的で大きく分葉状で，囊胞成分を伴うことがある．造影後に不均一に強く増強される．

松果体部星細胞腫（pineal astrocytic tumor）：松果体近傍の組織由来で，さまざまなgradeの星細胞腫が発生しうる．

転移性腫瘍（metastatic tumor）（p.177 第2章24）：松果体への転移は非常に稀で，固形癌患者の剖検例0.4〜3.8％にみられる．原発巣は肺癌が最も多く，そのほか，乳癌，腎癌，食道癌，胃癌，大腸癌がある．

＜参考文献＞

1）Smith, A. B., et al.：From the archives of the AFIP：lesions of the pineal region：radiologic-pathologic correlation. Radiographics, 30：2001-2020, 2010

第2章 脳腫瘍

19 神経鞘腫
schwannoma

萩原彰文，五ノ井 渉

症例1　聴神経鞘腫（40歳代男性）

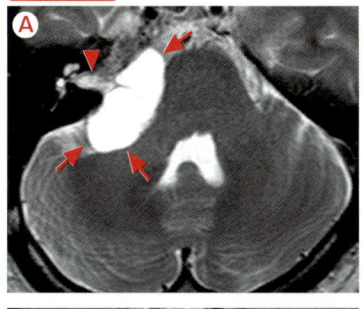

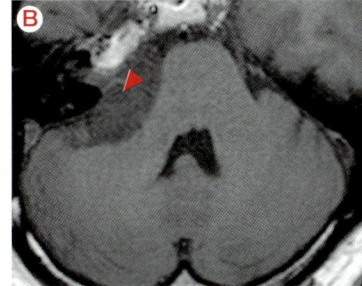

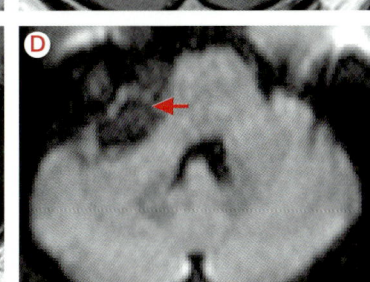

Ⓐ T2強調像　Ⓑ T1強調像
Ⓒ 造影T1強調像　Ⓓ 拡散強調像

2年前からの右耳鳴・聴力低下．

Ⓐ 右小脳角部に強い高信号を示す多房性嚢胞様の腫瘤（→）を認める．右内耳道内にも連続して高信号域を認める（▶）．

Ⓑ 腫瘤は低信号を示す（▶）．

Ⓒ 隔壁に増強効果（▶）を認め，内耳孔部でも結節状の増強効果を認める（→）．強い嚢胞変性をきたした聴神経腫瘍と考えられる．

Ⓓ 腫瘤は低信号を示しており（→），高信号となる表皮嚢腫との鑑別点となる．

なお，単純CT（非提示）では右内耳道の拡大は認めなかった．

症例2　三叉神経鞘腫（60歳代男性）

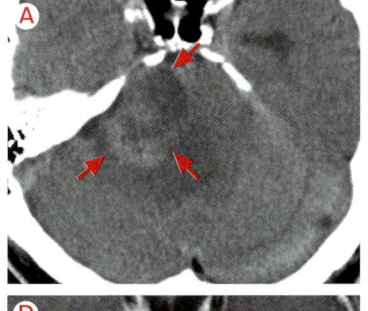

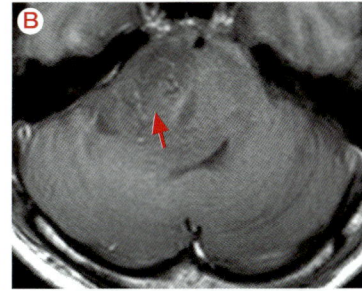

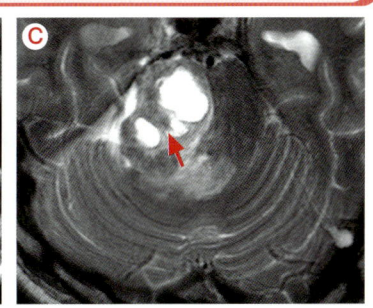

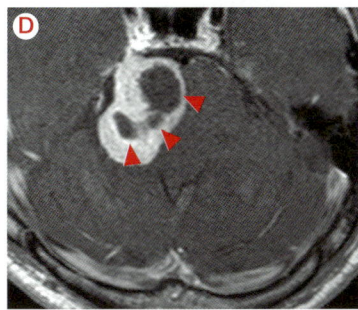

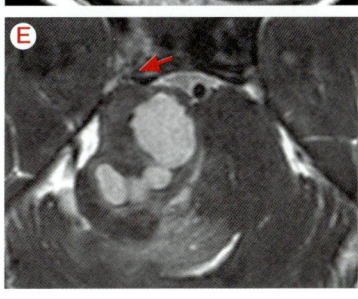

Ⓐ 単純CT　Ⓑ T1強調像　Ⓒ T2強調像　Ⓓ 造影T1強調像　Ⓔ MR cisternography

3年前から右難聴・耳鳴があり，最近になって歩行時のふらつきが出現した．

Ⓐ 右小脳橋角部に低吸収〜高吸収の混在した腫瘤を認める（→）．橋〜小脳は左背側に圧排されており，一部浮腫により低吸収化している．

ⒷⒸ 腫瘤（→）はT1強調像（Ⓑ）で低〜等信号，T2強調像（Ⓒ）で低〜強い高信号と，不均一な内部信号を示す．

Ⓓ T2強調像（Ⓒ）で強い高信号を示した嚢胞変性部（▶）以外は強く増強される．

Ⓔ Meckel腔と接しており，Meckel腔を走行する三叉神経（→）と連続している．なお，腫瘤が内耳道とは接していない点は，聴神経鞘腫との鑑別に有用であった．

症例3　舌咽神経鞘腫（20歳代女性）

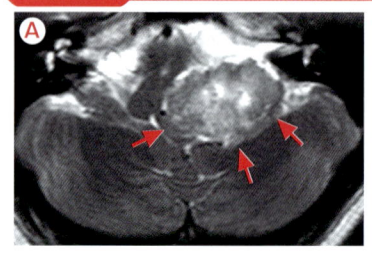

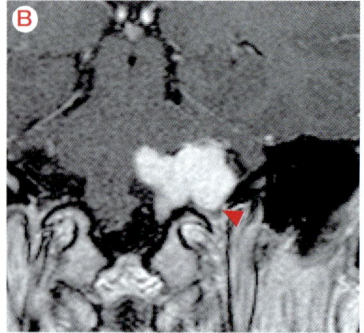

Ⓐ T2強調像　Ⓑ 造影T1強調冠状断像

突然の難聴と耳鳴．

Ⓐ左小脳橋角部に低〜強高信号を示す腫瘤を認める（→）．

Ⓑ腫瘤は大部分が均一に増強され，わずかに頸静脈孔（▶）に入り込んでいる．腫瘤は尾側で舌下神経管近傍に達していたが，接してはいなかった（非提示）．腫瘤は内耳道とは離れていた．

頸静脈孔神経鞘腫では，第Ⅸ〜Ⅺ脳神経から由来神経を画像で同定するのは困難である．手術時に舌咽神経（Ⅸ）との連続が確認され舌咽神経鞘腫の診断となった．

症例4　顔面神経鞘腫（垂直部）（50歳代女性）

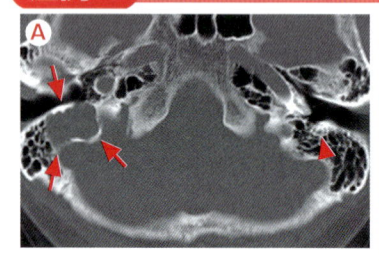

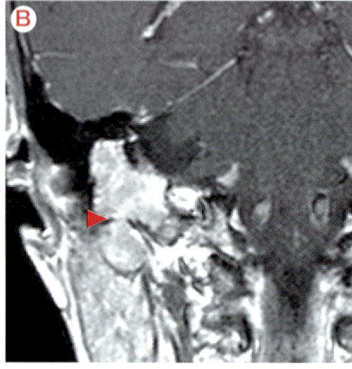

Ⓐ 単純CT（骨条件）
Ⓑ 造影T1強調冠状断像

半年前から徐々に進行する右顔面神経麻痺．

Ⓐ右乳突蜂巣内に腫瘤を認める（→）．乳突蜂巣は腫瘤により破壊されているが，辺縁は比較的平滑であり骨の軽度肥厚を伴う．浸潤性ではなく圧排性の骨破壊と考えられる．▶は反対側の顔面神経垂直部を示している．

Ⓑ腫瘤はよく増強される．茎乳突孔部（▶）にくびれがあり，頭蓋内外に連続している．

症例5　外転神経鞘腫（50歳代女性）

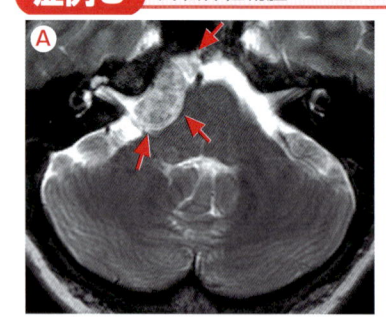

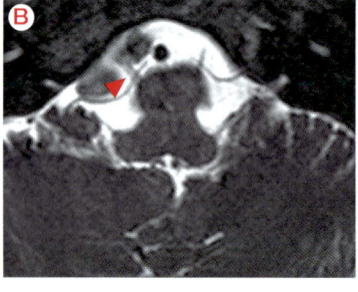

Ⓐ T2強調像
Ⓑ MR cisternography

2年前から頭痛．最近複視も出現した．

Ⓐ右小脳橋角部に腫瘤を認める（→）．脳実質に比し軽度高信号を主体として内部にひび割れ状の髄液に近い高信号を含む．

Ⓑ橋延髄移行部から腹側・頭側に向かう右外転神経（▶）が腫瘤に連続している．なお，三叉神経と聴神経は保たれていた（非提示）．

疾患解説

1．疾患概念

　好発年齢は30〜60歳代で，男女比は約1：1（女性に少し多い）．脳神経では嗅神経と視神経以外はSchwann細胞からなる神経鞘を有しており，神経鞘腫が発生しうる．脳神経の神経鞘腫では聴神経由来が最も多く（90％以上），三叉神経，頸静脈孔の神経（第Ⅸ〜Ⅺ脳神経），顔面神経が続く．純粋な運動神経からなる動眼神経，滑車神経，外転神経，舌下神経由来の神経鞘腫は稀である．神経鞘腫は脳神経

が脳実質から出たあとのglial/Schwann細胞境界部に発生する．稀には脳実質内や骨内の神経鞘腫も経験される．病理では紡錘形の細胞成分が豊富なAntoni Aと細胞成分が少なく粘液質の豊富なAntoni Bの成分が混在して認められる．神経鞘腫は嚢胞変性をきたすことが多い．石灰化や腫瘍内出血は稀に認められる．両側聴神経鞘腫が認められれば，神経線維腫症2型（NF2）を考える．NF2では神経鞘腫とともに髄膜腫が多発する傾向がある．

聴神経鞘腫（acoustic schwannoma/vestibular schwannoma）（症例1）：内耳孔付近の内耳道に発生することが多く，小さな腫瘍では内耳道内に限局する．大きくなると内耳道を拡大させ，内耳孔を通じて小脳橋角部に突出する．稀に蝸牛や前庭といった迷路部に発生することもある．聴神経鞘腫では聴力低下はきたすがめまいは通常きたさない．聴神経鞘腫は小脳橋角部の腫瘍としても最も多く，90％程度を占める．

三叉神経鞘腫（trigeminal schwannoma）（症例2）：Meckel腔腫瘍の約60％を占める．Meckel腔に限局するか，くびれを伴って橋前槽に連続することが多い．

頸静脈孔神経鞘腫（glossopharyngeal schwannoma）（舌咽神経鞘腫，迷走神経鞘腫，副神経鞘腫）（症例3）：頸静脈孔の腫瘍としては40％を占める．頸静脈孔との連続や頸静脈孔の拡大が指摘できれば診断は可能である．

顔面神経鞘腫（facial nerve schwannoma）（症例4）：顔面神経の垂直部，膝神経節部に好発する．

外転神経鞘腫（abducens schwannoma）（症例5）：ほとんどは小脳橋角部に発生する．

2．典型的画像所見

MRIにおいてT1強調像では等信号を，T2強調像では不均一な高信号を示す．造影では比較的強い増強効果がみられるが，嚢胞変性をきたした部位には増強効果はみられない．内耳道や頸静脈孔などの拡大はCTの骨条件にてよく観察できる．

3．鑑別疾患

1）聴神経鞘腫

髄膜腫（鑑別1）：小脳橋角部の髄膜腫の場合，内耳孔とは接していても内耳道には侵入しないことが多い．また，造影によりdural tail sign（p.162第2章21症例1 E 参照）がみられる．T1強調像，T2強調像で灰白質に近い信号を示すことが多い．石灰化の頻度は神経鞘腫よりも高い．

顔面神経鞘腫：内耳道に限局する症例では鑑別は困難だが，膝神経節部まで連続していれば顔面神経鞘腫の診断が可能である．

類上皮嚢腫（鑑別2）（p.121第2章12）：嚢胞変性の強い神経鞘腫との鑑別が難しいが，類上皮腫は拡散強調像で高信号を示すことにより鑑別できる．

Bell麻痺：顔面神経に沿った増強効果がみられるが，神経鞘腫のような明らかな腫瘤はみられない．なお，顔面神経膝部の増強効果は正常でもみられうる．

2）三叉神経鞘腫

髄膜腫（p.162第2章21）：dural tail signや石灰化を認めることが多い．

海綿状血管腫（p.55第1章8）：脳実質外では中頭蓋窩に好発し，Meckel腔に限局した三叉神経鞘腫との鑑別が必要となる．T2強調像で強い高信号を示し，造影にて漸増性の強い増強効果を示す．

巨大動脈瘤：血栓化の程度により多彩な信号を示す．非血栓化部分は動脈に連続し，内部にflow voidを示す強い低信号がみられる．また，非血栓化部分が強く増強されるのが特徴である．

下垂体腺腫（p.144第2章17）：トルコ鞍内との連続を確認する．

3）頸静脈孔神経鞘腫

頸静脈糸球体腫瘍（paraganglioma）：比較的大きな病変ではT1強調像で内部に点状の高信号（出血や低速血流）と低信号（flow void）が混在した"salt and pepper appearance"を示す．また，hypervascularであり動脈相から濃染する．

髄膜腫：上記参照．

鑑別 1　髄膜皮性髄膜腫（meningothelial meningioma）（40歳代女性）

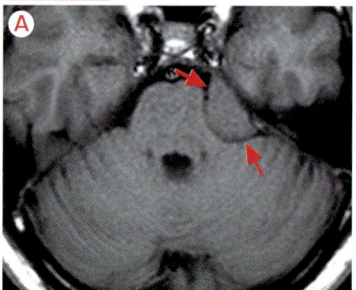

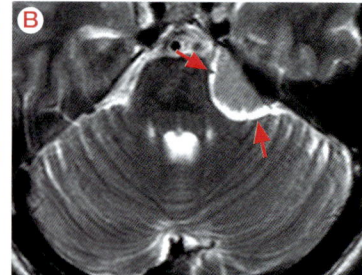

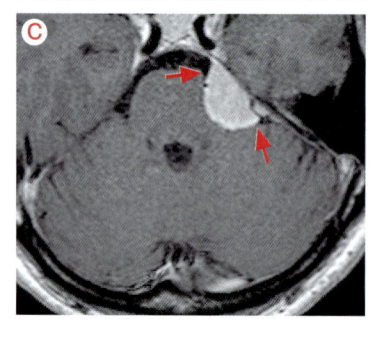

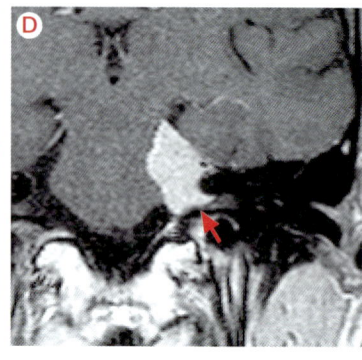

- Ⓐ T1強調像　Ⓑ T2強調像
- Ⓒ 造影T1強調像
- Ⓓ 造影T1強調冠状断像

ⒶⒷ 左小脳角部にT1強調像，T2強調像でともに脳灰白質に近い信号を示す半球状の腫瘤を認める（→）．

ⒸⒹ 腫瘤には比較的均一な増強効果がみられる．わずかに内耳道に入り込んでいる（▶）．

目立ったdural tail signがみられず鑑別は難しいが，神経鞘腫はT2強調像でより内部が不均一であり嚢胞変性をきたすことが多い．

鑑別 2　類上皮嚢腫（30歳代女性）

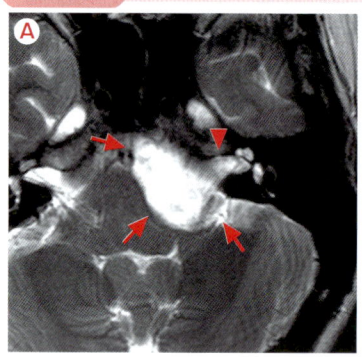

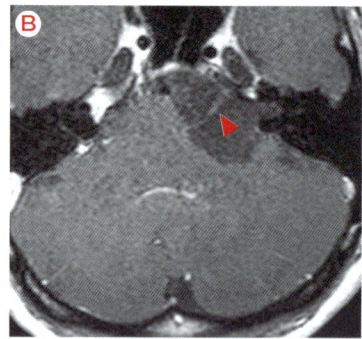

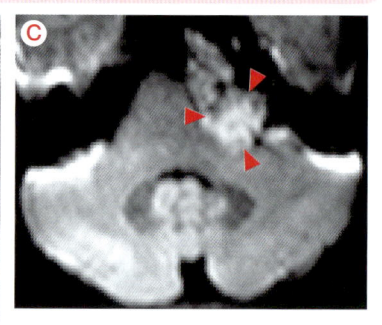

Ⓐ T2強調像　Ⓑ 造影T1強調像　Ⓒ 拡散強調像

半年前から左口角周囲のしびれがある．

Ⓐ 左小脳橋角部に不均一な高信号を示す腫瘤（→）を認める．一部内耳道に入り込んでいる（▶）．

Ⓑ 明らかな増強効果はみられない〔腫瘤の中心で隔壁様にみえているのは内部を通過する三叉神経である（▶）〕．

Ⓒ ⒶⒷの所見からは強い嚢胞変性をきたした神経鞘腫との鑑別が必要となるが，拡散強調像で高信号（▶）を示していることや，CT（非提示）で髄液と同等の吸収値を呈することから類上皮腫と診断できる．

＜参考文献＞

1) Mulkens, T. H., et al. : Acoustic schwannoma : MR findings in 84 tumors. AJR, 160 : 395-398, 1993
2) Eldevik, O. P., et al. : Imaging findings in schwannomas of jugular foramen. AJNR, 21 : 1139-1144, 2000
3) Wiggins, R. H. 3rd., et al. : The many faces of facial nerve schwannoma. AJNR, 27 : 694-699, 2006

第2章 脳腫瘍

20 脊索腫
chordoma

萩原彰文, 五ノ井 渉

症例1　脊索腫（40歳代男性）

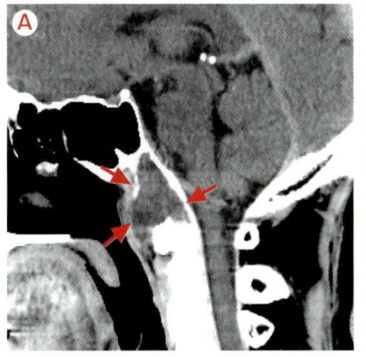

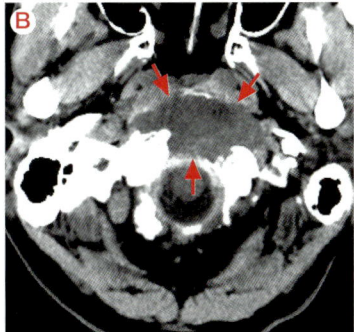

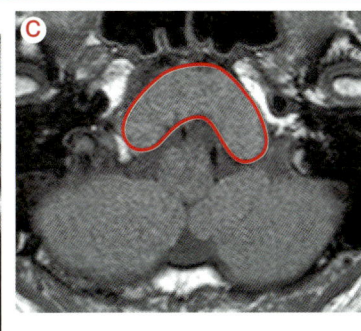

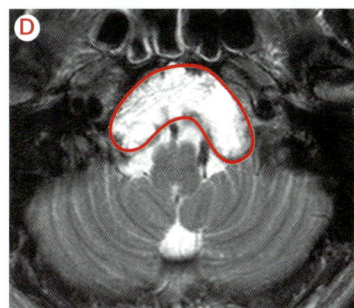

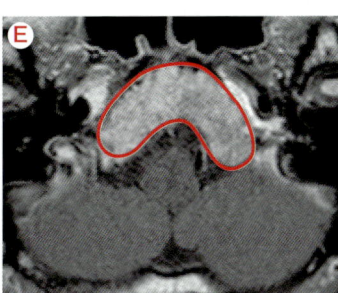

Ⓐ 単純CT矢状断像　Ⓑ 単純CT
Ⓒ T1強調像　Ⓓ T2強調像
Ⓔ 造影T1強調像

後頭後頸部痛．
ⒶⒷ斜台中下部の骨内に腫瘤（→）を認め，前下方において骨外に進展している．石灰化はない．
ⒸⒹ腫瘤（○）はT1強調像で等信号，T2強調像で不均一な高信号を示す．
Ⓔ腫瘤（○）はほぼ全体が強く増強される．

症例2　脊索腫（20歳代女性）

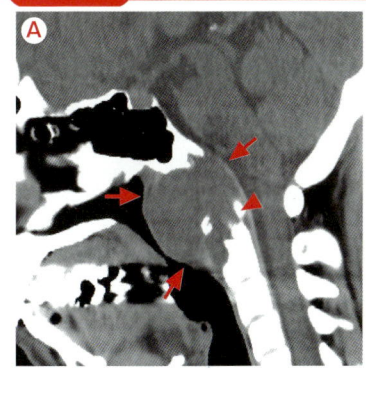

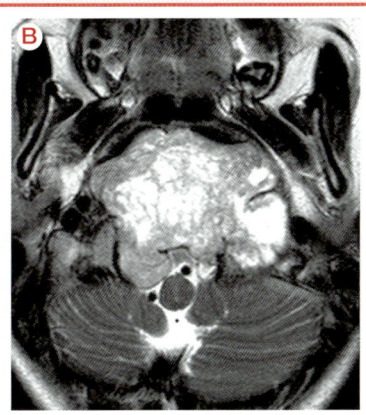

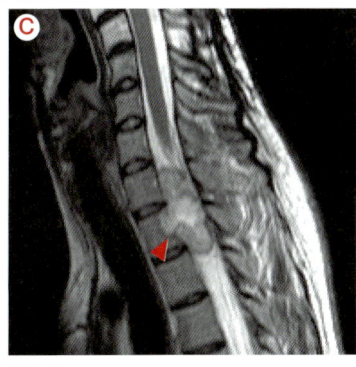

Ⓐ 単純CT矢状断像　Ⓑ T2強調像　Ⓒ T2強調矢状断像

1カ月前から呂律障害．術後も再発をくり返した．
Ⓐ斜台中部から一部環椎・軸椎（▶）にまたがるように腫瘤（→）を認め，骨外に進展している．
Ⓑ腫瘤は不均一な等～高信号を示す．
Ⓒ手術2年後にはTh2椎体に胸椎転移（▶）をきたした．

症例3　軟骨性脊索腫（30歳代男性）

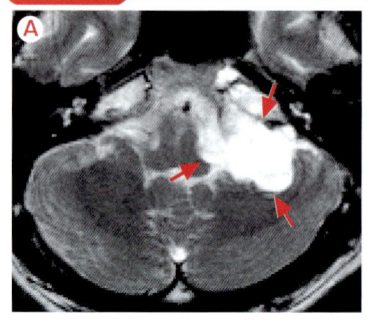

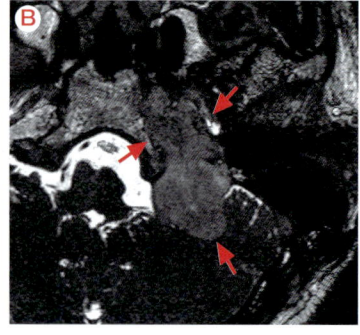

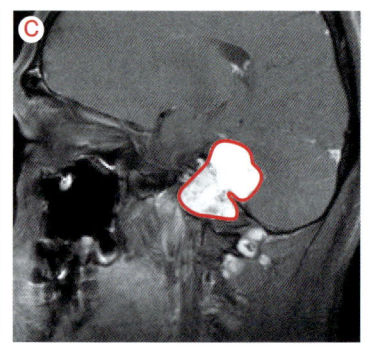

Ⓐ T2強調像　Ⓑ MR cisternography　Ⓒ 造影T1強調矢状断像

左感音難聴・反回神経麻痺．
Ⓐ正中から外れた左小脳橋角部に辺縁分葉状の腫瘍（→）を認め，高信号を示している．
Ⓑ腫瘍（→）は錐体後頭裂隙付近の骨を破壊しつつ頭蓋外に進展している．
Ⓒ腫瘍（○）は強い増強効果を示している．なお，CTにて腫瘍には明らかな石灰化を認めなかった（非提示）．

症例4　泡状外脊索症（60歳代女性）

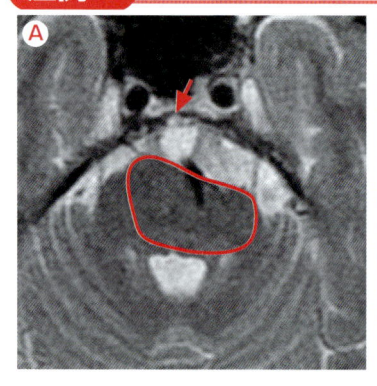

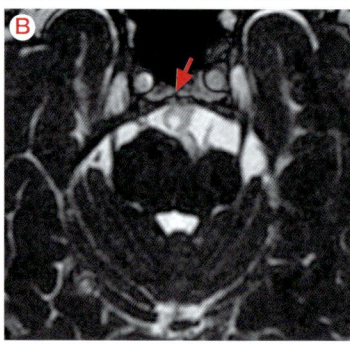

Ⓐ T2強調像
Ⓑ MR cisternography

泡状外脊索症として経過観察中．
Ⓐ斜台背側に髄液と等信号の病変が疑われるが，はっきりしない．斜台内部にも高信号を認める（→）．なお，脳底動脈の蛇行による延髄の背側への圧排を認める（○）．
Ⓑ病変の辺縁がやや低信号となりT2強調像よりも明瞭である．斜台内に入り込む茎状の構造もより明瞭となっている（→）．

症例5　良性脊索細胞腫（40歳代男性）

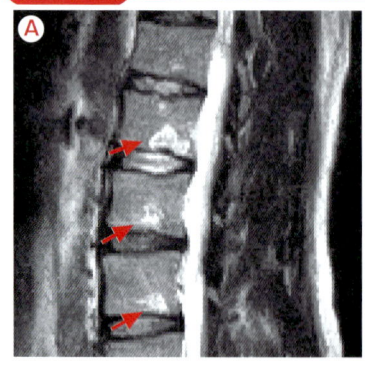

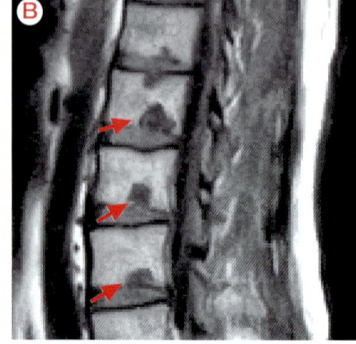

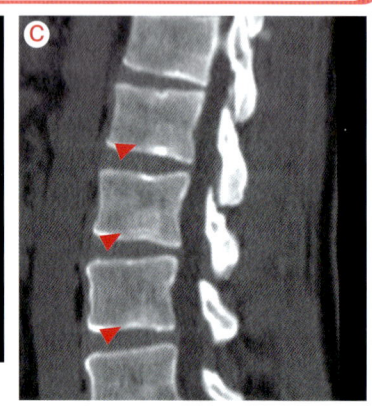

Ⓐ T2強調像　Ⓑ T1強調像　Ⓒ 単純CT

腰痛にて撮像されたMRIにて指摘．良性脊索細胞腫として経過観察中．
ⒶⒷL1〜L3椎体にそれぞれT2強調像で高信号，T1強調像で低信号を示す結節状の領域を認める（→）．椎間板と椎体の間の椎体終板が低信号として保たれている点で，Schmorl結節と区別可能である．
ⒸCTでは同部位に一致して淡い骨硬化を認める（▶）．血管腫に典型的な，肥厚した骨梁を表すpolka dot signはみられない．

疾患解説

1．疾患概念

1）脊索腫

　胎生期の遺残脊索組織（notochordal remnant）から発生する稀な腫瘍であり，全骨腫瘍の4％を占める．40～60歳代に多い．性別ではやや男性に多い．原始脊索が存在する正中部のどこにでも発生しうるが，約半数は脊索の尾側端である仙骨部に発生し，次に頭側端である斜台中部の蝶形後頭結合部が多い．そのほかの脊椎（特に環椎・軸椎）にも発生しうる．斜台発生では背側への進展が多いが，鼻咽頭や副鼻腔などにも進展しうる．局所の浸潤傾向・再発傾向が強く，頭蓋内発生の脊索腫における術後の5年生存率は60～70％である．

2）泡状外脊索症（ecchordosis physaliphoma）

　遺残脊索組織に由来するゼラチン状の良性腫瘍であり，剖検例の2％においてみられる．鞍背から仙骨尾骨領域まで正中部であればどこにでもみられうる．治療は不要であり，安易に脊索腫などとして手術を行わないことが重要である．

3）良性脊索細胞腫（benign notochordal cell tumor）

　椎体に遺残した脊索細胞に由来する良性病変であり，脊椎に発生する．30歳代以降に多く，軽度の疼痛をきたすことがある．剖検例では20％にみられる．脊索腫の前駆病変といわれているが，脊索腫への転化は稀である．

　なお，脊索は胎生期に存在する体軸の支柱であり，通常は椎間板の髄核にのみ遺残する（遺残脊索組織）．

2．典型的画像所見

1）脊索腫（症例1～3）

　CTでは骨破壊性の軟部濃度腫瘤としてみられる．時に石灰化を含む（軟骨性脊索腫の亜型では頻度が高くなる）．T1強調像では低～等信号を，T2強調像では不均一な高信号を示す．出血や石灰化はT2強調像において低信号としてみられる．造影後には強い不均一な増強効果を示す．

2）泡状外脊索症（症例4）

　斜台発生では斜台背側の腫瘤としてみられる．腫瘤は硬膜内に存在する．斜台の骨内にも小さな腫瘤成分があり，背側の腫瘤との間に茎のような構造がみられるのが特徴的である．CTでは髄液とほぼ等吸収を示し区別が困難である．MRIのT1強調像およびT2強調像では髄液より等～やや高信号を示す．MR cisternographyが診断に有用である．増強されない点が脊索腫との鑑別ポイントとなる．

3）良性脊索細胞腫（症例5）

　T1強調像で均一な低信号，T2強調像で高信号を示す．増強はされない．CTでは淡い硬化像としてみられる．骨外へ進展することはない．

3．鑑別疾患

1）脊索腫

浸潤性下垂体腺腫（pituitary adenoma, prolactinoma）（鑑別1）：下垂体が同定できなくなるのがポイントである．

軟骨肉腫（chondrosarcoma）（鑑別2）：T2強調像で強い高信号を示し，鑑別が難しい．頭蓋底部では錐体後頭裂隙と前蝶形骨底部に多い．特徴的な点状，円弧状，リング状の石灰化がみられれば診断の参考となる．

骨転移，多発性骨髄腫，悪性リンパ腫（p.168第2章22）：T2強調像での信号は脊索腫ほど高くなく，拡散強調像では細胞密度の高さを反映して高信号（拡散低下）がみられる．

巨細胞腫：T2強調像では脊索腫ほど強い高信号は示さない．また，出血を反映して強い低信号もみられることが多い．

鑑別1　下垂体腺腫，プロラクチノーマ（60歳代男性）

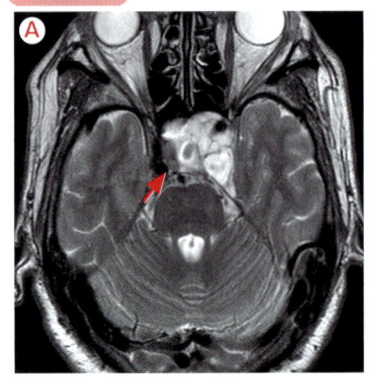

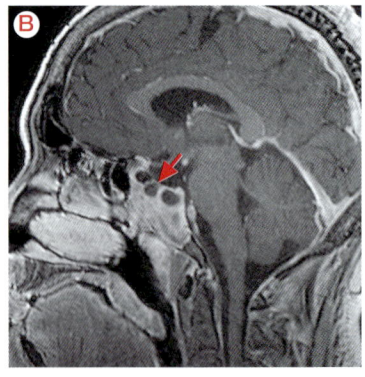

Ⓐ T2強調像
Ⓑ 造影T1強調矢状断像

10年前から左乳汁漏，2年前から頭重感あり．

Ⓐ斜台からトルコ鞍や左海綿静脈洞，蝶形骨洞にかけてT2強調像で不均一な高信号を示す腫瘤を認める．下垂体は右側に圧排されている（→）．

Ⓑ腫瘤の大部分はよく増強されたが，増強されない部分（→）も複数あり，T2強調像での高信号のうち一部は囊胞変性と考えられた．

脊索腫の術前診断にて手術が施行されたが，結果は下垂体腺腫であった．下垂体腺腫の方が囊胞変性はよくみられる．

鑑別2　軟骨肉腫（20歳代女性）

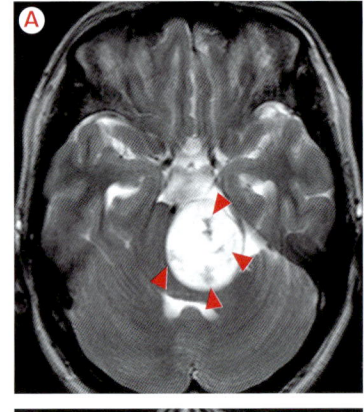

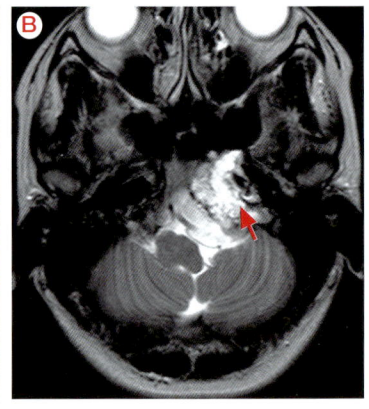

Ⓐ～Ⓒ T2強調像（頭側～尾側）
Ⓓ 単純CT（骨条件）

2年前からの嗄声があり，徐々にしゃっくり・眼球運動障害（左眼外転障害）が出現した．

Ⓐ～Ⓒ腫瘤の主座は左錐体後頭軟骨結合（Ⓑ→）にあり，頭側（Ⓐ）で脳幹を圧排し，尾側（Ⓒ）では左上咽頭壁に及ぶ．腫瘤は強い高信号を示しており，石灰化部（Ⓐ▶）は低信号を示す．

Ⓓ腫瘤には点状・弧状の石灰化（▶）がみられ，軟骨腫瘍に典型的な所見である．

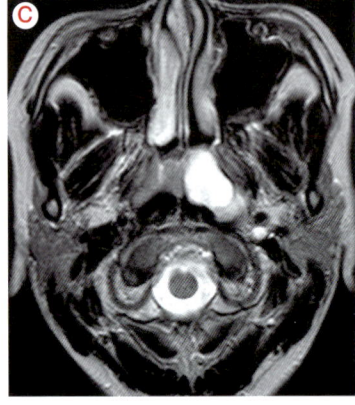

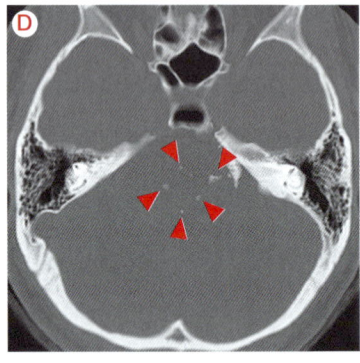

2）泡状外脊索症

くも膜嚢胞（p.402 第8章12）：後頭蓋窩では小脳橋角部に多い．すべての撮像法で髄液と等信号を示す．

類上皮腫：小脳橋角部に多く，拡散強調像で高信号を示すのがポイントである．

神経腸管嚢胞：正中からやや外れており，しばしばT1強調像で高信号を示す．

3）良性脊索細胞腫

血管腫：CTの横断像にて，肥厚した骨梁を表す水玉模様（polka dot sign）がみられる．

脊索腫：溶骨性病変である．

＜参考文献＞

1) Erdem, E., et al. : Comprehensive review of intracranial chordoma. Radiographics, 23 : 995-1009, 2003
2) Mehnert, F., et al. : Retroclival ecchordosis physaliphora : MR imaging and review of literature. AJNR, 25 : 1851-1855, 2004
3) Yamaguchi, T., et al. : Distinguishing benign notochordal cell tumors from vertebral chordoma. Skeletal Radiol, 37 : 291-299, 2008

第2章 脳腫瘍

21 髄膜腫
meningioma

萩原彰文, 五ノ井 渉

症例1　鞍結節髄膜皮性髄膜腫（tuberculum sellae meningothelial meningioma）（30歳代男性）

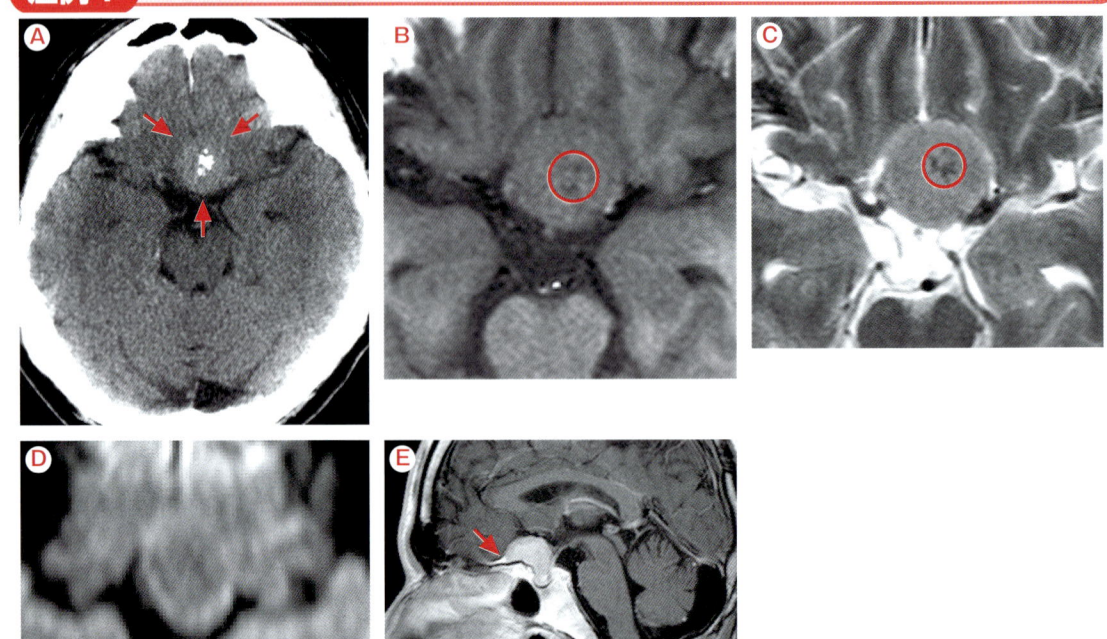

Ⓐ単純CT　ⒷT1強調像　ⒸT2強調像　Ⓓ拡散強調像　Ⓔ造影T1強調矢状断像

1年前から進行する左眼の視力低下．

Ⓐ鞍上部に灰白質と等吸収の腫瘤を認める（→）．内部に粗大な石灰化を伴う．

ⒷⒸ腫瘤はいずれも灰白質と等信号を示し，内部の石灰化は低信号を示している（○）．

Ⓓ脳実質と等信号を示す．

Ⓔ腫瘤は鞍結節部を主体として，トルコ鞍内外にまたがっている．前方には"dural tail sign"（→）（腫瘤近傍において肥厚し，増強された髄膜）を伴っている．下垂体は後下方に圧排されていた（非提示）．

　形態や信号強度は典型的な髄膜腫である．なお，視神経管内への進展は認めなかった．

症例2　傍矢状洞部移行性髄膜腫（parasagittal transitional meningioma）（40歳代男性）

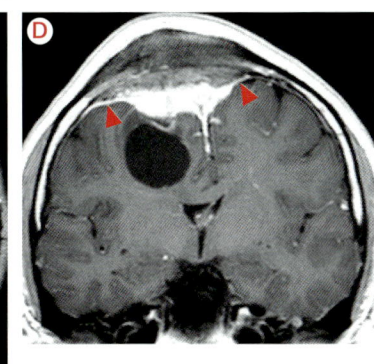

Ⓐ 単純CT　Ⓑ T1強調像
Ⓒ T2強調像
Ⓓ 造影T1強調冠状断像

右上下肢痙攣，意識消失発作．

Ⓐ右傍矢状洞部に，脳実質と等吸収であり辺縁に小石灰化を伴う腫瘤を認める（▶）．接する骨は著明に肥厚しており，腫瘤後方には囊胞を伴う．

ⒷⒸ腫瘍（→）は灰白質と等信号を示し，肥厚した骨の骨髄（▶）は低信号化している．

Ⓓ腫瘤には増強効果があり，接する骨髄にも増強効果を認める．囊胞壁には増強効果はない．"dural tail sign"（▶）がみられる．

病理組織検査にて肥厚した骨の骨髄は髄膜腫の組織に置き換えられていた．髄膜腫では骨浸潤を伴っていてもWHO分類のgradeは上がらない．囊胞壁は硬膜組織であり，髄膜腫成分は含まれていなかった．

症例3　側脳室三角部移行性髄膜腫（transitional meningioma of lateral ventricular trigone）（70歳代女性）

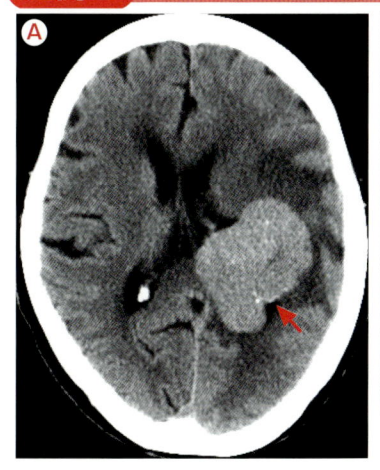

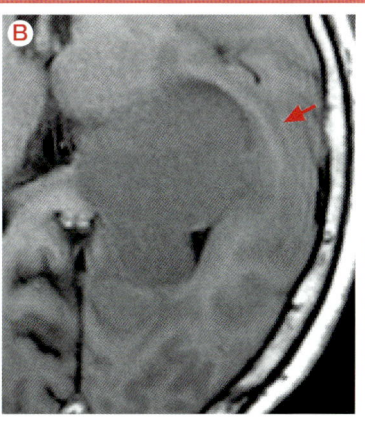

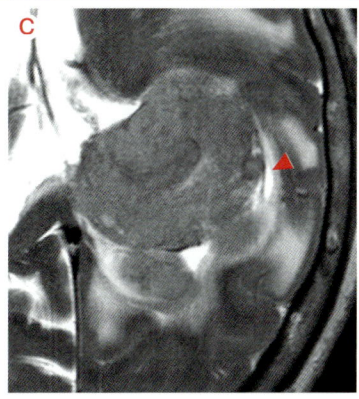

Ⓐ 単純CT　Ⓑ T1強調像　Ⓒ T2強調像

1年前からの進行性の失語．

Ⓐ左側脳室三角部に高吸収を示す辺縁分葉状の腫瘍（→）を認める．腫瘍の辺縁および内部には小石灰化を，周囲の白質には浮腫性変化を伴う．

Ⓑ腫瘍は灰白質と軽度低〜等信号を示す．接する脳実質は圧排され白質が折りたたまれたようになっており（**white matter buckling sign**）（→），脳実質外発生が疑われる．

Ⓒ軽度高信号を示している．腫瘍と脳実質の間には"**CSF cleft sign（介在する髄液の高信号）**"（▶）を伴う．

病理組織検査では脳実質への浸潤は認めなかった．側脳室内髄膜腫は三角部が好発部位である．三角部に好発する腫瘍にはほかに脈絡叢乳頭腫があるが，三角部の脈絡叢乳頭腫は5歳以下に多く，年齢により鑑別できる．

症例4　円蓋部微小嚢胞性髄膜腫（convexity microcystic meningioma）（60歳代女性）

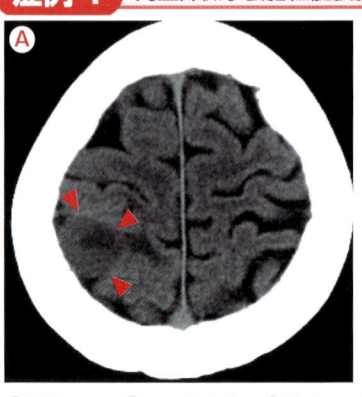

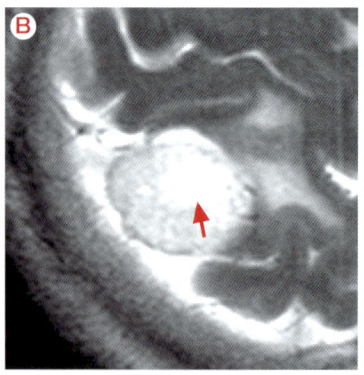

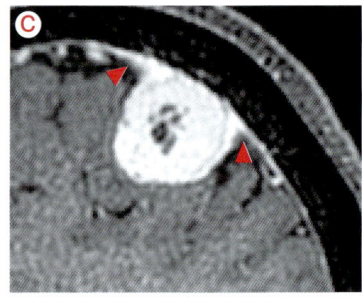

Ⓐ単純CT　ⒷT1強調像　Ⓒ造影T1強調矢状断像

1年半の経過にて長径1cm→2cmと増大したため，手術を施行することとなった．
Ⓐ右円蓋部に軽度低吸収を示す腫瘤（▶）を認め，内部にはさらに強い低吸収域を認める．
Ⓑ腫瘤は高信号を示しており，内部には嚢胞変性を疑う強い高信号域（→）を伴う．
Ⓒ腫瘤は増強され，わずかながら"dural tail sign"（▶）を伴っている．嚢胞変性部は増強されない．

症例5　円蓋部脊索腫様髄膜腫（convexity chordoid meningioma）（80歳代男性）

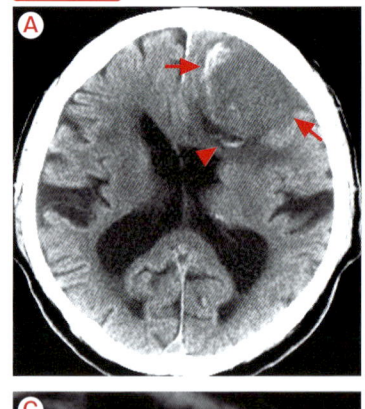

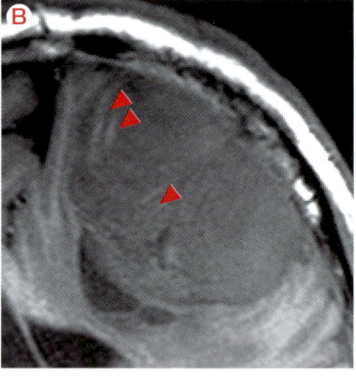

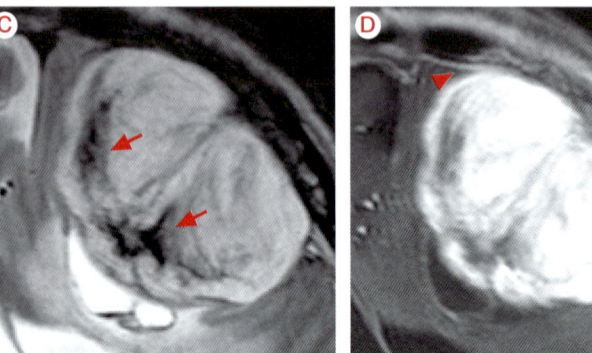

Ⓐ単純CT　ⒷT1強調像
ⒸT2強調像　Ⓓ造影T1強調像

半年の経過にて長径4cm→6cmと増大を認めたため手術が施行された．
Ⓐ左円蓋部に腫瘤（→）を認め，腫瘤内には出血を疑う高吸収域を認める．腫瘤背側には出血による液面形成を伴う嚢胞（▶）を認める．
Ⓑ腫瘤は灰白質と低〜等信号を示しており，出血部は一部高信号（→）を示す．
Ⓒ腫瘤は高信号を示しており，出血部は低信号（→）を示す．
Ⓓ腫瘤は強く増強され，dural tail sign（▶）を伴う．

症例6　円蓋部乳頭状髄膜腫（convexity papillary meningioma）（50歳代女性）

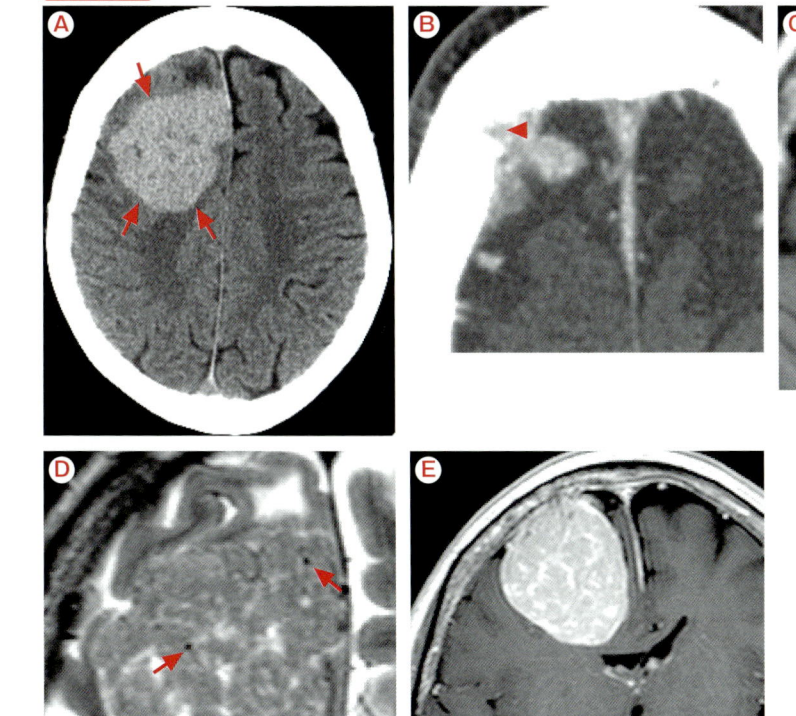

Ⓐ 単純CT　Ⓑ 造影CT　Ⓒ T1強調像　Ⓓ T2強調像　Ⓔ 造影T1強調冠状断像

半年前からの頭痛．WHO分類 grade Ⅲ の病変であったため，術後に放射線治療が追加された．以降4年間再発はない．
Ⓐ右前頭部に軽度高吸収を示す辺縁分葉状の腫瘍（→）を認める．
Ⓑ腫瘍には増強効果を認め，頭蓋骨を破壊して一部浸潤している（▶）．
Ⓒ灰白質より軽度高信号を示す．
Ⓓ脳皮質と等信号を示しており，内部に小さな高信号域が散在し，多数のflow voidを伴う（→）．
Ⓔ基部が狭く，脳実質に向かう突出が目立つ，いわゆる"**mushroom shape**"を示している．
　病理組織検査にて脳実質への浸潤は認めなかった．flow voidが目立つT2強調像で低信号の腫瘍であり，孤立性線維性腫瘍（SFT）との鑑別は難しい．

疾患解説

1．疾患概念

　髄膜腫は硬膜に発生する，中枢神経系において最も多い原発性腫瘍である．発生部位としてはテント上が多く，傍矢状部，円蓋部，蝶形骨縁部，傍トルコ鞍部にみられる．後頭蓋窩にも時にみられ，そのほか稀な発生部位としては，脳室内，視神経鞘，副鼻腔，骨内などがあげられる．好発年齢は40〜60歳代であり，中高年以降に多い．男女比は1：2である．神経線維腫症2型（NF2）では神経鞘腫とともに多発する傾向にある．稀に肺や骨に転移をきたす．

2．典型的画像所見（症例1〜6）

　脳実質外において硬膜に付着する，半球形ないし時には扁平（en plaque）な形態を取る境界明瞭な腫瘍である．腫瘍と脳実質との間には髄液が介在し，T2強調像で高信号の"**CSF cleft sign**"としてみられる（症例3Ⓒ）．また，腫瘍と脳実質との間には脳表動静脈のflow voidを認める（脳実質内腫瘍で

表 髄膜腫のWHO分類（2007年）

grade Ⅰ	grade Ⅱ
髄膜皮性（meningothelial）	脊索腫様（chordoid）
線維性〔fibrous（fibroblastic）〕	明細胞（clear cell）
移行性〔transitional（mixed）〕	異型（atypical）
砂粒腫性（psammomatous）	grade Ⅲ
血管腫性（angiomatous）	乳頭状（papillary）
微小嚢胞性（microcystic）	ラブドイド（rhabdoid）
分泌性（secretory）	退形成性〔anaplastic（malignant）〕
富リンパ球/形質細胞性（lymphoplasmacyte-rich）	
化生性（metaplastic）	

あれば，血管のflow voidは硬膜側にあるはずである）．多くは近傍の脳実質に浮腫性変化を伴う．浮腫性変化が強い場合は腫瘍と脳実質の間に癒着がみられる頻度が高く，レポートにて指摘する意義がある．しばしば石灰化を合併する．稀に囊胞を合併するが，これは腫瘍内・外いずれにおいてもみられうる．髄膜腫では骨浸潤，骨破壊，および，骨浸潤を伴わない骨肥厚をきたしうる．稀に脳実質に浸潤をきたし，CSF cleftは消失する．その場合は組織型にかかわらずWHO分類のgrade Ⅱ以上に分類するが，画像からあらかじめ脳実質への浸潤を指摘することは難しい．CTでは微細石灰化を反映して脳実質と等〜高吸収であり，MRIのT1強調像およびT2強調像ではいずれも皮質と近い信号を呈する傾向にある．造影後には比較的均一な強い増強効果を示す．腫瘍の周囲には通常なだらかな硬膜の肥厚がみられ，腫瘍自体よりも強い増強効果を示す．これは"**dural tail sign**"と呼ばれるが（症例1Ⓔ，2Ⓓ，4Ⓒ，5Ⓓ），髄膜腫以外の硬膜由来の腫瘍でもみられうる非特異的な所見である．

髄膜腫の病理組織には**表**の通りWHO分類grade Ⅰ～Ⅲまでの15個の亜型が存在する．悪性度が高いほど脳浸潤や硬膜播種をきたす傾向にあり，高い再発率を示す．gradeが上がるにつれて形態としては分葉状となる．さらには腫瘍本体が硬膜付着部よりも幅が広くなる，いわゆる"**mushroom shape**"を示すようになる（症例6Ⓔ）．ADC値は参考になり，gradeが高い方が細胞密度が高く，ADC値は低下する傾向にある．また，gradeが高い方が多血性であり，脳血液量（rCBV）の上昇や，MRIでflow voidが目立つ点が参考となるかもしれない．最も数の多いWHO分類grade Ⅰの髄膜皮性髄膜腫とgrade ⅡやⅢの髄膜腫を画像で鑑別することは時に困難であるが，上記のような非典型的な所見を示す場合はレポートに記載する意義がある．

T2強調像で強い高信号を示しうる髄膜腫の組織亜型としては，血管腫性，微小嚢胞性，分泌性，富リンパ球/形質細胞性，脊索腫様の5タイプが知られている．このうちWHO分類でgrade Ⅱとなるのは脊索腫様髄膜腫のみで，ほかはgrade Ⅰである．

3．鑑別疾患

孤立性線維性腫瘍（SFT）/血管外皮腫（hemangiopericytoma）（鑑別1）：これら2つの腫瘍は以前は別の腫瘍と考えられていたが，現在では一連のスペクトラムにあるものと理解されている．線維成分が豊富な場合にはT2強調像で低信号を示すが，実際には低～高信号が混在することが多い．多血性であり多数のflow voidを伴うのが特徴である．髄膜腫と異なり石灰化はきたさない．骨肥厚はきたさないが骨破壊は伴いうる．

硬膜転移（鑑別2）：骨破壊，多発傾向があるが，これらは髄膜腫でも時にみられる所見であり，画像による鑑別は難しい．急速な増大傾向は参考になる．肺癌，乳癌，前立腺癌からの転移が多い．

硬膜血管腫：T2強調像で高信号を示し，ダイナミック造影にて周辺部から中心に向かって経時的に染まりこむ．

肉芽腫性疾患（結核，神経梅毒，サルコイドーシス）：病変は多発し，髄膜の増強効果も伴う．

髄外造血：扁平であり，多発傾向がある．骨髄疾患や貧血の際にみられる．

鑑別 1　孤立性線維腫/血管外皮腫（16歳女性）

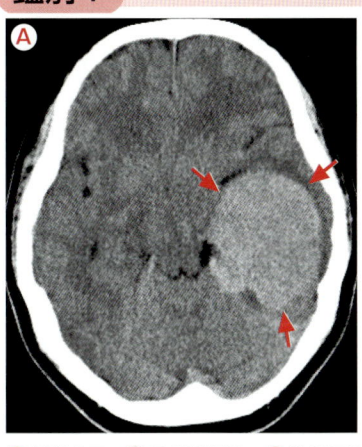

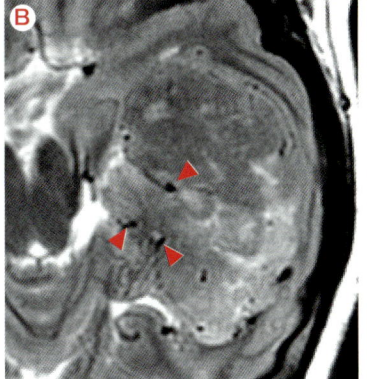

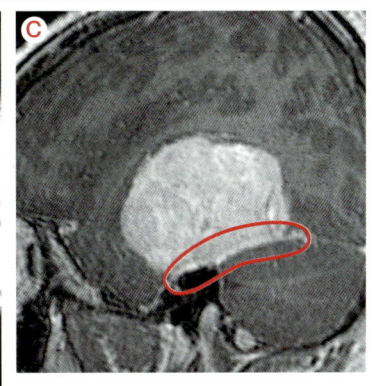

Ⓐ 単純CT　Ⓑ T2強調像　Ⓒ 造影T1強調矢状断像

2カ月前から頭痛.

Ⓐ 左中頭蓋窩に高吸収の腫瘤を認める（→）.
Ⓑ 軽度高信号〜高信号であり，内部に多数のflow void（▶）を含む.
Ⓒ 比較的強い増強効果を認める．腫瘤はやや辺縁分葉状であり，頭蓋底部の基部（○）は腫瘤本体に比して狭い．また本例では，目立ったdural tail signはみられない.

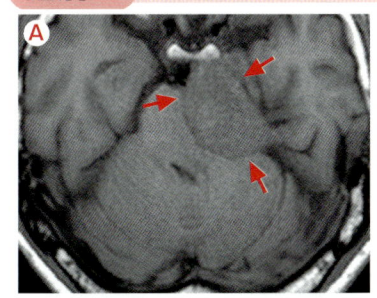

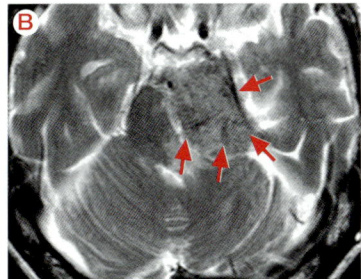

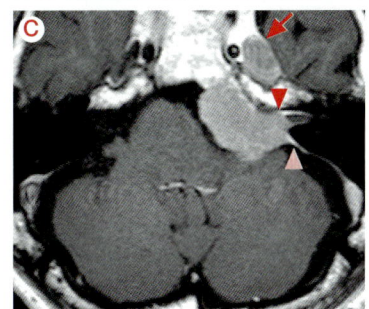

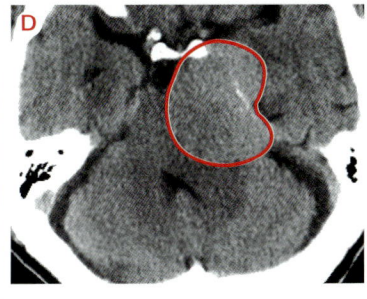

鑑別 2　硬膜転移（原発は肺の大細胞性神経内分泌癌）（60歳代男性）

Ⓐ T1強調像　Ⓑ T2強調像
Ⓒ 造影T1強調像
Ⓓ 単純CT（2週間後）

複視と左顔面のしびれ.

Ⓐ 腫瘤（→）は灰白質と等信号を示す.
Ⓑ 灰白質と等信号であり，内部に不整な低信号域を含む（→）.
Ⓒ わずかにdural tail sign（▶）を認め，腫瘤はMeckel腔（→）と内耳道（▶）に入り込んでいる.
Ⓓ ⒶⒷと同スライスの2週間後の単純CTで腫瘤は増大している（○）．灰白質と等吸収を示す.

＜参考文献＞

1) Buetow, M. P., et al. : Typical, atypical, and misleading features in meningioma. Radiographics, 11 : 1087-1106, 1991
2) Wang, D. J., et al. : Papillary meningioma : clinical and histopathological observations. Int J Exp Pathol, 6 : 878-888, 2013
3) Ildan, F., et al. : Predicting the probability of meningioma recurrence in the preoperative and early postoperative period : a multivariate analysis in the midterm follow-up. Skull Base, 17 : 157-171, 2007
4) Jelinek, J., et al. : Lateral ventricular neoplasms of the brain : differential diagnosis based on clinical, CT, and MR findings. AJNR, 11 : 567-574, 1990

第2章 脳腫瘍

22 悪性リンパ腫
malignant lymphoma (primary central nervous system lymphoma : PCNSL)

石井仁也

症例1　中枢神経原発悪性リンパ腫（DLBCL）（50歳代女性）

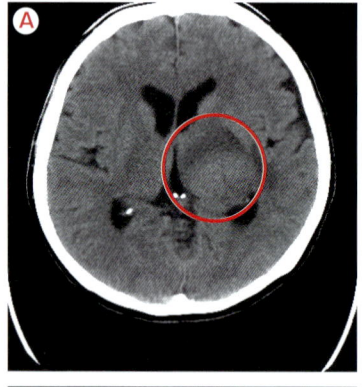

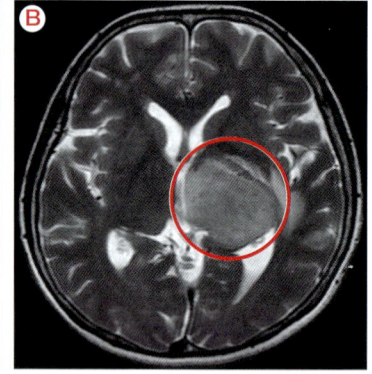

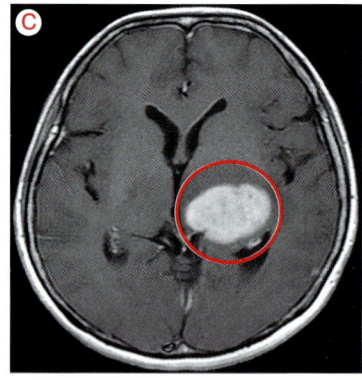

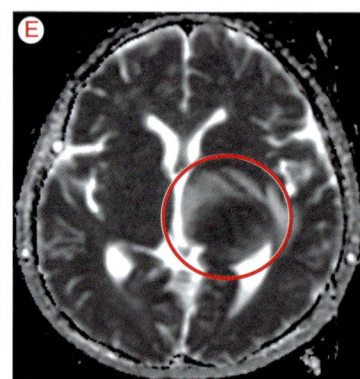

Ⓐ 単純CT　Ⓑ T2強調像
Ⓒ 造影T1強調像　Ⓓ 拡散強調像
Ⓔ ADCマップ

3カ月前から右手のしびれを，1週間前から右半身の感覚鈍麻を自覚した．
脳生検によりびまん性大細胞型B細胞性リンパ腫（DLBCL）と診断された．

Ⓐ 左視床を主座とした円形の腫瘍を認め，周囲には比較的軽度な浮腫が広がる（○）．腫瘍は均一な高吸収を示す．
Ⓑ 腫瘍は比較的均一で，淡い高信号を示す（○）．
Ⓒ 腫瘍は比較的均一に強く増強される（○）．
ⒹⒺ 腫瘍は拡散強調像で高信号を示し，ADCは低下している（○）．

症例2　中枢神経原発悪性リンパ腫（DLBCL）（70歳代男性）

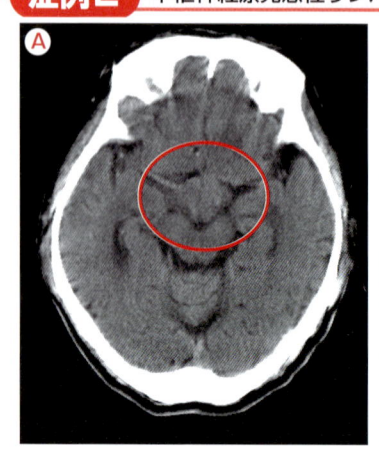

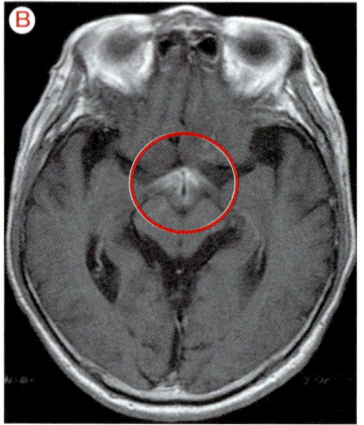

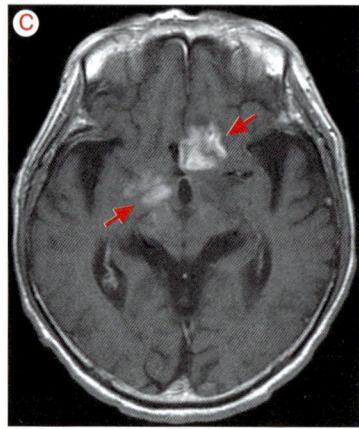

Ⓐ 単純CT　Ⓑ 造影T1強調像（Ⓐの5日後，この間にステロイドを使用）　Ⓒ 造影T1強調像（Ⓑの約2カ月後）

（次頁へつづく）

(前頁のつづき)

ステロイドで著明に縮小後再燃.

Ⓐやや不均一な濃度の鞍上部腫瘍を認める（〇）．
Ⓑ視床下部，両側視索に沿って増強効果を認めるが，CTでみられた腫瘍は**著明に縮小**している（〇）．このあと脳生検を行ったが診断がつかなかった．
Ⓒ左右の大脳半球に**増強される腫瘍の再燃**を認めた（→）．脳生検により診断された．

症例3　中枢神経原発悪性リンパ腫（DLBCL，EBV染色陽性）（20歳代男性）

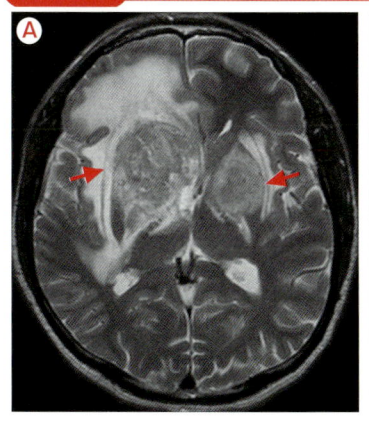

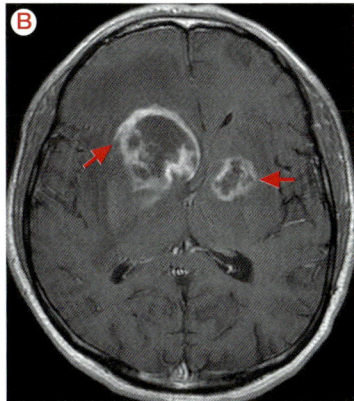

Ⓐ T2強調像　Ⓑ造影T1強調像

HIV陽性例．

Ⓐ左右の基底核部に不均一な高信号を呈する腫瘍を認める（→）．脳室の圧排や周囲浮腫などmass effectがみられる．
Ⓑ腫瘍は**リング状に増強**される（→）．増強される壁は不規則に厚い．

右側脳室体部周囲にも同様の腫瘍を認めた．橋右側には典型的なリンパ腫と考えられる均一な腫瘍を認めた（非提示）．

症例4　三叉神経神経リンパ腫症（DLBCL）（60歳代男性）

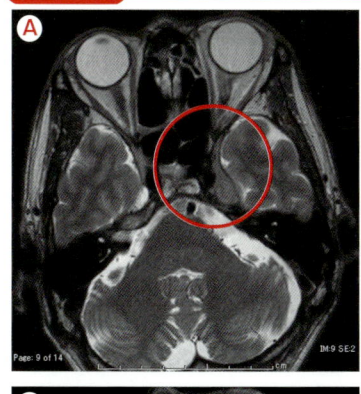

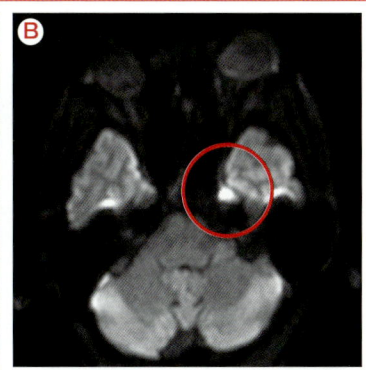

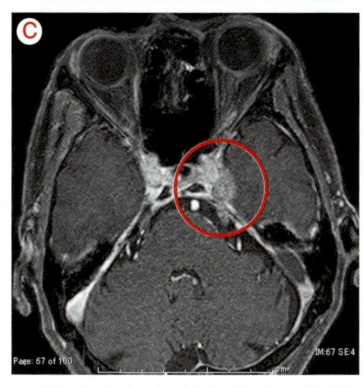

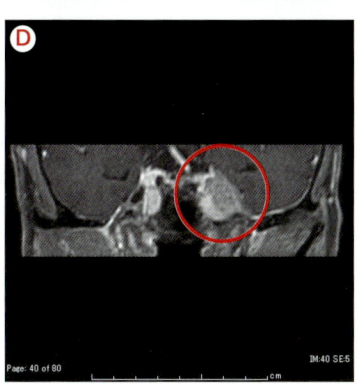

Ⓐ T2強調像　Ⓑ拡散強調像　Ⓒ脂肪抑制造影T1強調像　Ⓓ脂肪抑制造影T1強調冠状断像

Ⓐ左Meckel腔を占拠する，均一な灰白質と等信号を呈する腫瘍を認める（〇）．三叉神経の**眼神経と三叉神経に沿った進展**を示す．
Ⓑ腫瘍は**高信号**を示す（〇）．
ⒸⒹ腫瘍は**均一に増強**され，脳槽内の**三叉神経に沿った進展**を示す（〇）．

症例5　血管内リンパ腫（60歳代女性）

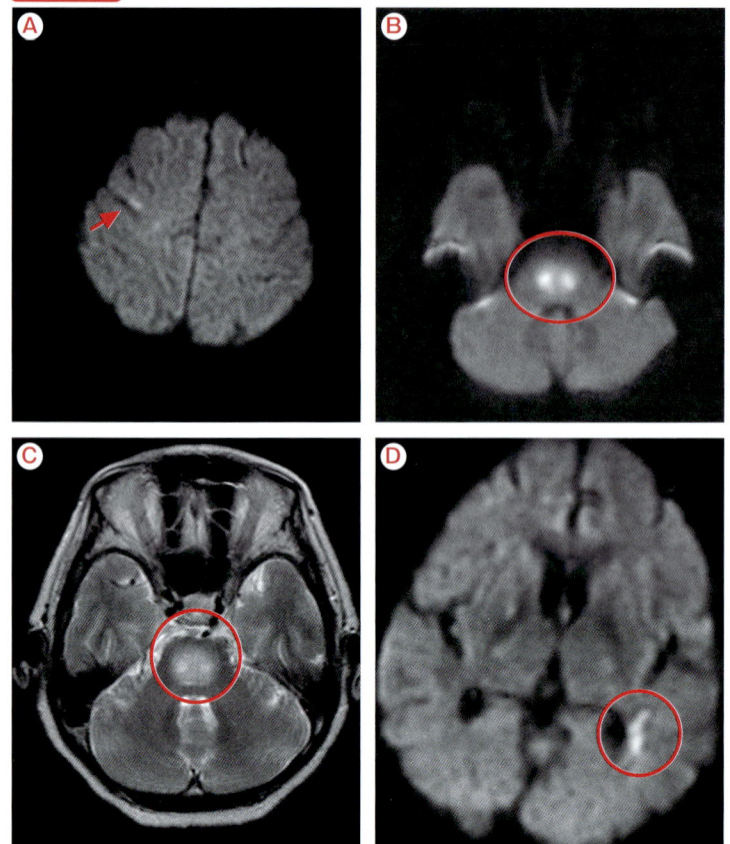

Ⓐ 拡散強調像（発症7カ月）
Ⓑ 拡散強調像（発症10カ月）
Ⓒ T2強調像（発症10カ月）
Ⓓ 拡散強調像（発症18カ月）

約1年半の経過で，めまい・難聴・片麻痺・感覚障害・構音障害，発熱・体重減少などの症状が出現し，やがて意識状態が悪化した．血球の異常やLDH・sIL2-Rの上昇を認めた．皮膚生検で診断がつかず，脳生検により診断された．

Ⓐ 右前頭葉の皮質に小さな高信号（➡）を認める．
ⒷⒸ 橋底部の中央に左右対称性の高信号域を認める（○）．mass effectを伴わない．
Ⓓ 左側脳室三角部周囲に斑状の高信号域を認める（○）．

疾患解説

1．疾患概念

中枢神経原発悪性リンパ腫（PCNSL）：リンパ球に由来する中枢神経原発の悪性腫瘍で，悪性リンパ腫全体の1％以下を占める．大部分（98％）がびまん性大細胞型B細胞性リンパ腫（DLBCL）である．原発性脳腫瘍のうち6.6％を占めるとされ，増加傾向にある．悪性リンパ腫は組織診断後に化学放射線治療が施行され，鑑別の筆頭である膠芽腫とは治療法が異なるので，画像における鑑別が重要である．

血管内リンパ腫（IVL）：小〜中サイズの血管内腔にリンパ腫細胞が増殖する，節外性非ホジキンリンパ腫の稀な一亜型．リンパ腫細胞が血管内腔を閉塞，拡張させるのがこの疾患の本態である．中枢神経と皮膚に好発する．中高年に好発する．LDHやsIL2-Rが腫瘍マーカーとして用いられる．症状は発熱や進行性の認知症状を含めた多彩な神経症状．ランダム皮膚生検や脳生検により診断される．

2．典型的画像所見（症例1〜5）

1）悪性リンパ腫

immunocompetent：孤発性，多発性のいずれもある．比較的均一な腫瘤性病変で，嚢胞・石灰化・出血・壊死などを伴わない，もしくはあっても小範囲にとどまる．高細胞密度（small round cell tumorとしての性質）を反映して単純CTで高吸収，MRIのT2強調像で比較的低信号，拡散強調像で高信号（ADCは低下）を呈する．均一な中等度以上の増強効果を呈するが，灌流画像では低いrCBFを示す（vascularity自体は低い）．脳室上衣に接した発生，もしくはこれに沿った進展を示す分布が特徴的である．

鑑別1　膠芽腫（60歳代男性）

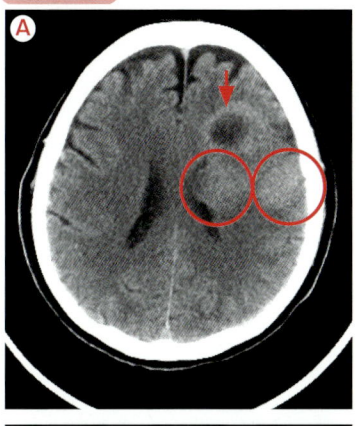

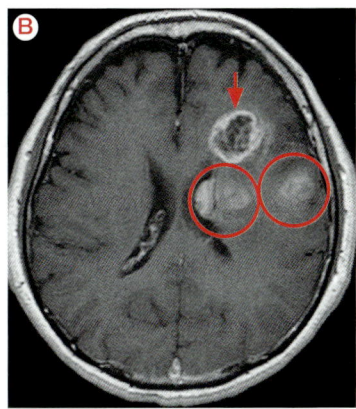

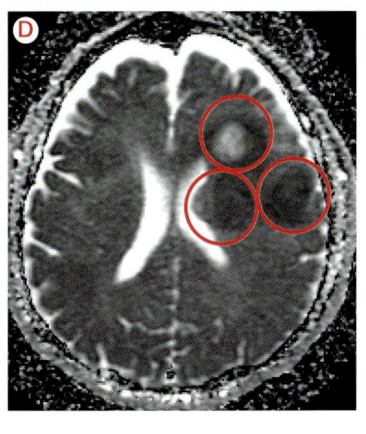

Ⓐ 単純CT　Ⓑ 造影T1強調像
Ⓒ 拡散強調像　Ⓓ ADCマップ

Ⓐ 左大脳半球に3個の腫瘤を認める．このうち2個は均一な高吸収を呈する（〇）．もう1個は充実部は高吸収だが，内部に壊死や囊胞を疑う低吸収域を認める（➡）．
このほかにも左深部灰白質領域と中脳左側に腫瘤を認めた（非提示）．

Ⓑ CTで均一な高吸収を示していた腫瘤は通常のリンパ腫より増強効果が弱く，不均一である（〇）．もう1個の腫瘤はリング状に増強され（➡），リンパ腫としては非典型である．

ⒸⒹ CTで高吸収を示していた部分に拡散制限があることがわかり，高細胞密度が示唆される．

第2章　脳腫瘍

immunocompromised：immunocompetent hostに発生するリンパ腫と異なり，出血や内部壊死を伴うことが多く，このため内部不均一な腫瘤を呈する．増強されない例や浸潤性腫瘤を呈する例もあるが，稀である．

2）IVL
　IVL（症例5）：非特異的なびまん性もしくは斑状の大脳白質病変，時相の異なる多発梗塞様病変（拡散制限を伴う急性期病変を含むこともある），病変内部の点状・線状・斑状・結節状・リング状増強効果，髄膜や硬膜に沿った増強効果，橋のT2延長病変などの所見を呈する．

3．鑑別疾患

1）PCNSL
　膠芽腫（鑑別1）：内部には高頻度に壊死や出血を伴い，不均一な濃度・信号を呈する．悪性度が高い高細胞密度の成分は単純CTで高吸収，拡散強調像で高信号（ADCは低下）を示しうるが，リンパ腫ほどには目立たない．PWIで高灌流を示す．脳室上衣に沿った広がりを示す場合はリンパ腫の可能性が高い．
　転移性脳腫瘍（p.177第2章24）：原発巣が存在し，皮髄境界部に好発し，多発性で，病変自体の大きさに比して浮腫が目立つ．

2）IVL
　脳血管炎：梗塞や出血・非特異的なT2延長病変など所見は非特異的なことが多く，IVLと画像所見がオーバーラップする．髄膜や脳実質の血管の走行に沿った増強効果が時にみられ，腫瘤を形成することもある．血管造影の感度は高くなく，異常があっても非特異的である．年齢や症状，髄液検査などと合わせた総合的な判断が必要である．

＜参考文献＞

1) Slone, H. W., et al. : CT and MRI findings of intracranial lymphoma. AJNR, 184 : 1679-1685, 2005
2) Kuker, W., et al. : Primary central nervous system lymphomas (PCNSL) MRI features at presentation in 100 patients. J neurooncol, 72 : 169-177, 2005
3) Lee, H. Y., et al. : Atypical imaging features of Epstein-Barr virus-positive primary central nervous system lymphomas in patients without AIDS. AJNR, 34 : 1562-1567, 2013
4) Yamamoto, A., et al. : Characteristics of intravascular large B-cell lymphoma on cerebral MR imaging. AJNR, 33 : 292-296, 2012

第2章　脳腫瘍

23 血管芽細胞腫
hemangioblastoma

石井仁也

症例1　小脳血管芽細胞腫（cerebellar hemangioblastoma）（20歳代男性）

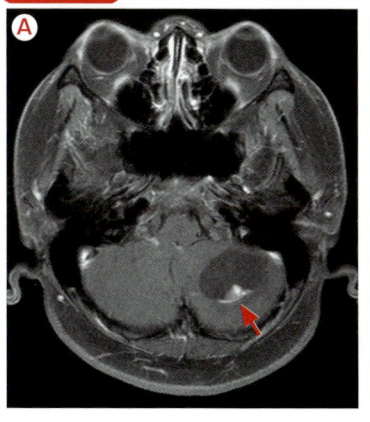

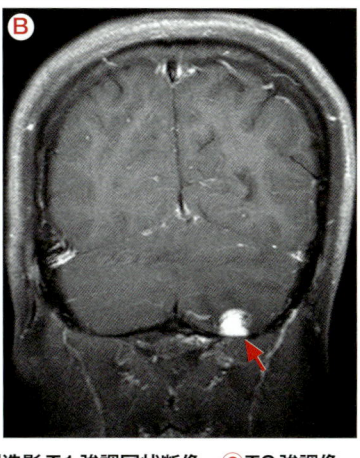

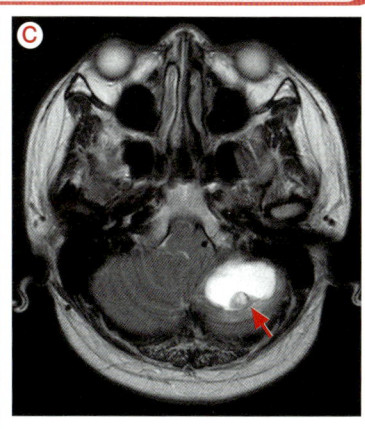

Ⓐ脂肪抑制造影T1強調像　Ⓑ脂肪抑制造影T1強調冠状断像　ⒸT2強調像

ⒶⒷ左小脳半球下部に軟膜側に強く増強される充実性壁在結節（→）を伴う囊胞性腫瘤を認める．囊胞壁には増強効果を認めない．
Ⓒ腫瘤（→）周囲には明瞭なflow voidは確認できない．

症例2　延髄血管芽細胞腫（hemangioblastoma of the medulla oblongata）（18歳男性）

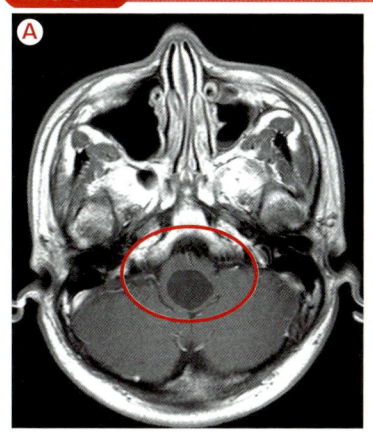

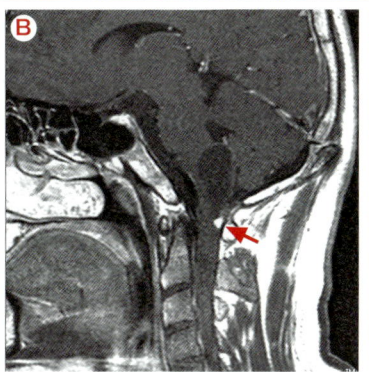

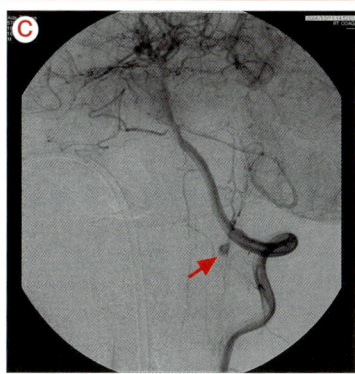

Ⓐ造影T1強調像　Ⓑ造影T1強調矢状断像（左傍正中）　Ⓒ左椎骨動脈造影（左前斜位30°）

Ⓐ延髄背側にほぼ左右対称性に広がる単房性囊胞性腫瘤を認める（◯）．**囊胞壁に増強効果はない**．周囲には浮腫状の信号変化がみられたが，単純MRIでは壁在結節やflow voidを指摘できない（非提示）．
Ⓑ頸髄-延髄移行部の左背側軟膜下に**強く増強される小さな壁在結節**（→）を認める．
Ⓒ左椎骨動脈の分枝を栄養血管とする**小さな腫瘍濃染（tumor stain）**（→）を認める．

症例3　小脳虫部血管芽細胞腫（hemangioblastoma of the cerebellar vermis）（囊胞を伴わない例）（50歳代女性）

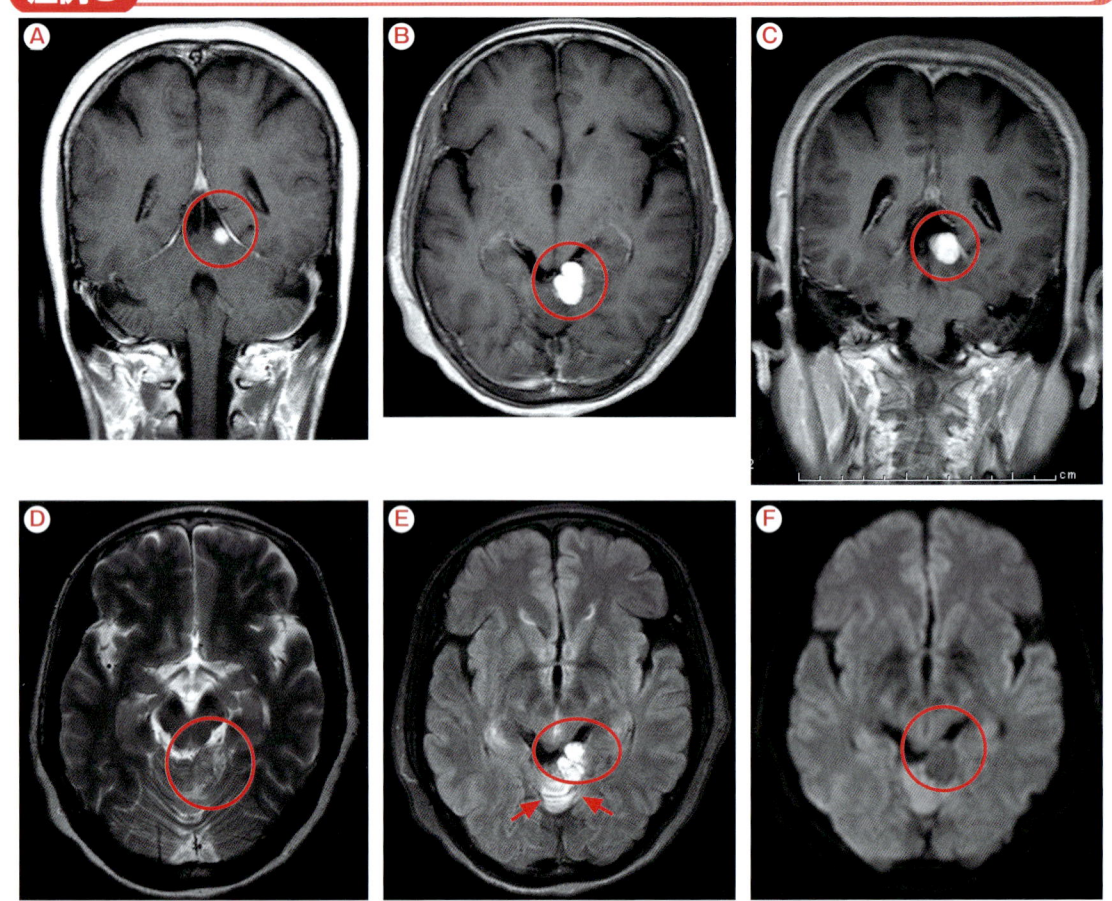

Ⓐ造影T1強調冠状断像　Ⓑ造影T1強調像　Ⓒ造影T1強調冠状断像　ⒹT2強調像　ⒺFLAIR像　Ⓕ拡散強調像
（Ⓑ〜ⒻはⒶの約3年後）

Ⓐ小脳虫部の頂部左側縁に5mm大の**全体がよく増強される**円形結節を認める．髄膜とはわずかに離れている．

ⒷⒸ腫瘍は15mm大に増大し，髄膜と接している．

Ⓓ腫瘍は不均一な淡い高信号を呈する（→）．腫瘍辺縁には栄養血管を示唆するflow voidsを認める（非提示）．

Ⓔ腫瘍（◯）は高信号を示す．小脳虫部から左小脳半球にかけて浮腫（→）を思わせる高信号域が広がり，3年前より若干拡大している．

Ⓕ腫瘍は**低信号**を示す．

疾患解説

1. 疾患概念

高度に血管に富む良性腫瘍で，小脳・脳幹・脊髄に好発する．テント上の発生は稀．成人の後頭蓋窩腫瘍のうち転移に次いで第2位である．血管芽細胞腫の25〜40％はvHL（von Hippel-Lindau病）に発生する．

2. 典型的画像所見（症例1〜4）

小脳もしくは脳幹の脳表側に壁在結節を，深部側に囊胞成分を伴う腫瘍性病変で，壁在結節が強く増強され，周囲にはflow voidが発達する．囊胞壁は増強されない．約40％では囊胞成分を伴わず，全体が充実性．腫瘍の充実部が拡散強調像で低信号を示し（ADCは上昇し），ほかの後頭蓋窩腫瘍との鑑別点とされる．また，血管造影では強い腫瘍濃染がみられる．

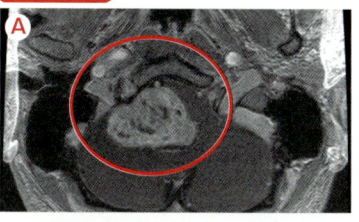

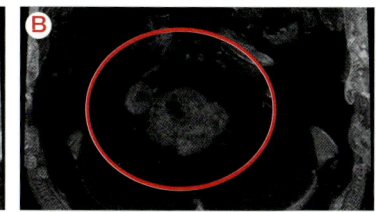

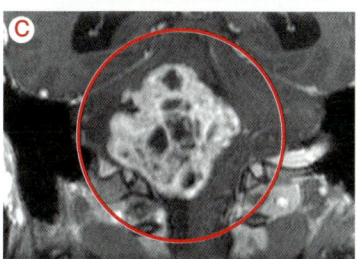

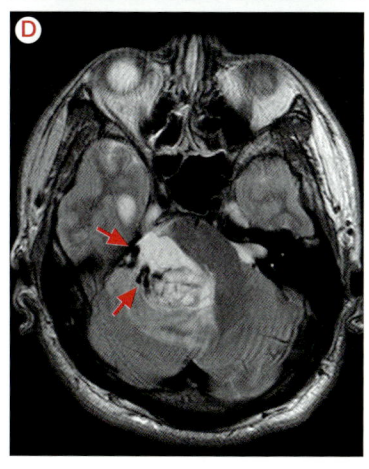

症例4　血管芽細胞腫（充実性腫瘍内部に囊胞変性をきたした例）（30歳代男性）　（東京大学医学部附属病院症例）

Ⓐ Ⓑ 造影T1強調像
Ⓒ 造影T1強調冠状断像
Ⓓ T2強調像

- Ⓐ～Ⓒ 延髄右背側・右小脳半球・第4脳室から右Magendie孔に連続する分葉状の腫瘍を認める（◯）．腫瘍は**不均一に強く増強**され，**内部に囊胞変性**が多数認められる．閉塞性水頭症をきたしていた（非提示）．
- Ⓓ 腫瘍の内部および辺縁にflow voids（→）が著明に発達している．

鑑別1　中脳の毛様細胞性星細胞腫（20歳代男性）

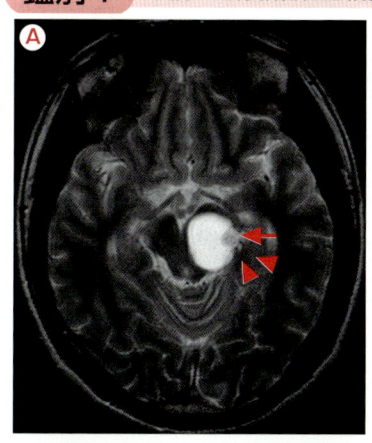

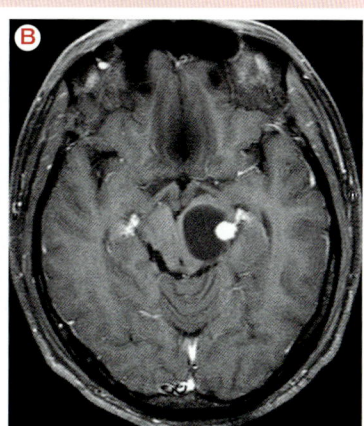

Ⓐ T2強調像　Ⓑ 造影T1強調像
Ⓒ 造影T1強調冠状断像
Ⓓ 拡散強調像

- Ⓐ 中脳の左側から左視床にかけて単房性囊胞性腫瘍を認める．左側壁に淡い高信号を呈する**壁在結節**（→）を伴う．壁在結節周囲にflow void（▶）がみられる．周囲に浮腫はほとんどみられない．
- Ⓑ Ⓒ 壁在結節は強く増強される．囊胞壁には大部分で増強効果を認めないが，**左側壁にわずかな増強効果**を疑う（→）．
- Ⓓ 壁在結節（→）は脳実質と**ほぼ等信号**である．

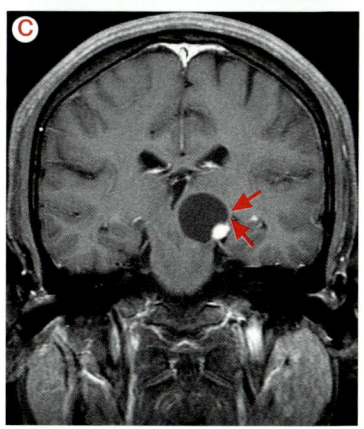

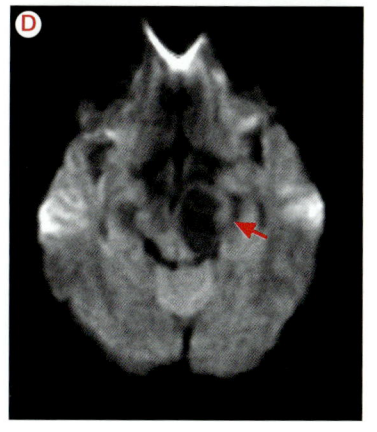

第2章　脳腫瘍

175

鑑別2　乳癌の小脳転移（30歳代女性）

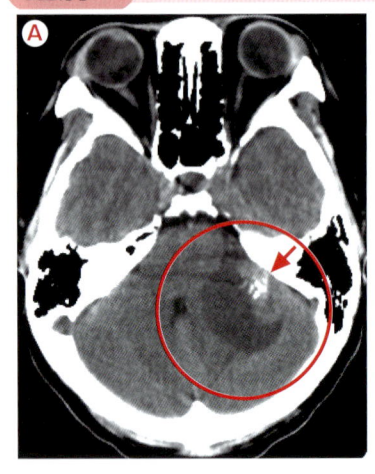

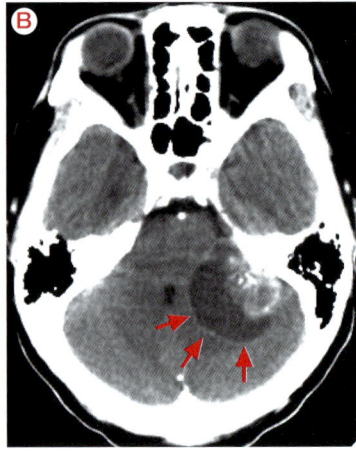

Ⓐ単純CT　Ⓑ造影CT

Ⓐ左小脳半球に軟膜側に大きな充実性壁在結節を有する単房性嚢胞性腫瘤（○）を認める．壁在結節に石灰化（→）を伴う．

Ⓑ壁在結節が造影される．**嚢胞壁は薄いが，増強効果がみられる**（→）．周囲の浮腫は目立たない．

3．鑑別疾患

毛様細胞性星細胞腫（鑑別1）（p.88第2章4）：小児など若年者に好発する．壁在結節を伴う嚢胞性腫瘍を呈した場合，嚢胞壁は染まることが多い．また，血管芽細胞腫ほどはflow voidはみられない．

転移性脳腫瘍（鑑別2）（p.177第2章24）：中高年，特に担癌患者の後頭蓋窩腫瘍では鑑別から外せない．上記にあるような血管芽細胞腫に特徴的な所見であるかが重要で，原発巣の確認（多血性腫瘍であるか）も欠かせない．

＜参考文献＞

1) Rees, J. H. : Hemangioblastoma.「Diagnostic Imaging : Brain 2nd edition」(Osborn, A. G., et al. ed.), I -6-142-145, Lippincott Williams & Wilkins, 2009
2) Quadery, F. A., et al. : Diffusion-weighted MRI of haemangioblastomas and other cerebellar tumours. Neuroradiol, 45 : 212-219, 2003
3) Yamashita, K., et al. : Arterial spin labeling of hemangioblastoma : differentiation from metastatic brain tumors based on quantitative blood flow measurement. Neuroradiol, 54 : 809-813, 2012

第2章　脳腫瘍

24 転移性脳腫瘍
metastatic brain tumor

石井仁也

症例1　多発脳転移，癌性髄膜炎，水頭症（70歳代男性）

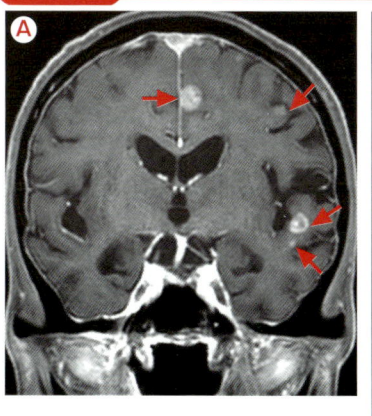

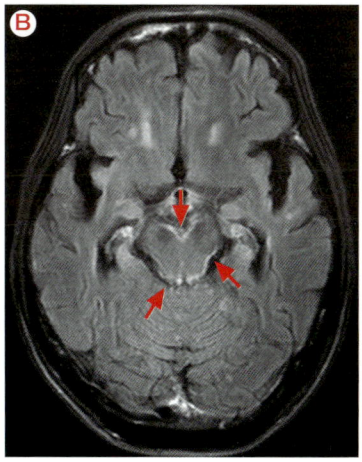

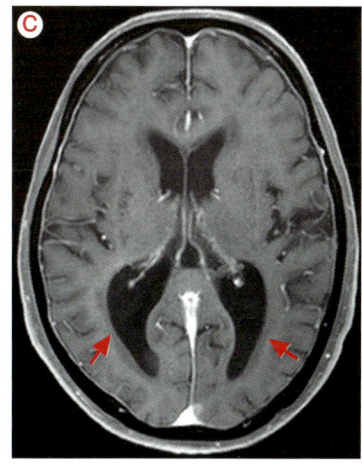

Ⓐ造影T1強調冠状断像　Ⓑ造影FLAIR像　Ⓒ造影T1強調像

肺腺癌，多発脳転移，多発骨転移．

Ⓐ左大脳半球の**皮髄境界部**に**結節状もしくはリング状に増強**される円形の結節や腫瘤が多発している（→）．右大脳半球や両側小脳半球にも同様の病変が多発していた（非提示）．

Ⓑ**中脳の表面に沿った増強効果**（→）が認められ，癌性髄膜炎の所見である．造影T1強調像では指摘できなかった．

Ⓒ側脳室の拡大（→）がみられ，癌性髄膜炎による水頭症の所見である．

症例2　右側脳室内転移（60歳代男性）

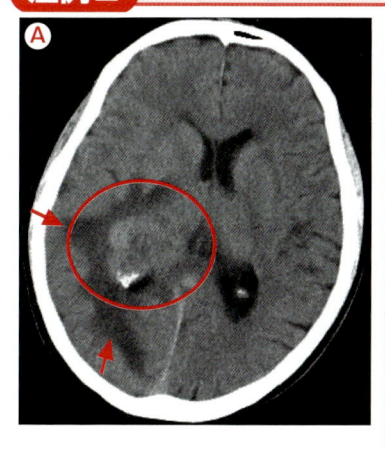

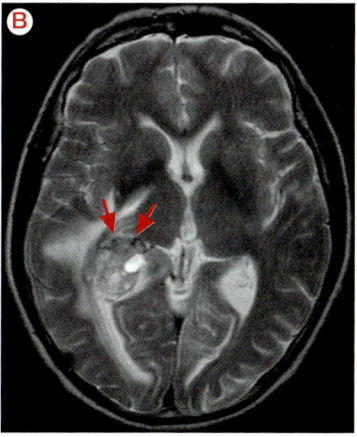

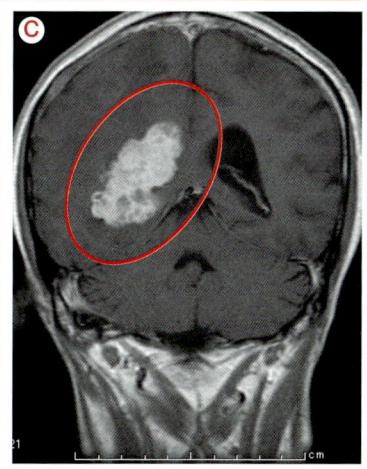

Ⓐ単純CT　ⒷT2強調像　Ⓒ造影T1強調冠状断像

16年前に左腎癌（組織型の詳細不明）術後の既往あり．摘出術が施行され，淡明細胞癌（clear cell carcinoma）の転移と診断された．

Ⓐ右側脳室体部の後方部分から三角部にかけて低吸収と等吸収が混在した不均一な内部濃度の分葉状腫瘤を認める（○）．少量の出血（非提示）や石灰化を一部に伴う．周囲白質には広範囲に浮腫と思われる低吸収域が広がる（→）．

Ⓑ腫瘤内には小嚢胞が多数混在し，充実部分は不均一な淡い高信号を呈する．腫瘤辺縁には栄養血管と考えられる拡張した**flow void**（→）が発達している．

Ⓒ腫瘤（○）は不均一に強く増強され，内部に多数の小嚢胞構造を含む．上下方向に長い病変の広がりがよくわかる．

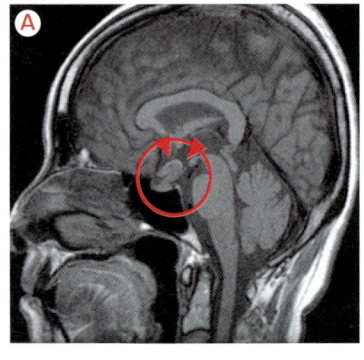

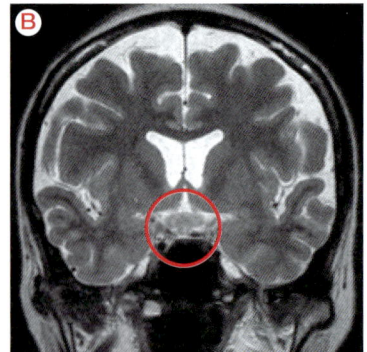

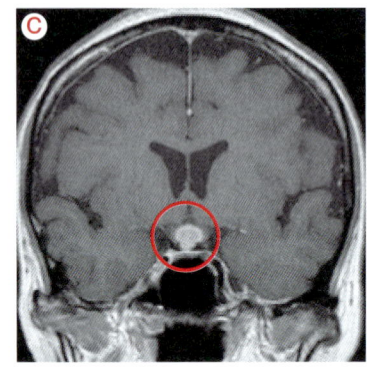

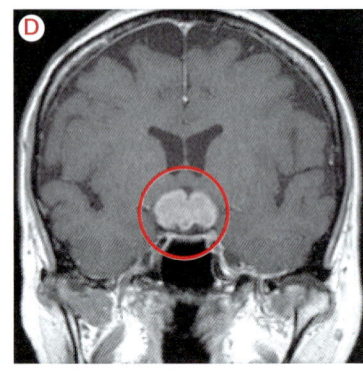

症例3　視床下部・神経下垂体部への転移（原発不明癌）（50歳代女性）

Ⓐ T1強調矢状断像
Ⓑ T2強調冠状断像
ⒸⒹ 造影T1強調冠状断像（Ⓓは約1年後）

可及的摘出を行い，転移と診断された．
体重減少，口渇，多飲多尿，汎下垂体機能低下で発症．経過観察されたが，1年後視力障害が出現した．

- Ⓐ 下垂体柄が肥厚（Ⓐ○）している．これに連続して視床下部に均一な低信号腫瘤（Ⓑ○）を認める．病変の上縁を取り囲むような被膜様の高信号（Ⓐ▶）を伴う．下垂体後葉を反映した高信号が消失している．
- Ⓑ 腫瘤は左右対称性に分布し，淡い均一な高信号を示す（○）．
- ⒸⒹ 腫瘤（○）は均一によく増強される．1年後，腫瘍が増大している．

症例4　その他の頭蓋内転移：硬膜転移（70歳代男性）

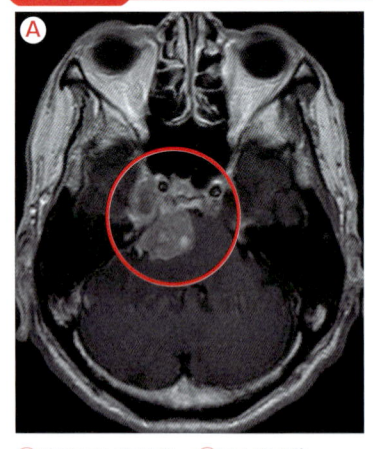

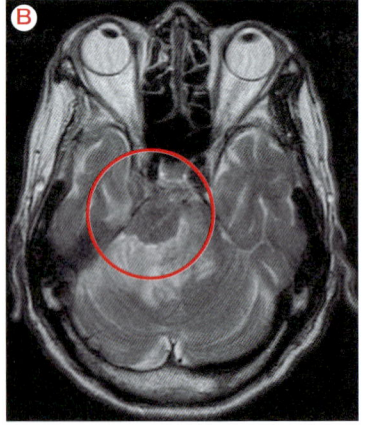

Ⓐ 造影T1強調像　Ⓑ T2強調像

胃癌の既往あり（詳細な病理不明）．手術を施行し，腺癌の転移の診断を得た．

- Ⓐ 右小脳橋角部に髄膜と広く接した脳実質外腫瘤を認める（○）．腫瘤はやや不均一に全体が増強される．錐体尖部を介して中頭蓋窩内側にも同様の腫瘤を認める．
- Ⓑ 腫瘤は比較的低信号を示し，右中小脳脚や橋を圧排している（○）．橋や小脳など（非提示だが右側頭葉にも），**通常の髄膜腫よりも信号変化が広範囲**に及んでいる．

症例5　その他の頭蓋内転移：Meckel腔転移（60歳代男性）

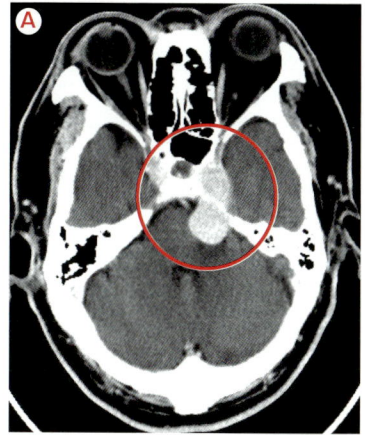

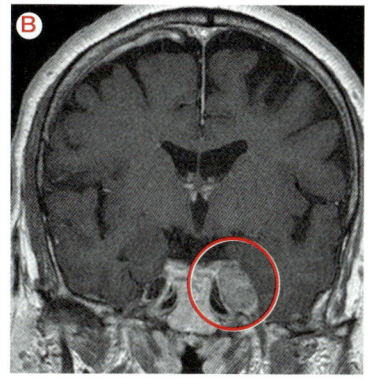

Ⓐ 造影CT　Ⓑ 造影T1強調冠状断像

8年前に腎癌術後の既往あり．左顔面知覚障害，複視を自覚した．摘出術が施行され，淡明細胞癌と診断された．
ⒶⒷ左Meckel腔から小脳橋角槽にかけて均一に強く増強される腫瘍を認める（〇）．

疾患解説

1．疾患概念

　脳実質外の悪性腫瘍が主に血行性播種により脳実質内に腫瘍を形成する．すべての脳腫瘍のうち少なくとも50％を占める．転移性脳腫瘍の10％においては脳が唯一の転移先である．脳実質外への頭蓋内転移が1〜2％にみられるとされ，血流が豊富な部位に多く，脈絡叢・脳室上衣・下垂体柄・眼球・脳神経・松果体・腫瘍などが転移先としてあげられる．

2．典型的画像所見（症例1〜5）

　大脳半球の皮髄境界部を優位として分布する多発脳実質性病変であり，リング状もしくは結節状の増強効果を伴う．さらに肺癌や乳癌，大腸癌を代表とした悪性腫瘍の既往があり，病変の大きさの割に周囲の浮腫が目立つ場合には強く転移が疑われる．癌性髄膜炎や骨転移，そのほか全身の多発転移の存在は診断をより確かなものにする．ただし，近年では画像診断の進歩により小病巣が早期に診断される機会が増え，孤発性脳転移として見つかる機会も多いことには留意が必要である．
　血管内皮増殖因子（VEGF）中和ヒト化モノクローナル抗体であるベバシズマブは腫瘍組織での血管新生を抑制するが，ベバシズマブ投与後に脳転移の造影増強効果が不明瞭となった報告があり，注意を要する．

3．鑑別疾患

脳膿瘍（鑑別1）（p.186第3章2）：発熱や炎症反応の上昇をみる．増強されない中心部に拡散制限を伴う．ただし，細胞密度の高い転移や粘稠な壊死物質を含む転移でも拡散制限を伴うことがある．
膠芽腫（p.76第2章1）：浸潤性で，皮髄境界部よりも深部にみられることが多い．転移よりも壊死傾向が強い．
AIDS関連悪性リンパ腫：転移よりも膠芽腫との鑑別が問題となる．
多発性硬化症（tumefactive MS）（p.238第4章1）：有名なopen ring signのほか，髄質静脈に沿うような病変の進展，mass effectに乏しい点，磁化率強調像や3Dの造影T1強調像での腫瘍内部の血管貫通の所見などが鑑別に有用である．

鑑別1　多発脳膿瘍（30歳代女性）

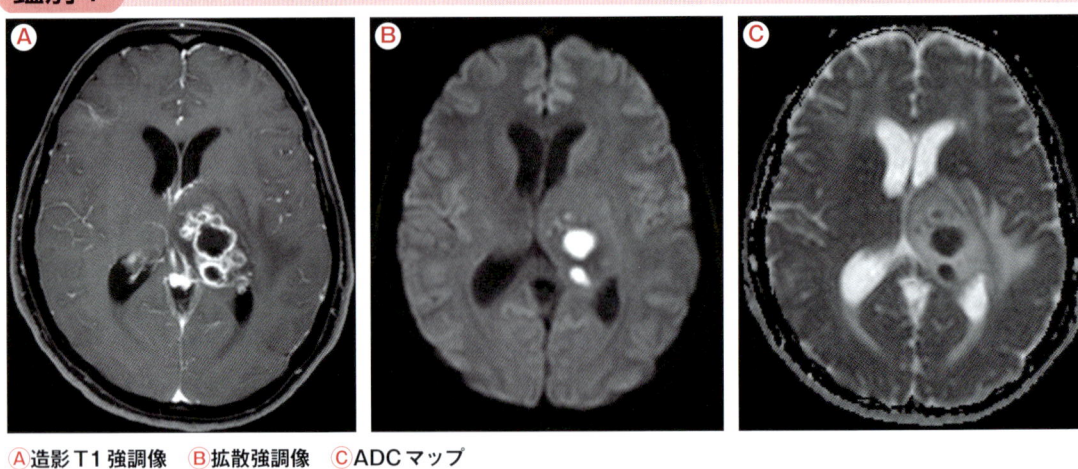

Ⓐ 造影T1強調像　Ⓑ 拡散強調像　Ⓒ ADCマップ

基礎疾患なし．齲歯が原因と考えられた．
Ⓐ左視床にリング状に増強される多発腫瘤を認める．
ⒷⒸ腫瘤内部に**拡散制限**があることがわかる．右視床や脳幹にも多発病変を認めた（非提示）．

<参考文献>

1) Osborn, A. G. : Parencymal metastases. 「Diagnostic Imaging : Brain 2nd edition」(Osborn, A. G., et al. ed), pp. 174-177, Lippincott Williams & Wilkins, 2009
2) Osborn, A. G. : Miscellaneous intracranial metastases. 「Diagnostic Imaging : Brain 2nd edition」(Osborn, A. G., et al. ed), pp. 178-179, Lippincott Williams & Wilkins, 2009
3) Chen, X. Z., et al. : Differentiation between brain glioblastoma multiforme and solitary metastasis : qualitative and quantitative analysis based on routine MR imaging. AJNR, 33 : 1907-1912, 2012
4) Tang, Y. M., et al. : The solitary enhancing cerebral lesion : Can FLAIR aid the differentiation between glioma and metastasis? AJNR, 27 : 609-611, 2006

第3章 感染症・炎症

1 髄膜炎
meningitis

堀 沙恵香，田岡俊昭

症例1　MRSA髄膜炎（50歳代男性）

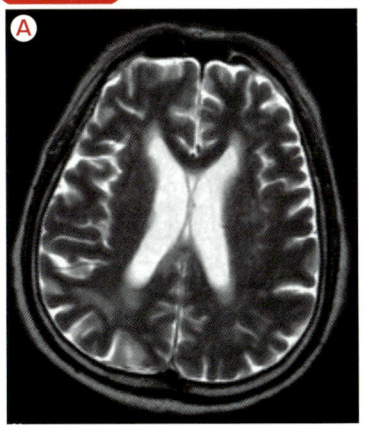

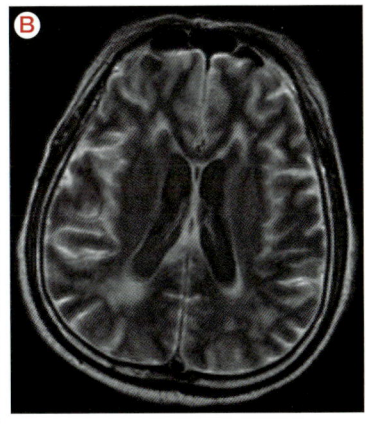

Ⓐ T2強調像　Ⓑ FLAIR像

発熱，嘔吐，頭痛で発症．髄液からMRSAが検出された．
Ⓐ 脳溝の異常信号は同定困難である．
Ⓑ びまん性に脳溝が高信号を示しており（sulcal hyperintensity），髄液の重度の混濁が示唆される．

症例2　髄膜炎菌性髄膜炎（19歳女性）

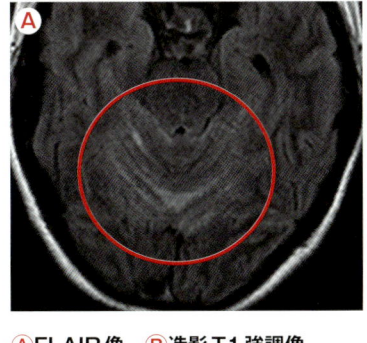

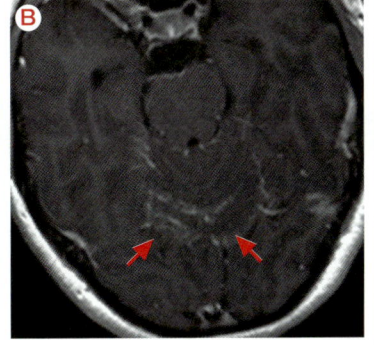

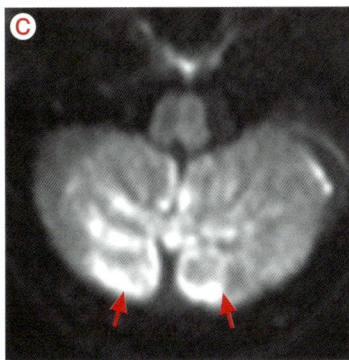

Ⓐ FLAIR像　Ⓑ 造影T1強調像

頭痛，発熱，意識障害．髄液から髄膜炎菌を検出した．
Ⓐ 小脳半球の脳溝が高信号を示す（○）．
Ⓑ 脳溝に沿った増強効果を認める（→）．

症例3　肺炎球菌性髄膜炎（60歳代男性）

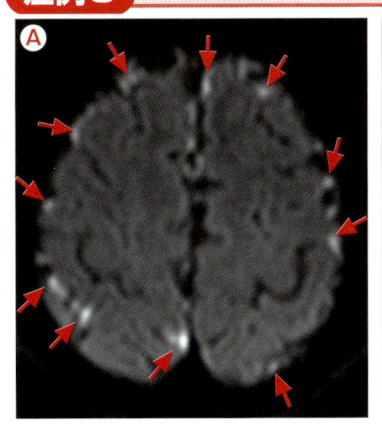

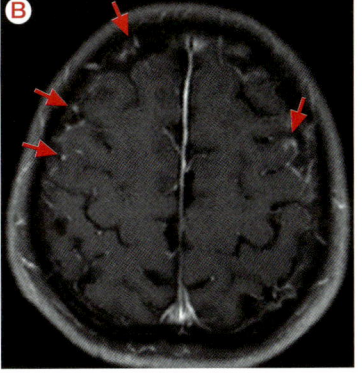

Ⓐ 拡散強調像　Ⓑ 造影T1強調像

下垂体腫瘍摘出術後に，発熱，意識障害．
Ⓐ 脳溝内に結節状の高信号が散在している（→）．
Ⓑ 一部に異常増強効果を認める（→）．

症例4　クリプトコッカス髄膜炎（60歳代男性）

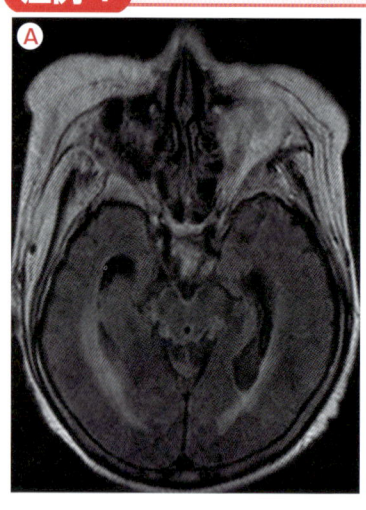

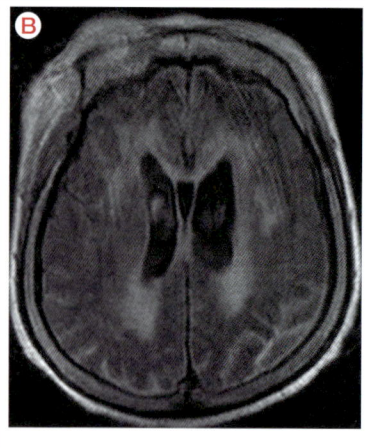

Ⓐ Ⓑ **FLAIR像**

Ⓐ Ⓑ 中脳の脳表や円蓋部の脳溝など広い範囲での高信号を認める．

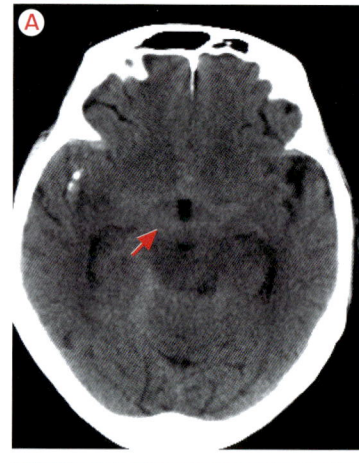

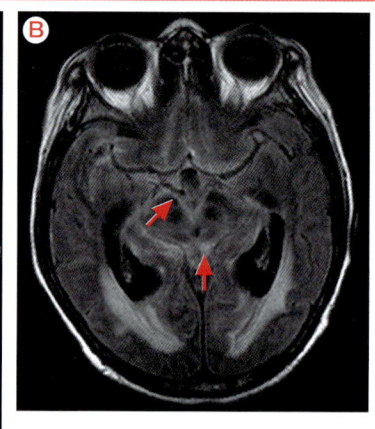

症例5　急性梅毒性髄膜炎（60歳代女性）

Ⓐ **単純CT（来院時）**　Ⓑ **FLAIR像**
Ⓒ **拡散強調像**　Ⓓ **右内頸動脈造影**

発熱，頭痛．梅毒FTA-ABS陽性．ベンジルペニシリン投与により症状改善．

Ⓐ 脳槽内が高吸収を示しており，くも膜下出血との鑑別を要する（→）．右Sylvius裂には右中大脳動脈に沿った石灰化があり，動脈硬化と考えられる．

Ⓑ 脳底槽が広範囲に高信号を示している（→）．

Ⓒ 右放線冠に高信号域を認め，血管炎に伴う梗塞を疑う（→）．

Ⓓ 当初くも膜下出血が疑われ，右内頸動脈造影が施行されたが動脈瘤を認めず，中大脳動脈の不整や途絶を認めた（→）．

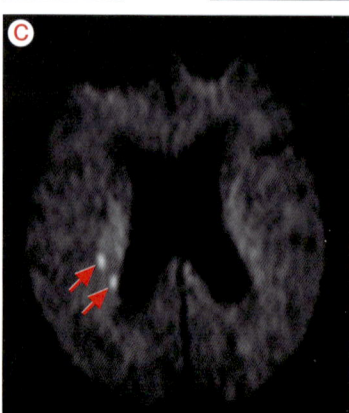

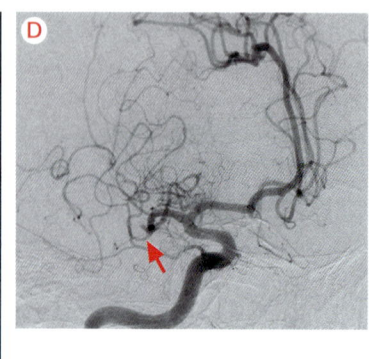

症例6　クレブシエラニューモニエによる化膿性脳室炎（70歳代男性）

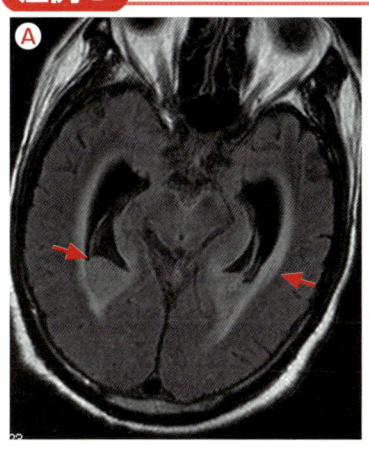

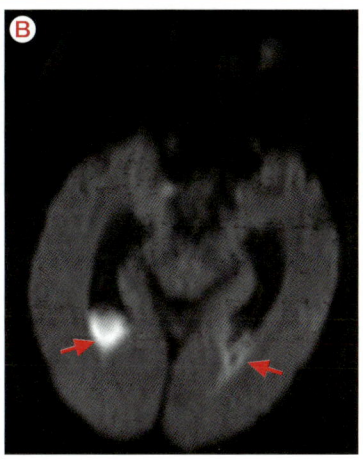

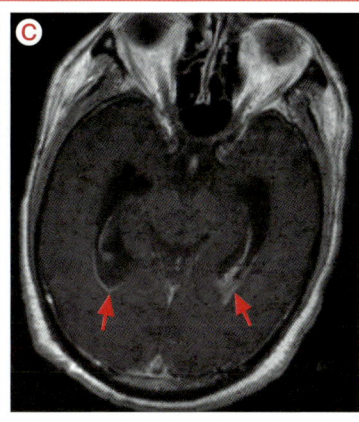

ⒶFLAIR像　Ⓑ拡散強調像　Ⓒ造影T1強調像

Ⓐ両側側脳室三角部に髄液より高信号の液面形成を認め，また脳室周囲の異常信号もみられる（→）．
Ⓑ両側側脳室三角部に高信号を認める（→）．
Ⓒ脳室壁に沿った増強効果を認める（→）．

疾患解説

1. 疾患概念

硬膜，軟髄膜（くも膜＋軟膜）のすべてあるいはいずれかに生じる炎症．細菌性髄膜炎が最も多いが，ウイルスや結核，真菌，梅毒など，どのような感染でも起こりうる．

感染経路は，①ほかの感染巣からの血行性感染，②副鼻腔炎，眼窩炎，乳突洞炎などからの局所進展，③穿通性外傷や頭蓋骨骨折からの直接感染，など．

病理学的にはくも膜下腔に膿状の浸出物が貯留する．そのくも膜下腔を走行する血管に炎症性変化や壊死が生じうる．炎症髄膜に隣接する脳実質には浮腫性変化がみられる．また，血管周囲腔は実質内への感染経路となりうる．

細菌性髄膜炎の好発起炎菌は年齢や免疫系の状態によって異なる[1]．新生児はB群溶連菌や大腸菌，7歳以下はインフルエンザ桿菌，小児や若年者は肺炎球菌や髄膜炎菌，成人は肺炎球菌の頻度が高い．免疫不全者は大腸菌，クレブシエラ，緑膿菌，真菌が生じやすい．医原性ではグラム陰性菌が多い．

水頭症，脳室炎，脳炎，脳膿瘍，硬膜下水腫・蓄膿，脳血管障害（血管炎，梗塞，静脈閉塞），脳神経障害などの合併症をきたすことがある[1]．

脳室炎は脳室内および脳室壁の感染で，感染経路は①髄膜炎からの炎症の波及，②脳膿瘍の脳室内穿破，③脳室ドレナージ後，④ほかの感染巣からの脈絡叢への血行性感染，などである．死亡率は40〜80％と高い．

2. 典型的画像所見

細菌性髄膜炎（症例1〜4）：初期は，CTやMRIで異常を認めないこともある[1]．進行すると，単純CTで脳室の軽度拡張，造影CTで脳槽や脳溝の異常増強を示すことがあるが，MRIに劣る[1]．膿状の浸出物により脳槽や脳溝がT1強調像で髄液よりも高信号を示すことがある（dirty CSF sign）．FLAIR像で脳槽や脳溝が高信号を示すことや（sulcal hyperintensity），造影T1強調像で髄膜が異常増強を示すことは，特徴的な所見だが非特異的である[1]．拡散強調像でくも膜下腔の浸出物が高信号を示すことがある．髄膜の増強効果にはdura-arachnoid型（硬膜・硬膜下腔・くも膜主体），pia-arachnoid型（軟膜，くも膜主体）がある．細菌性髄膜炎は典型的には薄い線状のpia-arachnoid型を示すことが多い．ただし，肺炎球菌（症例3）では結節状の増強効果を示すこともある．

| 鑑別1 | 癌性髄膜炎（60歳代男性） |

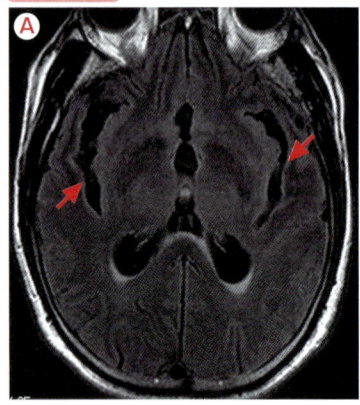

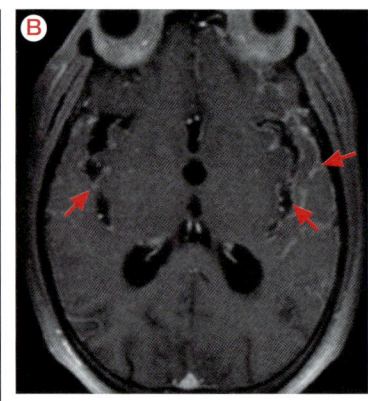

Ⓐ FLAIR像　Ⓑ造影T1強調像

めまい，ふらつき．

ⒶSylvius裂の脳表に沿った高信号を認める（→）．

Ⓑpia-arachnoid型の増強効果を認める（→）．

全身精査で肺癌を認め，癌性髄膜炎が疑われた．

ウイルス性髄膜炎（症例5）：異常な増強効果を示さないことが多い．示してもpia-arachnoid型である．真菌性髄膜炎は塊状や結節状の厚いpia-arachnoid型の増強効果を示す．結核性髄膜炎では両者の混合するパターンもみられる．なお，真菌や結核，梅毒では脳底部脳槽を主座とした髄膜炎（basal meninigitis）をきたすことが多い[1]．

脳室炎（症例6）：しばしば脳室炎を併発し，T2強調像やFLAIR像で脳室周囲実質は高信号，造影T1強調像で脳室壁に沿った増強効果を示す．脳室内に細胞破壊片（debris）の液面形成が認められ，FLAIR像で髄液よりやや高信号，拡散強調像で高信号，ADC低下を示し診断に有用であるが[2]，非感染性の液体貯留でも同様の所見を示すことがあり注意を要する[1]．

3．鑑別疾患

1）軟髄膜の増強効果を示すもの

悪性腫瘍の播種：転移（乳癌，肺癌，胃癌など）（鑑別1）（p.177第2章24），germinoma（p.135第2章15），膠芽腫（p.76第2章1），上衣腫（p.97第2章6），primitive neuroectodermal tumor（PNET）など．

軟膜メラノーシス（leptomeningeal melanosis），**軟膜神経膠腫症**（leptomeningeal gliomatosis），**軟膜リンパ腫症**（leptomeningeal lymphomatosis）．

肉芽腫性病変：サルコイドーシス（脳底部脳槽が多い）（p.206第3章7）．

急性期〜亜急性期脳梗塞（p.16第1章1）．

2）sulcal hyperintensity[3, 4]

①病的要因

髄液自体の異常を伴うもの：急性期くも膜下出血（蛋白濃度の上昇）（p.41第1章5），亜急性期くも膜下出血（メトヘモグロビン），癌性髄膜炎，急性期〜亜急性期脳梗塞（蛋白の漏出），腎不全患者のGd造影剤投与後（排泄遅延による）．

髄液自体の異常を伴わないもの（軟膜血管の拡張や静脈うっ滞）：もやもや病（ivy sign）（p.59第1章9），硬膜動静脈瘻（p.68第1章11），静脈洞血栓症（p.63第1章10），頭蓋内腫瘤．

②非病的要因

高濃度酸素吸入時，髄液の流れによるアーチファクト（脳底槽に多い），動きによるアーチファクト，プロポフォールなど．

<参考文献>

1) Mohan, S., et al. : Imaging of meningitis and ventriculitis. Neuroimaging Clin N Am, 22 : 557-583, 2012
2) Fukui, M. B., et al. : CT and MR imaging features of pyogenic ventriculitis. AJNR, 22 : 1510-1516, 2001
3) Tha, K. K., et al. : Differential diagnosis of hyperintense cerebrospinal fluid on fluid-attenuated inversion recovery images of the brain. Part I : pathological conditions. Br J Radiol, 82 : 426-434, 2009
4) Tha, K. K., et al. : Differential diagnosis of hyperintense cerebrospinal fluid on fluid-attenuated inversion recovery images of the brain. Part II : non-pathological conditions. Br J Radiol, 82 : 610-614, 2009

第3章 感染症・炎症

2 脳膿瘍
brain abscess

堀 沙恵香, 田岡俊昭

症例1 脳膿瘍（70歳代女性）

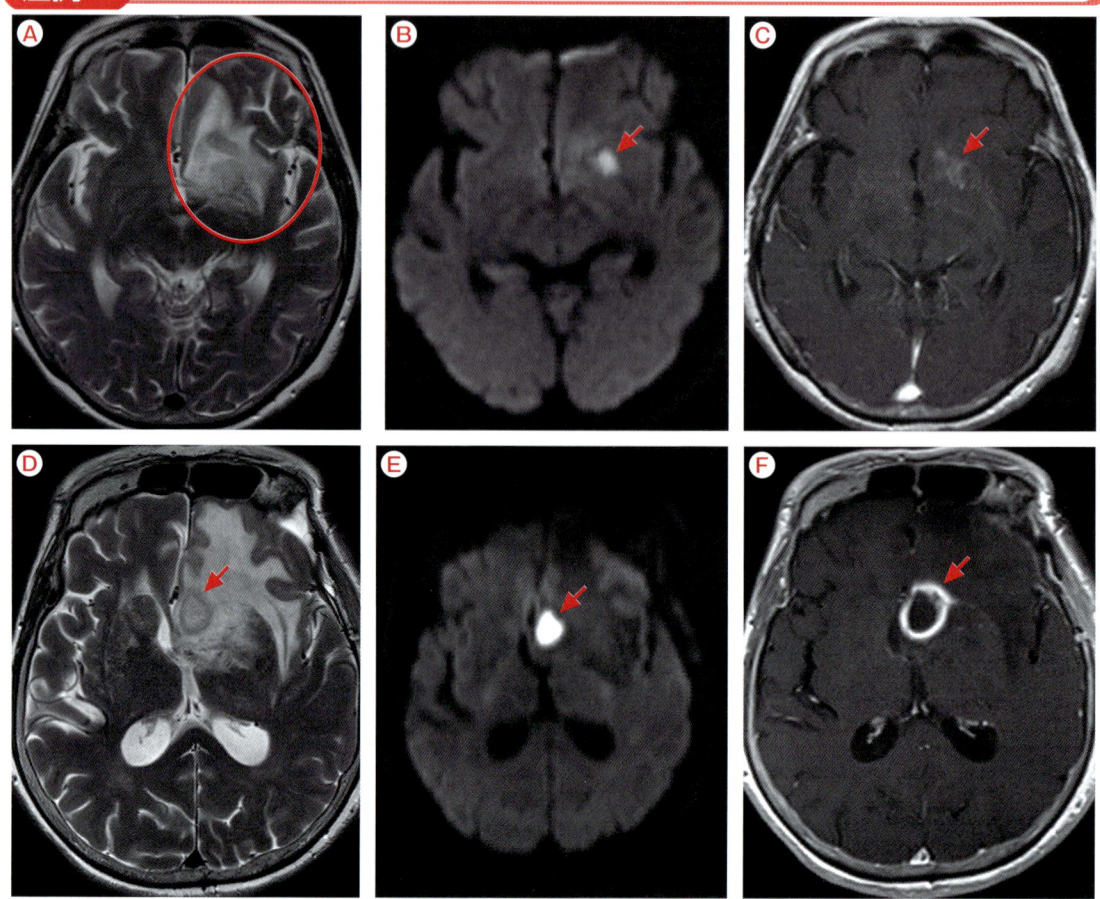

Ⓐ T2強調像　Ⓑ 拡散強調像　Ⓒ 造影T1強調像　Ⓓ T2強調像　Ⓔ 拡散強調像　Ⓕ 造影T1強調像
（Ⓐ～Ⓒ 来院時，Ⓓ～Ⓕ 約1カ月後）

蝶形骨洞炎からの骨髄炎を契機に発症．
Ⓐ左前頭葉底部に腫脹を伴う高信号を認める（○）．
Ⓑ拡散強調像での高信号域を認める（→）．
Ⓒ淡い増強効果を認める（→）．
Ⓓ周囲の浮腫は拡大している．低信号の被膜形成を認める（→）．
Ⓔ内部は著明な高信号を示す（→）．
Ⓕ被膜は境界明瞭な増強効果を示す（→）．
　頭蓋底に骨髄炎を疑う所見を認めた（非提示）．

症例2　脳膿瘍（70歳代男性）

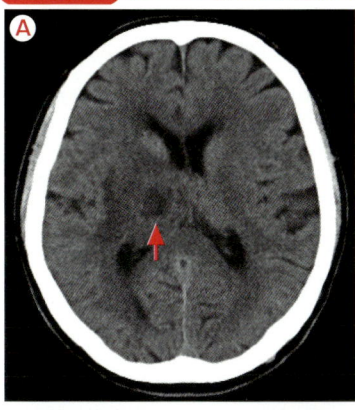

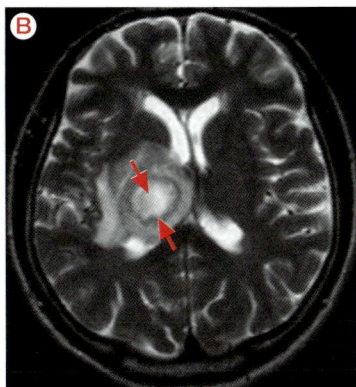

Ⓐ 単純CT　Ⓑ T2強調像
Ⓒ 拡散強調像　Ⓓ 造影T1強調像

5日前よりふらつき・左片麻痺・微熱．

Ⓐ 右視床に低吸収域を認め，周囲に浮腫性変化を認める．被膜部分はわずかに高吸収を示す（→）．
Ⓑ 浮腫が目立つ．被膜様構造は低信号，内部は高信号を示す（→）．
Ⓒ 内部は著しい高信号を示す（→）．
Ⓓ 被膜部分はリング状増強効果を示す（→）．

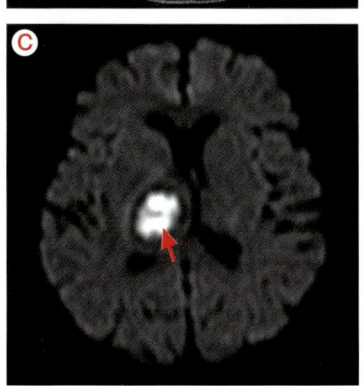

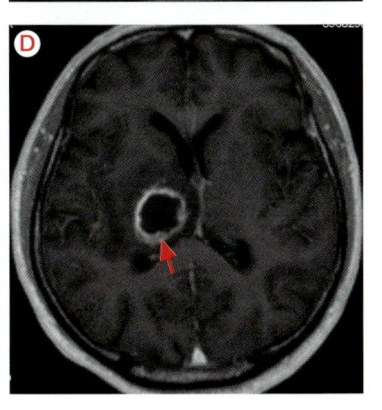

第3章　感染症・炎症

疾患解説

1. 疾患概念

限局性の脳実質の感染で，中心部の膿貯留とそれを囲む富血管性の膠原線維の被膜からなる．

感染経路は，副鼻腔炎や乳突蜂巣炎などからの弁のない導出静脈を介した頭蓋内進展，頭蓋外感染巣（肺炎，尿路感染，感染性心内膜炎など）からの血行性感染（皮髄境界，中大脳動脈領域に多い），穿通性外傷，術後などである[1]．

ほとんどが細菌性で，連鎖球菌やブドウ球菌，肺炎球菌が多い．新生児はシトロバクターの頻度が高い．糖尿病患者はクレブシエラ，臓器移植のレシピエントはアスペルギルスやノカルジアなどの真菌，HIV感染者/AIDS患者はトキソプラズマや結核による膿瘍もみられる．20～30％は病原菌を同定できない．

血行性感染では病変は皮髄境界に多く，多発性になることもしばしばである．

脳膿瘍の経時的変化は以下の4期に分類される．

1) **脳実質炎早期（3～5日）**：部分的な実質の炎症を認める．
2) **脳実質炎後期（10～14日）**：壊死，融解を伴う化膿性炎症を認める．炎症細胞，マクロファージ，肉芽組織，線維芽細胞からなる不完全な被膜が形成される．浮腫は拡大する．
3) **被膜形成早期（2週以降）**：中心部の膿貯留を囲む境界明瞭な線維性被膜の形成を認める．免疫不全者では被膜は薄い．
4) **被膜形成後期（数週～数カ月）**：治癒過程で，内部の膿は縮小し，被膜は線維化により厚くなる．浮腫は消退する．

2. 典型的画像所見（症例1～3）

1) 脳実質炎早期

T1強調像で低～等信号，T2強調像で高信号，拡散強調像で高信号，造影T1強調像では斑状の境界不明瞭な増強効果を示す．周囲に広範な浮腫を伴う．

症例3　脳膿瘍（70歳代女性）

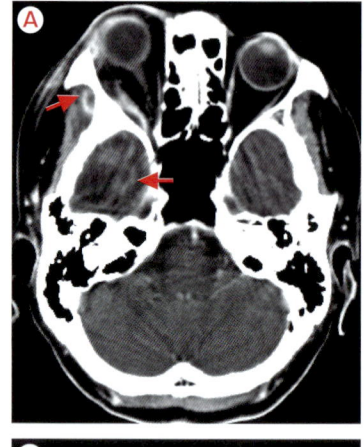

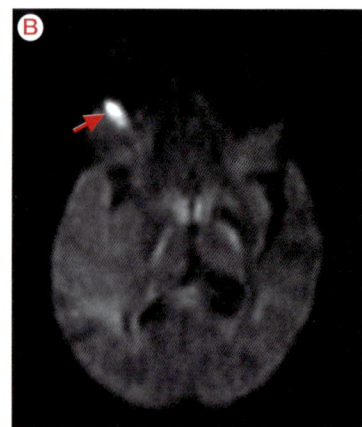

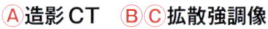

Ⓐ 造影CT　ⒷⒸ 拡散強調像
Ⓓ 造影T1強調像

眼窩蜂窩織炎から波及した骨髄炎，脳膿瘍．

Ⓐ 右眼球の突出を認める．右眼窩内外において，辺縁に増強効果を示す病変を認める．
Ⓑ 右眼窩外側にも高信号を認め，膿貯留が示唆される．
Ⓒ 側頭葉病変の内部は著しい高信号を示す．
Ⓓ リング状増強効果を示す．

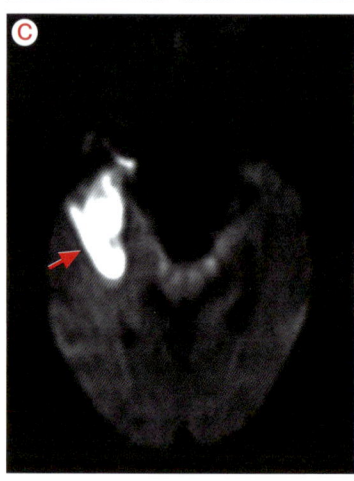

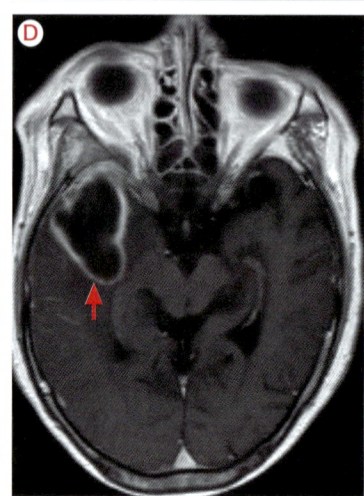

2）脳実質炎後期

壊死巣はT1強調像で低信号，T2強調像で高信号，拡散強調像で高信号を示す．造影T1強調像では不完全な被膜に境界不明瞭な厚い増強効果を示す．浮腫は拡大する．

3）被膜形成早期

被包化された膿はT2強調像で円形〜卵円形の高信号を示す．被膜はT1強調像で等〜高信号，T2強調像で低信号（被膜内のマクロファージが生成するフリーラジカルに起因[1]）となり，造影T1強調像で比較的薄く，平滑で途切れのない境界明瞭なリング状増強効果を示す．内部の膿は拡散強調像で著明な高信号を示す．75％にT2強調像での"double sign"（被膜の低信号と被膜内側辺縁に沿った高信号）を示す．10〜15％に衛星病巣を示す．

4）被膜形成後期

膿瘍径の縮小と浮腫の消退がみられる．被膜の増強効果は臨床症状の改善後も数カ月続くことがある．ただし，免疫不全者では浮腫に乏しく，リング状増強効果を欠く場合もある[1]．

3．鑑別疾患

脳実質炎早期は，境界不明瞭な病変で診断が困難であり，脳梗塞や脳腫瘍などさまざまな病変との鑑別を要する．

被膜形成期において，被膜が造影T1強調像でリング状の増強効果を示すようになると，膠芽腫（鑑別1）

鑑別1　膠芽腫（70歳代男性）

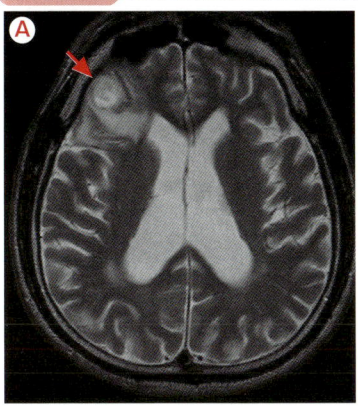

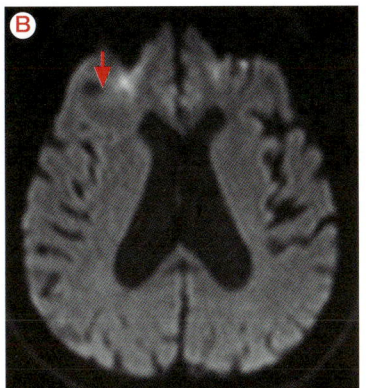

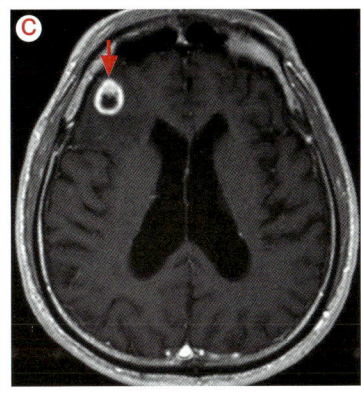

Ⓐ T2強調像　Ⓑ 拡散強調像　Ⓒ 造影T1強調像

痙攣重積で発症．
Ⓐ右前頭葉に不均一な高信号を示す腫瘤を認める．周囲に浮腫を伴う（→）．
Ⓑ内部の高信号は目立たない（→）．
Ⓒ明瞭なリング状増強効果を認める（→）．
　拡散強調像で内部が高信号を示さない点が，脳膿瘍との鑑別点となる．

　（p.76第2章1）や転移性腫瘍（p.177第2章24）などの腫瘍性病変との鑑別を要する．膿瘍は，増強効果を示す被膜ではなく内部の膿が拡散強調像で著明な高信号を示すが，膠芽腫や転移性腫瘍では主に増強効果を示す部分が拡散強調像で高信号を示すものの，膿瘍ほど著明な高信号を示さない．
　脱髄性疾患でもリング状の増強効果がみられるが，一部に途切れのあるopen-ring enhancementを示す．発症1カ月頃の脳出血においても，血腫辺縁に軽度のリング状の増強効果を示すため注意を要する．

＜参考文献＞

1) Rath, T. J., et al.: Imaging of cerebritis, encephalitis, and brain abscess. Neuroimaging Clin N Am, 22 : 585-607, 2012

第3章 感染症・炎症

3 硬膜下蓄膿/硬膜外蓄膿
subdural/epidural empyema

堀 沙恵香，田岡俊昭

症例1　硬膜下蓄膿（20歳代男性）

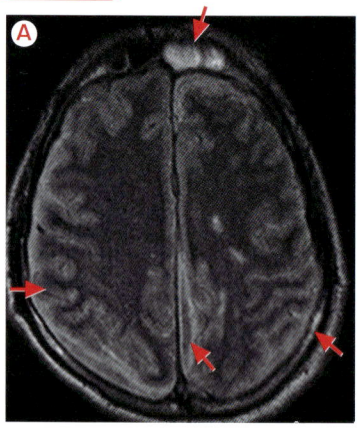

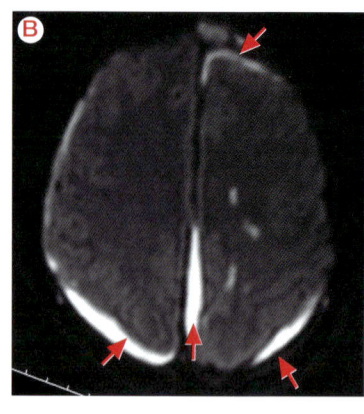

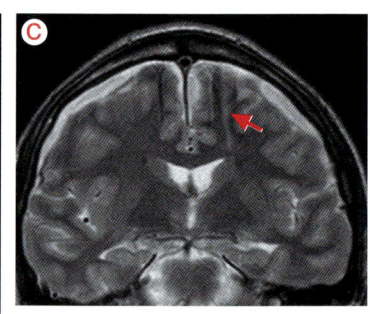

Ⓐ FLAIR像　Ⓑ 拡散強調像　Ⓒ T2強調冠状断像

意識障害と呂律困難．前頭洞炎から波及した髄膜炎，硬膜下蓄膿．
Ⓐ 左前頭洞に液貯留を認める．脳溝に沿った高信号を認め，髄膜炎を疑う．半球間裂や両側円蓋部に髄液より高信号の液貯留を認める（→）．
Ⓑ 硬膜下蓄膿から連続した線状高信号を認め，同部は高信号を示す（→）．血管周囲腔に沿った膿の進展を疑う．
Ⓒ 硬膜下には高信号がみられ，膿貯留が示唆される（→）．

症例2　硬膜下蓄膿（1カ月男児）

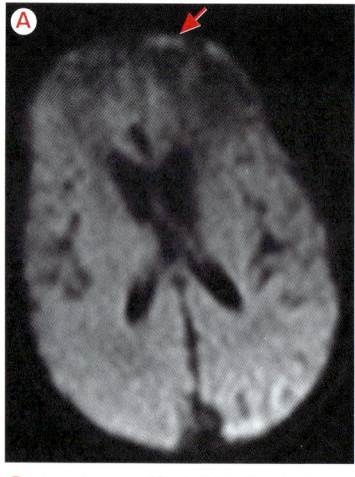

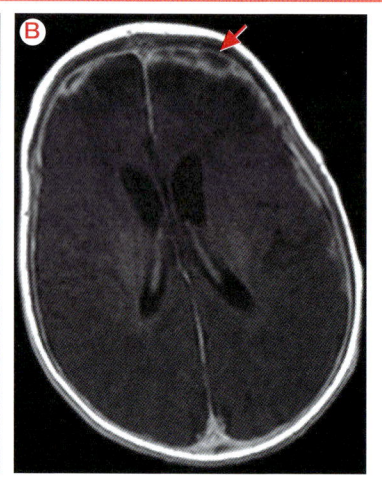

Ⓐ 拡散強調像　Ⓑ 造影T1強調像

B群連鎖球菌（GBS）による硬膜下膿瘍．発熱，痙攣．
Ⓐ 両側前頭部の硬膜下に沿った高信号を認める（→）．
Ⓑ 病変の辺縁に増強効果を認め，硬膜下蓄膿を疑う（→）．

症例3　硬膜下蓄膿（5カ月女児）

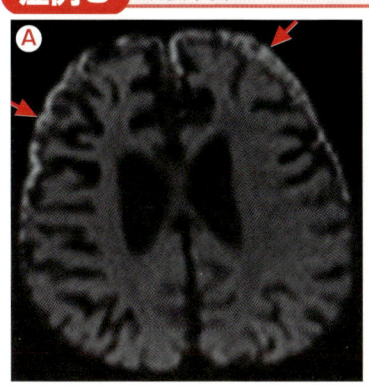

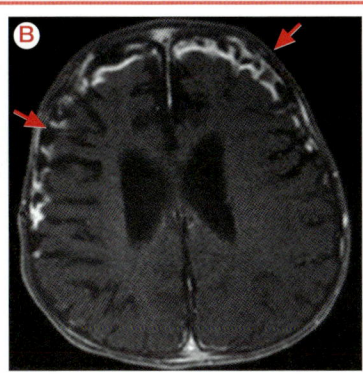

Ⓐ拡散強調像　Ⓑ造影T1強調像

細菌性髄膜炎から波及した硬膜下蓄膿.
Ⓐ両側の前頭部から半球間裂にかけての硬膜下が高信号を示す（→）.
Ⓑ硬膜下に多房性の増強効果を認める（→）.

症例4　硬膜外蓄膿（60歳代男性）

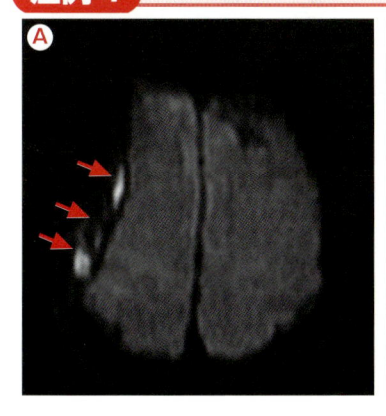

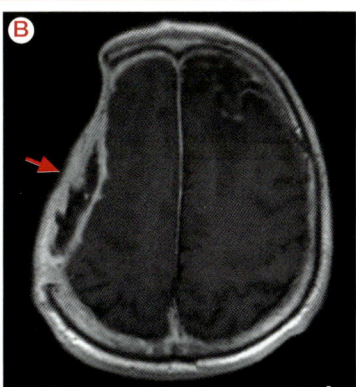

Ⓐ拡散強調像　Ⓑ造影T1強調像

頭蓋形成術後，硬膜外蓄膿.
Ⓐ開頭部の硬膜外に高信号を認める（→）.
Ⓑ病変の辺縁に増強効果を認める（→）.

疾患解説

1. 疾患概念

硬膜下あるいは硬膜外への膿貯留である．乳児～年少児は髄膜炎からの波及が多く，年長児～成人は，副鼻腔炎からの波及が最も多い．そのほか，乳突洞炎，開頭術後，穿通性外傷なども原因となる．硬膜下蓄膿が圧倒的に多いが，術後や外傷後は硬膜外蓄膿も起こしうる．

硬膜下蓄膿は，脳実質炎や梗塞，静脈洞血栓症を併発し，急速で重篤な臨床経過をたどるので早期診断と治療を有する[1]．それに比し，硬膜外蓄膿は周囲に広がりにくく実質に炎症をきたしにくく，経過も比較的長い[1]．

2. 典型的画像所見

単純CTではほぼ正常か，あるいは実質外の液貯留を示すのみであり，臨床的に疑わしい場合は造影MRIを要する．

硬膜下蓄膿（症例1～3）：典型的には三日月形で半球全体に拡がりうる．MRIでは，内部の膿がT1強調像で髄液よりやや高信号，T2強調像で髄液と同じかやや高信号，FLAIR像で高信号を示す．拡散強調像で高信号を認めれば，診断に有用である[1]．小胞状や多房性であることが多く，被膜に増強効果を伴う．脳実質炎や，梗塞，静脈洞血栓症などを併発することがある．

硬膜外膿瘍（症例4）：局所的なレンズ形が多く，対側に及びうる．内部の膿は拡散強調像で高信号を示すが，経過が長い場合は高信号を示さないこともある[1]．

3. 鑑別疾患

急性期/亜急性硬膜下血腫（p.344第7章2）：拡散強調像で高信号を示すことがある[1]．単純CTで高吸収を示す．

鑑別1　慢性硬膜下血腫（80歳代男性）

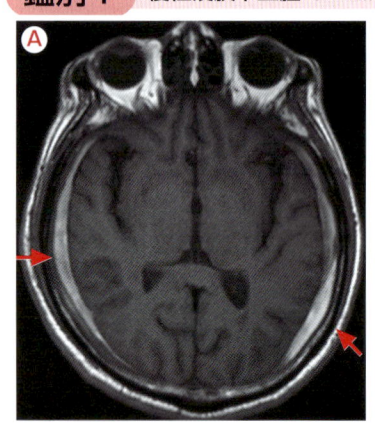

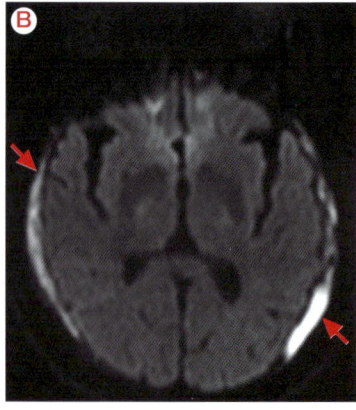

Ⓐ T1強調像　Ⓑ 拡散強調像

両側慢性硬膜下血腫に対する穿頭術の既往あり．発熱，構音障害．
Ⓐ 両側硬膜下に沿った高信号を認める．
Ⓑ 高信号を示す．
　硬膜下蓄膿に類似するが，硬膜下血腫であった．

鑑別2　硬膜下水腫（3カ月女児）

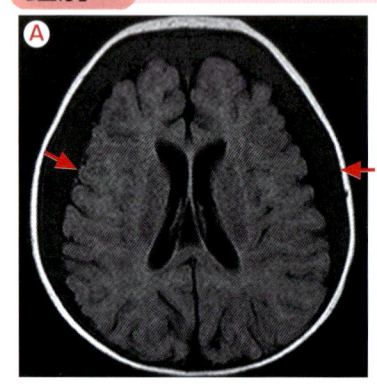

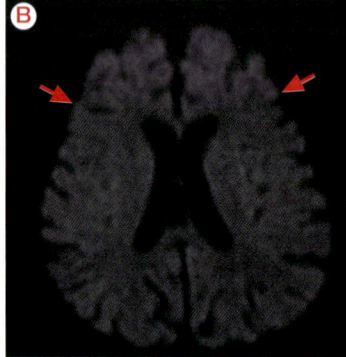

Ⓐ FLAIR像　Ⓑ 拡散強調像

細菌性髄膜炎．単純CTで両側円蓋部硬膜下に液体貯留を指摘．
Ⓐ 両側円蓋部硬膜下に髄液よりわずかに高信号を示す液体貯溜を認める．
Ⓑ 低信号を示し，硬膜下蓄膿ではなく硬膜下水腫であることが疑われる．

慢性硬膜下血腫（鑑別1）（p.349第7章3）：通常拡散強調像で著明な高信号を示すことはないが，時期によっては高信号となる．それ以外の画像所見は類似する．鑑別には造影MRIが必要である．

硬膜下水腫（鑑別2）：辺縁に増強効果はみられず，拡散強調像でも高信号を呈さない．

＜参考文献＞
1) Tsuchiya, K., et al. : Diffusion-weighted MRI of subdural and epidural empyemas. Neuroradiology, 45 : 220-223, 2003

第3章 感染症・炎症

4 単純ヘルペス脳炎
herpes simplex encephalitis

鎌野宏礼, 蓮尾金博

症例1　単純ヘルペス脳炎（60歳代男性）

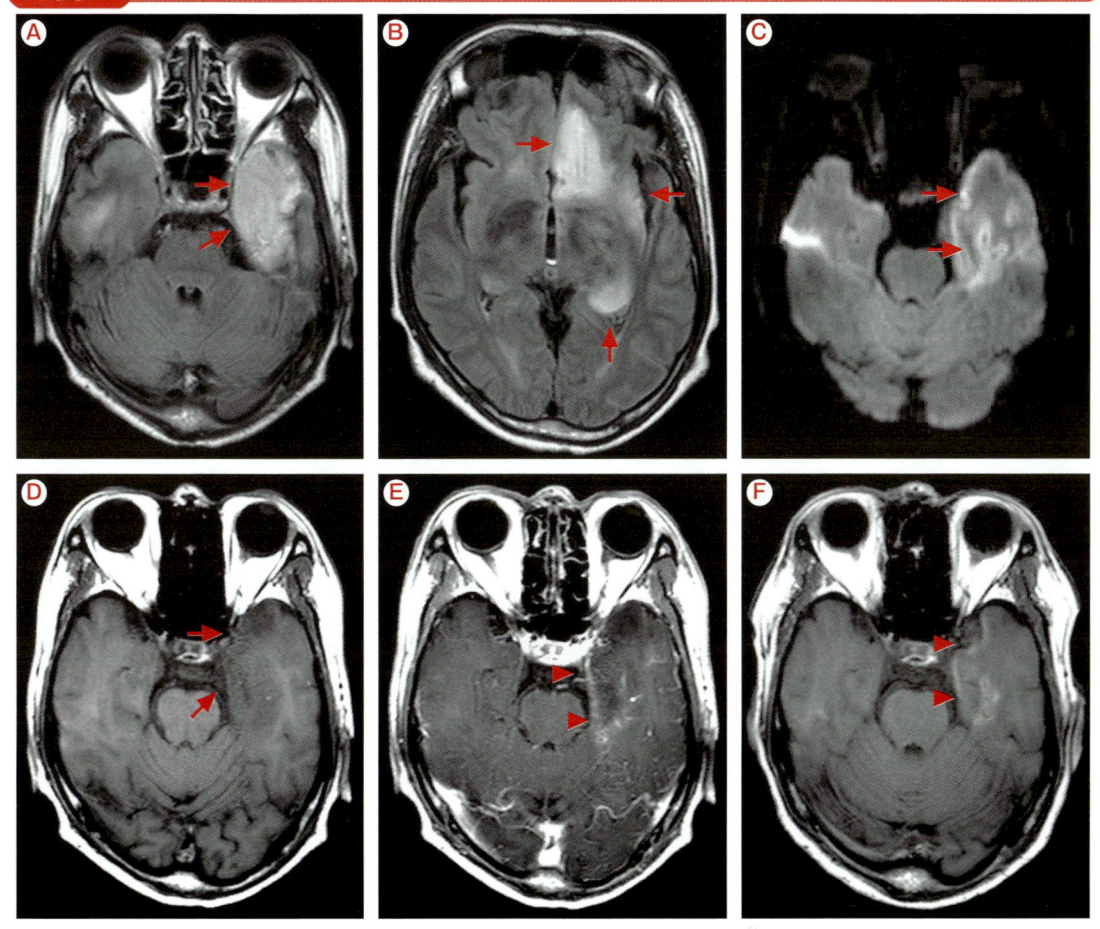

ⒶⒷFLAIR像　Ⓒ拡散強調像　ⒹT1強調像　Ⓔ造影T1強調像　ⒻT1強調像（2週間後）

発熱，頭重感，全身倦怠感あり．明らかな麻痺はないが，傾眠傾向．
ⒶⒷ側頭葉（Ⓐ）に加え，前頭葉下面，島，海馬傍回（Ⓑ）にも腫脹を伴った高信号域を認める（→）．病変の分布は左優位で非対称性である．
Ⓒこれらの病変は皮質に高信号域を示す（→）．
Ⓓ腫脹を伴った軽度低信号域を認める（→）．
Ⓔ左側頭葉の脳表，脳回に沿った増強効果を認める（▶）．
Ⓕ2週間後には左側頭葉脳表に層状壊死と思われる高信号域を認める（▶）．

症例2　単純ヘルペス脳炎（60歳代女性）

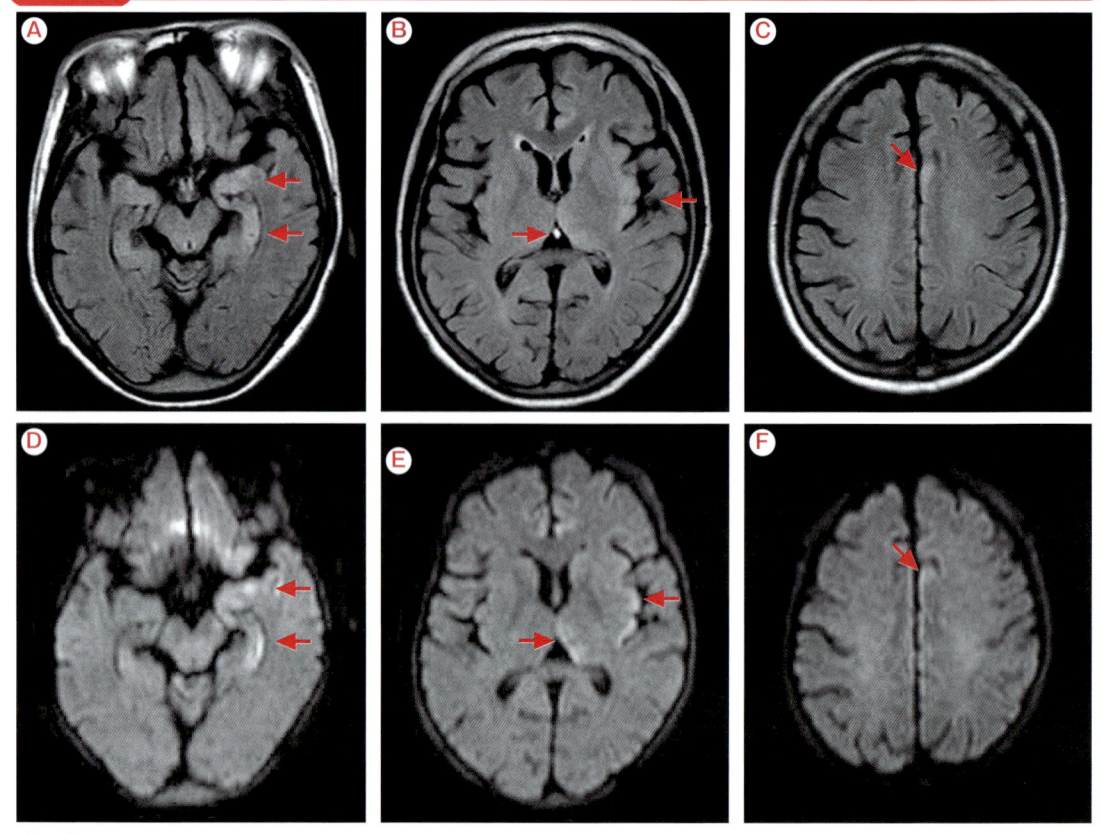

Ⓐ～ⒸFLAIR像　Ⓓ～Ⓕ拡散強調像

意識障害，痙攣あり．

Ⓐ～Ⓒ左側頭葉内側（Ⓐ）に加え，左島，左視床内側（Ⓑ），左帯状回（Ⓒ）にもわずかに淡い高信号域を認める（→）．腫脹は目立たない．

Ⓓ～Ⓕ同部位にわずかな高信号域を認める（→）．軽微な所見だが，病変の分布は単純ヘルペス脳炎の所見である．

疾患解説

1. 疾患概念

単純ヘルペス脳炎はウイルス性脳炎で最も多い．1型単純ヘルペス（HSV-1），2型単純ヘルペス（HSV-2）があり，HSV-1の頻度が高い．小児・成人ではHSV-1型，新生児ではHSV-2型が主体である．

代表的な中枢神経症状は，発熱，痙攣，頭痛である．人格変化や意識障害，失語や麻痺などの巣症状も呈しうる．HSV-1型の機序は，三叉神経節に潜んでいたウイルス再活性化による逆行性の脳内侵入や，上気道・鼻粘膜感染から嗅神経を介する脳内への進入で，HSV-2型は産道感染による．病理学的には急性出血性壊死性髄膜脳炎である．

2. 典型的画像所見（症例1, 2）

側頭葉内側，島部，前頭葉下面，帯状回などにCTでは低吸収域，T2強調像，FLAIR像にて高信号域を認める．基底核は侵されにくい．一側性，両側性いずれもありうるが，両側性でも**非対称性病変**を呈する．早期では拡散強調像にて高信号を示す[1]．CTでは発症後数日は所見が顕在化しない．初期には増強効果は不明瞭であるが，脳回や脳表に沿った増強効果がみられるようになる．病変内に出血，壊死を伴うこともある．

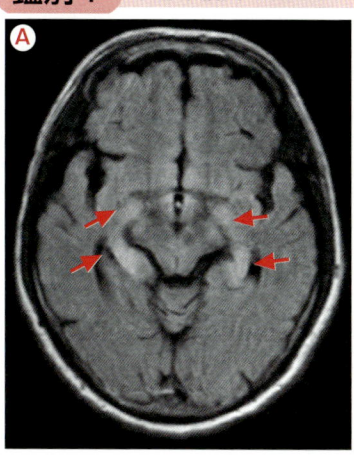

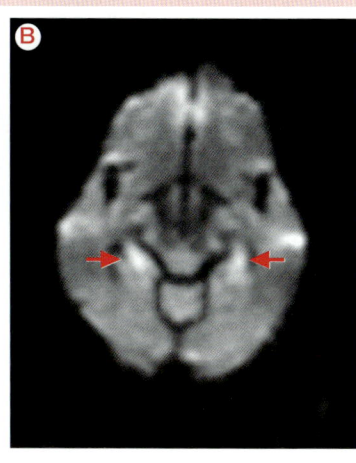

鑑別1　辺縁系脳炎（傍腫瘍性）（70歳代女性）

Ⓐ FLAIR像　Ⓑ 拡散強調像

記憶障害，不隠あり．体幹部にリンパ腫あり．

Ⓐ 両側海馬から海馬傍回に高信号域を認める（→）．

Ⓑ 両側海馬傍回は拡散強調像でも高信号である（→）．

鑑別2　日本脳炎（60歳代男性）

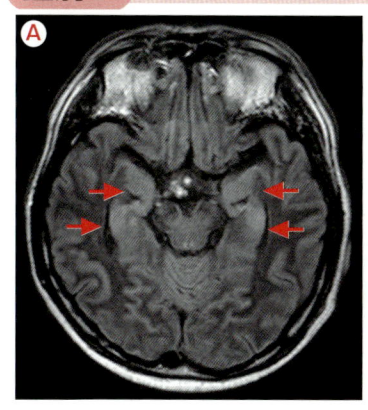

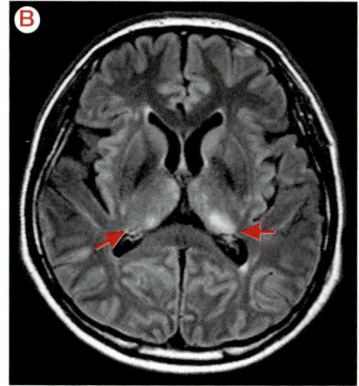

ⒶⒷ 造影FLAIR像

発熱，意識障害．

ⒶⒷ 両側海馬から海馬傍回（Ⓐ），両側視床（Ⓑ）に高信号域を認める（→）．

3. 鑑別疾患

辺縁系脳炎（鑑別1）：傍腫瘍性，自己免疫性（橋本病，SLE，Sjögren症候群など），ウイルス性などがある．卵巣腫瘍などに伴う抗NメチルDアスパラギン酸（NMDA）受容体脳炎も一型である．病変の局在は類似するが，**出血や異常増強効果は稀**である．

日本脳炎（鑑別2）：時に側頭葉内側にも異常信号を呈しうる．典型的には視床，黒質，基底核などが障害される．

インフルエンザ脳症（鑑別3）：**小児に多い**．皮質，近接する白質にT2強調像，FLAIR像にて高信号域を認める．拡散強調像にてより明瞭に描出される．増強効果はみられない．両側性，一側性いずれもあり，病変の広がりはさまざまで，時にほかのウイルス性脳炎，脳症と鑑別困難である．

脳腫瘍（神経膠腫やリンパ腫など）（鑑別4）：充実部の腫瘤様増強効果を呈する場合は鑑別容易であるが，増強効果のない低悪性度腫瘍は所見が類似し鑑別はしばしば困難である．早期から両側，多発性の腫瘍は少ない．

脳梗塞（p.16 第1章1）：突然発症で，動脈性梗塞は支配域に一致する．中大脳動脈梗塞で島皮質や前頭弁蓋部，後大脳動脈梗塞で側頭葉内側に梗塞を生じうる．静脈性梗塞では出血もきたし，経過も類似しうる．造影CTやMR venography（MRV）が鑑別に有用である．

痙攣重積後脳症：発作後に側頭葉内側を含む皮質から白質にT2延長域が出現し，拡散強調像でも高信号を呈する．再検にて短期間で病変は消失する．ヘルペス脳炎でも痙攣を生じることは多く，痙攣後変化も所見として混在している可能性がある．

鑑別3　インフルエンザ脳症（2歳女児）

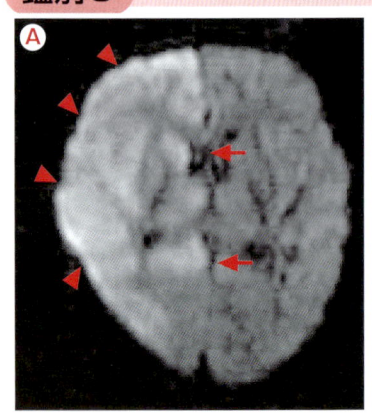

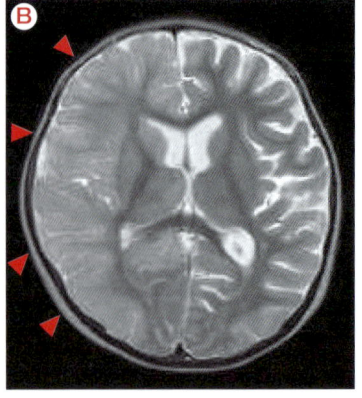

Ⓐ拡散強調像　ⒷT2強調像

痙攣後意識レベル低下残存．

Ⓐ右大脳半球皮質から皮質下に広範な拡散異常を認める（▶）．右視床内側や右基底核にも高信号域を認める（→）．

Ⓑ同部位はT2強調像でも高信号を呈し，腫脹を認める（▶）．

鑑別4　神経膠芽腫（50歳代男性）

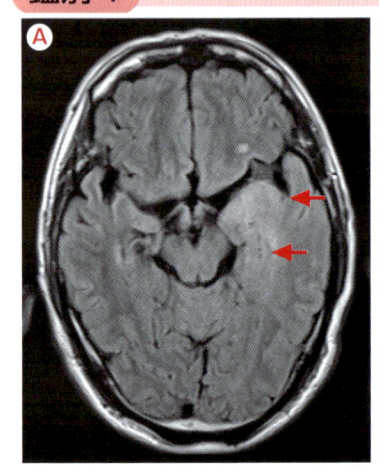

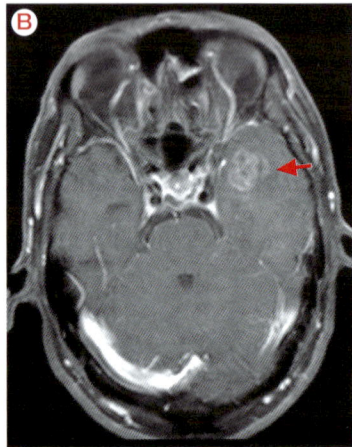

ⒶFLAIR像　Ⓑ造影T1強調像

痙攣重積，意識障害残存．

Ⓐ左側頭葉内側に高信号域を認め，脳腫脹を伴う（→）．単純ヘルペス脳炎に類似した所見である．

Ⓑ尾側の左側頭極白質に多房性リング状増強域を認める（→）．

＜参考文献＞

1) Küker, W., et al.: Diffusion-weighted MRI in herpes simplex encephalitis. Neuroradiology, 46: 122-125, 2004
2) Baringer, J. R.: Herpes simplex infections of the nervous system. Neurol Clin, 26: 657-674, 2008

第3章 感染症・炎症

5 HIV関連病変
HIV-related disorders

鎌野宏礼, 蓮尾金博

症例1　HIV脳症（30歳代女性）

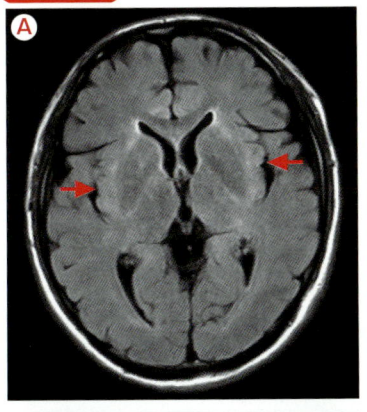

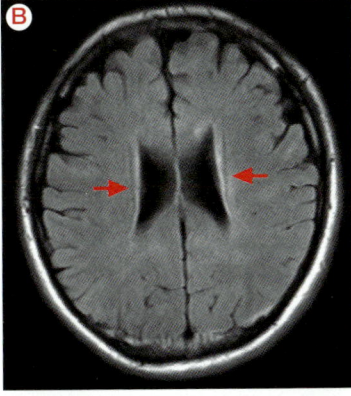

Ⓐ Ⓑ FLAIR像
Ⓒ Ⓓ FLAIR像（3カ月後）

認知機能低下，情動抑制あり．

Ⓐ Ⓑ 外包（Ⓐ）や脳室周囲白質（Ⓐ Ⓑ）にほぼ左右対称性に淡い高信号域が広がっている（→）．

Ⓒ Ⓓ 両側大脳白質の高信号域（→）が拡大している．基底核や視床にも左右対称性の高信号域（Ⓒ ▶）が出現している．前回と比較し脳室系がやや拡大し，軽度の脳萎縮も出現している．HIV脳症の経過所見である．

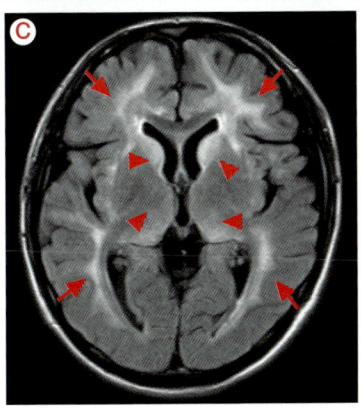

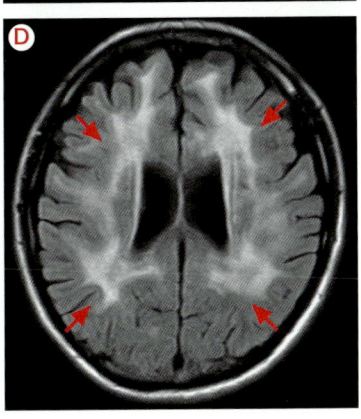

症例2　進行性多巣性白質脳症（50歳代男性）

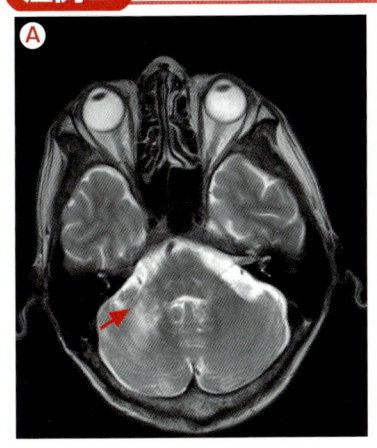

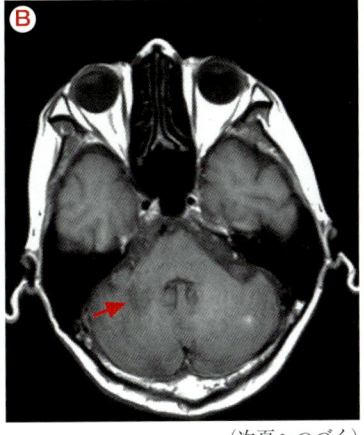

Ⓐ T2強調像　**Ⓑ** T1強調像
Ⓒ 拡散強調像　**Ⓓ** ADCマップ

構音障害，ふらつき持続．

Ⓐ 右小脳半球から中小脳脚に不整形の高信号域を認める（→）．

Ⓑ 同部位は低信号が明瞭である（→）．

Ⓒ Ⓓ 同部位は軽度高信号（Ⓒ ▶）であるが，ADCの低下はなく（Ⓓ），T2 shine throughの影響である．

（次頁へつづく）

(前頁のつづき)

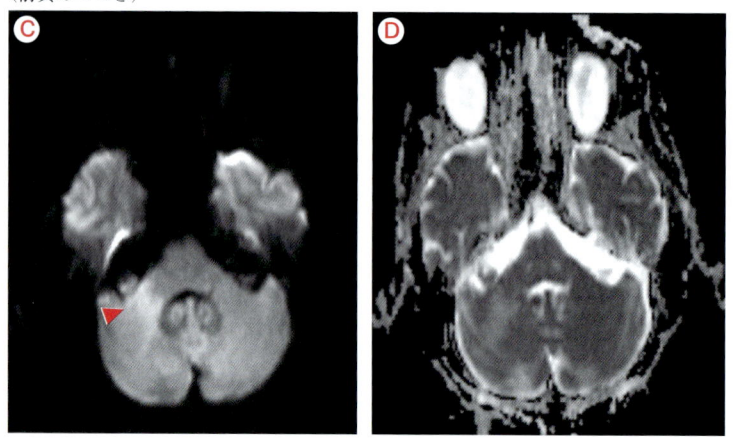

症例3　トキソプラズマ脳症（60歳代男性）

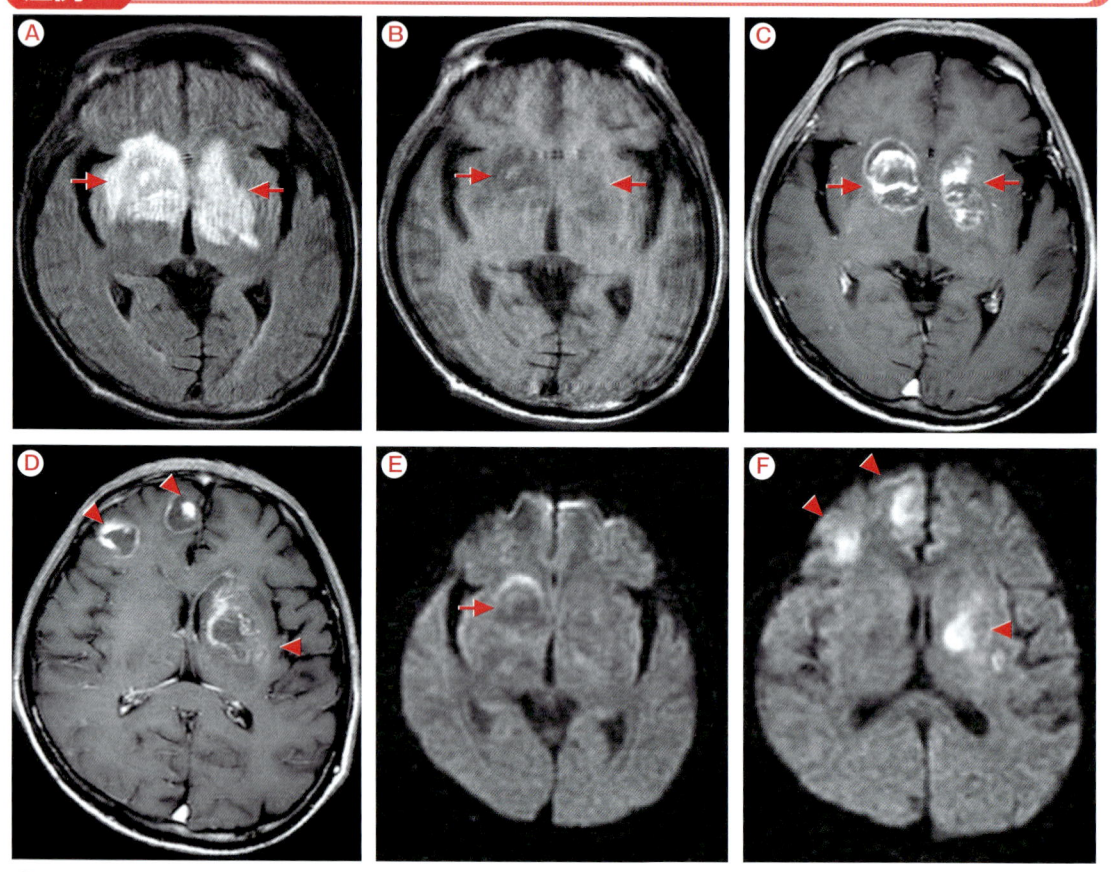

Ⓐ FLAIR像　Ⓑ T1強調像　ⒸⒹ 造影T1強調像　ⒺⒻ 拡散強調像

痙攣発作.

ⒶⒷ 両側基底核にFLAIR像にて高信号域を認める（Ⓐ➡）. 同部位はT1強調像にて高信号を呈さない（Ⓑ➡）.

Ⓒ 造影にてリング状に増強され，偏在性の不整形増強結節を伴う（asymmetric target sign）（➡）.

ⒹⒻ 左基底核上部，右前頭葉皮質下にも壁在結節を伴う増強病変を認める（Ⓓ▶）. これらの部位は一部が拡散強調像にて高信号を呈する（Ⓕ▶）.

Ⓔ 右基底核病変はやや低信号である（➡）.

症例4　原発性脳悪性リンパ腫（60歳代男性）

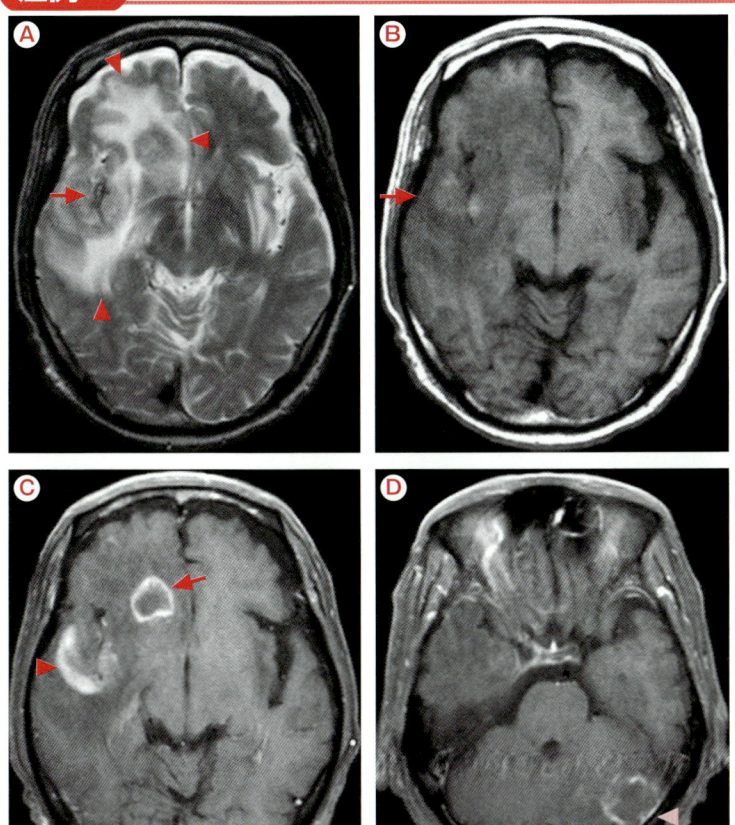

Ⓐ T2強調像　Ⓑ T1強調像
ⒸⒹ 造影T1強調像

トキソプラズマ抗体陽性，トキソプラズマ脳症の治療を行ったが効果に乏しい．

Ⓐ 右基底核，右側頭葉に等～やや低信号を呈する結節を認め（→），周囲に浮腫と思われる高信号域を認める（▶）．

Ⓑ 右側頭葉の病変は一部やや高信号を呈する（→）．

ⒸⒹ 右基底核病変はリング状に（→），右側頭葉病変はオープンリング状に増強され（▶），不均一である（Ⓒ）．左小脳半球にもリング状増強病変を認め（▶），多発病変である（Ⓓ）．

第3章　感染症・炎症

症例5　サイトメガロウイルス脳室炎（30歳代男性）

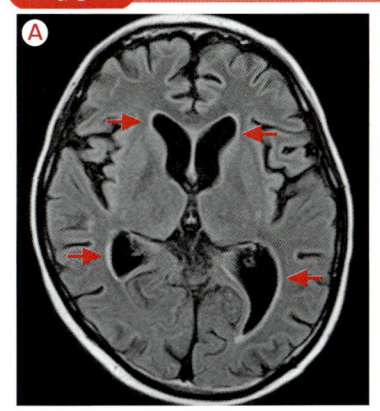

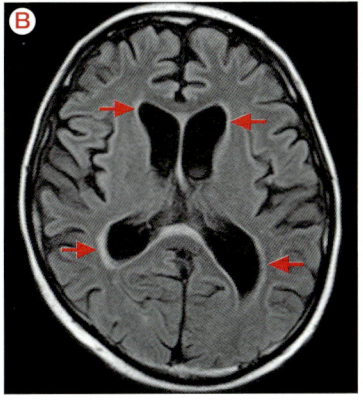

ⒶⒷ FLAIR像

サイトメガロ腸炎の既往あり．

ⒶⒷ 両側側脳室壁に沿って薄い高信号域を認める（→）．サイトメガロウイルス脳室炎に合致する病変の分布である．年齢に比して脳萎縮を認め，HIV脳症合併が疑われる．

症例6　免疫再構築症候群（40歳代男性）

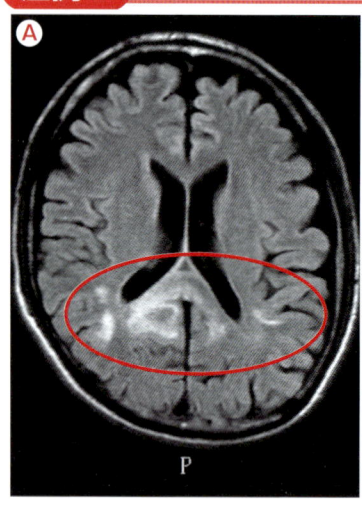

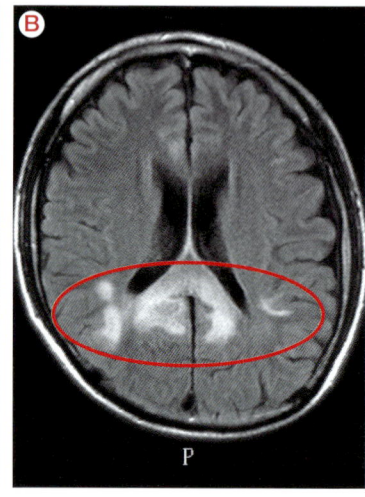

Ⓐ FLAIR像（抗HIV療法前）
Ⓑ FLAIR像（抗HIV療法後2週間）

見当識障害の精査でAIDS，PMLの診断．
Ⓐ 脳梁膨大部から両側頭頂葉皮質下に左右非対称性の高信号域を認める（〇）．
Ⓑ HIV療法後，病変が全体にやや拡大している（〇）．

疾患解説

1．疾患概念

　後天性免疫不全症候群（AIDS）とはレトロウイルスの一種である1型ヒト免疫不全ウイルス（HIV-1）の感染によって免疫不全が生じ，日和見感染症や悪性腫瘍を生じた状態である（**HIV感染≠AIDS**）．
　HIV-1感染後，CD4陽性リンパ球数が減少し，無症候性の時期（無治療で約10年）を経て，生体が高度の免疫不全症に陥り，日和見感染症や悪性腫瘍が出現する．AIDSによる日和見感染は免疫低下の程度により，発症頻度が異なる．免疫機能を表わす指標であるCD4陽性リンパ球数（正常800〜1,200/μL）により発生しやすい疾患が知られている．特に**CD4陽性リンパ球数が200/μLを下回ると**，日和見感染症を発症する可能性が出てくる．CD4陽性リンパ球数が比較的保たれた初期には結核，その後は，進行性多巣性白質脳症（PML）やトキソプラズマ脳症，著明に低下した末期にはHIV脳症，サイトメガロウイルス感染症，原発性脳悪性リンパ腫を生じやすい．

2．典型的画像所見

HIV脳症（症例1）：**左右対称性**の広範な白質優位の萎縮が生じ，白質に広範で不整形なT2延長域が出現する．T1強調像では正常部位とのコントラストは不明瞭で，増強されない．mass effectは呈さない．

進行性多巣性白質脳症（PML）（症例2）：片側性もしくは両側性に生じ，両側性の場合は左右非対称の**T1強調像で低信号**．T2強調像で高信号病変を認める．主に皮質下白質，脳梁，視床，基底核などに生じる．中小脳脚にもみられることがある．造影剤による増強効果はないのが原則である．免疫再構築により一過性に増悪したり，増強効果がみられることがある．拡散強調像では拡散能低下と拡散能亢進いずれもありうる．

トキソプラズマ脳症（症例3）：脳実質に**多発**することが多いが，単発性のこともある．基底核，皮髄境界に好発し，髄膜進展はみられない．T1強調像にて等〜やや低信号，T2強調像にて高信号を呈し，中心部の信号は不均一で周囲の浮腫やmass effectを伴う．リング状増強と内部に偏在性の結節状増強効果（asymmetric target signは約20％）を示すことがある．拡散強調像にて，膿瘍のような高信号は呈さず，低信号を呈することが多いが時に高信号を呈することもある．

原発性脳悪性リンパ腫（症例4）：脳室周囲白質や基底核に好発し，非AIDS患者に比し髄液播種の頻度は少ない．**単発や数個**の，比較的大きな病変であることが多い．**内部に壊死や出血**を伴うことが多く，それに応じた信号が混在することもある．拡散強調像にて高信号を呈する．増強効果は斑状，リング状などさまざまである．潜伏感染しているEBウイルス（EBV）の免疫不全の進行による再活性化が発症に関与しているとされる．

サイトメガロウイルス感染症（症例5）：脳室炎（脳室上衣炎）という形で観察される頻度が最多である．そのほか，脳炎，脳神経・脳血管・髄膜の炎症を呈する．脳室炎は脳室壁に沿ったT2延長域および線状増強域，脳炎は脳室周囲から白質を遠心性に進展するT2延長病変，脳神経，髄膜，脳血管の炎症でもそれぞれに異常増強効果を認める．AIDS患者は免疫反応が弱く，**所見が軽度**な傾向がある．

免疫再構築症候群（IRIS）（症例6）：HIV感染による高度の免疫不全状態で，抗HIV療法開始後に日和見感染症が再発・再燃したり，新たな日和見感染症が顕在化すること．免疫不全状態では十分認識されずに体内に存在していた病原体に対して，回復した免疫がいっせいに応答したことによって発症する．

3．鑑別疾患

HIV脳症とPML：HIV脳症の病変はT1強調像で低信号を示さないことが多いのに対し，PMLでは低信号を呈する．HIV脳症はT2強調像の高信号域が左右対称性，びまん性で主に脳室周囲に分布する．PMLは左右非対称性，多発性で皮質直下まで及ぶ．HIV脳症は認知機能障害など精神症状が主体なのに対し，PMLは巣症状が主体であることが多い．

トキソプラズマ脳症（p.230 第3章13）と悪性リンパ腫（p.168 第2章22）：トキソプラズマ脳症は比較的多数の小病変．リンパ腫は単発あるいは数個の比較的大きな病変が多い．悪性リンパ腫では単純CTで高吸収を示す傾向がある．悪性リンパ腫は ^{201}TlCl SPECTや ^{18}FDG-PETで集積を有するのが通常である（ただしステロイド使用後は集積がみられないことあり）．トキソプラズマ脳症と悪性リンパ腫の合併例もある．トキソプラズマ脳症の治療効果がなく鑑別が困難であれば，生検を躊躇しないことが大切である．

＜参考文献＞

1) Thurnher, M. M., et al. : Highly active antirctroviral therapy for patients with AIDS dementia complex effect of MR imaging findings and clinical course. AJNR, 21 : 670-678, 2000
2) Masamed, R., et al. : Cerebral toxoplasmosis case review and description of a new imaging sign. Clin Radiol, 64 : 560-563, 2009

第3章 感染症・炎症

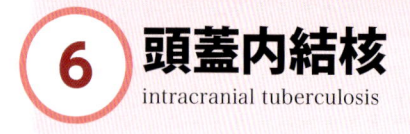

6 頭蓋内結核
intracranial tuberculosis

鎌野宏礼，蓮尾金博

症例1　結核性髄膜炎（30歳代女性）

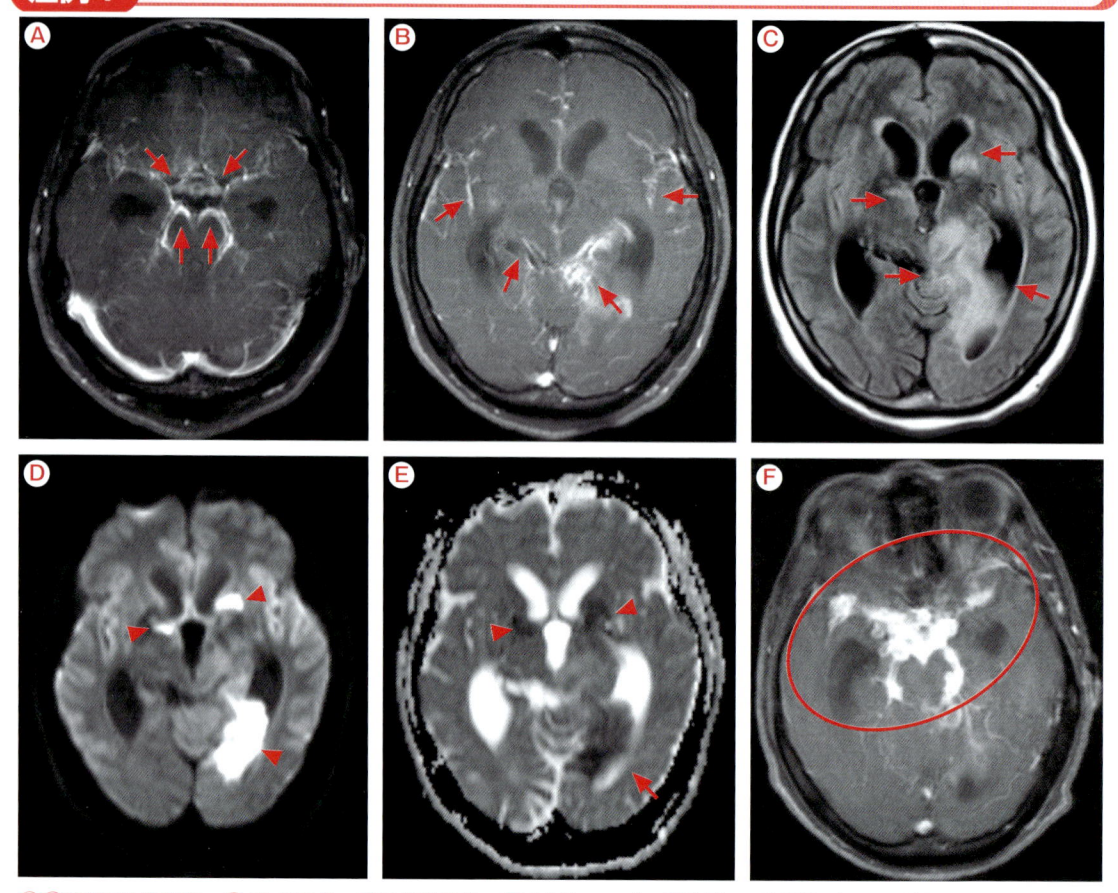

Ⓐ Ⓑ 造影T1強調像　Ⓒ FLAIR像　Ⓓ 拡散強調像　Ⓔ ADCマップ　Ⓕ 造影T1強調像（3カ月後）

頭痛，発熱．
ⒶⒷ鞍上槽からSylvius裂，脚間槽（Ⓐ），左優位に迂回槽（Ⓑ）に厚い増強病変が広がっている（→）．
Ⓒ左迂回槽は高信号を呈し，周囲にも高信号域が広がっている．左側頭後頭葉，左尾状核，右視床腹側にも高信号域を認める（→）．
ⒹⒺ左側頭葉，左尾状核，右視床腹側の病変は拡散強調像で高信号を呈し（Ⓓ▶），ADCは低下している（Ⓔ▶）．急性期梗塞を生じている（Ⓔ→）．
Ⓕ3カ月後，脳底槽からSylvius裂，脳幹周囲の脳槽の増強域（〇）が増悪している．

疾患解説

1. 疾患概念

　中枢神経病変単独のこともあるが，30〜80％は肺結核を伴う．他部位病変からの血行性散布により中枢神経病変を生じることも多い．HIV陽性患者では，健常者に比し肺外結核（中枢神経系を含む）の頻度が高い．結核性髄膜炎（最多），結核腫，結核性脳膿瘍などさまざまな形態を呈する．**髄液所見に異常がない**こともあり，画像診断が重要である．

症例2　結核腫（30歳代女性）

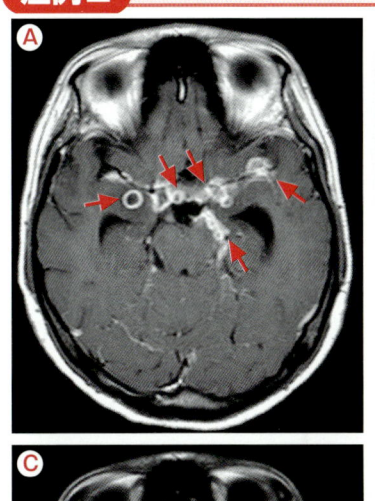

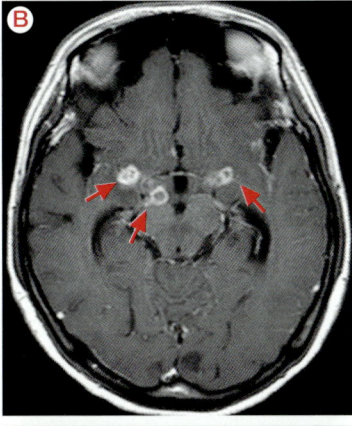

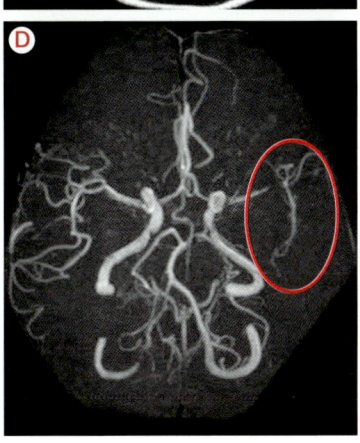

Ⓐ Ⓑ 造影T1強調像　Ⓒ 造影FLAIR像
Ⓓ MRA

発熱，嘔気．

Ⓐ Ⓑ 鞍上槽から両側Sylvius裂，左迂回槽に大小多数のリング状増強結節（→）を認める．液状乾酪性期の結核腫の所見．
Ⓒ 結節周囲の浮腫（○）はわずかである．
Ⓓ 左中大脳動脈末梢が対側と比較し描出不良で，血管炎に伴う狭窄（○）が示唆される．

第3章　感染症・炎症

2．典型的画像所見

結核性髄膜炎（症例1）：くも膜下腔や髄膜の異常増強効果が**脳底槽**を中心に出現する．FLAIR像にて炎症性滲出物の沈着による脳槽内高信号を認める．水頭症，炎症波及に伴う血管炎ならびに梗塞を伴うことがある[2]．

結核腫（症例2，3）：脳内，くも膜下腔内に多発する小増強病変を認める．非乾酪性期には均一な増強効果を呈し，液化乾酪性期ではリング状増強効果を示す．初期はT1強調像にて等信号，T2強調像にてやや高信号，経時的に辺縁がT2強調像にて低信号化を呈し，慢性期は石灰化を示す．

結核性膿瘍：T2強調像にて比較的均一な高信号，拡散強調像にて高信号を呈し，辺縁の増強効果を認める．通常の脳膿瘍と同様の所見である．

3．鑑別疾患

多発性脳膿瘍（鑑別1）（p.186第3章2）：脳膿瘍では浮腫が強い傾向がある．
多発性脳転移，髄膜播種（鑑別2）：原発の有無，髄液所見から鑑別する．
サルコイドーシス（鑑別3）（p.206第3章7）：脳底槽病変を認める際には所見が類似する．

症例3　結核腫（免疫再構築症候群）（30歳代男性）

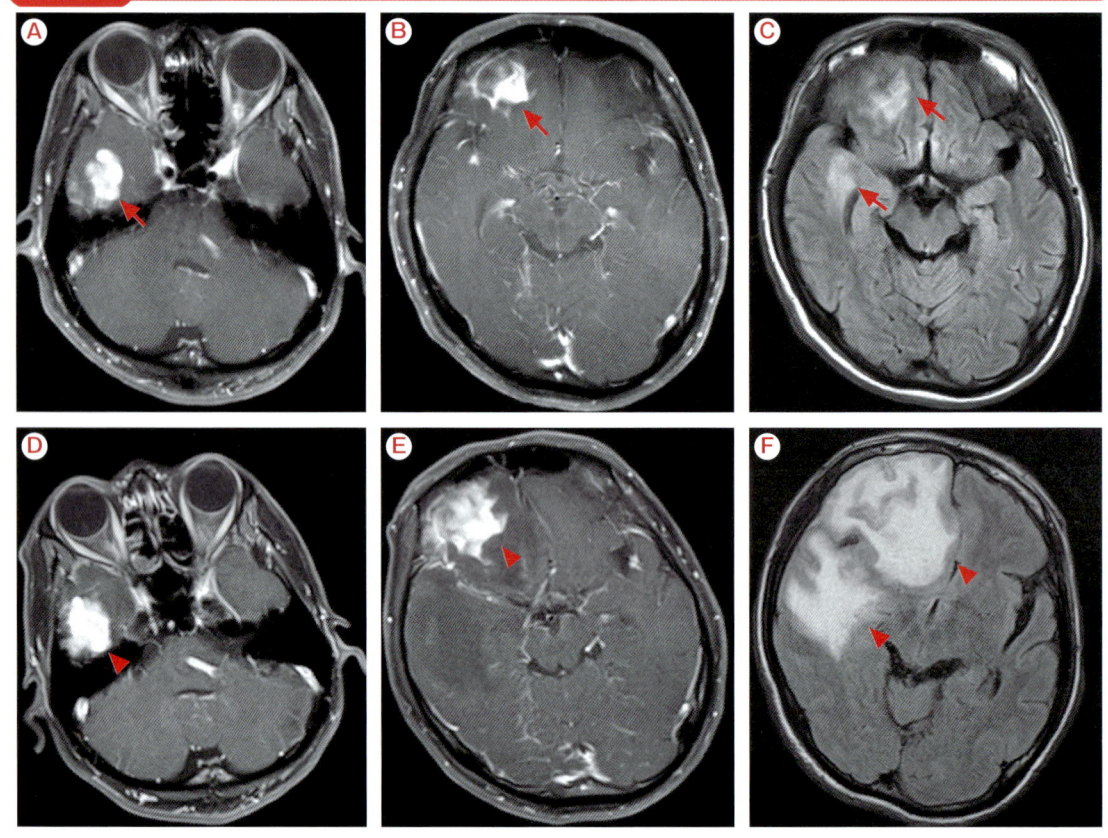

Ⓐ Ⓑ 造影T1強調像　　Ⓒ FLAIR像　　Ⓓ Ⓔ 造影T1強調像（抗HIV療法後1週間）　　Ⓕ FLAIR像（抗HIV療法後1週間）

結核腫治療後，症状が改善し，抗HIV療法開始．その後，頭痛，発熱出現．
Ⓐ Ⓑ 右側頭葉（Ⓐ），右前頭葉（Ⓑ）に充実性に増強される結節を認める（→）．非乾酪性期の結核腫が示唆される．
Ⓒ 周囲に軽度の高信号域を伴っている（→）．
Ⓓ〜Ⓕ 抗HIV療法後．増強域は明らかに増大し（Ⓓ Ⓔ ▶），周囲のFLAIR像高信号域も拡大している（Ⓕ ▶）．

鑑別1　多発性脳膿瘍（60歳代男性）

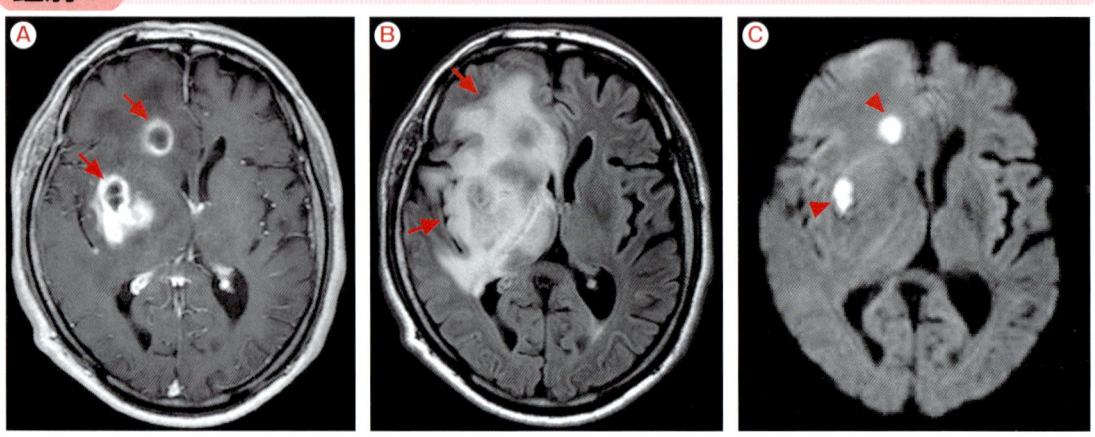

Ⓐ 造影T1強調像　　Ⓑ FLAIR像　　Ⓒ 拡散強調像

左不全片麻痺，軽度意識障害．
Ⓐ 右前頭葉，右基底核にリング状増強病変を認める（→）．Ⓑ 周囲に高信号域が広がっている（→）．浮腫が著明である．
Ⓒ 膿瘍内部は高信号を呈する（▶）．

鑑別2　多発性脳転移（60歳代女性）

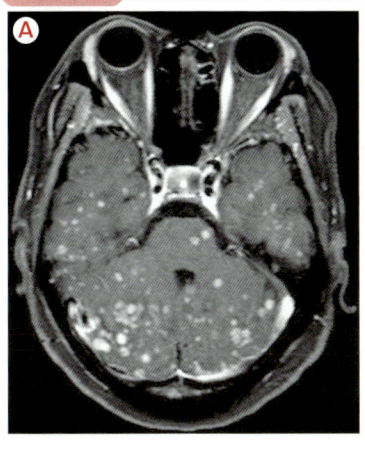

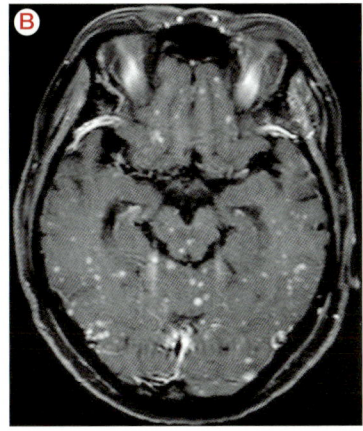

ⒶⒷ 造影T1強調像

乳癌治療中，ふらつきあり．

ⒶⒷ 両側大脳半球，小脳半球，脳幹に大小多数の増強結節を認める．

鑑別3　サルコイドーシス（30歳代女性）

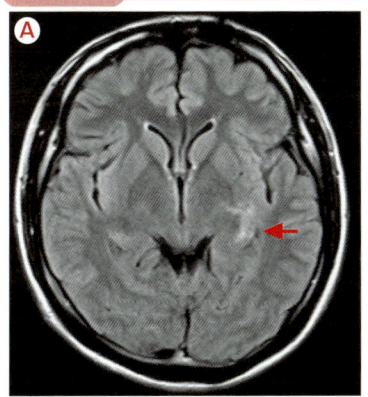

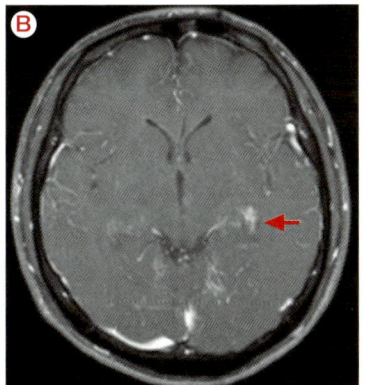

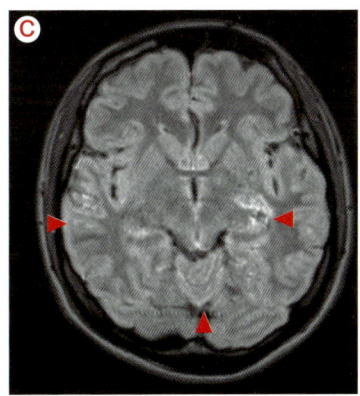

Ⓐ FLAIR像　Ⓑ 造影T1強調像　Ⓒ 造影FLAIR像

肺サルコイドーシスの既往．頭痛あり．

Ⓐ 左側頭葉内側部に高信号域を認める（→）．

Ⓑ 左脈絡裂付近が増強されている（→）．

Ⓒ 小脳，大脳半球脳表にも多発性に微小な増強がみられる（▶）．脳表の微小な肉芽腫病変が示唆される．造影FLAIR像は脳表の軽微な病変の検出に有用である．

第3章　感染症・炎症

＜参考文献＞

1) Oztoprak, I., et al. : Contrast medium-enhanced MRI findings and changes over time in stage I tuberculous meningitis. Clin Radiol, 62 : 1206-1215, 2007
2) Kalita, J., et al. : MR angiography in tuberculous meningitis. Acta Radiol, 53 : 324-329, 2012

第3章 感染症・炎症

7 神経サルコイドーシス
neurosarcoidosis

増本智彦

症例1　神経サルコイドーシス（40歳代女性）

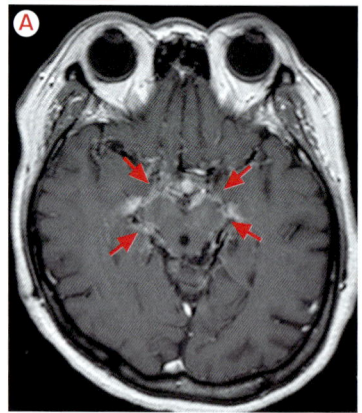

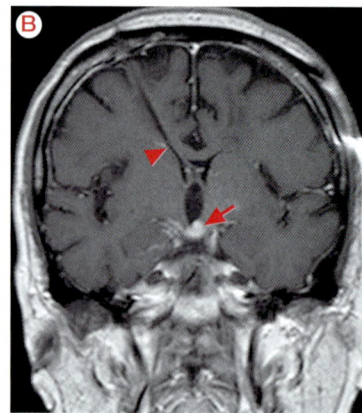

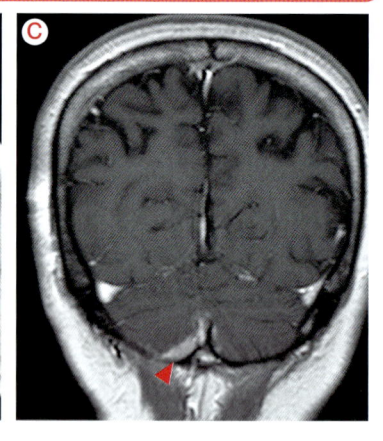

Ⓐ 造影T1強調像　ⒷⒸ 造影T1強調冠状断像

12年前にサルコイドーシスを発症．水頭症に対して脳室腹腔シャント術後．最近になって失調症状が悪化．
Ⓐ 中脳周囲や鞍上槽に，軟膜に沿った線状・結節状の増強効果を認める（→）．
Ⓑ 視床下部に結節状の増強効果を認める（→）．右前頭葉の線状低信号はシャントチューブ（▶）．
Ⓒ 右小脳下面に，軟膜あるいは硬膜に沿った板状の増強効果を認める（→）．

症例2　神経サルコイドーシス（60歳代女性）

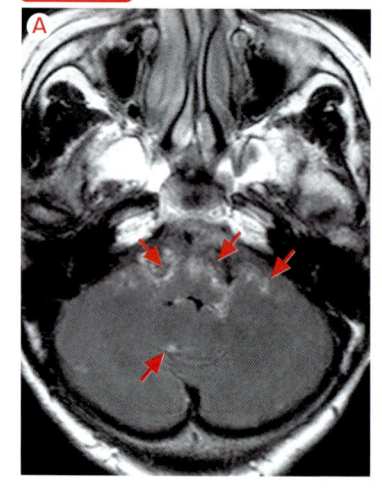

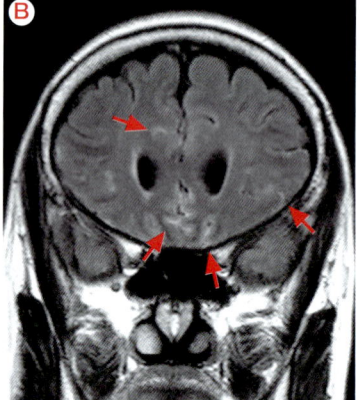

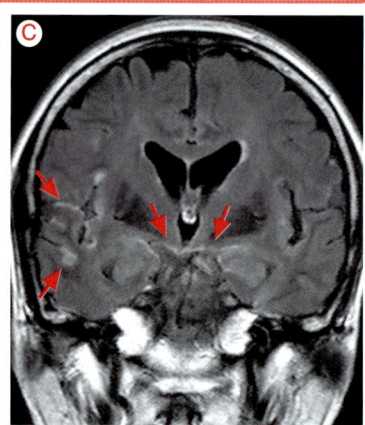

（次頁へつづく）

（前頁のつづき）

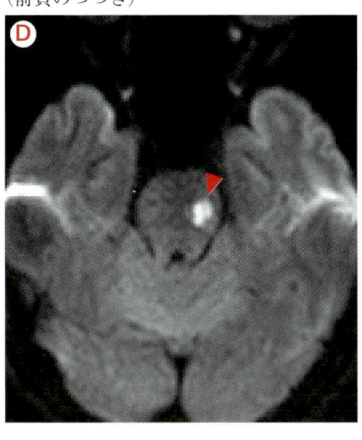

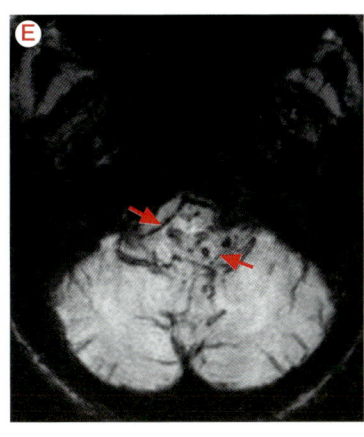

Ⓐ 造影FLAIR像
ⒷⒸ 造影FLAIR冠状断像
Ⓓ 拡散強調像　Ⓔ 磁化率強調像

歩行障害，認知機能障害，排尿障害が進行．
Ⓐ 延髄・小脳の軟膜に沿った増強効果を認める（→）．
ⒷⒸ 両側前頭葉，右Sylvius裂，鞍上槽にも，軟膜に沿った増強効果がみられる（→）．
Ⓓ 橋左側に高信号域を認め（▶），急性期梗塞の所見である．
Ⓔ 延髄に点状の低信号が複数みられ（→），血管炎に伴う微小出血を疑う．

症例3　神経サルコイドーシス（30歳代女性）

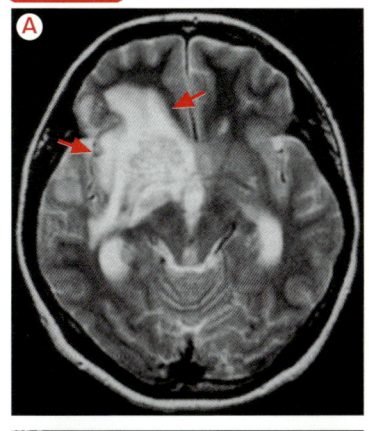

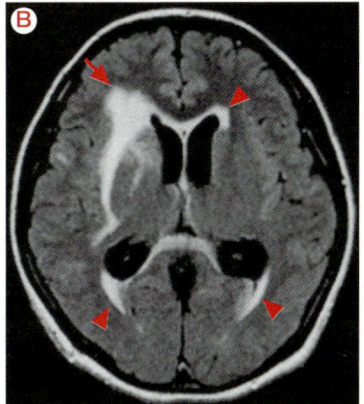

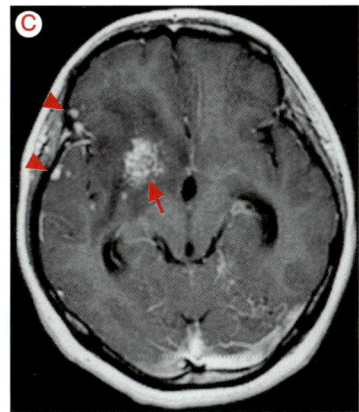

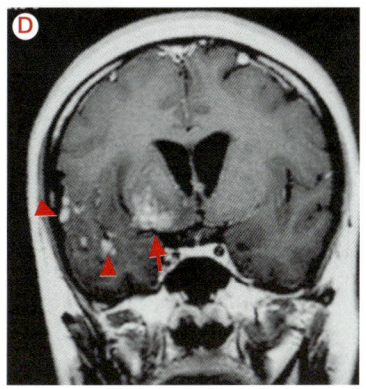

Ⓐ T2強調像　Ⓑ FLAIR像　Ⓒ 造影T1強調像　Ⓓ 造影T1強調冠状断像

突発性のめまいで発症し，その後嘔気が出現．
Ⓐ 右の基底核から前頭葉にかけて高信号域（→）が広がり，軽度のmass effectを伴う．
Ⓑ 右前頭葉の高信号域（→）に加え，側脳室の拡大，脳室周囲のびまん性高信号域（▶）を認め，軽度の水頭症と考えられる．
Ⓒ 右基底核に不整形・結節状の増強効果を認める（→）．右前頭葉・側頭葉にも増強される小結節が軟膜に沿って認められる（▶）．
Ⓓ 右基底核の増強される病変は辺縁に毛羽立ちがあり（→），血管周囲腔に沿っていると思われる．右側頭葉にも軟膜に沿った小さな結節状増強効果がみられる（▶）．

第3章　感染症・炎症

症例4　神経サルコイドーシス（13歳男性）

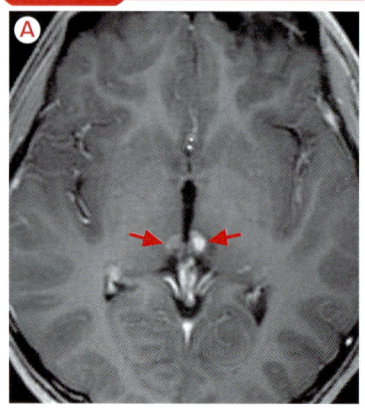

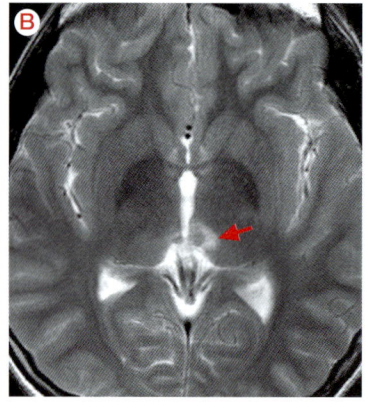

Ⓐ 造影T1強調像　Ⓑ T2強調像

しばらく前から視力低下と複視が出現．最近，一過性の四肢脱力発作がみられた．

Ⓐ両側視床に左優位の結節状増強効果を認める（→）．

ⒷⒶで増強される病変は比較的信号が低い．左側ではその周囲に浮腫状の高信号域を認める（→）．

症例5　神経サルコイドーシス（40歳代女性）

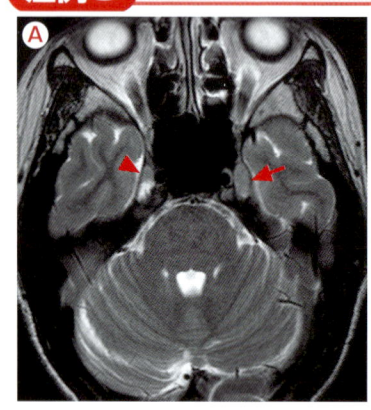

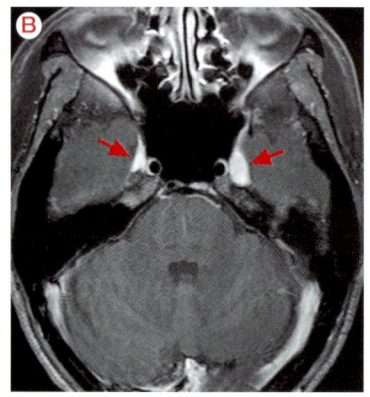

Ⓐ T2強調像
Ⓑ 脂肪抑制造影T1強調像

左三叉神経第1・2枝領域の違和感を自覚．

Ⓐ左Meckel腔の髄液の高信号がみられず，軽度低信号の軟部組織が充満している（→）．右Meckel腔の前部にも同様の軟部組織がみられる（▶）．

ⒷⒶでみられた両側Meckel腔の軟部組織は増強効果を示す（→）．

疾患解説

1．疾患概念

　サルコイドーシスは原因不明の全身性肉芽腫形成疾患である．やや女性に多い．男女とも20歳代に多いが，女性では50〜60歳代にもピークがある．サルコイドーシスの約5％で症候性の神経病変を伴う．神経症状で初発することもしばしばだが，神経系を単独で侵すことは稀である．神経サルコイドーシスの9割以上では胸部病変を伴うため，**本症を疑った場合は胸部X線写真をチェックすることが重要**である．

　病理組織では非乾酪性の類上皮細胞肉芽腫を認める．中枢神経では肉芽腫性炎症性の髄膜炎および血管周囲腔に沿った脳実質への進展がみられる．

　中枢神経病変では多彩な臨床症状が緩徐に進行する．頭蓋内圧亢進に伴う頭痛・嘔気などの頻度が高く，そのほかはてんかん，運動失調，精神症状，認知症などさまざまである．視床下部〜下垂体病変では下垂体前葉機能低下や尿崩症を認める．脳神経病変では顔面神経麻痺の頻度が高い．

2．典型的画像所見

　大きな腫瘤を形成しない場合が多いため，CTの感度は低く，造影MRIが推奨される．

　軟膜に沿った病変が最も典型的であり，造影後のT1強調像で脳表に多発するびまん性・結節状の増強効果を呈する（症例1）．造影後のFLAIR像では，軟膜の増強効果に対する感度がより高い（症例2）．特に脳底槽付近が侵されやすい．血管周囲腔に沿って広がり，脳表から離れた部位に増強病変を伴うこともある．硬膜に沿った板状・腫瘤状の病変も認められる（症例1）．

　脳実質内の腫瘤性病変も認められ，しばしば多発する（症例3，4）．軟膜病変を合併することが多く，血管周囲腔に沿って進展した病変が実質内で腫瘤を形成したと考えられる場合もある．脳実質内あ

鑑別 1 癌性髄膜炎（60歳代男性）

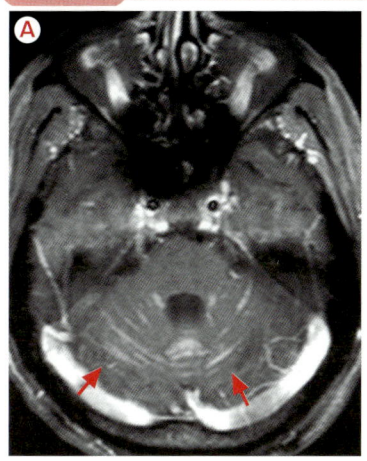

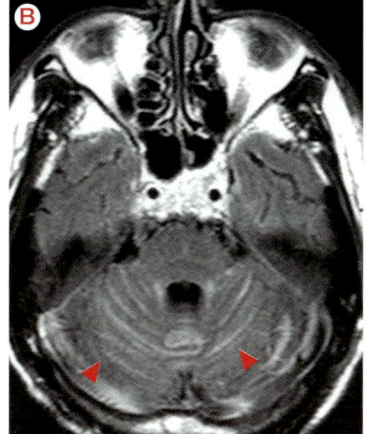

Ⓐ脂肪抑制造影T1強調像　Ⓑ造影FLAIR像

進行肺癌の患者．食欲不振，嘔吐あり．
Ⓐ小脳の脳溝に沿った増強効果がびまん性に認められる（→）．
ⒷⒶよりも増強効果が明瞭である（▶）．

るいは硬膜の腫瘤はT2強調像で低信号を示す．壊死は少ない．

脊髄でも軟膜・硬膜や実質内の病変を認める．

視床下部〜下垂体柄〜下垂体は本症で特異的に侵される部位であり，結節状の増強効果を呈する．脳底部の軟膜病変に合併する場合も，単独で生じる場合もある．

脳神経病変は脳神経の増強効果として認められ，視神経・顔面神経・三叉神経で頻度が高い（**症例5**）．

5〜7％で水頭症を伴い，交通性・非交通性のいずれもありうる（**症例3**）．T2強調像で脳室周囲白質に高信号域を認めるという報告もあるが，所見としては非特異的であり，水頭症に伴う変化も含まれているかもしれない[3]（**症例3**）．

血管炎に伴う梗塞や出血も稀に報告されており[4]，拡散強調像やT2*強調像・磁化率強調像が評価に優れる（**症例2**）．

3．鑑別疾患

1）軟膜病変

感染性髄膜炎（p.181第3章1，p.202第3章6）：特に結核は脳底部を侵しやすく，類似する．髄液所見・ツベルクリン反応などが鑑別に有用である．

癌性髄膜炎（**鑑別1**），**二次性リンパ腫**：髄膜の結節性・びまん性の異常増強効果を示す．原疾患の有無の精査・髄液所見から鑑別をすすめる．

2）硬膜病変

肥厚性硬膜炎（p.333第6章4）：硬膜の板状肥厚として認められ，T2強調像で信号が低い．Wegener肉芽腫症や顕微鏡的多発血管炎などの背景疾患をしばしば伴う．

髄膜腫（p.162第2章21）：単発の腫瘤形成が多い．軟膜の異常はみられない．

3）脳実質内病変

中枢神経原発悪性リンパ腫（**鑑別2**）：腫瘤形成に，血管周囲腔に沿った進展をしばしば伴う．拡散強調像で高信号を呈する．

鑑別2　悪性リンパ腫（60歳代男性）

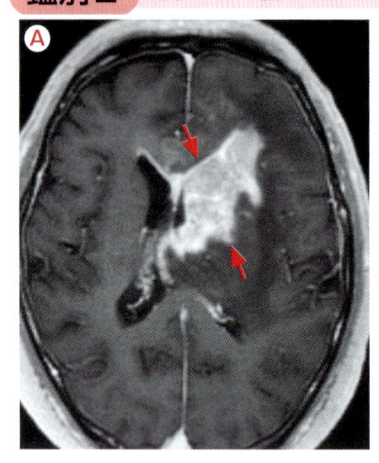

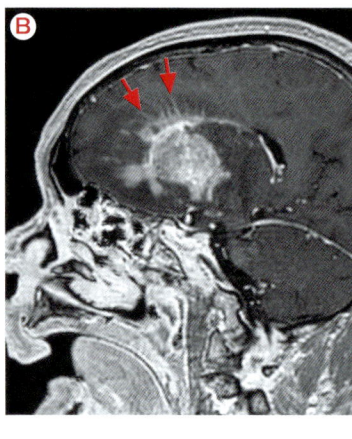

Ⓐ **造影T1強調像**
Ⓑ **造影T1強調矢状断像**

数日前からつじつまの合わない言動や歩行障害，健忘が進行．

Ⓐ 左基底核〜前頭葉に増強される不整形腫瘤があり，mass effectを伴う（→）．
Ⓑ 腫瘤辺縁では，血管周囲腔に沿った線状の増強効果がみられる（→）．

4）視床下部〜下垂体病変

Langerhans細胞組織球症，germinoma（p.135 第2章15），リンパ球性下垂体炎（p.220 第3章10）：年齢・他臓器病変の有無などの臨床情報が重要である．

＜参考文献＞

1) Ginat, D. T., et al. : Magnetic resonance imaging of neurosarcoidosis. J Clin Imaging Sci, 1 : 15, 2011
2) Shah, R., et al. : Correlation of MR imaging findings and clinical manifestations in neurosarcoidosis. AJNR, 30 : 953-961, 2009
3) Smith, J. K., et al. : Imaging manifestations of neurosarcoidosis. AJR, 182 : 289-295, 2004
4) O'Dwyer, J. P., et al. : Neurosarcoidosis-related intracranial haemorrhage : three new cases and a systematic review of the literature. Eur J Neurol, 20 : 71-78, 2013

第3章 感染症・炎症

8 神経Behçet病
neuro-Behçet's disease

増本智彦

症例1　神経Behçet病（40歳代女性）

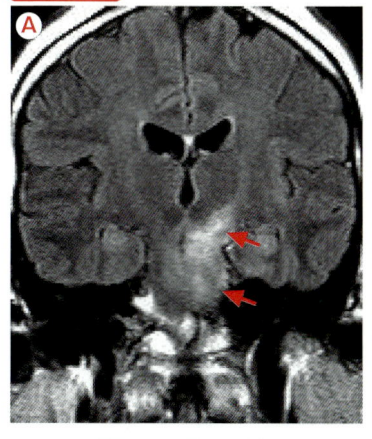

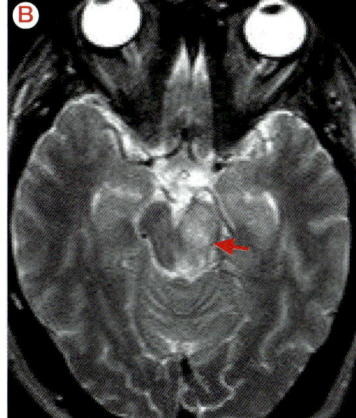

ⒶFLAIR冠状断像　ⒷT2強調像
Ⓒ脂肪抑制造影T1強調像
ⒹT2強調像（9年後）

右顔面の感覚障害，めまい，嘔吐，複視の症状が亜急性に進行．

Ⓐ橋・中脳の左側から内包後脚にかけて高信号域を認める（→）．
Ⓑ中脳の左側に高信号域を認める（→）．病変部は軽度腫脹している．
Ⓒ不均一な増強効果を認める（→）．
Ⓓ中脳は萎縮し，左側に瘢痕状の高信号域が残っている（▶）．

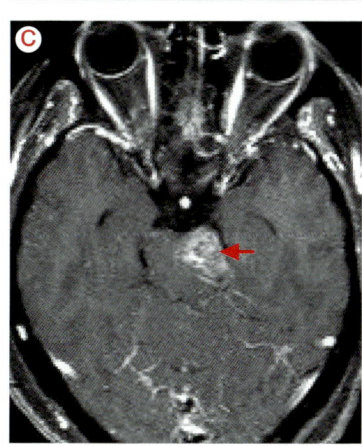

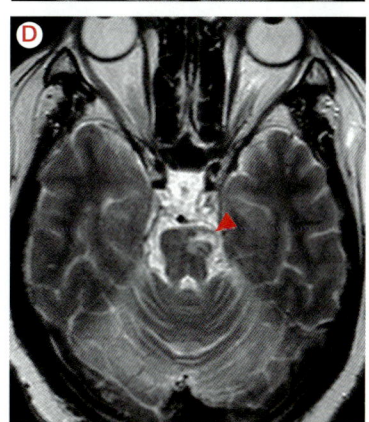

症例2　神経Behçet病（40歳代男性）

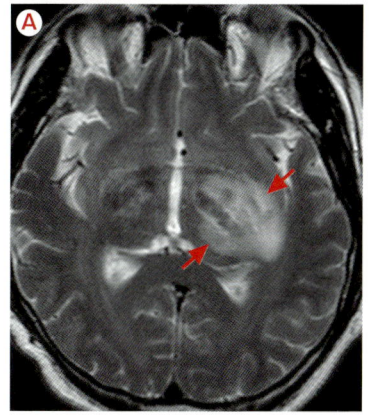

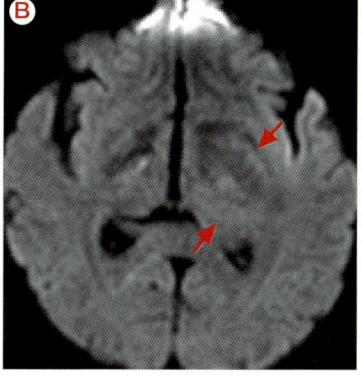

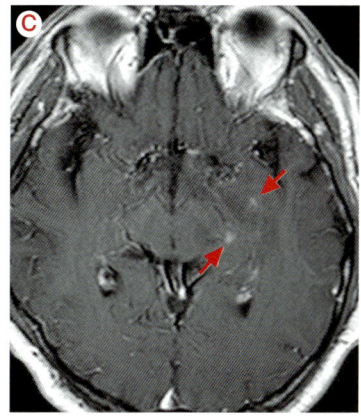

ⒶT2強調像　Ⓑ拡散強調像　Ⓒ造影T1強調像

（次頁へつづく）

211

(前頁のつづき)

発熱の後に右同名半盲をきたした．髄液細胞数も増加．
Ⓐ左基底核〜内包後脚〜視床に高信号域が広がり（→），mass effectを伴う．
Ⓑ病変は周囲脳実質と等信号である（→）．
Ⓒ病変内に点状の増強効果を認める（→）．

症例3　神経Behçet病（20歳代女性）

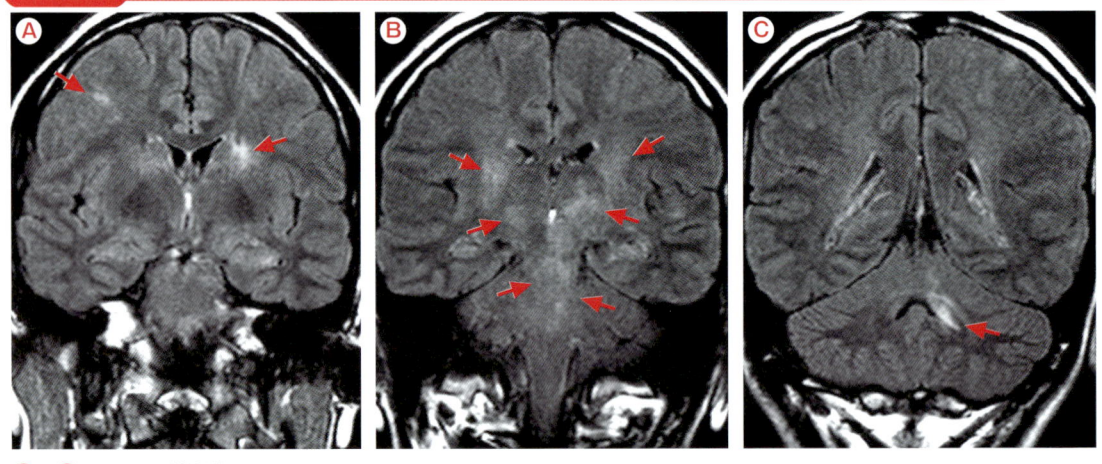

Ⓐ〜Ⓒ FLAIR冠状断像

発熱，複視にて発症．炎症反応高値，髄液細胞数の増加を認めた．
Ⓐ〜Ⓒ脳幹，両側視床，大脳白質，左小脳に境界不明瞭な斑状の高信号域を認める（→）．

症例4　神経Behçet病（20歳代女性）

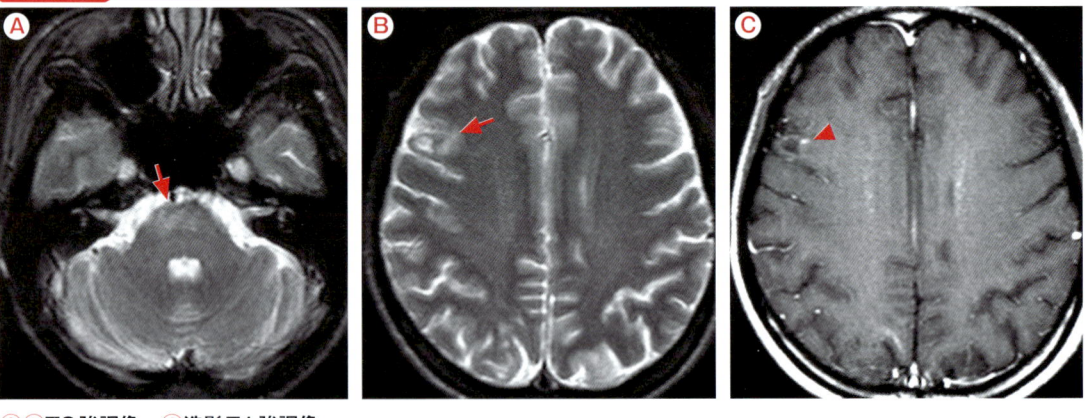

ⒶⒷT2強調像　Ⓒ造影T1強調像

頭痛，嘔吐，ふらつき，構音障害が出現．
Ⓐ橋底部に高信号域を認める（→）．
Ⓑ右前頭葉の皮質下白質にも高信号域を認める（→）．
Ⓒ右前頭葉の病変部に点状の増強効果を認める（▶）．

疾患解説

1．疾患概念

　口腔粘膜のアフタ性潰瘍，結節性紅斑様皮疹，ブドウ膜炎，陰部潰瘍を4大症状とする全身性の難治性疾患である．急性の炎症が増悪と寛解をくり返しつつ遷延した経過をとる．従来男性に多いとされてきたが，最近の調査では性差は少ない．ただし，男性の方が重症化しやすく，神経病変の頻度も高い．男女とも20〜40歳に多い．

症例5　神経Behçet病（40歳代男性）

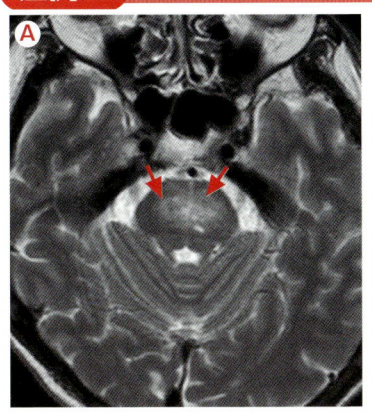

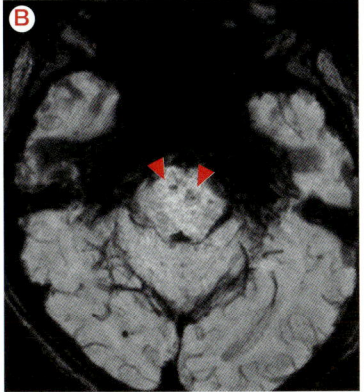

Ⓐ T2強調像　Ⓑ磁化率強調像

右半身筋力低下，構音障害を認める．

Ⓐ 橋底部に境界不明瞭な淡い高信号域を認める（→）．

Ⓑ 病変内に点状の低信号がみられ，微小出血と考えられる（▶）．

症例6　神経Behçet病（50歳代男性）

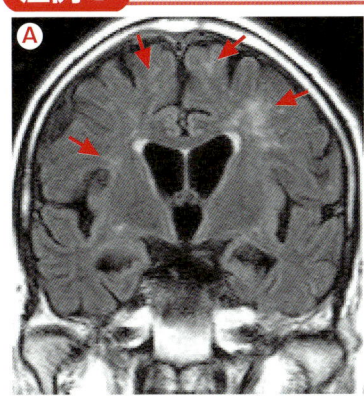

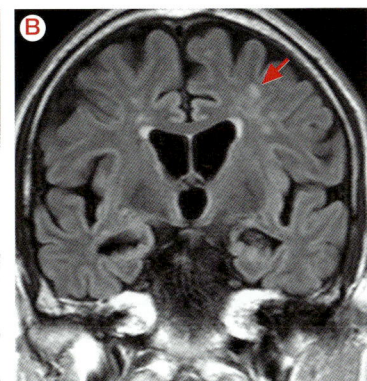

Ⓐ FLAIR冠状断像
Ⓑ FLAIR冠状断像（治療4年後）

咽頭痛，発熱で発症．前医で髄膜炎として治療されていた．

Ⓐ 両側大脳白質に斑状の高信号域が多発する（→）．

Ⓑ 治療後には白質の高信号域が縮小している（特に左前頭葉）（→）．

　Behçet病の約10％で中枢神経病変を伴う．比較的急性に発症し，発熱・頭痛などの髄膜炎様症状を伴うことも多い．くり返す無菌性髄膜炎の原因としても重要である．初発症状としては構音障害・精神症状・歩行障害が多く，次いで運動麻痺・複視・排尿障害などがみられる．血液検査では，白血球・CRPの上昇，髄液検査では細胞数・蛋白の増加を示す．病理組織では，小血管周囲（小静脈＞小動脈）を中心とした炎症細胞浸潤（血管周囲炎）を認める．

2．典型的画像所見

　CTでは病変は低吸収域として認められるが，MRIの方が評価に優れる．

　脳幹から基底核・視床・内包にかけて，あるいはその一部に病変を認めるのが典型的である（症例1～5）．両側性のこともあるが非対称性である．大脳白質・脊髄の病変もみられる．大脳白質病変は傍側脳室よりも皮質下に多い（症例3，4，6）．

　病変部はT2強調像・FLAIR像で高信号域として認められ，しばしばmass effectを伴う．急性期には造影T1強調像で異常増強効果を示すことが多く（症例1，2，4），経過とともに消退する．急性期病変は拡散強調像で軽度高信号を示すことがあるが，ADCは上昇している．一部の例では病変内に微小出血を認め，静脈性の機序が示唆される．出血の検出にはT2*強調像や磁化率強調像が優れる（症例5）．

　慢性期には脳幹や小脳の萎縮を生じ（症例1），前述のような異常信号域が目立たない場合は脊髄小脳変性症に類似することもあるので注意が必要である．

3．鑑別疾患

多発性硬化症（鑑別1）（p.238第4章1）：症状や経過が類似する．やや女性に多く，大脳白質病変が傍側脳室に好発することが鑑別点である．脳幹病変は第4脳室近傍に多く，病変は小さい．

鑑別1　多発性硬化症（60歳代男性）

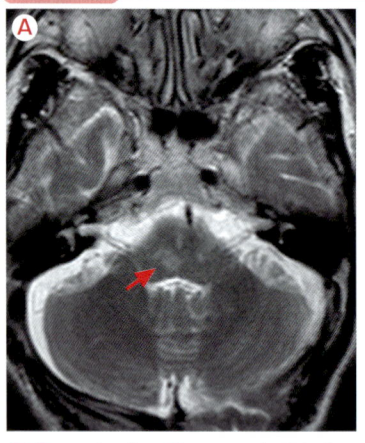

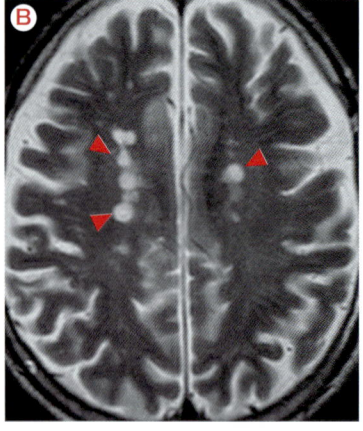

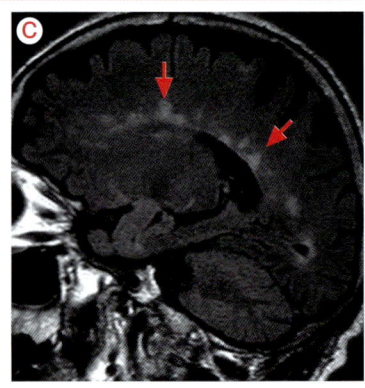

ⒶⒷT2強調像　ⒸFLAIR矢状断像

構音障害・歩行障害・嚥下障害が緩徐に進行．
Ⓐ橋延髄移行部の右側に高信号域を認める（→）．
Ⓑ両側の傍側脳室に高信号域が多発している（▶）．
Ⓒ傍側脳室の高信号域は脳室に直交する形態を示し（→），いわゆるDawson's fingersの所見である．

鑑別2　急性期脳幹梗塞（60歳代男性）

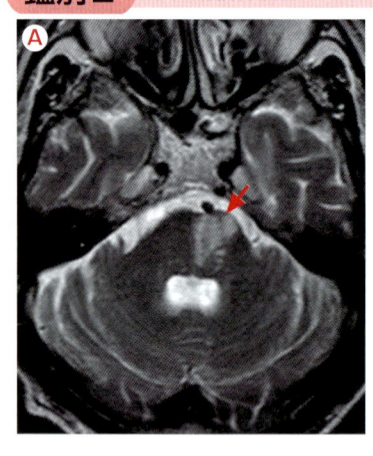

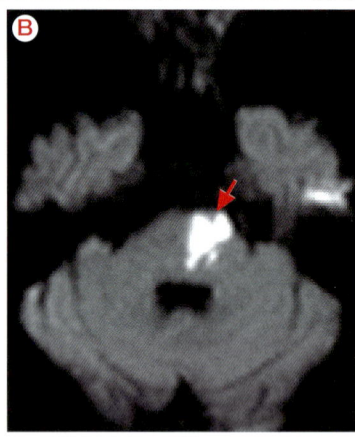

ⒶT2強調像　Ⓑ拡散強調像

突然の右上下肢麻痺で発症．1週間後のMRI．
Ⓐ橋の左側に高信号域を認める（→）．
Ⓑ病変は明瞭な高信号を示しており（→），形状や局在から傍正中動脈領域の急性期脳梗塞と考えられる．

他の血管炎：膠原病，特に全身性エリテマトーデス（SLE）で類似した臨床症状・白質病変がみられる．SLEでは脳幹病変は少ない．

脳腫瘍：mass effectや増強効果がみられる場合は，神経膠腫・リンパ腫などとの鑑別が問題となる．脳幹神経膠腫は小児に多い．

脳梗塞（鑑別2）(p.16第1章1)：動脈支配に一致し，急性期には拡散強調像で著明な高信号，ADC低下を示す．

硬膜動静脈瘻（p.68第1章11）：小脳テント付近の動静脈瘻により，脳幹に静脈性浮腫を生じることがある．T2強調像で拡張したflow void，MRAで静脈の描出を認める．

＜参考文献＞
1) Koçer, N., et al. : CNS involvement in neuro-Behçet syndrome : an MR study. AJNR, 20 : 1015-1024, 1999
2) Akman-Demir, G., et al. : Cranial MRI in Behçet's disease : 134 examinations of 98 patients. Neuroradiology, 45 : 851-859, 2003

第3章 感染症・炎症

9 全身性エリテマトーデスに伴う中枢神経障害
CNS lupus

大原有紗, 藤川 章

症例1　虚血性病変（抗リン脂質抗体症候群合併例）（50歳代女性）

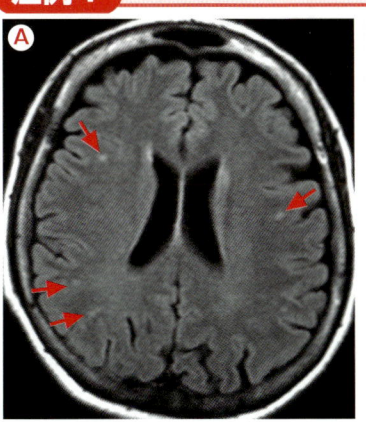

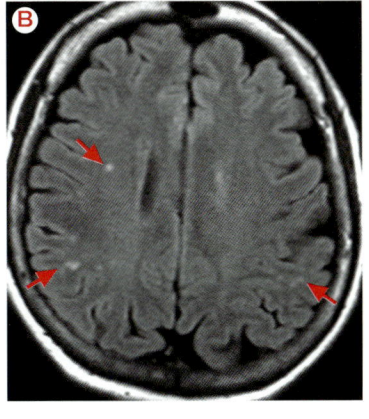

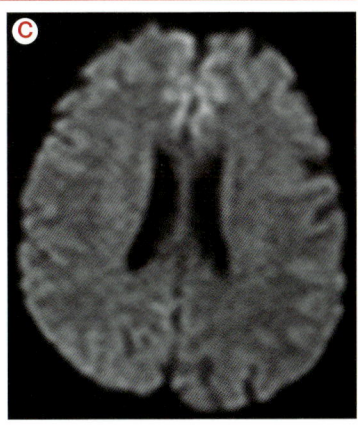

ⒶⒷFLAIR像　Ⓒ拡散強調像

ループス腎炎で加療中，脳血管障害のスクリーニング目的で頭部MRIが撮像された．
Ⓐ両側前頭頭頂葉白質に小さなT2延長域を認める（→）．
ⒷⒶよりやや頭側．右前頭葉，両側頭頂葉白質に小さなT2延長域を認める（→）．
Ⓒ異常信号を認めない．

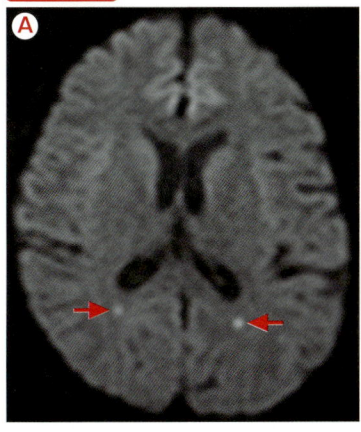

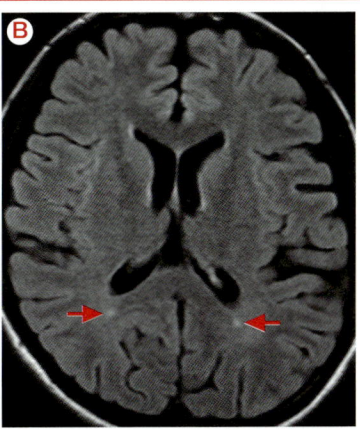

症例2　可逆性病変（血管炎に起因する局所的な炎症性変化）（30歳代女性）

（次頁へつづく）

Ⓐ拡散強調像　ⒷFLAIR像　Ⓒ拡散強調像（20日後）　ⒹFLAIR像（20日後）

SLEと診断されている．感音性難聴精査目的の頭部MRI検査で異常を指摘された．内耳に異常所見なし（非提示）．
Ⓐ両側頭頂葉深部白質に点状の高信号域を認める（→）．
ⒷⒶの点状高信号域に一致して高信号域を認める（→）．
Ⓒ上述の異常信号域は消退している．
ⒹⒸと同様に異常信号域は消退している．

(前頁のつづき)

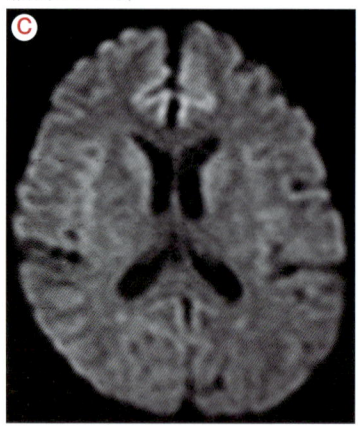

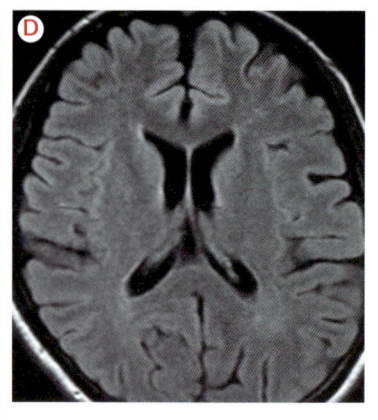

症例3　posterior reversible encephalopathy syndrome（PRES）（40歳代女性）

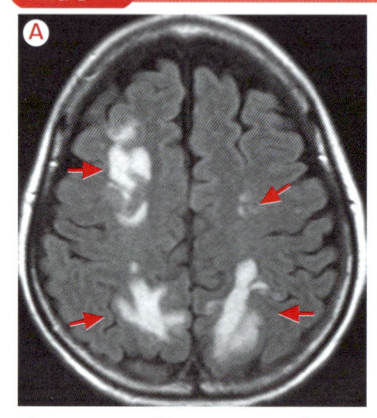

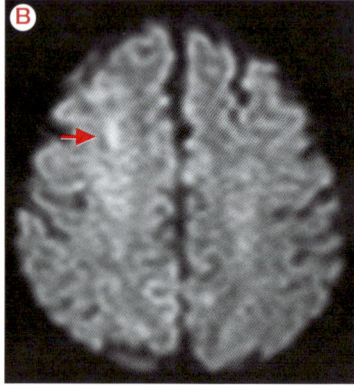

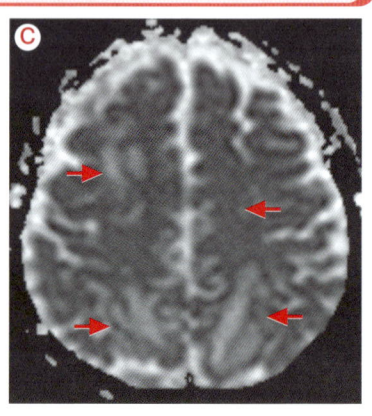

ⒶFLAIR像　Ⓑ拡散強調像　ⒸADCマップ

SLEで入院加療中，突然の痙攣と意識障害で発症．

Ⓐ両側頭頂葉，右前頭葉皮質下白質に斑状，点状の高信号域を認める（→）．
Ⓑ右前頭葉がわずかに高信号である（▶）．
ⒸFLAIR像の斑状高信号域に一致して高信号（拡散上昇）を認める（→）．

症例4　脳内出血（50歳代女性）

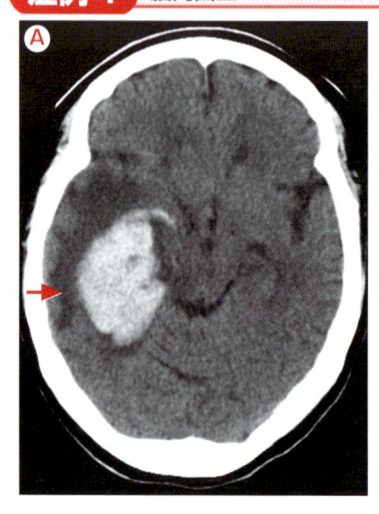

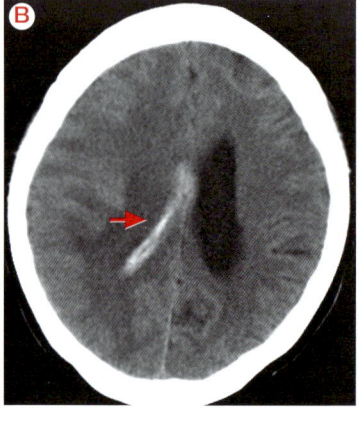

ⒶⒷ単純CT

SLEで外来治療中，頭痛，嘔吐で発症．

Ⓐ右側頭葉深部に周囲の浮腫性変化を伴う大きな血腫がある（→）．
ⒷⒶよりやや頭頂側．右側脳室内への出血穿破がある（→）．

症例5　陳旧性梗塞に合併した出血（40歳代女性）

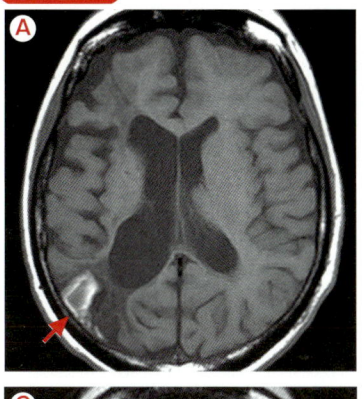

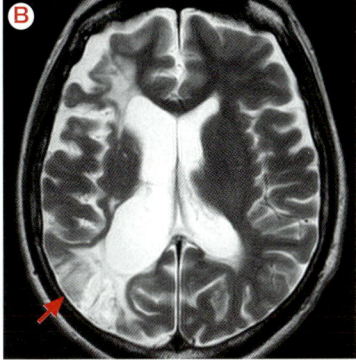

Ⓐ T1強調像　Ⓑ T2強調像
Ⓒ FLAIR像　Ⓓ MRA（MIP像）

Ⓐ〜Ⓒ 右側頭後頭部に陳旧性梗塞巣を認め，その一部に出血（➡）を合併している．右半球に全体的な軽度の萎縮がある．

Ⓓ 右中大脳動脈外側から上方にかけて出血を反映する高信号（➡）がある．右中大脳動脈は対側に比し血管内腔の広狭不整（▶）が目立ち，SLEによる慢性炎症の存在が示唆される．

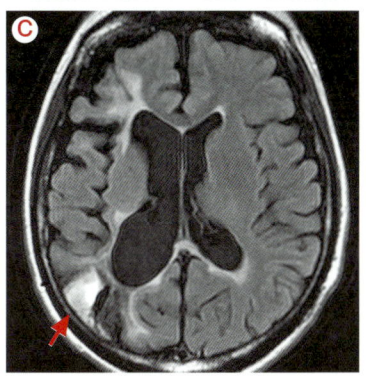

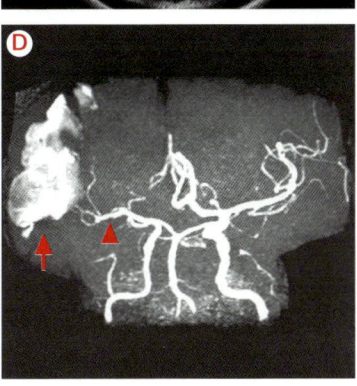

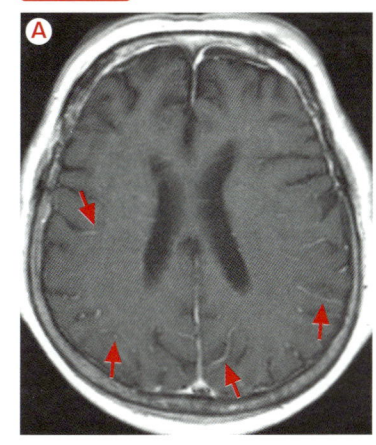

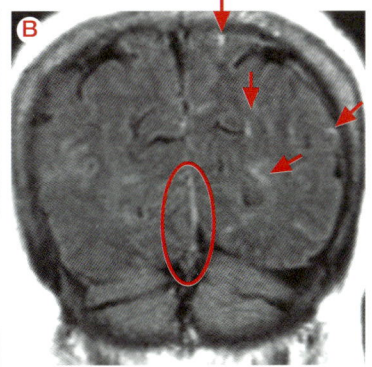

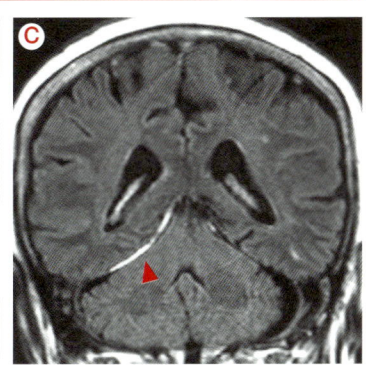

症例6　無菌性髄膜炎（肥厚性硬膜炎の合併あり）（70歳代女性）

Ⓐ 造影T1強調像　ⒷⒸ 造影FLAIR冠状断像

左内側縦束（MLF）症候群で入院後意識障害出現．CRP上昇あり．精査でSLEと診断された．

Ⓐ 両側頭頂葉，前頭葉の脳溝内に増強効果（➡）を認める〔両側前頭側頭部硬膜の軽度肥厚は両側中大脳動脈瘤に対するクリッピング後変化〕．

Ⓑ 脳溝の増強効果（➡）はより明瞭に確認できる．大脳鎌の限局性肥厚と増強効果（〇）は肥厚性硬膜炎の所見と考える．

Ⓒ Ⓑより前方．小脳テント右側の肥厚および増強効果（▶）を認める．

症例7　肥厚性硬膜炎（70歳代男性）

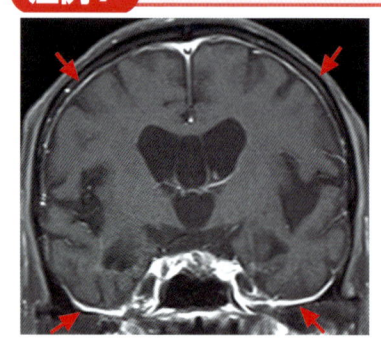

脂肪抑制造影T1強調冠状断像

発熱，活動性低下，意識障害で入院後SLEと診断された．

びまん性の硬膜肥厚を認める（→）．

疾患解説

1. 疾患概念

全身性エリテマトーデス（SLE）は全身の多臓器を侵す自己免疫性慢性炎症性疾患である．SLEの代表的な症状として発熱，倦怠感，腎機能障害，頬部蝶形紅斑が知られている．あらゆる年代で発症しうるが**若年成人に発症のピーク**がある．**女性に多く**生殖可能年齢において男女比は約1：5である．

SLE患者で起こる神経精神症状は精神症状，中枢神経障害，末梢神経障害と多種多様でこれらは総称して**精神神経性SLE（NPSLE）**と呼ばれている．NPSLEにはSLEの病態そのものに起因する**一次性NPSLE**と使用薬剤や合併症が原因と思われる**二次性NPSLE**があり，その診断や治療に難渋することがある．中枢神経障害の症状には頭痛，痙攣，脳血管障害，異常運動，急性錯乱状態，気分障害，認知機能障害などがある．

一次性NPSLEの本態は主に免疫複合体物質の沈着に起因する血管炎とそれによる循環障害と考えられているが，加えてSLEの活動性炎症が神経細胞機能そのものを障害するという考えもある．さらに**SLEの約20～30％**で脳血管障害や認知機能障害の危険因子である**抗リン脂質抗体症候群（APS）を合併**することが知られており，その病態は複雑である．

NPSLEはSLEに神経障害（中枢性，末梢性）・精神障害を伴う病態，CNSループスはそのうち末梢神経障害を伴わない病態とされるが，これら用語の使い分けは必ずしも厳密ではない．CNSループスの局所病変は循環障害が主体で，脳主幹動脈の穿通枝から毛細血管が障害の主座であることが多い．**皮質下から深部白質の小さな虚血性病変はNPSLEの半数以上で認められ**，中枢神経症状のないSLE患者でも9～40％にみられる．血管炎によるCNSループスの局所病変で認められる所見はSLEの活動性と関連して比較的短期間で変化するが，時に**脳内出血**や**くも膜下出血**を引き起こす．そのほかに画像所見として捉えられる病変として**posterior reversible encephalopathy syndrome（PRES）**（背景因子としてSLE活動期，高血圧，急性腎不全などが考えられる），**無菌性髄膜炎**，**肥厚性硬膜炎**などがある．

CNSループスはSLEのなかでも重症型として扱われ，機能的予後あるいは生命予後に大きくかかわる．治療を開始するにあたってはCNSループス以外の鑑別疾患の除外，症状とSLEの活動性との関連性，病態の優位性は脳血管障害なのか炎症活動なのか，を考慮して使用薬剤が異なることを知っておくことは重要である．

2. 典型的画像所見

虚血性病変（症例1）：T2強調像やFLAIR像で皮質下から深部白質に小さな高信号域がみられる．動脈支配域には一致しない．前頭葉や頭頂葉に多いとする報告がある．急性期には細胞障害性浮腫を反映して拡散強調像で高信号（ADCマップは低信号）を示す．病変が皮質まで及び，明らかな梗塞巣となることもある．

可逆性病変（血管炎に起因する局所的な炎症性変化）（症例2）：虚血性病変と同様の局在を示し，血管性浮腫（拡散強調像で低～軽度高信号，ADCマップは高信号を示す）を反映している．虚血巣（拡散強調像で高信号，ADCマップは低信号）が混在していることがある．

PRES（症例3）：T2強調像やFLAIR像で後頭葉，頭頂葉の皮質，皮質下白質に比較的対称性の高信

号域を認める．血管性浮腫を反映してADCマップは高信号，拡散強調像は低～軽度高信号を示す．基底核，視床，脳幹，小脳病変もみられる．

脳内出血（症例4, 5）：血管障害が背景にあるため，被殻，視床などの高血圧性脳内出血の好発部位以外にもみられる．若年者で既往に外傷や凝固異常のない脳内出血はNPSLEが原因である可能性を考慮する．

無菌性髄膜炎（症例6）：くも膜下腔や軟膜主体に髄膜の異常増強効果を認め，細菌性髄膜炎に似た像を示す．特に造影FLAIR像は脳表髄膜の異常増強効果に鋭敏であり診断に有用である．

肥厚性硬膜炎（症例7）：頭蓋底，大脳鎌，小脳テントを主体とする局所性，あるいはびまん性の硬膜肥厚がみられる．T2強調像で低信号を示し，造影後は強い増強効果を呈する．

石灰化（非提示）：基底核，半卵円中心，小脳に両側性の石灰化を生ずる．陳旧化病変が孤発性に石灰化することもある．

3．鑑別疾患

抗リン脂質抗体症候群：動静脈に血栓症を起こす．動脈の血栓では脳梗塞をきたし，塞栓性と思われる複数動脈支配域の分布を示す．静脈の血栓では静脈洞血栓症がみられ，この場合MR venographyが診断に有用である．

多発性硬化症（p.238第4章1）：白質に多発するT2延長域がみられるが，側脳室周囲白質に好発する．側脳室壁から垂直方向に伸びる病変はovoid lesionと呼ばれる．脳梁の病変もみられる．

Behçet病（p.211第3章8），Sjögren症候群，Churg-Strauss症候群，中枢神経限局性血管炎：画像のみからの鑑別は困難であり，臨床情報との対比が重要である．Behçet病では口腔内や外陰部潰瘍，ぶどう膜炎の存在，脳幹・視床のT2延長域病変が，Sjögren症候群は口腔や眼の乾燥，視神経病変の合併が，Churg-Strauss症候群は気管支喘息や好酸球増多症が，中枢神経限局性血管炎は40歳以上の男性に多く繰り返す脳梗塞があることが鑑別の一助となりうる．

虚血性変化：SLEの好発年齢より高年齢である中年以降にみられ，背景に高血圧，糖尿病，動脈硬化があると所見が目立つ傾向にある．T2延長域が脳室周囲白質にびまん性にみられるのが特徴的である．

＜参考文献＞

1) Nesbit, G. M. : p I (4) Systemic lupus erythematosus.「Diagnostic imaging brain, second edition」（Osborn, A. G., et al., ed）. amirsys, pp.64-67, 2010
2) 土屋一洋：8．CNSループスの画像診断．日獨医報，53：390-398，2008
3) 前田正幸：全身性エリテマトーデス．「決定版 頭部画像診断パーフェクト」（土屋一洋 ほか／編）．pp.304-305，羊土社，2011
4) Goh, Y. P., et al. : Imaging of lupus erythematosus. Part I : CNS, cardiovascular, and thoracic manifestations. Clin Radiol, 68 : 181-191, 2013

第3章 感染症・炎症

10 リンパ球性下垂体炎
lymphocytic hypophysitis

坂本敦子, 佐藤典子

症例1　リンパ球性下垂体炎（30歳代男性）

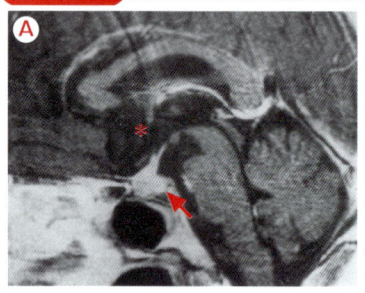

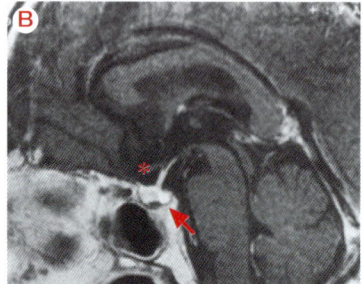

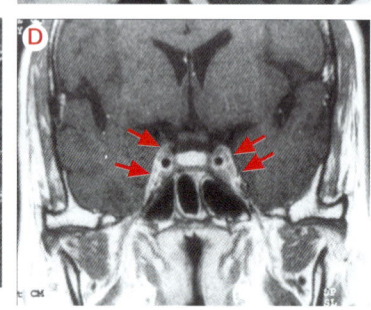

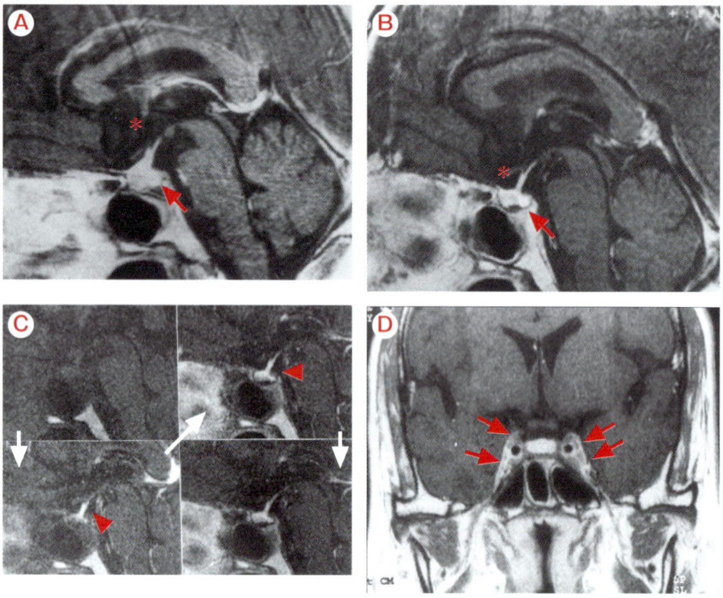

ⒶⒷ造影T1強調矢状断像
Ⓒダイナミック造影T1強調冠状断像
（左上：造影前，左下：30秒後，右上：60秒後，右下：90秒後）
Ⓓ造影T1強調冠状断像
（Ⓑ〜Ⓓは9カ月後）

汎下垂体機能低下と尿崩症にて発症．
Ⓐ下垂体（→）と下垂体柄（＊）が腫大し，増強されている．
Ⓑ下垂体（→）と下垂体柄（＊）の腫大は改善している．
Ⓒ造影早期の下垂体後葉（▶）の増強効果が消失している．下垂体の造影の遅延を認める
Ⓓ海綿静脈洞の増強効果が乏しく，網目状に増強（▶）されている．

症例2　リンパ球性下垂体炎（50歳代男性）

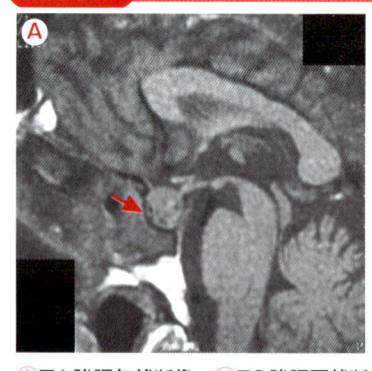

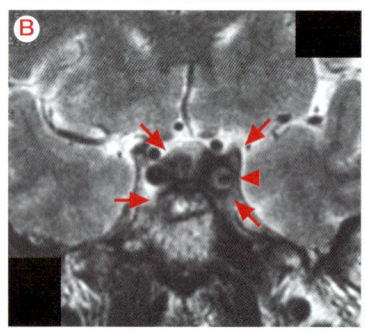

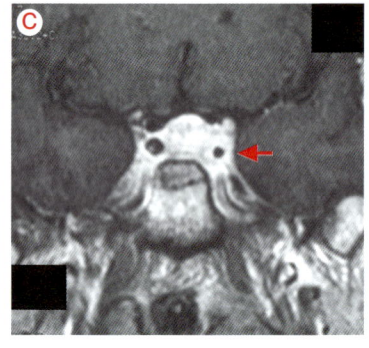

ⒶT1強調矢状断像　ⒷT2強調冠状断像　Ⓒ造影T1強調冠状断像

性機能障害にて受診．黄体形成ホルモン（LH）の低下を認めた．
Ⓐ下垂体（→）が腫大している．下垂体柄の腫大はない．
Ⓑ腫大した下垂体はまだらに信号が低下して，左海綿静脈洞に低信号域が広がっており（T2 dark sign，→で囲んだ部分），左内頸動脈（▶）は狭窄している．
Ⓒ腫大した下垂体と両側の海綿静脈洞が強く増強され，左内頸動脈（→）が狭小化している．

症例3　リンパ球性下垂体炎（70歳代男性）(東京大学医学部附属病院症例：東京大学/東京都立神経病院　中田安浩先生のご厚意による)

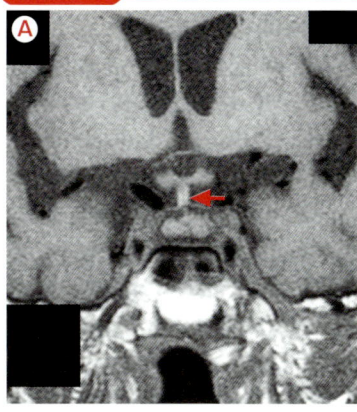

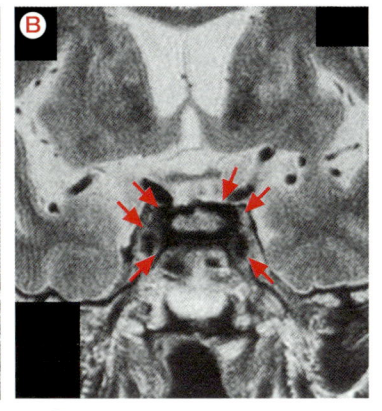

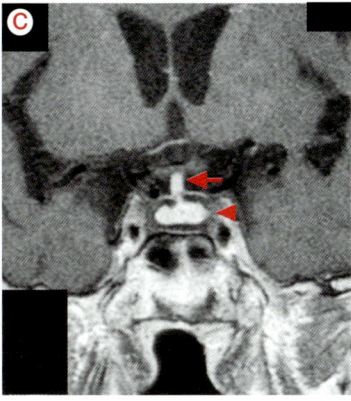

ⒶT1強調冠状断像　ⒷT2強調冠状断像　Ⓒ造影T1強調冠状断像

8年来の全身倦怠感あり．リンパ球性下垂体炎として経過観察され，ホルモン補充療法を受けている．汎下垂体機能低下と尿崩症あり．

Ⓐ下垂体柄が腫大して，高信号を呈している（➡）．下垂体の腫大はないが，下垂体周囲に低信号域を認める．
Ⓑ下垂体周囲に低信号域があり，海綿静脈洞部に及んでいる（T2 dark sign，➡で囲んだ部分）．
Ⓒ下垂体（▶）と腫大した下垂体柄（➡）は強く均一に造影される．下垂体周囲の低信号域と海綿静脈洞内側の増強効果は乏しい．

症例4　リンパ球性神経下垂体炎（40歳代男性）

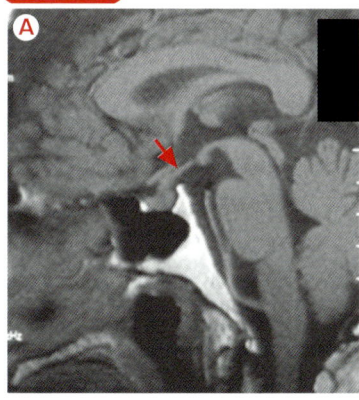

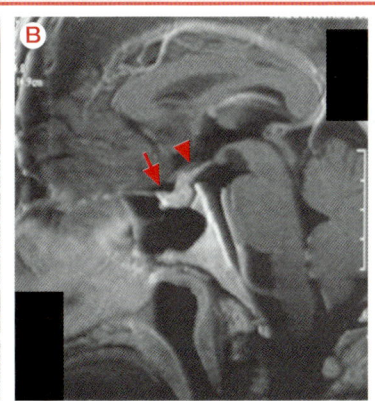

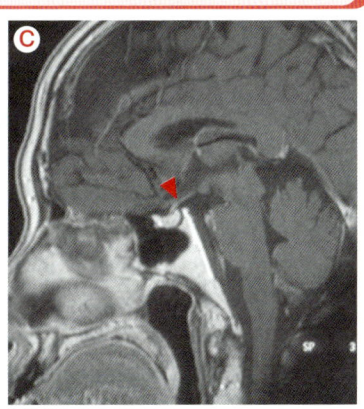

ⒶT1強調矢状断像　Ⓑ造影T1強調矢状断像　Ⓒ造影T1強調矢状断像（Ⓐの1年後）

特発性尿崩症として経過観察されていた．下垂体前葉の機能障害はない．橋本病と自己免疫性膵炎の既往あり．

Ⓐ下垂体柄（➡）が腫大している．下垂体の腫大はない．後葉の高信号が消失している．
Ⓑ下垂体（➡）と下垂体柄（▶）が均一に増強される．
Ⓒ下垂体柄（▶）の腫大は消失している．

疾患解説

1．疾患概念

　リンパ球性下垂体炎は，下垂体炎の組織学的分類の一型で，非特異的なリンパ球浸潤を主体とする非感染性下垂体炎である．下垂体炎中，最も多い．侵される部位により，腺下垂体を主体とするlymphocytic adenohypophysitis，神経下垂体を主体とするlymphocytic infundibuloneurohypophysitis，腺・神経下垂体いずれも病変がみられるlymphocytic panhypophysitisに分けられる．下垂体機能低下を生じやすい．妊婦や産褥期の報告が知られているが，性別，年齢によらない．自己免疫性疾患（橋本病，Sjögren症候群，関節リウマチ，自己免疫性膵炎，1型糖尿病，Addison病など）との合併が多い．ステロイド治療を行うが，自然退縮も多い．

2．典型的画像所見（症例1～4）

下垂体や下垂体柄の腫大を認める．病変範囲は下垂体とその周囲に限局する．比較的均一に強く増強される．海綿静脈洞などの周囲組織にT2強調像で著明な低信号域（**T2 dark sign**）を認めることがあり，炎症細胞の浸潤による周囲組織の線維化を反映していると思われる．内頸動脈周囲への浸潤により動脈径が狭小化することがある．

3．鑑別疾患

そのほかの下垂体炎：下垂体炎の病理学的な分類には，リンパ球性下垂体炎以外に肉芽腫性下垂体炎，黄色腫性下垂体炎，壊死性下垂体炎，IgG4産生形質細胞性下垂体炎，混合型下垂体炎などがあるが，いずれも画像所見が類似し，鑑別が困難である．治療はどのタイプに対してもステロイドが投与されることが多い．

下垂体腺腫（p.144第2章17）：リンパ球性下垂体炎と比較し下垂体機能低下の頻度が低い．下垂体後葉の高信号消失はリンパ球性下垂体炎より少ない．下垂体柄は腫大しない．増強効果は不均一で，正常下垂体より弱い傾向がある．リンパ球性下垂体炎でみられるような周囲のT2 dark signは認められず，鑑別点になる．

サルコイドーシス（p.206第3章7）：全身性疾患で，頭蓋外にも病変を形成することが多い．頭蓋内では，頭蓋底は好発部位で，病変が及べば下垂体や下垂体柄が腫大する．脳実質では硬膜・くも膜軟膜や血管周囲腔に沿った小結節，腫瘤を形成する．そのほかの下記の結核を含めた慢性肉芽腫性炎症性疾患とともにT2 dark signを認めることがある．

結核（p.202第3章6）：サルコイドーシスと同様に頭蓋底を侵しやすく，その際下垂体や下垂体柄が腫大する．リンパ球性下垂体炎と異なり，広範囲に広がることが多いが，病変が限局すれば，ほかの慢性肉芽腫性炎症性疾患とともに鑑別は困難である．髄膜炎や結核腫を生じた場合，髄膜の増強効果や，髄膜辺縁や脳実質内に小結節を認め，鑑別はより容易である．

悪性リンパ腫（p.168第2章22）：頭痛や脳神経障害を生じることが多い．病変が下垂体や下垂体柄に及べば，腫大を呈する．拡散強調像で灰白質より高信号を呈することが多い．均一に強く増強される．傍鞍部にT2強調像で低信号域を認める場合があり，下垂体に限局した場合は鑑別が困難となる．

＜参考文献＞

1) Sato, N., et al. : Hypophysitis : Endocrinologic and dynamic MR findings. AJNR, 19 : 439-444, 1998
2) Nakata, Y., et al. : Parasellar T2 dark sign on MR Imaging in patients with lymphocytic hypophysitis. AJNR, 31 : 1944-1950, 2010
3) Molitch, M. E., et al. : Lymphocytic hypophysitis. Horm Res, 68 : 145-150, 2007
4) Leporati, P., et al. : IgG4-related hypophysitis : A new addition to the hypophysitis spectrum. J Clin Endocrinol Metab, 96 : 1971-1980, 2011

第3章 感染症・炎症

11 Tolosa-Hunt 症候群
Tolosa-Hunt syndrome

海野俊之, 雫石 崇, 阿部 修

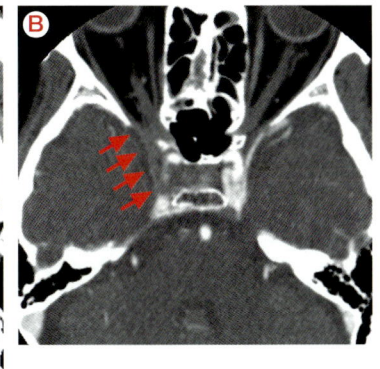

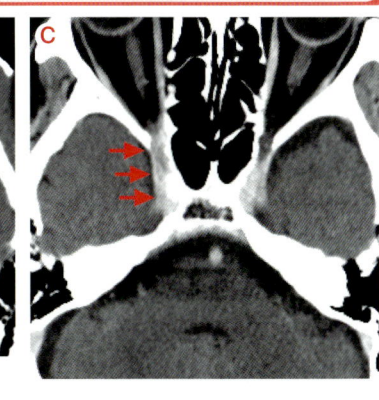

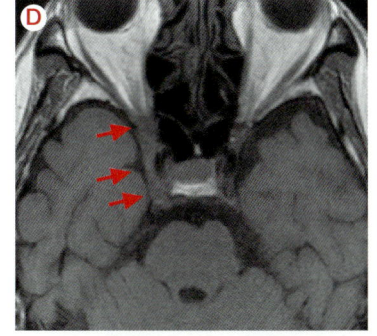

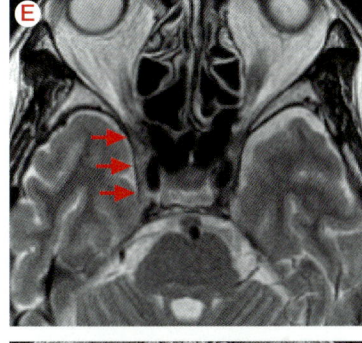

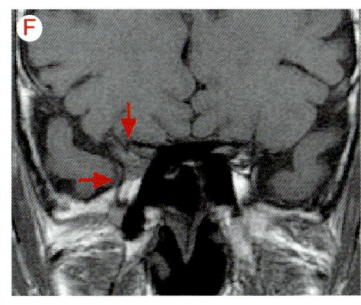

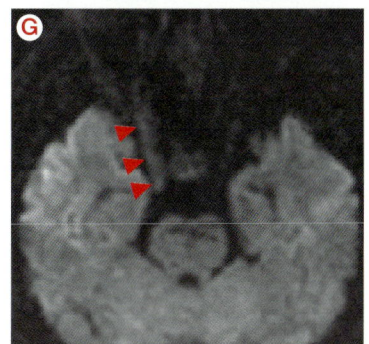

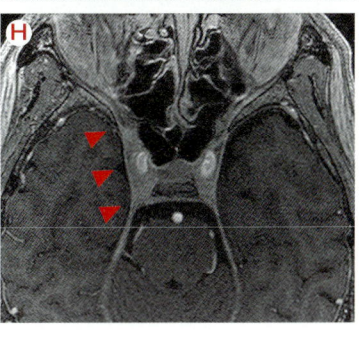

症例 1　Tolosa-Hunt 症候群（50 歳代男性）
（東京大学医学部附属病院症例）

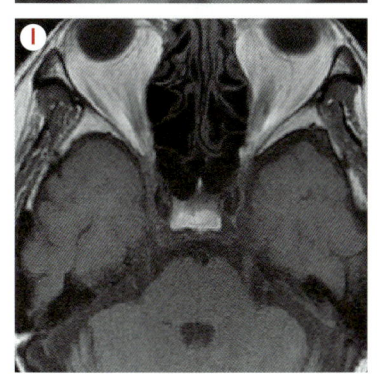

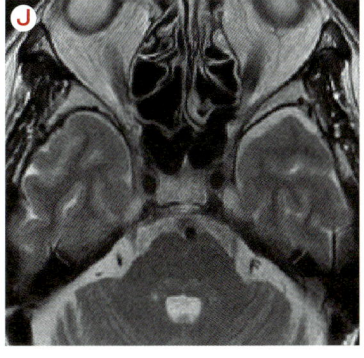

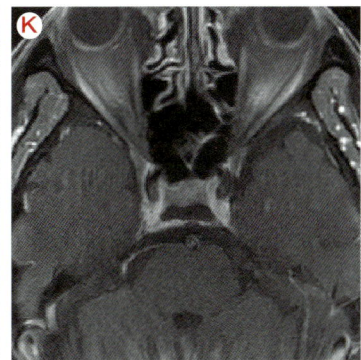

（次頁へつづく）

（前頁のつづき）
Ⓐ単純CT　Ⓑ造影CT（動脈相）　Ⓒ造影CT（2分後）　ⒹT1強調像　ⒺT2強調像　ⒻT1強調冠状断像
Ⓖ拡散強調像　Ⓗ造影T1強調像　ⒾT1強調像　ⒿT2強調像　Ⓚ脂肪抑制造影T1強調像
（Ⓐ～Ⓗ治療前，Ⓘ～Ⓚ治療3カ月後）

右眼痛，右動眼神経麻痺．

Ⓐ～Ⓒ右海綿静脈洞の腫大を認め（→），眼窩尖部にも一部軟部組織を認める．造影早期相（Ⓑ）では左側海綿静脈洞が増強されているのに対し，右側前方部分は増強されない．続いて撮影されたタイミング（Ⓒ）ではこの部位が漸増性に増強されているのがわかる．

Ⓓ～Ⓗ右海綿静脈洞の腫大がある．本症例ではT1強調像，T2強調像では周囲海綿静脈洞とのコントラストがつきにくく，造影後の撮影でもわかりにくい（Ⓓ～Ⓕ→）．拡散強調像では高信号を示している（Ⓖ▶）．眼窩尖部への進展はT1強調像（ⒹⒻ）や脂肪抑制造影T1強調像がわかりやすい（Ⓗ▶）．

Ⓘ～Ⓚ治療後症状はすみやかに改善．3カ月後のMRIで右海綿静脈洞～眼窩尖部の病変は縮小している．

症例2　Tolosa-Hunt症候群（20歳代男性） (東京大学医学部附属病院症例)

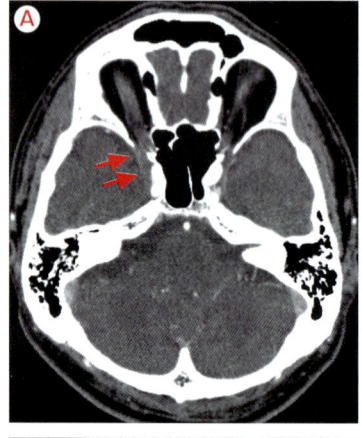

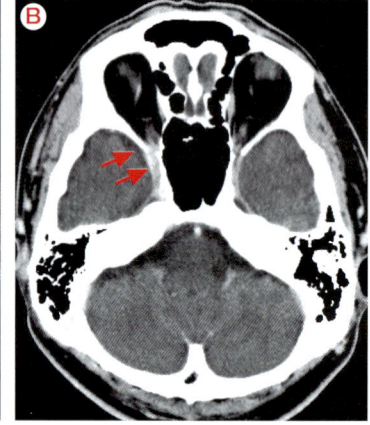

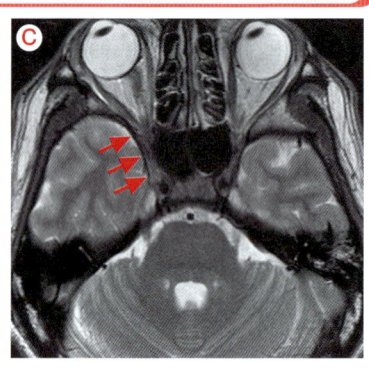

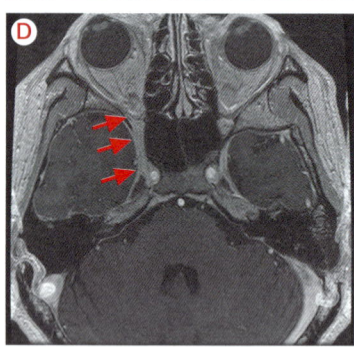

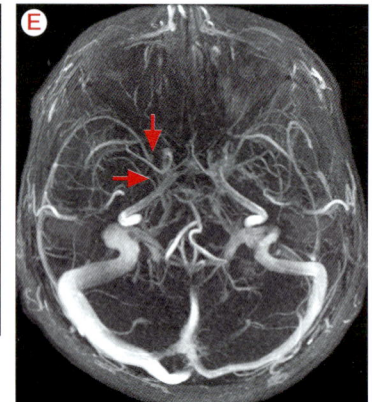

Ⓐ造影CT（動脈相）
Ⓑ造影CT（2分後）
ⒸT2強調像　ⒹT1強調像
ⒺMR DSA

2週間前からの右眼痛，複視，眼瞼下垂．

ⒶⒷ右海綿静脈洞～眼窩尖部に軟部組織がある（→）．本症例では造影早期相のタイミングが早く，海綿静脈洞は両側とも増強効果が不十分．

Ⓒ～Ⓔ右海綿静脈洞～眼窩尖部に軟部組織あり．MR DSAで海綿静脈洞右側前方の増強効果の遅延が指摘できる（→）．

疾患解説

1. 疾患概念

ステロイド治療が奏効する有痛性眼筋麻痺である．基本的には除外診断により診断を確定する（表の項目Eを参照）．組織学的には非特異的な肉芽腫性病変を呈する．眼痛に加えて，第Ⅲ，Ⅳ，Ⅵ脳神経症状を示す場合がある．

2. 典型的画像所見（症例1，2）

単純CTでは一側海綿静脈洞の腫大や眼窩尖部の軟部組織をとらえられる場合があるが，難しい場合が多い．造影後は早期相で相対的に増強不良な領域として描出される．

表 ● Tolosa-Hunt症候群の診断基準

A．	治療しなければ数週間にわたり持続する片側性眼窩痛が1回以上ある
B．	第Ⅲ，第Ⅳまたは第Ⅵ脳神経のうち1本以上の不全麻痺があるか，MRIおよび・または生検により肉芽腫の証拠が得られる
C．	不全麻痺は痛み発現と同時に発現するか，2週間以内に続発する
D．	痛みおよび不全麻痺は副腎皮質ホルモンにより適切に治療すれば，72時間以内に消失する
E．	適切な検査によりそのほかの原因（注1）を否定できる

注1：有痛性眼筋麻痺のそのほかの原因には，腫瘍，脈管炎，脳底髄膜炎，サルコイド，糖尿病，眼筋麻痺性片頭痛がある．
（文献1より引用）

鑑別1　海綿静脈洞血管腫（50歳代女性）　　　　　（東京大学医学部附属病院症例）

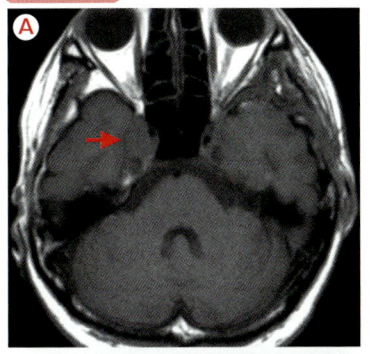

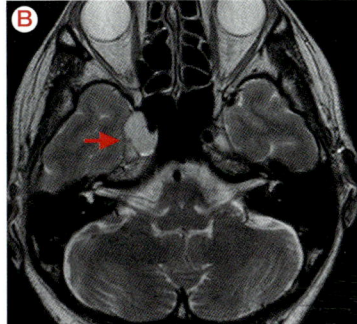

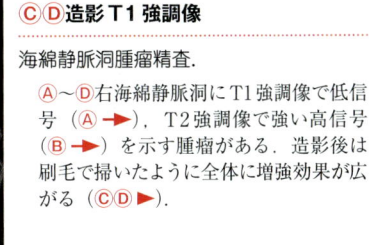

Ⓐ T1強調像　Ⓑ T2強調像
ⒸⒹ 造影T1強調像

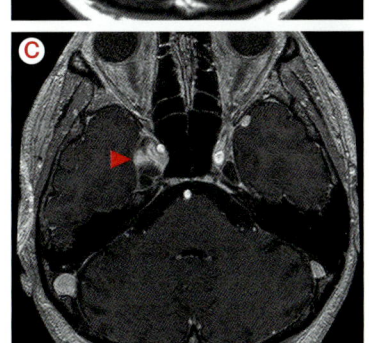

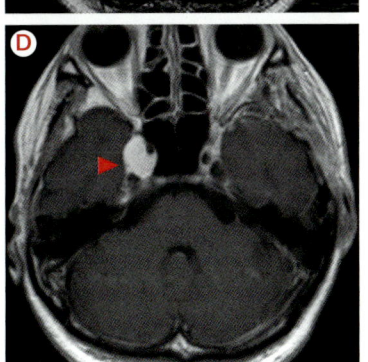

海綿静脈洞腫瘤精査．

Ⓐ～Ⓓ 右海綿静脈洞にT1強調像で低信号（Ⓐ➡），T2強調像で強い高信号（Ⓑ➡）を示す腫瘤がある．造影後は刷毛で掃いたように全体に増強効果が広がる（ⒸⒹ▶）．

　MRIでは一側海綿静脈洞前部〜眼窩尖部の軟部組織が指摘される．T1強調像で低信号，T2強調像で低〜高信号を示し，増強される．T2強調像の信号は炎症性変化が強い場合は高信号，線維化が強い場合は低信号と時期によりさまざまである．造影後はタイミングによっては静脈洞と同程度に増強されて指摘が難しい場合があり，ダイナミック造影が有用である．
　上眼窩裂〜眼窩尖部への浸潤，内頸動脈狭小化や海綿静脈洞〜上眼静脈血栓形成を伴う場合がある．

3．鑑別疾患

内頸動脈海綿静脈洞瘻（CCF），動脈瘤：MRAが有用である．
リンパ腫，サルコイドーシス：ステロイドで効果を認めるため，慎重な除外，経過観察が必要である．
類皮嚢腫/類上皮嚢腫（p.121 第2章12）：増強されない．
下垂体腺腫（p.144 第2章17），神経鞘腫，軟骨肉腫，髄膜腫，転移，炎症性偽腫瘍，真菌感染，結核，海綿状血管腫，多発血管炎性肉芽腫症（GPA），肥厚性硬膜炎（p.333 第6章4）：T2強調像の信号やダイナミック造影の増強パターンで鑑別するが，鑑別が難しい場合もある．

鑑別2 海綿静脈洞部リンパ腫（70歳代男性） （東京大学医学部附属病院症例）

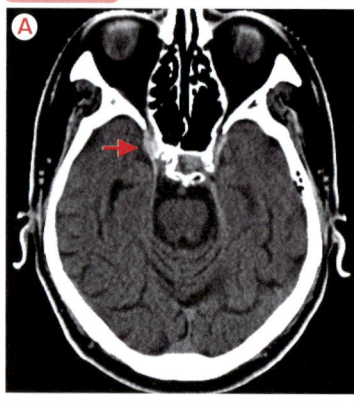

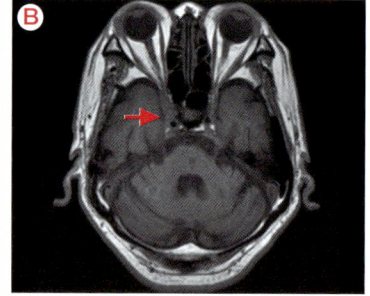

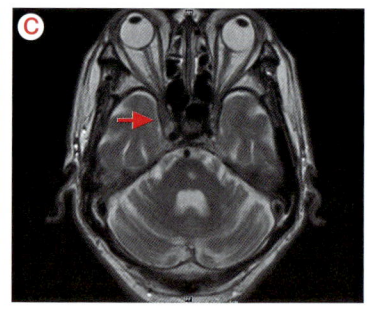

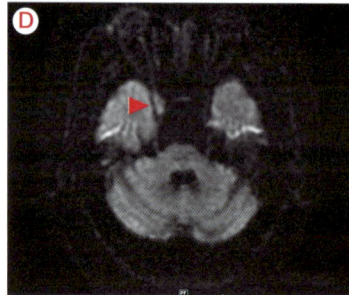

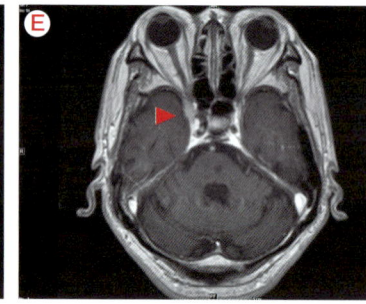

Ⓐ 単純CT　Ⓑ T1強調像
Ⓒ T2強調像　Ⓓ 拡散強調像
Ⓔ 造影T1強調像

後腹膜リンパ腫治療後，1週間前より複視，眼瞼下垂が徐々に進行．

Ⓐ海綿静脈洞右側前方部位に高吸収を示す軟部組織あり（→）．

Ⓑ～ⒹT1強調像で低信号（Ⓑ→），T2強調像で周囲海綿静脈洞より低信号（Ⓒ→），拡散強調像で高信号を示す（Ⓓ▶）．

Ⓔ造影後は軟部組織は均一に増強される（▶）．

＜参考文献＞

1) Headache Classification Subcommittee of the International Headache Society : The international classification of headache disorders : 2nd edition. Cephalalgia, 24（Suppl）1 : 9-160, 2004
2) Tang, Y., et al : The imaging of conditions affecting the cavernous sinus. Clin Radiol, 65 : 937-945, 2010

第3章 感染症・炎症

12 Creutzfeldt-Jakob 病
Creutzfeldt-Jakob disease : CJD

海野俊之，雫石 崇，阿部 修

症例1　孤発性 Creutzfeldt-Jakob 病（40歳代女性）
（東京大学医学部附属病院症例）

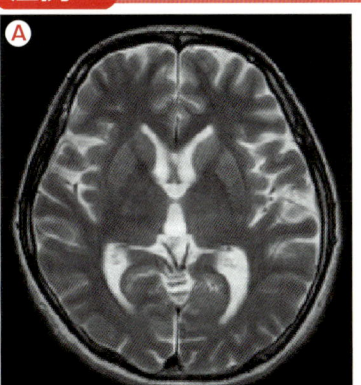

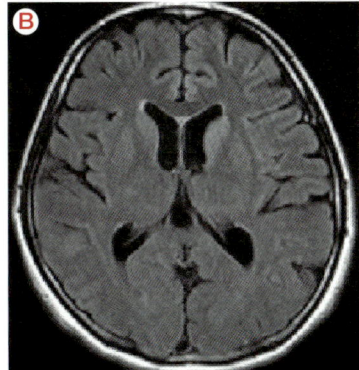

Ⓐ T2強調像　　Ⓑ FLAIR像
Ⓒ 拡散強調像
Ⓓ SPECT（^{123}I-IMP）

経過2カ月で急速に視力低下，失調，構音障害の進行．

Ⓐ～Ⓒ 左側優位に両側前頭葉皮質，基底核に FLAIR像，拡散強調像で高信号域を認める（Ⓒ➡）．

Ⓓ MRI での信号異常より広い範囲で血流低下を認める．perirolandic area など血流の保たれている領域は相対的に高血流に描出される．

（Ⓓは p.9 カラーアトラス参照）

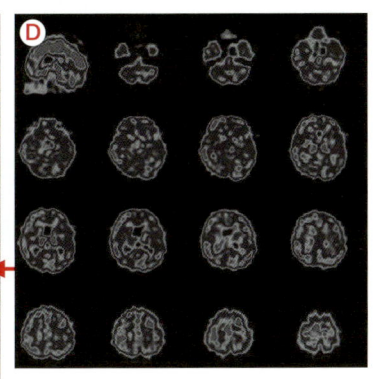

症例2　Heidenhain-variant Creutzfeldt-Jakob 病（70歳代男性）
（東京大学医学部附属病院症例）

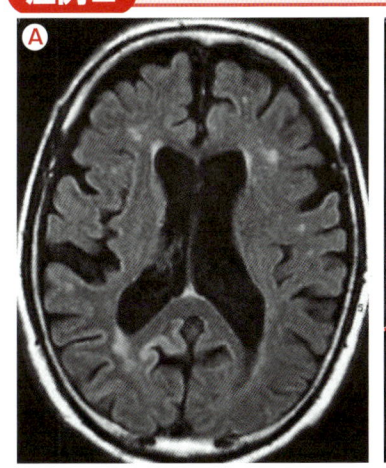

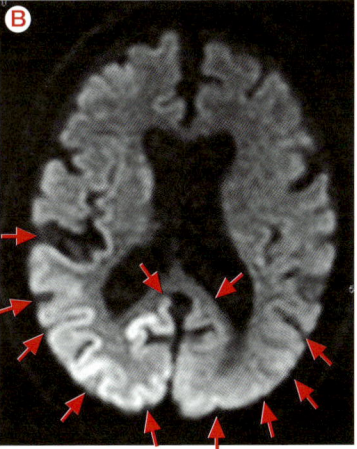

Ⓐ FLAIR像　　Ⓑ 拡散強調像

視覚障害にて発症．

ⒶⒷ 後頭葉皮質に FLAIR像，拡散強調像で高信号域を認める（Ⓑ➡）．

鑑別 1　低酸素脳症（20歳代男性）

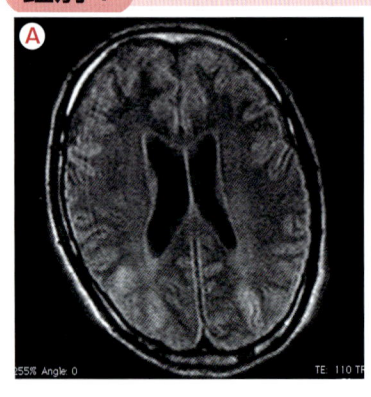

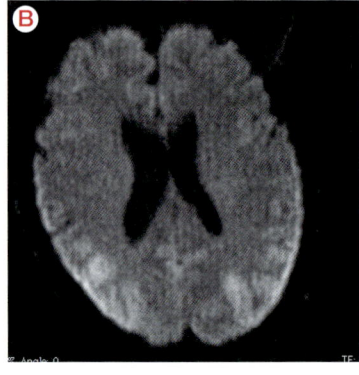

Ⓐ **FLAIR像**　Ⓑ **拡散強調像**

特発性心室細動にて心肺停止．低酸素脳症による四肢麻痺．

ⒶⒷ 両側大脳皮質に拡散強調像，FLAIR像で高信号域が多発している．

疾患解説

1．疾患概念

もともと体内に存在するプリオン蛋白が異常型となり中枢神経に蓄積する．有病率は100万に1人である．以下のサブタイプに分類される．

①**孤発型CJD**：古典型ともいわれ，日本のCJDの8割を占める．発症は50歳以上がほとんど．性格変化など非特異的な精神症状で発症し，週〜月単位で認知症状，ミオクローヌスが急速に出現，終末像では除皮質硬直に至り，通常6カ月以内に死亡する．脳波では周期性同期性放電（PSD）がみられる．後頭葉病変が主体で所見が軽微なHeidenhain-variantも含まれる．

②**家族性CJD**：プリオン蛋白遺伝子の変異を原因とする．発症年齢は古典型より若い．ミオクローヌス出現は稀で，PSDは示さない．多くはGerstmann-Straussler-Scheinker病（GSS）でGSSは小脳症状が特徴的である．平均5〜6年と長い経過を示す．

③**変異型CJD**：ウシ型プリオンの感染が疑われている．日本では稀である．経過が長い，PSDがみられないといった特徴がある．

④**医原性CJD**：CJD患者由来の硬膜，角膜移植，下垂体から抽出したホルモン製剤使用による．硬膜移植歴のあるCJDは日本で多い．

2．典型的画像所見（症例1, 2）

CTでは初期病変の検出は難しい．MRIでは早期から大脳皮質（前頭葉，側頭葉，帯状回，島回優位），基底核（尾状核，被殻＞淡蒼球），視床がT2強調像，FLAIR像，拡散強調像で高信号，ADCで低値を示す．MR spectroscopy（MRS）ではN-アセチルアスパラギン酸（NAA）/クレアチン（Cr）の低下がみられる．SPECT/FDG-PETでは集積低下を認める．

変異型CJDは視床の異常信号が目立ち，両側視床枕がFLAIR像高信号を示すpulvinar sign，両側視床枕＋背内側核が高信号を示すhockey-stick signが知られている．

3．鑑別疾患

臨床的に鑑別を有する疾患：Alzheimer型認知症，血管性認知症，Lewy小体型認知症などがある．拡散強調像などの特徴的な画像所見から鑑別可能である．

皮質病変の鑑別：急性期梗塞，MELAS（鑑別2），Leigh脳症などのミトコンドリア脳筋症，Wilson病，低血糖，低酸素，ヘルペス脳炎，脳炎/脳症，痙攣後脳症，PRES，血管炎，片麻痺性偏頭痛（鑑別3）などがある．年齢，検査所見や経過から鑑別する．CJDでは発熱はみられず，ミオクローヌスはみられるが痙攣重積は稀であること（ヘルペス脳炎や痙攣後脳症との鑑別），海馬病変は少ないこと（低酸素や低血糖との鑑別）などが鑑別に有用である．

基底核病変の鑑別：低酸素，低血糖，CO中毒，脳炎などがある．

鑑別2　MELAS（19歳女性）

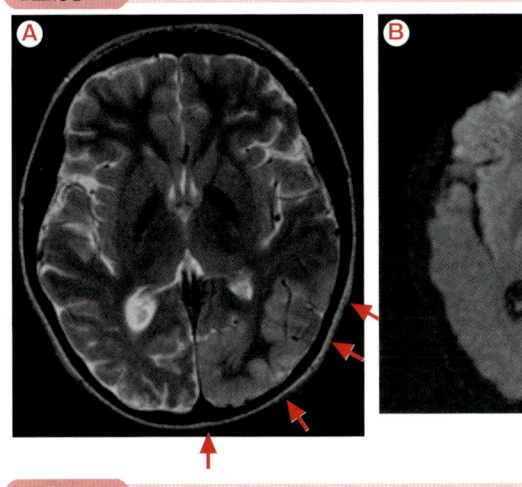

Ⓐ T2強調像　Ⓑ 拡散強調像

視野障害．

ⒶⒷ左側後頭葉に腫脹を伴うT2強調像／拡散強調像で高信号域を認める（→）．

鑑別3　片麻痺性偏頭痛（20歳代女性）

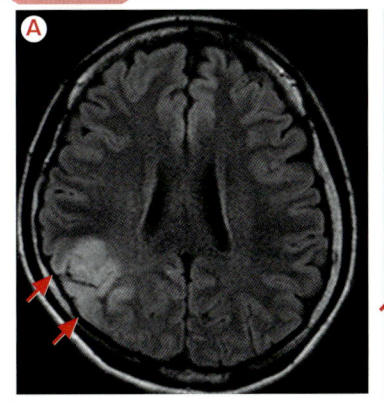

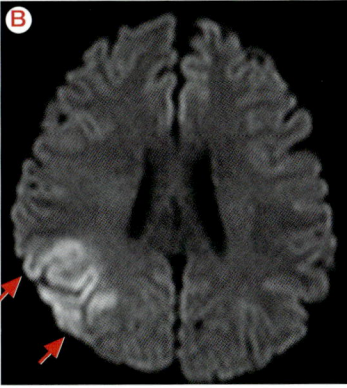

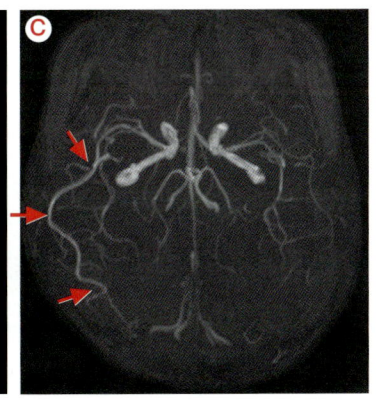

Ⓐ FLAIR像　Ⓑ 拡散強調像　Ⓒ MRA

偏頭痛の家族歴あり．偏頭痛後，左半身麻痺出現．
Ⓐ〜Ⓒ右側大脳皮質に拡散強調像，FLAIR像で高信号域を認める（ⒶⒷ→）．右中大脳動脈の頭頂枝の拡張を伴う（Ⓒ→）．

＜参考文献＞

1) 厚生労働省遅発性ウイルス感染調査研究班：クロイツフェルト・ヤコブ病診療マニュアル〔改訂版〕：http://www.nanbyou.or.jp/pdf/cjd_manual.pdf（2014年1月閲覧）
2) Ukisu, R., et al.: Diffusion-weighted MR imaging of early-stage Creutzfeldt Jakob disease: typical and atypical manifestations. Radiographics, 26 : S191-204, 2006

第3章 感染症・炎症

13 TORCH症候群
TORCH syndrome

海野俊之，雫石 崇，阿部 修

症例1　先天性風疹症候群（3歳男児） （東京大学医学部附属病院症例）

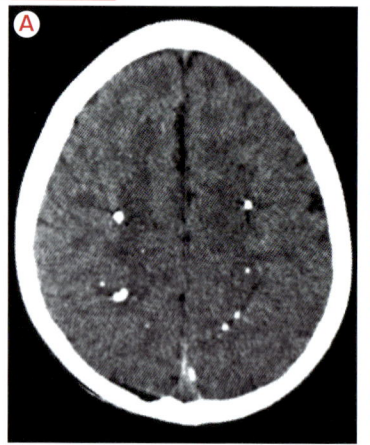

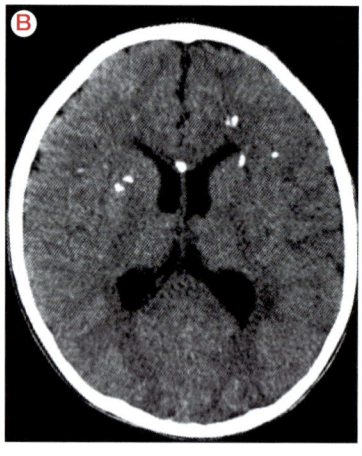

ⒶⒷ単純CT

心奇形，両側白内障あり．
ⒶⒷ基底核，大脳白質に石灰化が多発．脳室拡大を認める．

症例2　サイトメガロウイルス感染症（生後2週男児）

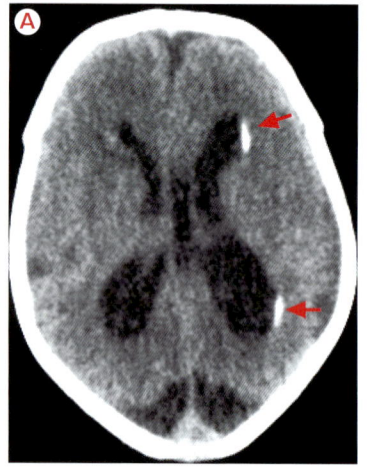

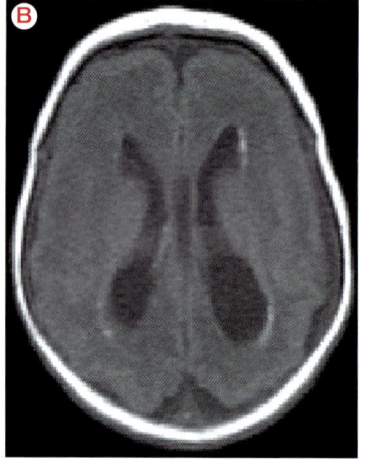

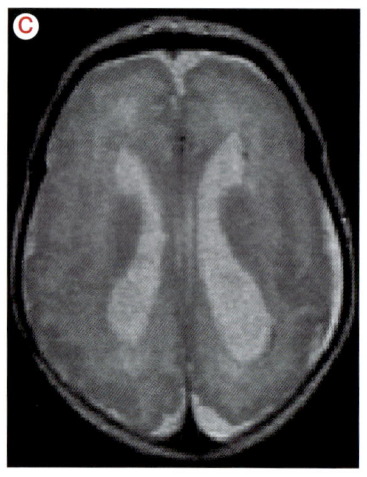

Ⓐ単純CT　ⒷT1強調像　ⒸT2強調像

36週1日目に出生．アプガー・スコア7/8．小頭症あり，超音波で脳室拡大指摘．
Ⓐ小頭症があり，脳室拡大，脳室周囲石灰化を伴っている（→）．
ⒷⒸ脳室は拡大し，脳室周囲大脳白質にT1強調像低信号，T2強調像高信号域を認める．広範な多小脳回を伴っている．

症例3　サイトメガロウイルス感染症（生後1カ月〜1年5カ月までの経過観察，女児）

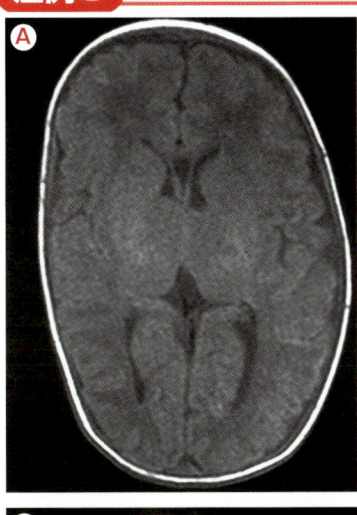

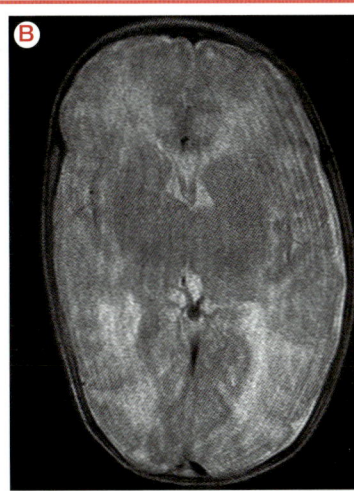

Ⓐ **T1強調像**　Ⓑ **T2強調像**
Ⓒ **T2強調像**　Ⓓ **FLAIR像**
（ⒶⒷ**生後1カ月**，ⒸⒹ**生後1年5カ月**）

妊婦健診で子宮内胎児発育遅延，小頭症を指摘され，35週，帝王切開で出生．抗体検査でCMV感染の診断．ごく軽度の運動発達遅滞がある．

ⒶⒷ異常を指摘しにくい．

ⒸⒹ大脳白質にT2強調像/FLAIR像異常高信号域が明瞭化（→）．

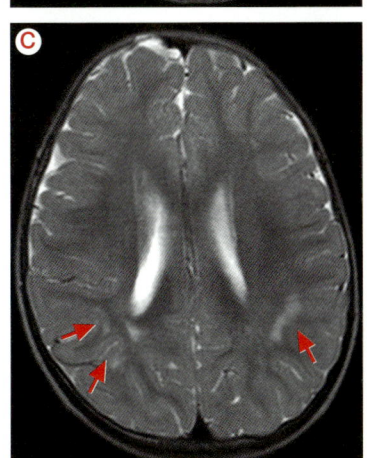

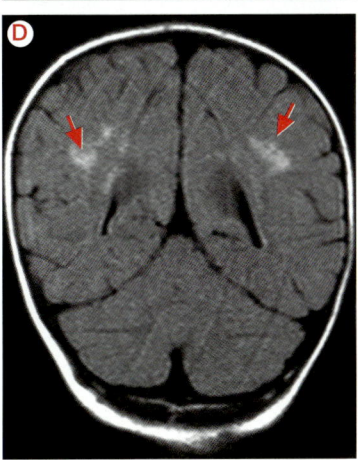

症例4　新生児単純ヘルペス脳炎（生後10カ月女児）

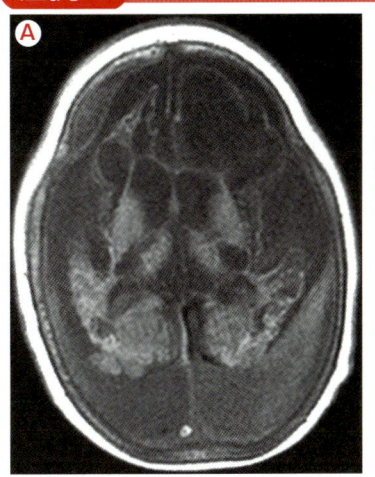

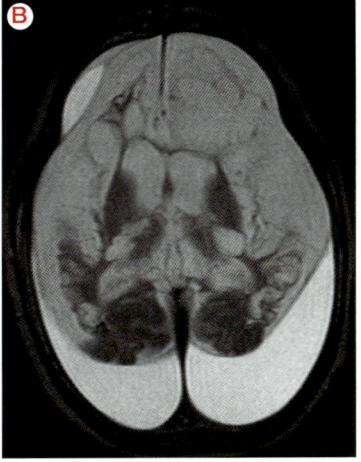

Ⓐ **T1強調像**　Ⓑ **T2強調像**

生後2週間でヘルペス脳炎に罹患．後遺症が残り，寝たきり．

ⒶⒷ脳実質の広範な破壊性変化があり，多嚢胞性脳軟化症を呈している．脳萎縮に起因する硬膜下血腫を伴っている．

1. 疾患概念

　　胎内・経産道感染により胎児に重篤な感染症や奇形を生じる疾患群で，Toxoplasma, Others（syphilis, HIV, HBV, VZVなど），Rubella, CMV, HSVの頭文字をとり総称される．多くは胎内感染だが，単純ヘルペスウイルス（HSV）は主に経産道感染，ヒト免疫不全ウイルス（HIV）は経産道感染・経胎盤感染ともに多い．肝脾腫，肺炎，網脈絡膜炎，脳脊髄炎など共通の症状を呈しうる．また，同一の病原体でも感染時期により所見が異なる．

2. 臨床所見・典型的画像所見

1）トキソプラズマ（toxoplasma）感染症

妊娠初期の感染（～20週）：小頭症，水頭症を認める．

妊娠中期の感染（20～30週）：脳室拡大（脳室上衣炎に起因する中脳水道の閉塞・狭窄による．中脳水道のより上位の脳室拡大），脳実質石灰化（脳室周囲，基底核，白質，灰白質）．石灰化病変は治療により経年的に消失する．

妊娠後期の感染（30週～）：臨床症状は軽く，画像も脳室周囲石灰化のみで，脳室拡大を伴わないことが多い．CMV感染と異なり神経細胞遊走障害は稀である．

2）先天性風疹症候群（rubella）（症例1）

　　中枢神経病変では，CTでは脳室周囲白質，基底核や脳幹部に石灰化を認める．MRIでは髄鞘化遅延，脳実質体積減少による脳室拡大，血管炎による壊死巣（T1強調像高信号，T2強調像低信号）を認める．重篤な症例は全脳が破壊され小頭症を呈する．

3）サイトメガロウイルス（CMV）感染症（症例2, 3）

　　先天性ウイルス感染では最多である．CMVはgerminal matrixに親和性があり，感染の時期に対応した脳の形成異常を生じる．

妊娠早期の感染（～18週）：多小脳回，滑脳症，小頭症，小脳低形成を認める．

妊娠中期の感染（18～24週）：限局性の皮質形成異常を認める．

妊娠後期の感染（25週～）：孔脳症，嚢胞性脳軟化症などの種々の破壊性病変，髄鞘化遅延を認める．

周産期：髄鞘化遅延ほか，石灰化（脳室周囲＞基底核），側頭葉先端部白質のT2延長域，側頭角前方の嚢胞状構造を認める．

4）新生児単純ヘルペス脳炎（症例4）

　　産道でのHSV-2の垂直感染が原因である．生後1～14日で痙攣，発熱，興奮などで発症する．死亡率は高く，生存児には重篤な神経学的後遺症を生じる．

　　急性期病変はCTで低吸収，MRIでT1強調像低信号，T2強調像高信号を示す．血管への親和性をもち，出血性梗塞を伴うことがある．慢性期は萎縮，脳実質嚢胞変性，基底核石灰化を生じる．

3. 鑑別疾患

先天性リンパ球性脈絡髄膜炎ウイルス症候群：先天性のCMV感染やトキソプラズマ感染症に臨床的に類似する疾患群である．げっ歯類からのウイルス感染による．壊死性脳室周囲炎により実質石灰化および脳室拡大を示す．

pseudo TORCH：常染色体劣性遺伝の疾患である．Aicardi-Gourtier症候群，vanishing white matter diseaseの重症型(cree encephalopathy)とのスペクトラムという説がある．TORCH症候群類似の画像所見で，胎内感染の既往がなく小脳低形成や免疫不全を伴う場合に疑われる．

＜参考文献＞

1）「小児神経の画像診断」（大場 洋/編著），学研メディカル秀潤社，2010

第3章 感染症・炎症

14 脳炎/脳症
encephalitis/encephalopathy

海野俊之, 大久保敏之, 雫石 崇, 阿部 修

症例1　急性壊死性脳症（4歳男児） （帝京大学ちば総合医療センター症例）

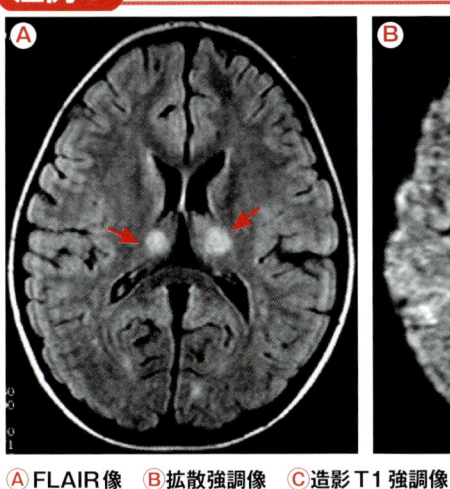

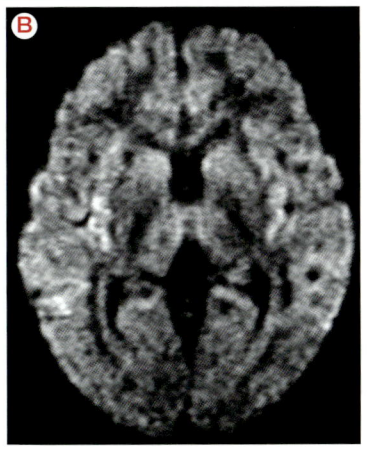

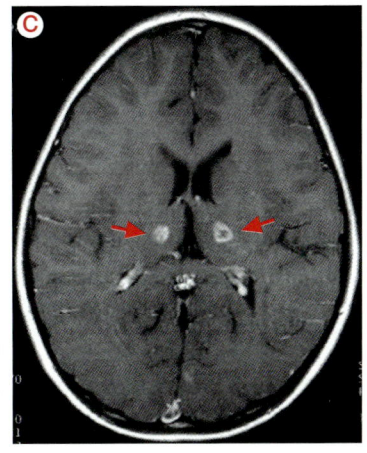

A FLAIR像　**B** 拡散強調像　**C** 造影T1強調像

感冒様症状出現後に痙攣と意識低下．
Ⓐ両側視床にFLAIR像で高信号域がある（→）．Ⓑ拡散強調像では信号上昇を認めない．Ⓒ造影後はリング状増強効果を示す（→）．
（文献1より転載）

症例2　二相性痙攣と遅発性拡散能低下を呈する急性脳症（1歳女児）

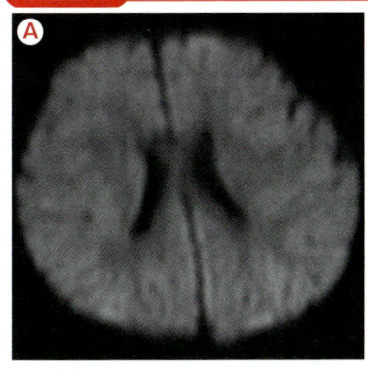

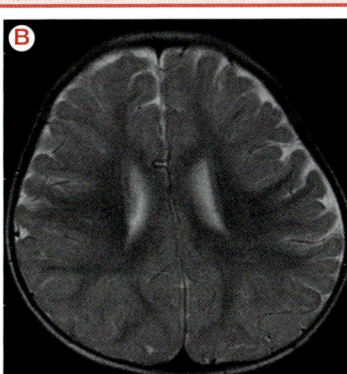

Ⓐ拡散強調像（初回）
ⒷT2強調像（3日後）
Ⓒ拡散強調像（3日後）
ⒹADCマップ（3日後）

2日前から発熱，咳嗽あり，全身強直痙攣が出現した．抗痙攣薬で痙攣は頓挫，意識状態は改善した．

ⒶMRIでは異常は認めなかったが，

Ⓑ〜Ⓓ3日後に痙攣が再燃し，MRIで異常信号域が出現．皮質下白質に拡散低下を認める（→）．Roland野は保たれている．

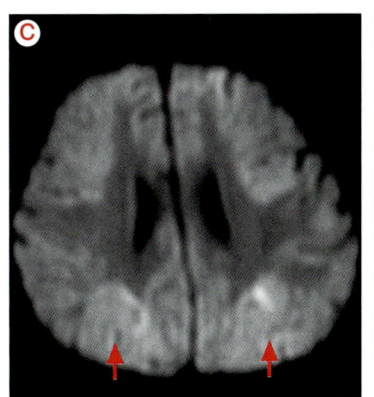

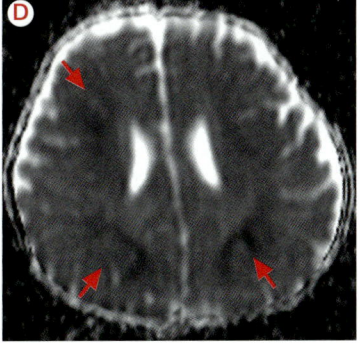

症例3　片側痙攣片麻痺（てんかん）症候群（2歳10カ月男児）　　（帝京大学ちば総合医療センター症例）

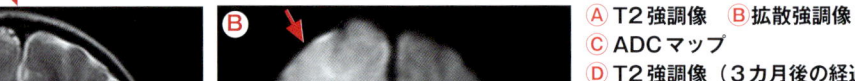

Ⓐ T2強調像　Ⓑ 拡散強調像
Ⓒ ADCマップ
Ⓓ T2強調像（3カ月後の経過観察）

23週で出生し，脳室内出血，脳性麻痺がある．

Ⓐ～Ⓒ 右側大脳皮質～皮質下白質に腫脹を伴うT2強調像/拡散強調像で高信号域（ⒶⒷ ➡），ADC低下域を認める（➡）．

Ⓓ 経過観察で実質の萎縮が進行（➡）．

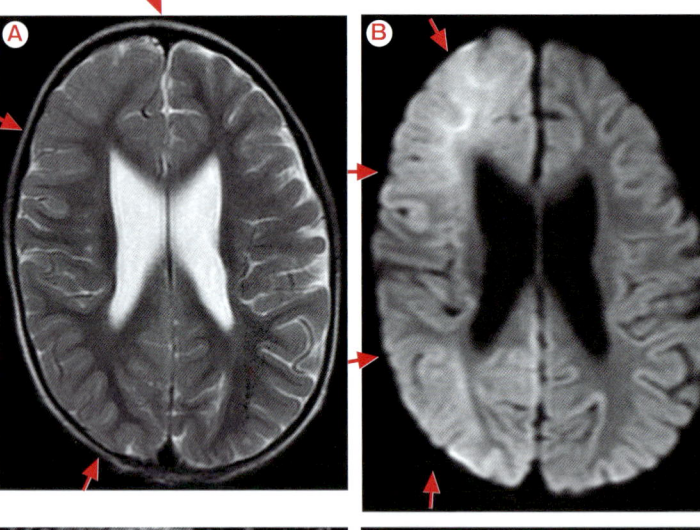

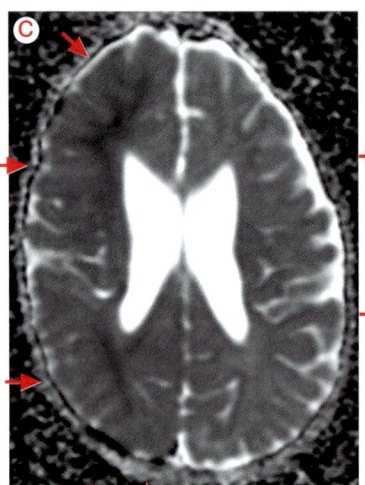

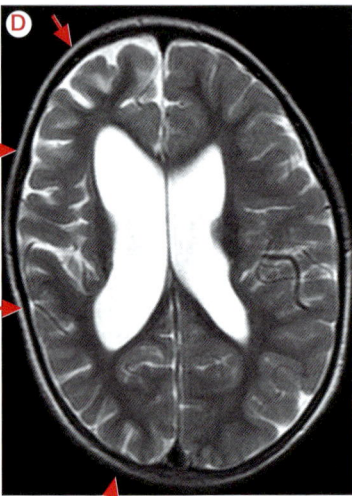

症例4　可逆性脳梁膨大部病変を有する脳炎/脳症（2歳11カ月男児）

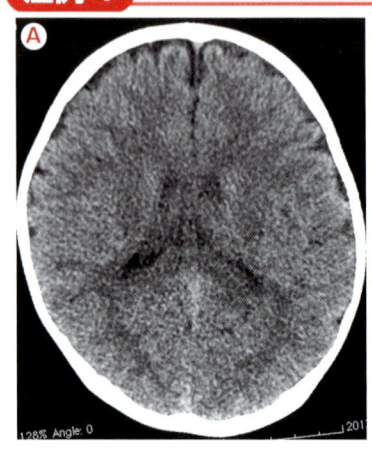

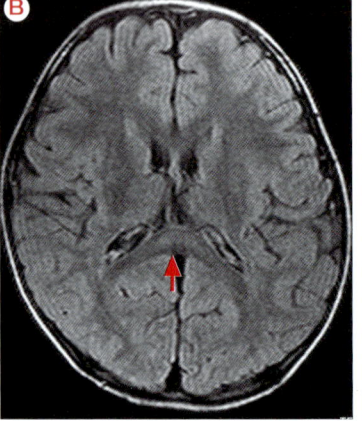

Ⓐ 単純CT　Ⓑ FLAIR像
Ⓒ 拡散強調像
Ⓓ 拡散強調像（5日後の経過観察）

3日前に有熱性痙攣あり，意識障害，構音障害出現．

Ⓐ 単純CTでは異常を指摘しがたい．

ⒷⒸ FLAIR像，拡散強調像では脳梁膨大部に高信号域を認める（➡）．

Ⓓ 5日後のMRIで脳梁膨大部の異常信号域は消失した．

（次頁へつづく）

（前頁のつづき）

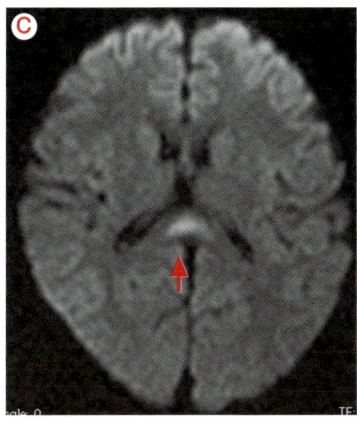

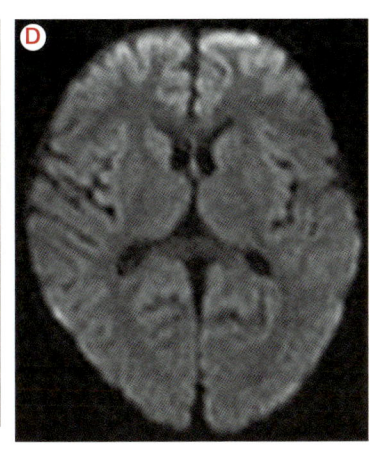

疾患解説

1. 疾患概念

脳炎：ウイルスなどの病原体が直接脳に浸潤・増殖し，炎症性細胞浸潤を伴う．一次性は病原体の直接侵襲による脳炎，二次性は免疫機序による感染後脳炎であるが，明確な区別は難しいことがある．

脳症：ウイルス感染急性期に痙攣や急激な意識障害を呈する．脳に病原体や炎症はないが，脳は腫脹し，意識障害などの神経症状を呈する．病原体と臨床病理学的分類は1対1に対応しておらず，特定のウイルスがさまざまな臨床病理像を惹起し，逆にさまざまなウイルスが同じ臨床病理像を示す．ウイルス感染以外の原因でも急性脳症に類似することがある．

脳炎/脳症の臨床病理分類およびそれらの相互関係は**表**，**図**を参照（狭義には先天性代謝異常，熱性痙攣重積，細菌感染などウイルス感染症以外のものは除外する）．

表●広義の急性脳炎/脳症の分類

1．代謝異常（metabolic error）
1-1．先天代謝異常症（inherited metabolic disorders）
1-2．Reye症候群（Reye syndrome）
2．サイトカイン過剰反応（cytokine storm）
2-1．Reye様症候群（Reye-like syndrome）
2-2．出血性ショック脳症症候群（HSES）
2-3．急性壊死性脳症（ANE）
3．興奮毒性（excitotoxicity）
3-1．痙攣重積型急性脳症/二相性痙攣と遅発性拡散能低下を呈する急性脳症（AEFCSE/AESD）
3-2．前頭葉を主として障害する乳幼児急性脳症（AIEF）
3-3．片側痙攣片麻痺（てんかん）症候群〔HH（E）S〕
3-4．可逆性脳梁膨大部病変を有する脳炎脳症（MERS）
4．自己免疫（autoimmune）
4-1．急性散在性脳脊髄炎（ADEM）

（文献2より引用）

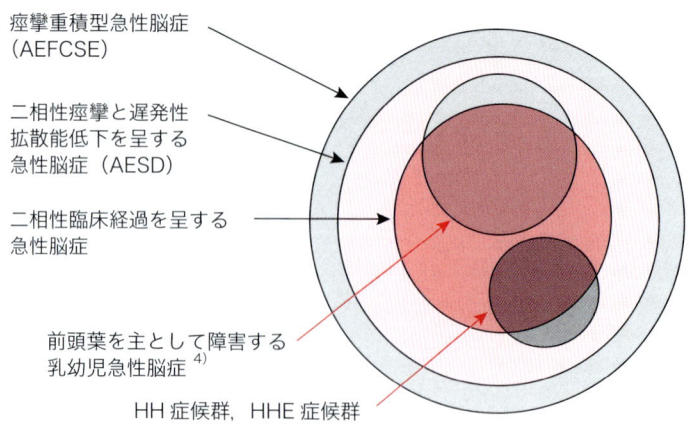

図● 痙攣重積型急性脳症と類似疾患の相互関係
（文献3より引用）

- 痙攣重積型急性脳症（AEFCSE）
- 二相性痙攣と遅発性拡散能低下を呈する急性脳症（AESD）
- 二相性臨床経過を呈する急性脳症
- 前頭葉を主として障害する乳幼児急性脳症 [4)]
- HH症候群，HHE症候群

2．典型的画像所見

痙攣重積型急性脳症／二相性痙攣と遅発性拡散能低下を呈する急性脳症（AEFCSE/AESD）（症例2）：発熱24時間以内の痙攣重積後，いったん意識障害が改善し，4～6病日に痙攣再発と意識障害が増悪する二相性痙攣を呈する．MRIでは初回痙攣重積時は正常で，痙攣再発時に皮質下白質の拡散低下が出現する．脳葉単位で広がる皮質下白質の拡散強調像高信号域．中心前回・後回は障害されにくい．

出血性ショック脳症症候群（HSES）：大脳皮質～皮質下の広範な拡散強調像高信号を呈する．心肺停止時の全脳虚血のような広範な虚血性病変に類似する．急性期くも膜下出血（SAH）を合併する場合もある．

Reye様症候群：Reye症候群の診断基準に合致するが，古典的Reyeに特徴的な検査異常，組織学的異常を伴わない．画像は非特異的で，急性期にびまん性の脳浮腫や進行する脳萎縮（全脳型，血管性浮腫），遅発性に大脳皮質が腫脹するものがある（遅発性皮質型）．

前頭葉を主として障害する乳幼児急性脳症（AIEF）：前頭葉主体に病変がみられる乳幼児急性脳症である．

acute brain swelling（ABS）：大脳全体の著明な浮腫を認める．脳ヘルニアを生じ，死亡することもある．

急性壊死性脳症（ANE）（症例1）：対称性両側視床にT1強調像で低信号，T2強調像で高信号，拡散強調像高信号，ADC低下域を認める．リング状に増強される．異常信号域はしばしば視床外，内包後脚，被殻後部に波及する．側脳室周囲白質，上部の脳幹被蓋，小脳白質にも多発病変が出現し，脳幹小脳病変がある場合は予後不良である．

片側痙攣片麻痺（てんかん）症候群（HH(E)S）（症例3）：4歳以下の乳幼児に好発する．片側皮質下白質にT2強調像や拡散強調像高信号，ADC低下を示す．

可逆性脳梁膨大部病変を有する脳炎脳症（MERS）：膨大部中間層にT2強調像や拡散強調像高信号，ADC低下を認める．増強効果なし．一過性で2週間以内に消失する．①脳梁膨大部，②脳梁膨大部＋膝部，③脳梁膨大部＋Roland野に限局しているとADCが低下していても可逆性，それ以外に広がると不可逆性である．

3．鑑別疾患

Reye症候群：脳幹や視床を含む，びまん性の脳浮腫（細胞性浮腫主体）である．

溶血性尿毒症症候群（HUS）：脳症との合併もある．5歳以下に多く，溶血性貧血，血小板減少，急性腎機能障害を呈する．びまん性脳浮腫や基底核に好発する梗塞様所見などさまざまである．

mitochondrial myopathy, encephalopathy, lactic acidosis and stroke-like episodes

(MELAS），Kearns Sayre症候群（KSS），Leigh脳症（p.310第5章10）：ピルビン酸代謝異常を原因とする疾患である．筋緊張低下と精神運動発達遅滞を認める．

痙攣後脳症：海馬，小脳，扁桃体，視床，皮質〜皮質下に拡散低下を示す．MRAで病変部の血管拡張を認める．

脳血管障害：血管支配に一致し，皮質主体である．

posterior reversible encephalopathy syndrome（PRES）（p.318第5章12）：後頭葉優位の血管原性浮腫である．

熱中症：小脳に拡張強調像高信号を認める．

深部静脈血栓症，先天代謝異常症

片麻痺性偏頭痛：病歴で鑑別する．

＜参考文献＞

1) 大久保敏之：脳実質内のリング状の増強効果．「新版　所見からせまるMRI」（土屋一洋 ほか/編），pp.91-102, 学研メディカル秀潤社, 2008
2) Mizuguchi, M., et al.：Acute encephalopathy associated with influenza and other viral infections. Acta Neurol Scand Suppl, 186：45-56, 2007
3) 水口 雅：急性脳症の分類とけいれん重積型．脳と発達, 40：117-121, 2008
4) 山内秀雄：前頭葉を主として障害する乳幼児急性脳症．脳と発達, 40：135-140, 2008
5) 森 墾 ほか：急性脳症　最近の分類．画像診断, 28：452-461, 2008

第4章 脱髄疾患と類縁疾患

1 多発性硬化症
multiple sclerosis：MS

崔　朝理，三木幸雄

症例1　多発性硬化症（40歳代女性）

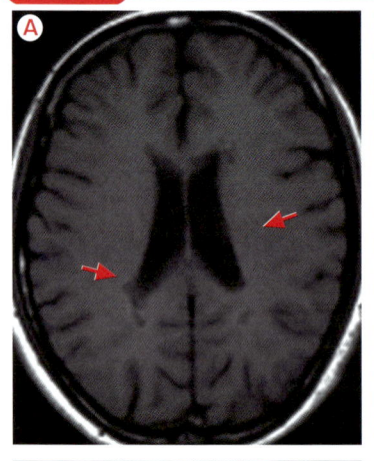

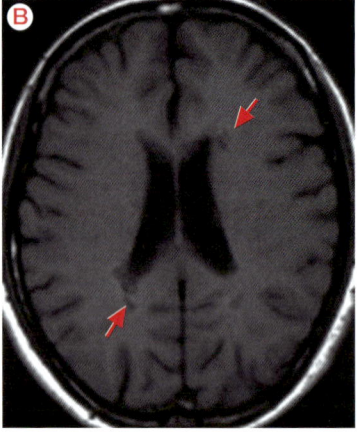

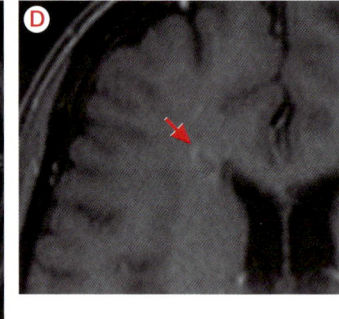

Ⓐ T2強調像　Ⓑ T1強調像
Ⓒ FLAIR像　Ⓓ 造影T1強調像

左半身のしびれで発症．罹患歴6年，再発2回．撮影時は歩行障害の症状が増悪していた．

Ⓐ T2強調像で脳室周囲を優位とした深部白質内に多数の高信号域がみられる．側脳室壁と垂直の方向に卵円形の病変（ovoid lesion）もみられる（→）．

Ⓑ T1強調像では多数の低信号病巣（T1 black hole）がみられる（→）．

Ⓒ 脳梁下部から脳梁内を脳室と垂直方向に広がる病巣（callosal-septal interface lesion）が多数みられる（▶）．

Ⓓ 一部の病変にリングが途切れたような増強効果（open-ring sign）がみられる（→）．

症例2　多発性硬化症（40歳代女性）

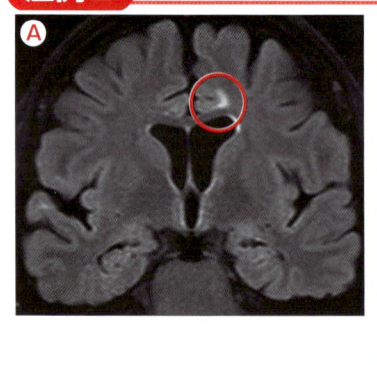

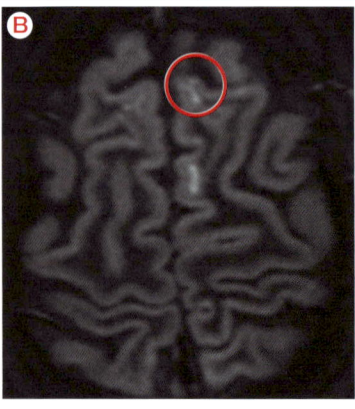

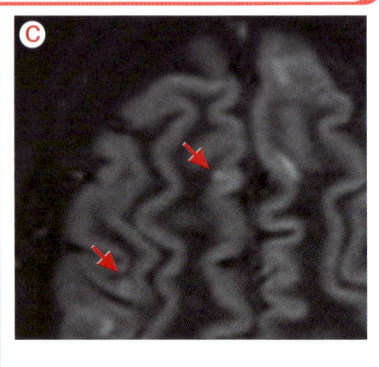

Ⓐ FLAIR冠状断像　ⒷⒸ DIR像

罹患期間9年，再発5回．インターフェロンβ-1a製剤（アボネックス®）使用中．撮影時は症状なし．
ⒶⒷ 皮質下白質に沿って広がる病変（isolated U-fiber lesion）がみられる（〇）．DIR像では小さい病変も明瞭に描出されている．
Ⓒ 皮質にも小さな病変（cortical lesion）がみられる（→）．

症例3　tumefactive MS（16歳女性）

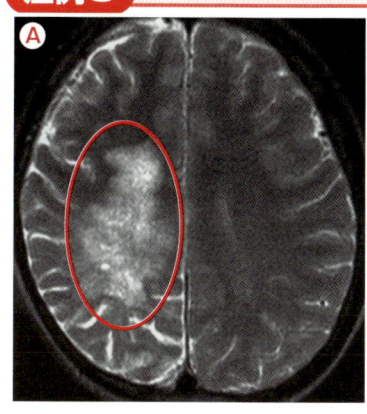

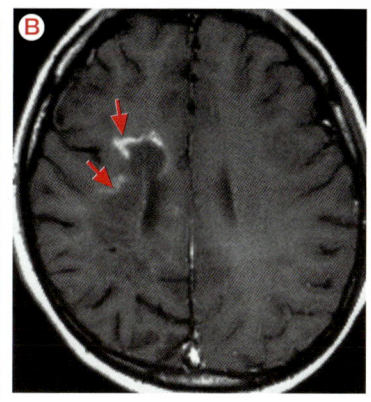

Ⓐ T2強調像　Ⓑ 造影T1強調像

左下肢脱力，知覚低下．
Ⓐ右前頭頭頂葉の白質に高信号域がみられる（〇）．mass effectはほとんどみられない．
Ⓑ造影後は辺縁の一部が増強される（→）．

疾患解説

1．疾患概念

　多発性硬化症（MS）は白質血管周囲への炎症細胞浸潤と脱髄を特徴とする，中枢神経系の炎症性脱髄疾患である．髄鞘に対する細胞性の自己免疫反応が原因の主体とされるが，障害機序の詳細は未だ不明である．MSに特異的な初発症状はなく，病変の部位により多彩な神経症状を呈する．比較的若年者で発症するこの疾患は，日本でも近年増加傾向にあり，患者数は約1万人，人口10万人あたり8人程度の有病率と推定されている．最も多い病型は急性発症し，再発・寛解をくり返す再発寛解型であり，本邦では85～90％を占める．MS患者の85％は最初にclinically isolated syndrome（CIS，最初のエピソードからなる症候群）と呼ばれる臨床症状を呈する．CISの時点ではMSも視神経脊髄炎（NMO，p.243第4章2参照）も，MSに移行しない例も混在しているが，この段階での早期治療開始がMSの予後改善につながるとされ，早期診断の重要性が増している[1]．

　診断は画像所見と臨床情報を組み合わせて，空間的・時間的多発性を証明し，かつ他疾患を除外することで行われる．診断基準として広く用いられている **McDonald criteria** は2010年に2度目の改訂がなされ[2]，空間的・時間的多発性のMRI診断基準の感度が高められ，臨床的にCISでもMRI基準を満たす病変があり，MRI上の再発が証明されればMSと診断できるとされた．また，アジア，ラテンアメリカ地域または小児例においても適応が検討されたことや，治療方針の異なるNMOを除外することの重要性も記されている．改訂されたMRIでの診断基準を以下に記す．

1）空間的多発性に関するMRI基準
脳室周囲・皮質近傍・テント下・脊髄のうち2つ以上の領域においてそれぞれ1個以上のT2強調像で高信号を呈する病巣を認める（造影剤で増強される病巣の有無は問わない）．

2）時間的多発性に関するMRI基準
下記のうちいずれかを満たす．
①基準となるMRI（初回発作時から規定の時期に撮像されていなくても，どの時期でもよい）と比べて，再検したMRIで新たなT2強調像で高信号を呈する病巣かつ／または造影剤で増強される病巣を認める．
②ある時点において，無症候性の造影剤で増強される病巣と増強されない病巣が同時に認められる（1回のMRIでも診断が可能）．

2．典型的画像所見

ovoid lesion（症例1Ⓐ）：側脳室壁と垂直の方向（髄質静脈の走行方向）に長く，卵円形を呈する深部白質病変である．髄質静脈周囲の炎症を反映している．MSでよくみられるが，虚血病変などでも同様の形状の病変がみられることがあるため，特異性は高くない．

T1-black hole（症例1Ⓑ）：T1強調像にて低信号を呈する慢性期病変である．軸索消失や脱髄の程

度が強いことが示唆される．FLAIR像では多彩な信号を示す（髄液よりは高信号）．

callosal-septal interface lesion（症例1ⓒ）：脳梁下部から脳梁内を脳室と垂直方向に広がる病変であり，感度，特異度ともにMSに高いとされる．

enhancing lesion（症例1ⓓ）：活動性の高い病巣（新規病巣・増大病巣）は，血液脳関門の破綻を反映して増強されることが多い．リングが途切れたような増強効果（**open-ring sign**）は脱髄疾患に比較的特徴的な所見である．

isolated U-fiber lesion（症例2ⓐⓑ）：皮質下白質（U-fiber）に沿って広がる病変である[3]．約半数のMS患者で少なくとも1個みられる．皮質下白質に沿って走行する静脈の周囲の炎症を反映している．皮質下白質病変はMSに比較的特徴的とされ，この病変の検出にdouble-inversion recovery（DIR）法が有用であると報告されている．McDonald criteriaの「空間的多発性に関するMRI基準」の領域の1つに加えられている．

cortical lesion（症例2ⓒ）：MSは白質のみならず，皮質や中心灰白質も侵す．慢性期の高次機能障害と関連するとされ，DIR法や高磁場（3T）・超高磁場（7T）MRIでより高率に描出できるという報告もある[4]．

3．非典型的画像所見

tumefactive MS（症例3）：直径2 cm以上，mass effect，リング状増強効果，脳梁を介した両側大脳半球の伸展などから，脳腫瘍のようにみえるものをいう．前頭葉と頭頂葉が好発部位だが，いかなる場所にも発生しうる．open-ring sign，単純CTで高吸収部分が乏しい〔膠芽腫，悪性リンパ腫（**鑑別4**）でみられる〕，磁化率強調像で点状低信号がみられないこと（膠芽腫でみられる），灌流画像で腫瘍よりも灌流低下を示す傾向があることが鑑別に比較的有用とされる．

Balo's concentric sclerosis：障害程度の異なる病巣が同心円上に何層にも重なってみえる非常に稀な病変である．通常のMSやNMOでも稀にこのような病変がみられることもある．

4．鑑別疾患

MSのMRI所見は以下の疾患との鑑別に関して特異性に乏しいとされ，空間的・時間的多発性を証明できない場合は画像からだけでは断定困難な場合も多い．臨床所見も併せて他疾患を慎重に除外する必要がある．

1）NMO（鑑別1）（p.243第4章2）

2006年に改訂されたNMO診断基準で，画像上は「発症時にMS基準（Paty基準：3個以上の脳病巣があり，そのうち1つは側脳室に接していること）を満たさない脳MRI病巣」と「3椎体以上の長さを有する脊髄MRI病巣」が項目にあげられている．

2）急性散在性脳脊髄炎（ADEM）（鑑別2）（p.249第4章3）

初回発症時のMSと画像上鑑別するのは困難である．ADEMでは先行感染の既往があること，若年者であること，皮質下白質病変やテント下病変が多いこと，脳室病変やT1 black holeが少ないことがいわれており，「びまん性両側性病変が認められない」「T1 black holeがある」「2個以上の脳室周囲病変」の3項目のうち2つ以上を満たす場合には，比較的高い感度・特異度でMSと診断できるとされる（Callen MS-ADEM criteria[5]）．

3）ラクナ梗塞（鑑別3）

慢性期にはFLAIR像で中心が髄液と等信号，辺縁高信号になり，MSのT1 black holeと鑑別される．基底核や視床など好発部位に違いがある．MSの場合，急性期病変ではADCの低下があまりみられない．

4）膠原病，膠原病類似の自己免疫疾患に関連した病変

全身性エリテマトーデス（SLE）：皮質下白質優位の小病変が多い．

Behçet病（p.211第3章8）：脳幹，視床，基底核，内包に優位な非対称性病変を認める．慢性期は脳幹の萎縮が目立つ．

Sjögren症候群：画像上鑑別は困難である．

鑑別1　視神経脊髄炎（50歳代女性）

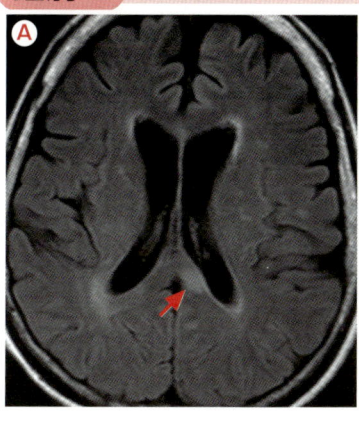

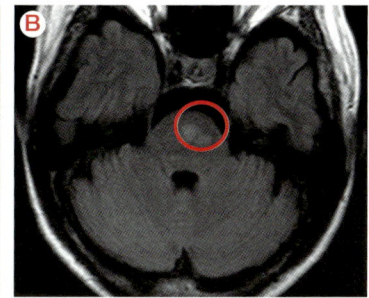

Ⓐ ⒷFLAIR像

Ⓐ脳梁膨大部左側に結節状の病変がみられる（→）．大脳白質に非特異的な小さな高信号域が散見される．

Ⓑ橋にも斑状の高信号域（○）がみられる．

鑑別2　急性散在性脳脊髄炎（5歳男児）

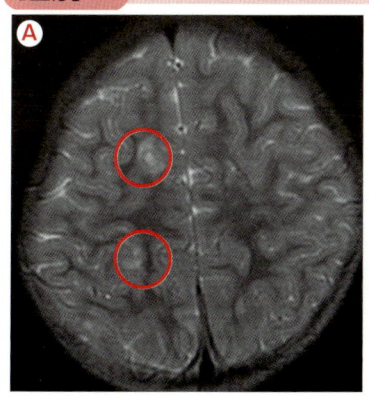

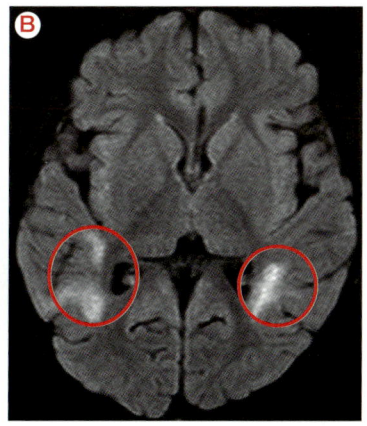

ⒶT2強調像　ⒷFLAIR像

Ⓐ前頭頭頂葉の皮質下白質に高信号域がみられる（○）．

Ⓑ側頭葉深部白質に両側性に高信号域がみられる（○）．脳室周囲白質には病変はほとんどみられない．

鑑別3　ラクナ梗塞（80歳代女性）

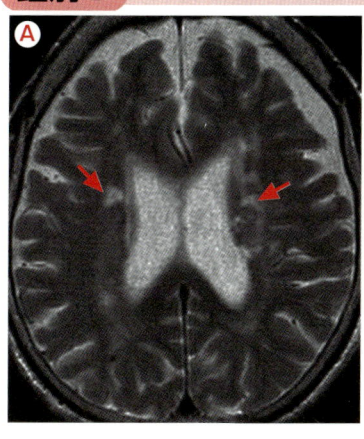

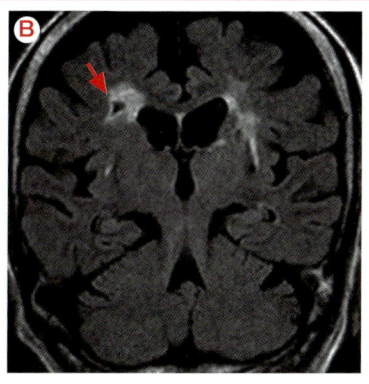

ⒶT2強調像　ⒷFLAIR冠状断像

Ⓐ大脳半球深部白質に高信号病変が複数みられる（→）．脳萎縮もみられる．

Ⓑ T2強調像でみられた脳室周囲病変は辺縁が高信号（→），内部は髄液と同等の低信号を呈する．

5）進行性多巣性白質脳症（PML）（p.256 第4章5）
　U-fiberに進展する多発病変．癒合像もみられる．

6）その他
　血管炎，加齢性白質病変，感染症などがあがる．

鑑別4　悪性リンパ腫（50歳代男性）

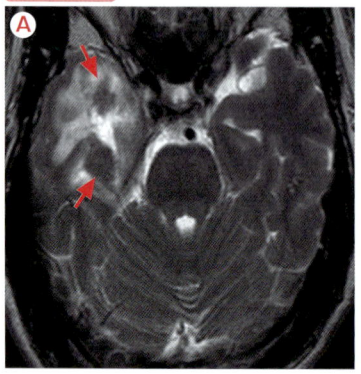

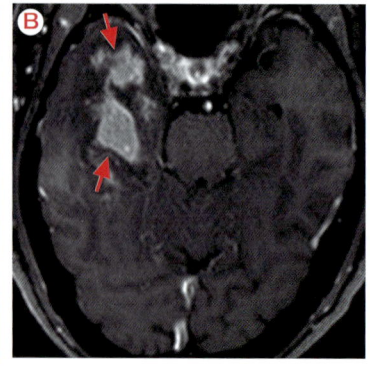

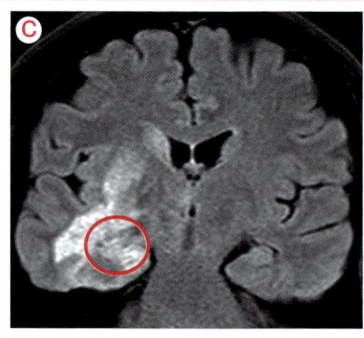

Ⓐ T2強調像　Ⓑ 脂肪抑制造影T1強調像　Ⓒ FLAIR冠状断像

Ⓐ側頭葉白質主体に不整な高信号域がみられる．一部低信号の充実様部分もみられる（→）．

ⒷT2強調像で低信号であった部分が均一に増強されている（→）．

Ⓒ白質と一部皮質にも高信号がみられる．右側脳室下角の変形がみられる（○）．

<参考文献>

1）郡山達男：Clinically isolated syndrome　多発性硬化症への伸展予測と病態修飾療法の開始．臨床神経学，51：179-187, 2011

2）Chris, H., et al.：Diagnostic criteria for multiple sclerosis：2010 revisions to the McDonald criteria. Ann Neurol, 69：292-302, 2011

3）Miki, Y., et al.：Isolated U-fiber involvement in MS：preliminary observations. Neurology, 50：1301-1306, 1998

4）Nielsen, A. S., et al.：Forcal cortical lesion detection in multiple sclerosis：3 tesla DIR versus 7 tesla FLASH-T2*. J Magn Reson Imaging, 35：537-542, 2012

5）Callen, D. J., et al.：Role of MRI in the differentiation of ADEM from MS in children. Neurology, 72：968-973, 2009

第4章 脱髄疾患と類縁疾患

2 視神経脊髄炎
neuromyelitis optica：NMO

坂本真一，三木幸雄

症例1　視神経脊髄炎（視神経炎）（50歳代女性）

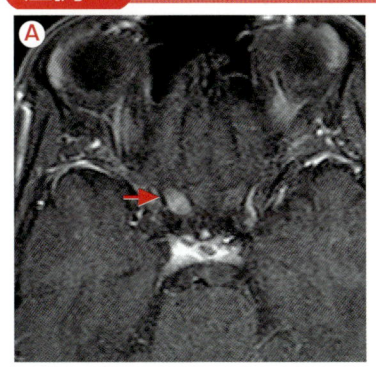

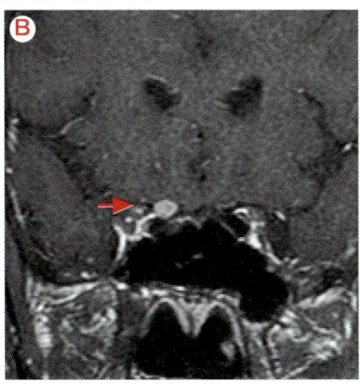

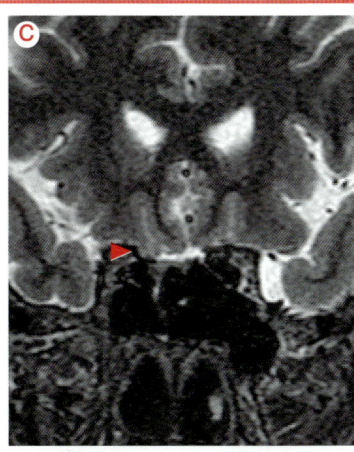

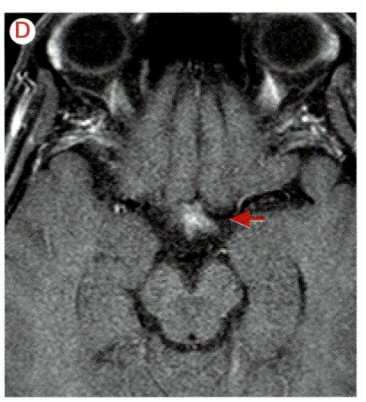

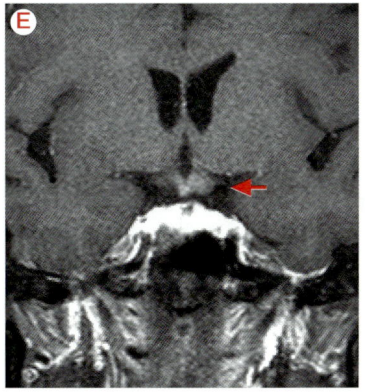

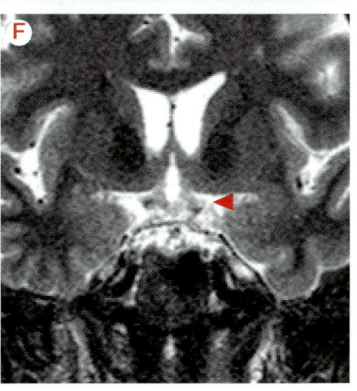

Ⓐ 造影T1強調像　Ⓑ 造影T1強調冠状断像　Ⓒ T2強調冠状断像　Ⓓ 造影T1強調像　Ⓔ 造影T1強調冠状断像
Ⓕ T2強調冠状断像

右視力低下が出現した（Ⓐ～Ⓒ）．ステロイドパルス療法，血漿交換が施行されるも，入院中に左視力障害が出現した（Ⓓ～Ⓕ）．抗アクアポリン4抗体陽性．くり返す脊髄炎の治療歴がある．

ⒶⒷ右視神経は腫大し，増強されている（→）．

Ⓒ右視神経は腫大し，高信号を示す（▶）．

ⒹⒺ左視神経～視交叉は腫大し，増強されている（→）．

Ⓕ左視神経～視交叉は腫大し，高信号を示す（▶）．

症例2　視神経脊髄炎（脊髄炎）（70歳代女性）

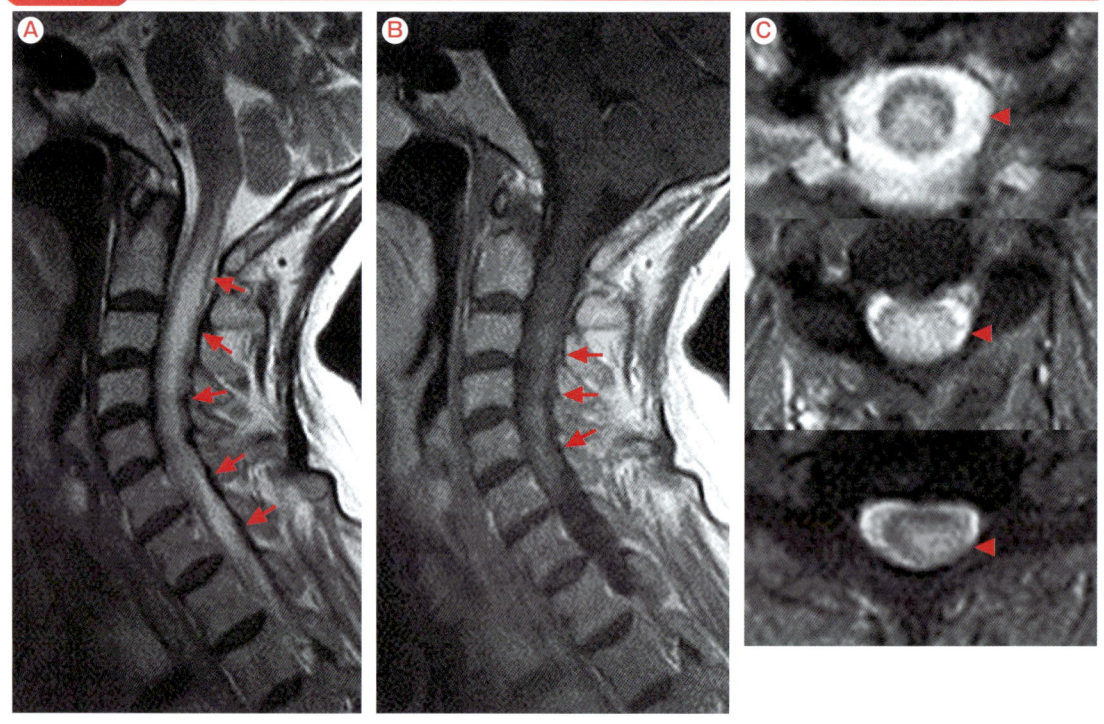

Ⓐ T2強調矢状断像　Ⓑ 造影T1強調矢状断像　Ⓒ T2強調像（上段：C2レベル，中段：C3レベル，下段：C7レベル）

左上肢のしびれ，脱力で発症し，下肢に症状が広がった．症状は比較的急速に進行し，独歩困難になった．入院時，直腸膀胱障害あり．抗アクアポリン4抗体陽性．視神経炎での治療歴がある．

Ⓐ 頸髄の全長にわたり，高信号域（→）を認める．脊髄浮腫は高度である．
Ⓑ 髄内に強い増強効果（→）を認める．
Ⓒ 高信号域（▶）は中心灰白質に認められ，辺縁部白質は保たれている．

症例3　視神経脊髄炎関連疾患（Sjögren症候群合併症例）（40歳代女性）

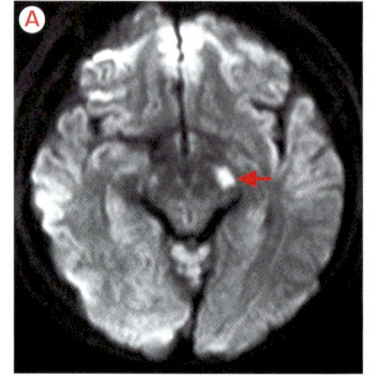

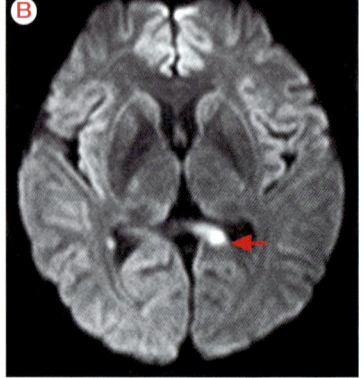

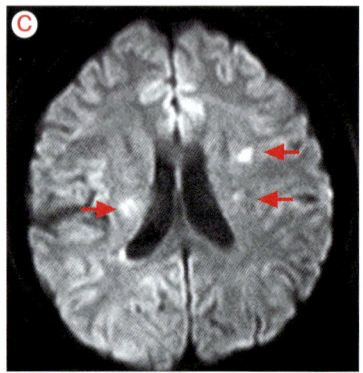

（次頁へつづく）

(前頁のつづき)

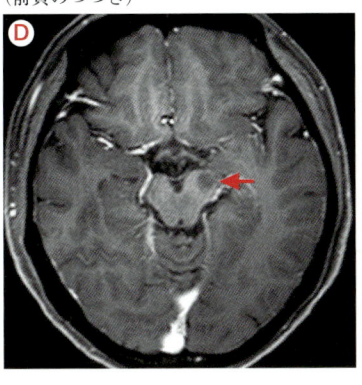

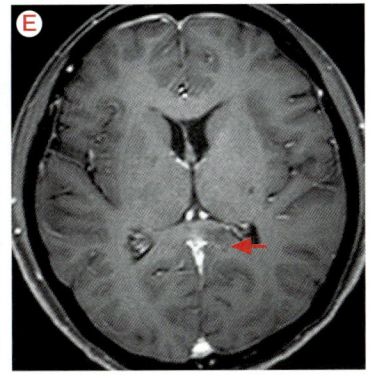

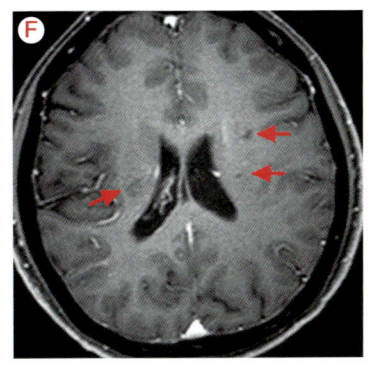

Ⓐ～Ⓒ拡散強調像　Ⓓ～Ⓕ造影T1強調像

歩行時に左に傾くようになり，同時に口唇を含む左半身のしびれが出現した．抗アクアポリン4抗体陽性．脊髄炎の治療歴があるが，視神経炎の治療歴なし．
SS-A/SS-B抗体陽性，Shirmer陽性，唾液腺生検にて慢性唾液腺炎の所見を認め，Sjögren症候群を合併した視神経脊髄炎関連疾患と診断された．

Ⓐ～Ⓒ中脳左大脳脚，脳梁膨大部左側，両側大脳白質に高信号域（→）を認める．
Ⓓ～Ⓕ病変は低信号（→）を示し，増強効果は認められない．

疾患解説

1．疾患概念

重症の視神経炎と横断性脊髄炎を特徴とする疾患．

かつてはDevic病などともよばれ，日本では多発性硬化症（MS）の亜型と考えられてきたが，NMOに特異的な自己抗体である抗アクアポリン4抗体が発見されたこと，病理学的に高度のアストロサイト障害がみられ脱髄は二次性病変であること，MSの治療薬であるインターフェロンβ（IFNβ）投与で増悪をきたしうることなどからMSとは異なる新しい疾患であることが明らかになってきている．本疾患は次の①〜③のような特徴をもつ．①発症年齢はMSより高く，平均39歳である．②患者の9割は女性である．③オリゴクローナルバンドの陽性率は14％と稀である（MSは75％）．

NMOの診断基準（表）を完全には満たさないが，抗アクアポリン4抗体が陽性を示す症例，上下に長い横断性脊髄炎や両側視神経炎をきたす症例は，より広い疾患概念（NMO関連疾患）としてとらえられるようになってきている（症例3，4）．

NMOおよびNMO関連疾患は，Sjögren症候群，全身性エリテマトーデス（SLE）などの自己免疫疾患と合併することがある（症例3）．また，NMOはposterior reversible encephalopathy syndrome（PRES）を合併することがある（症例4）．PRESの素因として，アクアポリン4自己免疫による水透過性の障害が指摘されている．

2．典型的画像所見

脳病変：アクアポリン4が多く発現する部位（第3・第4脳室周囲，延髄最後野，視床下部など）や錐体路に好発する（症例3，4）．境界不明瞭で斑状の多発増強病変（cloud-like enhancement）も特徴とされる．

視神経病変：視交叉に及ぶ視神経炎．急性期には増強効果を認める（症例1）．

脊髄病変：上下3椎体以上に及び，中心灰白質が高頻度に障害される（症例2）．頸髄病変は延髄（最後野近傍）に連続することがある．急性期病変は増強効果を示す．

症例 4 視神経脊髄炎関連疾患（PRES合併症例）（14歳女性）

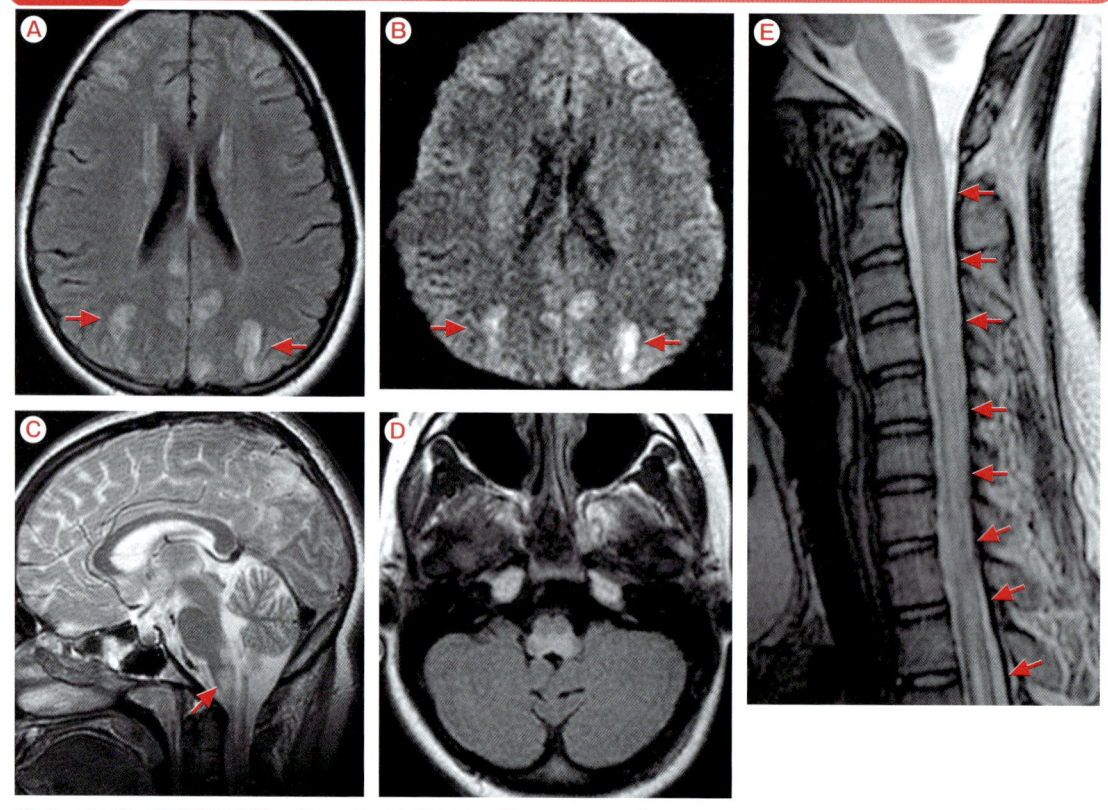

Ⓐ FLAIR像　Ⓑ 拡散強調像　Ⓒ T2強調矢状断像　Ⓓ FLAIR像　Ⓔ T2強調矢状断像

入院の1～2週間前から嚥下困難・しゃっくりを自覚していた．その後，誘因のない血圧上昇に伴う頭痛および視力障害をきたし入院．入院中に間代性痙攣重積発作が出現（Ⓐ～Ⓓ）．退院後の外来経過中に，四肢のしびれ筋力低下が出現した（Ⓔ）．抗アクアポリン4抗体陽性．

ⒶⒷ 両側頭頂葉皮質を中心として高信号域（→）を認める．
Ⓒ 頭頂葉に加え，延髄背側に高信号域を認める（→）．
Ⓓ 延髄背側（最後野を含む）に高信号域を認める．
Ⓔ 頸髄～胸髄髄内に頭尾側に連続して長く，高信号域（→）を認める．
　頭頂後頭葉優位の病変分布および臨床症状からPRESと診断された．

3．鑑別疾患

画像所見は種々の疾患とオーバーラップするため，臨床経過，抗アクアポリン4抗体の有無を併せて診断する必要がある．

多発性硬化症（MS）（鑑別1，2）（p.238第4章1）：脳病変は脳室周囲のovoid lesionを特徴とする．脊髄病変の多くは1椎体以下と短く，病変の主体は白質（脊髄辺縁部）である．NMOとMSとの鑑別は，両者の治療法が異なるため，特に重要である．脳病変や脊髄病変がMSとしては非典型的な場合や視神経炎が重篤である場合，体温調節異常などの視床下部症状，頑固なしゃっくりなどの延髄症状を呈する場合は，NMOの可能性を考え，抗アクアポリン4抗体を測定することが望ましい．

表 視神経脊髄炎（NMO）の診断基準

・視神経炎 ・急性脊髄炎 　（上記2つ，または上記いずれかと補助的基準）	
・補助的基準 　（①〜③の3項目のうち2つ以上）	①3椎体以上にわたって連続的に広がる脊髄病変 ②脳MRI所見がPatyの多発性硬化症（MS）診断基準を満たさない ③抗アクアポリン4抗体陽性

鑑別1 多発性硬化症（脳病変＋視神経炎）（30歳代男性）

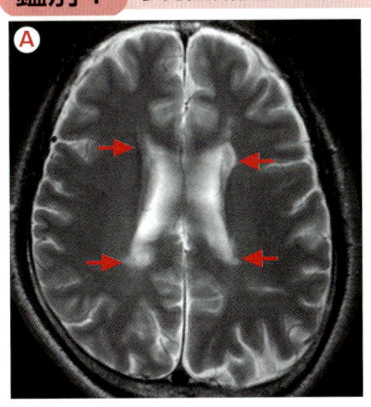

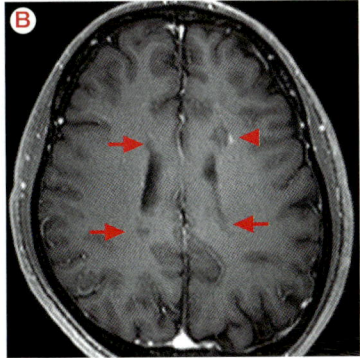

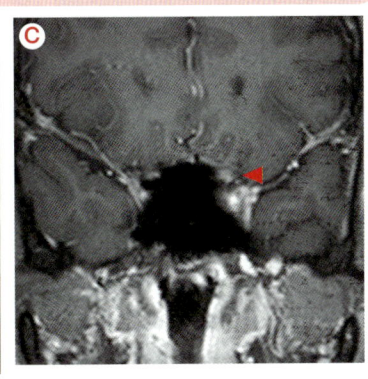

ⓐ T2強調像　ⓑ 造影T1強調像　ⓒ 造影T1強調冠状断像

左視力低下．抗アクアポリン4抗体陰性．
ⓐ脳室周囲に高信号域（ovoid lesion）を多数認める（→）．
ⓑ脳室周囲に低信号域（ovoid lesion）を多数認める（→）．一部辺縁に増強効果を認める（▶）．
ⓒ左視神経に腫大，増強効果を認める（▶）．

Sjögren症候群：白質，視神経，脊髄に病変を認める．大唾液腺や涙腺に異常所見を認めることがある．

SLE（CNSループス）(p.215第3章9)：MRI所見は多彩であり特徴的なものはあまりない．皮質下に認められる微小梗塞様所見は50〜100％に認められる．微小出血を認めることもあり，磁化率強調像が有用である．時にPRESを合併することもある（1.5％）．CTでの石灰化病変はCNSループスに比較的特徴的である（30％）．

急性散在性脳脊髄炎（ADEM）（鑑別3）(p.249第4章3)：病変は大脳皮質下〜深部白質に左右非対称性に認められる傾向がある．大脳皮質，内包，脳幹，小脳，視神経，脊髄にも病変が認められ，視床，基底核などの深部灰白質に認めることも多い．脳梁は保たれることが多い．ADEMは先行感染があり，年齢が若く，急性発症であるという特徴を有するものの，画像からNMOとの鑑別が困難なことも多く，抗アクアポリン4抗体の測定が有用である．

神経Behçet病(p.211第3章8)：脳幹や大脳皮質下白質は好発部位であるが，視床，基底核，内包の非対称性病変は本症に特徴的である．

中枢神経限局性血管炎（PACNS）などの血管炎：多発性，比較的左右対称性の皮質下白質病変を認める．MS類似の皮質，白質病変は比較的稀である．

ラクナ梗塞：深部穿通枝の走行に沿った病変を認める．基底核，視床，橋が好発部位である．

加齢性白質病変：大脳白質を中心として認められる非特異的なT2強調像，FLAIR像斑状高信号が特徴である．

血管周囲腔：中脳，基底核，皮質下白質などに髄液と等信号を示す線状，点状構造がみられる．一般には病変周囲にFLAIR像で高信号域は認められない．

鑑別2　多発性硬化症（脳病変＋脊髄炎）（40歳代女性）

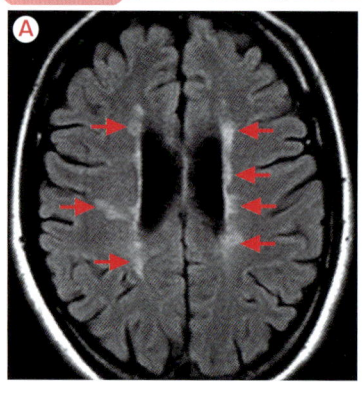

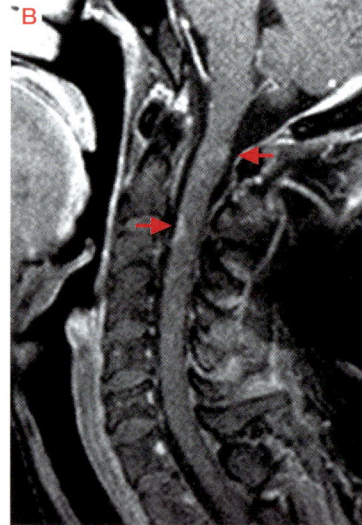

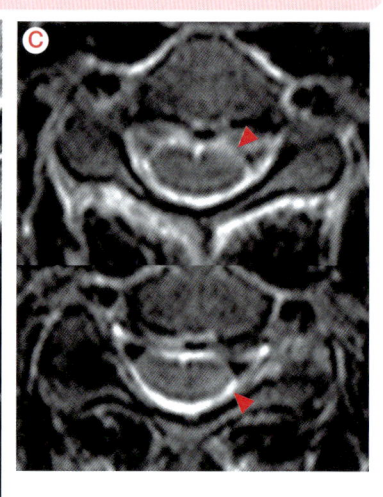

Ⓐ **FLAIR像**　Ⓑ **造影T1強調矢状断像**　Ⓒ **T2強調像**

左上下肢の筋力低下．膠原病関連抗体陰性．抗アクアポリン4抗体陰性．オリゴクローナルバンド陽性．
Ⓐ脳室周囲に高信号域（ovoid lesion）を多数認める（→）．
Ⓑ頸髄辺縁に部分的に増強効果を認める（→）．
Ⓒ高信号域は辺縁部白質に限局している（▶）．中心灰白質に異常信号を認めない．

鑑別3　急性散在性脳脊髄炎（10歳代女性）

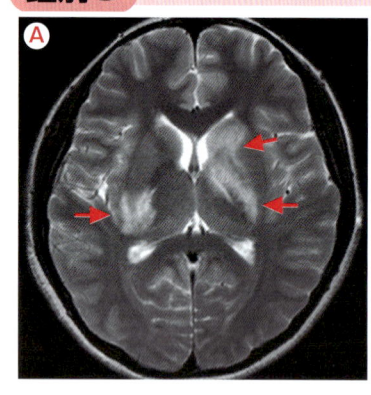

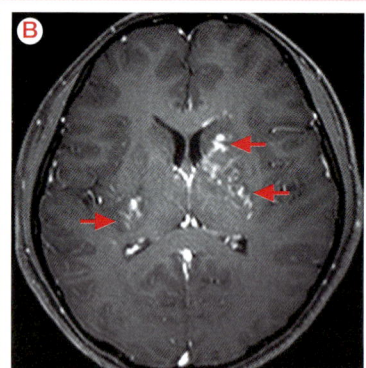

Ⓐ **T2強調像**　Ⓑ **造影T1強調像**

Ⓐ両側基底核，内包に左右非対称に高信号域を認める（→）．
Ⓑ増強効果を認める（→）．

＜参考文献＞

1) Pittock, S. J., et al. : Brain abnormalities in neuromyelitis optica. Arch Neurol, 63 : 390-396, 2006
2) Pittock, S. J., et al. : Neuromyelitis optica brain lesions localized at sites of high aquaporin 4 expression. Arch Neurol, 63 : 964-968, 2006
3) Wingerchuk, D. M., et al. : Revised diagnostic criteria for neuromyelitis optica. Neurology, 66 : 1485-1489, 2006
4) Magaña, S. M., et al. : Posterior reversible encephalopathy syndrome in neuromyelitis optica spectrum disorders. Neurology, 72 : 712-717, 2009

第4章 脱髄疾患と類縁疾患

3 急性散在性脳脊髄炎
acute disseminated encephalomyelitis：ADEM

久保友宏，三木幸雄

症例1　急性散在性脳脊髄炎（4歳男児）

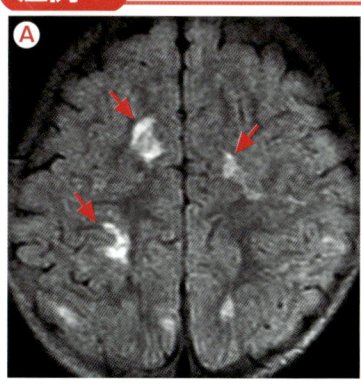

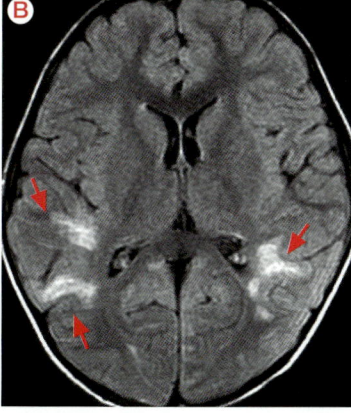

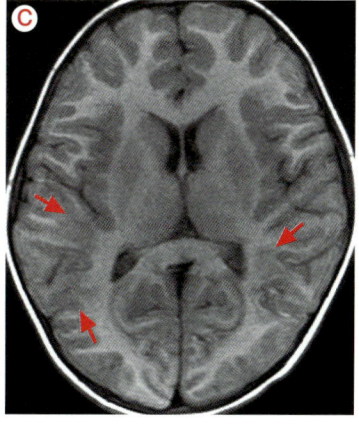

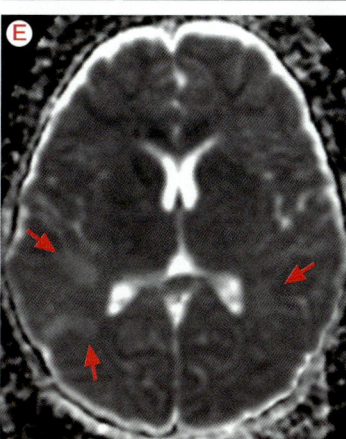

Ⓐ ⒷFLAIR像　ⒸT1強調像
Ⓓ拡散強調像　ⒺADCマップ

発熱，頭痛を認めたがいったん改善．1週間後再度発熱を認め，その翌日からは歩行困難も出現し，受診．

Ⓐ Ⓑ両側大脳半球白質に非対称性の高信号域（→）が散在する．脳室周囲白質には病変は認めない．

ⒸT1強調像では軽度の低信号（→）を示す．

Ⓓ Ⓔ拡散強調像では病変の大部分は脳実質と等信号を呈し，ADCマップでは拡散の軽度上昇（Ⓔ→）を認める．

症例2　急性散在性脳脊髄炎（15歳女性）

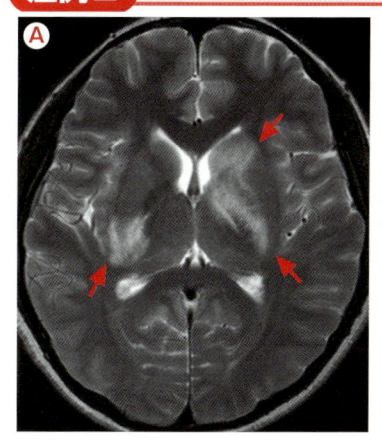

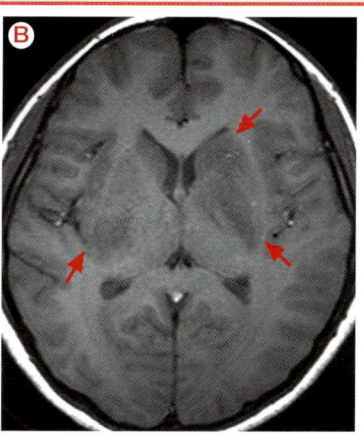

ⒶT2強調像　ⒷT1強調像
ⒸSTIR冠状断像　Ⓓ造影T1強調像

頭痛，めまい，発熱で発症．その後一時解熱したが，1カ月後に再度発熱，頭痛が出現し，受診．その後，左眼の霧視，視力低下も出現した．

Ⓐ左尾状核，両側被殻，内包，視床に高信号（→）を認める．

ⒷT1強調像では低信号（→）を呈する．

Ⓒ左視神経がやや腫大し，高信号を呈している（→）．

Ⓓ病変の内部に結節状，線状の増強効果（▶）領域を多数認める．

（次頁へつづく）

(前頁のつづき)

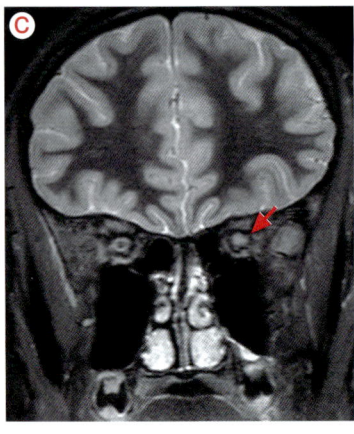

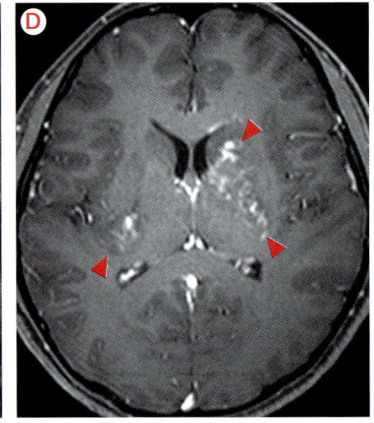

症例3　急性散在性脳脊髄炎（5歳女児）

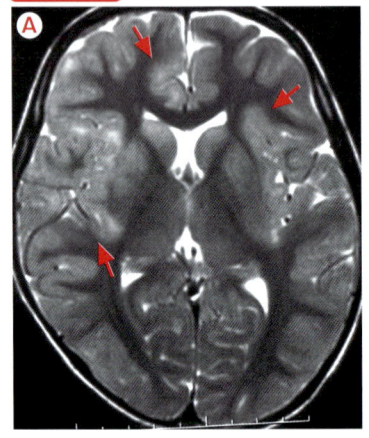

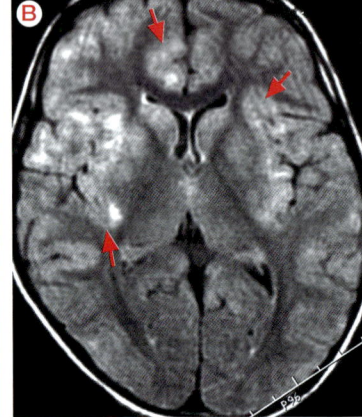

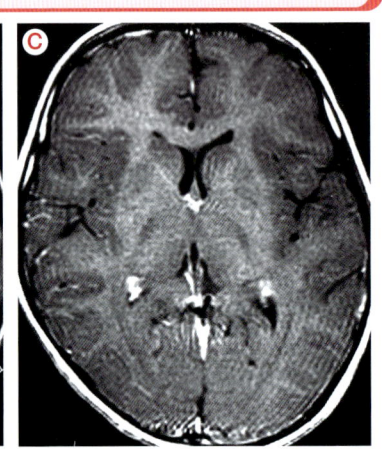

Ⓐ T2強調像　Ⓑ FLAIR像　Ⓒ 造影T1強調像

ⒶⒷ両側の前頭葉や島の皮質下白質，基底核などに高信号（→）を認める．
Ⓒ明らかな増強効果は認めない．

疾患解説

1．疾患概念

　急性もしくは亜急性に神経系の多数の領域に多症候性の脳症症状をきたす炎症性脱髄疾患である．**特発性や先行感染の有無がわかりにくいこともあり，先行感染や予防接種の有無は必須条件ではない**[1]．

　病態としては麻疹，水痘，風疹などのウイルス感染やワクチン接種によるアレルギー反応（自己免疫学的機序）による脱髄が考えられているが，特発性のものは原因不明である．症状には発熱，頭痛，悪心，嘔吐，痙攣，視神経炎などがあり，急性に発症する．通常は10歳未満の若年者に多い．大抵はステロイドに反応し寛解するが，時に再発をくり返すこともある．

2．典型的画像所見（症例1～3）

　大脳白質，基底核，視床，脳幹，小脳，中小脳脚などにT2延長域を認める．
　異常信号は皮質下白質や皮髄境界に好発する．また，脊髄内にもT2延長域を認めることがある．**異常信号は1～2cm以上と比較的大きいことが多い**．mass effectは通常目立たない．
　急性期は拡散制限をきたすことがあるが，通常は亢進することが多い．結節状もしくはリング状の増強効果を呈することがあるが，増強効果を認めないことも多い．
　出血を合併することもあり，急性出血性白質脳炎（AHLE）と呼ばれる．

鑑別 1　多発性硬化症（50歳代女性）

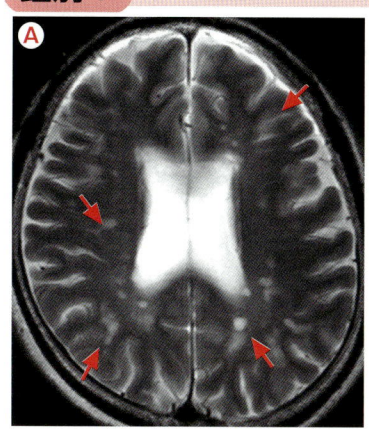

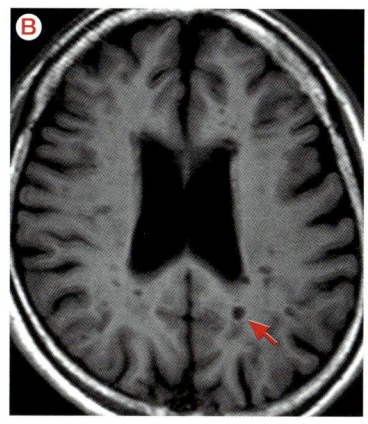

Ⓐ **T2強調像**　Ⓑ **T1強調像**

Ⓐ両側の側脳室周囲白質・深部白質に高信号域（→）を認める.
ⒷT1強調像では，著明な低信号を呈する病変（T1 black hole, →）も認める.

鑑別 2　視神経脊髄炎（50歳代女性）

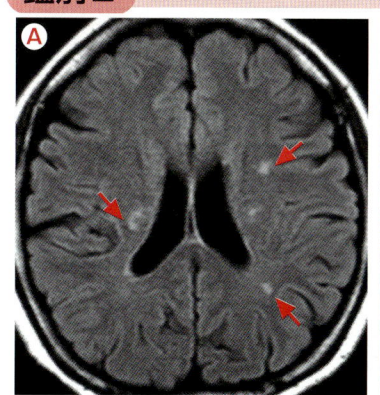

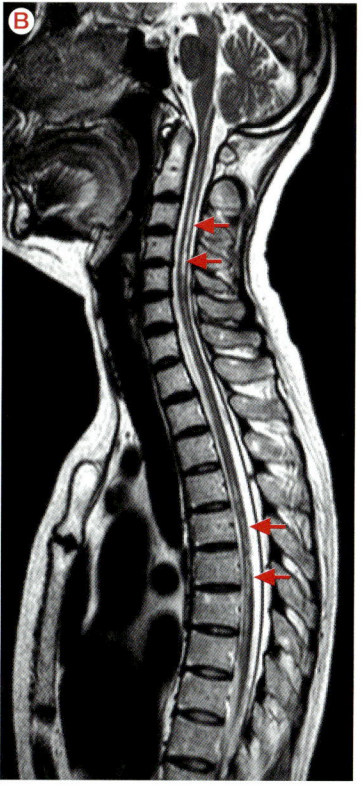

Ⓐ **FLAIR像**　Ⓑ **T2強調矢状断像**

Ⓐ両側大脳深部白質に高信号が散在している.
Ⓑ頚髄や胸髄内に広範囲にわたり高信号を認める.

3. 鑑別疾患

多発性硬化症（MS）（鑑別1）（p.238第4章1）：Callenらは①びまん性両側性病変が認められない，②T1 black holeがある，③2個以上の脳室周囲病変がある，の3項目のうち2つ以上を満たした場合ADEMよりMSの可能性が高いと報告している[2]．

視神経脊髄炎（NMO）（鑑別2）（p.243第4章2）：第3，4脳室周囲や視床下部に病変を認めることが多い．また，脊髄病変は3椎体以上の長い病変のことが多い．大部分の症例では，抗アクアポリン4（AQP4）抗体が陽性となる．

posterior reversible encephalopathy syndrome（PRES）（p.318 第5章 12）：典型的には頭頂後頭葉優位に病変を認める．

浸透圧性髄鞘崩壊症（p.260 第4章 6）：橋中心や基底核，視床，内包などに病変を認めうる．

血管炎：画像のみからの鑑別は困難である．

亜急性硬化性全脳炎（SSPE）：緩徐に進行し，脳の萎縮をきたす．

悪性リンパ腫（p.168 第2章 22）：均一に増強されることが多く，細胞密度が高いため，拡散は制限される．

薬剤性白質脳症：メトトレキサート，5-FU などの原因となる薬剤投与歴がある．

進行性多巣性白質脳症（PML）（p.256 第4章 5）：通常は免疫不全患者に発症する．

＜参考文献＞
1) Krupp, L. B., et al.：Consensus definitions proposed for pediatric multiple sclerosis and related disorders. Neurology, 68：S7-12, 2007
2) Callen, D. J., et al.：Role of MRI in the differentiation of ADEM from MS in children. Neurology, 72：968-973, 2009

第4章 脱髄疾患と類縁疾患

4 副腎白質ジストロフィー
adrenoleukodystrophy：ALD

渡邉嘉之

症例1　副腎白質ジストロフィー（10歳男児）

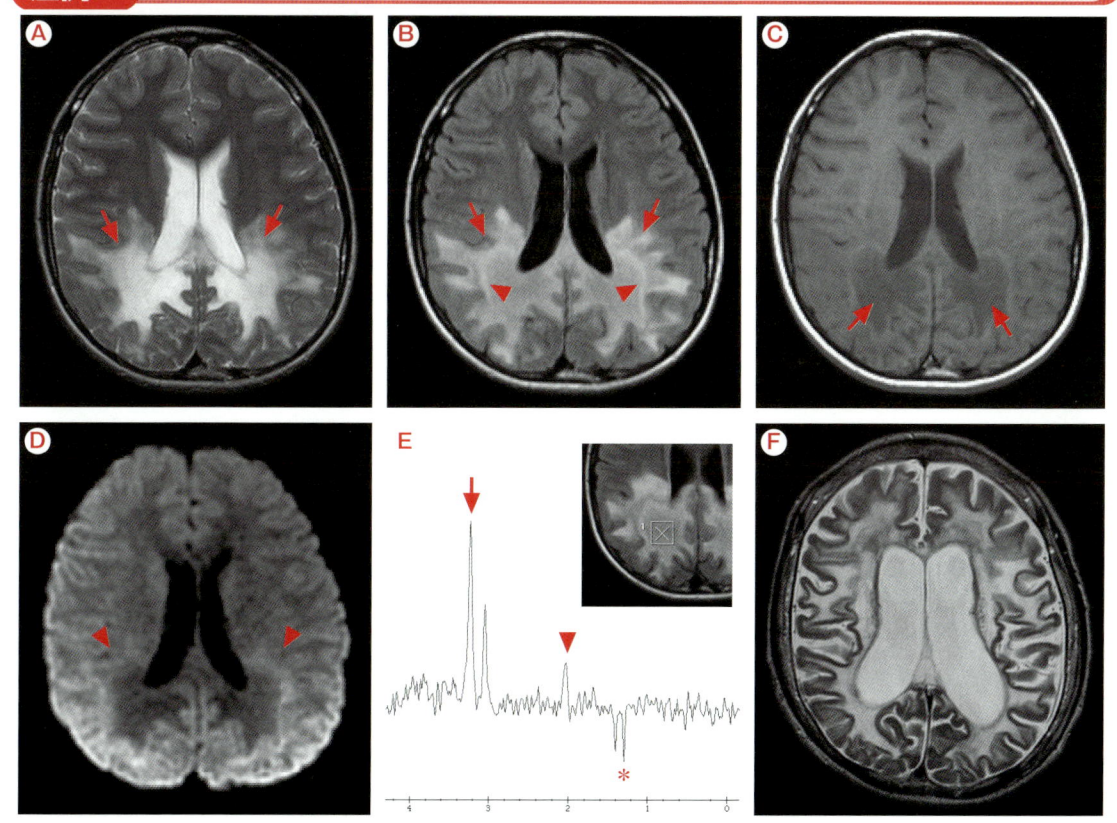

Ⓐ T2強調像　Ⓑ FLAIR像　Ⓒ T1強調像　Ⓓ 拡散強調像　Ⓔ MRS　Ⓕ T2強調像（13歳時）

1年前より，授業中に呼びかけに反応しないなどの症状が出現．数カ月前から視野欠損あり．
Ⓐ両側側脳室後角周囲白質に脳梁膨大部を介して左右対称性に広がるT2延長域を認める（→）．
ⒷⒶと同じ部位に異常信号を認める（→）が，T2延長域でも中心部（内層）は軽度低信号，その境界（中間層）にやや強い帯状のT2延長域（▶）を認め，3層構造になっている．
Ⓒ内層がT1延長（→），中間層は軽度高信号を示す．外層の異常信号はT1強調像では指摘しにくい．
Ⓓ中間層が高信号（▶）を示し，内層は低信号を示す．
Ⓔ右頭頂葉深部白質でのMRS（PRESS：TR/TE = 2000/136）．Choの上昇（→），NAAの低下（▶），Lacピーク（＊）を認める．
Ⓕ3年後の画像．大脳白質全体にT2延長域が広がっている．萎縮も進行している．

疾患解説

1. 疾患概念

　アシルCoAシンテターゼの欠損により，組織中に極長鎖脂肪酸が蓄積するペルオキシゾーム病である．X染色体（Xq28）上に存在するABCD1遺伝子の変異で起こり，伴性劣性遺伝を示す．男児2〜5万人に1人の頻度で発生する．臨床的に小児型，思春期型，成人大脳型，副腎脊髄神経症（AMN），副腎不全型など多彩な病型をとる．

　小児型が全体の約半数を占め，通常4〜10歳までの男児に発症し，学業低下，性格変化，運動能力の低下，視力・聴力低下などの症状で発病し，進行性神経障害を経て，数年で寝たきりになり死亡する．

症例2　副腎白質ジストロフィー（8歳男児）

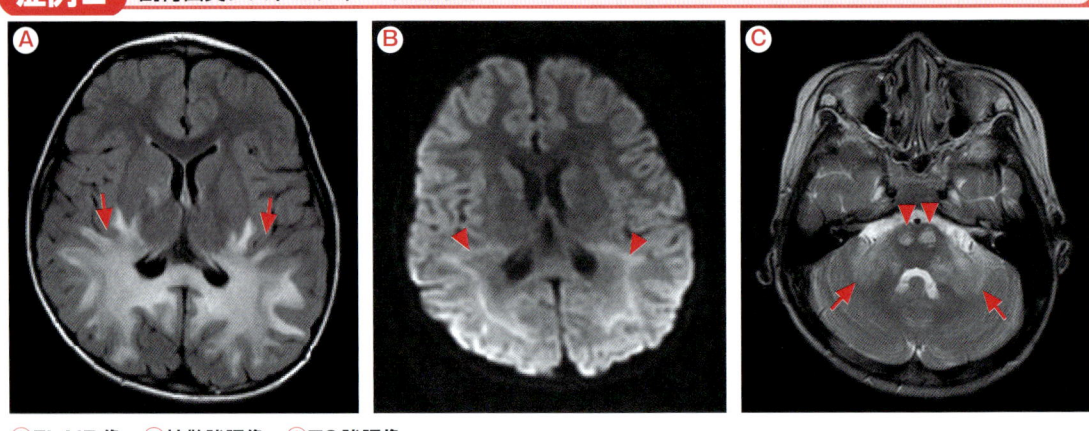

Ⓐ FLAIR像　Ⓑ 拡散強調像　Ⓒ T2強調像

Ⓐ 症例1と同様に両側側脳室後角周囲白質に脳梁膨大部を介して左右対称性に広がるT2延長域を認める（→）．
Ⓑ 中間層に一致して高信号域を認める（▶）．
Ⓒ 中小脳脚レベル．両側中小脳脚（→），橋の錐体路に沿ってT2延長域（▶）を認める．

症例3　副腎白質ジストロフィー（5歳男児）

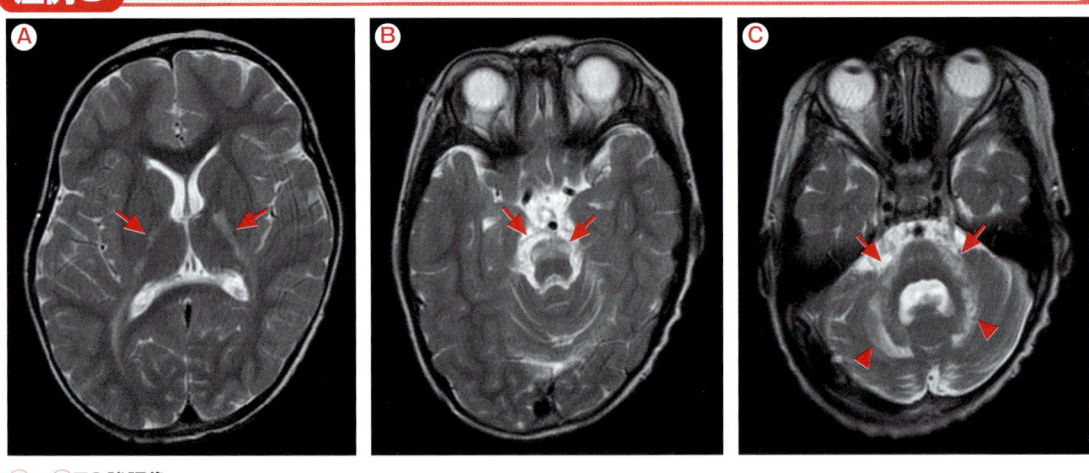

Ⓐ～Ⓒ T2強調像

Ⓐ 基底核レベル．深部白質にわずかにT2延長域を認める．脳梁膨大部は異常を認めていない．両側内包後脚にT2延長域が広がっている（→）．
Ⓑ 橋上部レベル．橋の錐体路に沿って高信号域を認める（→）．
Ⓒ 中小脳脚レベル．両側中小脳脚（→），小脳白質（▶）にT2延長域を認める．

2．典型的画像所見（症例1～4）

　T2強調像，FLAIR像にて高信号を示す病変が両側側脳室三角部周囲白質から始まり，脳梁膨大部を介して連続し，進行に伴い大脳白質全体に広がる．病初期には左右非対称であることや，稀に前頭葉から病変が広がることあり（症例4）．皮質下白質は早期には異常を認めない．錐体路に沿った異常信号がみられる．造影にて病変辺縁に沿って増強効果を認めるのが特徴的である．
　白質異常領域は3層構造が特徴的である．内層はT1強調像では軽度低信号，T2強調像では著明な高信号を示し，非可逆性のグリオーシスや瘢痕を示す．中間層は活動性の炎症があり，血液脳関門が破壊される．T2強調像では等～軽度低信号を示し，Gd造影剤にて増強される領域に一致する．外層は脱髄が起こっている領域とされ，T2強調像では中等度の高信号を示し増強はされない．拡散強調像では中間

症例4　副腎白質ジストロフィー（40歳代男性）

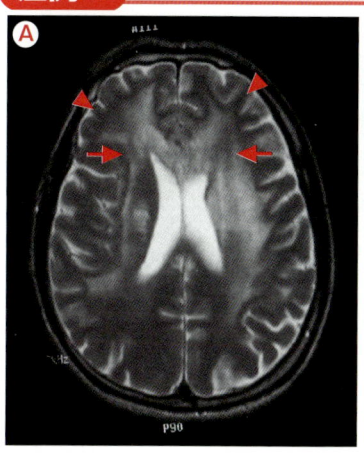

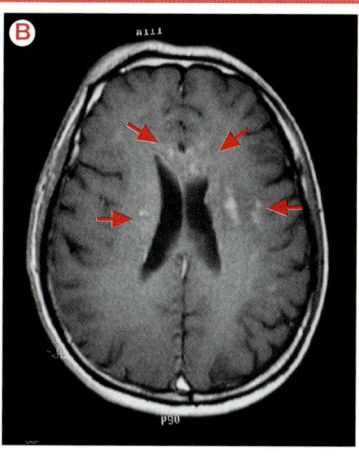

ⒶT2強調像　Ⓑ造影T1強調像

Ⓐ両側前頭葉の深部白質を中心にT2延長域（→）を認め，後方へ進展している．皮質直下の白質には異常信号を認めない（▶）．
頻度は少ないものの前頭葉から異常信号を認めるものもある．

Ⓑ造影後は活動性の脱髄領域（中間層）に増強効果（→）を認める．

鑑別1　Krabbe病（11歳男児）

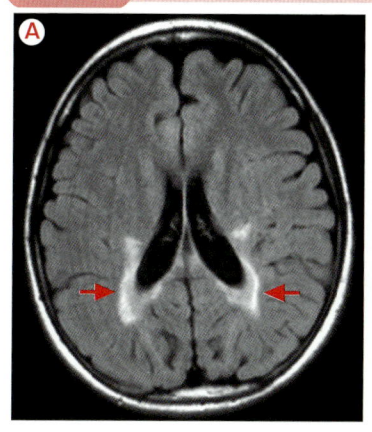

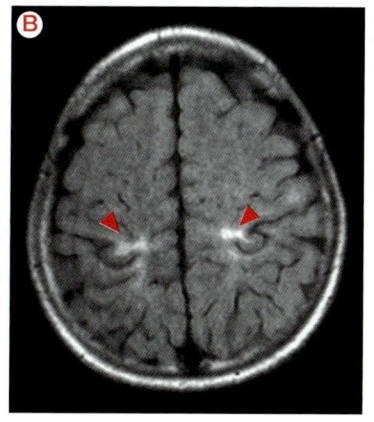

ⒶⒷFLAIR像

Ⓐ側脳室後角レベル．両側側脳室後角周囲白質にT2延長域が広がっている（→）．画像のみでは副腎白質ジストロフィーとの鑑別は困難である．

Ⓑ頭頂レベル．錐体路（中心前回直下の白質）に異常信号を認める（▶）．

層に沿うように高信号（ADC低下）を示す．MR spectroscopy（MRS）では，病変部だけでなく，T2強調像にて正常にみえる白質においてもN-アセチルアスパラギン酸（NAA）の低下，コリン（Cho）ピークの上昇を認めたと報告されている[1]．

MRIを用いた重症度のスコアリングシステムとして，Loesスコアが用いられている[2]．

CTでは病変部に一致して細かな石灰化を認める．

3．鑑別疾患

異染性白質ジストロフィー（p.263第4章7）：白質全体に異常を認めることが多い．

Krabbe病（鑑別1）（p.269第4章9）：病変分布からは鑑別困難である．増強効果がないこと，3層構造を認めないなどが鑑別である．CTでは高吸収を示すとされ鑑別に有用である．

Alexander病（p.269第4章9）：前頭葉優位の異常．periventricular rim（側脳室前角部周囲のT1強調像での高信号域）が特徴的である．

大脳神経膠腫症（gliomatosis cerebri）：mass effectを伴うこと，左右非対称が多いなどが鑑別点となる．

＜参考文献＞
1) Eichler, F. S., et al. : Proton MR spectroscopic imaging predicts lesion progression on MRI in X-linked adrenoleukodystrophy. Neurology, 58 : 901-907, 2002
2) Loes, D. J., et al. : Analysis of MRI patterns aids prediction of progression in X-linked adrenoleukodystrophy. Neurology, 61 : 369-374, 2003

第4章 脱髄疾患と類縁疾患

5 進行性多巣性白質脳症
progressive multifocal leukoencephalopathy：PML

中西能亜, 三木幸雄

症例1-1 進行性多巣性白質脳症（30歳代男性） （大阪市立総合医療センター症例）

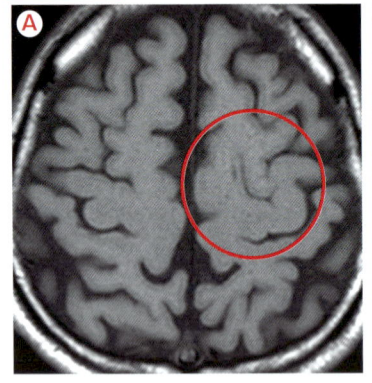

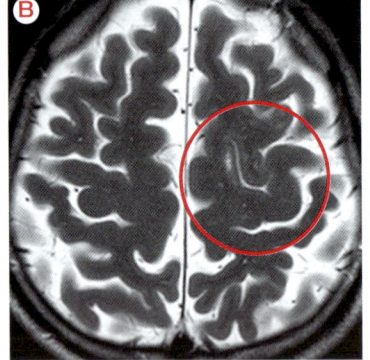

Ⓐ T1強調像　Ⓑ T2強調像
Ⓒ FLAIR像　Ⓓ 拡散強調像

電話が使えないなど，日常できていた動作ができなくなったことを主訴に近医精神科にて加療中，症状悪化のため撮像したMRIで多発白質病巣指摘．HIV陽性．

Ⓐ 左前頭葉皮質下白質に低信号域を認める（◯）．

ⒷⒸ 病変は高信号を呈している（◯）．

Ⓓ 病変は淡い高信号を呈している（◯）．ADC値（非提示）は異常を示さない．

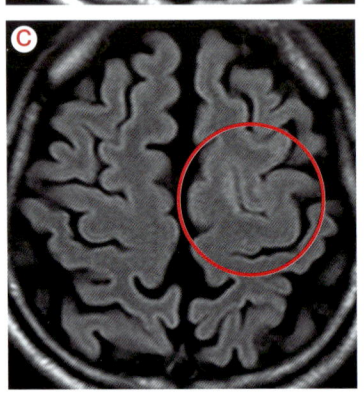

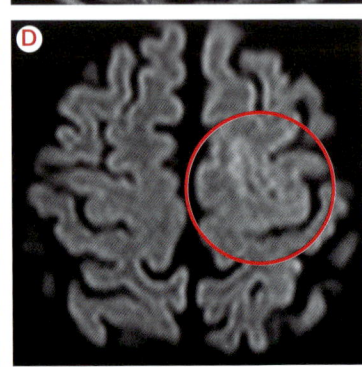

症例1-2 iPML（30歳代男性）（症例1-1と同一症例） （大阪市立総合医療センター症例）

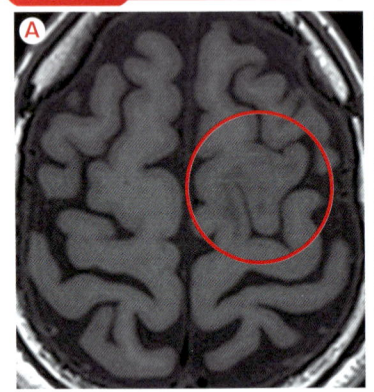

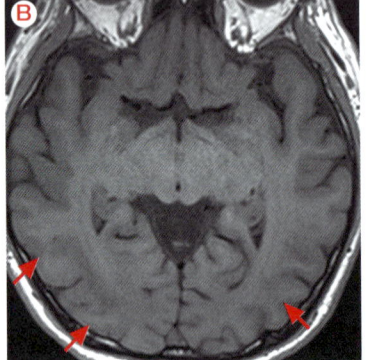

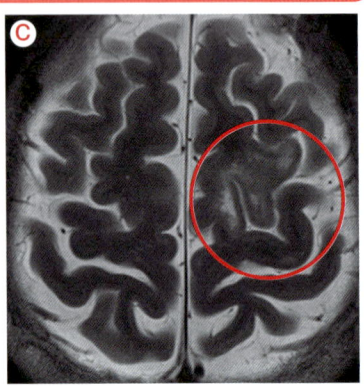

（次頁へつづく）

（前頁のつづき）

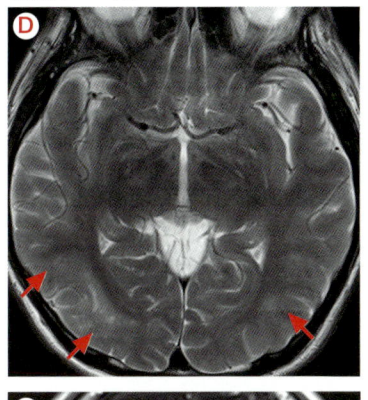

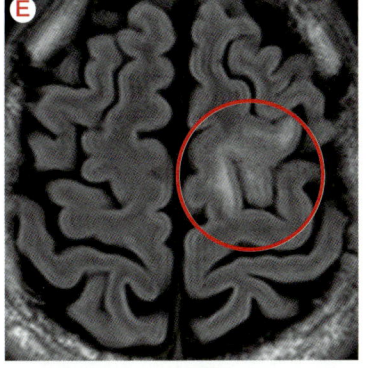

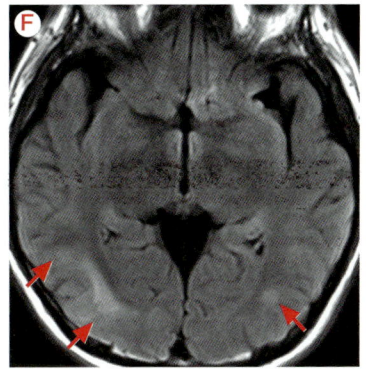

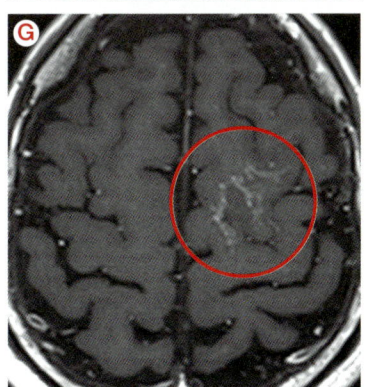

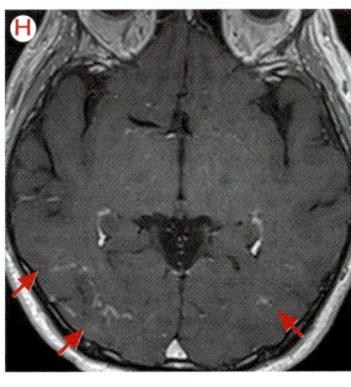

ⒶⒷT1強調像　　ⒸⒹT2強調像
ⒺⒻFLAIR像　　ⒼⒽ造影T1強調像

HAART導入後，視覚認知機能障害悪化．

ⒶⒷ左前頭葉の病変は拡大し，より強い低信号を呈している（Ⓐ〇）．右後頭葉にも広範な皮質下白質病変を認める（Ⓑ➡）．

Ⓒ～Ⓕ病変は高信号を呈している（〇，➡）．

ⒼⒽ病変の辺縁に増強効果を認める（〇，➡）．mass effectはない．

症例2　進行性多巣性白質脳症（30歳代男性） （大阪市立総合医療センター症例）

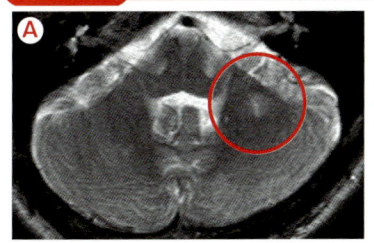

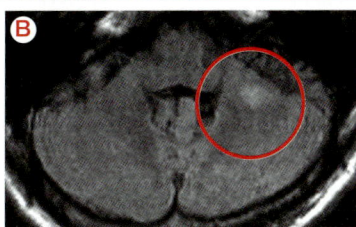

ⒶT2強調像　　ⒷFLAIR像

AIDS加療中，短期記憶障害が出現し，その後手足のしびれや脱力感を自覚．

ⒶⒷ左中小脳脚に高信号病変を認める（〇）．

症例3-1　進行性多巣性白質脳症（30歳代男性）

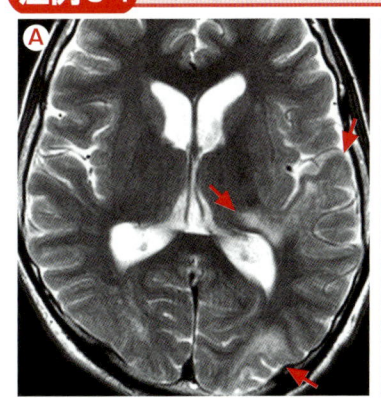

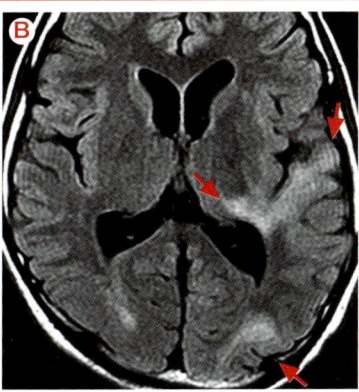

ⒶT2強調像　　ⒷFLAIR像
Ⓒ拡散強調像　　Ⓓ造影T1強調像

AIDS加療中，視力障害，構音障害が出現．

ⒶⒷ左側頭葉の皮質下白質に高信号域を認める．一部視床にも病変が及んでいる．左後頭葉にも病変を認める（➡）．

Ⓒ病変の辺縁にのみ高信号域を認める（〇）．

Ⓓ増強効果は認めない．

（次頁へつづく）

第4章　脱髄疾患と類縁疾患

(前頁のつづき)

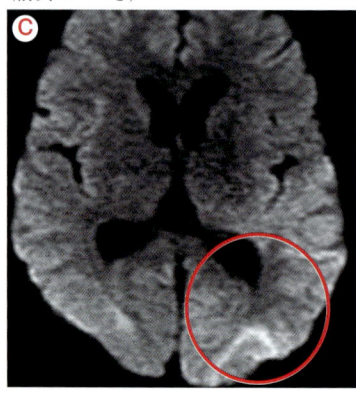

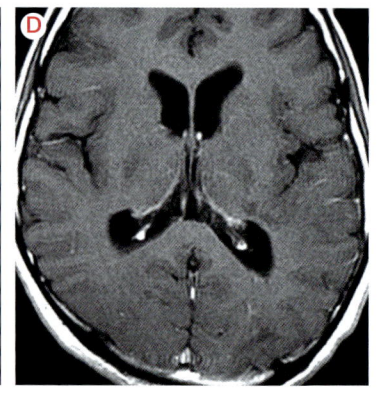

症例 3-2 iPML（30歳代男性）（症例 3-1 と同一症例）

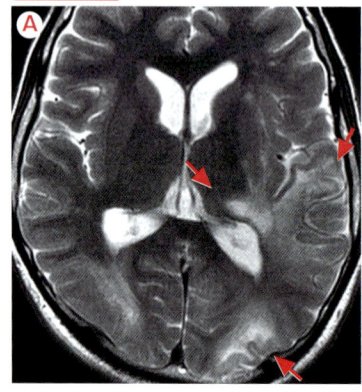

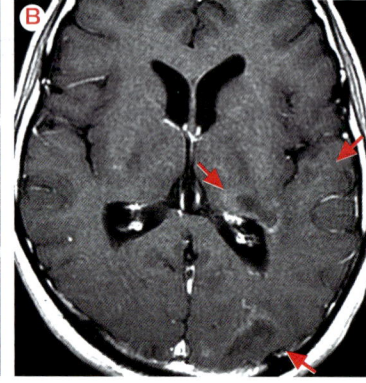

ⒶT2強調像　Ⓑ造影T1強調像

HAART導入後，病状が悪化．
Ⓐ病変は拡大している（→）．
Ⓑ病変の辺縁に淡い増強効果が出現している（→）．

症例 3-3 PML治療後（30歳代男性）（症例3-1，3-2と同一症例）

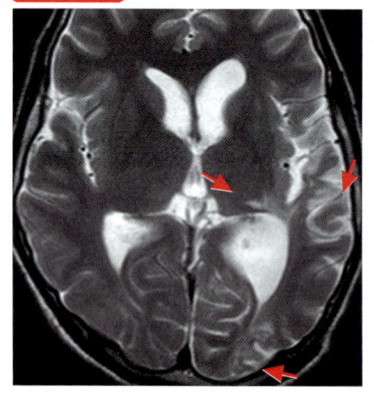

T2強調像

治療後．
白質病変に一致して容積減少が進行．信号変化は軽度改善している（→）．

疾患解説

1. 疾患概念

　成人の70％以上が不顕性感染しているJCウイルスが細胞性免疫の低下によって再活性化し，脳の髄鞘を形成するオリゴデンドロサイトに感染することで多発性の脱髄病巣をきたす疾患である．

　基礎疾患としては欧米ではHIV感染後の後天性免疫不全症候群（AIDS）が約85％を占めるが，本邦ではAIDSは全体の1/3程度に過ぎず，悪性リンパ腫などの血液系悪性腫瘍が40％，関節リウマチなどの膠原病が6％程度を占める．

　AIDSではHAART（highly active anti-retroviral therapy）によって日和見感染症に対する免疫機能が急激に回復することによって過度の炎症反応が引き起こされ（免疫再構築症候群：IRIS），これによっ

てPMLを発症，あるいは再燃・増悪することもある（iPML）(症例1-2, 3-2).

また，近年では生物学的製剤の副作用としてもPMLが報告されており，悪性リンパ腫などの治療に使われているリツキシマブや，多発性硬化症やCrohn病に対して欧米ですでに使用されており日本でも臨床試験が始まっているナタリズマブなどで報告がある.

PMLの初発症状として多いのは片麻痺・四肢麻痺・認知機能障害・失語・視覚異常などである．その後，初発症状の増悪とともに四肢麻痺・構音障害・嚥下障害・不随意運動・脳神経麻痺・失語などが加わり，失外套状態に至るとされる.

厚生労働省班会議（2004年1月）の診断基準では，①成人発症の数カ月で無動性無言症の状態に至る亜急性進行性の脳症，②脳MRI/CTで，白質に脳浮腫を伴わない大小不同，融合性の病変が散在，③白質脳症をきたす他疾患を臨床的に除外できる，④髄液からPCRでJCウイルスDNAを検出，⑤剖検または生検で脳に特異的な病理所見とJCウイルス感染を証明，の5項目のうち①～③を満たせばpossible PML，①～④を満たせばprobable PML，⑤を満たせばdefinite PMLと判定する.

2．典型的画像所見 (症例1～3)

MRI上，U-fiberを含む皮質下白質にT2強調像・FLAIR像で高信号，T1強調像で低信号，拡散強調像で辺縁優位の高信号を呈する．増強効果は通常初期にはほとんど示さないが，IRIS発症中のPMLは炎症により周辺部の増強効果とmass effectを認めることがある．ただし，炎症と増強効果には相関関係はないとする報告もある.

病変の分布はテント上の皮質下白質が特徴的で，頭頂葉・前頭葉の順に多い．進行すると深部白質にも及ぶ．両側性・非対称性・融合した白質病変がみられるが，時に病変が小さく，梗塞と鑑別が難しいことがある．テント下では中小脳脚とその周囲白質を侵すのが典型例である．橋や橋被蓋が侵されることもある．灰白質病変としては視床・基底核が多いが，その場合ほぼ全例で白質にも病変がみられる．非常に稀ながら脊髄へ進展することもある.

3．鑑別疾患

HIV脳症（p.197第3章5）：HIV感染が判明している場合，臨床上鑑別の問題となるのは**HIV脳症**と思われる．HIV脳症は病変の分布が異なり，側脳室白質周囲に病変が多く，U-fiberは通常侵さない．また，病変はT1強調像で等信号を示すことが多い．

PRES（p.318第5章12）：悪性疾患で抗がん剤などを使用している場合はposterior reversible encephalopathy syndrome（PRES）が鑑別にあがる．ともにU-fiberを侵し，皮質下白質に病変がとどまる場合は鑑別が難しいが，PRESが左右対称性の分布を示すことや経過をみることである程度鑑別可能と思われる．

慢性進行性外眼筋麻痺，Kearns-Sayre症候群，L-2-ヒドロキシグルタル酸尿症，核内封入体病：そのほか，若年成人および成人にてU-fiberが主として侵され，中心部白質は比較的保たれる疾患としてこれらがあるが，病歴や症状が異なる．

＜参考文献＞

1）「神経内科疾患の画像診断」（柳下 章/著），pp.141-149，学研メディカル秀潤社，2011
2）Smith, A. B., et al. : From the archive of AFIP : central nervous system infections associated with human immunodeficiency virus infection : radiologic-pathologic correlation. Radiographics, 28 : 2033-2058, 2008

第4章 脱髄疾患と類縁疾患

6 浸透圧性髄鞘崩壊症
osmotic myelinolysis：OM

小西淳也

症例1　橋中心髄鞘崩壊症（低ナトリウム血症補正後）（50歳代女性）

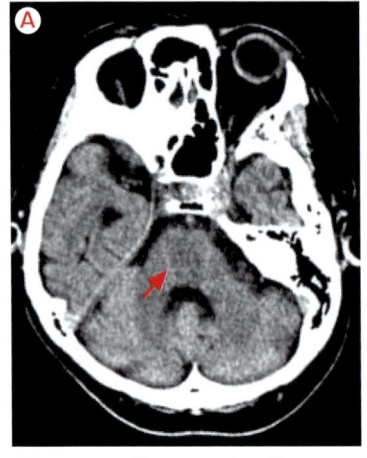

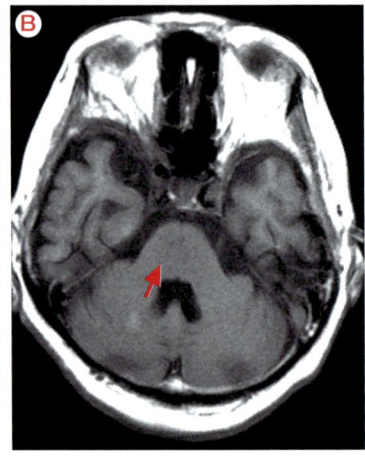

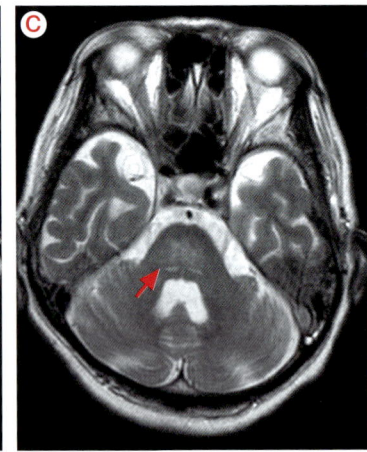

Ⓐ 単純CT　Ⓑ T1強調像　Ⓒ T2強調像

低ナトリウム血症の補正後に意識障害を生じた．
Ⓐ橋中央部に軽度低吸収域を認める（→）．
ⒷT1強調像ではごくわずかな低信号域として認められる（→）．
ⒸT2強調像では橋中央部に軽度高信号域を認める（→）．

症例2　橋中心髄鞘崩壊症（生体肝移植後）（50歳代男性）　（京都府立医科大学放射線科　赤澤健太郎先生のご厚意による）

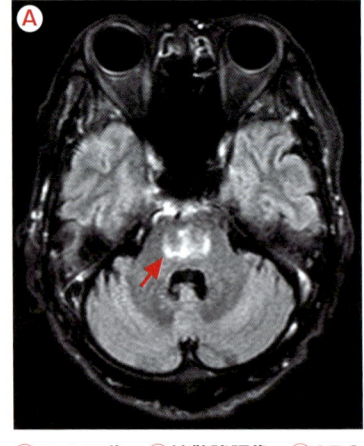

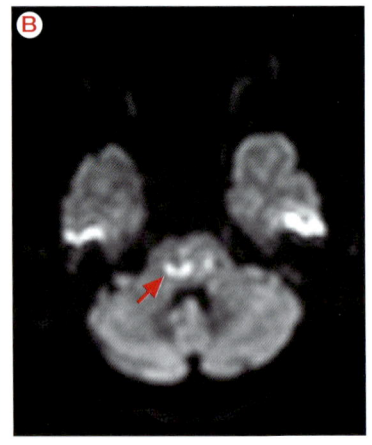

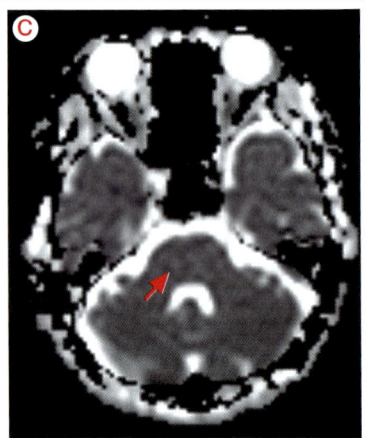

Ⓐ FLAIR像　Ⓑ 拡散強調像　Ⓒ ADCマップ

アルコール性肝硬変による急性肝不全にて生体肝移植施行．術後より高度のせん妄，構音障害，球麻痺症状が出現した．
Ⓐ橋中央部に高信号域を認める（→）．高信号域は両側の錐体路を避けるようにみられている．
ⒷⒸ拡散強調像では高信号を示すが（Ⓑ→），ADCマップでは拡散の低下は明らかでない（Ⓒ→）．

症例3 橋外髄鞘崩壊症（脱水による高ナトリウム血症）（9歳男児）(兵庫医科大学放射線科　安藤久美子先生のご厚意による)

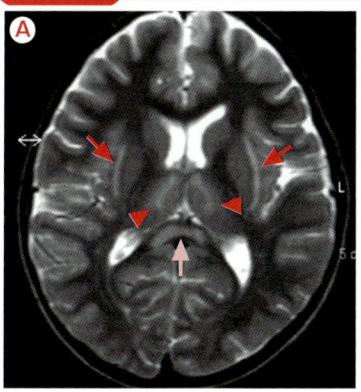

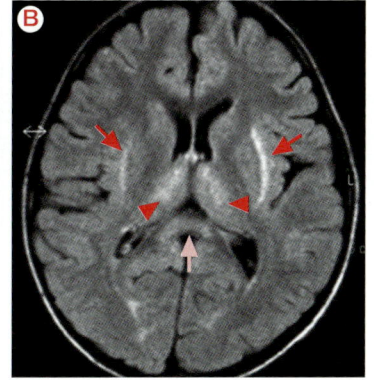

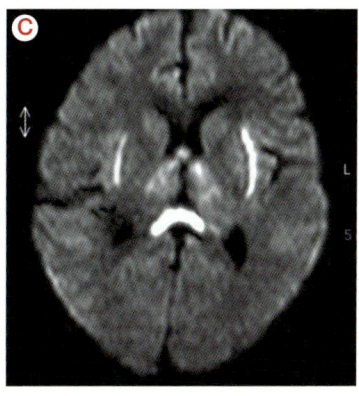

Ⓐ T2強調像　Ⓑ FLAIR像　Ⓒ 拡散強調像

アトピー性皮膚炎治療のためステロイドを長期間使用．ステロイド離脱の一環として水分制限を開始．その後，活動性が低下し，3日後には嘔吐・意識障害が出現した．
ⒶⒷ T2強調像およびFLAIR像で，左右対称性に視床（▶），外包（→）および脳梁膨大部（→）に高信号域を認める．
Ⓒ いずれの病変も拡散強調像で高信号を示している．

疾患解説

1. 疾患概念

障害部位により，**橋中心髄鞘崩壊症（CPM）**と**橋外髄鞘崩壊症（EPM）**に分けられる．EPMが単独でみられる頻度は少ない．慢性アルコール依存，低栄養状態，重症熱傷，重症肝障害，慢性腎不全などを基礎とした電解質異常に起因して発症する．以前は低ナトリウム血症に対する急速な補正により生じるとされてきたが，高ナトリウム血症やその補正でも生じる．病理学的には髄鞘の崩壊と乏突起膠細胞の脱落がみられ，特に橋横走線維で強く認められる．また，多発性硬化症でみられるような炎症反応（炎症性脱髄）は乏しく，髄鞘崩壊症（myelinolysis）と呼ばれる．急性期には意識障害，四肢麻痺，球麻痺，眼球運動障害などが出現する．

2. 典型的画像所見

CPMでは，橋中央部に異常信号域を認める（症例1，2）．錐体路が保たれることが多く，凸状の形態を呈すのが典型的である．卵円形などほかの形態をとることもあるが，その場合は左右対称性で橋辺縁部が保たれるのが特徴的である．EPMでは，基底核，視床，外包などに異常信号域が左右対称性にみられるのが特徴的である（症例3）．

発症早期の病変は，拡散強調像で高信号，ADC低値を示し，ほかの画像では異常を指摘できないことがある．また，一般的に病変部には明らかな増強効果は認めない．

3. 鑑別疾患

慢性虚血性変化（鑑別1），posterior reversible encephalopathy syndrome（PRES）
　（p.318第5章12）：CPMおよびEPMのいずれにも類似する所見を呈すことがあり鑑別はしばしば難しいが，縦走線維にも病変が及ぶことが多い．

脳幹腫瘍（鑑別2），脳幹脳炎：脳幹部は腫大することが多く，錐体路や橋辺縁部にも病変が及ぶ．

ミトコンドリア脳筋症，Wilson病（p.303第5章8）：EPMと類似し，画像のみで鑑別することは難しい．

鑑別1　慢性虚血性変化（70歳代女性）

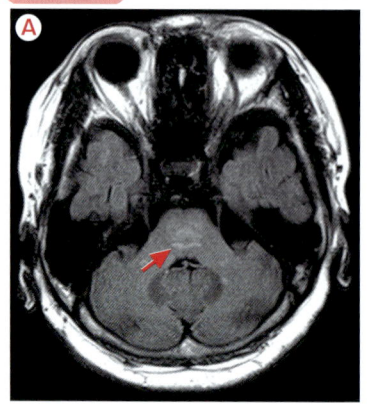

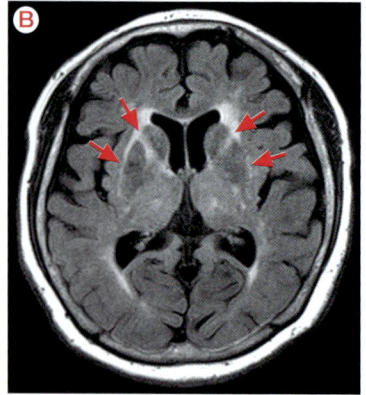

Ⓐ Ⓑ FLAIR像

頭部スクリーニングのためMRI施行．

Ⓐ 橋中央に高信号域を認める（→）．

Ⓑ 比較的左右対称性に内包，外包，基底核，視床に高信号域を認める（→）．

鑑別2　PRES（50歳代女性）

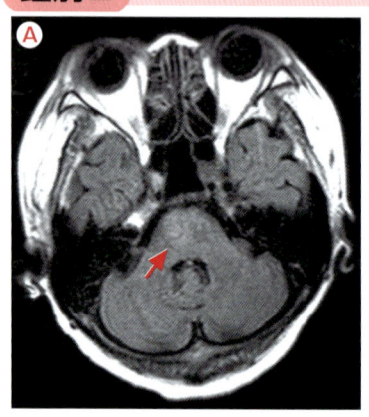

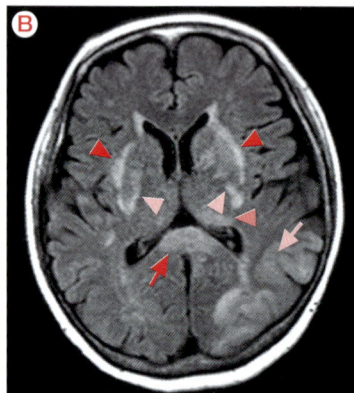

Ⓐ Ⓑ FLAIR像

意識消失．血圧190 mmHg台．

Ⓐ 橋全体に高信号域を認める（→）．

Ⓑ 左右対称性に基底核（▶），外包（▶）に高信号域がみられ，さらに左視床（▶），脳梁膨大部（→），左後頭葉（→）にも高信号域を認める．

鑑別3　血管内悪性リンパ腫（50歳代女性）

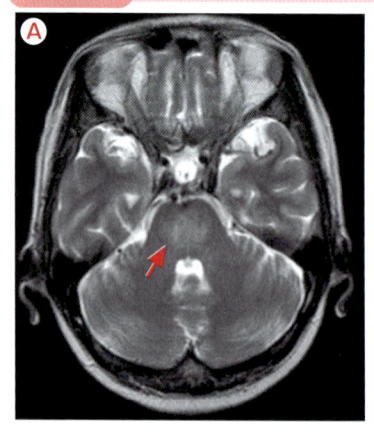

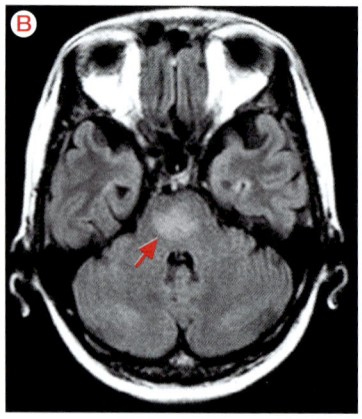

Ⓐ T2強調像　Ⓑ FLAIR像

中枢神経浸潤の精査のためMRI施行．

Ⓐ Ⓑ 橋中央部に高信号域を認める（→）．明らかな増強効果は認めなかった（非提示）．

＜参考文献＞

1) Ranger, A. M., et al.: Central pontine and extrapontine myelinolysis in children: a review of 76 patients. J Child Neurol, 27: 1027-1037, 2012

2) Maeda, M., et al.: Reversible splenial lesion with restricted diffusion in a wide spectrum of diseases and conditions. J Neuroradiol, 33: 229-236, 2006

第4章 脱髄疾患と類縁疾患

7 異染性白質ジストロフィー
metachromatic leukodystrophy

渡邉嘉之

症例1　異染性白質ジストロフィー（7歳女児）

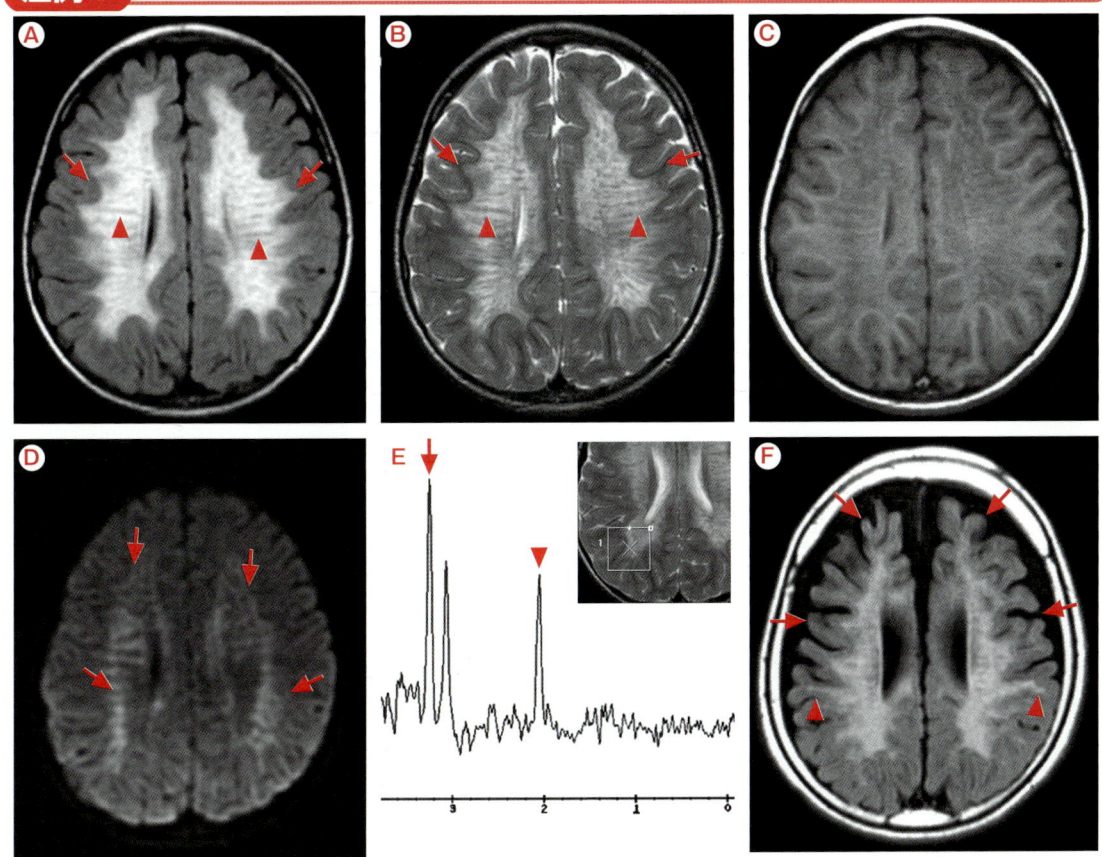

Ⓐ FLAIR像　Ⓑ T2強調像　Ⓒ T1強調像　Ⓓ 拡散強調像　Ⓔ MRS　Ⓕ FLAIR像（10歳時）

1年前より運動，知能での退行あり．
ⒶⒷ両側大脳深部白質にびまん性にT2延長域が広がっている（→）．異常信号内に線状の正常領域があり，縞状の信号変化（tiger stripes pattern）（▶）を示す．
ⒸT2延長域に一致して，淡く低信号を示す．
ⒹT2延長域の一部が高信号を示す（→）．
ⒺCho ピーク上昇（→），NAA低下（▶）を示す．
Ⓕ進行とともに脳萎縮（→），白質の異常信号域の末梢への広がり（▶）を認める．

疾患解説

1．疾患概念

　アリルスルファターゼAの欠損によりその基質であるスルファチドが集積するライソゾーム病である．スルファチドがミエリン膜に過剰蓄積することにより，脱髄が起こる．遺伝子座は第22染色体に存在し，常染色体劣性遺伝．発症年齢により，乳幼児型，若年型，成人型に分類され，乳幼児型が一番多い．発生頻度として4〜10万人に1人とされている．乳幼児型は1歳半前後に発達遅延で発症し，運動失調，四肢麻痺，視力障害と進行する．若年型，成人型では精神症状で発症し，後に神経症状が出現する．

症例2　異染性白質ジストロフィー（9歳女児）

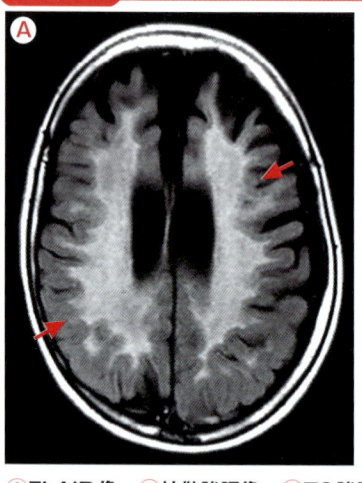

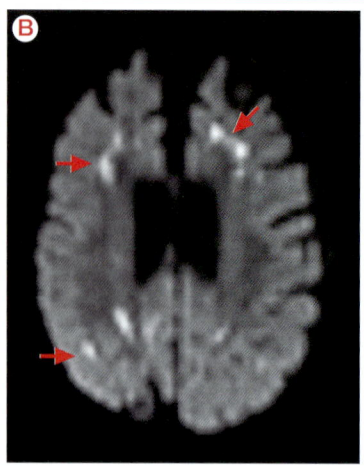

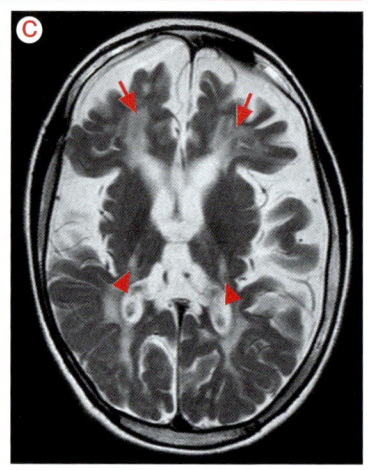

ⒶFLAIR像　Ⓑ拡散強調像　ⒸT2強調像

数年前より歩行障害，退行あり．
Ⓐ両側大脳深部白質にびまん性にT2延長域が広がっている（→）．
ⒷT2延長域の一部が高信号を示す（→）．
Ⓒ全体に脳萎縮を認め，深部白質（→），内包後脚（▶）に広がるT2延長域を認める．

症例3　異染性白質ジストロフィー（4歳男児）

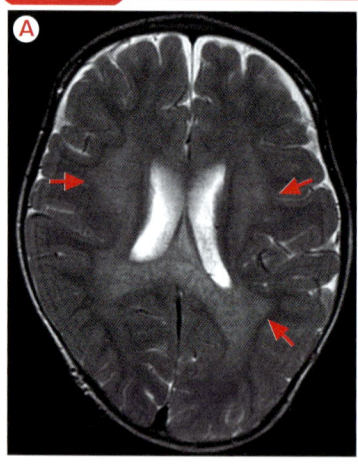

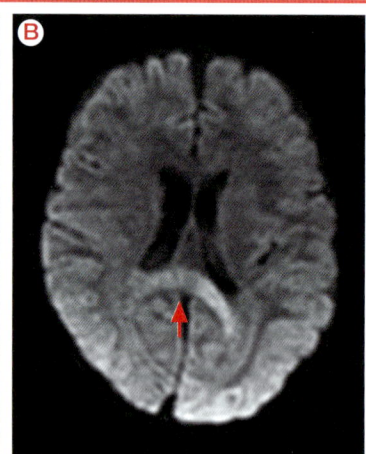

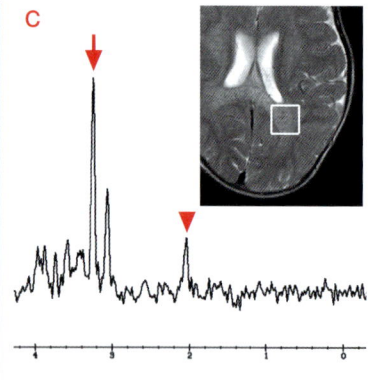

ⒶT2強調像　Ⓑ拡散強調像　ⒸMRS

半月前より運動失調あり．
Ⓐ両側大脳深部白質にびまん性にT2延長域が広がっている（→）．
ⒷT2延長域の一部（脳梁膨大部）が高信号を示す（→）．
ⒸChoピーク上昇（→），NAA低下（▶）を示す．

2．典型的画像所見（症例1～4）

　　T2強調像にて対称性に側脳室周囲白質に高信号を示す．末期を除き皮質下白質には異常を認めない．初期では深部白質で血管周囲の髄鞘が保たれ縞状の構造（tiger stripes pattern）を示すことが多い．脳梁，内包や錐体路も浸潤される．脱髄の領域は拡散強調像ではADC低下という細胞性浮腫のパターンを示すのが特徴的[1]．拡散強調像ではT2延長域の一部や全体が拡散異常を示すのが典型的である．経過観察でも拡散異常は持続し，ADC低下の病態詳細は不明．MR spectroscopy（MRS）ではコリン（Cho）ピーク上昇，N-アセチルアスパラギン酸（NAA）低下のパターンを呈する．

症例4　異染性白質ジストロフィー（7歳女児）

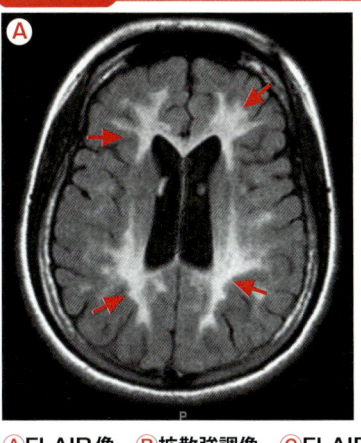

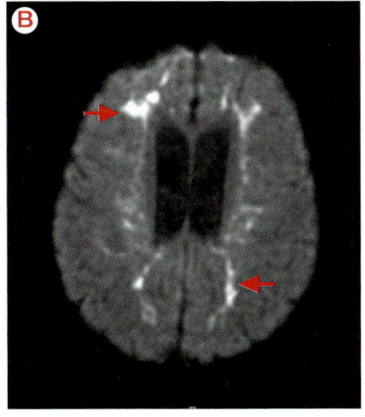

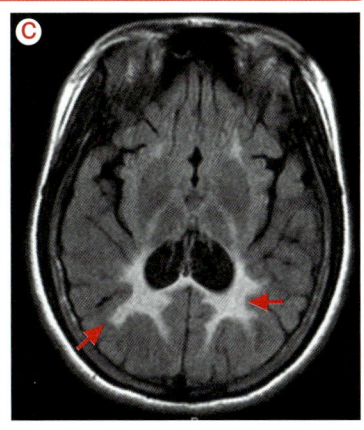

ⒶFLAIR像　Ⓑ拡散強調像　ⒸFLAIR像

数年前より歩行障害，知能退行あり．
Ⓐ両側大脳深部白質にびまん性にT2延長域が広がっている（→）．
ⒷT2延長域の一部が高信号を示す（→）．
Ⓒ側脳室三角部周囲白質にT2延長域が広がっている（→）

鑑別1　Pelizaeus-Merzbacher病（2歳男児）

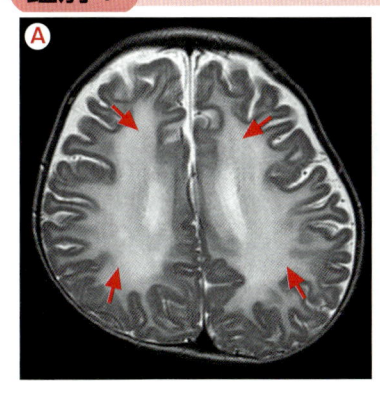

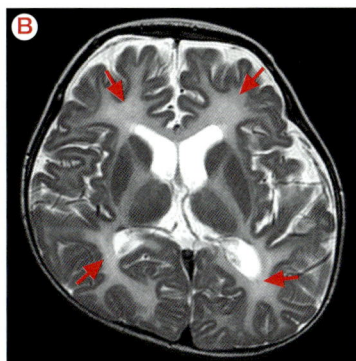

ⒶⒷT2強調像

先天性眼振．
ⒶⒷ半卵円中心レベル（Ⓐ），内包レベル（Ⓑ）において両側大脳白質は皮質下白質を含めびまん性にT2延長（→）を示す．異常信号内の層構造や縞状構造を認めない．

3．鑑別疾患

Krabbe病（p.269 第4章9）：CTで高吸収を示す．拡散強調像でADC低下を示さないことが鑑別点である．

副腎白質ジストロフィー（p.253 第4章4）：白質異常域が3層構造を示す．増強効果を認める．

Pelizaeus-Merzbacher病（鑑別1）（p.266 第4章8）：皮質下白質を含めた白質全体の異常を認める．縞状構造を示さない．

メープルシロップ尿症：拡散強調像で高信号を示すが，年齢により変化する．発症年齢が早い．

<参考文献>

1) Sener, R. N.: Metachromatic leukodystrophy diffusion MR imaging findings. AJNR, 23: 1424-1426, 2002

第4章　脱髄疾患と類縁疾患

第4章 脱髄疾患と類縁疾患

8 Pelizaeus-Merzbacher 病
Pelizaeus-Merzbacher disease : PMD

大澤まりえ，神田知紀，大場　洋

症例1　Pelizaeus-Merzbacher 病（4歳女児） （心身障害児医療センター症例）

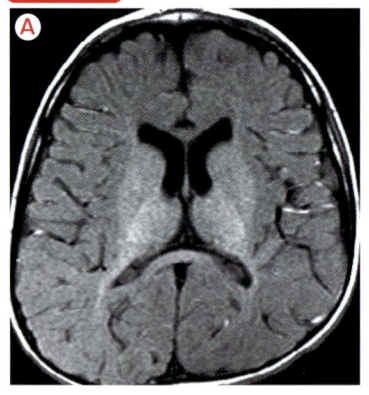

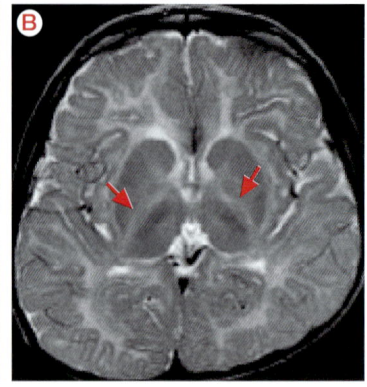

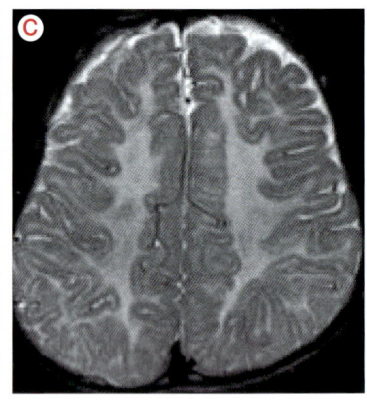

Ⓐ T1強調像　ⒷⒸ T2強調像

精神運動発達遅滞，眼振，難聴．
Ⓐ左右内包後脚，脳梁膨大部，視放線などは軽度高信号を示し，髄鞘化していることを示す．
ⒷⒸ左右内包後脚に髄鞘化を反映した低信号域がみられるが（Ⓑ→），それ以外の大脳白質はびまん性に淡い高信号を呈する．ミエリン形成不全に合致する．正期産新生児のおよそ4カ月相当の髄鞘化を呈している．

症例2　Pelizaeus-Merzbacher 病（11歳女児） （心身障害児医療センター症例）

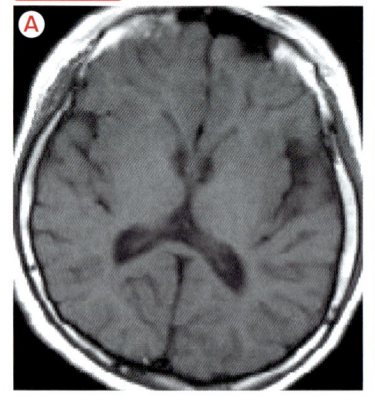

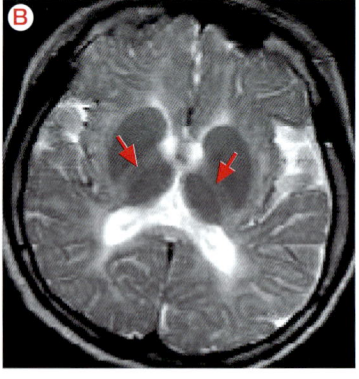

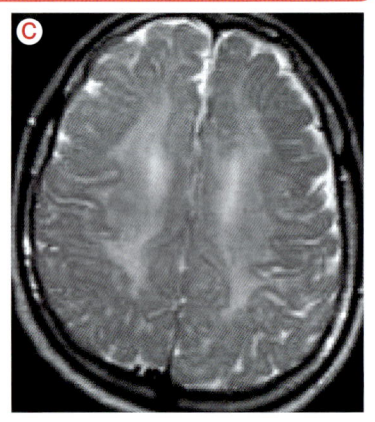

Ⓐ T1強調像　ⒷⒸ T2強調像

精神運動発達遅滞．
Ⓐ信号強度に明らかな異常は認められない．
ⒷⒸ内包後脚に髄鞘化を示す線状低信号を認める（Ⓑ→）．それ以外の大脳白質はびまん性に淡い高信号を呈し，ミエリン形成不全に合致する．正期産新生児相当の髄鞘化を呈する（newborn child pattern）．

症例3　Pelizaeus-Merzbacher病（30歳代男性）　　　（東京北医療センター症例）

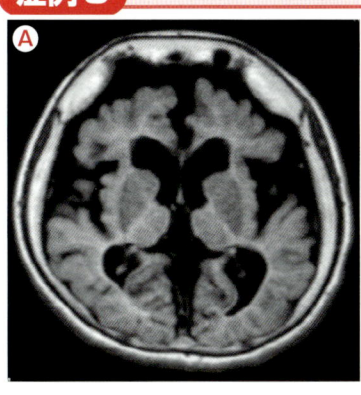

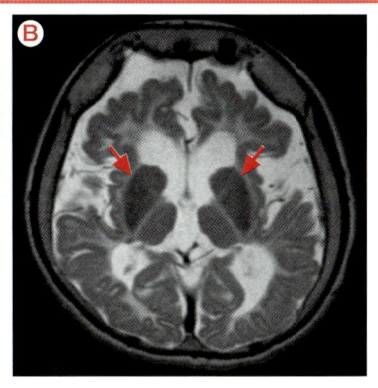

Ⓐ T1強調像　　Ⓑ T2強調像

精神運動発達遅滞．

全体に脳は萎縮している．Ⓐでは大脳白質は全体に正常の軽度高信号を呈するが，Ⓑでは皮質下U-fiberや内包後脚なども含め，びまん性に高信号を呈する．ミエリン形成不全に合致する．基底核の低信号が目立つ（→）．

疾患解説

1．疾患概念

　*PLP1*遺伝子変異に伴う髄鞘形成にかかわるプロテオリピド蛋白（proteolipid protein）の欠損による先天性大脳白質形成不全症である．正常のミエリン生成ができないミエリン形成不全をきたす．

　発症時期でclassical typeおよびconnatal（Seitelberger）type，transitional typeに分類される．

　classical typeは生後1年以内に発症し，10歳頃から退化し，30歳頃に死亡する．

　connatal typeは新生児期に発症し，急激に進行して10歳までに死亡する．

　transitional typeは上記2 typeの中間である．

　classical typeが最も多く，伴性劣性遺伝，男児が多い．

　症状は錐体路障害，眼振，精神運動発達遅滞，小脳失調，痙攣がみられる．末梢神経障害はない．最低2回のMRI検査が診断的に有用かつ必須で，次いで，家族歴や性別，発症年齢などの臨床情報をもとに遺伝学的検査を追加する．現時点で有効な根治治療はなく，対症療法が中心となる．

Pelizaeus-Merzbacher様病（PMLD）：臨床的にはPMDと区別できないが*PLP1*遺伝子異常が認められず遺伝学的には異なる疾患を示す．*GJC2*，*HSP60*，*Hyccin*遺伝子異常などで起こりうる．

2．典型的画像所見（症例1～3）

　本疾患の特徴であるミエリン形成不全の確認が必要である．

　MRIにて月齢相応な髄鞘化がみられず，経過をみても髄鞘化が停止している．T2強調像ではU-fiberまで含めた両側大脳白質のびまん性高信号を示す．classical typeでは新生児の脳のパターンをとる．すなわちT1強調像で内包後脚や視床など深部白質に髄鞘化がみられる．青年期は脳萎縮を生じる．connatal typeではほぼ完全に髄鞘化が欠如し，これを反映してT2強調像で大脳，小脳，脳幹にまで及ぶ広範なびまん性の高信号が認められる．

　CTでは白質の低吸収域を呈することもあるが診断の有用性は低い．

3．鑑別疾患

　髄鞘形成障害をきたす疾患が鑑別となる．遺伝子検査や身体症状で鑑別できるものもある．

・基底核および小脳萎縮を伴う髄鞘形成不全症（H-ABC）
・4H症候群
・先天性白内障を伴う髄鞘形成不全症（HCC）
・乳児型GM1/GM2ガングリオシドーシス
・フコシドーシス
・Salla病
・18q-症候群：T2強調像における大脳白質の高信号は18q-症候群の方が不均一で斑状である．

<参考文献>

1）「小児神経の画像診断」（大場 洋/編著），学研メディカル秀潤社，2010
2）「よくわかる脳MRI 第3版」（青木茂樹 ほか/編著），学研メディカル秀潤社，2012
3）井上 健：先天性大脳白質形成不全症-Pelizaus-Merzbacher病とその類似疾患．脳と発達，43：435-442，2011
4）Shimojima, K., et al.：A novel homozygous mutation of GJC2 derived from material uniparental disomy in a female patient with Pelizaus-merzbacher-llike disease. J Neurol Sci, 330：123-126, 2013
5）「Magnetic resonance of myelination and myelin disorders, third edition」（M. S. van der Knaap., ed.），Springer, Heidelberg, pp.273-280, 2005

第4章　脱髄疾患と類縁疾患

9 Alexander病/Canavan病/Krabbe病
Alexander disease/Canavan disease/Krabbe disease

大澤まりえ，神田知紀，大場　洋

症例1　Alexander病（5歳女児）
（都立神経病院神経放射線科　柳下 章先生のご厚意による）

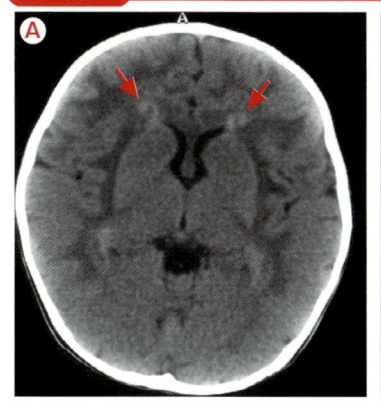

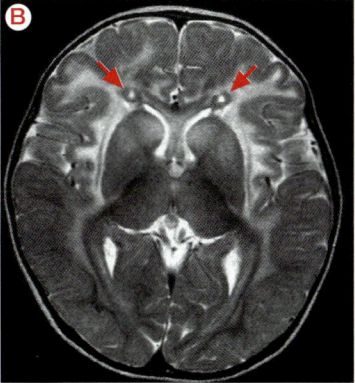

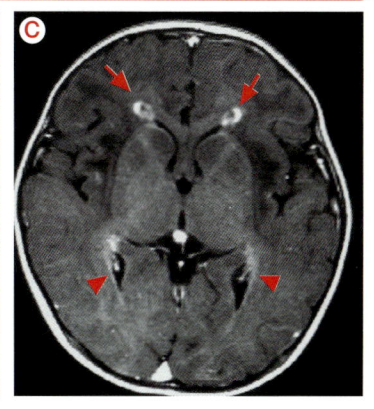

Ⓐ単純CT　ⒷT2強調像　Ⓒ造影T1強調像

頭囲拡大，精神発達遅滞，痙攣を認める．

Ⓐ大脳白質にびまん性低吸収域，左右側脳室前角近傍にリング状の淡い高吸収域（麻呂眉サイン，→）を認める．

Ⓑ両側前頭葉から側頭葉，頭頂葉白質はびまん性に高信号を呈する．左右側脳室前角近傍にリング状低信号（麻呂眉サイン，→）を認める．左右尾状核，被殻前方は淡い高信号を呈する．

Ⓒ左右側脳室前角近傍のリング状構造（→）と，側脳室近傍深部白質の円弧状高信号域（periventricular rim，▶）に増強効果を認める．

（文献1より転載）

症例2　Alexander病（10歳代女児）
（自治医科大学神経内科　中野今治先生のご厚意による）

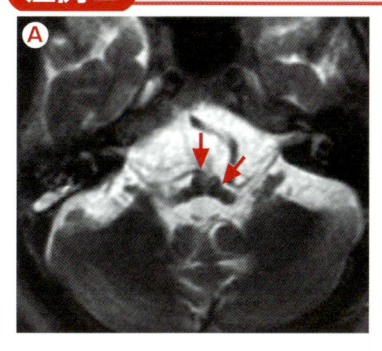

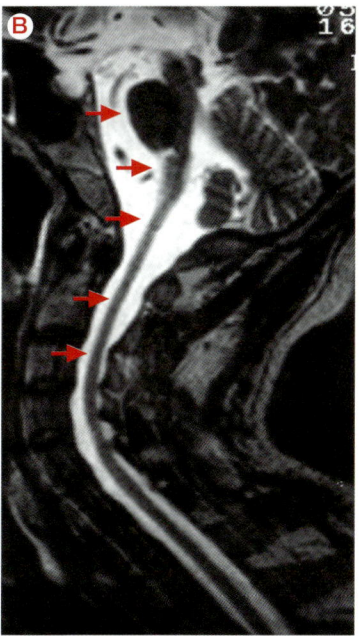

ⒶT2強調像　ⒷT2強調矢状断像

進行性痙性麻痺，球麻痺，仮性球麻痺，口蓋ミオクローヌスを認める（成人型）．

Ⓐ延髄の萎縮が目立つ（→）．

Ⓑ中脳被蓋延髄や上部頸髄に著明な萎縮がみられる〔おたまじゃくしサイン（tadpole appearance，→）〕．

（文献1より転載）

症例3　Canavan病（4歳女児）　　　（東京都立東大和療育センター小児科　浜口　弘先生のご厚意による）

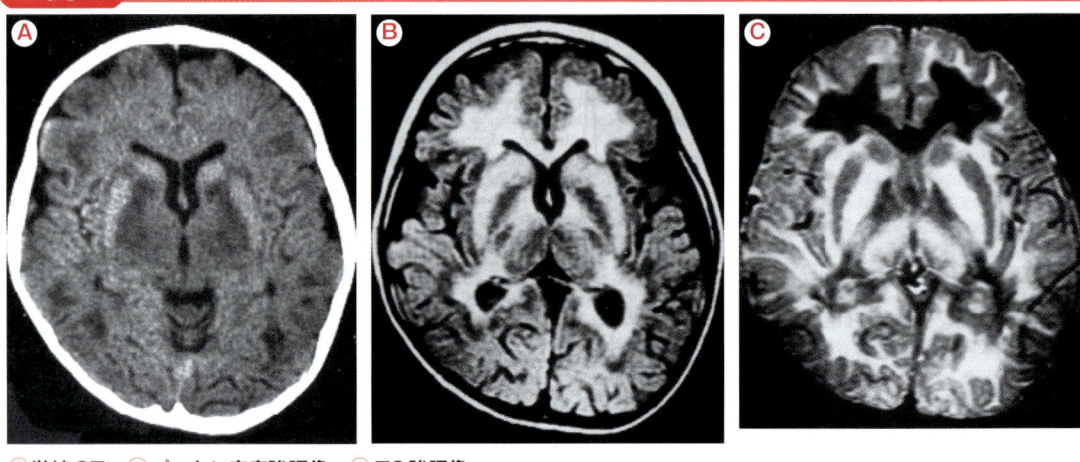

Ⓐ 単純CT　Ⓑ プロトン密度強調像　Ⓒ T2強調像

生後4カ月頃より発達の遅れ，3歳過ぎより体幹失調が出現．尿中NAAの異常増加を認めた．
Ⓐ大脳白質は低吸収を示す．左右尾状核や被殻は異常高吸収を示す．内包，淡蒼球，視床は低吸収を示す．
Ⓑ皮質下白質や外包，淡蒼球領域，内包後脚，視床は異常低信号を示す．側脳室周囲深部白質は正常髄鞘化による高信号を示す．
Ⓒ皮質下白質は異常高信号を示し，正常髄鞘化を反映した前頭葉深部白質や脳室周囲白質の低信号域と強いコントラストを呈する．そのほか，外包，淡蒼球領域，内包後脚，視床も異常高信号を示す．

症例4　Canavan病（1歳7カ月女児）

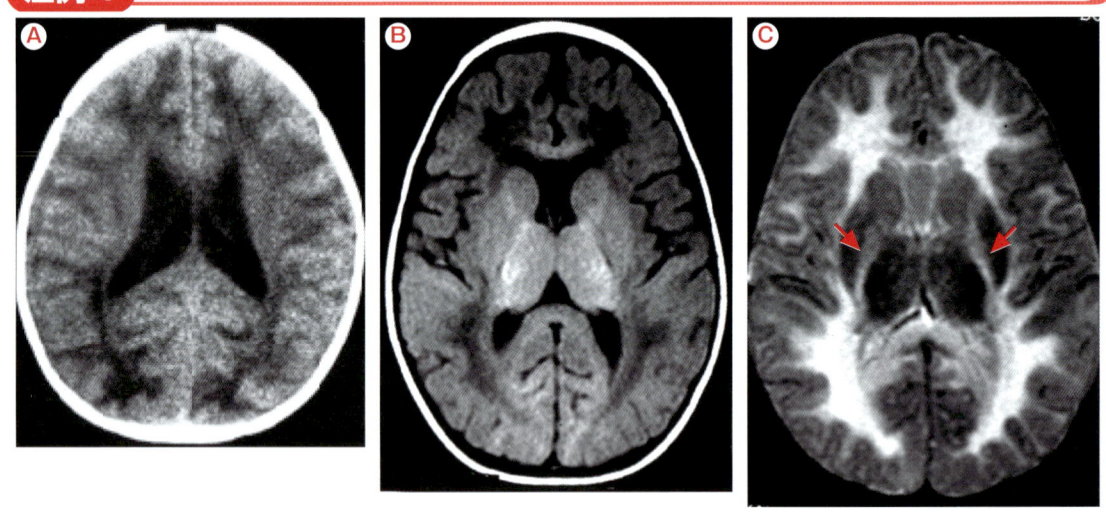

Ⓐ 単純CT　Ⓑ T1強調像　Ⓒ プロトン密度強調像

頭囲拡大，低緊張，精神発達遅滞を認める．
Ⓐ大脳半球にびまん性に低吸収を示す．
Ⓑ大脳白質の多くが異常低信号を示す．
Ⓒ大脳白質に左右対称性にびまん性高信号域を認める．淡蒼球（→）が高信号を示す．
　（文献2より転載）

症例5　Krabbe病（8カ月男児） (都立神経病院神経放射線科　柳下 章先生のご厚意による)

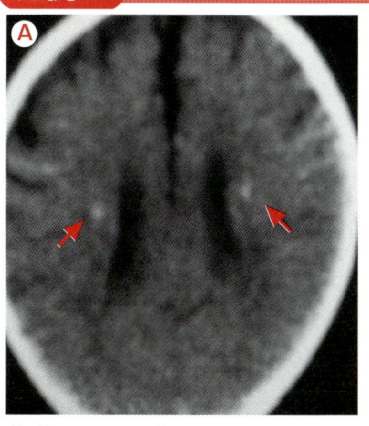

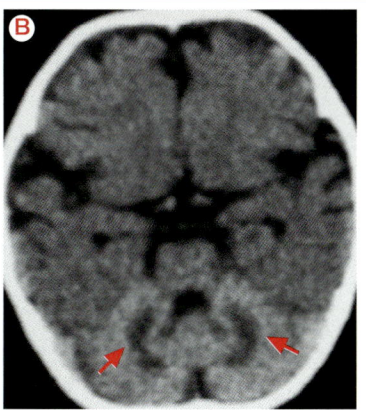

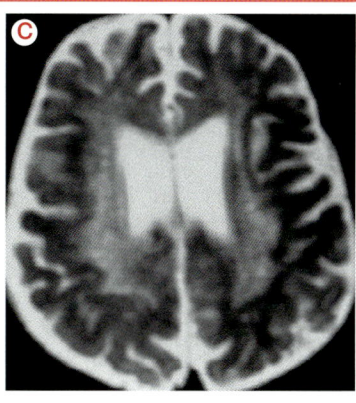

Ⓐ Ⓑ 単純CT　Ⓒ T2強調像（10カ月時）

精神運動発達遅延，髄液蛋白高値．
Ⓐ両側放線冠に左右対称性の淡い高吸収域を認める（→）．
Ⓑ両側歯状核は対称性に低吸収を示す（→）．
Ⓒ左右対称性に大脳深部白質がびまん性高信号を示す．皮質下U-fiberは保たれている．

症例6　Krabbe病（40歳代女性） (三重大学医学部附属病院放射線科　前田正幸先生のご厚意による)

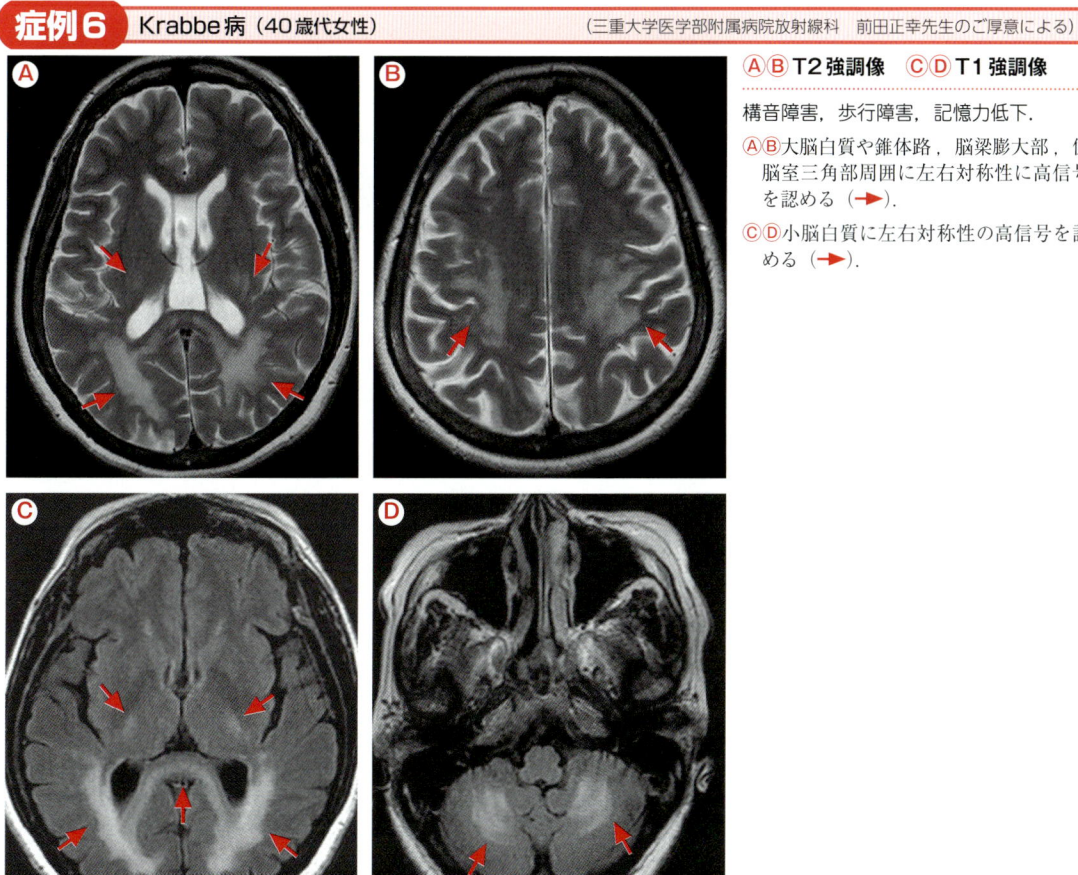

Ⓐ Ⓑ T2強調像　Ⓒ Ⓓ T1強調像

構音障害，歩行障害，記憶力低下．
Ⓐ Ⓑ大脳白質や錐体路，脳梁膨大部，側脳室三角部周囲に左右対称性に高信号を認める（→）．
Ⓒ Ⓓ小脳白質に左右対称性の高信号を認める（→）．

第4章　脱髄疾患と類縁疾患

疾患解説

1. 疾患概念

1) Alexander病

GFAP遺伝子変異が原因でRosenthal線維が脳全体の星状膠細胞内に蓄積し，脱髄や髄鞘形成障害をきたす稀な遺伝性神経変性疾患である．

臨床的には発症年齢により乳児型（2歳未満の発症），若年型（2～12歳の発症），成人型（13歳以上の発症）に分類される．日本では6年間に50例程度で，乳児型27％，若年型24％，成人型49％とされる．難治性疾患克服研究事業研究班から臨床症状やMRI所見も考慮した新分類が提唱されている（大脳優位型：1型，延髄/脊髄優位型：2型，中間型：3型）．

乳児型の主な特徴は，精神発育遅滞，痙攣，巨脳症である．若年型の主な特徴は，構音障害，嚥下困難などの球麻痺症状が主体であり，やがて痙性麻痺と小脳症状も生じる．進行は乳児型に比べ緩徐である．成人型では，筋緊張低下や反射異常亢進，構音障害，嚥下障害など多発性硬化症と類似した臨床経過を示す．

根本的治療はなく対症療法が基本となる．

2) Canavan病

Canavan病は，アスパルトアシラーゼ（ASPA）欠損によりN-アセチルアスパラギン酸（NAA）が血漿や脳に蓄積し，進行性の中枢神経系障害を呈する白質変性症である．多くは10年以内に死亡する．原因遺伝子は第17染色体短腕に存在し，常染色体劣性遺伝である．ユダヤ人に多く日本では非常に稀（本邦での報告は2例）である．

臨床的に主に乳児型と若年型に分類される．

大脳白質はびまん性に海綿状小空胞変性を示し，皮質化U-fiberの壊死を伴う浮腫状/ゼラチン状の変化が脳実質に広範にみられる．海綿状小空胞変性は白質のほか，淡蒼球，視床，歯状核にもみられる．脱髄は生じるが軸索は保たれる．

根本的治療はなく対症療法にとどまる．

3) Krabbe病

リソソーム酵素である，ガラクトシルセラミダーゼの欠損（第14染色体）による遺伝性脱髄疾患である．ガラクトシルセラミダーゼの欠損により細胞傷害性のサイコシンが蓄積し，脱髄とグリオーシスを起こす．頻度はおよそ10～20万人に1人と推定されているが文献により差がある．

発症時期により乳児型（1～6カ月）と後期発症型に分けられる．さらに後者は後期乳児型（6カ月～3歳），若年型（4～10歳），成人型に分類される．乳児型が最も多く，進行は早く2歳以前で死亡する．後期発症型は，進行が緩徐で早期には画像上の異常をとらえられないことがある．

症状は乳児型では易刺激性，精神運動発達遅滞，退行などで，後期発症型は片麻痺，小脳失調，認知症，精神症状，パーキンソニズムなど多彩である．

2. 典型的画像所見

1) Alexander病（症例1，2）

①乳児型

前頭葉優位，左右対称性の大脳白質病変を認め，CTで低吸収，T2強調像で高信号を示す．基底核や視床の異常を認め，T2強調像で異常高信号を示す．"periventricular rim"およびその増強効果（造影T1強調像）を認める．大脳白質，基底核などの異常病変に増強効果を認める．麻呂眉サイン（左右側脳室前角の前方に見られる左右対称性のリング状低信号．Rosenthal fiberが蓄積していると考えられている）を示す．

進行すると，中脳水道狭窄による水頭症のため脳室拡大をきたす．

②成人型

脳幹（特に延髄）や上位頸髄，小脳白質の異常信号（T2強調像で高信号）および萎縮（感度の高い

所見）を認める．基底核や視床の異常信号を認める．大脳白質病変は乳児型ほど目立たない．異常病変には増強効果を認める．

2）Canavan病（症例3，4）

巨脳症を認める．T2強調像で大脳白質はびまん性に高信号を呈する．淡蒼球や視床の障害もある．海綿状小空胞変性を反映してFLAIR像で低信号を示す．MR spectroscopy（MRS）ではNAAの異常上昇が特徴的である．

3）Krabbe病（症例5，6）

乳児型および後期乳児型では大脳深部白質，小脳白質，錐体路や脳梁にMRI T2強調像でびまん性左右対称性の高信号を示す．皮質下U-fiberは保たれる．基底核は左右対称性にT2強調像で低信号，T1強調像で高信号を示す．CTでは視床や錐体路，基底核（時に脳幹，小脳，歯状核，視放線）に左右対称性の高吸収域が出現する．これはgloboid cellと呼ばれる大型多核細胞とグリア細胞の増殖を反映していると考えられている．末期にはびまん性脳萎縮がみられる．

後期発症型では，CTで視床や基底核が高吸収を呈するが，MRIでは早期の段階だと異常が認められないこともある．次第にT2強調像で錐体路や側脳室三角部周囲白質，脳梁膨大部，大脳白質に沿った異常高信号が明瞭化する．

3．鑑別疾患

1）Alexander病

前頭葉優位のびまん性白質異常（小児型）を呈する疾患：副腎白質ジストロフィーの前方優位型，皮質下嚢胞を伴う巨脳白質脳症（MLC）（van der knaap病），異染性白質ジストロフィー，Canavan病などが鑑別にあがる．

成人型Alexander病と画像所見が類似する疾患：脳幹グリオーマ（萎縮前の場合），多発性硬化症，ウイルス性脳炎（エンテロウィルス71型），Erdheim-Chester病，Behçet病，ミトコンドリア異常症（特にLeigh症候群），白質脳症（脳幹に病変が及んだ場合）などが鑑別にあがる．

2）Canavan病

MLC：髄鞘の最外層に空胞変性がみられ，髄鞘の脱落は伴わない．
vanishing white matter disease：大脳白質にびまん性に海綿状小空胞変性をきたす．
Alexander病：前述の2．典型的画像所見を参照．

3）Krabbe病

副腎白質ジストロフィー（p.253第4章4）：側脳室三角部周囲白質のT2強調像での高信号は類似するが，錐体路病変はみられない．
異染性白質ジストロフィー（p.263第4章7）：白質の左右対称性びまん性高信号（MRI T2強調像）が類似するが前頭葉優位である．CTでの視床や基底核などの異常高吸収はみられない．
GM2ガングリオシドーシス：基底核病変の所見は乳児型に類似するが錐体路病変は認めない．急性乳児型では脳のグリオーシスを反映して頭囲が拡大する点が特徴的である．

参考文献

1）大場 洋：Alexander病．「小児神経の画像診断」（大場 洋/編著），pp.395-397，学研メディカル秀潤社，2010
2）味元公子：Canavan病．「よくわかる脳MRI 第3版」（青木茂樹 ほか/編著），pp.426-427，学研メディカル秀潤社，2012
3）原田雅史：Alexander病．「決定版 頭部画像診断パーフェクト」（土屋一洋 ほか/編），pp.490-491，羊土社，2011
4）吉田昌子：Canavan病．「決定版 頭部画像診断パーフェクト」（土屋一洋 ほか/編），pp.462-463，羊土社，2011
5）山本麻子 ほか：Krabbe病．「決定版 頭部画像診断パーフェクト」（土屋一洋 ほか/編），pp.424-425，羊土社，2011
6）海野真記 ほか：成人型Krabbe病．「決定版 頭部画像診断パーフェクト」（土屋一洋 ほか/編），pp.426-427，羊土社，2011
7）Yoshida, T.：Nationwide survey of Alexander disease in Japan and proposed new guidelines for diagnosis. J Neurol, 258：1998-2008, 2011
8）L, Farina.：Can MR imaging diagnose adult-onset Alexander disease? AJNR, 29：1190-1196, 2008

9)「Magnetic Resonance of Myelination and Myelin Disorders 3rd edition」(M. S. van der Knaap., ed.), pp.416-433, Springer, Heidelberg, 2005
10) Nuri, Sener, R. : Canavan disease : diffusion magnetic resonance imaging findings. J Comput Assist Tomogr, 27 : 30-33, 2003
11) Schiffmann, R. & van der Knaap. : Invited Article : An MRI-based approach to the diagnosis of white matter disorders. Neurology, 72 : 87-95, 2009
12) Loes, D. J. : Globoid cell leukodystrophy distinguishing early-onset from late-onset dissease using a brain MR imaging scoring method. AJNR, 20 : 316-323, 1999
13) Farina, L. : MR imaging and proton MR spectroscopy in adult Krabbe disease. AJNR, 21 : 1478-1482, 2000

第5章 変性・代謝疾患

1 Alzheimer型認知症
Alzheimer disease：AD

三好史倫，篠原祐樹，小川敏英

症例1　Alzheimer型認知症（80歳代女性）

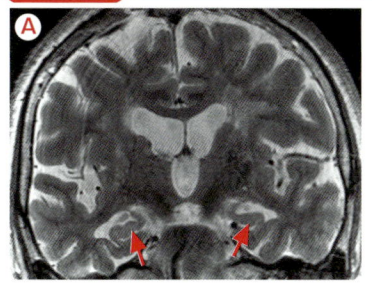

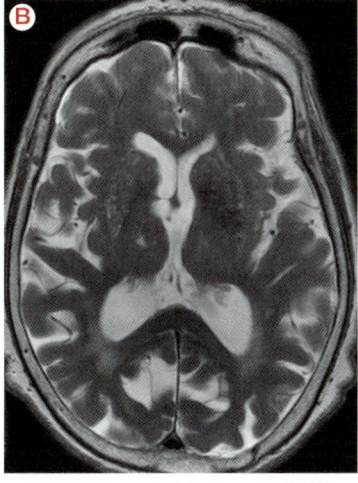

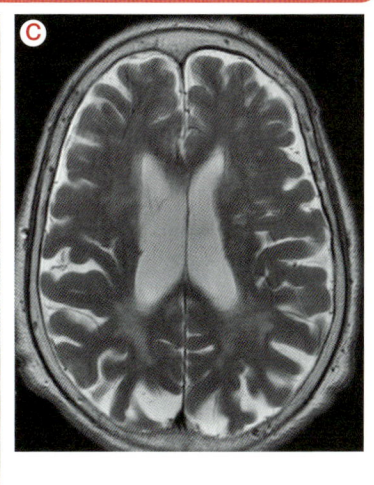

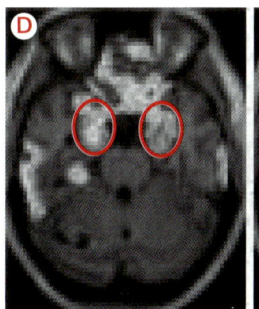

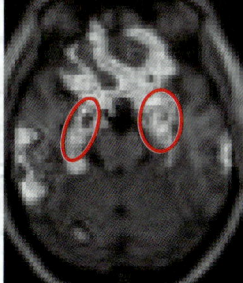

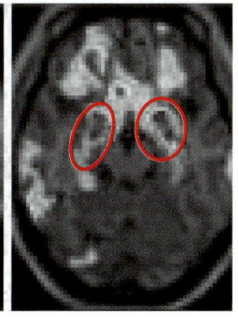

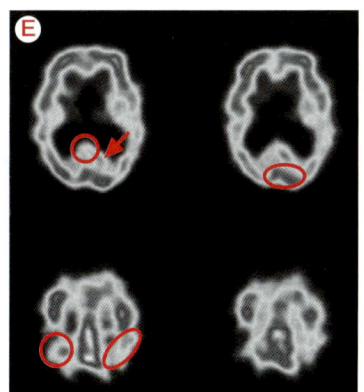

ⒶT2強調冠状断像　ⒷⒸT2強調像　ⒹVSRAD　ⒺSPECT（99mTc-ECD）

物忘れで来院．1年前頃から物忘れを自覚するようになる．物とられ妄想あり．HDS-R 17点．
Ⓐ海馬（→）に萎縮が目立つ．
ⒷⒸびまん性脳萎縮も認める．
Ⓓ両側関心領域に有意な萎縮を認める（○）．関心領域のZスコアは3.93であった．
Ⓔ頭頂葉や後部帯状回，後頭葉に血流低下を認める（○）．
（ⒹⒺはp.9カラーアトラス参照）

症例2　Alzheimer型認知症（80歳代女性）

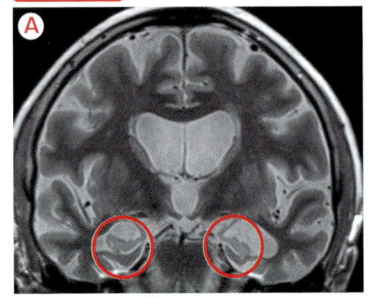

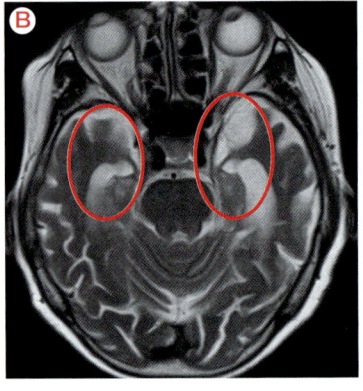

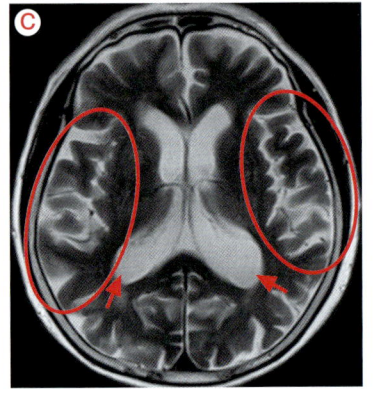

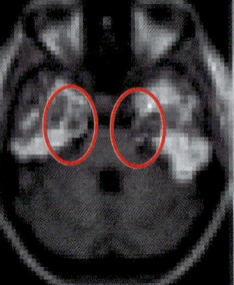

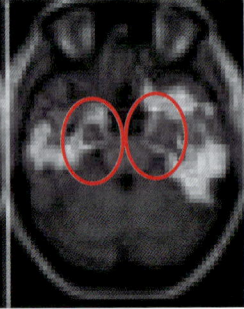

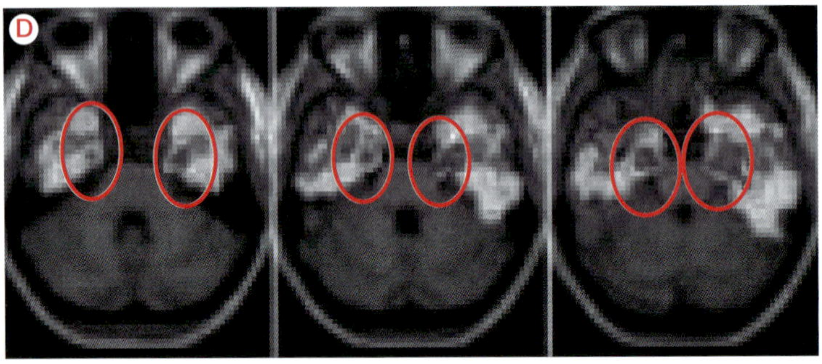

Ⓐ T2強調冠状断像　ⒷⒸ T2強調像
Ⓓ VSRAD

12年前より物忘れあり．HDS-R 20点，MMSE 22点．
Ⓐ著明な海馬萎縮を認める（〇）．
ⒷⒸ両側側頭葉内側の萎縮が目立ち（〇），側脳室や脳溝も開大している．
Ⓓ両側関心領域に有意な萎縮を認め（〇），Zスコアは5.53と高値を示していた．
（Ⓓはp.9カラーアトラス参照）

症例3　Alzheimer型認知症（80歳代女性）

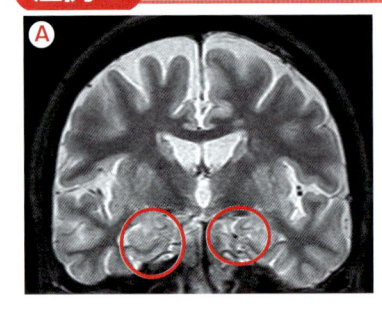

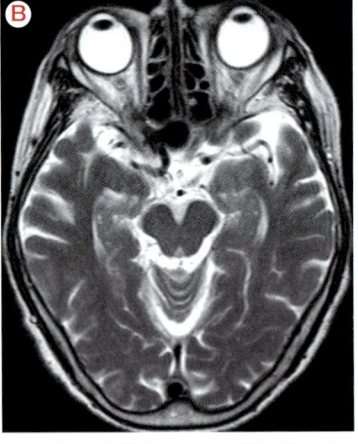

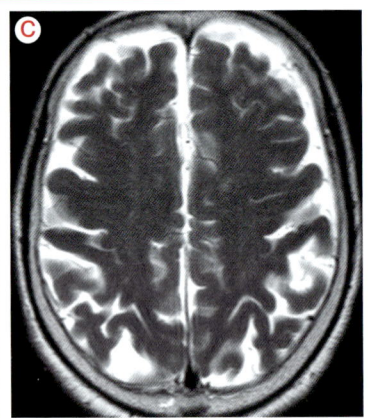

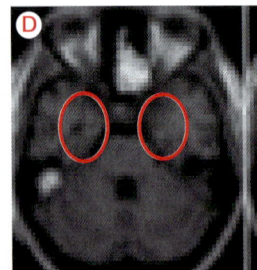

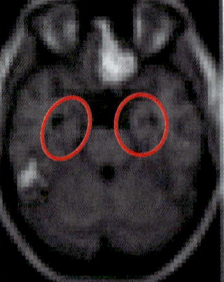

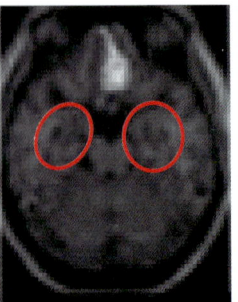

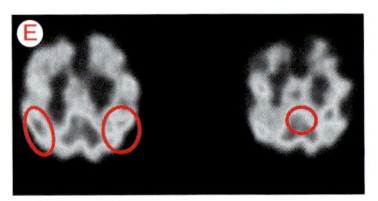

Ⓐ T2強調冠状断像　ⒷⒸ T2強調像　Ⓓ VSRAD　Ⓔ SPECT（99mTc-ECD）

（次頁へつづく）

(前頁のつづき)

2年前より物忘れあり．MMSE 27点．
Ⓐ海馬の萎縮は目立たない（◯）．
ⒷⒸびまん性脳萎縮を認める．
Ⓓ両側関心領域に有意な萎縮を認めない（◯）．Zスコアは0.50であった．
Ⓔ頭頂葉や後部帯状回に血流低下を認める（◯）．
（ⒹⒺは p.10 カラーアトラス参照）

疾患解説

1．疾患概念

大脳皮質や海馬にアミロイドβ蛋白（Aβ）が沈着して形成される老人斑と，微小管結合蛋白の1つであるタウ蛋白が重合して形成される神経原線維変化による緩徐進行性の神経変性疾患であり，早期から側頭葉内側の萎縮が生じ，前頭葉や頭頂葉に広がる．

症状は記憶障害が初期より目立ち，進行すると見当識障害，失語，失認，失行などを認める．

2．典型的画像所見（症例1～3）

1）MRI

海馬，海馬傍回，扁桃体を含む側頭葉内側の萎縮が重要であり，海馬萎縮は神経原線維変化の出現部位による病理学的分類である Braak stage や mini mental state examination（MMSE）のスコアと相関するとされている．

早期 Alzheimer 型認知症診断支援システム（VSRAD）は，松田らが開発したMRIを用いた画像統計解析法である．MRIの三次元データをもとに灰白質体積測定（VBM）を行い，早期に萎縮する海馬傍回の体積の萎縮度を正常脳と比較して，数値で評価し，その数値をZスコアで表し評価するソフトであり，早期 Alzheimer 型認知症の診断に役立つ．

2）SPECT，PET/CT

後部帯状回，楔前部の血流・代謝低下や側頭葉，頭頂葉での早期からの血流・代謝低下が特徴的である．

3．鑑別疾患

Lewy小体型認知症（p.282第5章3）：内側側頭葉の萎縮が軽微であり，SPECTやPETでは後頭葉の血流・代謝の低下を認める．

前頭側頭型認知症（p.279第5章2）：前頭葉，側頭葉に強い萎縮を認める．一般にはAlzheimer型認知症と比べ海馬，扁桃体の萎縮は目立たない傾向にあるが，側頭葉内側にも萎縮を認める場合は鑑別が難しい．

脳血管性認知症：多発性ラクナ梗塞や，側脳室周囲白質の広範な白質病変，角回，視床，海馬，脳弓，乳頭体，帯状回，脳梁などの限局した梗塞による．

大脳皮質基底核変性症（鑑別1）（p.290第5章5）：非対称性の前頭葉後部～頭頂葉を主体とする大脳萎縮を認め，特に高位円蓋部での中心前回の萎縮が特徴的である．

嗜銀顆粒性認知症：緩徐な臨床経過に加え，側頭葉内側前方の萎縮や，SPECT・PETにおいて側頭葉内側面に限局する血流・代謝の低下を認める．

海馬硬化症（鑑別2）（p.335第6章5）：側頭葉てんかん患者の海馬に萎縮を認め，同部にT2強調像やFLAIR像で高信号を認める．

鑑別 1　大脳皮質基底核変性症（70歳代男性）

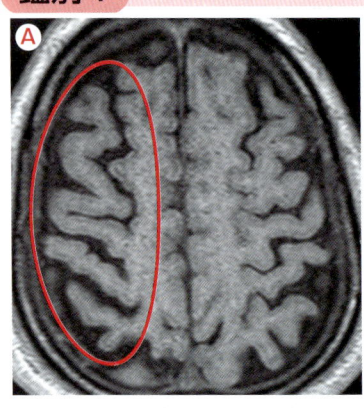

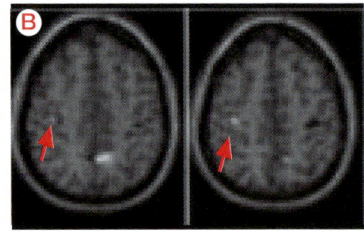

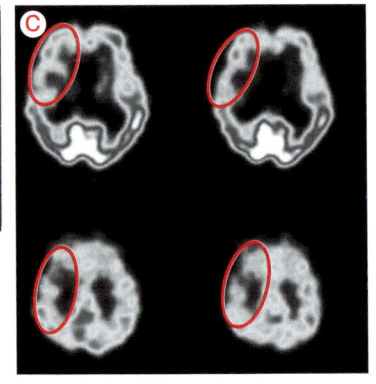

Ⓐ T1強調像　Ⓑ VSRAD　Ⓒ SPECT（^{99m}Tc-ECD）

左上下肢の巧緻運動障害，易転倒性あり．
Ⓐ右中心溝付近を中心とした右前頭・頭頂葉の萎縮が対側よりやや目立つ（◯）．
Ⓑ右中心前回に一致した軽度のZスコア上昇を認める（→）．
Ⓒ右側優位に頭頂葉や前頭葉に血流低下を認める（◯）．
（ⒷⒸはp.10カラーアトラス参照）

鑑別 2　海馬硬化症（50歳代男性）

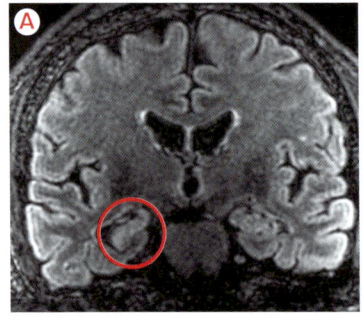

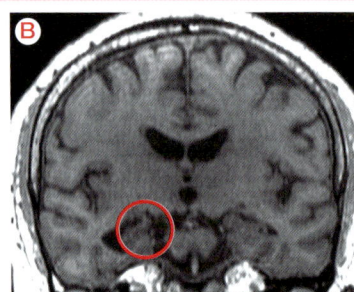

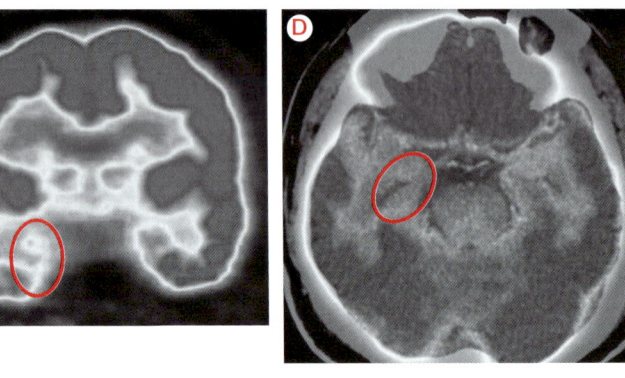

Ⓐ FLAIR冠状断像
Ⓑ T1強調冠状断像
Ⓒ FDG-PET
Ⓓ FDG-PET/CT

10代の頃からてんかん発作をくり返していた．難治性てんかんとして精査加療依頼．
Ⓐ右海馬は萎縮し，高信号を呈している（◯）．
Ⓑ右海馬の萎縮が目立つ（◯）．
ⒸⒹ右側頭葉内側にMRIでの右海馬萎縮と一致してFDGの集積低下を認める（◯）．
（ⒸⒹはp.10カラーアトラス参照）

＜参考文献＞

1) Jack, C. R. Jr., et al. : Antemortem MRI findings correlate with hippocampal neuropathology in typical aging and dementia. Neurology, 58 : 750-757, 2002
2) Gosche, K. M., et al. : Hippocampal volume as an index of Alzheimer neuropathology : findings from the Nun Study. Neurology, 58 : 1476-1482, 2002
3) Ishii, K., et al. : Voxel-based morphometric comparison between early- and late-onset mild Alzheimer's disease and assessment of diagnostic performance of z score images. AJNR, 26 : 333-340, 2005

第5章 変性・代謝疾患

2 前頭側頭葉変性症
frontotemporal lobar degeneration : FTLD

三好史倫, 篠原祐樹, 小川敏英

症例1　前頭側頭型認知症（Pick病）（60歳代男性）

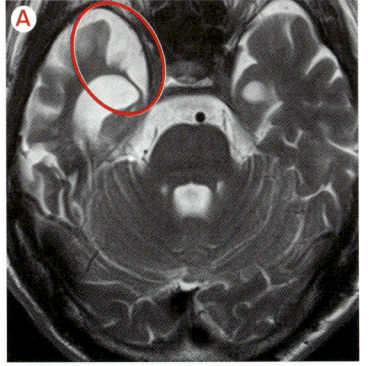

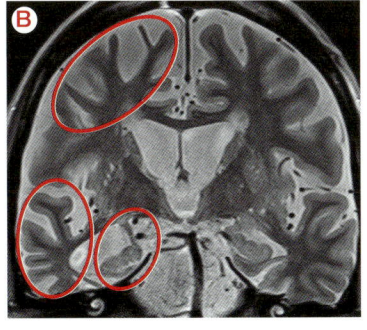

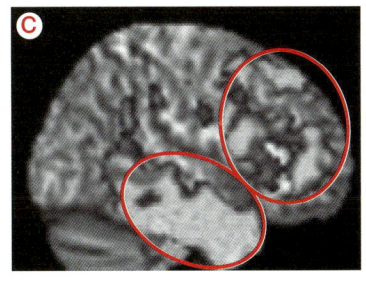

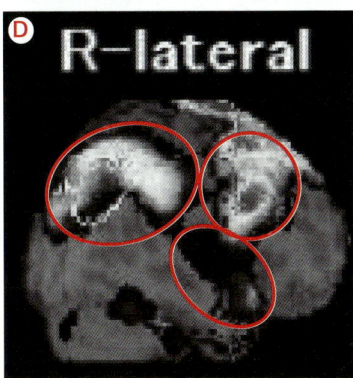

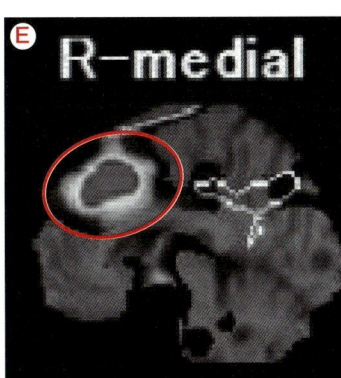

Ⓐ T2強調像　Ⓑ T2強調冠状断像
Ⓒ VSRAD　Ⓓ Ⓔ SPECT（99mTc-ECD）の相対的血流低下部位を示すeZIS画像

もの忘れや暴言を認めた．MMSE 28点，HDS-R 28点．

Ⓐ～Ⓒ 右前頭葉，右側頭葉優位の脳萎縮を認める（〇）．側頭葉先端部の萎縮はknife-blade様である．海馬，扁桃体も萎縮している．

Ⓓ Ⓔ 右前頭葉，側頭葉，頭頂葉に血流低下を認める（〇）．

（Ⓒ～Ⓔはp.11カラーアトラス参照）

症例2　前頭側頭型認知症（60歳代女性）

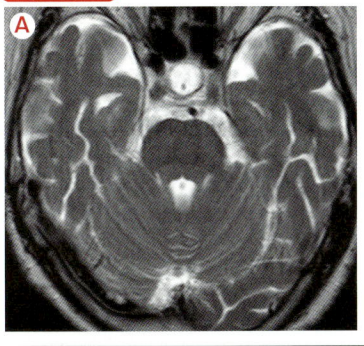

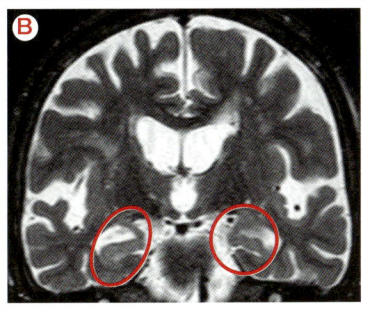

Ⓐ T2強調像　Ⓑ T2強調冠状断像
Ⓒ SPECT（99mTc-ECD）

2年前から，性格変化や情動変化，食行動の異常が出現し，失語もある．HDS-R 17点，MMSE 19点．

Ⓐ Ⓑ びまん性脳萎縮を認め，海馬萎縮（Ⓑ 〇）も伴っている．側頭葉外側の萎縮はあまり目立たず，Alzheimer型認知症（AD）との鑑別が困難である．

Ⓒ 両側頭頂葉，側頭葉および右前頭葉に血流低下を認める（〇）．

（Ⓒはp.11カラーアトラス参照）

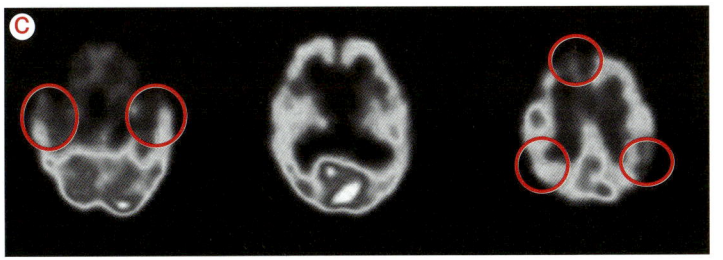

症例3　認知症を伴う筋萎縮性側索硬化症（50歳代女性）

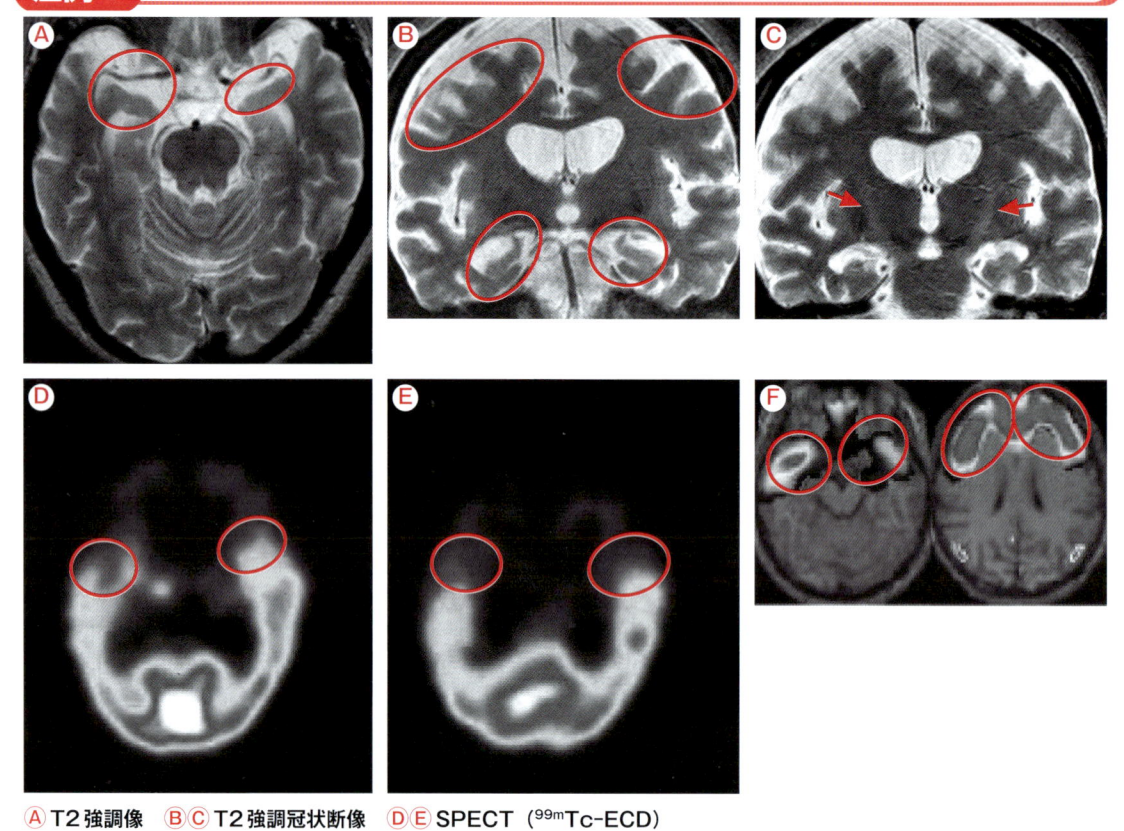

Ⓐ T2強調像　ⒷⒸ T2強調冠状断像　ⒹⒺ SPECT（99mTc-ECD）
Ⓕ SPECT（99mTc-ECD）の相対的血流低下部位を示すeZIS画像

発語障害，嚥下困難，食行動異常，自発性低下あり．MMSE 11点，HDS-R 8点．妹がALS-Dと診断されている．
ⒶⒷ両側の前頭葉，側頭葉前方の萎縮を認める．両側海馬の萎縮も認める（○）．
Ⓒ両側放線冠から内包後脚にかけて皮質脊髄路に沿ったT2延長を認める（→）．
Ⓓ～Ⓕ両側の前頭葉および側頭葉前方に高度血流低下を認める（○）．
（Ⓓ～Ⓕはp.11カラーアトラス参照）

疾患解説

1. 疾患概念，典型的画像所見

　　前頭・側頭葉に限局した進行性の変性を呈し，臨床的に行動異常や言語障害を主徴とする非Alzheimer型変性性認知症の一群を指す臨床概念である．臨床的，病理学的，遺伝学的に多様であり，種々の疾患を含む臨床症候群である．65歳以下の若年に好発する．
　　臨床病型分類では以下の3病型に分類されている．
　　また，筋萎縮性側索硬化症（ALS）に認知症を伴うALS-Dも，FTLDスペクトラムの一部を構成しており，特に前頭側頭型認知症と関連する．

1）前頭側頭型認知症（FTD）（症例1～3）

　　臨床的には人格変化や反社会的行動，無関心，感情鈍麻，病識喪失などを特徴とし，前頭葉，側頭葉に著明な萎縮を認める．神経病理学的には，前頭葉変性型，Pick型，運動ニューロン型（ALS-D）に分類される．このうちPick型では，前頭葉と側頭葉の強い萎縮を認め，knife-blade様の脳回萎縮が特徴的である．進行期では，病変部白質のグリオーシスを反映して，T2強調像やFLAIR像で高信号を呈する．

2）進行性非流暢性失語（PA）

　　発語は短く，遅く，努力性で，リズムや抑揚に乱れがある．言語理解は保たれるが，文法的側面の異

症例4　意味性認知症（70歳代女性）

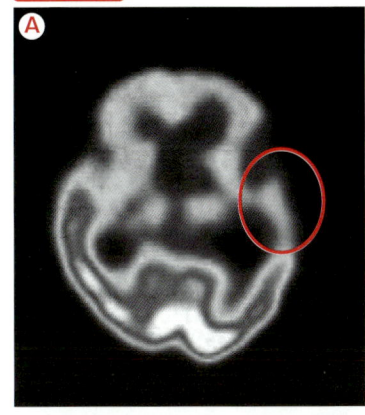

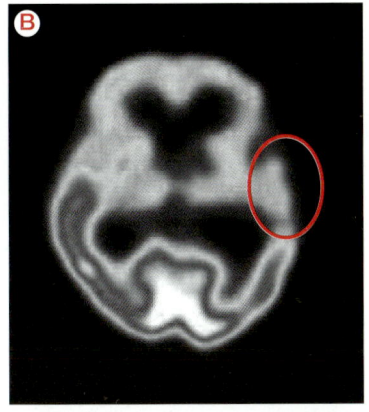

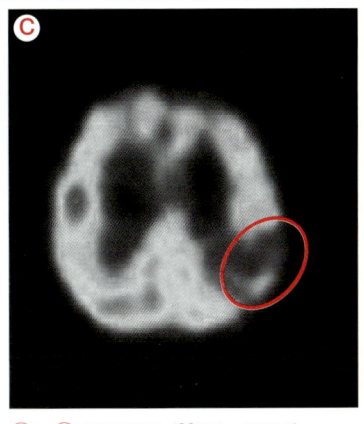

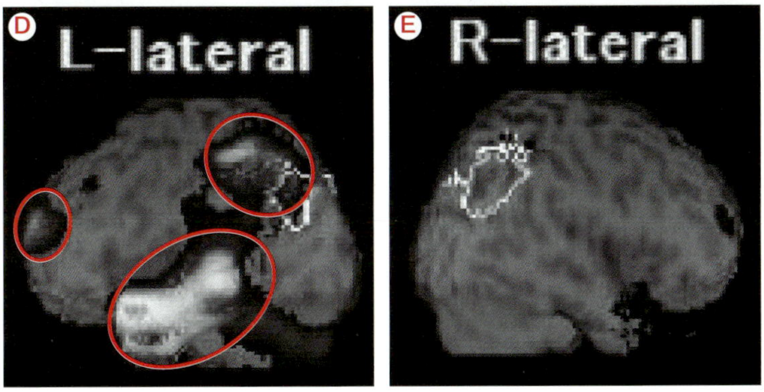

Ⓐ～Ⓒ SPECT（99mTc-ECD）
ⒹⒺ SPECT（99mTc-ECD）の相対的血流低下部位を示すeZIS画像

記銘力低下，語義失語を認めた．万引きのエピソードあり．HDS-R 12点．

　Ⓐ～Ⓔ左側頭葉には前下方中心に高度血流低下を認め，左前頭葉，頭頂葉にも軽度血流低下がみられる（〇）．

（Ⓐ～Ⓔ p.12カラーアトラス参照）

常を呈する．左上側頭回や島回，下前頭回に目立つ萎縮を認める．SPECTでは左前頭葉を主体に血流低下を認める．

3）意味性認知症（SD）（症例4）

言葉や物の意味がわからなくなる意味記憶障害で，聞き返すことが多くなり，会話がうまくできなくなる．左前頭葉から側頭葉前方に萎縮を認め，左側頭葉極で目立つ．

2．鑑別疾患

Alzheimer型認知症（p.275第5章1）：海馬や扁桃体を含む内側側頭葉の萎縮が強い．

大脳皮質基底核変性症（CBD）（p.290第5章5）：前頭葉後部から頭頂葉にかけての萎縮が強く，側頭葉の萎縮は目立たない．

Lewy小体型認知症（p.282第5章3）：SPECTでの後頭葉の血流低下や，123I-MIBG心臓交感神経シンチグラフィーでの心筋への取り込み低下を認める．

＜参考文献＞

1) Rabinovici, G. D. & Miller, B. L. : Frontotemporal lobardegeneration : epidemiology, pathophysiology, diagnosis and management. CNS Drugs, 24 : 375-398, 2010
2) Neary, D., et al. : Frontotemporal lobar degeneration : a consensus on clinical diagnostic criteria. Neurology, 51 : 1546-1554, 1998
3) Agosta, F., et al. : Neuroimaging finding in frontotemporal lobar degeneration spectrum of disorders. Cortex, 48 : 389-413, 2012

第5章 変性・代謝疾患

3 Lewy小体型認知症
dementia with Lewy body : DLB

三好史倫, 篠原祐樹, 小川敏英

症例1　Lewy小体型認知症（80歳代女性）

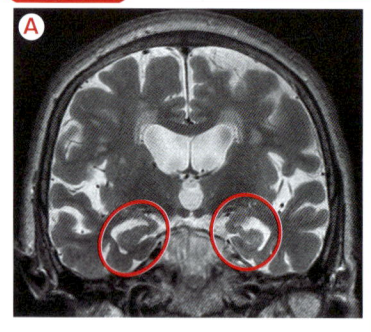

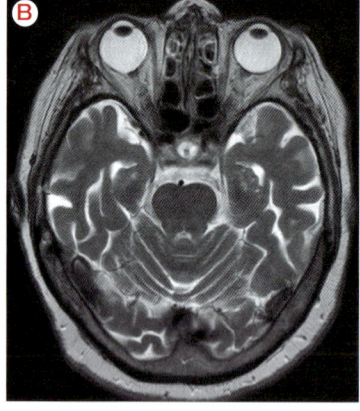

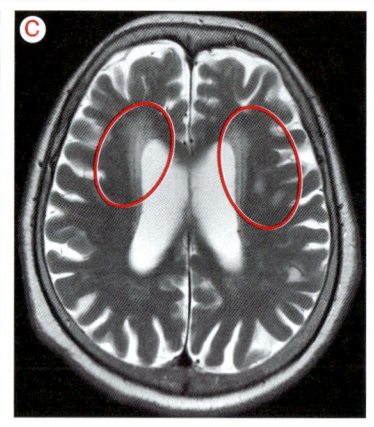

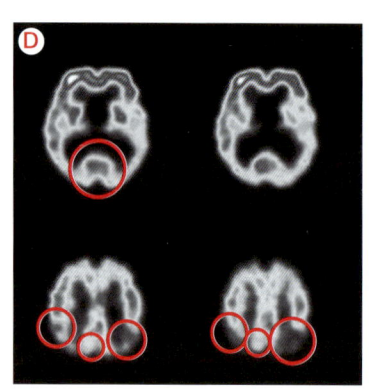

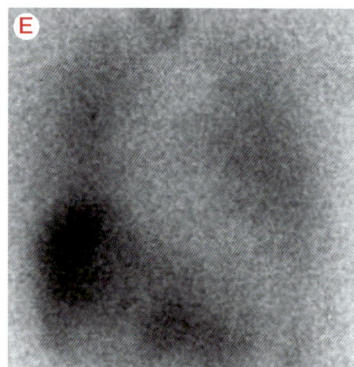

Ⓐ T2強調冠状断像　ⒷⒸ T2強調像
Ⓓ SPECT（99mTc-ECD）
Ⓔ 123I-MIBG心臓交感神経シンチグラフィー

物忘れ，運動緩慢，歩行困難，不隠，幻視，MMSE 15点．

Ⓐ 海馬に萎縮を認める（○）．

ⒷⒸ びまん性脳萎縮を認める．大脳白質には慢性虚血性変化による高信号域も認める（Ⓒ ○）．

Ⓓ 後頭葉に加えて，頭頂葉や後部帯状回，側頭葉に血流低下を認める（○）．

Ⓔ 心筋へのMIBG集積は不明瞭である．

（Ⓓはp.12カラーアトラス参照）

症例2　Lewy小体型認知症（70歳代女性）

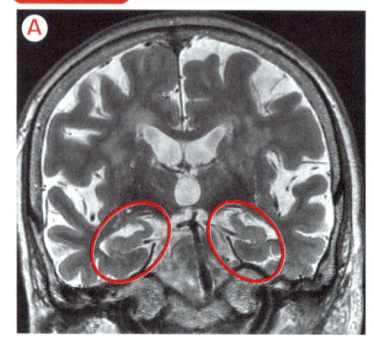

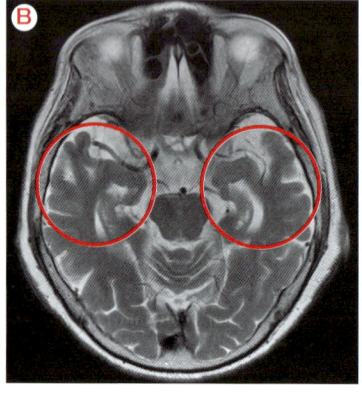

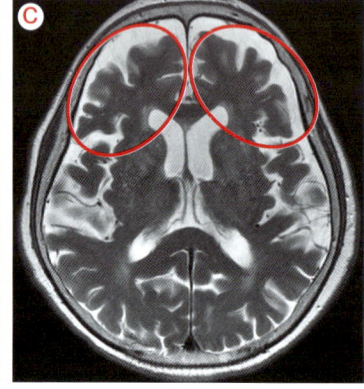

（次頁へつづく）

(前頁のつづき)

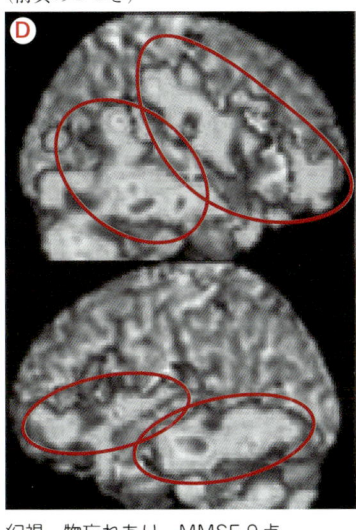

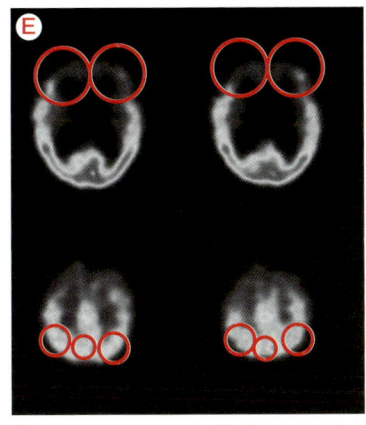

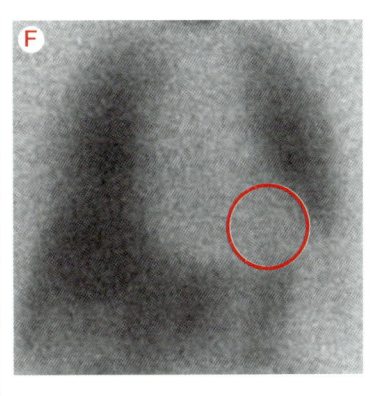

ⒶT2強調冠状断像　ⒷⒸT2強調像
ⒹVSRADの萎縮領域表示（上段：右側面，下段：左側面）
ⒺSPECT（99mTc-ECD）　Ⓕ123I-MIBG心臓交感神経シンチグラフィー

幻視，物忘れあり．MMSE 9点．
Ⓐ両側海馬に萎縮を認める（〇）．
ⒷⒸ両側前頭葉，側頭葉を中心としたびまん性脳萎縮を認める（〇）．
ⒹVSRADでも両側前頭葉，側頭葉外側でZスコア上昇を認める．海馬傍回の萎縮度Zスコアは2.14であった．
Ⓔ両側頭頂葉，後部帯状回の血流低下に加えて，両側前頭葉の血流低下が目立つ．後頭葉への血流は保たれている（〇）．
Ⓕ心筋へのMIBG集積は不明瞭である（〇）． 　　　　　　　　　　　　　　（ⒹⒺは p.12 カラーアトラス参照）

症例3　Lewy小体型認知症（80歳代男性）

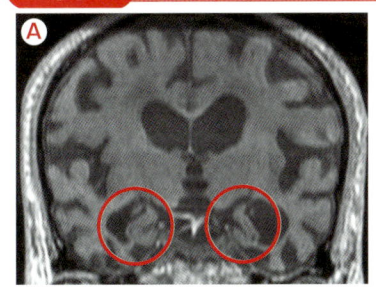

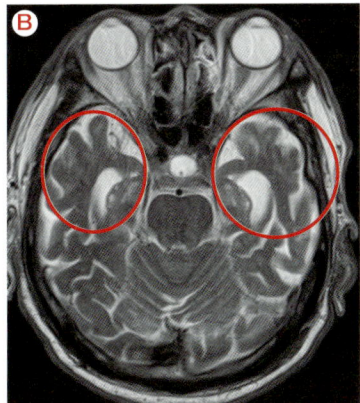

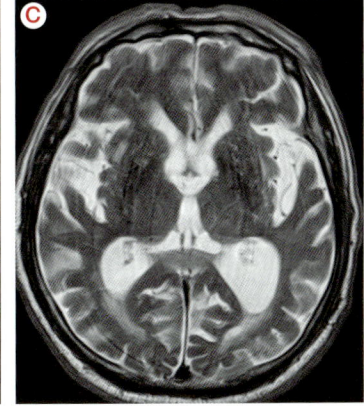

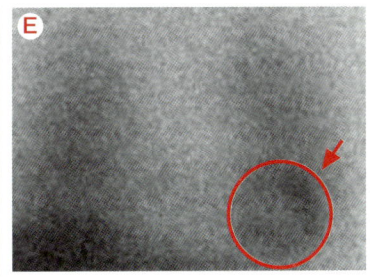

ⒶT1強調冠状断像　ⒷⒸT2強調像
ⒹSPECT（99mTc-ECD）
Ⓔ123I-MIBG心臓交感神経シンチグラフィー

変動する物忘れ，動作緩慢，パーキンソニズム．MMSE 9点．
Ⓐ両側海馬の萎縮が目立つ（〇）．
ⒷⒸ両側側頭葉優位にびまん性に脳萎縮を認める（Ⓑ〇）．
Ⓓ左側優位の両側側頭・頭頂葉を中心に，両側前頭葉，側頭葉，頭頂葉に血流低下を認める（〇）．
Ⓔ心筋へのMIBG集積は明瞭に観察され，心臓交感神経機能は正常と考えられる（→）．

（Ⓓは p.13 カラーアトラス参照）

第5章　変性・代謝疾患

283

症例4　Lewy小体型認知症（80歳代女性）

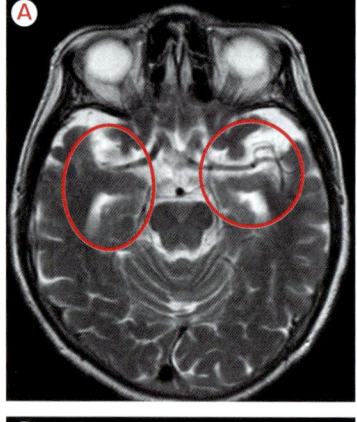

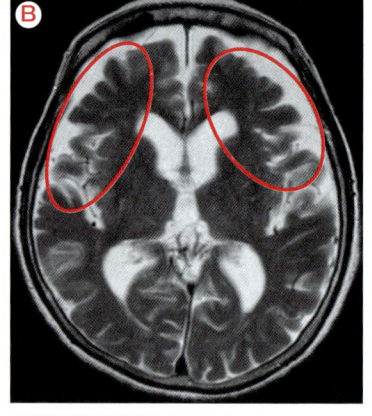

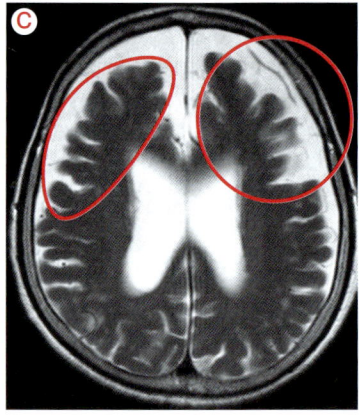

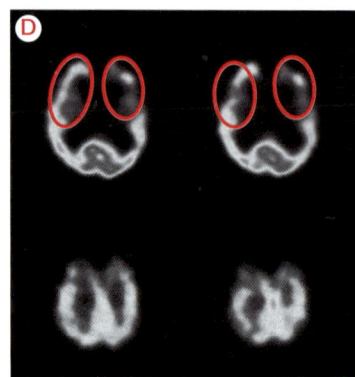

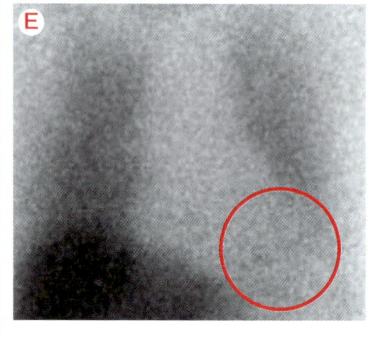

Ⓐ～ⒸT2強調像
ⒹSPECT（99mTc-ECD）
Ⓔ123I-MIBG心臓交感神経シンチグラフィー

認知機能の変動，軽度のパーキンソニズム．MMSE 11点．

Ⓐ～Ⓒ両側前頭葉の著明な萎縮を認め，両側側頭葉にも萎縮がやや目立つ（○）．

Ⓓ両側前頭葉で血流低下が目立ち，萎縮による影響も考慮される（○）．両側頭頂葉，側頭葉の血流低下も認める．後頭葉の血流は保たれている．

Ⓔ心筋へのMIBG集積は低下している（○）．
（Ⓓはp.13カラーアトラス参照）

疾患解説

1．疾患概念

注意や覚醒レベルの変動を伴う認知機能の動揺，くり返し出現する幻視，パーキンソニズムを三徴とする変性性認知症である．DLBはAlzheimer型認知症（AD）の病変を含む「通常型」と，AD病変を含まない「純粋型」に分けられる．通常型は初老期・老年期に認知症で発症するのに対し，純粋型は若年発症の場合では，パーキンソニズムで発症し，後に認知症を呈することが多い．このほか，レム睡眠行動異常症（RBD）や，起立性低血圧や尿失禁などの自律神経障害，うつ症状なども呈する．

2．典型的画像所見（症例1～4）

CT/MRI：内側側頭葉の萎縮は軽度であり，大脳白質の萎縮も軽度である．
SPECT，PET：大脳の全体的な血流・代謝の低下と後頭葉に目立つ血流・代謝の低下および，基底核におけるドパミントランスポーターの取り込み低下を認める．
123I-MIBG心臓交感神経シンチグラフィー：MIBGの心筋集積の低下を認める．

3．鑑別疾患

Alzheimer型認知症（p.275第5章1）：海馬，海馬傍回など側頭葉の萎縮が目立つ．
脳血管性認知症：多発性ラクナ梗塞や，側脳室周囲白質の広範な白質病変，角回，視床，海馬，脳弓，乳頭体，帯状回，脳梁などの限局した梗塞による．
進行性核上性麻痺（p.286第5章4）：中脳被蓋や上小脳脚の萎縮が目立つ．
大脳皮質基底核変性症（p.290第5章5）：非対称性の前頭葉，頭頂葉の萎縮や脳梁の萎縮がみられる．

＜参考文献＞

1) Hanagasi, H. A., et al. : Neuroimaging, biomarkers, and management of dementia with Lewy bodies. Front Neurol, 4 : 151, 2013
2) McKeith, I. G., et al. : Diagnosis and management of dementia with Lewy bodies : third report of the DLB Consortium. Neurology, 65 : 1863-1872, 2005

第5章 変性・代謝疾患

4 進行性核上性麻痺
progressive supranuclear palsy：PSP

松末英司，加藤亜結美

症例1　進行性核上性麻痺（70歳代女性）

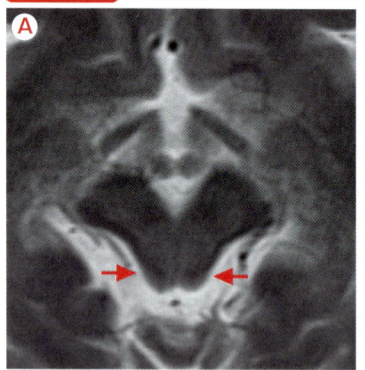

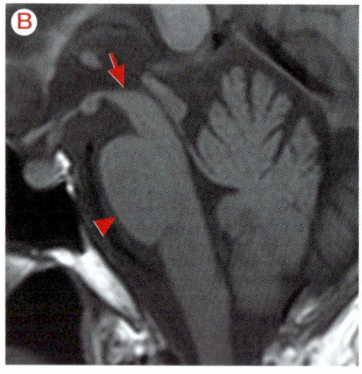

A T2強調像　**B** T1強調矢状断像

歩行障害，嚥下障害あり．物忘れあり．
- **A** 中脳被蓋は萎縮により陥凹（→）がみられ，morning glory signを示している．
- **B** 中脳被蓋の萎縮を認める（→）．橋底部は保たれている（▶）．ペンギンシルエット（またはハミングバードサイン）を示している．

症例2　進行性核上性麻痺（70歳代女性）

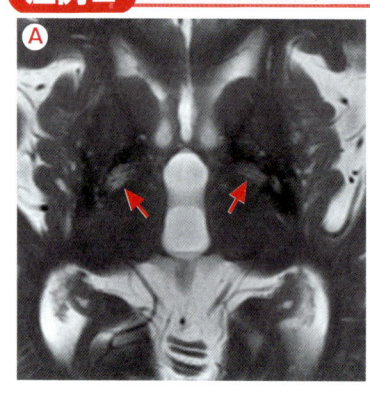

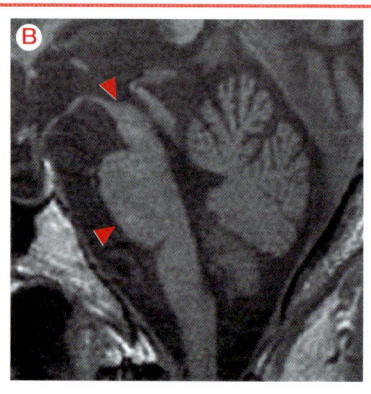

A T2強調像　**B** T1強調矢状断像

歩行障害．口調，上肢の動きが緩慢．
- **A** 基底核は全体的に軽度萎縮している．両側淡蒼球は淡い高信号を示している（→）．PSPによる変性，血管周囲腔の拡大が考えられる．
- **B** ペンギンシルエット（ハミングバードサイン）あり（▶）．

症例3　進行性核上性麻痺（70歳代女性）

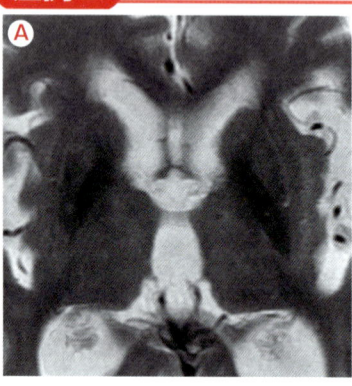

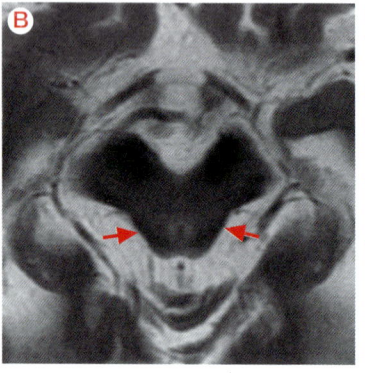

A～**C** T2強調像　**D** T1強調矢状断像

もの忘れ，歩行障害あり．
- **A** 基底核は全体的に萎縮している．
- **B** 中脳被蓋部の萎縮はみられるが，陥凹ははっきりしない（→）．
- **C** 橋被蓋部の萎縮を認める．上小脳脚の萎縮を認める（→）．
- **D** ペンギンシルエット（ハミングバードサイン）あり（→）．中脳被蓋部の萎縮は高度である．脳梁の萎縮も強い（▶）．

（次頁へつづく）

(前頁のつづき)

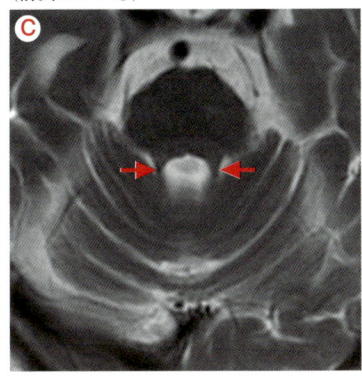

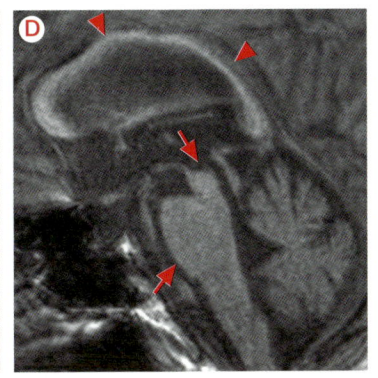

症例4　進行性核上性麻痺（80歳代女性）

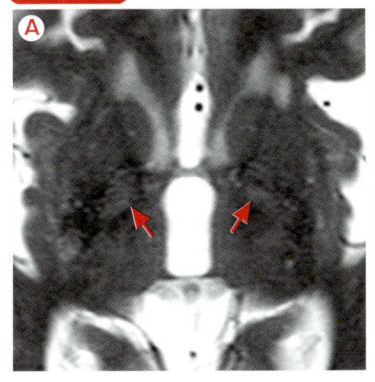

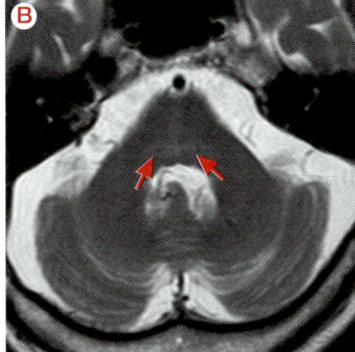

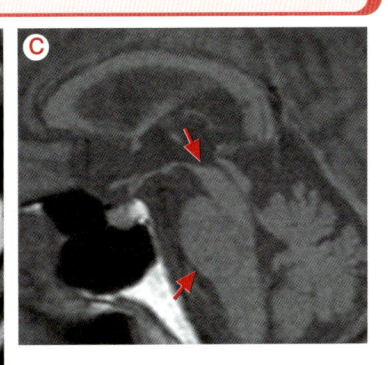

ⒶⒷT2強調像　ⒸT1強調矢状断像

歩行障害および構音障害あり．
Ⓐ基底核は全体的に萎縮している．両側淡蒼球が淡い高信号を示している（→）．
Ⓑ橋底部正中を縦走する高信号域あり．橋被蓋部の信号上昇もみられる（→）．中小脳脚は保たれている．
Ⓒペンギンシルエット（ハミングバードサイン）あり（→）．

疾患解説

1．疾患概念

　40歳以降に発症する緩徐進行性の神経変性疾患である．垂直性核上性眼球運動障害，姿勢の不安定性や易転倒性，体幹部や頸部の強い無動・強剛を主症状とする．進行性の構音障害や嚥下障害，認知症を伴う．臨床的には，眼球運動障害がなくとも，発症1年以内の転倒を伴う著明な姿勢不安定を示す症例では，PSPを考慮することが重要である．病理所見では，淡蒼球および視床下核，中脳被蓋および中脳蓋，橋被蓋，小脳歯状核，上小脳脚（歯状核赤核路）の萎縮・変性を認める．黒質の色素脱失もみられる．残存する神経細胞やグリア細胞内にリン酸化タウ蛋白が蓄積する（tauopathy）．

2．典型的画像所見（症例1〜4）

　中脳被蓋部の高度な萎縮が特徴的である．正中矢状断像における高度に萎縮した中脳被蓋と萎縮の少ない橋底部からは，ペンギンシルエットやハミングバードサインと呼ばれる特徴的な形態を示す．Obaらによると中脳被蓋の面積が70 cm^{2}以下では，PSPを強く疑う必要がある[3]．横断像では，中脳の被蓋部の強い萎縮を反映した朝顔様の形態は，morning glory sign（朝顔サイン）と呼ばれているが，必ずしも明瞭には描出されない．中脳および橋被蓋部がT2延長を示す所見や上小脳脚の萎縮とT2延長を示す所見も有用である．淡蒼球の変性を反映してT2延長を示すこともあるが，非特異的所見である．血管周囲腔の拡大でも同様の所見をきたしうる．Parkinson症状を呈する変性疾患が鑑別となる．

鑑別1　大脳皮質基底核変性症（70歳代男性）

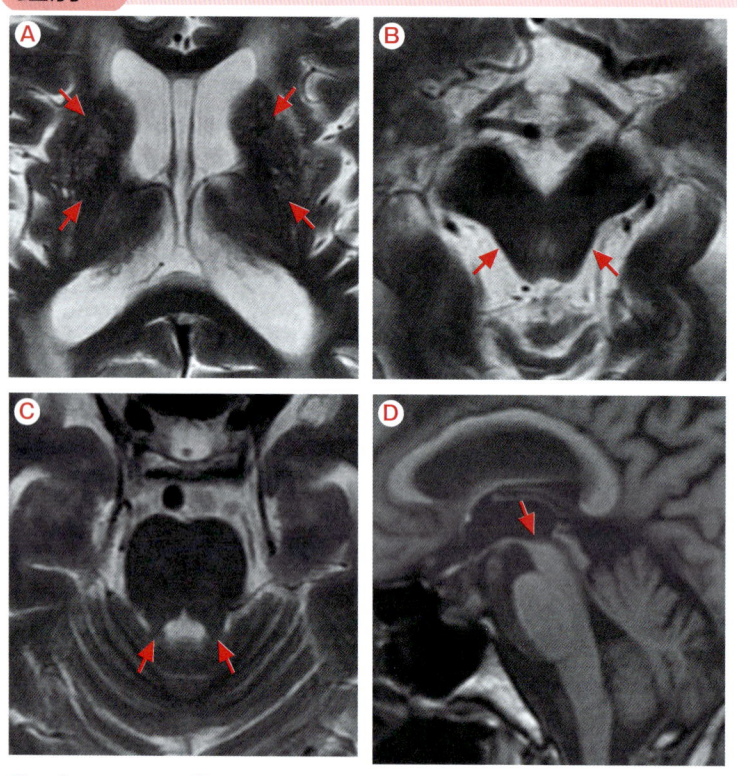

Ⓐ～ⒸT2強調像　ⒹT1強調矢状断像

歩行障害，失語あり．
- Ⓐ基底核は全体的に萎縮している（→）．
- Ⓑ中脳被蓋部の萎縮はあるが，陥凹ははっきりしない（→）．
- Ⓒ橋の萎縮は明らかではない．上小脳脚は保たれている（→）．
- Ⓓ中脳被蓋部の萎縮がみられ（→），ペンギンシルエット（ハミングバードサイン）様であるが，その程度はPSPより軽い．

3．鑑別疾患

Parkinson病やLewy小体型認知症（p.282第5章3）：^{123}I-MIBG心臓交感神経シンチグラフィーでの心筋への集積低下を示す．

Machado-Joseph病（MJD）：中脳被蓋にも萎縮を認めるが，橋被蓋の萎縮が優位である．

歯状核赤核淡蒼球ルイ体萎縮症（DRPLA）（p.293第5章6）：中脳から橋被蓋にかけて強く萎縮を認める．遅発成人型（40歳以上）では，脳幹部や視床，大脳白質にT2延長域を伴うことが多い．

大脳皮質基底核変性症（CBD）（鑑別1）（p.290第5章5）：中脳被蓋の萎縮を認めるが，左右差のある大脳皮質の萎縮，脳梁の菲薄化，大脳皮質下白質のT2延長域が特徴的である．

多系統萎縮症Parkinson型（MSA-P）（鑑別2）（p.293第5章6）：中脳被蓋は保たれ，橋底部が萎縮をきたす．また，橋の十字サインや小脳の萎縮，被殻後部が萎縮し，直線状となる．

鑑別2　多系統萎縮症 Parkinson 型（60歳代男性）

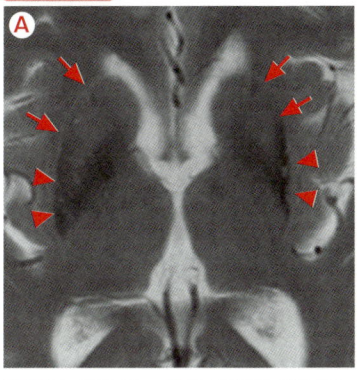

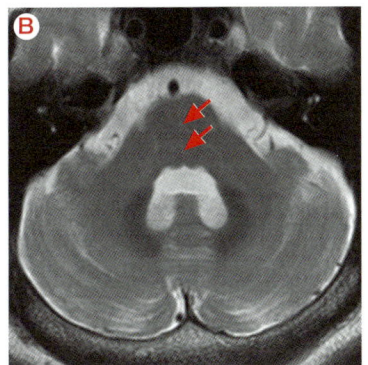

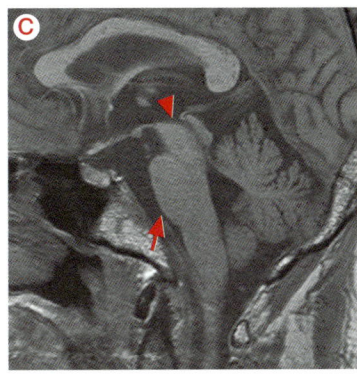

ⒶⒷ T2強調像　ⒸT1強調矢状断像

動作緩慢，歩行障害，構音障害あり．
Ⓐ左側優位に基底核の萎縮を認める（→）．萎縮は被殻後部で強く，辺縁が直線状となるとともに被殻外側に沿って低信号域を認める（▶）．
Ⓑ橋底部正中を縦走する高信号域あり（→）．中小脳脚は保たれる．
Ⓒ橋底部に軽度の萎縮を認める（→）．中脳被蓋部はよく保たれている（▶）．

＜参考文献＞

1) Litvan, I., et al. : Clinical research criteria for the diagnosis of progressive supranuclear palsy (Steele-Richardson-Olszewski syndrome) : report of the NINDS-SPSP international workshop. Neurology, 47 : 1-9, 1996
2) Yagishita, A., et al. : Progressive supranuclear palsy : MRI and pathological findings. Neuroradiology, 38 : S60-66, 1996
3) Oba, H., et al. : New and reliable MRI diagnosis for progressive nuclear palsy. Neurology, 64 : 2050-2055, 2005
4) Adachi, M., et al. : Morning glory sign : a particular MR finding in progressive supranuclear palsey. Magn Reson Med Sci, 3 : 125-132, 2004

第5章 変性・代謝疾患

5 大脳皮質基底核変性症
corticobasal degeneration：CBD

松末英司，加藤亜結美

症例1　大脳皮質基底核変性症（70歳代男性）

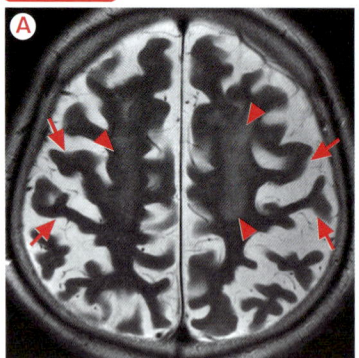

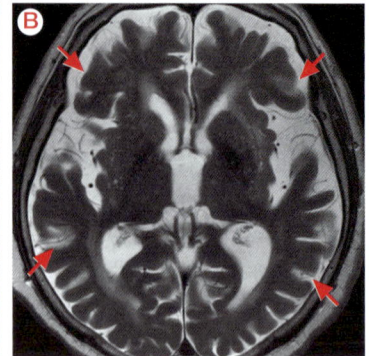

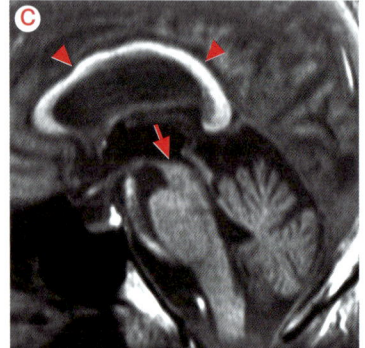

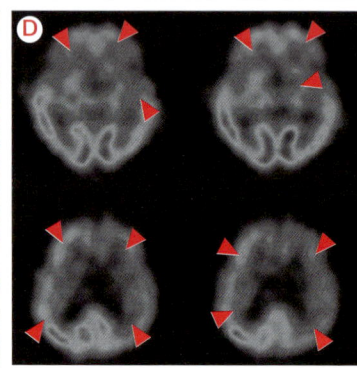

Ⓐ Ⓑ T2強調像　Ⓒ T1強調矢状断像
Ⓓ ECD SPECT

歩行障害，失語あり．

Ⓐ 左側優位に両側前頭・頭頂葉の萎縮を認める．中心前回，中心後回の萎縮が強い（→）．皮質下から深部白質にかけてT2延長域が拡がる（▶）．

Ⓑ 左側優位に両側大脳半球の萎縮を認める（→）．

Ⓒ 中脳被蓋部の萎縮がみられ（→），ペンギンシルエット（ハミングバードサイン）様である．脳梁の萎縮を認める（▶）．

Ⓓ 左側優位に両側前頭・頭頂側頭葉の血流低下あり（▶）．左基底核の血流低下を認める．

（Ⓓはp.13カラーアトラス参照）

症例2　大脳皮質基底核変性症（70歳代女性）

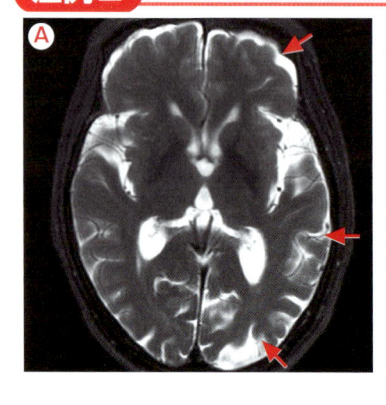

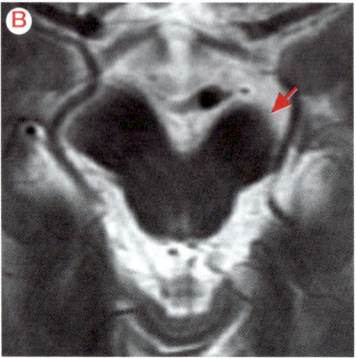

Ⓐ Ⓑ T2強調像

歩行障害，ふらつき，右足の異和感あり．

Ⓐ 左側優位に両側大脳半球皮質の萎縮を認める（→）．

Ⓑ 左側優位に中脳底部の萎縮がある（→）．

症例3　大脳皮質基底核変性症（70歳代女性）

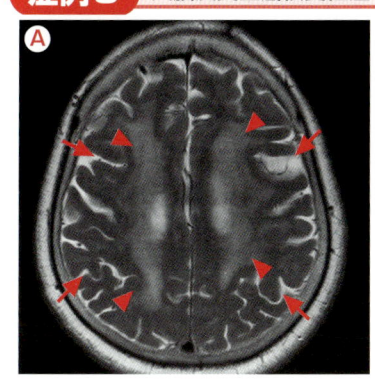

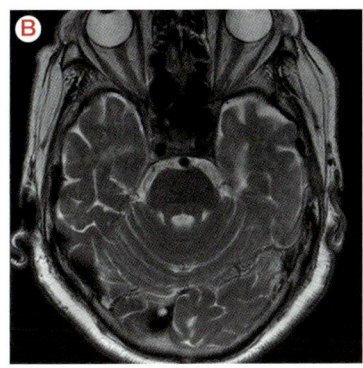

ⒶⒷ T2強調像

物忘れが次第に増悪．歩行困難，左上肢の感覚障害あり．

Ⓐ 左側優位に両側大脳半球皮質の萎縮を認める（→）．白質に広範な T2 延長域あり（▶）．

Ⓑ 側頭葉の萎縮は目立たない（→）．

疾患解説

1．疾患概念

　通常60歳以降に発症する緩徐進行性の神経変性疾患である．運動失行・感覚障害などの前頭・頭頂葉皮質症状と無動，筋強剛を中心とする基底核症状を主症状とし，神経症状の一側優位性を特徴とする．認知症は遅れて出現する．大脳皮質症状としては，肢節運動失行のほか，皮質性感覚障害，把握反応，他人の手徴候，反射性ミオクローヌスをきたす．病理所見では，肉眼的には，前頭葉および頭頂葉，特に中心前回の萎縮がみられ，左右差のあることが特徴である．

　組織学的には，大脳皮質の錐体細胞の胞体が腫大した ballooned neuron が多数みられることが特徴とされている．大脳基底核では淡蒼球の変性・萎縮が強く，被殻，尾状核，視床，視床下部にも軽度〜中等度の変性・萎縮がみられる．中脳では黒質のメラニン含有神経細胞の脱落を示す．残存する神経細胞，グリア細胞内にリン酸化タウ蛋白が蓄積する（tauopathy）．

2．典型的画像所見（症例1〜3）

　CTやMRIにおいて，前頭・頭頂葉，基底核を中心とした左右差のある大脳半球の萎縮を認める．萎縮は，臨床症状と対側にみられる．高頻度に脳梁の萎縮を認める．萎縮の強い前頭・頭頂葉の皮質下白質，特に中心溝周囲の白質のT2延長域が高頻度に認められる．矢状断像では，中脳被蓋部の萎縮がみられる．脳血流SPECTでは，前頭・頭頂葉，基底核の血流低下が非対称性に認められる．

3．鑑別疾患

進行性核上性麻痺（PSP）（鑑別1）（p.286第5章4）：基底核や中脳被蓋部の萎縮所見は，PSPとの鑑別が必要となる．CBDにおける大脳半球の萎縮の左右差，脳梁の萎縮や，大脳皮質下白質のT2延長域がPSPとの判別に有用である．

前頭側頭葉変性症（鑑別2）（p.279第5章2）：左右差のある大脳半球の萎縮や皮質下白質のT2延長域がCBDと共通した所見であるが，CBDの前頭・頭頂葉を中心とした萎縮や中心溝周囲を中心とした信号変化や基底核の萎縮，中脳被蓋部の萎縮が判別に有用となる．

Parkinson病やLewy小体型認知症：^{123}I-MIBG心臓交感神経シンチグラフィーでの心筋への集積低下を認める点で鑑別可能である．

多系統萎縮症Parkinson型（MSA-P）（p.293第5章6）：中脳被蓋は保たれる．橋底部の萎縮，橋の十字サインや被殻外側の線状のT2延長域が特徴的である．

鑑別1　進行性核上性麻痺（70歳代女性）

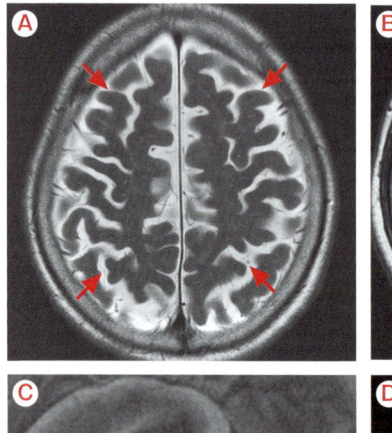

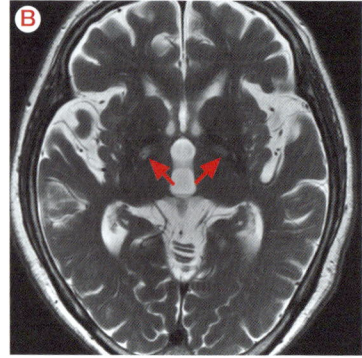

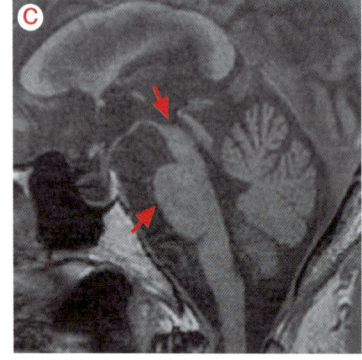

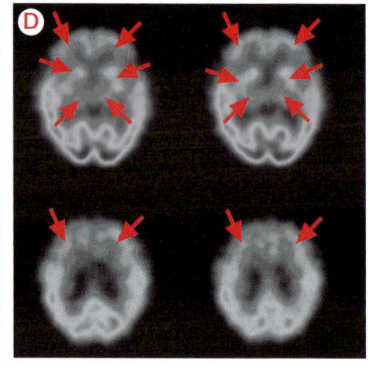

ⒶⒷ **T2強調像**　Ⓒ **T1強調矢状断像**
Ⓓ **ECD SPECT**

歩行障害，口調・上肢の動きが緩慢．

Ⓐ 前頭・頭頂葉の萎縮を認めるが，左右差はない（→）．中心前回，中心後回の萎縮は目立たない．白質の信号変化も認めない．

Ⓑ 基底核は全体的に萎縮している．両側淡蒼球にT2延長域あり（→）．

Ⓒ ペンギンシルエット（ハミングバードサイン）あり（→）．

Ⓓ 両側前頭葉の血流低下を認める（→）．両側視床，基底核の血流低下あり．左右差なし．

（Ⓓはp.13カラーアトラス参照）

鑑別2　前頭側頭型認知症（ALS-D）（40歳代男性）

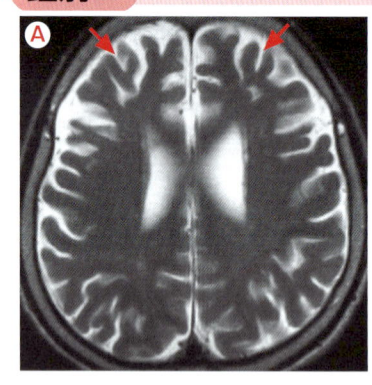

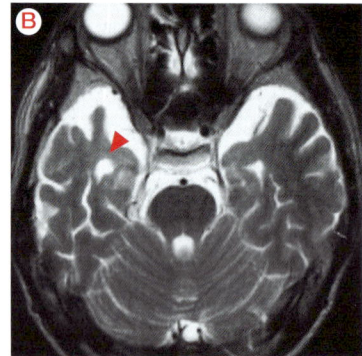

ⒶⒷ **T2強調像**

認知症，嚥下障害，舌および四肢の筋萎縮あり．

Ⓐ 前頭葉を中心に両側大脳半球の萎縮を認める（→）．

Ⓑ 右側優位に両側側頭葉に萎縮を認める．右側側頭葉尖部の萎縮が目立ち，皮質下白質にT2延長域がある（▶）．

＜参考文献＞

1) 森松光紀：パーキンソニズムを呈する疾患の診断と治療：進行性核上性麻痺，皮質基底核変性症．日内会誌，92：1485-1492, 2003
2) Koyama, M., et al.：Imaging of corticobasal degeneration syndrome. Neuroradiology, 49：905-912, 2007
3) Tokumaru, A. M., et al.：Imaging-pathologic correlation in corticobasal degeneration. AJNR, 30：1884-1892, 2009

第5章 変性・代謝疾患

6 脊髄小脳変性症
spinocerebellar degeneration : SCD

松末英司, 加藤亜結美

症例1　脊髄小脳失調症（SCA3）（MJD）（50歳代女性）

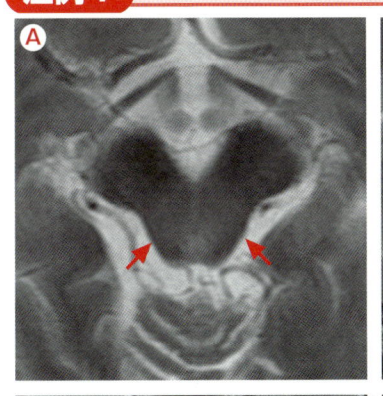

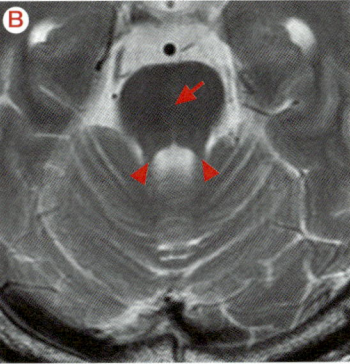

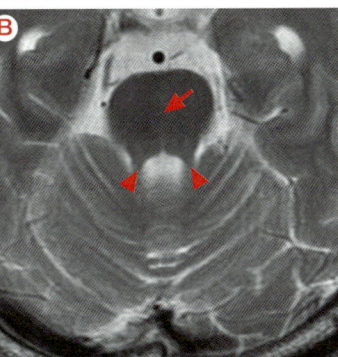

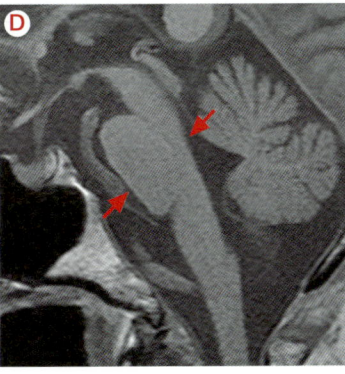

Ⓐ～Ⓒ T2強調像
Ⓓ T1強調矢状断像

歩行時のふらつき. 兄, 妹に同症状あり.
Ⓐ中脳被蓋の萎縮は目立たない（→）.
Ⓑ橋底部正中を縦走する高信号域あり（→）. 両側上小脳脚の軽度の萎縮を認める（▶）.
Ⓒ橋底部正中を縦走する高信号域あり（→）. 第4脳室の拡大を認める（▶）.
Ⓓ橋全体の軽度の萎縮を認める（→）. 中脳の萎縮は目立たない.

症例2　脊髄小脳失調症（SCA6）（70歳代男性）

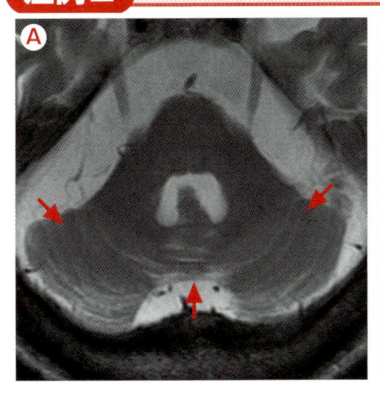

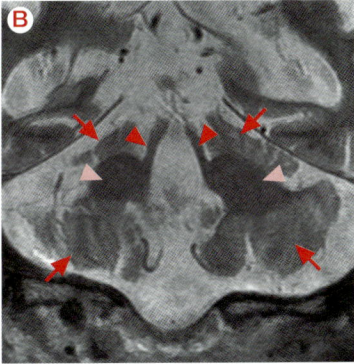

Ⓐ T2強調像　ⒷⒸ T2強調冠状断像
Ⓓ T1強調矢状断像

構音障害が徐々に進行. 父, 兄に同様の症状あり.
Ⓐ小脳虫部および小脳半球の萎縮を認める（→）.
Ⓑ小脳は皮質を中心とした萎縮を示す（→）. 上小脳脚（▶）, 中小脳脚（▷）は保たれる.
Ⓒ小脳白質は保たれており, 信号変化もみられない（▶）.
Ⓓ小脳虫部の上面を中心とした萎縮を認める（→）. 中脳, 橋の萎縮はない.

（次頁へつづく）

(前頁のつづき)

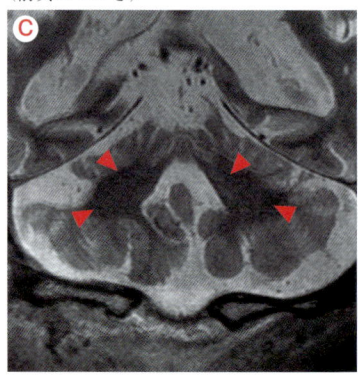

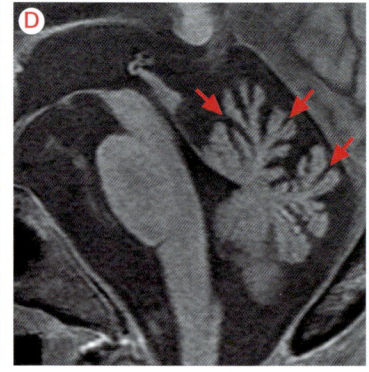

症例3　皮質小脳萎縮症（80歳代女性）

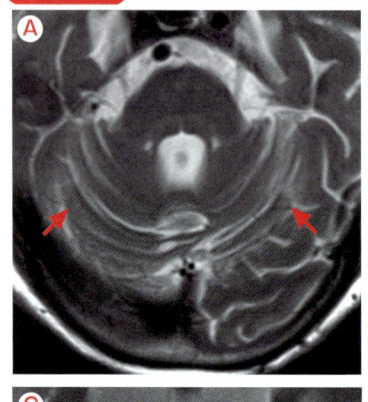

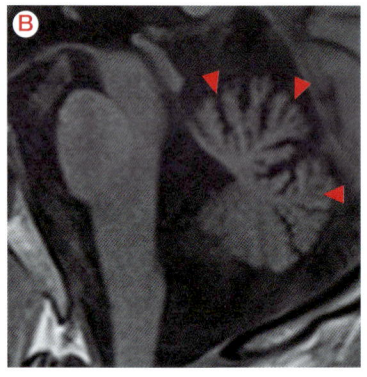

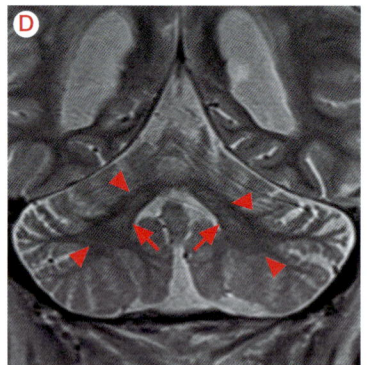

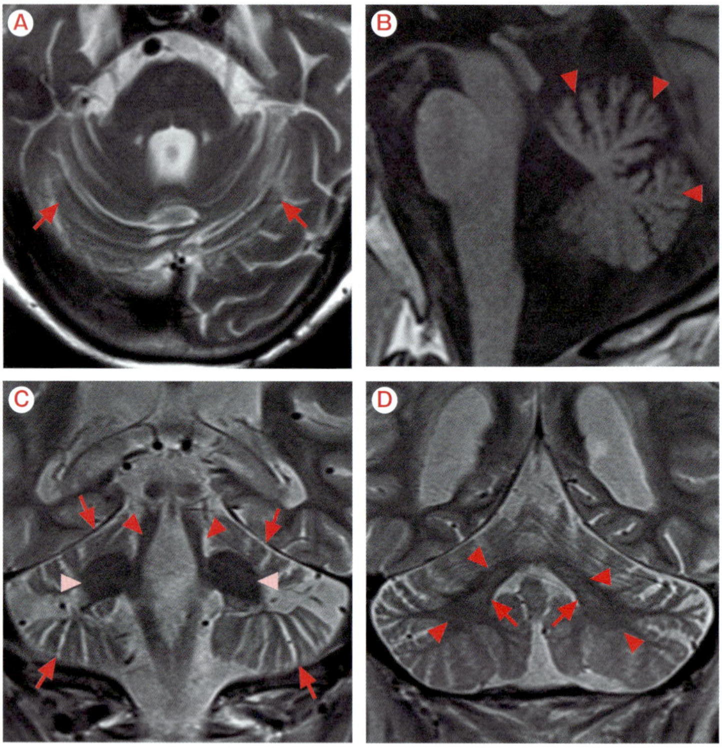

Ⓐ T2強調像　Ⓑ T1強調矢状断像
Ⓒ Ⓓ T2強調冠状断像

ふらつきにて発症．歩行不安定，易転倒性あり．

Ⓐ 小脳萎縮を認める．橋の萎縮や信号変化はない（→）．

Ⓑ 小脳虫部の萎縮を認める．中脳，橋の萎縮はない（▶）．

Ⓒ 小脳皮質を中心とした萎縮を示す（→）．上小脳脚（▶），中小脳脚（▶）は保たれる．

Ⓓ 小脳白質（▶）は保たれる．深部白質の淡い信号上昇域は歯状核（→）である．

症例4　多系統萎縮症小脳型（70歳代女性）

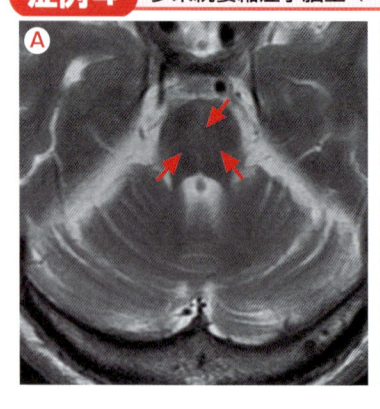

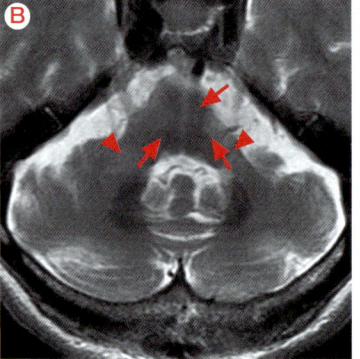

Ⓐ Ⓑ T2強調像　Ⓒ T1強調矢状断像
Ⓓ ECD SPECT

歩行障害，体動困難．物忘れあり．

Ⓐ 橋底部に十字状の高信号域（hot cross bun sign）を認める（→）．

Ⓑ hot cross bun signあり（→）．左側優位に中小脳脚，小脳半球の萎縮を認める．中小脳脚の信号上昇あり（▶）．

Ⓒ 小脳虫部，橋の底部および被蓋部に萎縮を認める（→）．中脳に萎縮はない．

Ⓓ 左側優位に両側小脳半球の血流低下を認める（→）．

（Ⓓはp.13カラーアトラス参照）

（次頁へつづく）

(前頁のつづき)

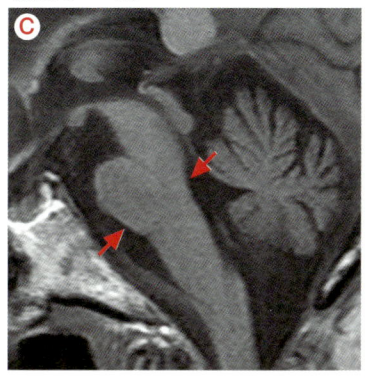

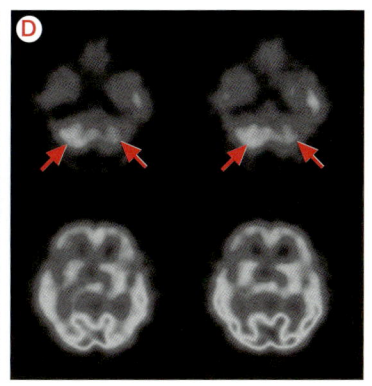

症例5　多系統萎縮症小脳型（70歳代男性）

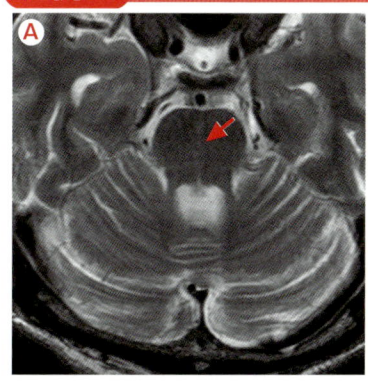

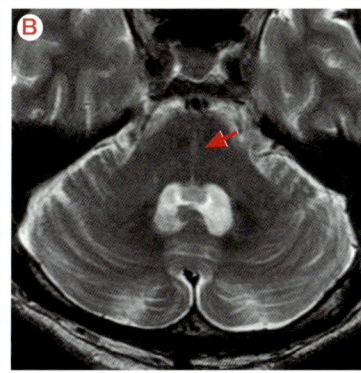

ⒶⒷ T2強調像

歩行障害，構音障害，書字困難あり．

Ⓐ 橋底部正中を縦走する高信号域あり（→）．小脳の軽度びまん性萎縮を認める．

Ⓑ 橋底部正中を縦走する高信号域あり（→）．軽度の小脳のびまん性萎縮あり．中小脳脚の萎縮や信号上昇は明らかではない．

症例6　多系統萎縮症Parkinson型（60歳代男性）

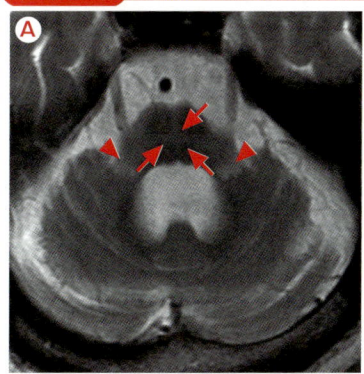

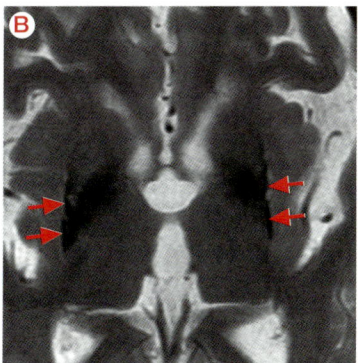

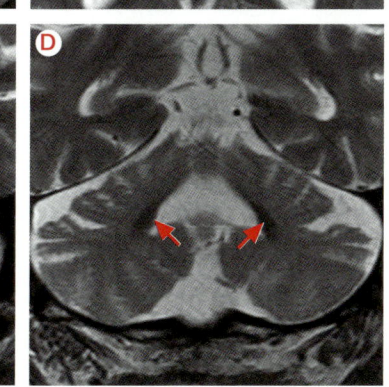

ⒶⒷ T2強調像
ⒸⒹ T2強調冠状断像

動作緩慢，歩行障害，構音障害あり．

Ⓐ 小脳と中小脳脚の萎縮を認める．橋底部にhot cross bun sign（→），中小脳脚に信号上昇がある（▶）．

Ⓑ 左側優位に，被殻後部を中心に萎縮を認め，辺縁のふくらみが消失し，直線状となり，低信号域を認める（→）．

Ⓒ 小脳半球の萎縮を認める．中小脳脚の萎縮と信号上昇あり（→）．

Ⓓ 小脳の萎縮は白質優位に認められる．低信号を示す歯状核は保たれている（→）．

第5章　変性・代謝疾患

1. 疾患概念

　小脳あるいは脊髄性の運動失調を主症状とする原因不明の神経変性疾患の総称である．遺伝性と孤発性（非遺伝性）に分けられる．遺伝性が約40％，孤発性が約60％とされている．

　代表的な遺伝性SCDとして遺伝性の脊髄小脳失調症（SCA）がある．SCAの多くは，トリプレットリピート病であり，常染色体優性遺伝である．SCAは，番号化によって再編されているが，日本では，SCA1，2，3（MJD），6，31および歯状核赤核淡蒼球ルイ体萎縮症（DRPLA）が多い．孤発性SCDには，皮質小脳萎縮症（CCA）や多系統萎縮症（MSA）などがある．

1）脊髄小脳失調症

　SCA1，2はともに，小脳運動失調，緩徐眼球運動障害を呈する．下オリーブ核，橋核，小脳の萎縮，変性をきたす．上面を中心とした小脳半球，虫部の変性・萎縮がみられる．SCA2は，SCA1と比べると変性の程度は強いとされる．SCA3（MJD）は，日本におけるSCAのなかで最も高頻度であり，緩徐進行性の小脳性運動失調，錐体路・錐体外路症状，末梢神経症状，びっくり眼などが特徴的である．視床下核，淡蒼球，歯状核，赤核，黒質，橋核，運動性脳神経核，脊髄，末梢神経の多系統に萎縮と変性をきたす．SCA6，31は，ともに比較的高齢で発症する小脳運動失調を中心とした緩徐進行性の小脳症状を呈する．小脳虫部および小脳半球上面を中心とした萎縮を示し，小脳皮質を中心とした萎縮がみられる．DRPLAは，SCAの1つであるが，病型番号をつけられることなく，DRPLAと呼ばれている．若年型（20歳未満）や早期成人型（20～40歳）では，ミオクローヌス，てんかん，認知症，運動失調を主症状とし，遅発成人型（40歳以上）では，運動失調，舞踏アテトーゼ，認知症などが主症状である．歯状核，赤核，淡蒼球，視床下核の萎縮，変性をきたす．進行例では，大脳白質のびまん性淡明化とグリオーシスをきたす．

2）皮質小脳萎縮症

　CCAは，中年以降に発症する小脳運動失調を中心とした緩徐進行性の小脳症状を呈する．孤発性の脊髄小脳変性症である．病理学的には小脳虫部および半球上面に変性・萎縮がみられ，皮質を中心とした変性・萎縮を示す．

3）多系統萎縮症

　MSAは，小脳症状を主とするオリーブ・橋・小脳萎縮症（OPCA），パーキンソニズムを主とする線条体黒質変性症（SND），自律神経障害および排尿障害を主とするShy-Drager症候群の3疾患を包括する病理学的概念である．30歳以降に発症し，孤発性で，進行性．予後は不良で，平均生存期間は6～10年である．小脳症状，パーキンソニズム，自律神経障害（必発），錐体路症状がさまざまな程度で組み合わされて出現する．臨床症状の分類として，パーキンソニズム優位の症例は，Parkinson型（MSA-P），小脳症状優位の症例は小脳失調型（MSA-C）に分類される．日本人の場合は，MSA-Cが多くみられる．病理学的には，線条体黒質あるいはオリーブ，橋，小脳に萎縮，変性がみられる．αシヌクレイン陽性の封入体がオリゴデンドログリア細胞内にみられるのが特徴である（α-synucleinopathy）．

2. 典型的画像所見

SCA1および2：ともに橋・小脳全体の萎縮をきたす．橋底部の正中を縦断する線状のT2延長域を認める．SCA2は，橋のhot cross bun sign，中小脳脚のT2延長を示すことがあり，MSA-Cとの判別が困難なことが多い．

SCA3（MJD）（症例1）：MRIの正中矢状断像において，中脳および橋被蓋の萎縮がみられるが，特に橋被蓋の萎縮が強い．横断像では橋底部の正中を縦走する線状のT2延長域を認める．

SCA6（症例2）およびSCA31：小脳虫部および小脳半球の上面を中心とした萎縮を示す．皮質を中心とした萎縮であり，白質は保たれる．

歯状核赤核淡蒼球ルイ体萎縮症：MRIの正中矢状断像において，脳幹部全体の萎縮がみられる．中脳被蓋，橋被蓋の萎縮がともに強い．遅発成人型や病期の長い症例では，視床，橋底部，中脳，大脳白質

にT2延長域を認める．

皮質小脳萎縮症（症例3）：小脳虫部および小脳半球の上面を中心とした萎縮を示す．皮質を中心とした萎縮であり，白質は保たれる．

多系統萎縮症（症例4〜6）：MSA-Cでは，橋底部を中心とした萎縮がみられる．信号変化としては，早期には橋底部の正中を縦走する高信号を示し，進行すると，十字状のT2延長域（hot cross bun sign）がみられる．小脳および中小脳脚の萎縮とT2延長域，第4脳室の拡大を認める．小脳病変は，白質中心にみられ，冠状断，矢状断での評価が有用である．MSA-Pでは，被殻後部が萎縮し，直線状となる．T2強調像では，萎縮の強い後部を中心に信号低下と外側に線状の高信号がみられる．3T MRIでは，鉄の沈着を強く反映し，低信号は明瞭化するが，外側にみられる線状の高信号は逆に不明瞭化する傾向がある．MSA-CおよびMSA-Pは，進行すると両者の画像所見が共通して認められる．

3．鑑別疾患

小脳萎縮をきたす疾患：臨床情報の把握が重要となる．多岐にわたるので成書を参照のこと．遺伝性のものとしては，小脳萎縮や低形成をきたすさまざまな代謝疾患，非遺伝性のものとしては，慢性アルコール中毒，抗てんかん薬（フェニトインなど），抗癌薬，重金属リチウム，有機水銀，鉛などによる化学毒性による萎縮．傍腫瘍神経症候群，橋本病などによる自己免疫性の萎縮．そのほか，脳血管障害，急性小脳炎の後遺症，神経Behçet病（p.211第3章8），多発性硬化症（p.238第4章1）．さらには，神経線維連絡による二次的な萎縮があげられる．

進行性核上性麻痺（PSP）（p.286第5章4）および大脳皮質基底核変性症（CBD）（p.290第5章5）：ともに，中脳および橋被蓋の萎縮をきたす．SCA3（MJD）およびDRPLAの鑑別となる．PSPとCBDではともに中脳被蓋の萎縮が優位にみられる．CBDでは，左右差のある大脳半球の萎縮や，中心溝周囲の白質のT2延長域を高頻度に認める．

<参考文献>

1) 安藤久美子 ほか：SCA（spinocerebellar ataxia：遺伝性脊髄小脳変性症）．「よくわかる脳MRI」（青木茂樹 ほか／編著），pp.616-617，学研メディカル秀潤社，2012
2) 柳下 章：脊髄小脳変性症のMRI．臨床放射線，44：1295-1303，1999
3) Gilman, S., et al.：Second consensus statement on the diagnosis of multiple system atrophy. Neurology, 71：670-676, 2008
4) Naka, H., et al.：Characteristic MRI findings in multiple system atrophy comparison of the three subtypes. Neuroradiology, 44：204-309, 2002

第5章 変性・代謝疾患

7 低酸素性虚血性脳症，低血糖性脳症，一酸化炭素中毒
hypoxic encephalopathy, hypoglycemic encephalopathy and carbon monoxide poisoning

櫻井圭太

症例1 低酸素性虚血性脳症（90歳代女性）

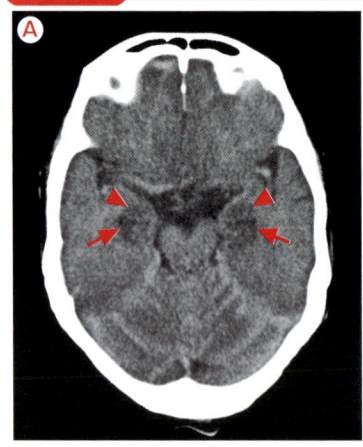

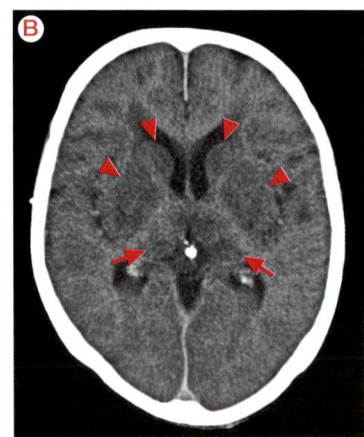

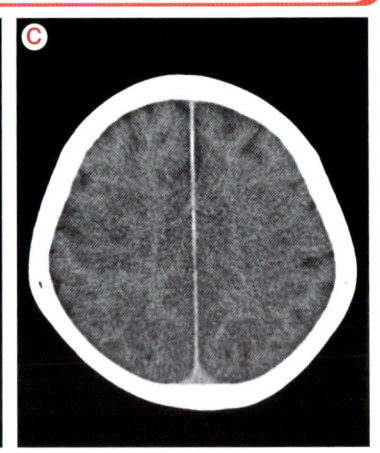

Ⓐ～Ⓒ 単純CT

心肺蘇生後の低酸素性虚血性脳症．
Ⓐ～Ⓒ扁桃体（Ⓐ▶），海馬（Ⓐ➡），基底核（Ⓑ➡），視床（Ⓑ▶）や大脳皮質のびまん性低吸収域（Ⓐ～Ⓒ）に加え，小脳にも広範な低吸収域を認める．小脳裂に沿った高吸収域（Ⓐ）はpseudo-SAHを反映する所見である．

症例2 低酸素性虚血性脳症（60歳代男性）

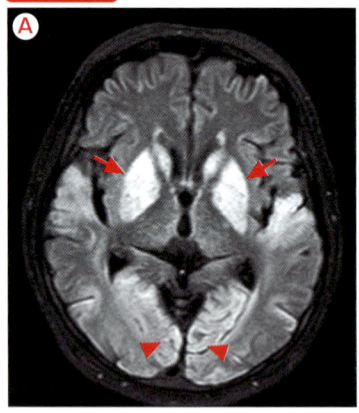

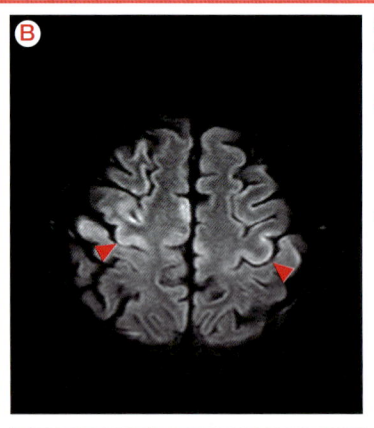

ⒶⒷ FLAIR像　ⒸⒹ T1強調像

心肺蘇生後の低酸素性虚血性脳症．
ⒶⒷ発症から18日後のFLAIR像では両側基底核（Ⓐ➡）や運動野（Ⓑ▶），視覚野（Ⓐ▶）を含めた両側大脳皮質に多発する高信号域がある．
ⒸⒹ一方，T1強調像では層状壊死を示唆する高信号域（➡）を認める．

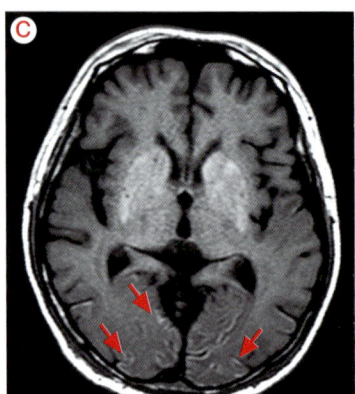

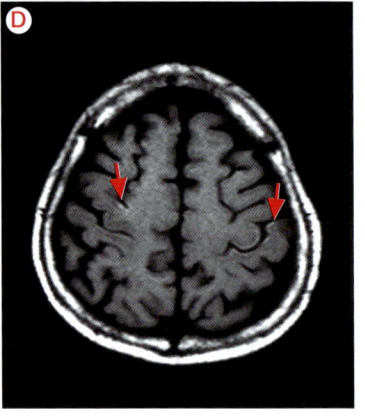

298　圧倒的画像数で診る！頭部疾患画像アトラス

症例3　低血糖性脳症（50歳代女性）

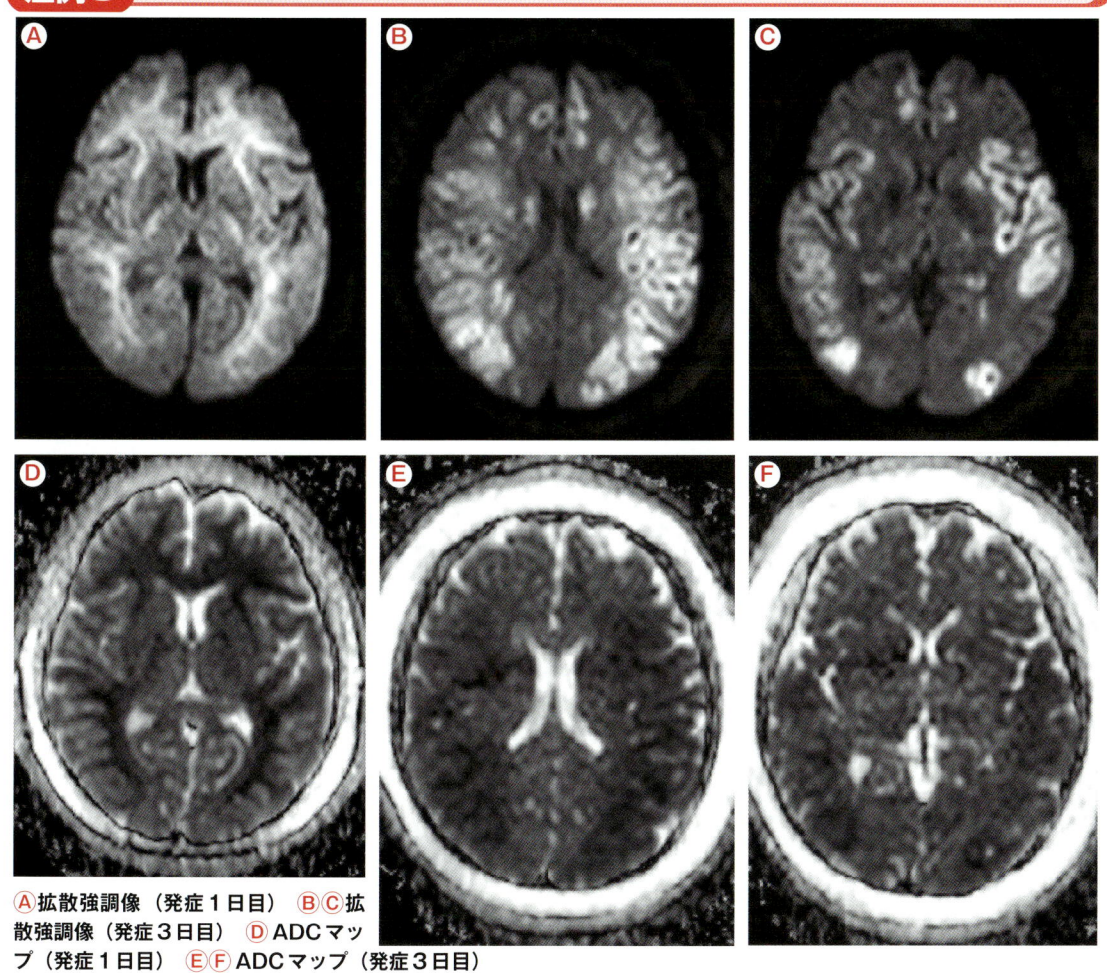

Ⓐ拡散強調像（発症1日目）　ⒷⒸ拡散強調像（発症3日目）　ⒹADCマップ（発症1日目）　ⒺⒻADCマップ（発症3日目）

血糖降下薬による低血糖性脳症.
Ⓐでは白質優位にびまん性の信号上昇があり，Ⓓでは同部位の拡散低下を認める．ⒷⒸ，ⒺⒻでは拡散低下領域は白質から海馬を含めた灰白質病変に変化している．

症例4　一酸化炭素中毒（50歳代男性）

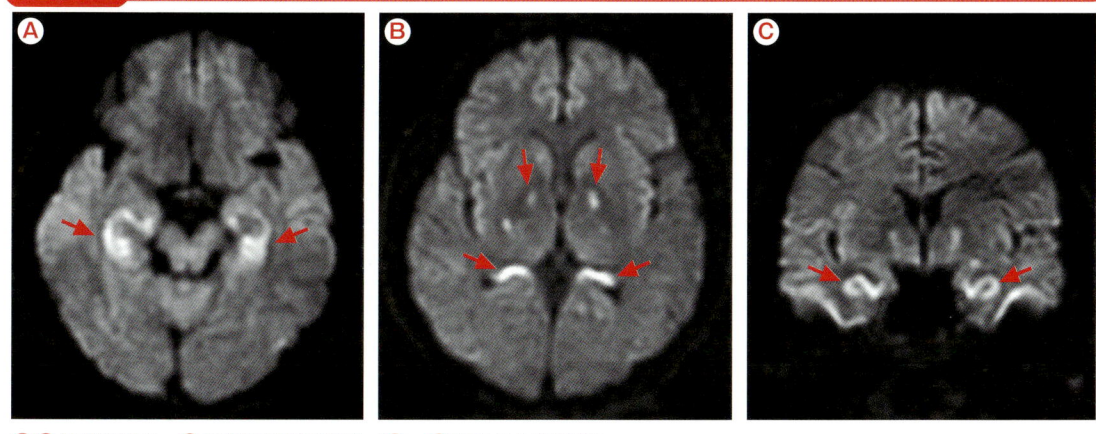

ⒶⒷ拡散強調像　Ⓒ拡散強調冠状断像（Ⓐ～Ⓒ曝露から7日後）

自殺企図による一酸化炭素中毒．
Ⓐ～Ⓒ両側海馬，淡蒼球に対称性の高信号域（→）を認める．

症例5　一酸化炭素中毒（50歳代男性）
(岐阜大学放射線科　浅野隆彦先生のご厚意による)

Ⓐ～Ⓒ 拡散強調像　Ⓓ ADCマップ
Ⓔ FLAIR像
（Ⓐ～Ⓒ 曝露から7週程度経過）

自殺企図による一酸化炭素中毒．

Ⓐ～Ⓒでは，脳室周囲，深部を中心とした両側大脳白質に対称性，びまん性の高信号域があり，ADCマップ（Ⓓ）での拡散低下やFLAIR像（Ⓔ）での信号上昇をきたしている．

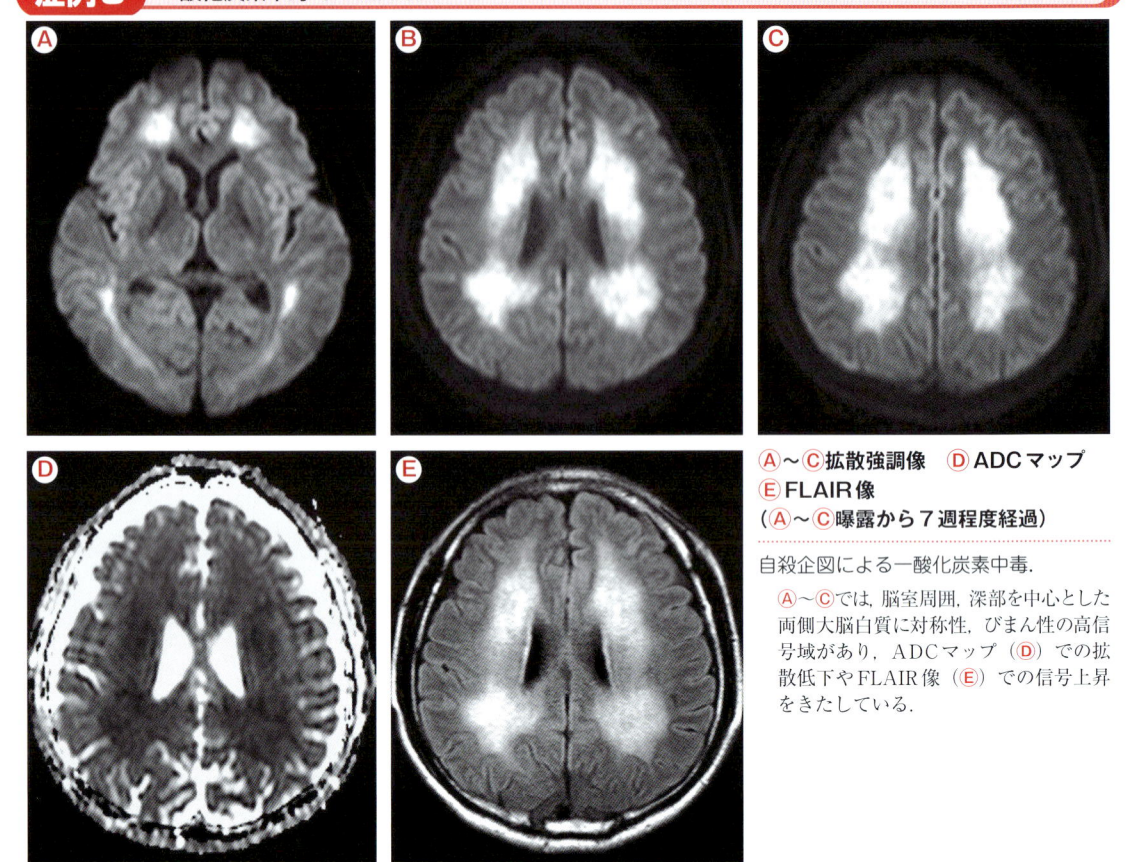

疾患解説

1．疾患概念

1）低酸素性虚血性脳症

脳の全般的な低酸素や血流障害によって起こる脳症であり，症状の程度は，脳の成熟度，障害度，持続時間，体温など多くの要因が影響する．機序としては，酸素と糖の供給不全からATP産生低下による神経細胞の直接障害，その後の血流再開による再灌流障害（神経伝達物質放出，細胞内カルシウムイオン流入，フリーラジカル反応など）による．病態として，低酸素性，虚血性・乏血性，酸素運搬障害性，組織毒性などに分類される．

2）低血糖性脳症

脳組織の唯一のエネルギー源であるグルコースの欠乏による脳症である．低血糖は血中グルコースが50～60 mg/dL以下と定義されるが，神経症状を生じる閾値や血糖降下速度，健常人と糖尿病患者での血糖降下に対する内分泌学的反応の違いがあり，低血糖の閾値は症例により異なる．低血糖は組織呼吸障害による脳損傷をきたし，血糖値に加え，その持続時間や体温，血中乳酸値などが予後に影響する．

3）一酸化炭素中毒

炭素やそれを含む有機物の不完全燃焼で発生する一酸化炭素（CO）による脳症である．COはヘモグロビンとの親和性が酸素の200倍以上であり，CO中毒では血中ヘモグロビンとの結合による酸素運搬障害に加え，興奮性アミノ酸の増加，チトクローム酸化酵素との結合や一酸化窒素産生によるミトコンドリア代謝障害，脂質過酸化反応によるミエリン塩基性蛋白の障害により，脳障害を増悪させる．急性中毒後の数日～1カ月程度後に認知機能障害，行動異常などを呈する**間欠型は認知症と誤診される**ことがある．

2．典型的画像所見

1）低酸素性虚血性脳症（症例1, 2）

軽度～中等度の全脳虚血では，大脳分水嶺域を中心に梗塞巣を示唆するT2強調像やFLAIR像，拡散強調像での高信号を認める．より重度の全脳虚血では，基底核，視床，感覚運動野や視覚野を中心とした大脳皮質，海馬，小脳と広範に障害される．急性期にはびまん性脳腫脹，慢性期には萎縮および層状壊死を呈する．

2）低血糖性脳症（症例3）

重度の低血糖では，血管支配と無関係に大脳皮質，海馬，基底核を含む領域が広範に障害される．これらは拡散強調像で信号上昇，見かけ上の拡散係数の低下を呈する．従来は灰白質病変が主体と考えられていたが，内包後脚など白質病変の報告も増加している．ATPの豊富な視床やグルコース輸送の豊富な脳幹，小脳は障害されにくい．片側の限局した白質病変や限局した脳梁病変は予後良好だが，広範な白質や灰白質病変は予後不良となる．

3）一酸化炭素中毒（症例4, 5）

COは鉄の多い脳組織に直接結合するため，選択的な淡蒼球壊死が特徴的である．ただし，合併する低酸素性虚血性脳症により，大脳皮質，海馬にも病変を認める．急性期には，病変の腫脹やT2強調像，FLAIR像の信号上昇を呈する．細胞毒性浮腫に陥った領域の評価には拡散強調像が有用である．間欠型では，T2強調像，FLAIR像，拡散強調像で大脳白質にびまん性，対称性の信号上昇を呈し，Grinker's myelinopathy（脂質過酸化後の白血球遊走による脱髄）を反映している．

3．鑑別疾患

1）低酸素性虚血性脳症

広範な皮質，基底核，視床病変を呈する疾患として，**低血糖性脳症**，**先天性代謝性疾患**（モリブデン補酵素欠損症など），**薬剤性・中毒性脳症**（テオフィリン，シアンなど），**自己免疫性脳症**，**痙攣後脳症**，**ウイルス性脳炎**，さらには**Creutzfeldt-Jakob病（CJD）**（p.227第3章12）など多彩である．これらの鑑別には臨床情報の確認が重要である．

2）低血糖性脳症

低酸素性虚血性脳症と同様の多彩な疾患が鑑別にあがる．ピボキシル基を有する抗菌薬は**低カルニチン血症**による低血糖をきたしうる．そのほか，降圧薬，利尿薬，抗不整脈薬など多彩な薬剤が低血糖の原因となりうる．これらの鑑別にも臨床情報の確認が重要である．

3）一酸化炭素中毒

対称性の淡蒼球病変を呈する疾患：代謝性疾患（Kearns-Sayre症候群，メチルマロン酸血症，核黄疸，パントテン酸キナーゼ関連神経変性症など），薬剤性・中毒性疾患（ジスルフィラム，コカイン，アヘン，シアン）や高地脳浮腫など多彩である．

びまん性の白質脳症を呈する疾患：低酸素性虚血性脳症，脳血管障害〔Binswanger病，CADASIL（p.72第1章12），CARASIL〕，代謝性脳症，自己免疫性脳症（膠原病，橋本病など），薬剤性・中毒性疾患（5-FU，ヘロイン，コカイン），感染症（HIV感染，一部のCJD），腫瘍性病変（神経膠腫症およびlymphomatosis cerebri），放射線療法と非常に多彩である．

これらの鑑別には，画像所見のみでは容易ではなく，臨床情報の確認が重要である．

＜参考文献＞

1) Huang, B. Y., et al. : Hypoxic-ischemic brain injury : imaging findings from birth to adulthood. Radiographics, 28 : 417-439, 2008
2) Ma, J. H., et al. : MR imaging of hypoglycemic encephalopathy : lesion distribution and prognosis prediction by diffusion-weighted imaging. Neuroradiology, 51 : 641-649, 2009
3) Beppu, T. : The role of MR Imaging in assessment of brain damage from carbon monoxide poisoning : a review of the literature. AJNR, 2013 ［Epub ahead of print］

第5章 変性・代謝疾患

8 Wilson病
Wilson's disease

國松 聡

症例1　Wilson病（20歳代男性）

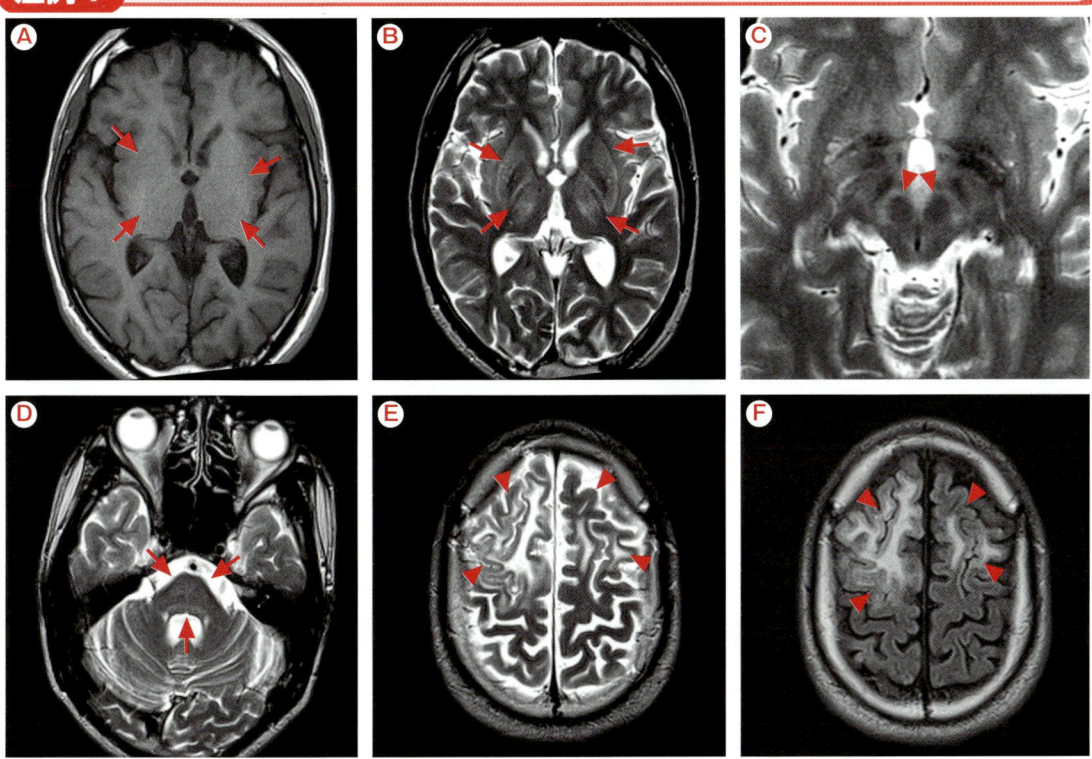

Ⓐ T1強調像　Ⓑ T2強調像　Ⓒ T2強調像（中脳レベル，拡大図）　Ⓓ T2強調像　Ⓕ FLAIR像

手指振戦，精神症状．
Ⓐ 病変部は等信号～やや低信号を示す（→）．
Ⓑ 被殻，淡蒼球，内包後脚，視床外側部に両側対称性の高信号を認める（→）．
Ⓒ 周囲の高信号に囲まれた赤核（▶）が「ジャイアント・パンダの顔（face of giant panda sign）」と形容される像を示す．
Ⓓ 橋被蓋，橋底部に淡い高信号を認める（→）．脳幹部の萎縮も目立つ．
ⒺⒻ 両側前頭葉白質に高信号を認める（▶）．

症例2　Wilson病（30歳代男性）

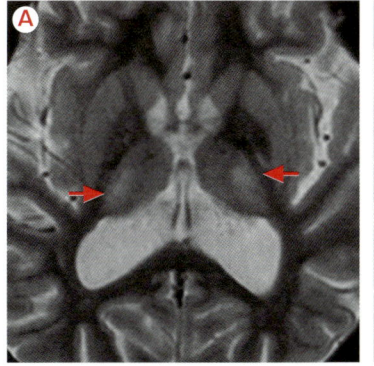

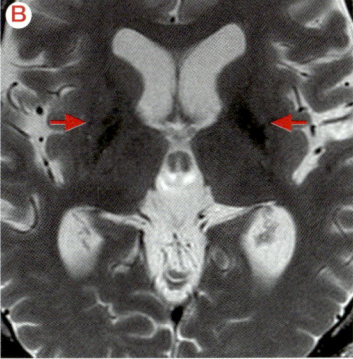

Ⓐ T2強調像（治療開始前）
Ⓑ T2強調像（キレート剤による治療開始約2年後）

錐体外路症状．
Ⓐ 被殻，尾状核頭部，視床外側部に両側対称性の高信号を認める（→）．
Ⓑ 治療に伴い高信号は不明瞭となったが，レンズ核の萎縮が進行した（→）．

症例3 Wilson病（40歳代男性）

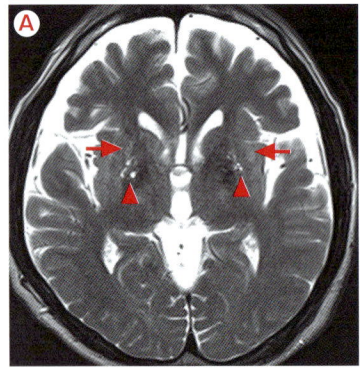

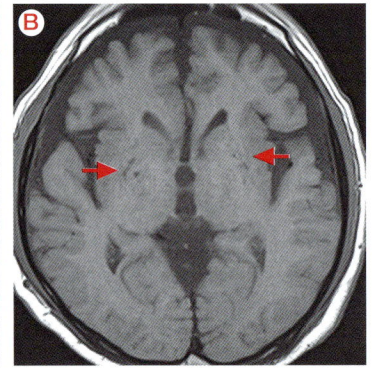

Ⓐ T2強調像　Ⓑ T1強調像

手指振戦．20年前に診断された長期経過観察例．

Ⓐ大脳半球は全体に萎縮し，被殻外側に淡い高信号（→）と，血管周囲腔に類似する点状高信号（▶）を認める．被殻の萎縮もみられる．

Ⓑ病変部は淡い低信号を示す（→）．

症例4 Wilson病（40歳代女性）

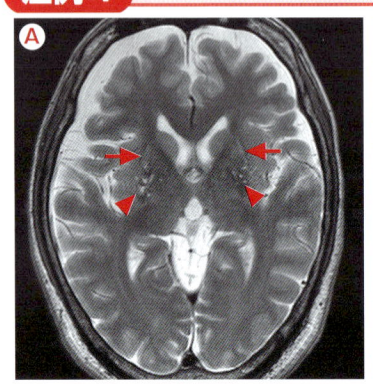

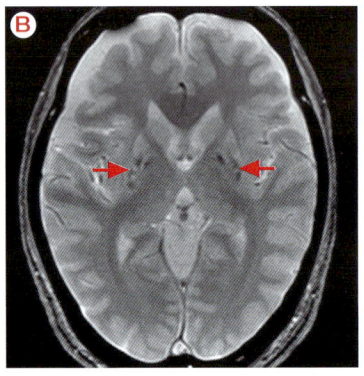

Ⓐ T2強調像　Ⓑ T2*強調像

構音障害，ジストニア．

Ⓐ被殻は腹側部優位に淡い高信号（→）を示し，背側部では，点状，スリット状の高信号（▶）を認める．

ⒷT2*強調像にて点状，スリット状の高信号を示した領域に対応して低信号（→）がみられ，銅や鉄の沈着が示唆される．

症例5 Wilson病（30歳代男性）

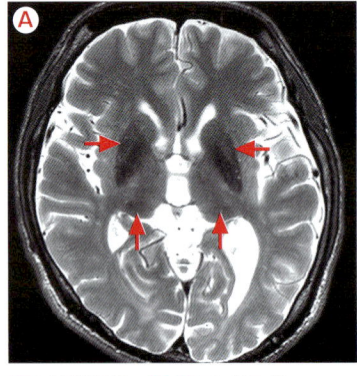

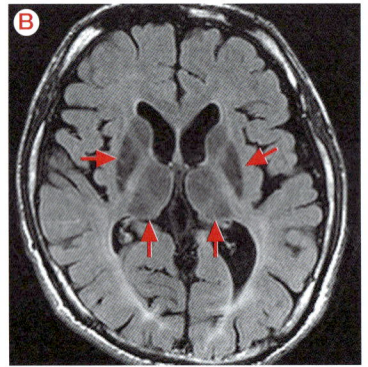

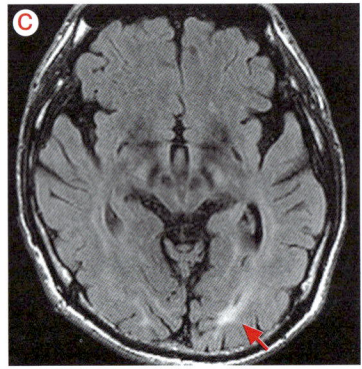

Ⓐ T2強調像　ⒷⒸ FLAIR像

手指振戦．

Ⓐ基底核や視床の高信号は目立たず，代わりに淡く低信号を示す（→）．

Ⓑ線条体，淡蒼球，視床の低信号がより明瞭である（→）．銅や鉄の沈着を反映するとされる．

Ⓒ左後頭葉には白質病変もみられる（→）．

疾患解説

1. 疾患概念

銅代謝異常症の1つで，銅とセルロプラスミンとの結合の減少および胆汁中への銅排泄の減少を特徴とする．肝細胞などに発現する銅イオンの転送を担う膜蛋白の遺伝子（*ATP7B*）の異常が原因で，常染色体劣性遺伝を示す．検査値では血清銅，セルロプラスミンの低下，尿中銅排泄の増加がみられる．

症例6　Wilson病（30歳代女性）

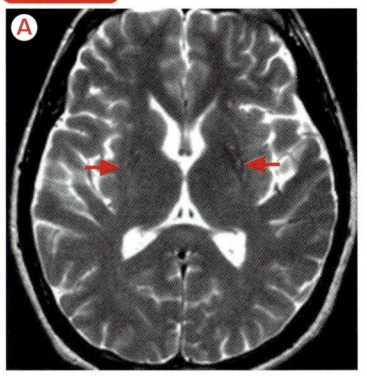

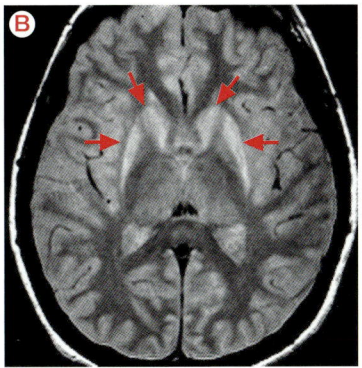

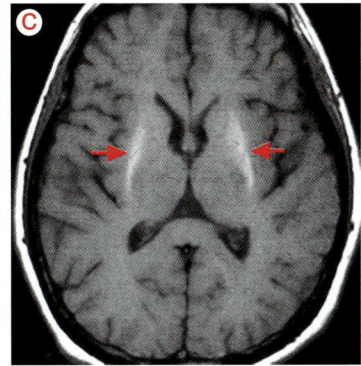

ⓐ **T2強調像**　ⓑ **プロトン密度強調像**　ⓒ **T1強調像**

ⓐ被殻は萎縮し，低信号の内部に線状の高信号を伴う（→）．
ⓑ被殻，尾状核頭部の両側対称性の高信号が明瞭である（→）．
ⓒ被殻は両側性に高信号を示す（→）．銅の常磁性体効果によるとされる．

脳と肝臓をはじめ種々の組織への**銅の沈着**を特徴とする．中枢神経症状には，無動・固縮，振戦，失調，ジストニア，精神症状や知能低下，小脳症状などがみられる．神経症状は10〜20歳代で顕在化することが多く，亜急性の経過を示す[1]．

2．典型的画像所見（症例1〜6）

被殻，尾状核，淡蒼球，視床，中脳，橋，小脳などに**左右対称性にT2強調像にて高信号域**，T1強調像にて低信号域を認める．被殻や視床では外側部での高信号が優位である．また，キレート剤治療により信号異常は改善しうる[2]．基底核病変での銅沈着や随伴する鉄沈着が進行するとT2強調像で低信号を示すこともある．また，稀にT1強調像で高信号を示す．増強効果は示さない．基底核の病変は，病理学的には浮腫や壊死，海綿状変性を反映する．発症後早期には拡散強調像での高信号，ADCの低下を示すことがあるが，慢性化に伴いADCは上昇する．また慢性期では萎縮も強い．1/4程度の症例で白質病変をみることがあり，前頭葉，次いで頭頂葉に多い．白質病変はグリオーシスや脱髄に相当するとされる．1割程度で皮質病変もみられることがある[3]．CTではレンズ核や視床の低吸収化がみられることがある．

3．鑑別疾患

両側性に基底核の異常がみられる疾患が鑑別の対象となる．

Leigh脳症：病変の部位は類似する．MR spectroscopy（MRS）にて乳酸（Lac）のピークを認め，小児に好発する．

古典的Creutzfeldt-Jacob病（p.227第3章12）：基底核，視床，大脳皮質に拡散強調像やT2強調像での高信号を呈し，多くは60歳代での発症である．症状や脳萎縮の進行が早い．

低酸素性虚血性脳症（p.298第5章7）：心停止などの先行エピソードがある．T1強調像にて壊死を反映する高信号を認める．

有機酸代謝異常症：メチルマロン酸血症やプロピオン酸血症などがあり，小児に好発する．急性期（アシドーシス発作時）には，嘔吐と脱水，基底核の腫脹とT2延長を示す．

＜参考文献＞
1) Ala, A., et al.: Wilson's disease. Lancet, 369 : 397-408, 2007
2) Kim, T. J., et al.: MR imaging of the brain in Wilson disease of childhood : findings before and after treatment with clinical correlation. AJNR, 27 : 1373-1378, 2006
3) Sinha, S., et al.: Wilson's disease : cranial MRI observations and clinical correlation. Neuroradiology, 48 : 613-621, 2006

第5章 変性・代謝疾患

9 Wernicke脳症
Wernicke encephalopathy

櫻井圭太

症例1　Wernicke脳症（50歳代男性）

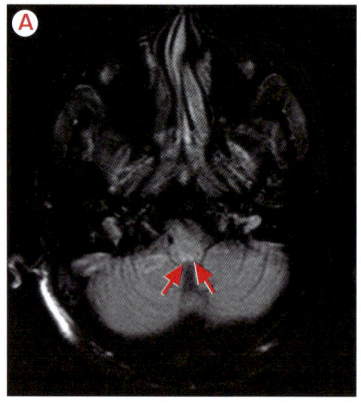

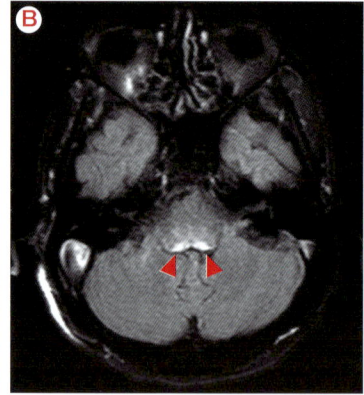

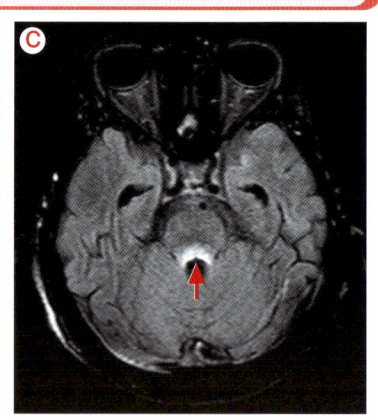

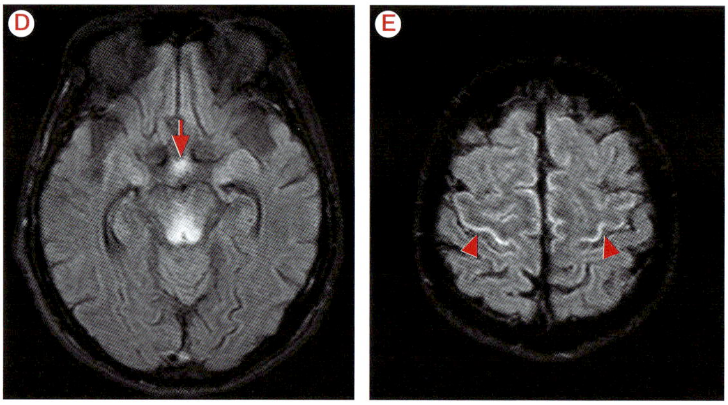

A〜E FLAIR像

強迫神経障害，先天性胆管拡張症にて胆管空腸吻合術の既往を有する症例．食欲不振が持続しており，意識障害，眼球運動障害，対光反射消失に加え，呼吸障害にて発症し，呼吸管理が施行された．運動失調は認められていない．

A〜Eでは舌下神経前位核（A→），外転神経核（B▶），橋被蓋（C→）を含めた脳幹背側や中脳水道周囲，四丘体，乳頭体（D→），中心前回を含めた両側前頭葉皮質（E▶）に対称性の高信号域を認める．なお，脳槽の信号抑制不良化は酸素投与に伴う変化である．

症例2　Wernicke脳症（60歳代男性）

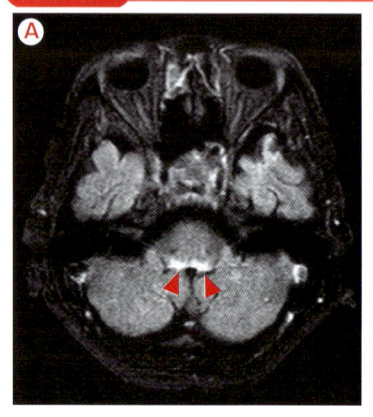

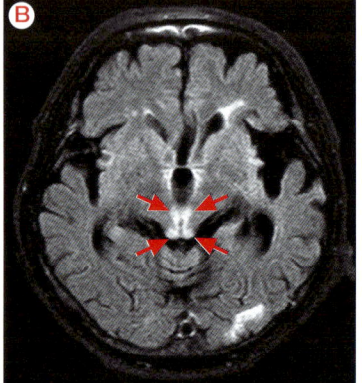

A〜D FLAIR像

脳塞栓症，心房細動の既往を有する症例．アルコール摂取を中心とする食生活であり，意識障害，全身痙攣にて発症した．眼球運動障害に加え，上肢の運動失調を認めた．

A〜Dでは外転神経核付近を含めた脳幹背側（A▶）や中脳水道周囲（B→），四丘体，視床内側（C▶）に対称性の高信号域があり，中心前回を含めた両側前頭葉皮質に右側優位の非対称性の高信号域を認める（D→）．両側中大脳動脈領域に左側優位の多発性陳旧性梗塞があり，皮質病変の分布への関与が疑われている．

（次頁へつづく）

（前頁のつづき）

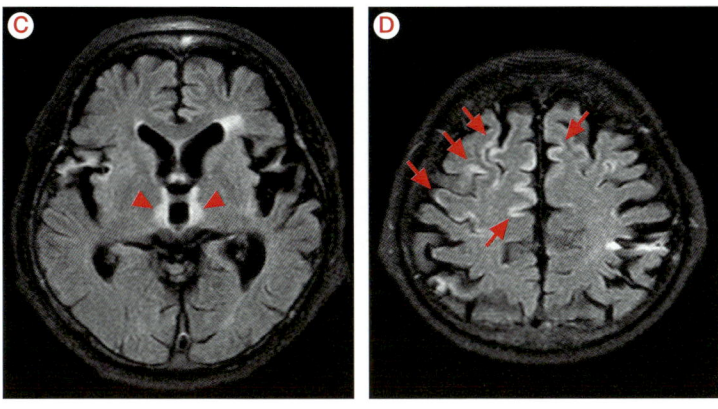

症例3　Wernicke脳症（60歳代男性）

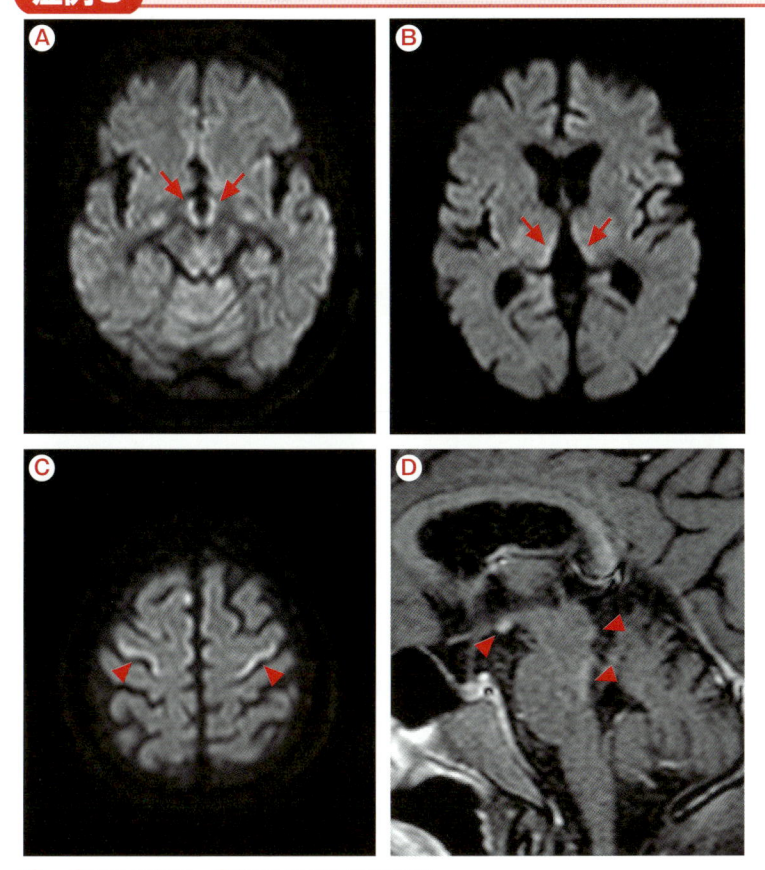

Ⓐ～Ⓒ拡散強調像　Ⓓ造影T1強調矢状断像

胃切除の既往を有する症例．アルコール摂取を中心とする食生活であり，意識障害，全身痙攣にて発症した．眼球運動障害はあるが，運動失調は認められていない．

Ⓐ～Ⓒでは両側乳頭体（→），視床内側（→），前頭葉（中心前回）皮質（▶）に対称性の高信号域があり，これらはFLAIR像よりも明瞭であった（非提示）．Ⓓでは，乳頭体に明瞭な増強効果があり，下丘や橋被蓋にも軽度の増強効果が疑われる（▶）．

症例4　Wernicke脳症（80歳代女性）

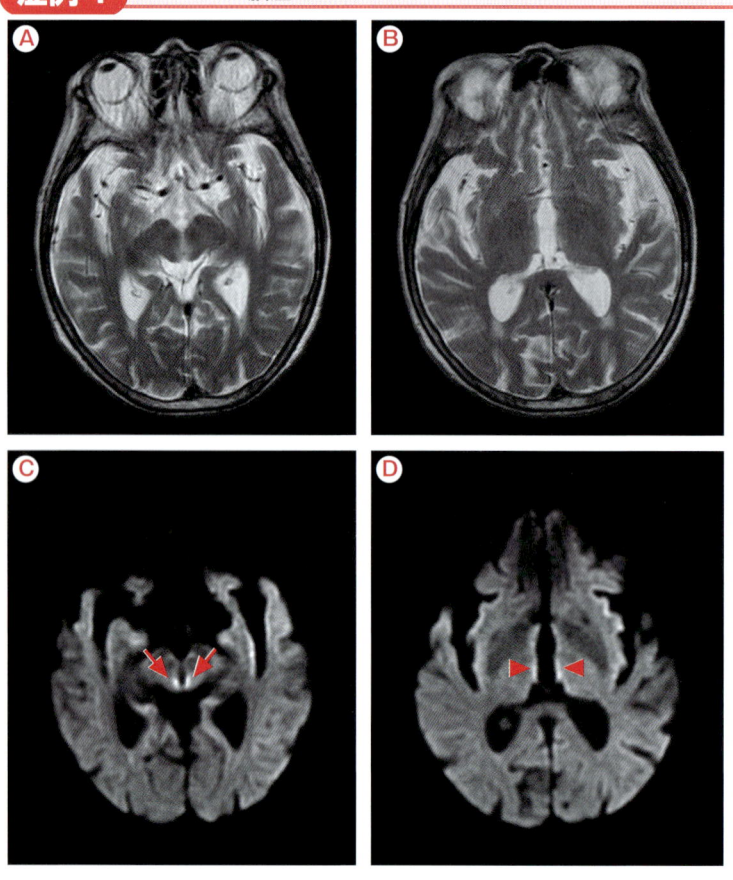

Ⓐ Ⓑ T2強調像　　Ⓒ Ⓓ 拡散強調像

認知症にて施設入所中の症例．"認知機能の悪化"にてMRI撮像となった．

Ⓐ Ⓑ と異なり，Ⓒ Ⓓ では中脳水道周囲（→），両側視床内側（▶）の信号上昇が描出されている．非典型的な臨床経過および軽微な画像所見を呈する症例であり，診断時に注意を要する．

症例5　Wernicke脳症（4カ月女児）　　（帝京大学放射線科　大場 洋先生のご厚意による）

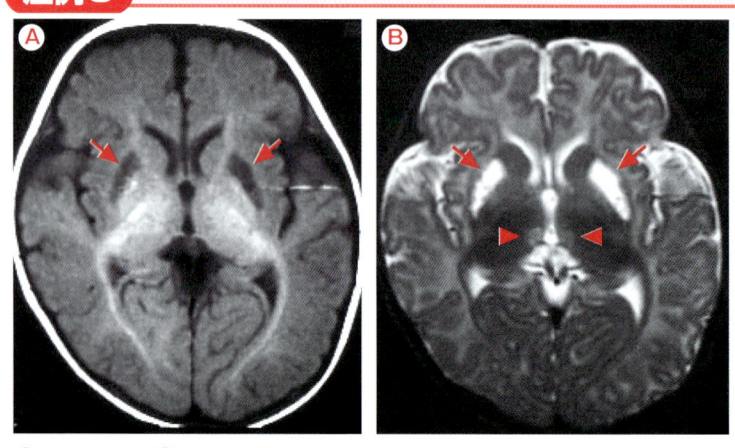

Ⓐ T1強調像　　Ⓑ T2強調像

41週，正常分娩にて出生した症例．生後3カ月より数日持続する嘔吐あり，意識障害，眼球偏位，代謝性アシドーシス，痙攣重積にて入院となる．母乳栄養であったが，母親の極端な食事療法により，ビタミンB_1低値を呈した症例であった．

Ⓐ Ⓑ 両側被殻に対称性のT1強調像で低信号，T2強調像で高信号を呈する領域があり（→），両側視床内側に淡いT2強調像での高信号を認める（▶）．

疾患解説

1. 疾患概念

　Wernicke脳症はビタミンB$_1$（チアミン）欠乏により発症する脳症である．原因として，慢性アルコール依存，妊娠悪阻などによる栄養障害，術後を含む消化管疾患，長期にわたる経静脈栄養，悪性腫瘍，拒食症などさまざまである．古典的には意識障害，外眼筋麻痺，運動失調の3徴を呈するとされる．ただし，**意識障害（82％）と比較して，外眼筋麻痺（29％），運動失調（23％）は必ずしも認められるとは限らない**．古典的3徴を呈したのは少数（16％）であり，特徴的な臨床症状を呈さなかった症例（19％）も存在すると報告されており[5]，診断時に留意すべきである．治療はビタミンB$_1$の補充であるが，開始が遅れると精神障害，記銘力障害，作話などを呈するKorsakoff症候群を呈することがあるため，早期の治療開始が必要である．

2. 典型的画像所見（症例1～5）

　ビタミンB$_1$に関連した糖代謝に高く依存している第3脳室周囲（視床内側），中脳水道周囲，第4脳室底，乳頭体が好発部位であり，同部にT2強調像，FLAIR像にて対称性の高信号域を認める．乳頭体の所見は特に重要であり，同部の信号変化や増強効果が唯一の所見のこともある．そのほか，脳幹部の脳神経核，脳梁，脳弓，前頭葉を中心とした大脳皮質に異常所見を認めることがある．脳幹部の所見は非アルコール依存症例での報告が多く，一方，基底核の所見は小児症例での報告が一般的である．

　FLAIR像や拡散強調像はT2強調像では捉えがたい所見を描出することが可能であり，Wernicke脳症の診断に欠かせない．

3. 鑑別疾患

脳血管障害：percheron動脈による両側視床内側の梗塞や深部静脈血栓は両側視床病変を呈しうる．他部位（乳頭体，脳幹背側，小脳歯状核など）の確認や血管系の評価が鑑別に有用である．

代謝，中毒性疾患：エネルギー枯渇を呈しうる病態であるLeigh脳症やメトロニダゾール中毒，臭化メチル中毒などは脳幹部などの対称性病変を呈しうる．これらの鑑別には，病歴の確認が重要である．

脱髄性疾患：視神経脊髄炎（NMO）（p.243第4章2）は視床下部など脳室周囲病変，急性散在性脳脊髄炎（ADEM）（p.249第4章3）は両側視床病変を呈する．他病変（視神経，脊髄）の存在や病歴の確認が有用である．

そのほかの疾患：エンテロウイルス感染や悪性リンパ腫（p.168第2章22）にて，脳幹部や視床の対称性病変が報告されている．

＜参考文献＞

1) Antunez, E., et al. : Usefulness of CT and MR imaging in the diagnosis of acute Wernicke's encephalopathy. AJR, 171 : 1131-1137, 1998
2) Santos Andrade, C., et al. : Non-alcoholic Wernicke's encephalopathy : broadening the clinicoradiological spectrum. Br J Radiol, 83 : 437-446, 2010
3) Zuccoli, G., et al. : Neuroimaging findings in pediatric Wernicke encephalopathy : a review. Neuroradiology, 52 : 523-529, 2010
4) Sakurai, K., et al. : Wernicke's encephalopathy with cortical abnormalities : clinicoradiological features : report of 3 new cases and review of the literature. Eur Neurol, 62 : 274-280, 2009
5) Harper, C. G., et al. : Clinical signs in the Wernicke-Korsakoff complex : a retrospective analysis of 131 cases diagnosed at necropsy. J Neurol Neurosurg Psychiatry, 49 : 341-345, 1986

第5章 変性・代謝疾患

10 ミトコンドリア病
mitochondrial diseases

土屋一洋

症例1　MELAS（40歳代男性）

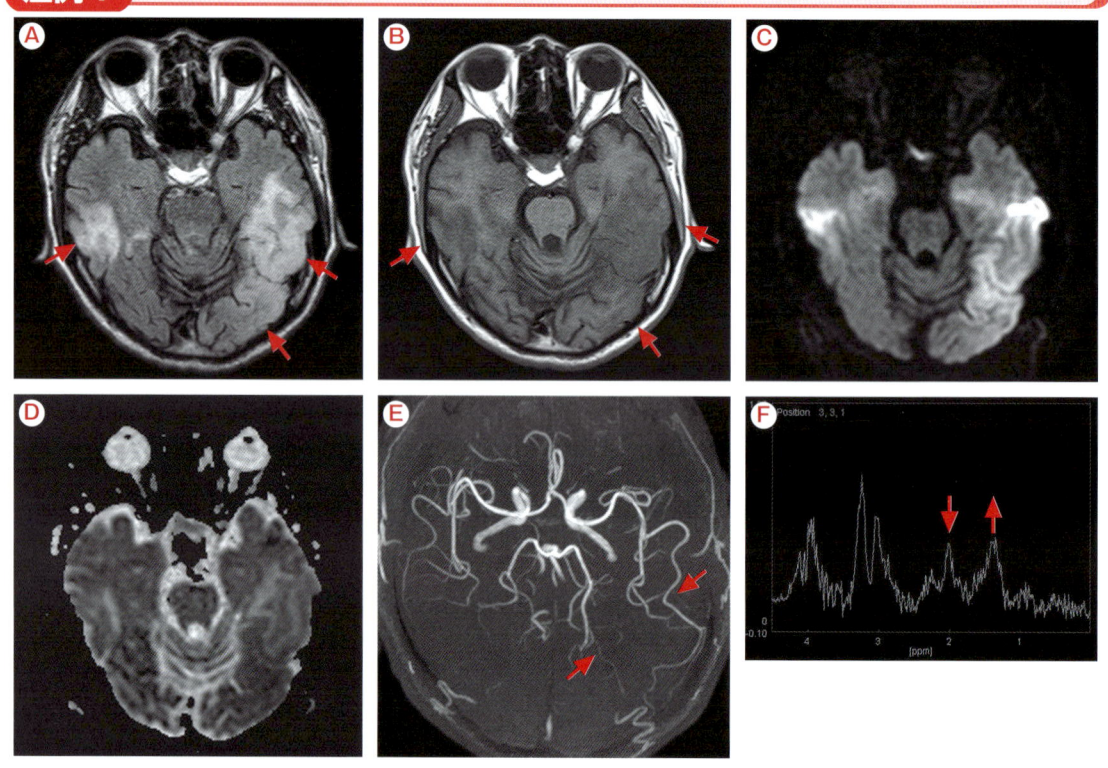

Ⓐ FLAIR像　Ⓑ T1強調像　Ⓒ 拡散強調像　Ⓓ ADCマップ　Ⓔ MRA　Ⓕ MRS

生来左上肢の機能障害と糖尿病で他院にて加療されていた．来院前日から高次脳機能障害（記銘力低下，失算，失語），吐気，嘔吐が出現し進行した．

Ⓐ左側で大きく両側の側頭葉に軽度の腫脹を伴ったT2延長域がある（➡）．
Ⓑ軽度の低信号を示している（➡）．
ⒸⒹこれらの病変は高信号を示し（Ⓒ），ADCマップでは拡散が低下していることがわかる（Ⓓ）．
Ⓔ左の中大脳動脈や後大脳動脈の末梢が拡張し，左側頭葉病変の血流増加を示す（➡）．
Ⓕ左側頭葉病変のMRS．NAAのピーク（2.02 ppm，↓）の低下とLacのピーク（1.3 ppm，↑）の出現がみられる．

症例2　MELAS（40歳代女性）　　　　　　　　　　　（埼玉医科大学総合医療センター症例）

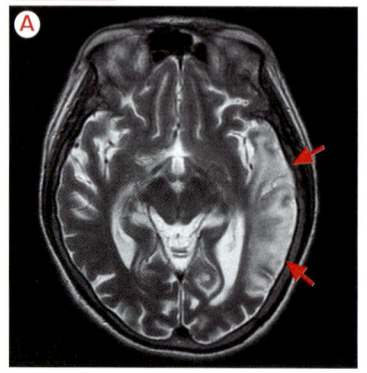

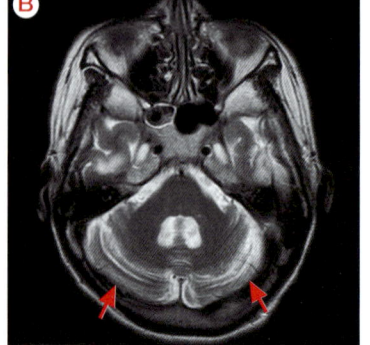

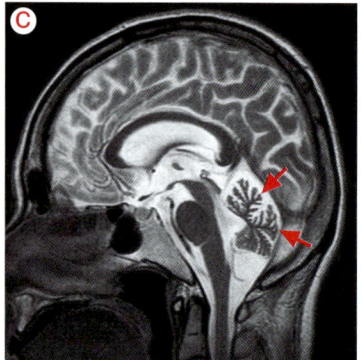

（次頁へつづく）

（前頁のつづき）

Ⓐ Ⓑ T2強調像　Ⓒ T2強調矢状断像

Ⓐ左側頭葉に症例1と類似の病変がある（→）．
ⒷⒸ小脳全体に萎縮性変化がある（→）．

症例3　MELAS（50歳代男性）

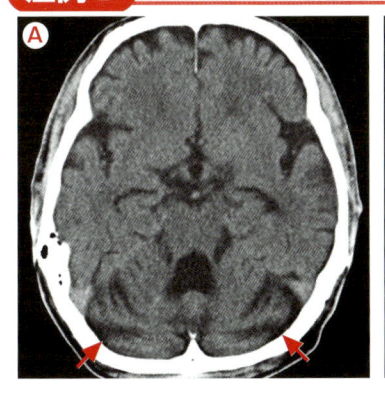

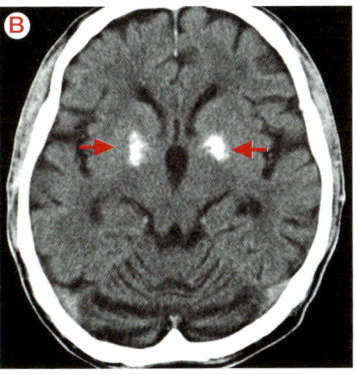

Ⓐ Ⓑ 単純CT

Ⓐ小脳の萎縮が強い（→）．
Ⓑ淡蒼球の石灰化が目立つ（→）．

症例4　Kearns-Sayre症候群（40歳代女性）

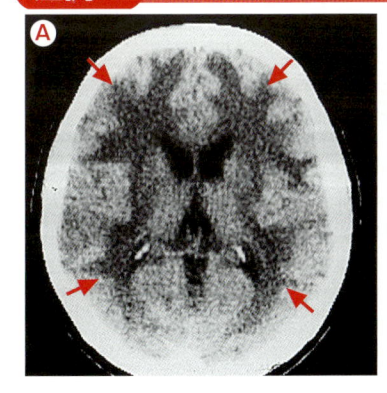

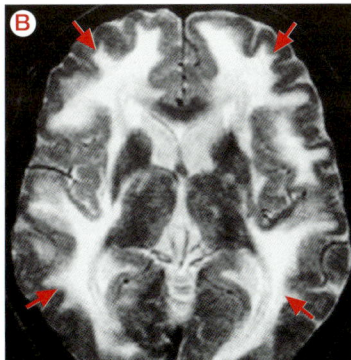

Ⓐ単純CT　ⒷT2強調像

Ⓐ大脳白質にびまん性の低吸収域がある（→）．
Ⓑ大脳白質はびまん性に高信号を示す．（→）

（文献1より転載）

症例5　Leigh脳症（5歳女児）

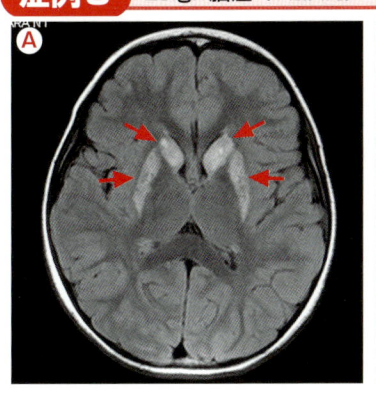

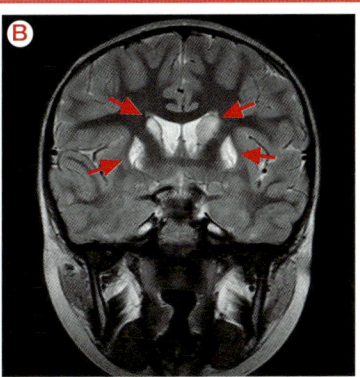

ⒶFLAIR像　ⒷT2強調冠状断像

ⒶⒷ両側の尾状核と被殻に左右対称のT2延長域がある（→）．

第5章　変性・代謝疾患

疾患解説

1．疾患概念

　オルガネラ病（細胞小器官の障害をきたす病態）のうち，ミトコンドリアが侵される疾患群で，ミトコンドリアの最も重要な機能であるエネルギー産生が低下することが基本病態である．

　3大ミトコンドリア異常症はmitochondrial myopathy, encephalopathy, lactic acidosis and stroke-like episodes（MELAS），myoclonic epilepsy associated with ragged-red fibers（MERRF），慢性脳虚血性変化進行性外眼筋麻痺症候群（CEPO，Kearns-Sayre症候群と本質的に同一．CEPOは眼症状が優位）である．このほかLeigh脳症，Leber遺伝性視神経症，Pearson病などがある．

　代表的な中枢神経症状は痙攣，ミオクローヌス，失調，脳卒中様症状，知能低下，偏頭痛，ジストニア，ミエロパチーである．眼では視神経萎縮，外眼筋麻痺，網膜色素変性症を認める．このほか骨格筋，心臓，肝，腎，膵，血液，内耳，腸，皮膚，内分泌腺などの症状が発現する．

2．典型的画像所見

MELAS（症例1〜3）：動脈の支配域に一致しない梗塞様所見を認める．**側頭葉後部や頭頂後頭葉**に好発する．病変はしばしば可逆性である．MR spectroscopy（MRS）で乳酸（Lac）のピークを病変部位のほか一見正常の脳実質にも認める．急性期にはMRA，DSAやSPECTで病変近傍の血流増加を認める．CTではしばしば**基底核の石灰化**がみられる．経過が長くなると脳萎縮が出現し小脳の変化が目立つ．

Kearns-Sayre症候群（CEPO）（症例4）：皮質下を主体にした**大脳白質のT2延長域**を認める．深部白質は比較的保たれる．小脳，脳幹，基底核にもみられうる．病変は左右対称である．MRSでLacのピークが上昇する．

Leigh脳症（症例5）：被殻，淡蒼球，尾状核，中脳水道近傍，大脳脚の**左右両側性のT2延長域**が典型的である．視床（特に内側の視床下核付近），皮質，小脳脚と小脳白質にも異常信号域を認めうる．Kearns-Sayre症候群類似の所見のこともある．MRSでLacのピーク上昇を認める．

Leber遺伝性視神経症：眼窩内視神経，視交叉，外側膝状体のT2延長域を認める．時に多発性硬化症類似の白質病変を合併する．MRSでLacのピーク上昇がみられる．

3．鑑別疾患

1）MELAS

脳梗塞（p.16第1章1）：基本的に動脈支配域に一致する．静脈性梗塞（静脈洞血栓など）は類似する．

もやもや病（鑑別1）（p.59第1章9）：若年者で動脈支配域に一致しない梗塞をきたす．MRAが決め手となる．

単純ヘルペス脳炎（p.193第3章4）や低悪性度のグリオーマ：側頭葉病変は類似する．

PRES（p.318第5章12）：後頭葉病変が類似しうるがPRESは多くが両側性である．PRESでは拡散強調像でADCが上昇する．高血圧などの臨床情報も重要である．

2）Kearns-Sayre症候群

Canavan病（p.269第4章9）：本邦では稀である．巨脳症を示す．

Alexander病（p.269第4章9）：前頭葉優位に病変がみられる．

3）Leigh脳症

Wilson病（p.303第5章8）：病変の局在が類似する．Wilson病では外包や被殻外側に円弧状のT2延長域がみられる．

Wernicke脳症（鑑別2）（p.306第5章9）：中脳水道近傍病変が類似する．Wernicke脳症では乳頭体，第3脳室周囲や第4脳室底の異常信号も多い．ビタミンB_1測定が重要．

鑑別1　もやもや病（20歳代男性）

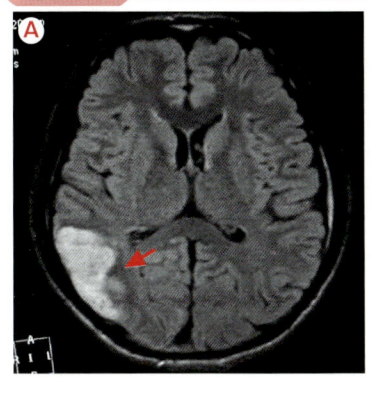

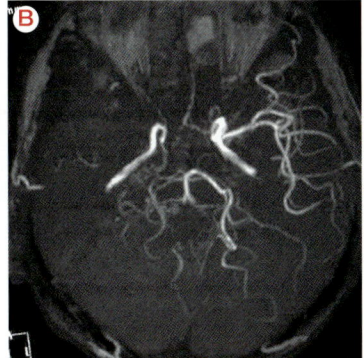

Ⓐ FLAIR像　Ⓑ MRA

Ⓐ 右側頭頂葉に軽度の腫脹を伴う急性期の梗塞巣がある（→）．

Ⓑ 右側優位のもやもや病の所見．

鑑別2　Wernicke脳症（50歳代男性）

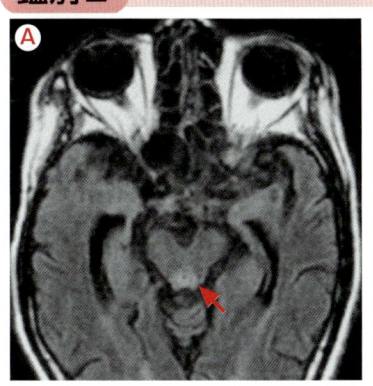

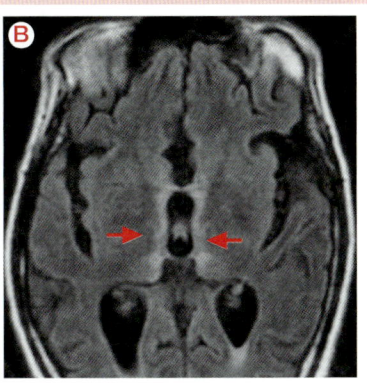

ⒶⒷ FLAIR像

ⒶⒷ 中脳水道周囲の病変（Ⓐ →）に加え，第3脳室周囲にもT2延長域がある（Ⓑ →）．

<参考文献>

1) 工富公子 ほか：Kearns-Sayre症候群．「決定版 頭部画像診断パーフェクト」（土屋一洋 ほか／編），pp.442-443，羊土社，2011
2) Valanne, R., et al. : Neuroradiologic findings in children with mitochondrial disorders. AJNR, 19 : 369-377, 1998
3) Saneto, R. P., et al. : Neuroimaging of mitochondrial disease. Mitochondrion, 8 : 396-413, 2008

第5章 変性・代謝疾患

11 放射線壊死
radiation necrosis

國松 聡

症例1　放射線壊死（30歳代男性）

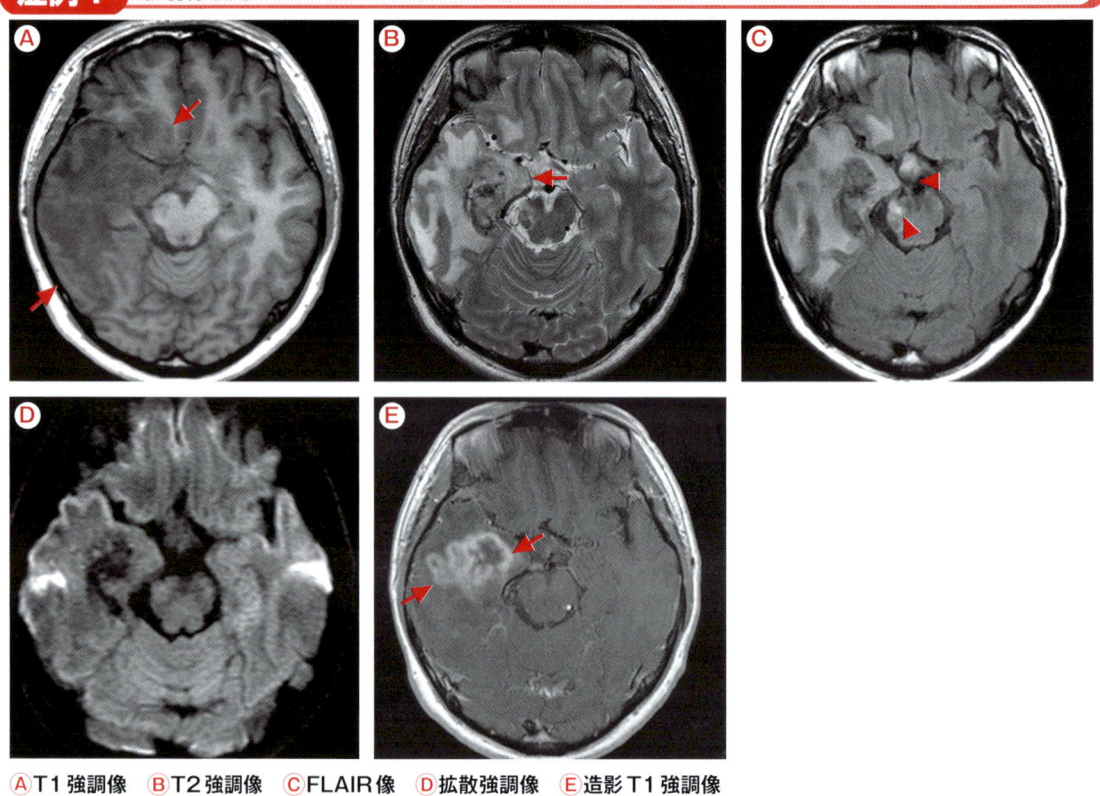

Ⓐ T1強調像　Ⓑ T2強調像　Ⓒ FLAIR像　Ⓓ 拡散強調像　Ⓔ 造影T1強調像

2年前に右側頭葉動静脈奇形に対して多段階ガンマナイフ治療の既往がある．手術にて放射線壊死が確認された．
Ⓐ右側頭葉～前頭葉に広範な浮腫，腫脹を認める（→）．
Ⓑ右側頭葉外側部は白質の浮腫が主体，内側部は皮質・白質とも軽度高信号を示し腫脹している（→）．
ⒸFLAIR像では上記に加え，右視索や脳幹部の異常信号を認識しやすい（▶）．
Ⓓ拡散能低下を示す領域は明らかでない．
Ⓔ右側頭葉内側部を主体としてリング状の増強効果がみられる（→）．

症例2　放射線壊死（40歳代女性）

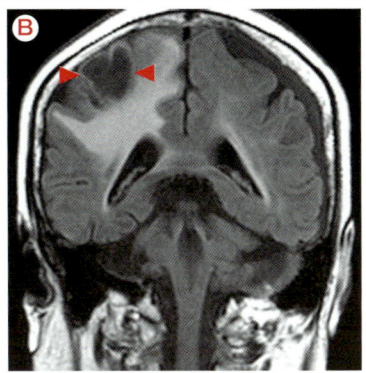

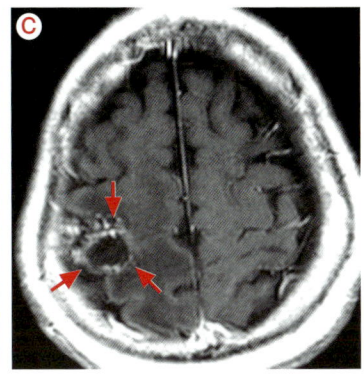

ⒶT2強調像　ⒷFLAIR冠状断像　Ⓒ造影T1強調像

10年前に肺癌脳転移に対して放射線治療の既往がある．右頭頂葉の囊胞性腫瘤が年単位で増大．手術の適応となり，放射線壊死が確認された．
Ⓐ右頭頂葉に囊胞性病変があり（→），周囲に広範な浮腫を認める．
Ⓑ囊胞内容物は髄液とほぼ等信号を示す（▶）．
Ⓒ囊胞の周囲に数珠状ないしリング状の増強効果を認める（→）．

症例3　放射線壊死（40歳代女性）

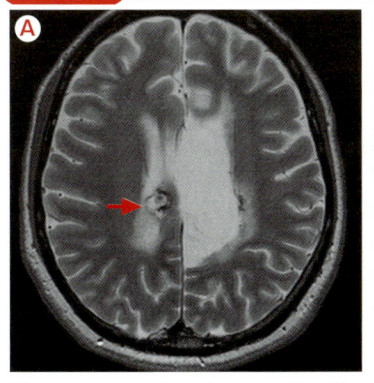

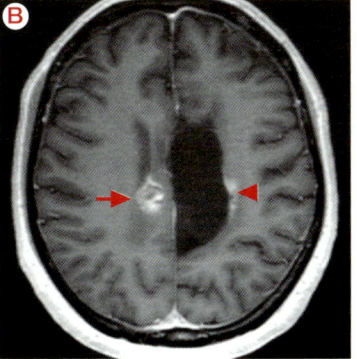

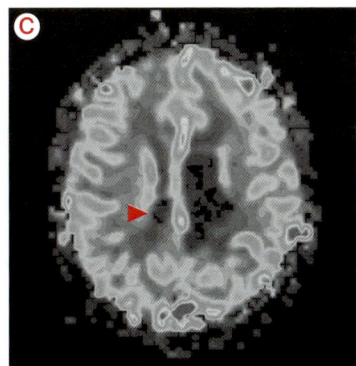

ⒶT2強調像　Ⓑ造影T1強調像　ⒸDSC法によるrCBVマップ

10年前にびまん性星細胞腫に対して手術，7年前に残存病変に対し放射線治療の既往がある．再発（悪性転化）が疑われたが約2年にわたり，病変の増大傾向なく，臨床的に放射線壊死と診断されている．
Ⓐ脳梁に高信号と低信号の混在する結節を認める（→）．
Ⓑ同病変は不均一な増強効果を示す（→）ほか，左大脳半球の欠損腔に沿って増強効果を認める（▶）．
Ⓒ灌流画像において脳血液量（rCBV）には明らかな増加を認めない（▶）．
（Ⓒはp.13カラーアトラス参照）

疾患解説

1. 疾患概念

　脳腫瘍や血管奇形，頭頸部腫瘍などに対する**放射線治療に伴う遅発性障害の1つで，正常脳組織に壊死を生じる病態**である．**放射線治療終了後数カ月～3年以内**に生じることが多い．脳腫瘍では55～60Gy程度の標準的な放射線線量を受けた場合に約5％，脳転移に対する定位放射線手術症例の約10％に生じるとされる[1]．壊死した領域に関連する局所的神経脱落症状や，頭蓋内圧亢進症状がみられる．病理学的には強い血管内皮障害と微小血管のフィブリノイド壊死，これに続発する組織の凝固壊死や脱髄がみられる．

| 鑑別 1 | 脳転移放射線治療後局所再発（60歳代男性） |

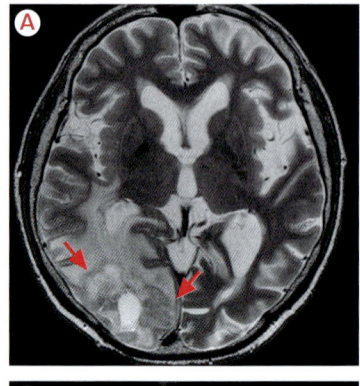

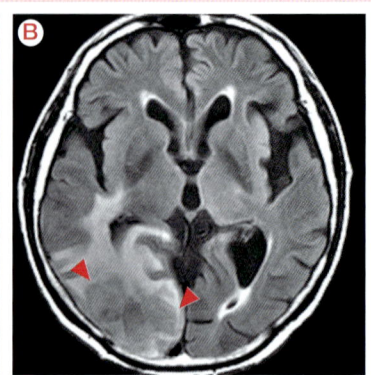

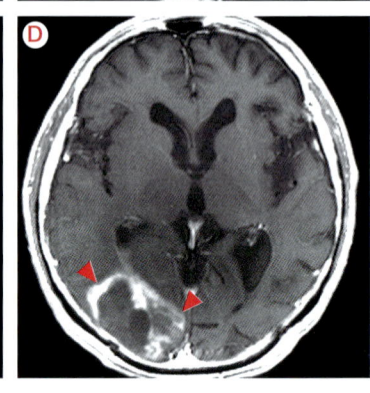

Ⓐ T2強調像　Ⓑ FLAIR像
Ⓒ 拡散強調像　Ⓓ 造影T1強調像

2年前に肺癌脳転移に対して放射線治療の既往がある．手術にて壊死と生存腫瘍細胞の混在が確認されている．

Ⓐ 右後頭葉に軽度高信号～高信号を示す腫瘤がみられ，周囲に浮腫を伴う（▶）．

Ⓑ 腫瘤は脳組織に比べ軽度の高信号を示す（▶）．

Ⓒ 腫瘤の中央部は低信号を示すが，辺縁部に小結節状の高信号がみられる（▶）．高細胞密度を示す領域の存在が疑われる．

Ⓓ 腫瘤辺縁部に不均一な増強効果がみられるが（▶），中央部の増強効果は明らかでない．壊死の存在を反映すると推定される．

2．典型的画像所見（症例1～3）

　もともとの病変の存在部位やその近傍，あるいは最も高い線量を受けた領域に認められる．**リング状または結節状の増強効果を示す不整形腫瘤**の形態をとることが多い．**腫瘤の内部や近傍に囊胞**を伴うことがある．また，腫瘤周囲に広く浮腫を伴うことが多い．腫瘤内部の増強効果は **soap bubble様，Swiss-cheese様**などと形容されるが[2]，膠芽腫をはじめとする悪性脳腫瘍も類似した像を示すことがあり，腫瘍の再発との鑑別は，単回の画像検査のみからは困難であることが少なくない．MR spectroscopy（MRS）では壊死を反映して脂質（Lip）や乳酸（Lac）のピークを認めることがある．

3．鑑別疾患

脳腫瘍再発（鑑別1，2）：脳腫瘍に対する放射線治療が行われた場合に，臨床的に放射線壊死との鑑別が最も重要となるのは腫瘍再発である．一般的なMRI画像のほかに，MRS，dynamic susceptibility contrast（DSC）法による灌流画像（perfusion MRI），ダイナミック造影（DCE）-MRIなどの先進画像が，放射線壊死と腫瘍再発との鑑別に有用と報告されている．同様に核医学検査では^{201}Tl-SPECT，^{18}F-FDGや^{11}C-methionineを用いたPETが有用とされる．

　放射線照射後には，MRSでの脳代謝物のピークは全般に低下するが，その状況下でのコリン（Cho）のピークは腫瘍再発を疑うきっかけとなる．ただし，壊死の一時期においてもChoが上昇しうることが報告されており注意が必要である[3]．代謝物比では，Cho/NAA（N-アセチルアスパラギン酸）比，Lac/Cho比の上昇は再発のよい指標と報告されている[4]．また，放射線壊死に比べ腫瘍再発の場合に，灌流画像ではrCBVが高値を示しやすく，DCE-MRIでは血管透過性の指標であるKtransが高くなりやすい[4]．

　ただし，摘出標本内でも，放射線壊死とある程度の量の生存腫瘍細胞が混在していることが少なからずあり，画像による両者の厳密な意味での鑑別は難しい．

鑑別2　退形成性星細胞腫放射線治療後再発（50歳代男性）

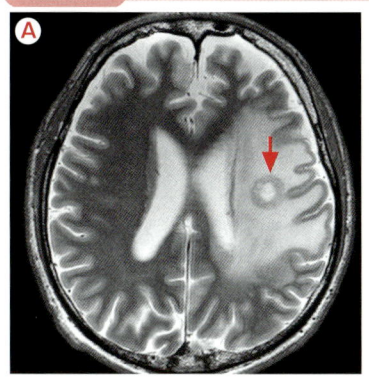

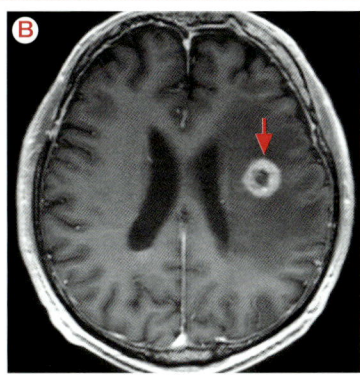

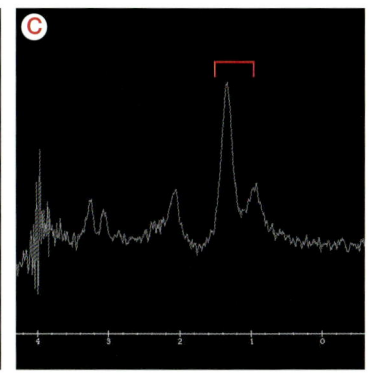

Ⓐ T2強調像　Ⓑ 造影T1強調像　Ⓒ MRS

8カ月前に左前頭・頭頂葉の退形成性星細胞腫に対して手術および放射線治療の既往がある．経過中に左半卵円中心にリング状増強効果を示す病変を生じた．継続的に増大し，臨床的に再発と診断されている．

Ⓐ 左半卵円中心に高信号が広がっており，その内部に同心円状に相対的な低信号を示す腫瘤がみられる（→）．

Ⓑ 腫瘤はリング状の増強効果を示す（→）．

Ⓒ MRS（TE = 35 ms）では1.1〜1.4 ppmの領域に幅の広いピークがみられ（⬜），Lipの存在を示す．壊死の存在を示唆するが，壊死は悪性神経膠腫でもしばしばみられる所見であり，壊死の有無のみで放射線壊死と再発を鑑別することは難しい．Lacの二峰性ピークは確認できない．

＜参考文献＞

1) Ruben, J. D., et al. : Cerebral radiation necrosis : incidence, outcomes, and risk factors with emphasis on radiation parameters and chemotherapy. Int J Radiat Oncol Biol Phys, 65 : 499-508, 2006
2) Kumar, A. J., et al. : Malignant gliomas : MR imaging spectrum of radiation therapy- and chemotherapy-induced necrosis of the brain after treatment. Radiology, 217 : 377-384, 2000
3) Schlemmer, H. P., et al. : Differentiation of radiation necrosis from tumor progression using proton magnetic resonance spectroscopy. Neuroradiology, 44 : 216-222, 2002
4) Shah, A. H., et al. : Discriminating radiation necrosis from tumor progression in gliomas : a systematic review what is the best imaging modality? J Neurooncol, 112 : 141-152, 2013

第5章 変性・代謝疾患

12 PRES
posterior reversible encephalopathy syndrome

安藤久美子

症例1　高血圧性脳症（50歳代男性）

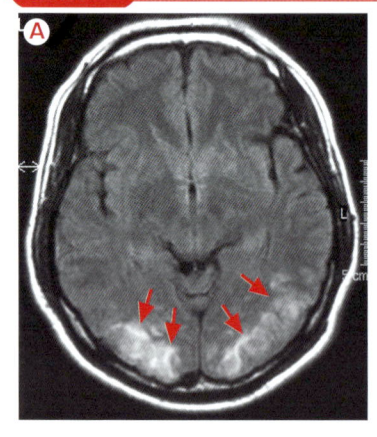

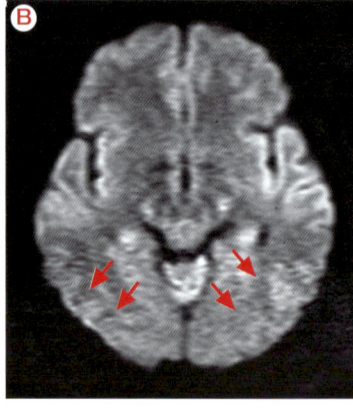

Ⓐ FLAIR像　Ⓑ 拡散強調像

高血圧にて他院で経過観察されていた．頭痛，嘔吐で発症．入院時血圧220 mmHg．

Ⓐ 後頭葉–側頭葉の分水嶺領域の皮質–皮質下白質に高信号域（→）を認める．両側性だが，左右非対称性である．

Ⓑ 等信号を示す．皮質は周囲脳皮質に比べやや低信号（→）である．

高血圧に対する治療にてすべての異常信号は消退した．

症例2　溶血性尿毒症（5歳女児） （長崎大学病院症例）

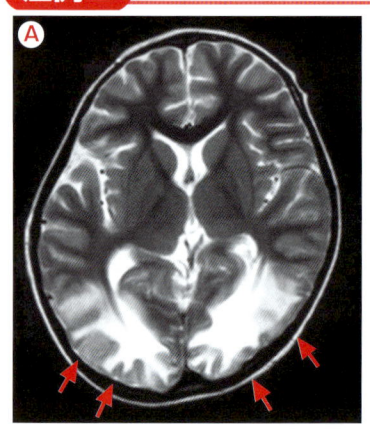

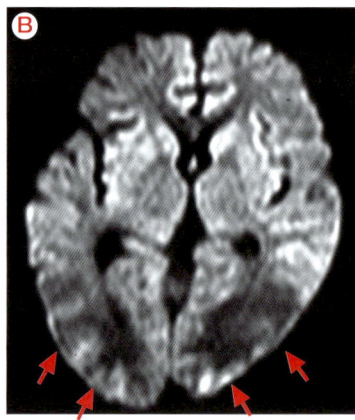

Ⓐ T2強調像　Ⓑ 拡散強調像

O-157による溶血性尿毒症の経過中，痙攣で発症．血圧上昇は認めず．原疾患への治療にて異常信号は消退した．

Ⓐ 後頭葉–側頭葉の分水嶺領域の皮質–皮質下白質に高信号域と腫脹を認める（→）．

Ⓑ 同部は低信号（→）である．

症例3　高血圧性脳症（30歳代女性）

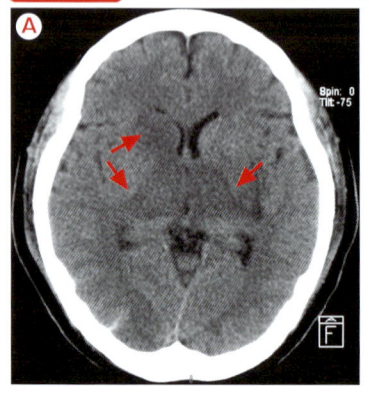

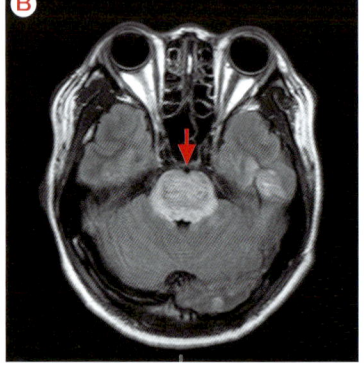

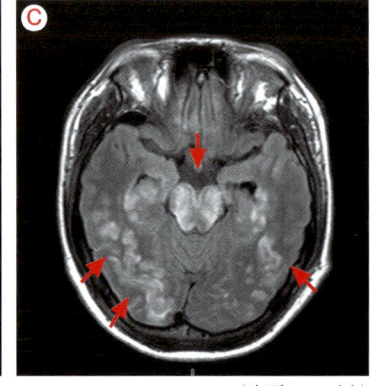

（次頁へつづく）

（前頁のつづき）

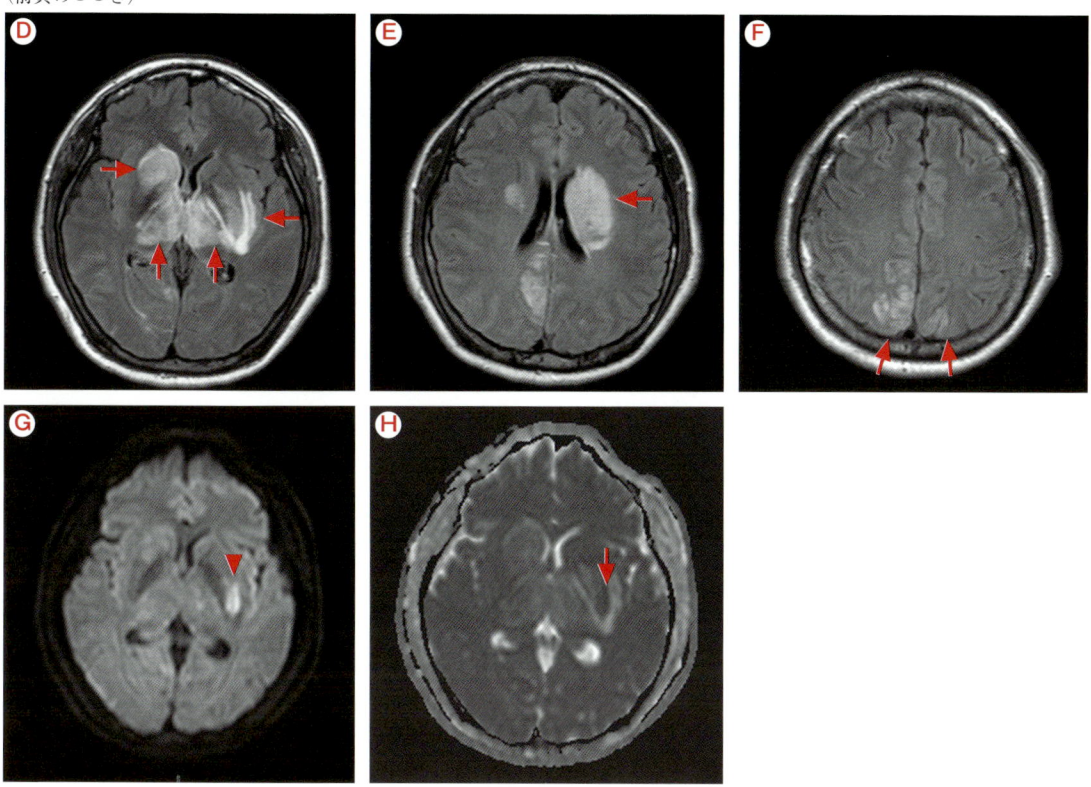

Ⓐ単純CT　Ⓑ～ⒻFLAIR像　Ⓖ拡散強調像　ⒽADCマップ

検診にて高血圧を指摘されていたが，放置．頭痛，意識障害で発症．

Ⓐ両側視床と右尾状核，左被殻に低吸収域を認める（→）．後頭葉に低吸収はやや判然としないが，右後頭葉脳溝内にくも膜下出血様の高吸収域がみられる．

Ⓑ～Ⓕ後頭葉-側頭葉の皮質下白質に加えて，脳幹，両側視床，両側基底核（右は尾状核，左は被殻），両側放線冠（左≫右），頭頂葉に高信号域を認める．Ⓐでみられた位置に，脳溝の高信号もみられる（→）．

ⒼⒽ拡散強調像では，左被殻に高信号を認めた（Ⓖ▶）．ADCマップでは，両側視床，右尾状核に高信号，左被殻に低信号を認めた（Ⓗ→）．

高血圧に対する治療にてすべての異常信号は消退した．

症例4　高血圧性脳症（30歳代女性）

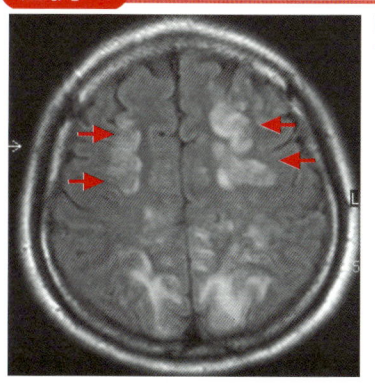

FLAIR像

両側上前頭溝周囲に特徴的な高信号域を認める（→）．加えて頭頂葉内側に高信号を認める．後頭葉病変も認める．

症例5　高血圧性脳症（30歳代女性）

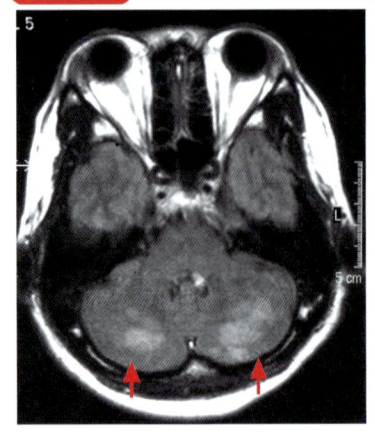

FLAIR像

小脳では小脳裂が水平に走行するため、斑状・ストライプ状の高信号となり、大脳と分布が異なる.

両側小脳半球に斑状の高信号域（→）を認める.

症例6　高血圧性脳症（70歳代男性）

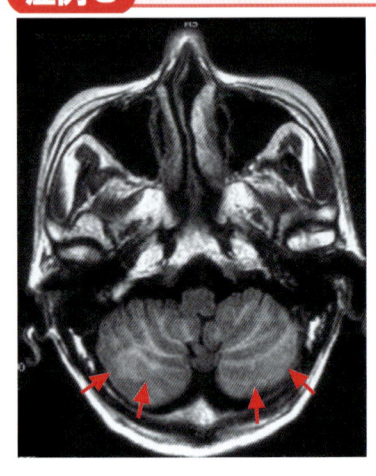

FLAIR像

小脳では小脳裂が水平に走行するため、斑状・ストライプ状の高信号となり、大脳と分布が異なる.

小脳裂に沿ってストライプ状に高信号域（→）がみられる.

症例7　褐色細胞腫に伴う高血圧性脳症（50歳代男性）

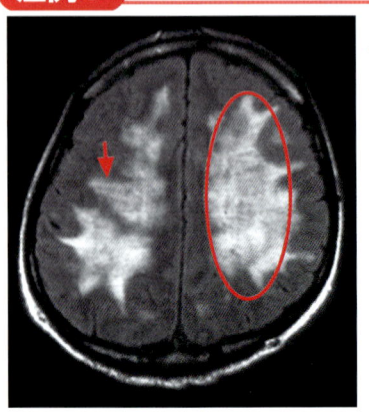

FLAIR像

両側白質にびまん性の高信号を認める. 内部にはストライプ状の低信号（→）を伴っている. 本症例では、後頭葉（○）、前頭葉、脳幹、小脳にも広範な病変を伴っていた.

症例8　子癇（20歳代女性）

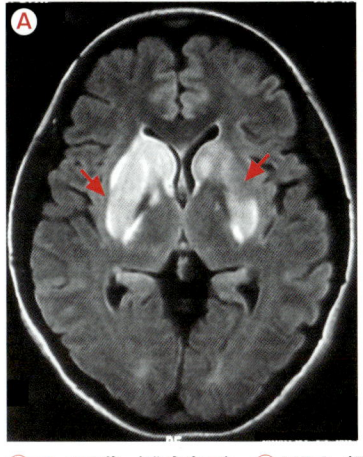

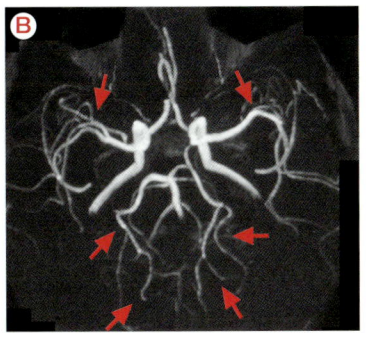

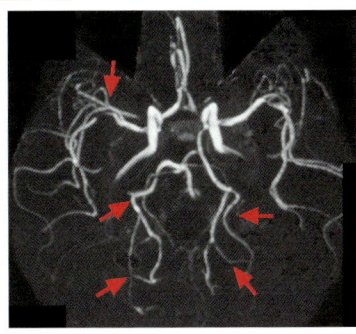

Ⓐ **FLAIR像（発症当日）**　Ⓑ **MRA（発症当日）**　Ⓒ **MRA（発症3日後）**

分娩後痙攣，意識障害で発症．
Ⓐ両側被殻に高信号域を認める（→）．このほか，橋にも高信号を認めた．
ⒷⒸ発症当日のMRAでは，脳血管が全体にやや拡張してみえる（Ⓑ→）．3日後のMRAでは，多発する血管の狭窄がみられる（Ⓒ→）．このときのFLAIR像では病変は消退傾向であった（非提示）．

症例9　タクロリムス脳症（30歳代女性）

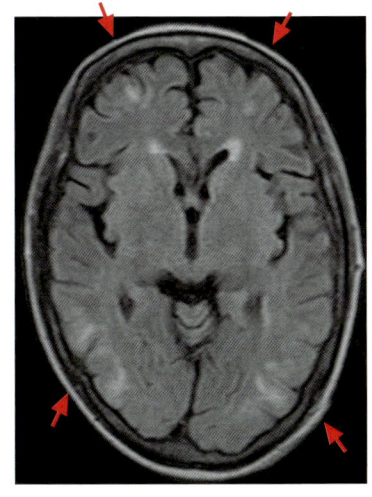

FLAIR像

急性リンパ性白血病（ALL）で骨髄移植後．血圧上昇は認めず．

両側前頭葉，後頭側頭葉の皮質下白質に比較的限局した高信号（→）を認める．このほか，小脳病変を認めた．

疾患解説

1．疾患概念

　　　posterior reversible encephalopathy syndrome（PRES）または，reversible posterior leukoencephalopathy syndrome（RPLS）は，臨床症状と画像所見から診断される可逆性の脳症である．
　典型的には高血圧と**頭痛，嘔吐，痙攣，皮質盲などの視力障害，意識障害**などを主訴に比較的急性に発症する．高血圧性脳症以外では，高血圧は必須ではない．画像では，血圧自己調節能の低い**椎骨脳底動脈領域の特に後大脳動脈領域と穿通枝領域**に，血管性浮腫を反映する所見を認める．すみやかな原疾患への治療，休薬により**症状と画像所見は回復**する．症状の改善は画像所見の改善に先行することが多い．
　高血圧が血管の自己調節能を超えた結果，血管透過性が亢進し，脳浮腫をきたすという発生機序が最も支持されている．ただし，発症時高血圧を伴わない例も多く，何らかの血管内皮障害も関与している

鑑別1　低血糖脳症（60歳代女性）

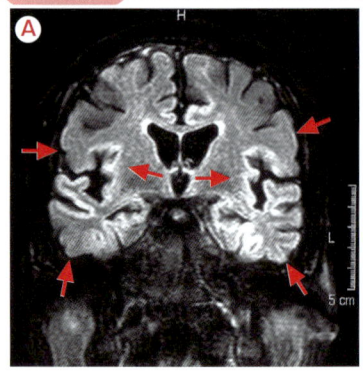

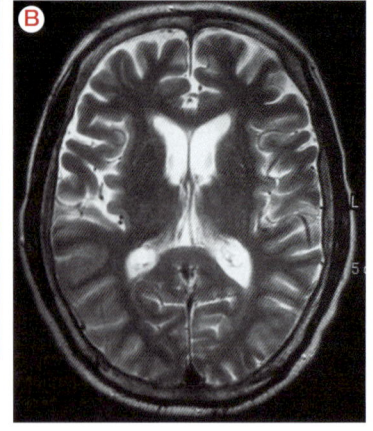

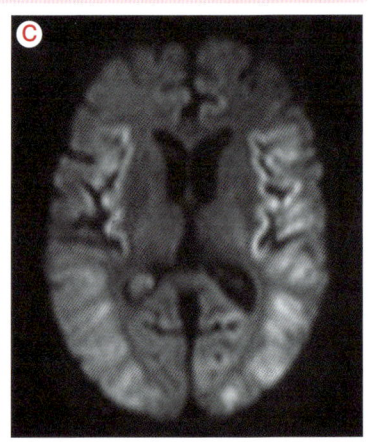

Ⓐ FLAIR像　Ⓑ T2強調像　Ⓒ 拡散強調像

糖尿病でコントロール中，意識障害で発症．
Ⓐ〜Ⓒ両側側頭葉から後頭葉，島，弁蓋部皮質に異常信号（→）を認める．拡散強調像で最も明瞭に描出されている．FLAIR像では高信号を認めるが，T2強調像では不明瞭である．

と考えられる．近年，血清アルブミン値低値の関与も報告されている．

　PRESは非常にさまざまな疾患に伴って発生する．高血圧性脳症，前子癇/子癇，片頭痛，腎血管性高血圧，尿毒症性脳症，自己免疫性疾患/膠原病/血管炎，内分泌疾患（褐色細胞腫，Cushing症候群），免疫抑制薬（シクロスポリン，タクロリムスなど），ステロイド，化学療法剤/抗がん剤，免疫グロブリン療法，降圧薬中断症候群，エリスロポエチンや輸血による急激な貧血改善，アムホテリシンB，抗ウイルス薬，アンフェタミン，モノアミン酸化酵素阻害薬＋チラミン大量投与，ジメチルスルホキシドを用いた同種造血幹細胞輸注，造影剤，悪性症候群，ポルフィリン症，薬物中毒（コカイン/ヘロイン/LSD），鉛中毒，サソリ毒，過酸化水素中毒，脳腫瘍術後，頭部/脊髄外傷，熱傷，視神経脊髄炎，HIV脳症，高カルシウム血症，頸動脈内膜剥離術やバイパス術後の過灌流状態，可逆性脳血管攣縮症候群（RCVS）などで報告されている．

2．典型的画像所見（症例1〜9）

　画像では，FLAIR像の感度が最も高い．血管性浮腫を反映し，T2強調像，FLAIR像で高信号，拡散強調像では等〜低信号を示す．ADCは上昇することが多い．病変の多くは可逆性であるが，非可逆性の病変もみられる．ADCは必ずしも可逆性/非可逆性と相関しない．

　部位としては，頭頂後頭葉の特に分水嶺領域の皮質–皮質下白質にほぼ全例で異常信号を認める（98％）．このほか，前頭葉（特に上前頭溝周囲）（68％），下側頭回（背側）（40％），小脳半球（30％），基底核（14％），脳幹（13％），深部白質（放線冠）（18％），脳梁膨大部（10％）にも病変をみる．基底核，脳幹病変のみの症例も報告されている．筆者らの検討では，視床（14％）にも病変を認めた．

　病変分布は多くは両側性であるが，非対称的であることが多い．疾患と病変分布の相関はないとされている．

　脳内出血やくも膜下出血の合併，T1強調像での高信号，造影剤による増強効果をみる場合もある．

3．鑑別疾患

　上記の臨床的，画像的特徴を有していれば，診断に苦慮することは少ない．脳炎，急性期脳梗塞，低酸素性虚血性脳症，低血糖脳症（鑑別1）も大脳皮質/皮質下に病変をきたすが，拡散強調像の高信号とADCの低下が，FLAIR像の高信号化に先行することで鑑別可能である．このほか，静脈性浮腫をきたすものとして静脈洞血栓症があげられる．

　PRESは非常にさまざまな病態で起こりうることを念頭におき，特徴的画像所見を認めた場合，基礎疾患の有無，投薬歴を主治医に確認することが重要である．

<参考文献>

1) Hinchey, J., et al. : A reversible posterior leukoencephalopathy syndrome. N Engl J Med, 334 : 494-500, 1996
2) Casey, S. O., et al. : Posterior reversible encephalopathy syndrome : utility of fluid-attenuated inversion recovery MR imaging in the detection of cortical and subcortical lesions. AJNR, 21 : 1199-1206, 2000
3) 下野太郎 : posterior reversible syndrome（PRES）.「よくわかる脳MRI」（青木茂樹 ほか/編著），pp.500-501，学研メディカル秀潤社，2012
4) Pande, A. R., et al. : Clinicoradiological factors influencing the reversibility of posterior reversible encephalopathy syndrome : a multicenter study. Radiat Med, 24 : 659-668, 2006
5) Bartynski, W. S., et al. : Distinct imaging patterns and lesion distribution in posterior reversible encephalopathy syndrome. AJNR, 28 : 1320-1327, 2007

第6章 機能性疾患と類縁病態

1 神経血管圧迫症候群
neurovascular compression syndrome

鹿戸将史

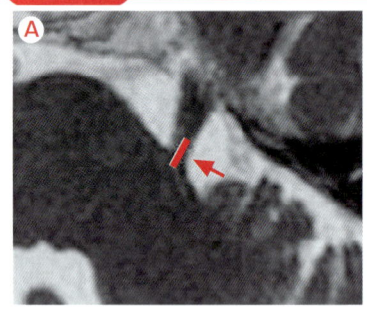

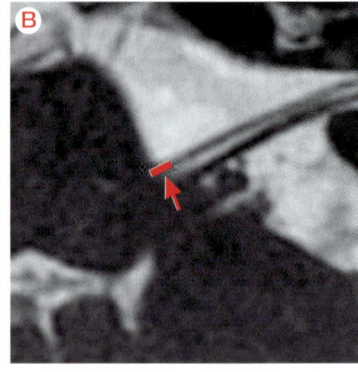

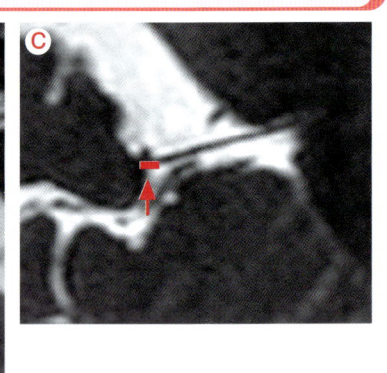

症例1 正常なREZ

Ⓐ〜ⒸMR cisternography再構成像

Ⓐ〜Ⓒ左三叉神経（Ⓐ），左顔面神経（Ⓑ），左舌咽神経（Ⓒ）のREZの長さ（━に相当する部分がおおよそREZに相当）．

症例2 神経血管圧迫症候群（80歳代女性）

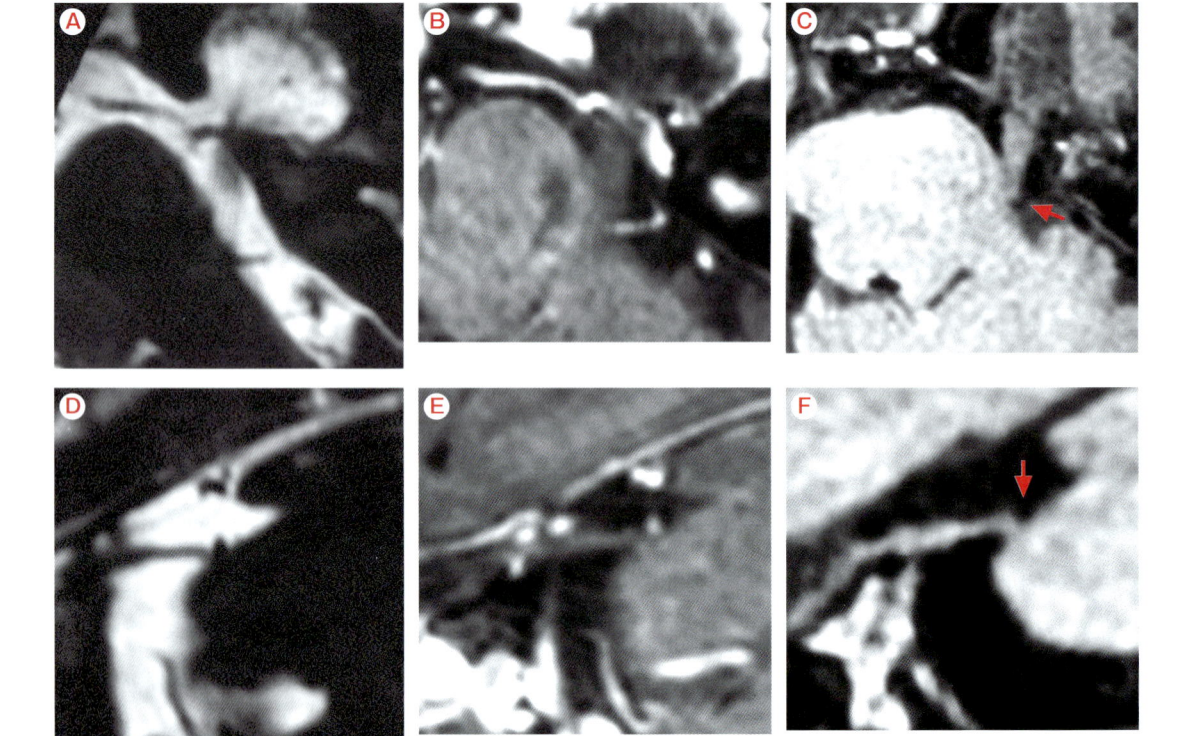

（次頁へつづく）

(前頁のつづき)

Ⓐ MR cisternography 再構成像　Ⓑ 造影 3D-T1 強調再構成像
Ⓒ 術前 MSDE 再構成像　Ⓓ MR cisternography 再構成矢状断像
Ⓔ 造影 3D-T1 強調再構成矢状断像　Ⓕ 術前 MSDE 再構成矢状断像
Ⓖ 術後 MSDE 再構成像

左三叉神経痛.
ⒶⒷⒺ 左三叉神経 REZ に左前下小脳動脈末梢枝が上方から近接している.
ⒸⒻ MSDE では血管による神経の圧迫変形が描出されている（→）.
Ⓖ 術後に圧痕の消失を認め，症状が改善している（→）.
（文献2より転載）

症例3　神経血管圧迫症候群（50歳代女性）

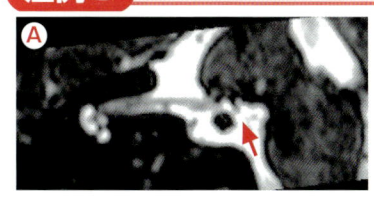

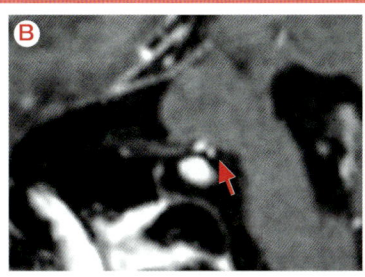

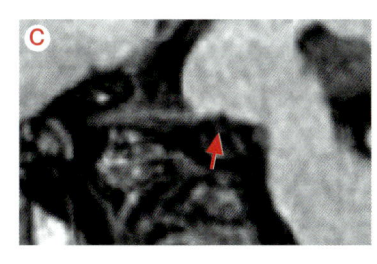

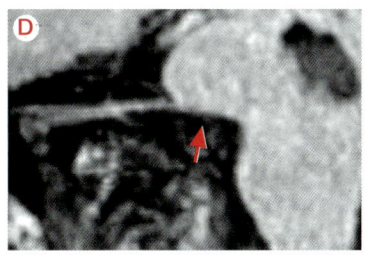

Ⓐ MR cisternography 再構成斜位冠状断像　Ⓑ 造影 3D-T1 強調再構成斜位冠状断像　Ⓒ 術前 MSDE 再構成像
Ⓓ 術後 MSDE 再構成斜位冠状断像

右顔面痙攣.
ⒶⒷ 右顔面神経 REZ に右後下小脳動脈末梢枝が下方から近接している（→）.
Ⓒ MSDE では同部の圧痕が描出されている（→）.
Ⓓ 術後に圧痕の消失を認め（→），症状が改善している.
（文献2より転載）

症例4　神経血管圧迫症候群（70歳代女性）

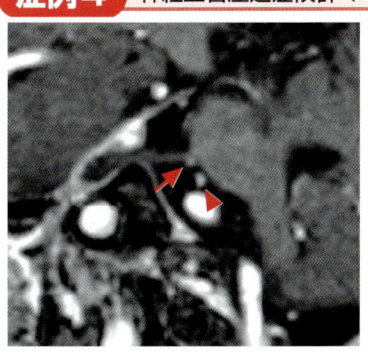

造影 3D-T1 強調再構成斜位冠状断像

右顔面痙攣（静脈圧迫例）.
　右前下小脳動脈末梢枝が REZ に近いものの，やや離れている（▶）. 静脈が REZ に近接しており，原因血管であった（→）.

症例5　神経血管圧迫症候群（60歳代女性）

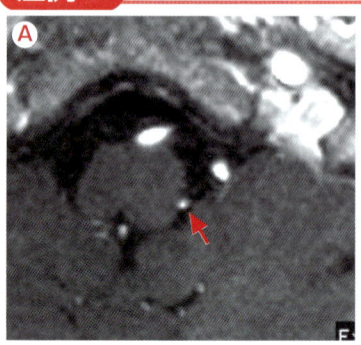

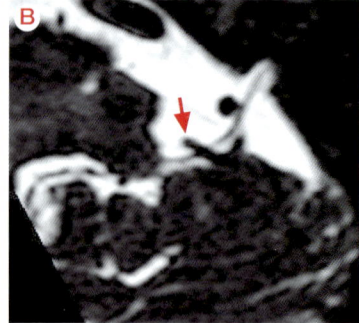

Ⓐ 術前造影3D-T1強調再構成像
Ⓑ 術後MR cisternography再構成像

左舌咽神経痛．

Ⓐ術前では左後下小脳動脈が舌咽神経のREZに近接している（→）．
Ⓑ術後は血管が神経から離れている（→）．

症例6　神経血管圧迫症候群（30歳代女性）

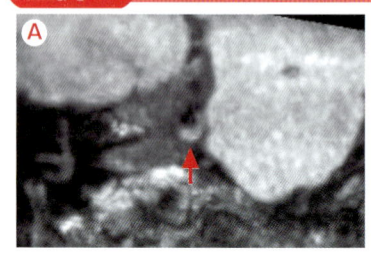

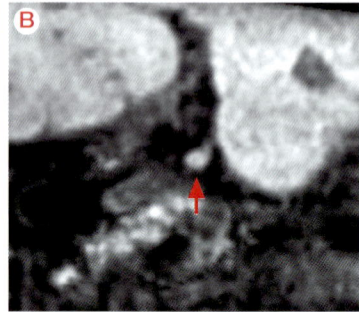

Ⓐ 術前MSDE再構成冠状断像
Ⓑ 術後MSDE再構成冠状断像

左三叉神経痛．

ⒶⒷ術前ではREZに近接する血管が認められず，神経の変形のみ認める（Ⓐ→）．術中所見でも膜癒着が認められ，解除した．画像上も神経の変形が改善している（Ⓑ→）．

疾患解説

1．疾患概念

　神経血管圧迫症候群とは後頭蓋窩を走行する動脈などの血管が脳神経を圧迫して種々の神経症状を引き起こす疾患である．代表的なものに三叉神経の圧迫による三叉神経痛，顔面神経圧迫による顔面痙攣，舌咽神経圧迫による舌咽神経痛がある．症状のほとんどは三叉神経痛と顔面痙攣である．脳神経の線維は脳幹内では中枢神経髄鞘である乏突起膠細胞で被われているが，脳幹から脳槽内に出るとSchwann細胞に変わる．各脳神経で異なるが，脳幹から数 mmの部位は中枢神経髄鞘からSchwann細胞に移行する部位で髄鞘が薄く，圧迫などの外力に対して脆弱である[1]．この部位はroot entry/exit zone（REZ）と呼ばれる．このREZに血管が当たることにより症状が引き起こされる．REZは三叉神経で3 mm，顔面神経で2 mm，舌咽神経で1.5 mmである．ただし，神経血管圧迫症候群の5％はくも膜癒着などREZ以外の圧迫が原因なので注意が必要である．第一選択は薬物療法であるが，症状コントロールが不能の場合は原因血管を脳神経から離す微小血管減圧術（microvascular decompression）が行われる．

2．典型的画像所見（症例1〜6）

　MR cisternography（heavily T2強調像）や造影3D-T1強調像で脳神経と血管の関係を詳細に把握することが重要である．原因血管は動脈のことが圧倒的に多いが，静脈が原因となることもあり，特にREZ付近にある血管は動静脈の別に関係なく原因となりうるので，指摘することが必要である．motion sensitized driven equilibrium（MSDE）などの特殊な撮像法では手術時に確認される神経の圧迫痕を観察することが可能であるといわれている[2]．

＜参考文献＞

1) DeRidder, D., et al. : Is the root entry/exit zone important in microvascular compression syndrome? Neurosurgery, 51 : 427-433, 2002
2) Kanoto, M., et al. : Focal deformity of the cranial nerves observed on multislice motion-sensitized driven equilibrium (MSDE) in patients with neurovascular compression. J Comput Assist Tomogr, 36 : 121-124, 2012

第6章 機能性疾患と類縁病態

2 正常圧水頭症
normal pressure hydrocephalus

鹿戸将史

症例1　正常圧水頭症（80歳代女性）

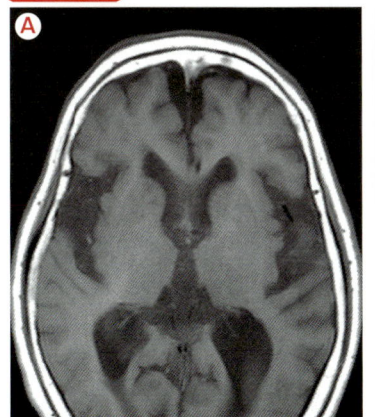

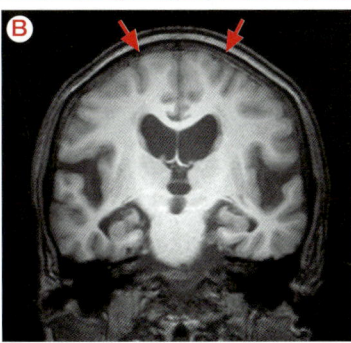

Ⓐ T1強調像
Ⓑ T1強調再構成冠状断像

歩行障害．シャント術を施行し，症状改善．

Ⓐ Evans index＝0.31で，軽度脳室拡大を認める．

Ⓑ 冠状断像では両側Sylvius裂の開大に対して，高位円蓋の脳溝が狭小化している（→）．

症例2　正常圧水頭症（70歳代女性）

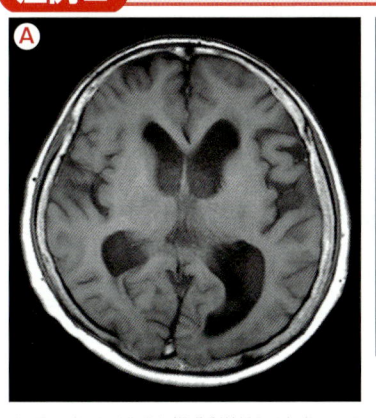

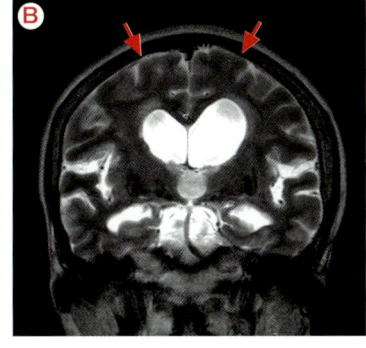

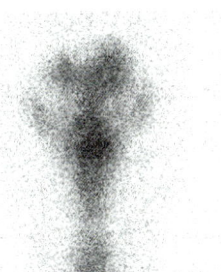

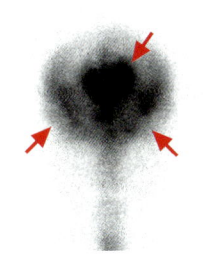

Ⓐ T1強調像　Ⓑ T2強調冠状断像　Ⓒ 脳槽シンチグラフィー投与3時間後像（正面像）
Ⓓ 脳槽シンチグラフィー投与24時間後像（正面像）

歩行障害．シャント術施行し，症状改善．

Ⓐ Evans index＝0.36と脳室拡大を認める．

Ⓑ 冠状断像では両側Sylvius裂の開大に対して，高位円蓋の脳溝が狭小化している（→）．

ⒸⒹ 脳槽シンチグラフィーでは3時間後像（Ⓒ）で脳室内へのトレーサー逆流を認め，24時間後像（Ⓓ）ではトレーサーの脳室内および脳底槽での著しいうっ滞を認める（→）．

症例3　正常圧水頭症（50歳代男性）

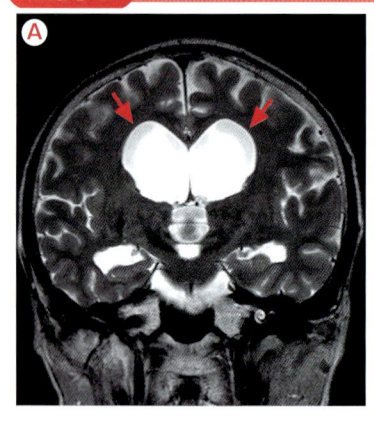

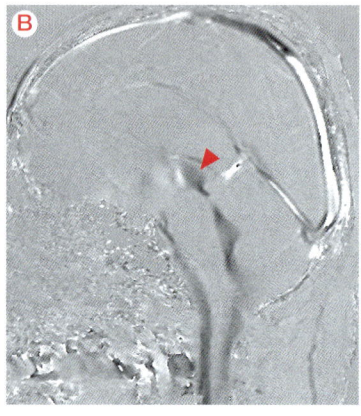

Ⓐ **T2強調冠状断像**
Ⓑ **MRI phase contrast法矢状断像**

Ⓐ 著明な脳室拡大を認める（→）．
Ⓑ phase contrast法では中脳水道から第3脳室への髄液の逆流を認める（▶）．

表●正常圧水頭症の診断基準（日本正常圧水頭症学会編）

	必須項目
possible iNPH	1）60歳代以降に発症する 2）歩行障害，認知障害および排尿障害の1つ以上を認める 3）脳室拡大（Evans index＞0.3） 4）ほかの神経学的あるいは非神経学的疾患によって上記臨床症状のすべてを説明しえない 5）脳室拡大をきたす可能性のある先行疾患（くも膜下出血，髄膜炎，頭部外傷，先天性水頭症，中脳水道狭窄症など）がない ※possible iNPHの基準を満たし，DESHの所見を認めるものをPossible iNPH with MRI supportと呼ぶ
probable iNPH	1）possible iNPHの必須項目を満たす 2）髄液圧が200 mmHg以下で髄液の性状が正常である 3）以下のいずれかを認める 　1　歩行障害があり，高位円蓋部および正中部の脳溝・くも膜下腔の狭小化を認める 　2　タップテスト（髄液排除試験）で症状の改善を認める 　3　ドレナージテスト（腰部持続髄液ドレナージ）で症状の改善を認める
definite iNPH	シャント術施行後，客観的に症状の改善が示される

文献2より引用

疾患解説

1．疾患概念

髄液は脈絡叢で産生され，脳室からくも膜下腔を満たし，くも膜顆粒から静脈系に吸収される．加齢とともにこの流れが障害され，水頭症をきたす．特発性正常圧水頭症（iNPH）はくも膜下出血や髄膜炎などの疾患がなく，認知症，失禁および歩行障害をきたすものとされる．特に，認知症の鑑別疾患として重要でドレナージまたはシャント手術により症状が改善されるため，いわゆる "curative dementia" と呼ばれる．病理学的には脳軟膜の線維化や肥厚，くも膜顆粒の炎症性変化などの報告があるが，はっきりとしていない．

2．典型的画像所見（症例1〜3）

2011年に改訂された「特発性正常圧水頭症診療ガイドライン」は画像診断により重きを置いたものになった（表）．CTあるいはMRIで脳底部のくも膜下腔やSylvius裂が拡大しているのに対して高位円蓋部の脳溝が狭小化している所見が特徴的とされる．この所見はDESH（disproportionately enlarged subarachnoid-space hydrocephalus）と呼ばれ，possible iNPHを示唆する所見として重要である．これは髄液循環不全により脳底槽で髄液の停滞が起こっているためであると考えられる．歩行障害があり，

かつDESHの所見を認めた場合，本疾患である確率が90％以上になる．またEvans index（側脳室前角がみえるレベルでの両側前角間距離/同レベルでの頭蓋内最大横径比）が0.3以上も参考所見となる．MRIのphase contrast法やTime SLIP法などを用いると，髄液の動態が観察可能であり，診断の一助となる．
　脳槽シンチグラフィーでは脳室へのトレーサー逆流や24時間後像や48時間後像で脳底槽でのトレーサーのうっ滞がみられる．

3．鑑別疾患

脳萎縮による**脳室拡大**や，腫瘍などによる**閉塞性水頭症**を除外する必要がある．

＜参考文献＞

1）Deland, F. H., et al.：Normal pressure hydrocephalus：a histologic study. Am J Clin Pathol, 58：58-63, 1972
2）「特発性正常圧水頭症診療ガイドライン第2版」（日本正常圧水頭症学会/編），メディカルレビュー社，2011

第6章 機能性疾患と類縁病態

3 脳脊髄液漏出症
cerebrospinal fluid leakage

鹿戸将史

症例1 脳脊髄液漏出症（30歳代女性）

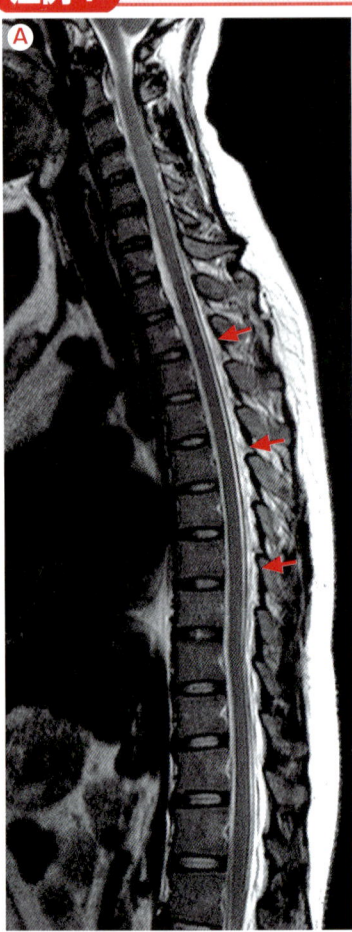

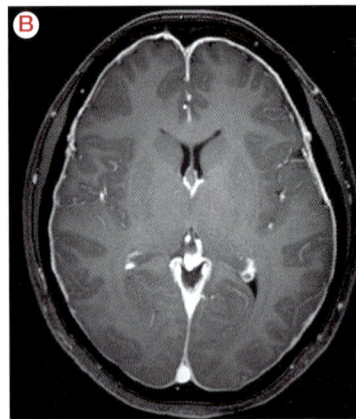

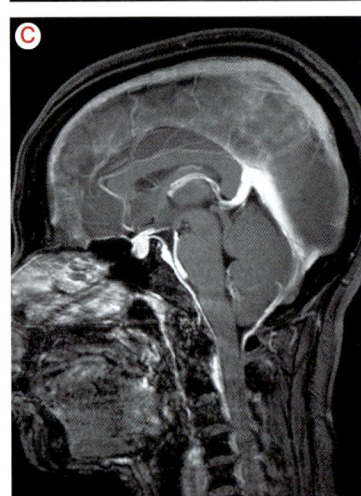

Ⓐ 脊椎T2強調像
Ⓑ 造影T1強調像
Ⓒ 造影T1強調矢状断像

起床時の強い頭痛．臥位にて症状軽快．
Ⓐ 硬膜背側に水信号と考えられる高信号を認める（→）．
Ⓑ 硬膜のびまん性肥厚を認める．
Ⓒ 下垂体の腫大を認める．

症例2 脳脊髄液漏出症（30歳代女性）

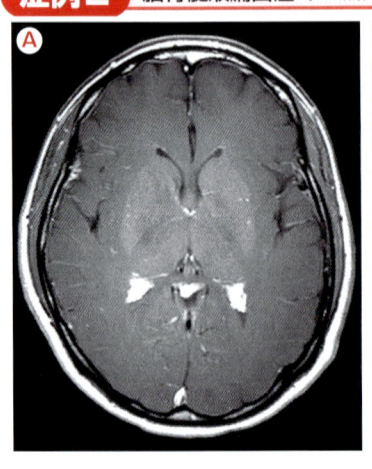

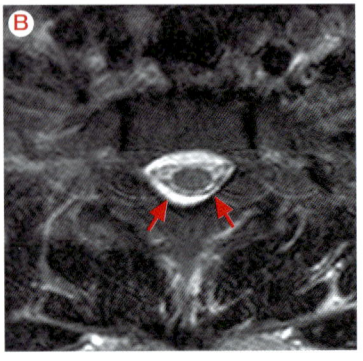

Ⓐ 造影T1強調像
Ⓑ 胸椎T2強調像

1週間前より起床時の頭痛．臥位にて症状軽快．
Ⓐ 硬膜肥厚など明らかな異常を認めない．
Ⓑ 脊髄硬膜周囲に高信号を認め，漏出した髄液と考える（→）．

症例3　脳脊髄液漏出症（30歳代女性）

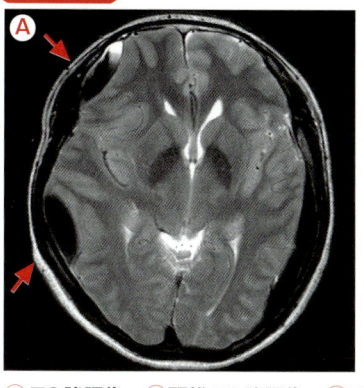

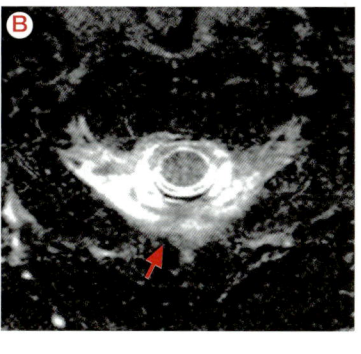

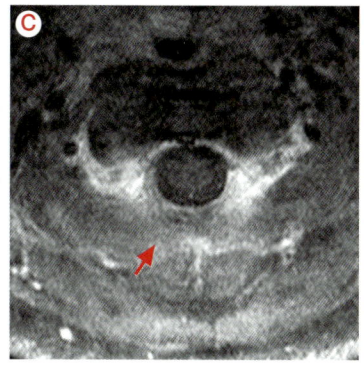

Ⓐ T2強調像　Ⓑ頸椎T2強調像　Ⓒ頸椎造影T1強調像

起床時の強い頭痛．臥位にて軽快．
Ⓐ両側硬膜下血腫を認める（→）．
Ⓑ硬膜周囲に高信号を認め，漏出した髄液と考える（→）．
Ⓒ硬膜嚢の腹側は増強された静脈叢と考えられ，背側は増強効果がなく漏出した髄液と考える（→）．造影をすることにより静脈叢との区別が可能．

症例4　脳脊髄液漏出症（20歳代女性）

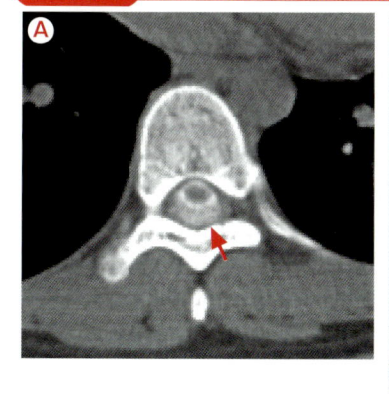

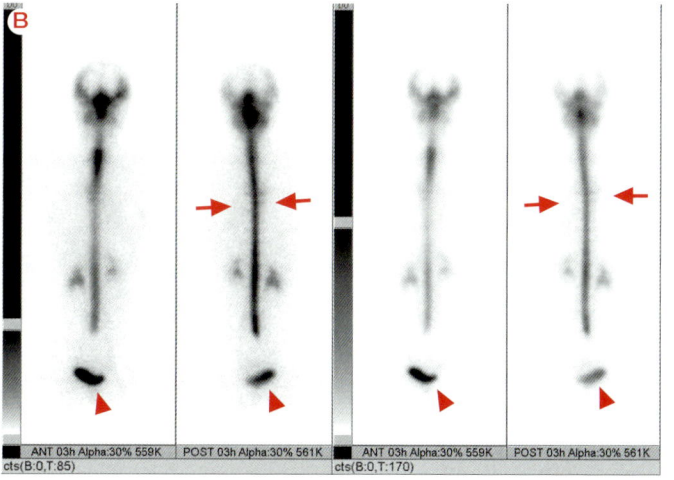

Ⓐミエロ CT　Ⓑ RI myelography（3時間像）

2日前に背部痛，左胸部痛，嘔気を自覚．その後，坐位にて強い後頸部痛を自覚．臥位にて軽快．
Ⓐ硬膜嚢背側に造影剤の漏出を認める（→）．
Ⓑ頸胸椎レベルに対称性異常集積を認めるとともに（▶），膀胱の早期出現も認める（→）．

疾患解説

1. 疾患概念

髄液が何らかの原因で減少し，牽引性頭痛をきたす疾患である．本疾患は「低髄液圧症（intracranial hypotension）」として知られていたが，正常圧のものもあることから脳脊髄液減少症という病名が普及した．最近では，病態をより反映している「脳脊髄液漏出症（cerebrospinal fluid leakage）」という病名が用いられはじめている．外傷が主な原因であるが，原因のわからない特発性であることも多い．症状は立位で頭痛が増強し，臥位で軽快する．患者の多くは立位になることができなくなるため，外出ができなくなり仕事など社会生活に支障をきたす．患者は周囲から「なまけ病」と思われ大変な精神的苦痛を強いられることになる．自己血を用いたブラッドパッチ術により症状が軽快するので，画像診断による髄液の漏出像を診断することが重要である．

2. 典型的画像所見（症例1〜4）[1]

MR myelographyでみられる硬膜外漏出像は特異性の高い所見であり，スクリーニング検査法として期待されている．一方，従来から用いられてきた核医学検査は偽陽性が多く，今後のさらなる検討が必要である．以下は脳脊髄液減少症の診断・治療の確立に関する研究班による調査研究に基づき述べる．

1）脊髄・脊椎

MR myelographyは低侵襲かつ簡便に撮像できる．①硬膜外の水信号が，②増強されず，③くも膜下腔と連続していれば診断できる．横断像で所見がわかりやすく，脂肪抑制T2強調像と脂肪抑制造影T1強調像を丁寧に観察するとよい[2]．ただし，腰椎穿刺を行うと髄液の硬膜外漏出が生じるため，**MR myelographyはRI myelography前に行う必要がある**[3]．

核医学検査のRI myelographyは腰椎穿刺を必要とするにもかかわらず，これのみで診断を確定することは難しい．①正面像および側面像での片側限局性RI異常集積，②正面像での非対称性RI異常集積，③頸胸部における正面像での対称性異常集積が，髄液漏出の陽性所見としてあげられている．腰部の対称性集積（クリスマスツリー像）は正常でも認められることがあり，参考所見とされる．髄液の循環不全の所見として，24時間後像でRIが脳底槽に留まっている所見や2.5時間後像での早期膀胱出現などの所見が記載されている．ただし，早期膀胱出現の所見は正常でも認められることがある．

2）脳MRI

髄液が漏出し全体の量が減少すると，頭蓋内容積を保とうとする作用が働く（Monro-Kellieの法則）．そのため，硬膜のびまん性肥厚，硬膜下血腫，下垂体腫大などの所見が出現する．

3. 鑑別疾患

頭蓋内病変では**髄膜炎**（p.181 第3章1），**肥厚性硬膜炎**（p.333 第6章4）など．

<参考文献>

1) 脳脊髄液減少症の診断・治療法の確立に関する研究班ホームページ：http://www.id.yamagata-u.ac.jp/NeuroSurge/nosekizui/
2) Hosoya, T., et al.: A sensitive magnetic resonance finding of spinal cerebrospinal fluid leakage: floating dural sac sign. Neurol Med Chir（Tokyo）, 53: 207-212, 2013
3) Sakurai, K., et al.: Postpuncture CSF leakage: a potential pitfall of radionuclide cisternography. Neurology, 75: 1730-1734, 2010

第6章 機能性疾患と類縁病態

4 肥厚性硬膜炎
hypertrophic pachymenigitis

鹿戸将史

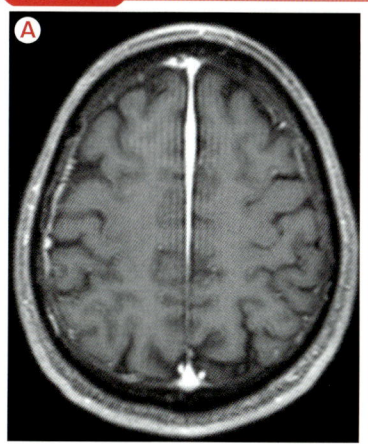

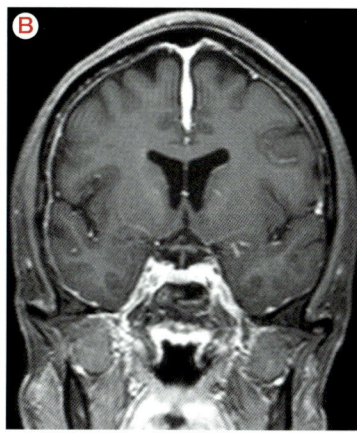

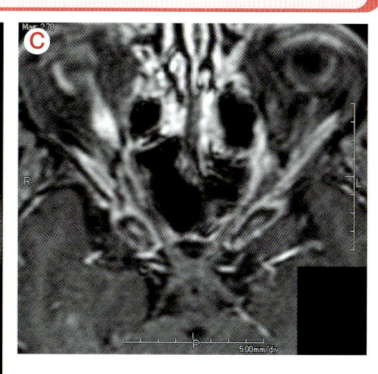

症例1　特発性肥厚性硬膜炎（50歳代男性）

Ⓐ造影T1強調像　Ⓑ造影T1強調造影冠状断像　Ⓒ眼窩部造影T1強調再構成像

左視野障害．
ⒶⒷ大脳鎌を主体に硬膜にびまん性肥厚を認める．
Ⓒ両側眼窩尖部の視神経周囲に硬膜肥厚が及んでいる．（Ⓑは文献1より転載）

症例2　潰瘍性大腸炎，ぶどう膜炎に伴う肥厚性硬膜炎（70歳代男性）（米沢市立病院放射線科 大串雅俊先生のご厚意による）

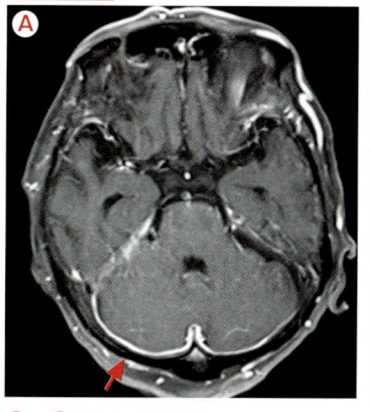

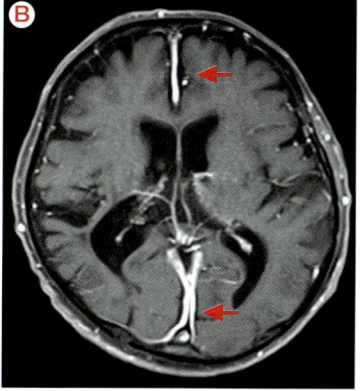

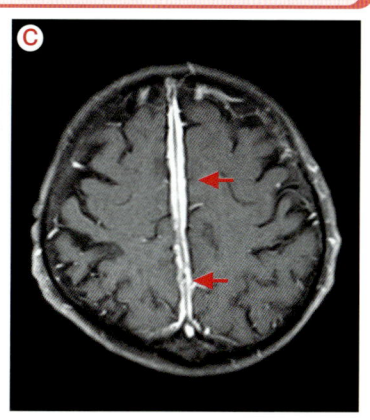

Ⓐ～Ⓒ造影T1強調像

嘔気，頭痛．
Ⓐ～Ⓒ大脳鎌，後頭蓋窩の硬膜に肥厚を認める（→）．

疾患解説

1．疾患概念

　肥厚性硬膜炎は硬膜が限局性あるいはびまん性に肥厚し，頭痛，うっ血乳頭，脳神経症状，小脳失調，対麻痺などの症状が生じる．平均年齢は60歳前後で，わずかに男性に多い傾向がある．原因は特発性と続発性とに分類される．続発性はANCA関連血管炎，サルコイドーシス，IgG4関連疾患などの自己免疫性炎症性疾患や細菌，真菌，結核などの感染性疾患である．ステロイド投与により症状が軽快するため早期の診断が重要となる．

症例3　IgG4関連肥厚性硬膜炎（80歳代女性）

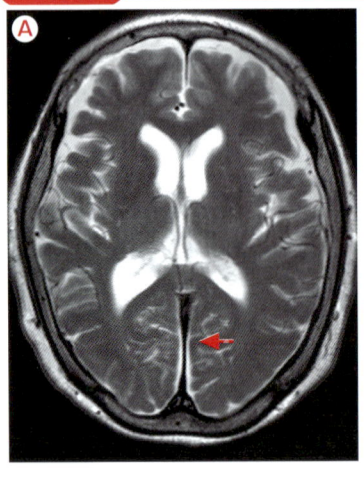

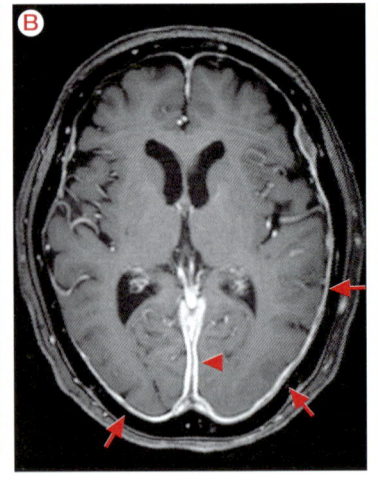

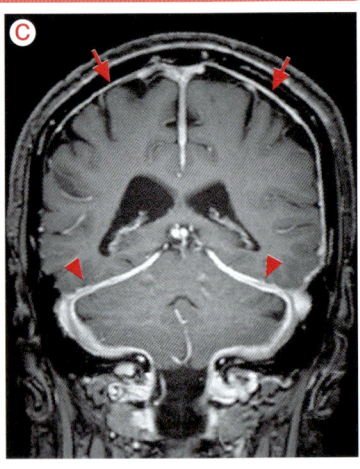

Ⓐ T2強調像　Ⓑ 造影T1強調像　Ⓒ 造影T1強調再構成冠状断像

Ⓐ T2強調像では後部大脳鎌が肥厚し，低信号を示す（→）．
ⒷⒸ 造影では左側優位に円蓋部硬膜（→），後部大脳鎌および小脳テントなどに広範な硬膜肥厚を認める（▶）．

鑑別1　脳脊髄液漏出症（30歳代女性）

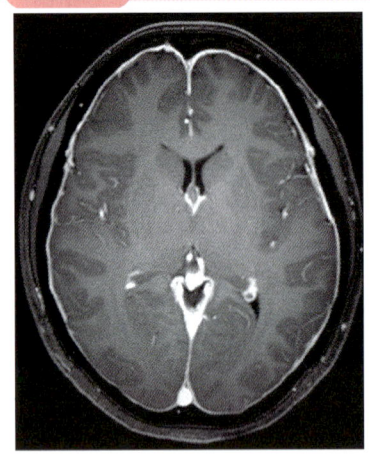

造影T1強調像

起立時頭痛．

造影ではびまん性硬膜肥厚を認める．脳脊髄液減少症では左右差のない均一な硬膜肥厚が特徴であり，本疾患との鑑別になる．

2．典型的画像所見（症例1～3）

造影T1強調像では広範囲な硬膜肥厚を認める．びまん性であっても多くの場合，硬膜肥厚の程度に左右差や頭蓋内の上下での差が認められることが診断のポイントとなる．ANCA関連血管炎やIgG4関連疾患の場合には慢性炎症による線維化を反映し，病変がT2強調像で低信号を示すことが特徴的である．眼球運動障害や視野障害がある症例では病変が眼窩尖に及んでいる場合が多い[1]．また，脊椎領域の硬膜など頭蓋外にも病変が認められることがあるため，注意を要する[2]．

3．鑑別疾患

髄膜炎（p.181第3章1），髄膜腫（p.162第2章21），Rosai-Dorfman病，Erdheim-Chester病，脳脊髄液漏出症（p.330第6章3）の頭蓋内病変（鑑別1）などがあげられる．

＜参考文献＞

1) Hiraka, T., et al.: Reversible distension of the subarachnoid space around the optic nerves in a case of idiopathic hypertrophic pachymeningitis. Magn Reson Med Sci, 11 : 141-144, 2012
2) Riku, S., et al.: Idiopathic hypertrophic pachyminingitis. Neuropathology, 23 : 335-344, 2003

第6章 機能性疾患と類縁病態

5 海馬硬化症
hippocampal sclerosis

坂本敦子, 佐藤典子

症例1 右海馬硬化症（40歳代男性）

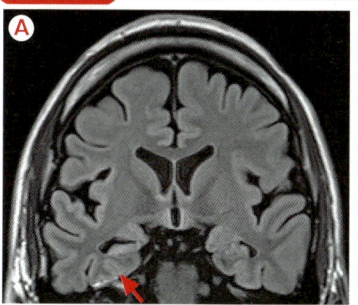

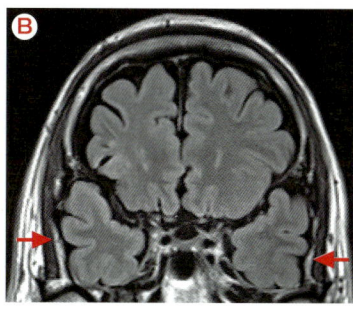

ⒶⒷ FLAIR冠状断像

4歳時, てんかんを発症. 詳細は不明.

Ⓐ右海馬が萎縮し（→）, 高信号を呈している.

Ⓑ側頭葉先端部白質（→）の容量・信号に左右差はない.

症例2 左海馬硬化症（左大脳萎縮を伴う）（7歳男児）

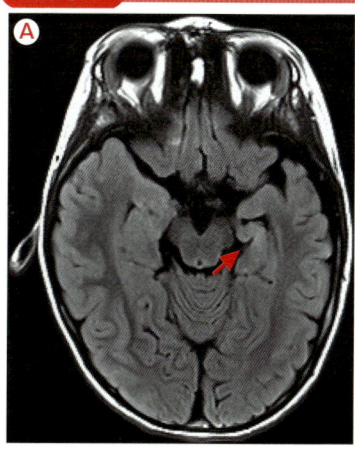

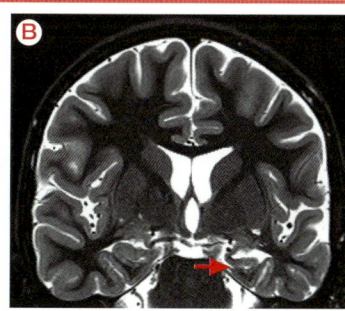

Ⓐ FLAIR像　Ⓑ STIR冠状断像

1歳時HHV-6脳症罹患後, 熱性痙攣をくり返した. 4歳時より無熱性に右上肢強直性痙攣を発症.

Ⓐ左海馬が萎縮し, 高信号を呈している（→）. 左扁桃体と左大脳半球も萎縮している.

Ⓑ左大脳半球, 左脳弓, 左扁桃体が萎縮している. 左海馬の層構造が不明瞭になっている（→）.

症例3 右海馬硬化症（海馬腫大と右側頭葉先端部白質の二次性変化を伴う）（60歳代女性）

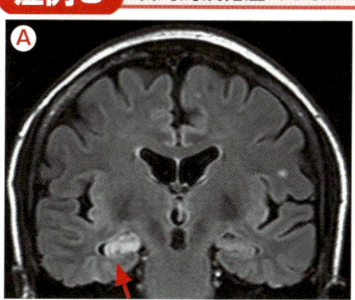

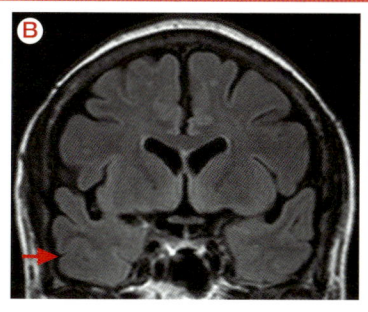

ⒶⒷ FLAIR冠状断像

35歳頃より健忘発作を発症.

Ⓐ右海馬が腫大し, 高信号を呈し（→）, 非典型的な海馬硬化の所見である.

Ⓑ二次性変化により, 右側頭葉先端部白質が高信号を呈し（→）, 皮髄境界が不明瞭である.

症例4 限局性皮質異形成（FCD）type Ⅲ（右海馬硬化症と右側頭葉先端部のFCD type Ⅰを合併）（50歳代女性）

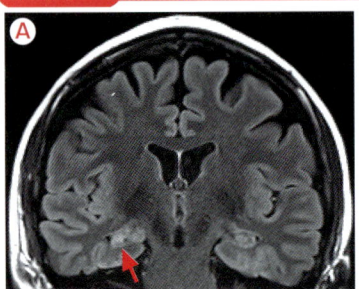

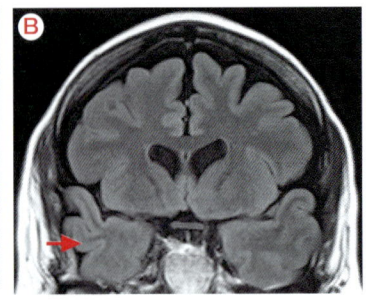

Ⓐ ⒷFLAIR冠状断像

10歳時にてんかん発症．発作型は自動症である．

Ⓐ右海馬が萎縮し，高信号を呈している（→）．

Ⓑ右側頭葉先端部白質の体積が減少し，FCD type Ⅰの合併により，高信号を呈し（→），皮髄境界が不明瞭になっている．

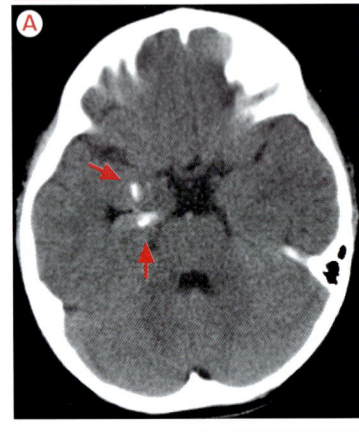

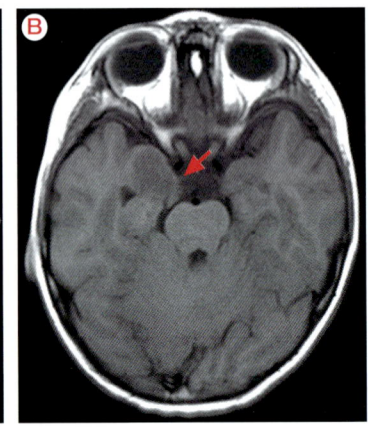

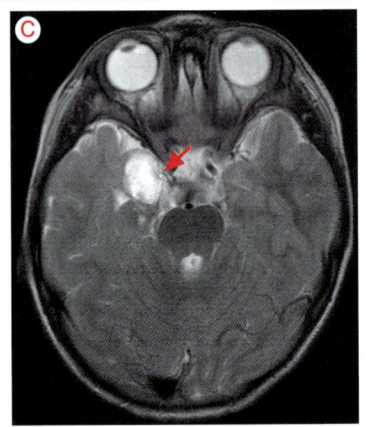

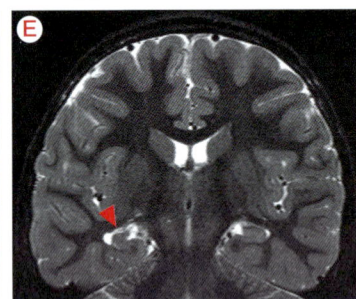

症例5 右海馬硬化症（右側頭葉神経節膠腫を合併）（4歳女児）

Ⓐ単純CT　ⒷT1強調像
ⒸT2強調像　Ⓓ造影T1強調像
ⒺSTIR冠状断像

1歳時より複雑部分発作で発症．

Ⓐ右側頭葉内側部に石灰化をきたした腫瘍を認める（→）．

Ⓑ右扁桃体〜海馬頭部を主体として側頭葉内側部に腫大し，低信号を呈する腫瘍を認める（→）．

Ⓒ右側頭葉内側部の腫瘍は不均一で，著明な高信号域を主体に示す（→）．

Ⓓ腫大した右側頭葉内側部の腫瘍は強く増強される（▶）．

Ⓔ右海馬体部の信号上昇はないが，萎縮し，層構造が不明瞭になり，海馬硬化の所見を認める（▶）．

疾患解説

1．疾患概念

　海馬領域の皮質性ニューロンおよび反応性星状細胞核が消失する病態で，側頭葉てんかんの原因の1つである．cornu ammonis（CA）1領域の錐体細胞層が最も障害されやすく，次いでCA3，CA4，歯状回顆粒細胞層に多い．神経細胞脱落，グリオーシス，錐体細胞層の菲薄化を認める．原因として，虚血（産道通過時），乳児期のくり返す熱性痙攣の既往，脳炎・脳症，外傷が考えられている．また2つの異なる病理が合併する，いわゆるdual pathologyとして，てんかん原性をもつ皮質形成異常，腫瘍，動静脈奇形などと合併する場合があり，独立して発生する場合と発作による二次性変化が考えられる．

2. 典型的画像所見（症例1〜5）

　　海馬が萎縮し，T2強調像/FLAIR像での高信号を認めることが多い．STIR冠状断像で海馬の層構造が不明瞭となる．稀に両側に生じる．海馬所見のバリエーションには，萎縮のみの場合，高信号のみの場合，腫大と高信号を呈する場合などがある．二次性変化として，Papezの回路に沿った障害により患側の脳弓，乳頭体が萎縮する．また，扁桃体の萎縮も認めることがある．障害が高度になると患側の側頭葉萎縮から始まり，大脳半球萎縮に至り，遠隔効果による対側小脳萎縮が生じる．また患側側頭葉先端部白質にも二次性変化を伴うことがあり（症例3），体積減少，T2強調像/FLAIR像での信号上昇，皮髄境界不明瞭化を認める．発作による障害で生じる変化が推定されており，乳幼児では側頭極の成熟が障害され，未成熟な白質となる説もある．一方症例4のように同様の画像所見を呈しながらも限局性皮質異形成（FCD）を合併していることがあり，注意が必要である．

3. 鑑別疾患

　　海馬が萎縮している場合は，海馬硬化症の診断が容易であるが，腫大している場合は以下のような腫瘍性病変が鑑別となる．

星細胞腫（astrocytoma）：海馬が腫大し，T2強調像/FLAIR像で高信号を呈する．囊胞を伴うことがある．ほかの腫瘍性病変と同様に，扁桃体や海馬傍回，側頭葉内側部に浸潤し，mass effectを伴うことが多い．Gd造影MRIで増強効果を認める場合がある．methionine PETで集積が亢進した場合は，腫瘍性病変が示唆されるので，鑑別の一助となる．

神経節膠腫（p.101 第2章7）：海馬は腫大し，壁在結節を伴う囊胞性病変あるいは充実性病変の形態をとる．T2強調像/FLAIR像で高信号を呈する．石灰化を伴うことが多い．増強効果は，強いものから造影されないあるいは淡いものまで多岐にわたる．

胚芽異形成性神経上皮腫瘍（DNT）：皮質から発生するが時に皮質下からも発生し，海馬が腫大する．囊胞様にみえる粘液貯留域を伴うことが多い．石灰化に乏しい．造影されないことが多い．

＜参考文献＞

1) Bote, R. P., et al. : Hippocampal sclerosis : Histopathology substrate and magnetic resonance imaging. Semin Ultrasound CT MRI, 29 : 2-14, 2008
2) Sendrowski, K., et al. : Hippocampus, hippocampal sclerosis and epilepsy. Pharmacol Rep, 65 : 555-565, 2013
3) Mitchell, L. A., et al. : Anterior temporal changes on MR images of children with hippocampal sclerosis : An effect of seizures on the immature brain? AJNR, 24 : 1670-1677, 2003

第6章 機能性疾患と類縁病態

6 可逆性脳血管攣縮症候群
reversible cerebral vasoconstriction syndrome：RCVS

大澤まりえ，神田知紀，大場 洋

症例1　可逆性脳血管攣縮症候群（50歳代女性）

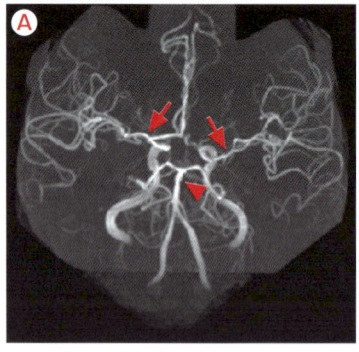

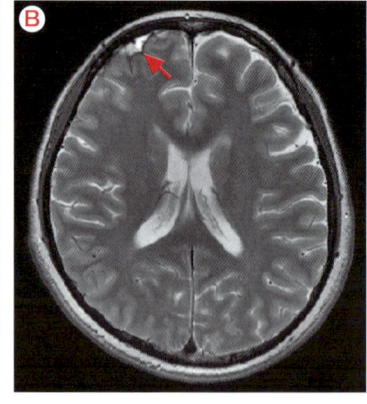

Ⓐ MRA　Ⓑ T2強調像

1カ月前から筋トレをするたびに頭痛を認めた．

Ⓐ 両側中大脳動脈M1が全体に狭小化し，末梢にも軽度の狭窄部位が散在している（→）．脳底動脈中央には軽度の狭窄を認める（▶）．

Ⓑ 右前頭葉脳表に血腫を認める．くも膜下出血が示唆される（→）．

後日再度撮影されたMRIではこの広範な脳動脈の狭小化が改善しており，可逆性であることがわかった．

症例2　可逆性脳血管攣縮症候群（40歳代女性）

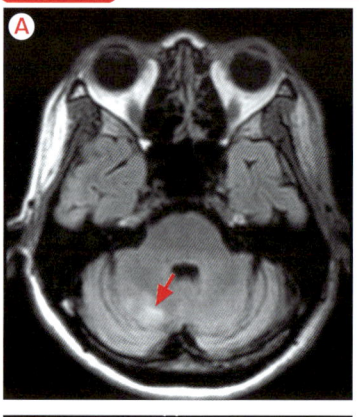

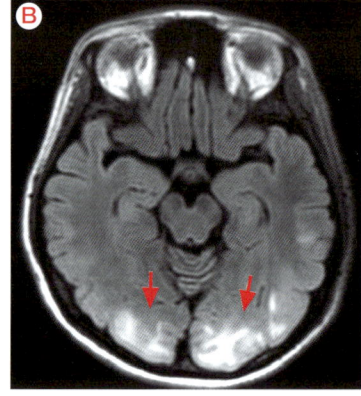

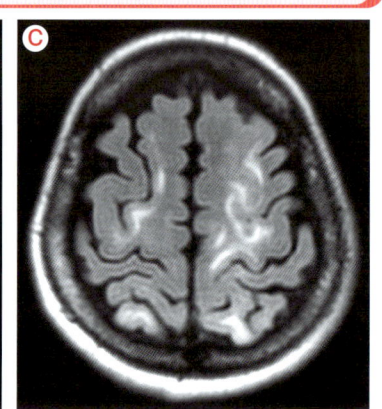

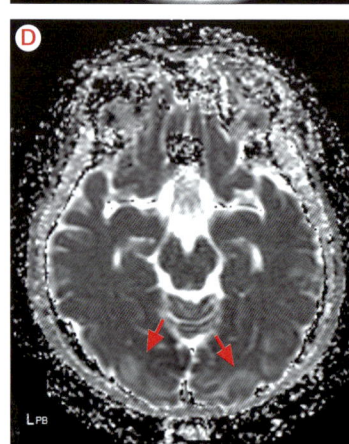

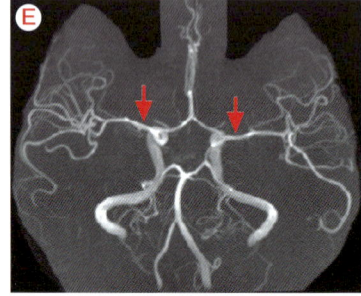

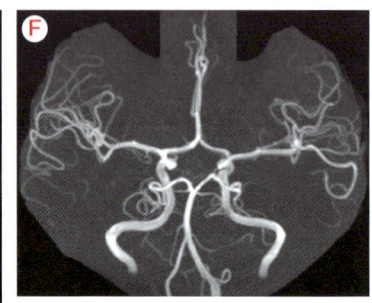

Ⓐ～Ⓒ FLAIR像　Ⓓ ADCマップ　Ⓔ MRA（発症時）　Ⓕ MRA（1カ月後）

緊急帝王切開術後7日，拍動性頭痛と血圧上昇を認めた．

Ⓐ～Ⓒ 右小脳半球（Ⓐ→），両側後頭葉（Ⓑ→）に高信号域を認める．

Ⓓ～Ⓕ 拡散強調像（非提示）で同部位の異常信号は指摘できないが，ADCの上昇がみられ（Ⓓ→），血管性浮腫と考えられる．MRA（ⒺⒻ）で軽度の中大脳動脈の狭窄が一過性に出現した（Ⓔ→）．

症例3　可逆性脳血管攣縮症候群と関連したくも膜下出血（30歳代女性）

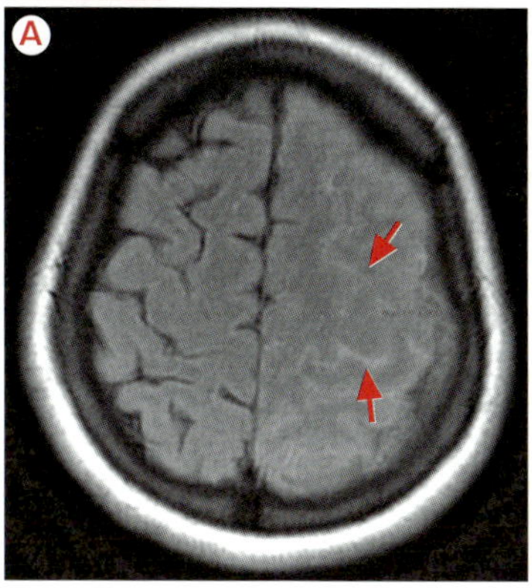

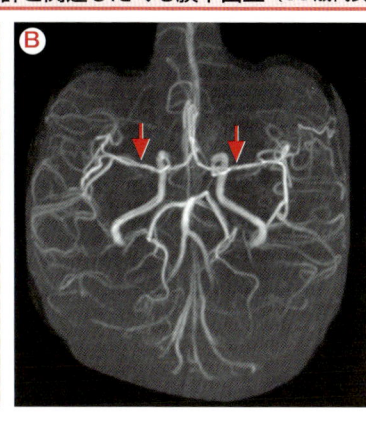

Ⓐ FLAIR像　Ⓑ MRA

Ⓐ左大脳半球脳表脳溝内にくも膜下出血と思われる線状の高信号域を認める（→）．
Ⓑ両側中大脳動脈の狭小化が一過性に出現した（→）．

疾患解説

1．疾患概念

可逆性脳血管攣縮症候群（RCVS）はCall-Fleming症候群とも呼ばれ，可逆性の多発性脳動脈狭窄をきたす疾患である．

症状：突然発症の雷鳴頭痛，嘔気・嘔吐，視野異常，構音障害などの局所神経症状，痙攣を認める．

誘因：高血圧，妊娠産褥期，輸血，薬剤（違法薬物，エフェドリン，免疫抑制薬，SSRIなど），高カルシウム血症，ポルフィリア，褐色細胞腫，カルチノイド，未破裂脳動脈瘤，頭部外傷などがある．

疫学：10〜60歳代の女性に多い．

合併症：脳出血（約20％），posterior reversible encephalopathy syndromes（PRES），脳梗塞，一過性脳虚血，動脈解離などがある．

治療：確立した治療法はまだない．カルシウム拮抗薬投与などを行う．

予後：おおむね良好で，症状は1〜3カ月以内に改善することが多い．重度の脳梗塞を合併したり，血管収縮が長引くと致命的になる場合もある．

2．典型的画像所見（症例1〜3）

MRAでM1やP1などWillis動脈輪およびその付近の動脈の広狭不整像を認める．大〜中径動脈が影響を受けやすい．血管造影では"string of beads"，"sausage shaped"パターンが特徴的である．3カ月以内に画像所見上の改善を示す．

CTでは多くは正常に描出されるが，合併症である硬膜下血腫やくも膜下出血などの頭蓋内出血が見つかることがある．

＊ RCVSとPRESは病態や誘因因子などでオーバーラップし非常に類似しているが，RCVS症例の10％でPRESを合併している．さらにPRESへ進行する予測因子としてM1やP2での血管攣縮がPRESや虚血性梗塞に関与しているという報告がある．

3．鑑別疾患

くも膜下出血（p.41 第1章5）後の血管攣縮：通常出血の発症1週間前後をピークに起こる．

脳動脈解離：通常RCVSのような多発例はみられない．

primary angiitis of central nervous system（PACNS）：亜急性〜慢性疾患で，鈍い頭痛を伴う．病歴で鑑別しうる．髄液検査で異常値を示すことがしばしばある（RCVSでは正常）．

第6章　機能性疾患と類縁病態

<参考文献>

1) Sattar, A., et al. : Systematic review of reversible cerebral vasoconstriction syndrome, Expert Rev Cardiovasc Ther, 8 : 1417-1421, 2010
2) Anziska, B. J., et al. : Reversible cerebral vasoconstriction syndrome a rose by any other name? Arch Neurol, 68 : 976-977, 2011
3) Chen, S. P., et al. : Magnetic resonance angiography in reversible cerebral vasoconstriction syndromes, Ann Neurol, 7 : 648-656, 2010
4) Singhal, A. B., et al. : Reversible cerebral vasoconstriction syndromes analysis of 139 cases. Arch Neurol, 68 : 1005-1012, 2011

第7章　頭部外傷

1 急性硬膜外血腫
acute epidural hematoma

油野裕之，植田文明

症例1　急性硬膜外血腫（20歳代女性）

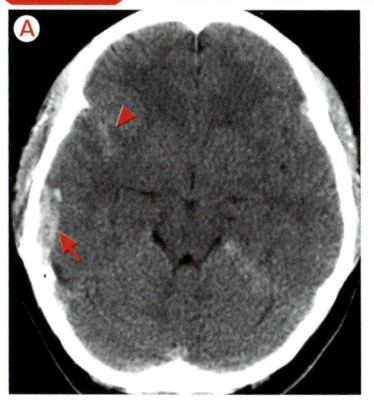

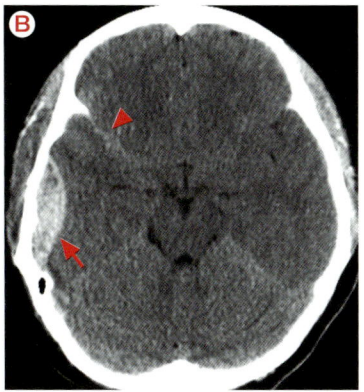

Ⓐ単純CT（来院時）
Ⓑ単純CT（1時間後）

交通外傷．

ⒶⒷ右側頭部に凸レンズ状を呈する高吸収域を認め（→），1時間の経過で増大を認める．外傷性のくも膜下出血も認める（▶）．

症例2　急性硬膜外血腫（20歳代女性）

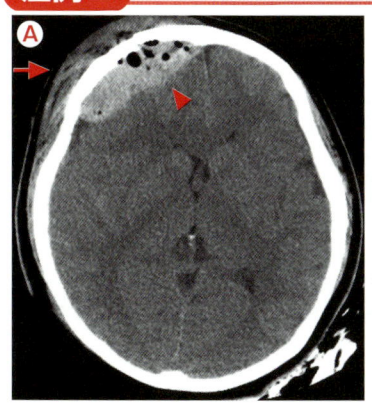

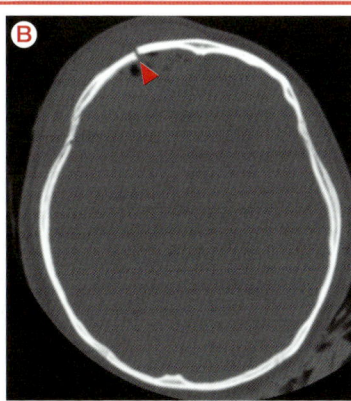

Ⓐ単純CT　Ⓑ単純CT（骨条件）

交通外傷．

Ⓐ右前頭部に凸レンズ状を呈する高吸収域を認め，内部に気腫像を伴う（→）．皮下の腫脹が目立つ（▶）．
Ⓑ近傍の頭蓋骨に骨折を認める（▶）．

症例3　急性硬膜外血腫（50歳代男性）

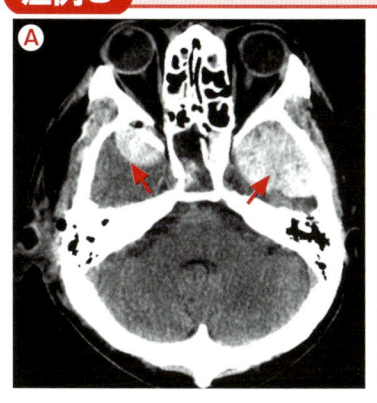

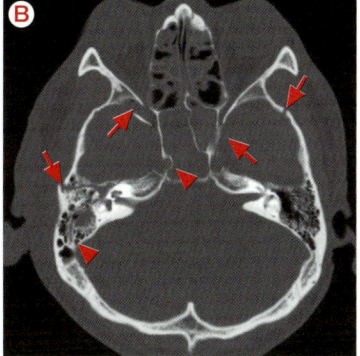

Ⓐ単純CT　Ⓑ単純CT（骨条件）

路上で倒れていた．

Ⓐ両側中頭蓋窩に凸レンズ状の高吸収域を認める（→）．
Ⓑ頭蓋底部，右側頭部に多発骨折を認める（→）．副鼻腔，右乳突蜂巣内に液体貯留を認め（▶），臨床的にも髄液鼻漏・髄液耳漏を認める．

症例4　静脈洞損傷による急性硬膜外血腫（60歳代男性）

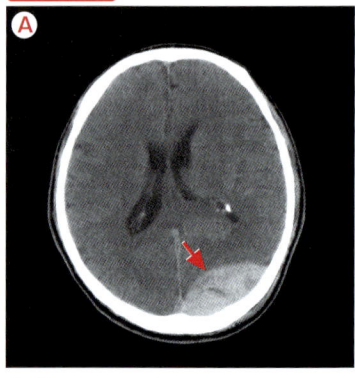

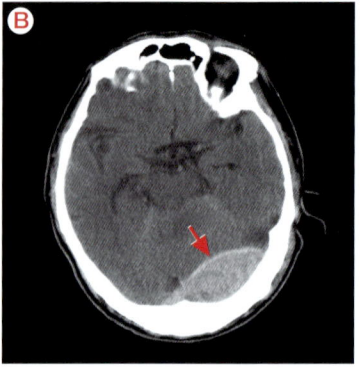

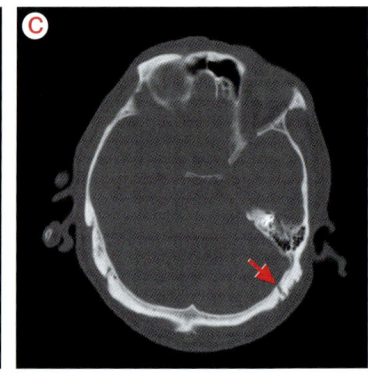

Ⓐ Ⓑ 単純CT　Ⓒ 単純CT（骨条件）

2mの高さから転落．後頭部打撲．
Ⓐ〜Ⓒ左後頭部に凸レンズ状の不均一な高吸収域を認める（ⒶⒷ →）．矢状縫合を越えた分布を呈する．近傍の骨に骨折線を認める（Ⓒ →）．手術で横静脈洞からの出血が確認された．

疾患解説

1．疾患概念

骨折などが原因で血腫によって頭蓋骨内板と硬膜が剥離され，正常では存在しない硬膜外腔が形成された病態である．

打撃側に生じる損傷を直撃損傷（coup injury），反対側の頭蓋骨との衝突で起こる損傷を反衝損傷（contrecoup injury）と呼ぶが，直撃損傷によるものが多い．一側性がほとんどであり，両側性は2〜10%である．

原因は頭蓋骨骨折による硬膜動脈破綻が多い．静脈洞損傷の多い部位は後頭蓋窩（横静脈洞，静脈洞交会損傷），中頭蓋窩前方（蝶形骨頭頂静脈洞損傷）などである．

血腫が増大するには数時間の潜伏期があり（意識清明期：lucid interval），静脈性出血の病変は意識清明期が長い．時に初回のCTで血腫が認められなかったにもかかわらず，経過で急激に血腫が出現することもある（遅発性硬膜外血腫）．

若年者（20歳代がピーク）に多い．小児は硬膜と頭蓋骨内板の密着が堅固であり，成人と比較して頻度・死亡率も少なく，意識清明期が長い傾向にある．

合併症は骨折に伴う硬膜・くも膜損傷による髄液漏，髄膜炎などである．

症状を有する病変，増大傾向を呈する病変，mass effectを呈する病変に対しては血腫除去術が適応となる．

予後は脳実質への損傷合併の有無で異なる．中頭蓋窩前方の病変は予後良好との報告あり[4]．

2．典型的画像所見（症例1〜4）

画像診断の第一選択はCTである．CTでは頭蓋骨内板の直下に凸レンズ状の高吸収域として描出される．
高吸収域の中の低吸収域は血栓化していない急性出血の持続を疑うサイン（swirl sign）である．
骨縫合線を越えて血腫が存在することは少ないが，静脈洞損傷による血腫の場合は縫合線を越える．
血腫内，血腫近傍の気腫像は骨折の合併，副鼻腔・乳突蜂巣への液体貯留は髄液漏を示唆する．
MRIは主に脳実質への損傷合併の有無の検出に用いられる．

3．鑑別疾患

慢性硬膜下血腫（鑑別1）（p.349第7章3）：時に凸レンズ状の形態を示す．前後のスライスの関係が診断に有用なことも多い．

髄膜腫（p.162第2章21）などの実質外腫瘍（鑑別2）：腫瘍が凸レンズ状・不均一な高吸収を呈する症例がある．病変の性状と病歴により診断する．

鑑別1　慢性硬膜下血腫（70歳代男性）

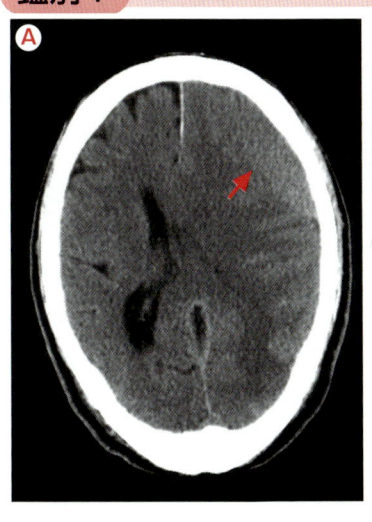

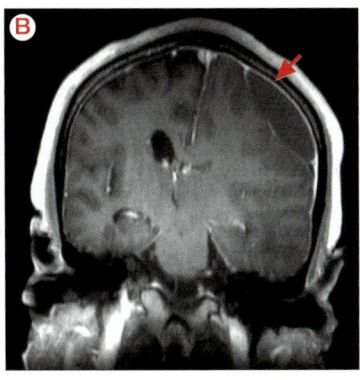

Ⓐ 単純 CT　Ⓑ 造影 T1 強調冠状断像

転倒後2カ月．

Ⓐ 左硬膜下に淡い高吸収を呈する凸状の病変を認める（→）．

Ⓑ 冠状断像でも凸レンズ状の形態を呈している．造影では被膜様構造を認めるが，外側の方で染まりが明瞭である（→）．穿頭血腫洗浄術が施行された．

鑑別2　髄膜腫（60歳代男性）

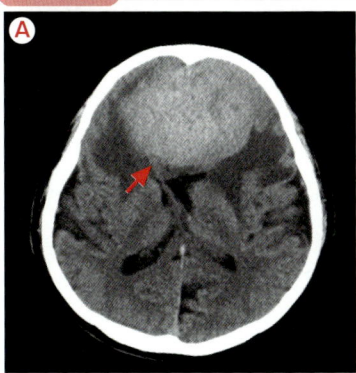

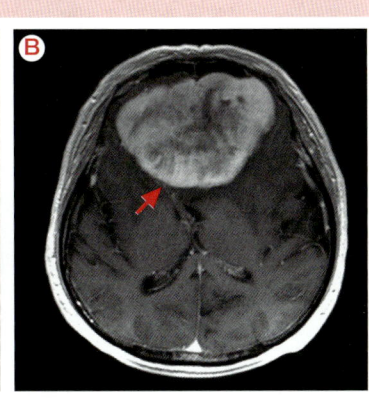

Ⓐ 単純 CT　Ⓑ 造影 T1 強調像

頭痛．

Ⓐ 頭蓋底部に境界明瞭な不均一な高吸収域を認める（→）．

Ⓑ 腫瘤は不均一な染まりを呈し，周囲に浮腫を伴う（→）．手術にて髄膜腫と診断された．

＜参考文献＞

1) Al-Nakshabandi, N. A. : The swirl sign. Radiology, 218 : 433, 2001
2) Jamjoom, A., et al. : Clinical characteristics of traumatic extradural hematoma : a comparison between children and adults. Neurosurg Rev, 17 : 277-281, 1994
3) Thomas, P., et al. : Follow-up of conservatively managed epidural hematomas : implications for timing of repeat CT. AJNR, 20 : 107-113, 1999
4) Gean, A. D., et al. : Benign anterior temporal epidural hematoma : indolent lesion with a characteristic CT imaging appearance after blunt head trauma. Radiology, 257 : 212-218, 2010

第7章 頭部外傷

2 急性硬膜下血腫
acute dubdural hematoma

森 墾

症例1　急性硬膜下血腫（80歳代男性）

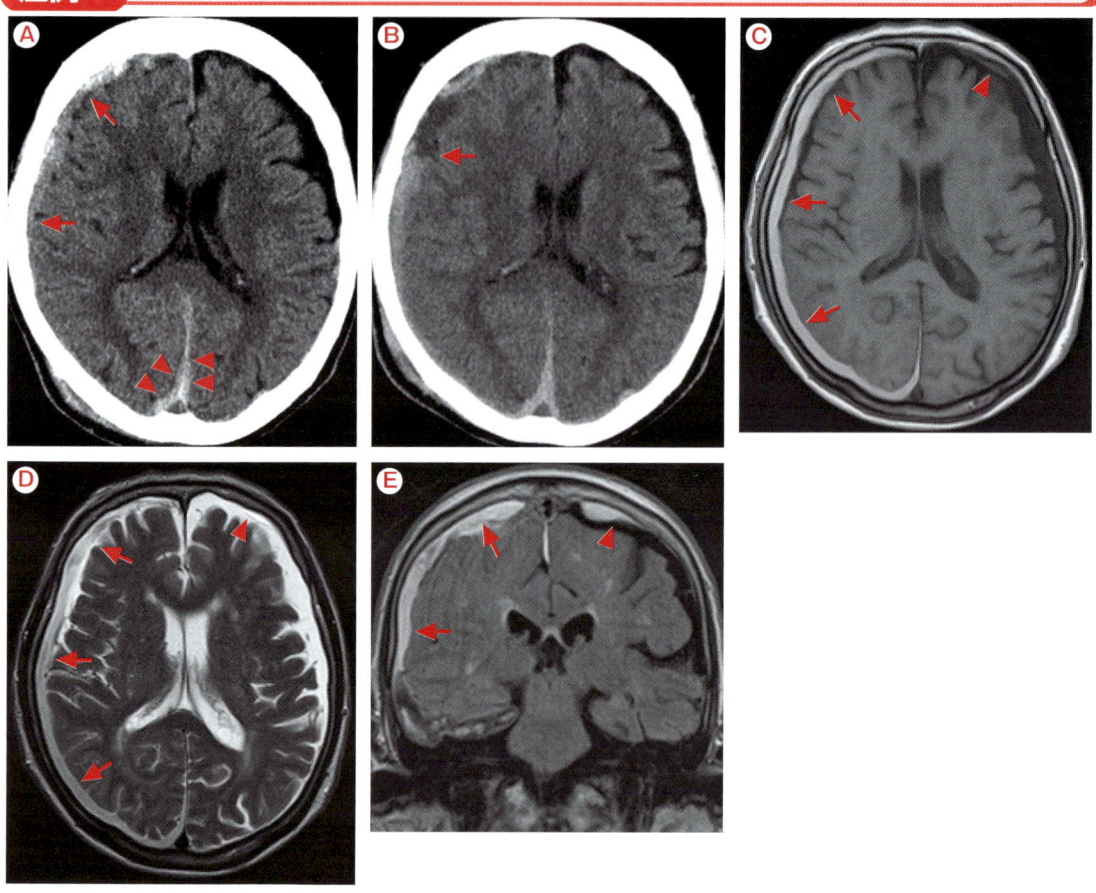

Ⓐ単純CT（受診時）　Ⓑ単純CT（3時間後）　ⒸT1強調像（1週間後）　ⒹT2強調像（1週間後）
ⒺFLAIR冠状断像（1週間後）

転倒.

Ⓐ頭蓋骨に沿った三日月状の硬膜下血腫を認める（→）．血腫内の吸収値は不均一である．大脳鎌や小脳テントに沿った血腫も認める（▶）．

Ⓑ右硬膜下血腫の前方部の一部は低吸収値化し，液面形成を伴っている（→）．

Ⓒ右硬膜下血腫は内部均一な高信号を呈している（→）．左側ではくも膜下腔の拡大を認める．左前頭部の一部に薄層の硬膜下血腫もある（▶）．

Ⓓ右硬膜下血腫は淡い高信号である（→）．左くも膜下腔の拡大に埋もれた左前頭部の硬膜下血腫を指摘するのは難しい（▶）．

ⒺFLAIR像では血腫のコントラストが付き，明瞭に描出されている（→）．T1強調像やT2強調像でやや不明瞭であった左硬膜下血腫も見逃しようがない（▶）．

症例2　急性硬膜下血腫（2歳女児）

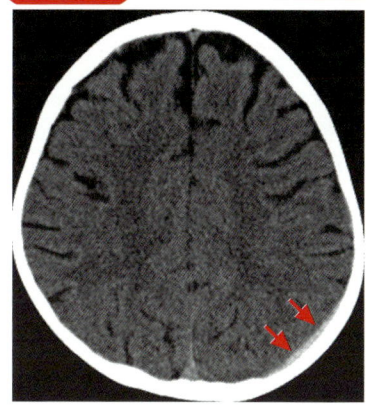

単純CT

Fontan手術後，抗凝固薬を使用．スクリーニング頭部検査．

左頭頂部に薄層の硬膜下血腫を認める（→）．

症例3　頭部外傷（70歳代男性）

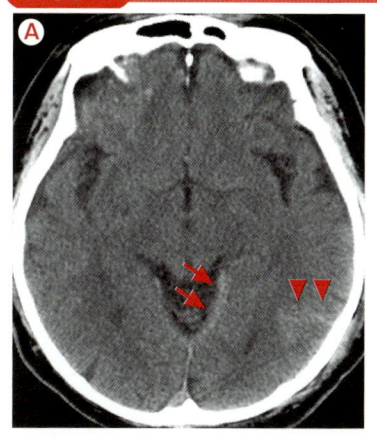

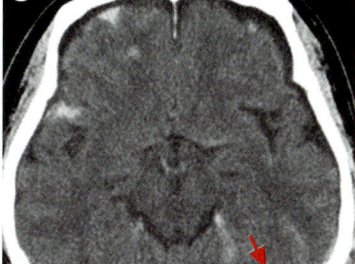

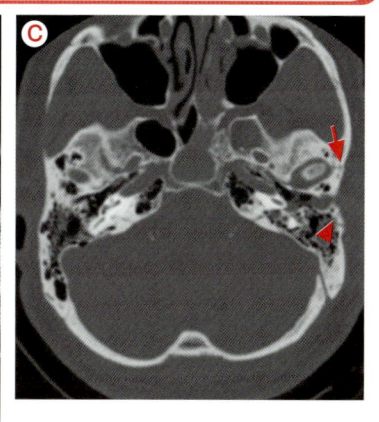

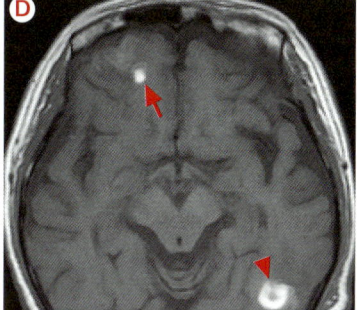

Ⓐ単純CT（受診時）　Ⓑ単純CT（5時間後）　Ⓒ単純CT（骨条件）
ⒹT1強調像（10日後）

失神転倒．

Ⓐ右小脳テントに沿った急性硬膜下血腫を認める（→）．左側頭後頭葉底部には外傷性くも膜下出血もある（▶）．

Ⓑ両側大脳半球の脳表に沿ったくも膜下出血が増加しているのに加え，左側頭後頭葉での挫傷性出血が顕在化している（→）．

Ⓒ左関節窩に及ぶ骨折（→）や右錐体骨の縦骨折（▶）があり，右乳突蜂巣の含気は失われている．

Ⓓ左側頭後頭葉（→）のみならず，右前頭葉での挫傷性出血が明瞭である（▶）．

第7章　頭部外傷

症例4　急性硬膜下血腫（30歳代男性）

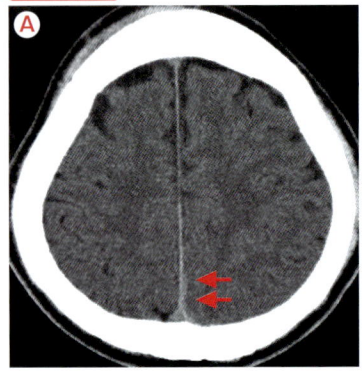

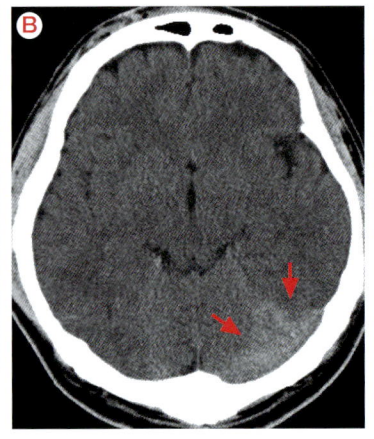

Ⓐ Ⓑ 単純CT

高所より飛び降り．

- Ⓐ 円蓋部レベルでは大脳鎌左側に沿った薄層の硬膜下血腫を認める（→）．
- Ⓑ 左小脳テントに沿った硬膜下血腫もある（→）．テントと断層面が平行に近いため，部分容積現象によって血腫の吸収値が淡くなっている．

症例5　急性硬膜下血腫（30歳代男性）

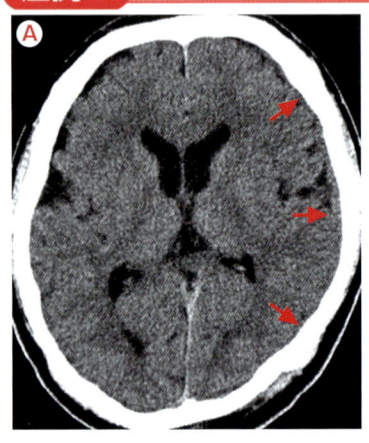

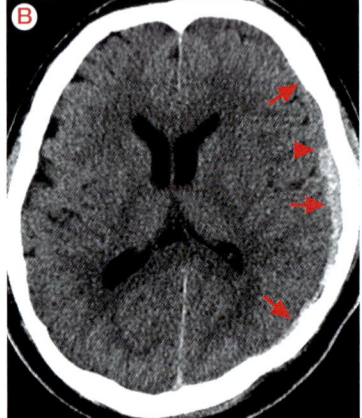

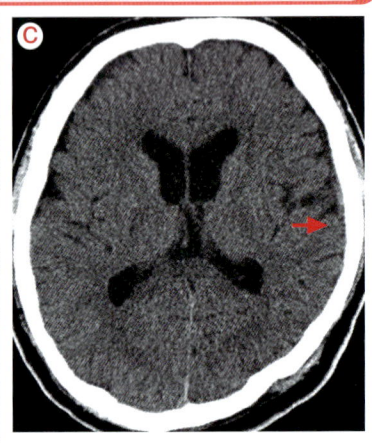

Ⓐ 単純CT（受診時）　Ⓑ 単純CT（2時間後）　Ⓒ 単純CT（3週間後）

頭部外傷．

- Ⓐ 左頭蓋に沿った薄層の硬膜下血腫を認めるが，うっかり見逃しやすい（→）．
- Ⓑ 血腫の増大と高吸収値化があり，認識しやすくなっている（→）．血腫内の液面形成も顕在化している（▶）．
- Ⓒ 血腫は自然退縮し，吸収値も低下している（→）．

症例6　外傷性急性硬膜下水腫（70歳代男性）

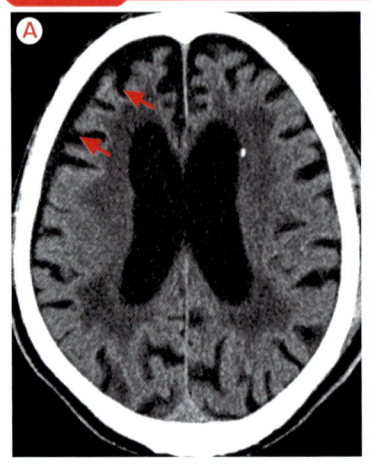

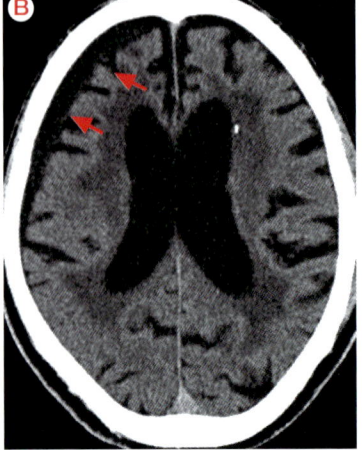

Ⓐ 単純CT（受診時）
Ⓑ 単純CT（12時間後）

階段から転落．

- Ⓐ 右前頭部で脳実質外髄液貯留を認めるが，脳萎縮に伴ったくも膜下腔もしくは硬膜下腔の拡大との鑑別は難しい（→）．
- Ⓑ 硬膜下腔の拡大があり，外傷性急性硬膜下水腫であることがわかる（→）．

1. 疾患概念

主に頭部外傷を契機として，硬膜とくも膜との間の硬膜下腔に血液成分が急速に貯留した状態である（症例1）．機序には，①**架橋静脈の破綻**，および②**脳表の挫傷に伴う皮質動脈の損傷**が考えられる．特に，凝固能異常状態（投薬中も含む）（症例2），脳萎縮が強い場合や，脳室シャント造設後では，軽微な外傷でも急性硬膜下血腫を起こす．**脳実質に点状出血や挫傷性出血を伴う場合は予後が悪い**（症例3）．すなわち，機能予後は合併する脳損傷の程度に左右される．

症状として意識障害，瞳孔不同，片麻痺や痙攣を認める．

侵襲的治療としては開頭による血腫除去術を行う．この手術適応は①**血腫の厚さが1cm以上**，②**占拠性効果があるか，神経症状を伴うもの**である．ただし，脳幹機能が完全に低下し長時間経過したものは適応外となる．

2. 典型的画像所見

硬い頭蓋冠の中で脳実質が豆腐のように移動するため，架橋静脈や皮質動脈の破綻は外傷側（coup）と対側（contre-coup）のいずれでも起こりうる．頭蓋穹隆部での頻度が最も高いが，大脳鎌沿いや小脳テント上にも起こる（症例1，4）．

典型的には，CTで**頭蓋骨内板に沿った三日月状の高吸収値域**を認める．経時的に血腫の吸収値は低下する（症例5ⓒ）．ただし，**くも膜破綻を伴うと髄液の混入があり，急性期でも吸収値が低下**することもある（症例1Ⓑ）．特に，出血を伴わないくも膜破綻は外傷性急性硬膜下水腫となる（症例6）．また，もともと貧血の患者では，血腫のヘマトクリット値も低く，低吸収値を示す．少量の血腫は見逃しやすく（症例4，5），**通常の脳描出条件よりも広めのウィンドウ幅で検索する**必要がある．これに対し，MRIでは少量の血腫でも描出感度が高い．特にFLAIR像での高信号域として描出に優れる（症例1，鑑別1）．また，多方向撮像が有用である．

3. 鑑別疾患

外傷機転以外の急性硬膜下血腫：外傷既往がない場合は，硬膜に癒着した動脈瘤の破裂，動静脈奇形からの出血や，硬膜腫瘍からの出血も鑑別にあがる．なお，メラノーマの播種がT1強調像で高信号を示し，くも膜下出血や硬膜下出血と誤診することがある．

揺さ振られっ子症候群/小児虐待：2歳未満の小児に急性硬膜下血腫を認める場合は，まず虐待を疑う．もちろん，非虐待児の頭部外傷でも認める．脳虚血や脳浮腫の合併や，発症時期の異なる複数箇所の血腫（鑑別1）は虐待に多い．ただし，頭蓋骨骨折は虐待でむしろ少ない．また，網膜出血の有無も鑑別点となる（眼球損傷のない非虐待児には認めない）．

急性硬膜外血腫（p.341 第7章1）：外傷側に，血腫内圧を反映した紡錘状の血腫を形成する．（矢状縫合以外の）頭蓋縫合を越えて進展しない．静脈洞より外側に存在する．

くも膜下出血（p.41 第1章5）：脳溝内にも血液成分貯留を認める．

慢性硬膜下血腫（p.349 第7章3）：経過や受傷機転から臨床的に鑑別できることが多い．一般的に，急性硬膜下血腫の方が吸収値は高い．

鑑別 1　揺さ振られっ子症候群（2カ月男児）

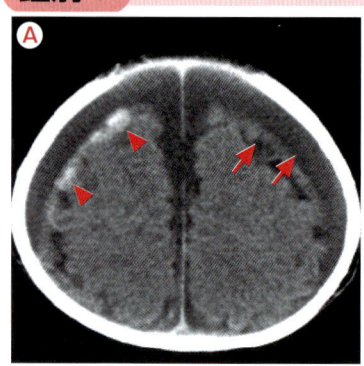

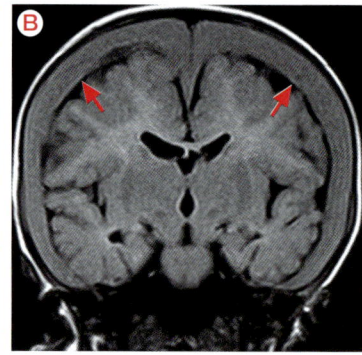

Ⓐ 単純CT　　Ⓑ FLAIR冠状断像

「高い高い」をして，あやした後の意識障害．

Ⓐ新旧の硬膜下血腫（→）のほか，外傷性くも膜下出血（▶）も認める．

ⒷCTでは硬膜下水腫のようにみえていたが，FLAIR像では血腫であることが明瞭にわかる（→）．

＜参考文献＞

1) Zee, C. S., et al. : Imaging of sequelae of head trauma. Neuroimaging Clin N Am, 12 : 325-238, 2002
2) Vinchon, M., et al. : Confessed abuse versus witnessed accidents in infants : comparison of clinical, radiological, and ophthalmological data in corroborated cases. Childs Nerv Syst, 26 : 637-645, 2010

3 慢性硬膜下血腫
chronic subdural hematoma

油野裕之, 植田文明

症例1　慢性硬膜下血腫（70歳代男性）

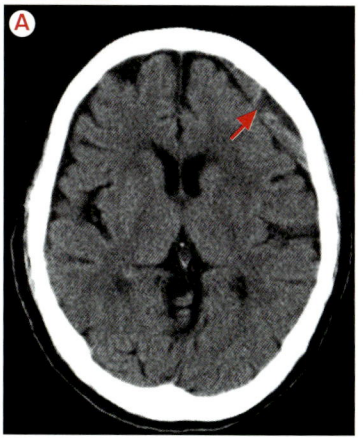

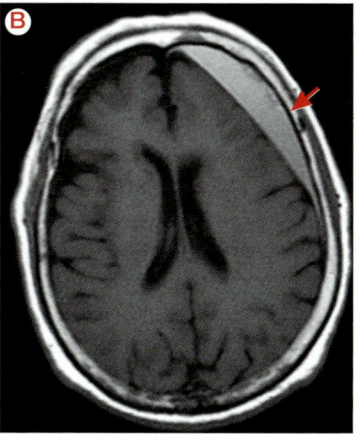

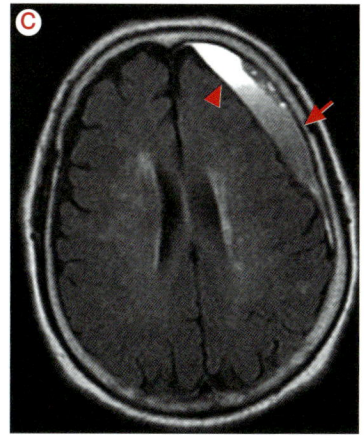

Ⓐ単純CT　ⒷT1強調像　ⒸFLAIR像

ふらつきで来院.

Ⓐ左硬膜下腔に内部に淡い高吸収域と低吸収域が混在した三日月状の病変を認める（➡）.

ⒷⒸ内部はT1強調像で高信号（ⒷⒸ➡），FLAIR像では液面形成を認める（Ⓒ▶）.

症例2　慢性硬膜下血腫（80歳代男性）

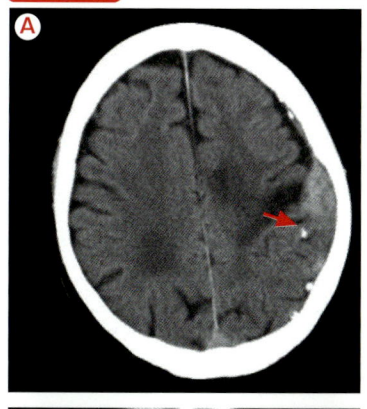

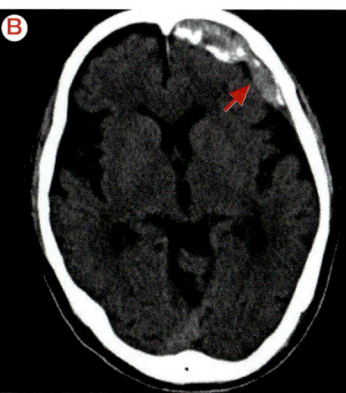

ⒶⒷ単純CT　ⒸT1強調像　ⒹT2強調像

ふらつきで来院.

ⒶⒷ左硬膜下に一部に粗大な石灰化を伴う三日月状の病変を認める（➡）.

ⒸⒹ病変はT1強調像で不均一な高信号（Ⓒ➡），T2強調像では大半は低信号を呈し一部に高信号域を認める（Ⓓ➡）. 血腫と石灰化を反映した信号強度を呈している.

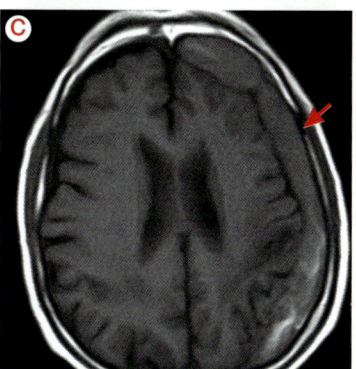

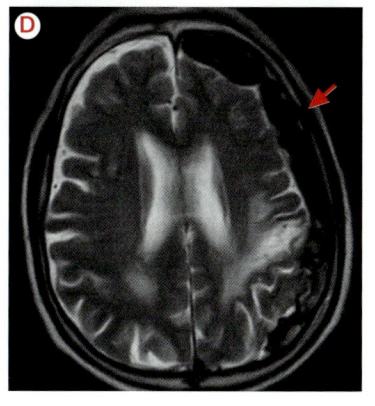

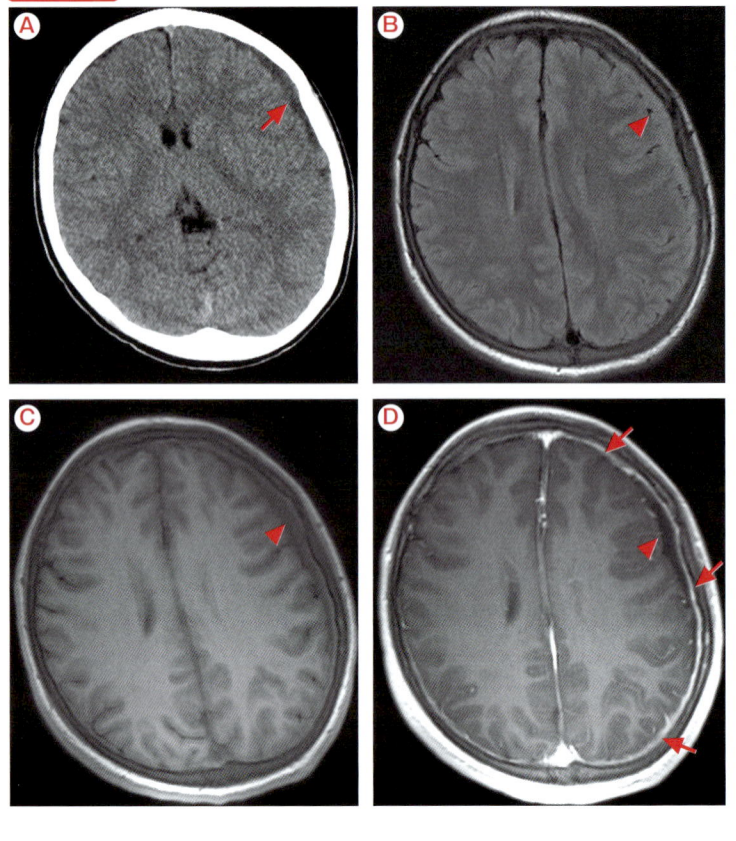

症例3 白血病に伴う慢性硬膜下血腫（15歳男性）

Ⓐ 単純CT　Ⓑ FLAIR像
Ⓒ T1強調像　Ⓓ 造影T1強調像

頭痛．

Ⓐ 左硬膜下腔に低吸収を呈する三日月状の病変を認める（→）．

Ⓑ〜Ⓓ 左硬膜下腔に異常信号域を認める（▶）．内部はFLAIR像で淡い高信号を呈し，造影では硬膜の肥厚を認める（Ⓓ →）．白血病細胞の硬膜浸潤に伴う慢性硬膜下血腫と診断，白血病に対する加療により所見は消失した．

疾患解説

1．疾患概念

　硬膜の中のくも膜に面している脆弱な層に，血液が通常3週間以上の時間をかけて貯留した病態である．架橋静脈の破綻が原因とされている．軽微な外傷が契機となるが外傷の既往がはっきりしない例も多い．

　高齢の男性に多い（脳萎縮により架橋静脈が進展され損傷されやすい）．アルコール多飲者にも多い（転倒そのほかの外傷を起こしやすい）．10％で両側性である．

　乳児では頭蓋骨・脳の容積不均衡によりくも膜下腔が開大した状態で架橋静脈が破綻して生じる．成人とは異なり両側性が多い．

　肉眼像，病理像では厚い外膜と薄い内膜に血腫は包まれており，被膜形成が特徴である．

　治療は穿頭血腫洗浄術が主であるが，難治性の病変や石灰化を呈した病変に対しては開頭・被膜摘出術が適応となる．量が少なく神経症状がない場合は経過観察を行う．低髄圧症候群，脳室シャント，血液疾患，硬膜転移などでも慢性硬膜下血腫を伴うことがあり，治療は原疾患に準ずる．

　認知症の原因の1つでもあり，加療により症状の改善を見込める．

　硬膜下水腫は外傷などによりくも膜が断裂し，硬膜下腔に髄液が流入した状態である．自然消失することもあるが，時に慢性硬膜下血腫に移行する．通常は経過観察を行う．

2．典型的画像所見（症例1〜4）

　形状は頭蓋内板に沿った広範囲な三日月状を呈することが多いが，凸レンズ状を呈することもある．石灰化を示す症例もあり，そのような場合，腫瘍性病変との鑑別が困難となることがある．

　CTでは髄液より淡い高濃度を呈することが多いが，新旧の血腫を反映して低吸収域と高吸収域が混在することも多い．

症例4　硬膜転移に伴う慢性硬膜下血腫（60歳代男性）

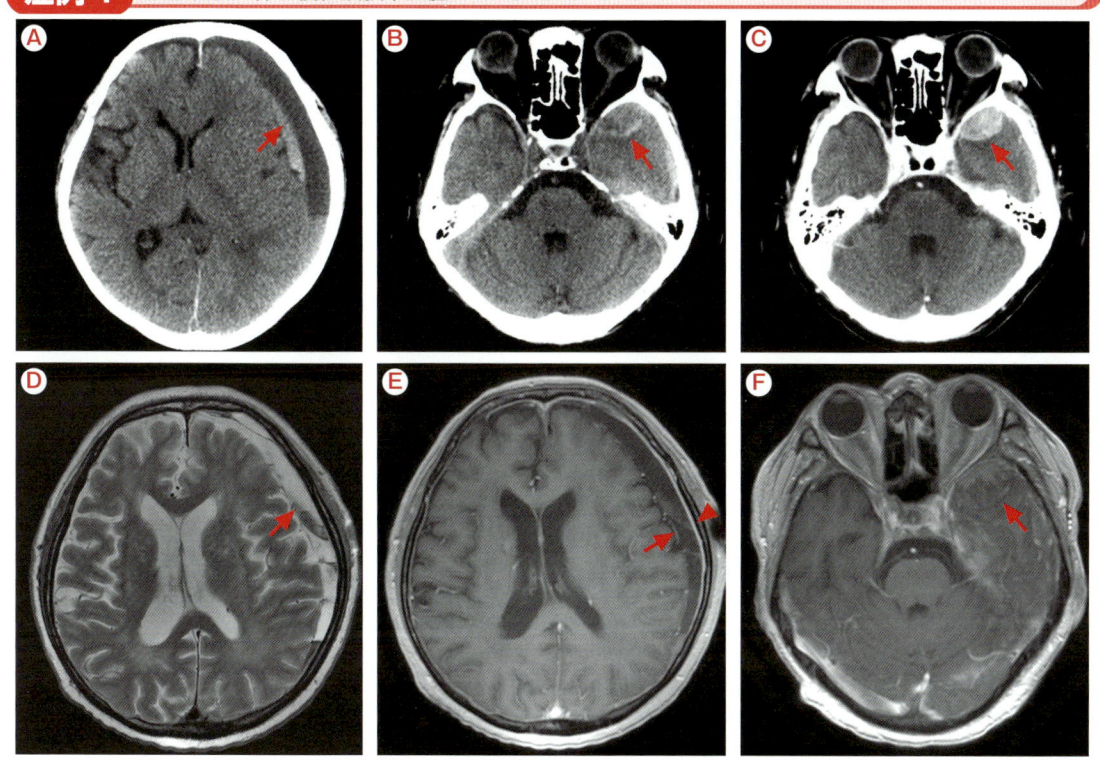

Ⓐ Ⓑ 単純CT　Ⓒ 造影CT　Ⓓ T2強調像　Ⓔ Ⓕ 造影T1強調像

前立腺癌の既往．嘔吐で来院．
Ⓐ左テント上に慢性硬膜下血腫を認める．内部は低吸収域と高吸収域が混在している（→）．
Ⓑ Ⓒ左中頭蓋窩に増強効果を呈する腫瘤を認める（Ⓒ→）．腫瘤の周囲に高吸収域を認める（Ⓑ→）．
Ⓓ〜Ⓕ左硬膜下の血腫はT1，T2強調像で低信号〜高信号域が混在（Ⓓ→）．造影では被膜様構造を認めるが，外側の方で染まりが明瞭（Ⓔ▶）．左中頭蓋窩に腫瘤を認める（Ⓕ→）．
　手術で前立腺癌の硬膜転移と診断された．

鑑別1　生理的な髄液腔の拡大（80歳代男性）

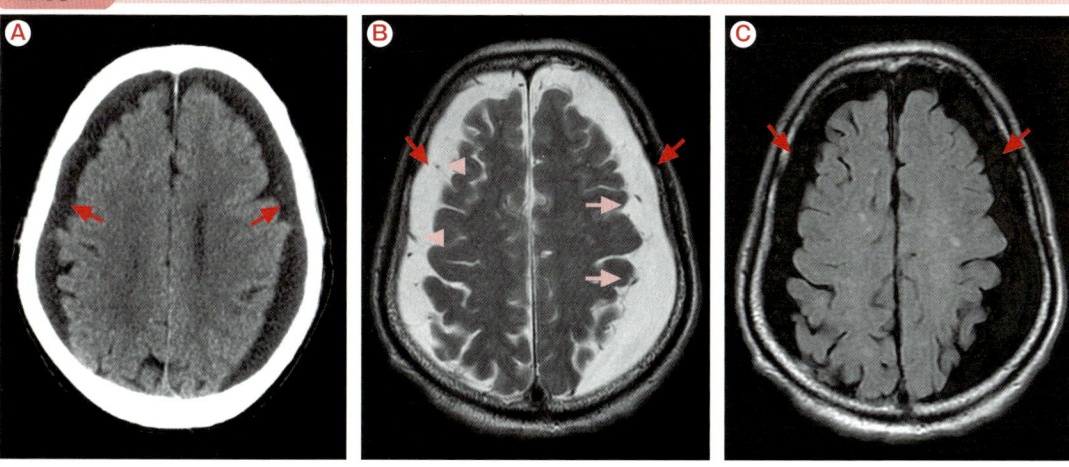

Ⓐ単純CT　Ⓑ T2強調像　Ⓒ FLAIR像

ふらつき，意識低下．
Ⓐ両側脳実質周囲に低吸収域を認める（→）．
Ⓑ Ⓒ両側とも髄液と等信号を呈する（→）．左側の病変はくも膜下腔を走行する血管が脳表へ圧排されており（→），硬膜下水腫の所見である．右側は内部に血管を認め（▶），脳萎縮に伴うくも膜下腔拡大の所見である．

鑑別2 硬膜下膿瘍（50歳代女性）

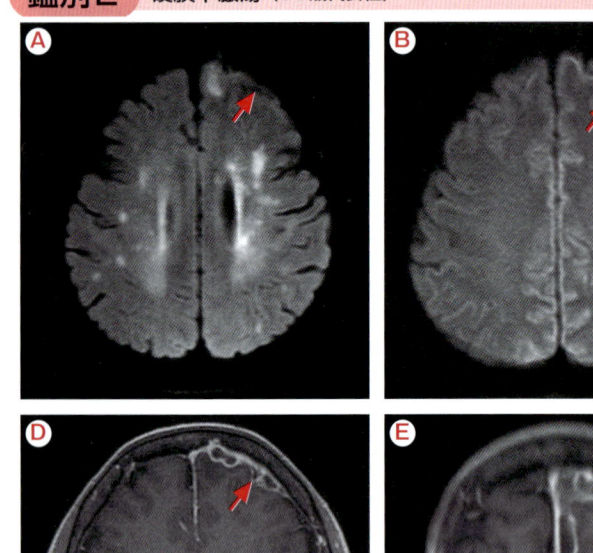

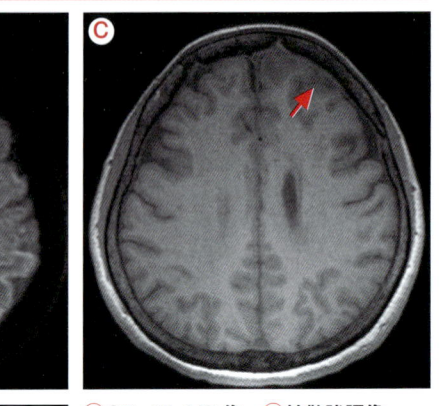

Ⓐ 3D-FLAIR像　Ⓑ 拡散強調像
Ⓒ T1強調像　Ⓓ 造影T1強調像
Ⓔ 造影T1強調冠状断像

頭痛．

Ⓐ～Ⓔ 左前頭部～大脳鎌に沿って液体貯留を認める．内容物はFLAIR像で実質とほぼ等信号（Ⓐ→），拡散強調像で著明な高信号を呈し（Ⓑ→），造影では辺縁部に増強効果を呈する（ⒹⒺ→）．左篩骨洞には副鼻腔炎所見を認める（Ⓔ▶）．
抗菌薬での加療にて病変の消失を認めた．

MRIでは血腫による信号変化がCTより鋭敏に描出される．内部の隔壁構造の検出にも優れる．造影検査では被膜が増強される．外膜の方が厚く増強されることが特徴である．
硬膜下水腫の内容物は髄液と等信号．くも膜下腔を走行する血管が脳表に圧排される．

3．鑑別疾患

硬膜外血腫（p.341 第7章1）：凸レンズ状を呈する場合は鑑別が困難である．
生理的な髄液腔の拡大（鑑別1）：硬膜下水腫と異なり，血管の脳表への圧排像は認めない．
硬膜下膿瘍（鑑別2）：副鼻腔炎や中耳炎の頭蓋内への炎症波及により生じることが多い．内容物は脳膿瘍と同様に拡散強調像で著明な高信号を呈することが多い．造影では被膜様の増強効果を呈する．

〈参考文献〉

1）前田 剛，片山容一：12章 頭部外傷．「脳神経外科学Ⅱ 改訂11版」（太田富雄/総編集），pp.1609-1782, 金芳堂, 2012
2）Fobben, E. S., et al.：MR characteristics of subdural hematomas and hygromas at 1.5 T. AJR, 153：589-595, 1989
3）Sipe, J. C., et al.：Primary intracranial hypotension and bilateral isodense subdural hematomas. Neurology, 31：334-337, 1981
4）John, L. D., et al.：MRI depiction of chronic intradural (subdural) hematoma in evolution. J Magn Reson Imaging, 17：484-486, 2003

第7章 頭部外傷

4 脳挫傷
cerebral contusion

油野裕之, 植田文明

症例1 脳挫傷（60歳代男性）

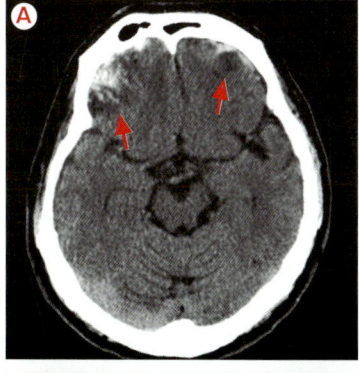

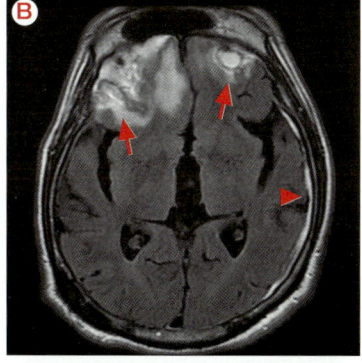

Ⓐ単純CT（受傷時）
ⒷⒸFLAIR像（受傷7日後）
ⒹT2*強調像（受傷7日後）

階段で転んで後頭部を強打.

Ⓐ両側前頭葉底部の実質に低吸収域と高吸収域が混在した病変を認める（→）.

Ⓑ〜Ⓓ両側前頭葉脳底部に不均一なFLAIR像での高信号域（→）を認める. T2*強調像では内部に一部低信号域を認める（Ⓓ→）. ほか, 左急性硬膜下血腫を認める（ⒷⒹ▶）.

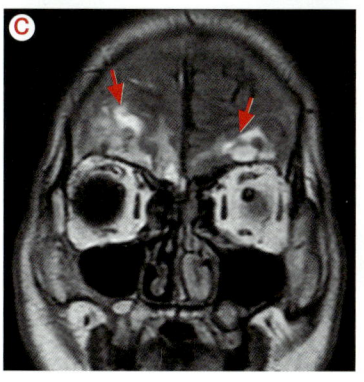

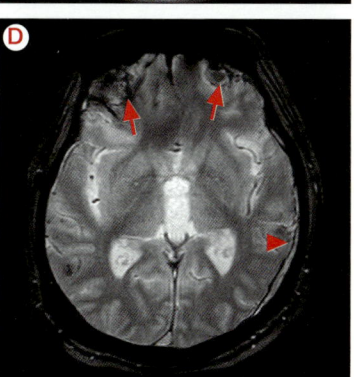

症例2 脳挫傷（20歳代男性）

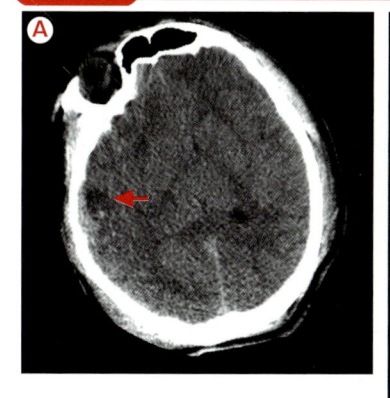

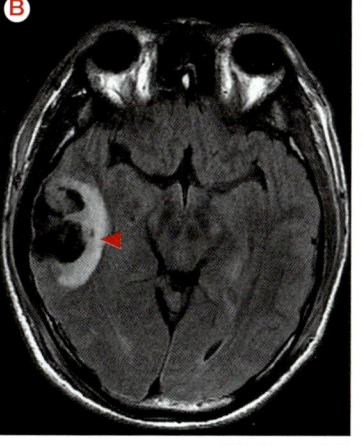

Ⓐ単純CT（受傷時）　ⒷFLAIR像
ⒸFLAIR冠状断像（受傷2日後）
ⒹT2*強調像（受傷2日後）

交通外傷.

Ⓐ右側頭葉に淡い低吸収域内に一部高吸収が混在した病変を認める（→）.

Ⓑ〜ⒹCTと比較して病変が明瞭である. 病変部は辺縁部優位に高信号, 内部は明瞭な低信号を認める（▶）. 両側急性硬膜下血腫も認める（Ⓒ→）.

（次頁へつづく）

（前頁のつづき）

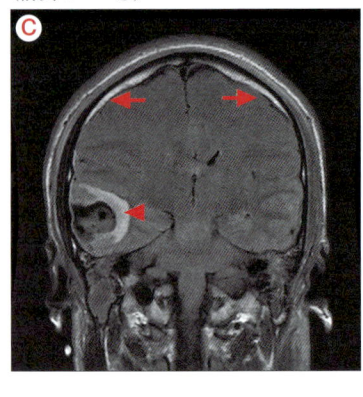

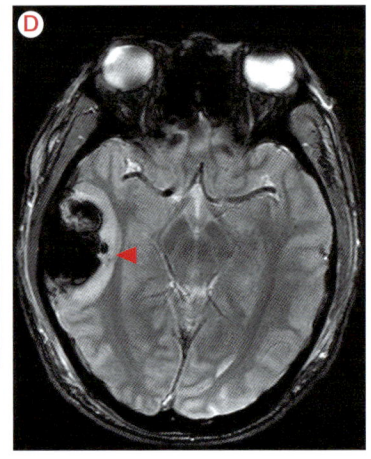

症例3　脳挫傷（20歳代男性）

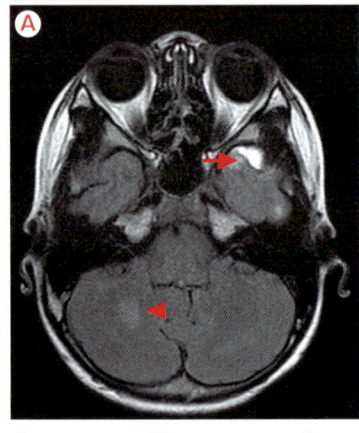

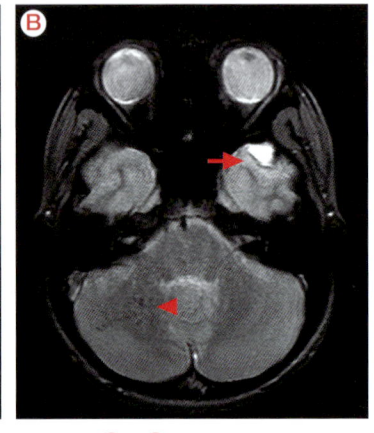

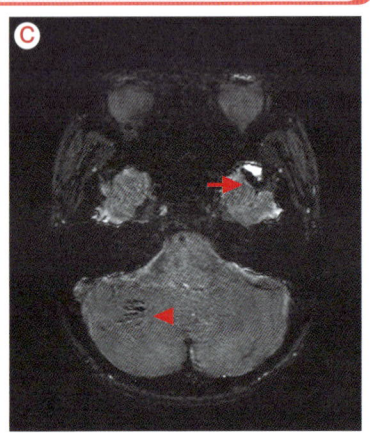

Ⓐ FLAIR像　Ⓑ T2*強調像　Ⓒ磁化率強調像（Ⓐ〜Ⓒ受傷2日後）

交通外傷．

Ⓐ〜Ⓒ左側頭葉にT2延長域を認める（→）．T2*強調像と比較して磁化率強調像で辺縁部の低信号域が明瞭である（Ⓒ→）．右小脳に軸索損傷を伴っている（▶）．こちらも磁化率強調像の方が明瞭である（Ⓒ▶）．

症例4　脳挫傷（60歳代男性）

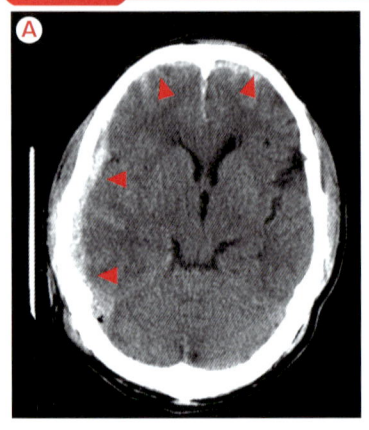

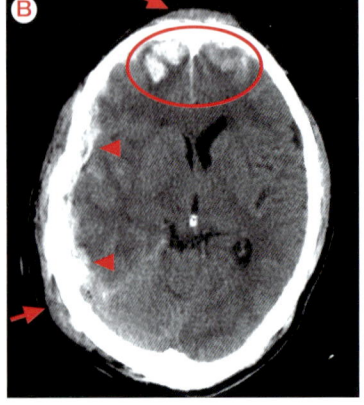

Ⓐ単純CT（受傷時）
Ⓑ単純CT（受傷3時間後）

交通外傷．

ⒶⒷ3時間の経過で両側前頭部皮質下血腫（○）と脳実質の腫脹に伴う正中偏位が出現．皮下の腫脹も増大している（Ⓑ→）．さらに，右側優位の急性硬膜下血腫，くも膜下血腫も認める（▶）．

| 鑑別1 | 出血性脳梗塞（70歳代女性） |

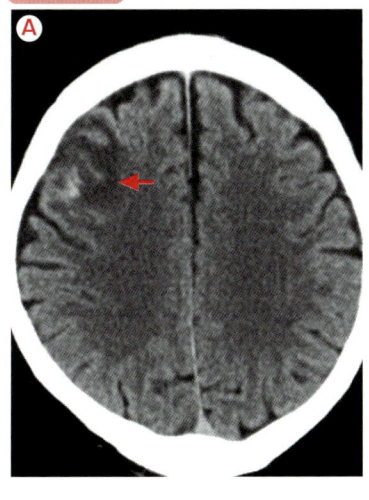

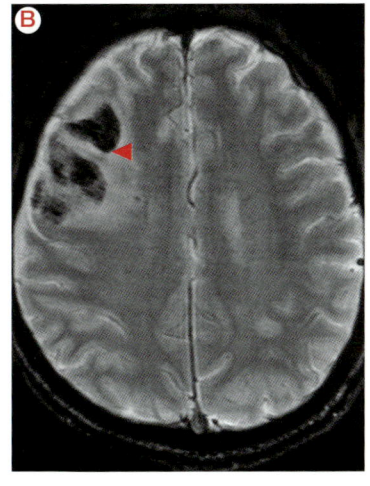

Ⓐ 単純CT　Ⓑ T2*強調像

脳梗塞経過観察．
Ⓐ右前頭葉に低吸収域を認める（→）．病変部は腫脹しており，一部に高吸収域を認める．
Ⓑ高信号域内に一部低信号域を認める（▶）．楔型状の形態をとる．

疾患解説

1．疾患概念

　外力によって脳実質そのものに損傷が起きた状態である．若年者に多い．

　脳内血腫を伴うことが多い．受傷直後では異常所見を認めないにもかかわらず，24時間以内に急速に脳内血腫が増大することがあり（遅発性外傷性脳内血腫），厳重な急性期の経過観察を要する．出血・浮腫の増強により，脳ヘルニアを呈することもある．

　好発部位は前頭葉・側頭葉下面（凹凸の多い頭蓋骨に接するため）である．

　外傷時は大きな加速度で頭部全体が揺り動かされることにより，単純に頭部をぶつけた部分だけでなく，同側・対側の両方ともに頭蓋骨との衝突による損傷が生じる．

　脳実質内の血腫がくも膜下腔に破綻することにより，外傷性のくも膜下出血が生じる．

　治療は頭蓋内圧亢進に対する脳圧降下薬投与を行う．浮腫が高度な場合は開頭減圧術，血腫除去術を行う．

　広範囲な病変・巨大な血腫を伴う病変の予後は不良である．

2．典型的画像所見（症例1～4）

　CTが第一選択である．出血の高吸収域と実質浮腫・壊死部の低吸収域が混在した像（salt and pepper）を呈する．

　perfusion CTは単純CTと比較して挫傷部の検出に優れ，rCBV・rCBF低値を呈する症例は予後が不良との報告がある[3]．外傷による脳循環の自己調整能の破綻が推察されている．

　MRIはCTと比較して感度に優れる．実質の浮腫部はT2強調像・FLAIR像で高信号を呈する．

　血腫は時期によりさまざまな像を示す．T2*強調像，磁化率強調像は磁化率の変化に鋭敏であり，微小出血（常磁性を示すデオキシヘモグロビン，メトヘモグロビン，ヘモジデリン）の検出に優れる．磁化率強調像はT2*強調像と比較して感度に優れる．

　時期によっては血液脳関門の障害を反映し，造影で増強効果を呈する．

3．鑑別疾患

脳炎（p.233 第3章14）：陳旧性の場合は画像のみでは脳炎との鑑別が困難である．
出血性脳梗塞（鑑別1）：病変は血管支配に一致した分布を示す．
脳腫瘍（鑑別2）：挫傷部は造影で増強効果を呈することがあるので，時に腫瘍との鑑別が困難となる．

| 鑑別2 | 脳腫瘍（髄膜腫）（70歳代男性） |

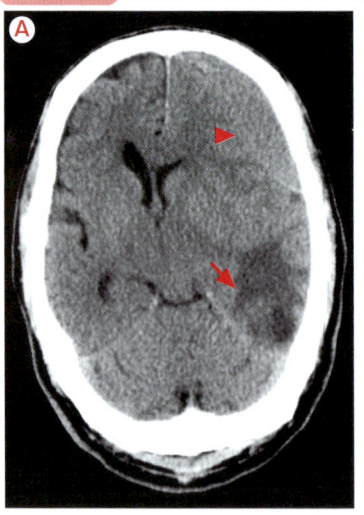

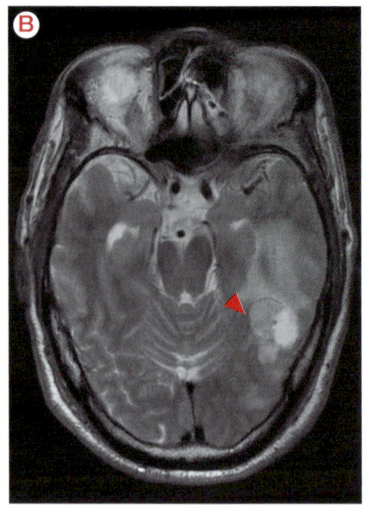

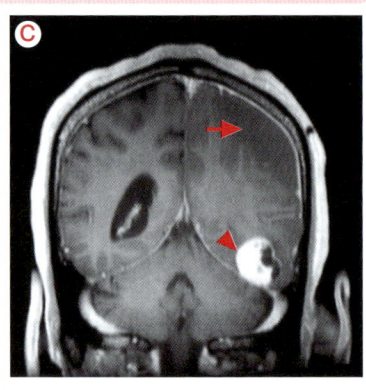

Ⓐ単純CT　Ⓑ T2強調像（CTより7日後）　Ⓒ造影T1強調冠状断像（CTより7日後）

転倒後2カ月．

Ⓐ左側頭部後方に低吸収域と淡い高吸収域が混在した病変を認める（→）．左前頭部に慢性硬膜下血腫を伴う（▶）．

ⒷⒸ左中頭蓋窩に内部に囊胞成分を有する境界明瞭な腫瘤を認め（▶），周囲実質に浮腫を認める（→）．手術で髄膜腫と診断された．

＜参考文献＞

1) Alahmadi, H., et al. : The natural history of brain contusion : an analysis of radiological and clinical progression. J Neurosurg, 112 : 1139-1145, 2010
2) Fukamachi, A., et al. : The incidence and developmental process of delayed traumatic intracerebral haematomas. Acta Neurochir（Wien）, 74 : 35-39, 1985
3) Wintermark, M., et al. : Admission perfusion CT : prognostic value in patients with severe head trauma. Radiology, 232 : 2110-220, 2004
4) Bruce, L., et al. : Neuroimaging in traumatic brain imaging. NeuroRx, 2 : 372-383, 2005

第7章 頭部外傷

5 びまん性軸索損傷
diffuse axonal injury

油野裕之, 植田文明

症例1 びまん性軸索損傷（20歳代女性）

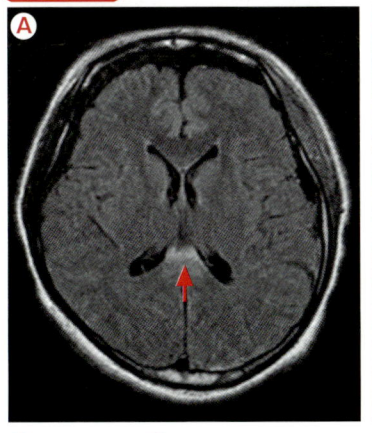

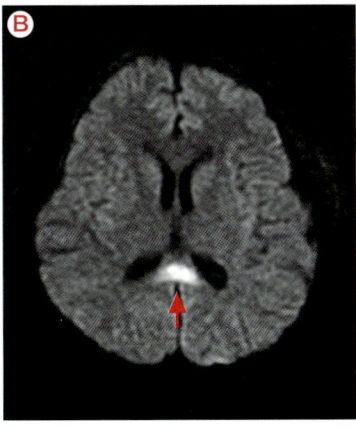

Ⓐ FLAIR像　Ⓑ 拡散強調像

歩行中, 軽トラックにはねられた.
ⒶⒷ 脳梁膨大部にFLAIR像で淡い高信号, 拡散強調像で明瞭な高信号域を認める（→）.

症例2 びまん性軸索損傷（14歳男性）

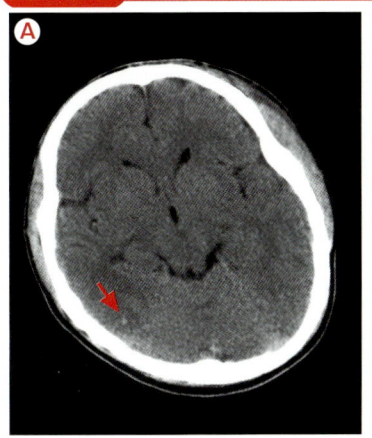

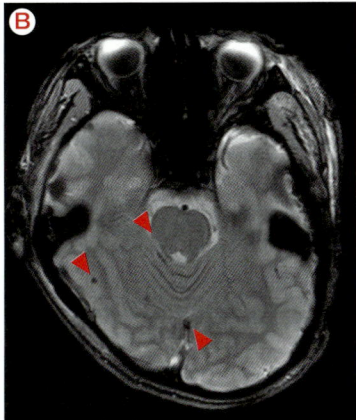

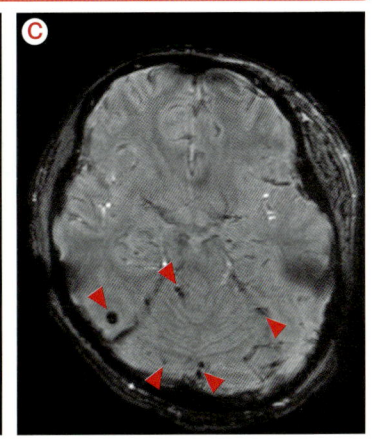

Ⓐ 単純CT　Ⓑ T2*強調像　Ⓒ 磁化率強調像

暴行による外傷. けんかの際, 頭部を殴る蹴るされた.
Ⓐ 右後頭葉皮質下に結節状の高吸収域を認める（→）.
ⒷⒸ 結節状の低信号域が散在している（▶）. T2*強調像と比較して磁化率強調像では病変は大きく, 多数検出される. これらの病変は拡散強調像（非提示）では同定困難であった.

症例3　びまん性軸索損傷（3歳女児）

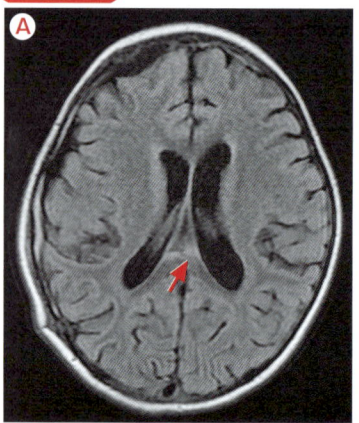

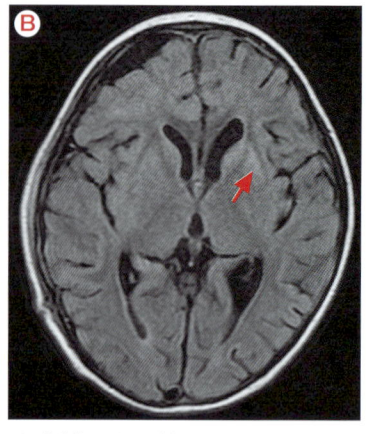

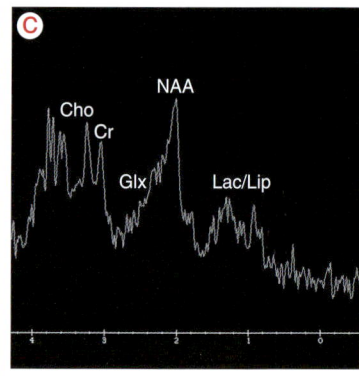

ⒶⒷFLAIR像（受傷1カ月後）　ⒸMRS（受傷1カ月後）

自動車に乗用中，トラックに衝突した症例．動作性IQの軽度低下，右不全麻痺が残存．

ⒶⒷ脳実質はびまん性に萎縮を認め，脳梁・左基底核にFLAIR像で淡い高信号域を認める（→）．

Ⓒ右側頭葉部のMRS（TE35 TR1500）（MRIでは信号異常の認められなかった部位で測定）．Crのピーク（3.00 ppm）と比較してCho（3.20 ppm）のピークの増加，NAA（2.02 ppm）のピークの減少，Glu/Gln（Glx）のピーク（2.36, 2.09 ppm）の増加を認める．Lac/Lip（1.30, 1.31 ppm）ピークも認められる．

疾患解説

1. 疾患概念

　頭部に回転性の外力が加わることにより，軸索に広汎な損傷が生じた状態である．強い外力で脳に回転力が生じた場合，脳深部は脳表部よりも遅れて回転するため，軸索が強く引っ張られ広範囲に断裂する．同時に穿通枝が断裂することにより出血を伴うことも多い．

　好発部位は皮質下白質，脳梁，脳幹，基底核部などである．肉眼的病理所見ではほとんど異常を認めず，顕微鏡的に軸索の損傷を認める．

　治療は対症療法，全身管理が主体であり，一般的に手術適応はない．

　出血を伴う症例は出血を伴わない症例と比較して予後が不良である．

2. 典型的画像所見（症例1〜3）

　CTで所見が乏しいにもかかわらず受傷直後より意識障害が強い場合に臨床的に疑われる．MRIで典型的な所見が認められれば診断が確定する．CTでは所見に乏しいことも多いが，結節状の高吸収域（微小出血を反映）としてみられることもある．

　急性期では拡散強調像で多発性の結節状高信号（軸索断裂による細胞性浮腫を反映）を呈する．出血の合併や急性期を過ぎた場合は拡散強調像での検出が困難である．

　T2*強調像・磁化率強調像では多発性の結節状低信号（微小出血を反映）を呈する．磁化率強調像はT2*強調像と比較して病変の検出感度が3〜6倍優れるとの報告あり[1]．

　MR spectroscopy（MRS）ではMRIで異常信号域を認めない部位でもコリン（Cho）/クレアチン（Cr）の増加・N-アセチルアスパラギン酸（NAA）/Crの減少を認め，NAA/Crの減少は予後と関係するとの報告あり[2]．

　拡散テンソル像では急性期，慢性期で正常人と比較して脳梁，内包での異方性比率の低下の報告あり[3]．

　損傷後，経過で脳萎縮が進行する．

　頭部外傷では一時的損傷（外傷によって直接受ける損傷）に加え，脳浮腫，低酸素などの二次的損傷（その後の生体反応の結果として生じる障害）が生じる．そのため結果として非常に多彩な障害が生じ，画像所見に反映される．

鑑別1　多発急性期脳梗塞（70歳代女性）

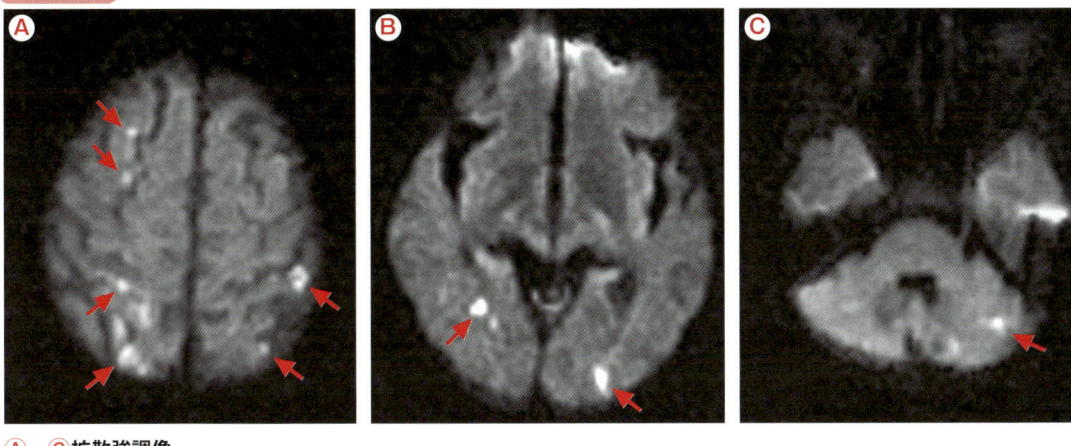

Ⓐ～Ⓒ拡散強調像

前日より右上肢の筋力低下．
Ⓐ～Ⓒテント上，テント下に結節状の高信号域が散在している（→）．病変の分布は血管支配の境界領域が主である．

鑑別2　多発脳出血（15歳男性）

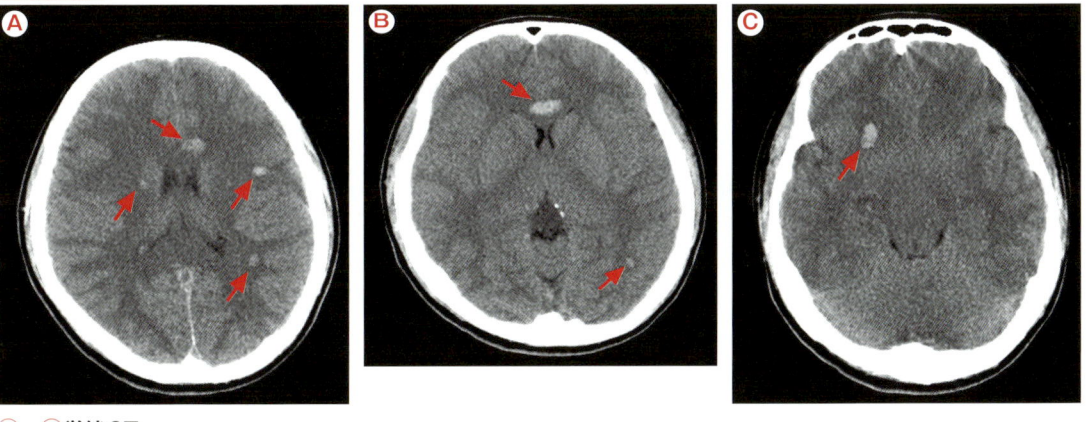

Ⓐ～Ⓒ単純CT

急性骨髄性白血病によるDIC．意識障害．
Ⓐ～Ⓒ白質に結節状の高吸収域が散在している（→）．

3．鑑別疾患

一過性脳梁膨大部病変：さまざまな病態で脳梁膨大部に病変を呈する．
多発急性期脳梗塞（鑑別1）：拡散強調像で小結節状の高信号域を広範囲に認めることがある．病変の分布は血管支配の境界領域が主となる．
多発脳出血（鑑別2）：播種性血管内凝固症候群（DIC）などでは頭蓋内出血が多発することがある．
脳アミロイドアンギオパチー（鑑別3）（p.36第1章4）：アミロイド蛋白質が大脳の髄膜と皮質の小/中動脈に沈着し，脳血管障害を呈する疾患．T2*強調像，磁化率強調像で脳表部に小結節状の低信号域が多数分布．

鑑別3　脳アミロイドアンギオパチー疑い（30歳代男性）

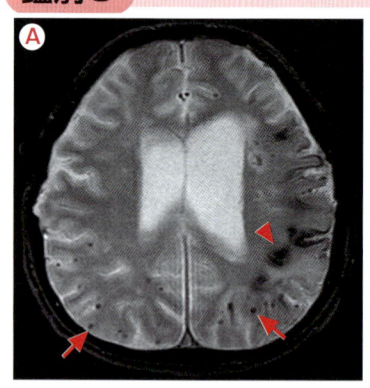

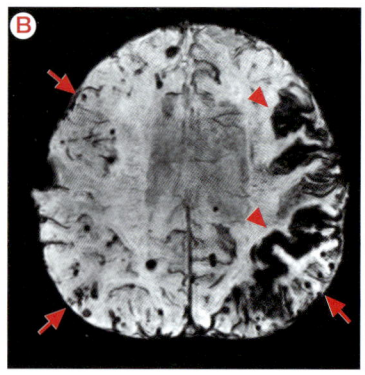

Ⓐ T2*強調像　Ⓑ 磁化率強調像

くり返すくも膜下出血の既往．高血圧なし．生検はされていないが，他院でのPiB-PETで皮質，基底核にアミロイド沈着を認めたために臨床上脳アミロイドアンギオパチー疑いと診断された症例．

ⒶⒷ 脳表部に結節状の低信号域が散在している（→）．左脳表部には帯状の低信号域を認め（▶），以前のくも膜下出血後の変化を考える．

<参考文献>

1) Tong, K. A., et al. : Diffuse axonal injury in children : clinical correlation with hemorrhagic lesions. Ann Neurol, 56 : 36-50, 2004
2) Barbara, A., et al. : Proton MR spectroscopic imaging depicts diffuse axonal injury in children with traumatic brain injury. AJNR, 26 : 1276-1285, 2005
3) Arfanakis, K., et al. : Diffusion tensor MR imaging in diffuse axonal injury. AJNR, 23 : 794-802, 2002
4) Tong, K. A. : New MRI techniques for imaging of head trauma : DWI, MRS, SWI. Appl Radiol, 32 : 29-34, 2003

第8章 脳奇形と類縁病態

1 Chiari Ⅰ型およびⅡ型奇形
Chiari malformation Ⅰ, Ⅱ

安藤久美子

症例1　Chiari Ⅰ型奇形（50歳代女性）

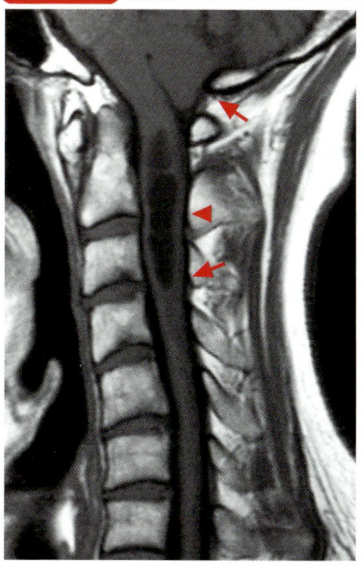

T1強調矢状断像

小脳扁桃が大後頭孔より下垂している（→）．頸髄レベルに脊髄空洞症を認め，内部には不完全な隔壁様構造がみられる（▶）．

症例2　Chiari Ⅰ型奇形（17歳女性）

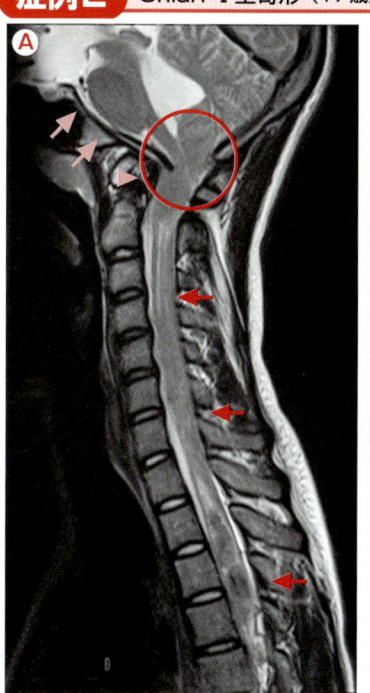

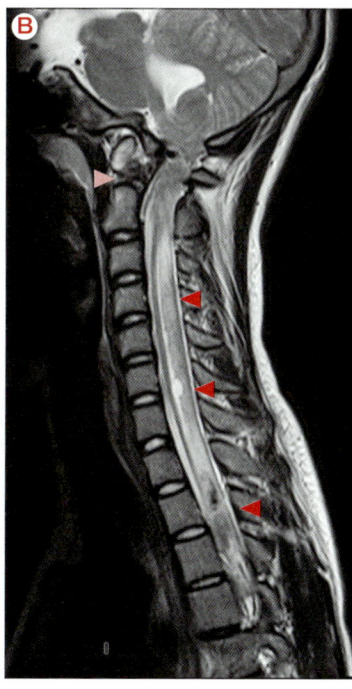

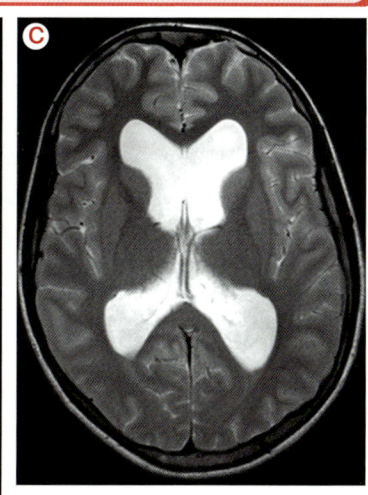

ⒶⒷ頸椎T2強調矢状断像
ⒸT2強調像

嚥下困難をはじめとする下位脳神経症状，四肢麻痺，頭蓋内圧亢進症状を認める．

ⒶⒷ小脳扁桃と脳幹（○）の下垂，狭い後頭蓋窩，短く水平に近い走行の斜台（→），歯突起（▶）の背側偏位がみられる．第4脳室は拡大している．頸髄レベルから胸髄レベルに至る脊髄空洞症（▶）がみられ，内部には髄液の流れによるアーチファクトがある（→）．

Ⓒ水頭症を認める．

症例3　Chiari Ⅰ型奇形（17歳女性）

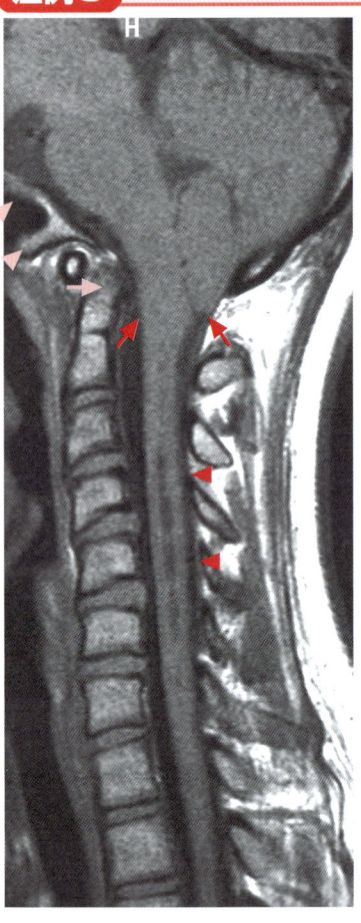

T1強調矢状断像

軽度の四肢麻痺．

小脳扁桃と脳幹（→）の下垂に加え，短く水平に近い走行の斜台（▶），歯突起（→）の背側偏位がみられる．軽度の脊髄空洞症（▶）がある．

症例4　Chiari Ⅰ型奇形（50歳代女性）

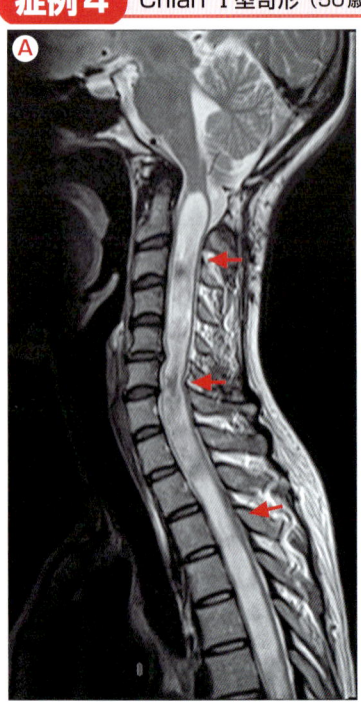

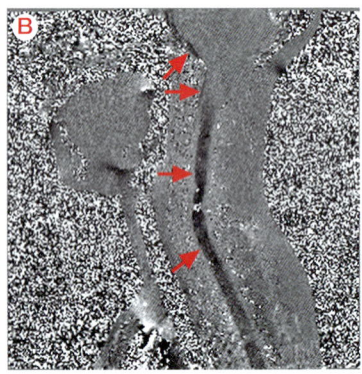

Ⓐ **T2強調矢状断像**
Ⓑ **phase-Contrast法 flow study**
Ⓒ **T2強調矢状断像**
Ⓓ **phase-Contrast法 flow study**
（ⒶⒷは術前，ⒸⒹは術後1カ月）

急性四肢麻痺．

ⒶⒷ術前のT2強調矢状断像では，著明な脊髄空洞症（→）を認め，flow studyにて，空洞内と脳幹と大後頭孔付近の頸髄前方（→）に同期した髄液の流れはあるが，頸髄背側には流れを認めない．

ⒸⒹ大後頭孔開放術後1カ月では，脊髄空洞症に変化はないが，頸髄背側（→）にも，空洞内と脳幹と大後頭孔付近の頸髄前方に同期した髄液の流れが出現している．この時点では症状軽減は認めていない．

（次頁へつづく）

(前頁のつづき)

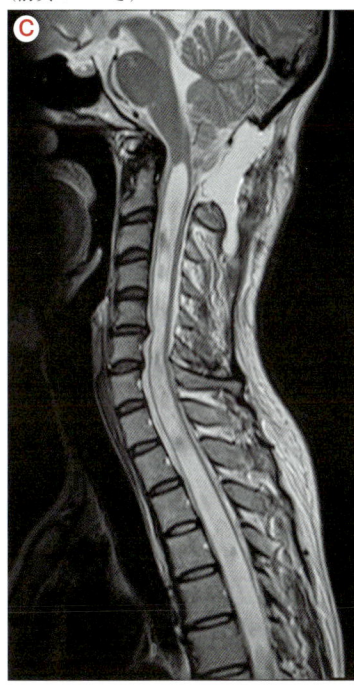

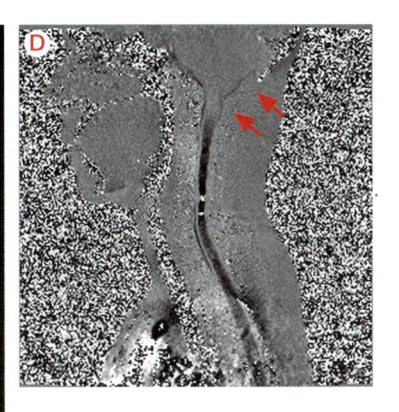

症例5　Chiari Ⅱ型奇形（新生児男児）

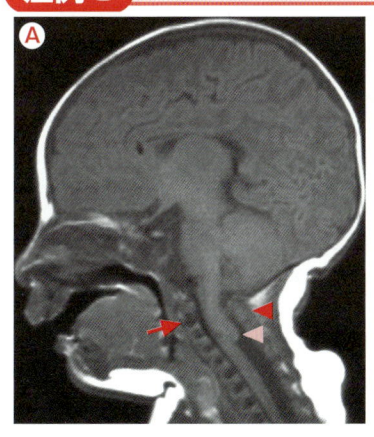

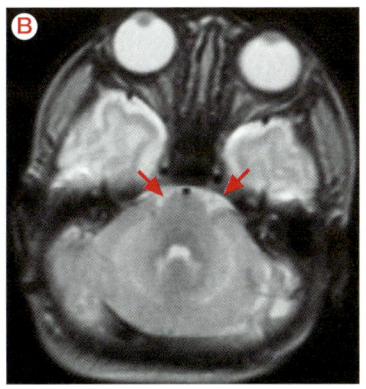

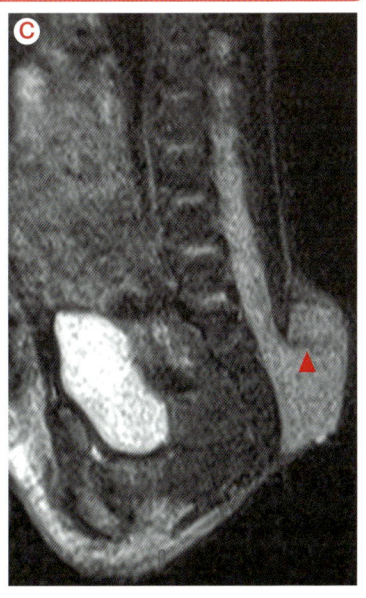

Ⓐ**T1強調矢状断像**　Ⓑ**T2強調像**　Ⓒ**腰部T2強調矢状断像（出生直後）**

腰部に皮膚で覆われていない囊胞を認める．

Ⓐ後頭蓋は小さく，小脳，延髄（→）が脊柱管内へ逸脱している．小脳下部（▶）は楔状に変形しており，延髄（▶）の屈曲を伴う．中脳被蓋にも変形を認める．脳梁背側は低形成である．

Ⓑ小脳（→）が前方へ伸展し，脳幹をとり囲んでいる．

Ⓒ臀部に囊胞性腫瘤がみられ，内部に稽留した脊髄と思われる線状影（▶）を認める．脊髄髄膜瘤である（脊髄髄膜瘤は生後72時間以内に手術されるため，出生後術前に画像検査が施行されることは少ない）．

症例6 Chiari Ⅱ型奇形・水頭症・脊髄髄膜瘤（32週胎児）

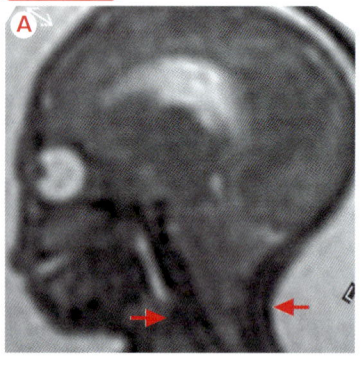

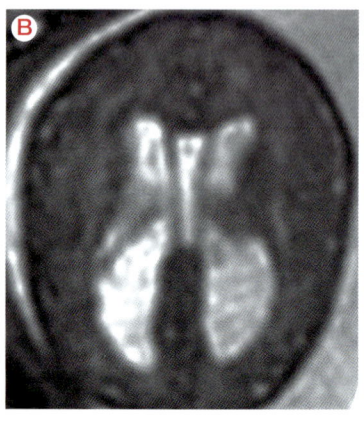

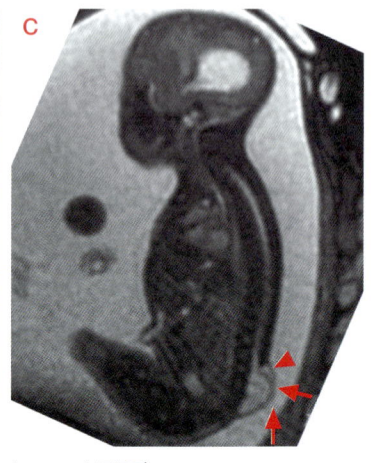

Ⓐ胎児MRI T2強調矢状断像（balanced-TFE）　Ⓑ胎児MRI T2強調像（balanced-TFE）
Ⓒ胎児MRI T2強調矢状断像（balanced-TFE）

胎児水頭症と腰部嚢胞性腫瘤を超音波で指摘された．
Ⓐ狭い後頭蓋窩と，小脳，延髄の下垂をみる（➡）．小脳周囲の髄液腔がみられない．
Ⓑ脳室は拡大している．
Ⓒ脊髄腔と連続する嚢胞性病変（➡）を臀部に認め，内部に線状の稽留脊髄もみられる（▶）．脊髄髄膜瘤と考えられる．

症例7 Chiari Ⅱ型奇形・水頭症・脊髄髄膜瘤（36週胎児）

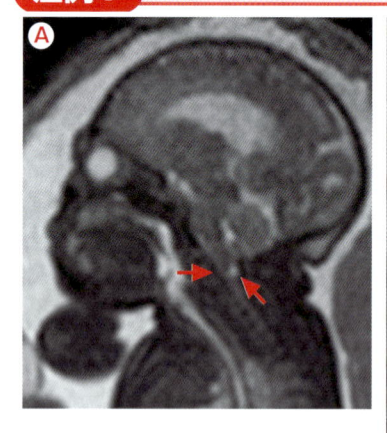

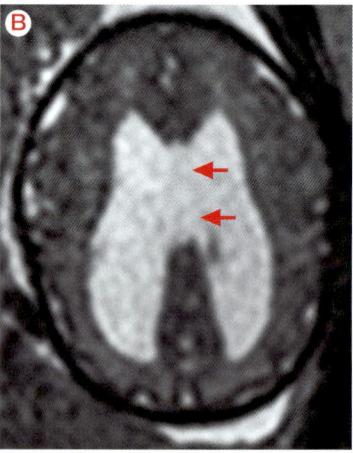

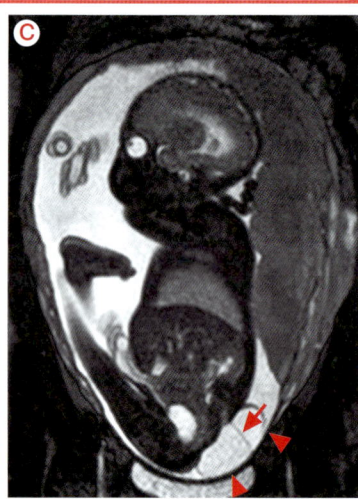

（次頁へつづく）

(前頁のつづき)

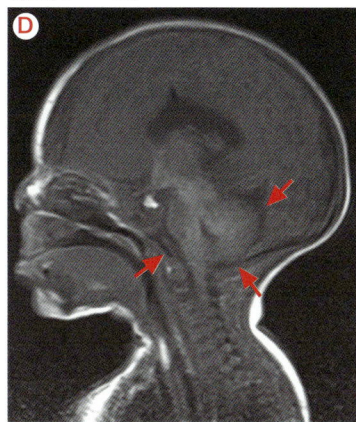

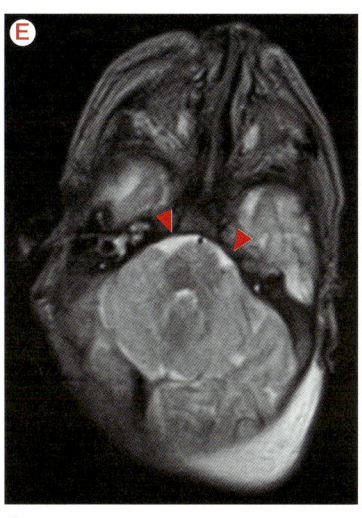

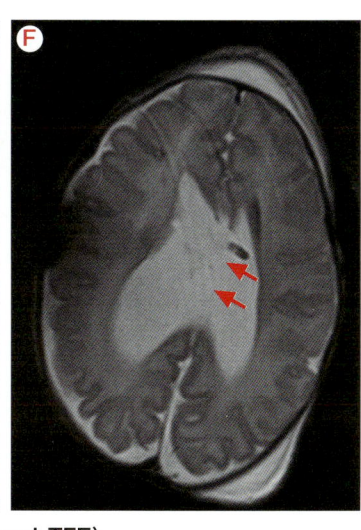

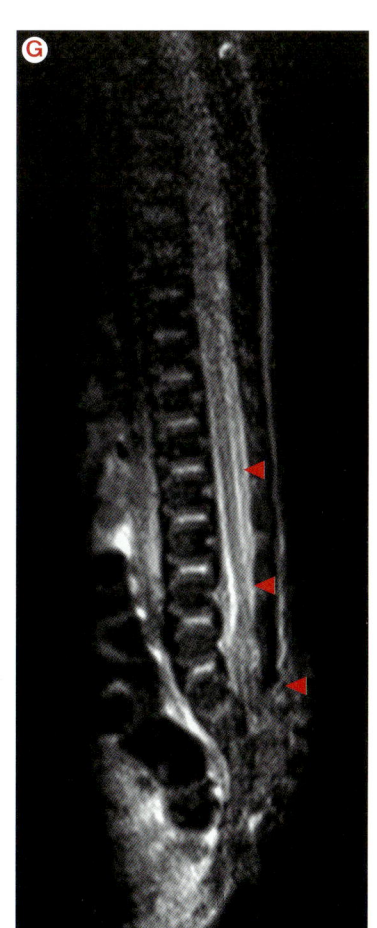

Ⓐ胎児MRI T2強調矢状断像（balanced-TFE）
Ⓑ胎児MRI T2強調像（balanced-TFE）
Ⓒ胎児MRI T2強調矢状断像（balanced-TFE）
Ⓓ頭部T1強調矢状断像　ⒺⒻ頭部T2強調像　Ⓖ腰椎T2強調像
〔Ⓓ〜Ⓕは出生後術後（髄膜瘤切除術後，脳室シャント後）〕

胎児水頭症と腰部嚢胞性腫瘤を超音波で指摘された．出生後，皮膚に覆われていない腫瘤を臀部に認めた．

Ⓐ後頭蓋は狭いが，周囲の脊髄液腔はみられる．軽度の小脳延髄（→）の下垂が疑われる．
Ⓑ脳室は拡大しており，透明中隔の欠損を認める（→）．
Ⓒ脊髄腔と連続する嚢胞性病変を臀部に認め（▶），内部に線状の稽留脊髄がある（→）．脊髄髄膜瘤と考えられる．患児は両足をつっぱっており，痙性麻痺が疑われる．
Ⓓ小脳，脳幹の下垂は軽度だが，後頭蓋窩（→）が狭い．
Ⓔ小脳半球（▶）が脳幹をとり囲むようにみられる．
Ⓕ透明中隔欠損を認める（→）．
Ⓖ髄膜瘤は切除されているが，稽留脊髄（▶）が残存している．

症例8　髄膜瘤疑い（新生児女児）

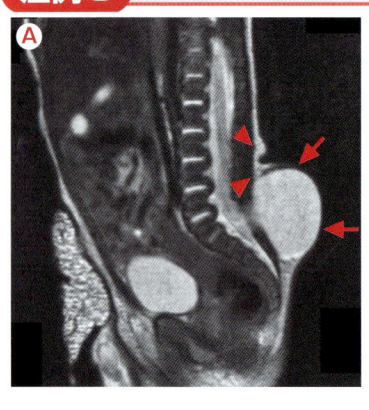

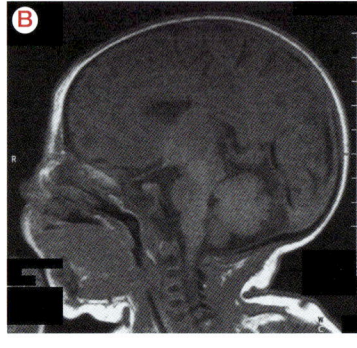

Ⓐ 腰部T2強調矢状断像
Ⓑ 頭部T1強調矢状断像

臀部に皮膚に覆われた腫瘤を認めた．
Ⓐ 臀部に囊胞性腫瘤（→）を認め，脊髄腔と連続している．同部に稽留された脊髄（▶）をみるが，囊胞内には神経組織はみられない．
Ⓑ 後頭蓋窩は保たれており，小脳扁桃，延髄の下垂もない．

疾患解説

1. 疾患概念

Chiari奇形は，1891年Chiariが3型に分類した水頭症を伴う後脳（hindbrain）の奇形である[1]．Ⅰ型，Ⅱ型は小脳と下部の脳幹の脊柱管内への下垂を特徴とするが，全く別の疾患であり，発生機序も異なる（Ⅲ型は小脳，脳幹が高位頸椎の髄膜瘤に入り込む稀な疾患で，脳瘤として扱われることが多い）．

1）Chiari Ⅰ型奇形

小脳扁桃，延髄の脊柱管内への下垂を特徴とする．中枢神経合併奇形はみられないことが多い．**脊髄空洞症（syrinx）** を50〜85％に伴う．時に水頭症を合併する．このほか，後頭蓋窩狭小化，頭蓋底陥入症，斜台平定化などの頭蓋底頸椎移行部の骨異常がみられる（20〜50％）．

これら後頭蓋骨性成分の形成障害がChiari Ⅰ型奇形の成因の1つと考えられている．

発症は成人期で，後頭部痛，下位脳神経麻痺症状（嚥下障害，構音障害，顔面感覚障害，小脳症状，眼振，睡眠時無呼吸），脊髄空洞症に伴う四肢麻痺などを認める．

2）Chiari Ⅱ型奇形（Arnold-Chiari奇形）

小さい後頭蓋窩と，小脳扁桃，虫部下部および脳幹の大後頭孔，テント切痕からの逸脱を特徴とする．**脊髄髄膜瘤，水頭症**を全例に伴う．脳室上衣下異所性灰白質をはじめとするテント上の中枢神経合併奇形も多い．

発生機序としては，一次神経管の閉鎖不全が考えられている（McLoneの統一仮説）．これは，胎生4週に尾側神経管閉鎖不全が生じ，髄膜瘤が形成→髄膜瘤から髄液が流出，髄液による頭蓋の膨張が抑制→脳の成長に比べ頭蓋が狭くなり，脳が脊柱管へ下垂→後頭蓋の狭小化により，水頭症をきたす，というものである．

生下時より呼吸障害，喘鳴，遅脈，嚥下障害などを認める．また水頭症による頭蓋内圧亢進症状，脊髄髄膜瘤による下肢麻痺，膀胱直腸障害をみる．

脊髄髄膜瘤（症例8）：二分脊椎から，髄膜および神経組織が逸脱し，皮膚に覆われない瘤を形成する．一次神経管の尾側の閉鎖不全に起因し，ほとんどが腰仙部に発生する．頻度は1/5,000出生とされる．稽留脊髄を全例に合併する．

2. 典型的画像所見

Chiari Ⅰ型奇形（症例1〜4）：MRI矢状断像にて小脳扁桃の下垂をみる．大後頭孔（斜台下縁と後頭骨下縁を結んだ線）と小脳扁桃の下縁の距離が，5〜10 mmで70％，12 mm以上で全例に症状がみられるとされているが，下垂が少なくても，症状をきたすことがある．脊髄空洞症は，内部に不完全な隔壁様構造があり，コインが連続したような形態のものが多い．内部に髄液の流れによるアーチファクトをしばしば伴う．頭蓋底陥入，斜台の平定化をしばしば認める．

Chiari Ⅱ型奇形（症例5〜7）：合併する水頭症と脊髄髄膜瘤は胎生20週には超音波で同定できる．胎児MRIでも，脊髄髄膜瘤および内部の索状の稽留脊髄，水頭症がみられる．小脳脳幹の下垂は時にわ

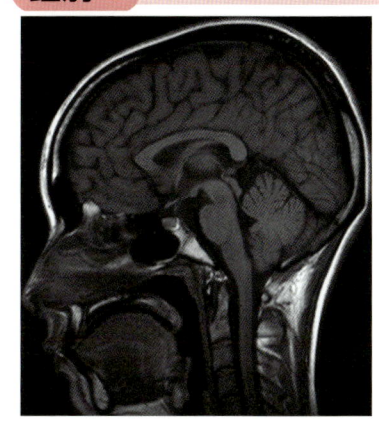

> **鑑別 1** 正常（下垂は生理的範囲内の症例）（19歳女性）

T1強調矢状断像

頭痛.

小脳扁桃の下垂は正常範囲（3 mm）であり生理的である.

かりにくいが，後頭蓋が狭く小脳周囲の髄液がみられない所見により類推できる．臀部腫瘍，水頭症精査の胎児MRIでは必ず脳と臀部を含めた矢状断像，脳の横断像を撮像することが必要である．

出生後は，髄膜瘤，水頭症のシャント術後に画像が得られることが多い．小さい後頭蓋窩と，小脳扁桃，虫部下部および脳幹の大後頭孔，テント切痕からの逸脱，虫部の楔様変形（vermial pegs），脳幹をとり囲む小脳半球，第4脳室の下方伸展，小脳上部のテント上への逸脱（towering cerebellum），延髄の屈曲（medullary kink, cervicomedullary kink），中脳被蓋の嘴様変形（tectal beaking）などがみられる．またテント上では視床間橋の肥厚（massa intermedia），異所性灰白質，多小脳回，脳梁形成不全などがみられる．稀に圧排変性による小脳の著しい低形成vanishing cerebellumを伴う．

3．鑑別疾患

1）Chiari Ⅰ型奇形

・小脳扁桃，延髄下垂の鑑別診断

正常バリエーション（鑑別1）：小脳扁桃の下垂は10歳以下では6 mm，11〜33歳で5 mmまで生理的範囲とされている（ただし，下垂がこの範囲でもChiari Ⅰ型奇形と同様の症状が出ることがある）．

低髄圧症候群（p.330 第6章3）：しばしば小脳扁桃の下垂を伴うが，下垂体の腫大，FLAIR像にてleptomeningeal spaceの拡大と高信号，Gd造影剤投与にて同部の増強効果をみることが鑑別となる．

2）Chiari Ⅱ型奇形

臀部に嚢胞性腫瘍（terminal myelocytoceleなど）が存在しても，皮膚で覆われている場合は，髄液漏出がないため，Chiari Ⅱ型奇形の合併はみない．

<参考文献>

1）Chiari, H. : Uber beranderungen des kleinhirns infolge won hydrocephalie des grossheirns. Dtsch Med Wocherschr, 17 : 1172-1175, 1891
2）McLone, D. G., et al. : The cause of Chiari Ⅱ malformation : a unified theory. Pediatr Neurosci, 15 : 1-12, 1989
3）Ando, K., et al. : MRI tight posterior fossa sign for prenatal diagnosis of Chiari type Ⅱ malformation. Neuroradiology, 49 : 1033-1039, 2007
4）Boltshauser, E., et al. : Vanishing cerebellum in myelomeningocoele. Eur J Paediatr Neurol, 6 : 109-113, 2002

第8章 脳奇形と類縁病態

2 全前脳胞症
holoprosencephaly

安藤久美子

症例1　alobar型全前脳胞症（新生児男児）

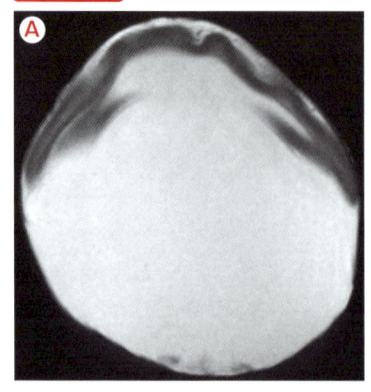

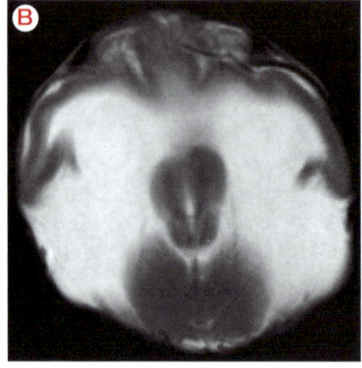

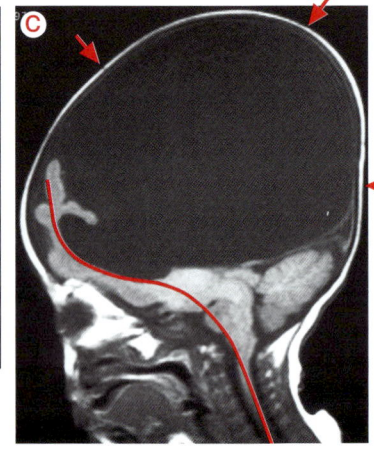

Ⓐ Ⓑ T2強調像　Ⓒ T1強調矢状断像

Ⓐ Ⓑ 大脳は2つに分割されておらず，三日月状である．視床も癒合している．脳室は1つで背側に嚢胞（dorsal cyst）を認める．
Ⓒ 脳幹，視床，大脳が直列的に配列している（━）．大脳の背側には嚢胞（dorsal cyst）（➡）を認める．

症例2　alobar型全前脳胞症（28週胎児）

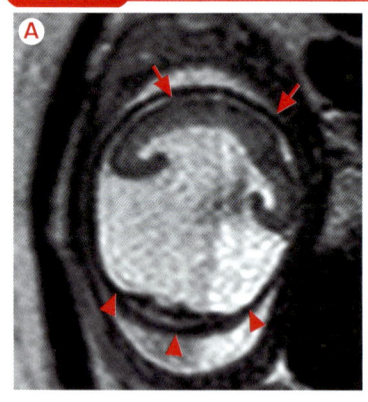

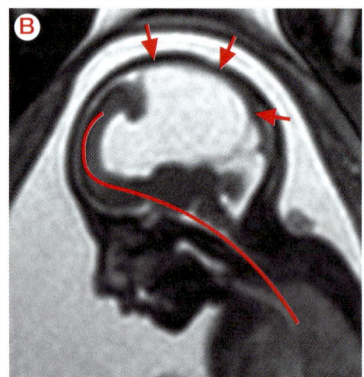

Ⓐ 胎児MRI T2強調像（balanced-TFE）
Ⓑ 胎児MRI T2強調矢状断像（balanced-TFE）

28週胎児．胎児超音波で脳室拡大を指摘された．

Ⓐ 左右に分割されていない大脳（➡）が，三日月状にみられる．脳室は1つで背側に嚢胞（dorsal cyst）を認める（▶）．
Ⓑ 脳幹，視床，大脳の直列的配列（━）と，背側の嚢胞（dorsal cyst）が明瞭である．

疾患解説

1．疾患概念

1）alobar/semilobar/lobar型全前脳胞症

全前脳胞症は，**前脳（後の大脳半球と視床）の非分離**を主な特徴とする疾患である．脳の分化過程において，一次脳胞の段階で1つの脳胞であった前脳（prosencephalon）が，二次脳胞形成時に2つの終脳（後の左右大脳半球）と2つの間脳（後の視床）へ分割されないことにより発生する．前脳から終脳，間脳への誘導は，脊索より前脳腹側にある前脊索中胚葉の活性化により始まる（腹側誘導）．腹側誘導にはShh遺伝子が関与している．何らかの原因でこの遺伝子発現が低下すると，脳が一次脳胞の時期の前脳形態をとどめたまま成長してしまう．結果として，脳には，大脳皮質の正中非分離（前頭葉で大脳半球が連続している），視床の側脳室大脳と視床の直列的配列，翻転しなかった間脳蓋板と前脳室（分離し

症例3　semilobar型全前脳胞症（1カ月女児）

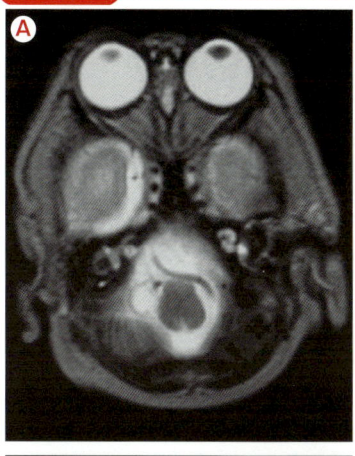

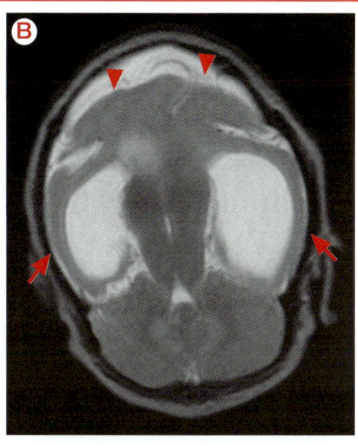

Ⓐ～Ⓒ **T2強調像**
Ⓓ **T1強調矢状断像**

Ⓐ 左右の眼球間の狭小化（hypotelorism）を認める．

Ⓑ 大脳は背側で分割されているが（→），前頭葉（▶）は癒合している．

Ⓒ 脳室（→）は1つである．

Ⓓ 脳幹，視床，大脳の直列的配列（―）がみられる．背側の囊胞（dorsal cyst）は認めない．

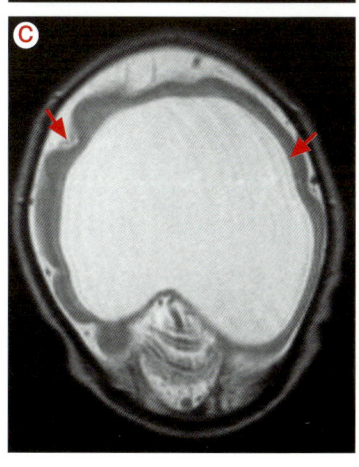

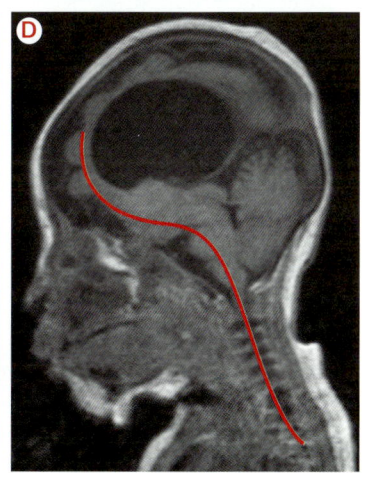

ていない側脳室）により形成される1つの囊胞腔（dorsal cyst）がみられる．同時に顔面を形成する脊索中胚葉の分化も阻害されるため，しばしば唇裂，口蓋裂，眼球間の狭小化（hypotelorism），単眼症，単鼻腔などを伴う．全前脳胞症は分割の障害の程度により3つに分類されている．

alobar型：大脳半球と視床の左右の分離が全くみられず，dorsal cystを伴うもの．半球間裂や脳梁はみられない．

semilobar型：alobarとlobarの中間．dorsal cystがみられることがある．

lobar型：終脳の正中に偽半球間裂（pseudo-interhemispheric fissure）があり半球分裂があるようにみえるが，前頭葉の一部に左右の連続性がみられる．しばしば背側の脳梁様構造もみられる．dorsal sacはみられないが，翻転していない中脳蓋板（dorsal cyst）はみられる．

alobar型の神経学的予後は不良であり，重度の発達障害，てんかん，異常反射，筋緊張の異常などを認める．顔面の奇形も重度で，最重症では単眼となる．一方lobar型では，発達障害は軽度〜中等度にとどまる．このほか，視床下部-下垂体機能障害，視力障害を認める．

2) syntelencephaly〔middle interhemispheric variant (pseudo-hemispheric category) of holoprosencephaly, middle interhemispheric fusion, dorsal lobar holoprosencephaly〕

前脳の腹側（前頭葉）は分離しているが，前頭頭頂部に左右の非分離を認める奇形である．全前脳胞症のスペクトラムの1つと考えられている．*ZIC2*遺伝子異常，骨形成因子（BMP）機能異常が関与するとされる．症状は軽度〜中等度の発達障害，痙性麻痺，中等度の視力障害などをみる．

なお，透明中隔欠損症で脳弓非分離をみるものも，全前脳胞症のスペクトラムとする説もある．

症例4　lobar型全前脳胞症（新生児女児）

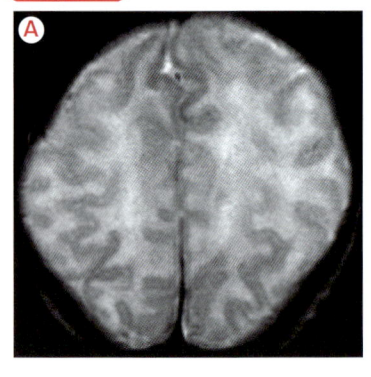

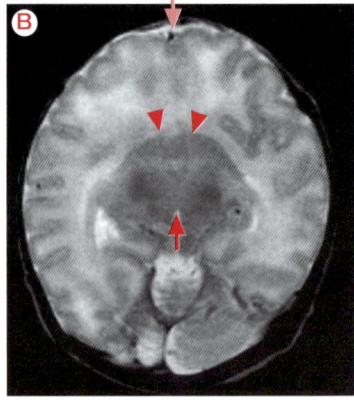

Ⓐ Ⓑ T2強調像　Ⓒ T1強調矢状断像
Ⓓ MRA

Ⓐ 大脳間裂は認められ，大脳は一見分割されてみえる．Ⓑ しかし，前頭葉底部で左右灰白質（▶）と白質の連続性がみられる（→）．視床は分割されているが，視床間橋（→）が太い．前交連も太い．

Ⓒ 脳幹，視床，大脳の直列の配列が疑われるが，視床は脳幹−大脳を結ぶ線から背側に飛び出している．背側に脳梁様構造がみられる．

Ⓓ 前大脳動脈は1本（azygos anterior cerebral artery）である（▶）．

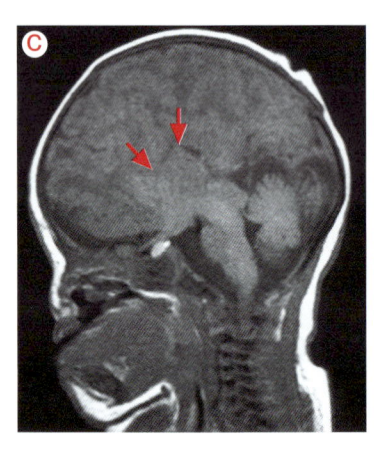

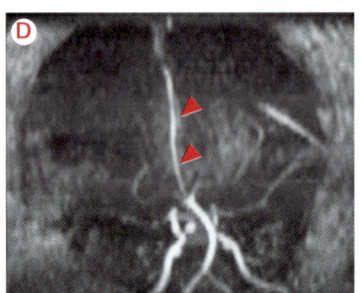

2．典型的画像所見

alobar/semilobar/lobar型全前脳胞症（症例1〜4）：前頭葉灰白質の正中非分離が必須所見である．alobar型では左右大脳半球の分離が全くみられず，横断像で前頭部に三日月型の脳がみられる．視床も分離していない．その背側に，1つの嚢胞腔，dorsal cystを認める．脈絡叢はみられない．矢状断では，橋−視床−大脳が直列的に配列している．これらの所見は胎児MRIでも描出可能である．lobar型では，横断像で，正中に半球間裂〔偽半球間裂（pseudo-interhemispheric fissure）とも呼ばれる〕があり半球分裂があるようにみえるが，前頭葉の一部に左右の連続性がみられる．矢状断では，背側に脳梁様構造〔偽脳梁（pseudocallosum）とも呼ばれる〕がみられる．このほか，視床の非分離，透明中隔欠損，半球間裂，小脳テントの欠損，低形成，azygos anterior cerebral artery（前大脳動脈が1本），Galen静脈形成不全などがみられる．

syntelencephaly（症例5）：腹側前頭葉は分離し，半球間裂もみられるが，背側前頭葉−頭頂葉部で左右大脳半球が連続する．Sylvius裂もしばしば頭頂部で左右が連続し，帯状回も癒合する．脳梁は膝部と膨大部はみられるが，前後に分離しており体部が欠損している．透明中隔は欠損する．側脳室と第3脳室は連続し，単脳室となる．上方に左右連続した帯状回がみられる．

3．鑑別疾患

azygos anterior cerebral artery，Galen静脈形成不全：全前脳胞症に特異的ではなく単独でまたはそのほかの疾患と合併してもみられる．

脳梁欠損症（p.385 第8章7）における半球間裂嚢胞（interhemispheric cyst）（鑑別1）：大脳正中に嚢胞がみられdorsal cystに似るが，大脳半球は完全に分割されている．

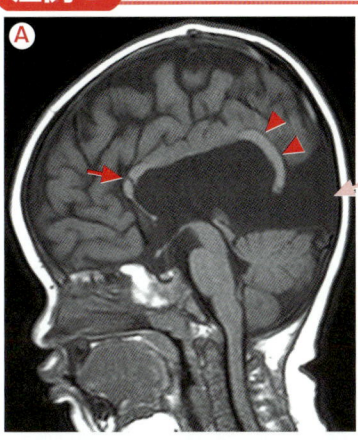

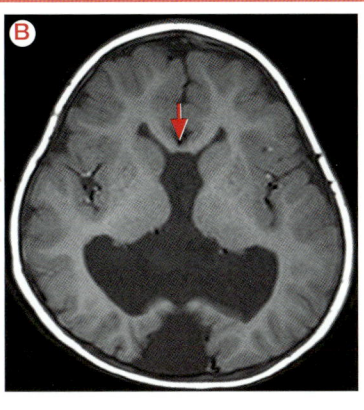

症例5　syntelencephaly
(兵庫県立こども病院　赤坂好宣先生のご厚意による)

A T1強調矢状断像　**BC** T1強調像
D T1強調冠状断像

- **A** 脳梁膝部（→）と膨大部（▶）はみられるが，体部がみられない．第3脳室と連続して背側にdorsal cyst様の嚢胞（⇒）がみられる．
- **B** 脳梁の前部（→）はみられる．背側で，左右側脳室，第3脳室，背側の嚢胞が連続している．
- **C** 脳梁の後部（→）はみられる．前頭葉深部で灰白質が左右で連続している（▶）．
- **D** 帯状回と白質（→）が左右連続している．透明中隔は欠損している．また海馬の回旋異常がみられる（▶）．

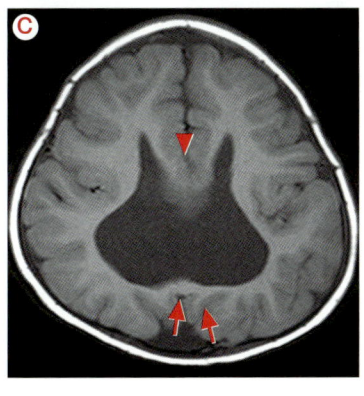

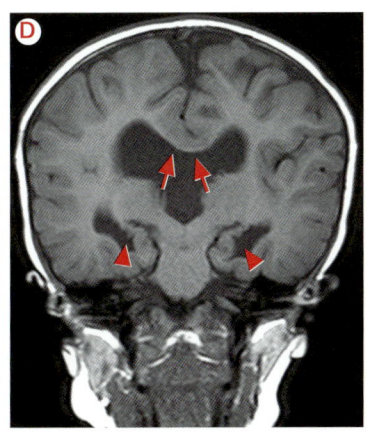

鑑別1　脳梁欠損と大脳半球間裂嚢胞（新生児男児）

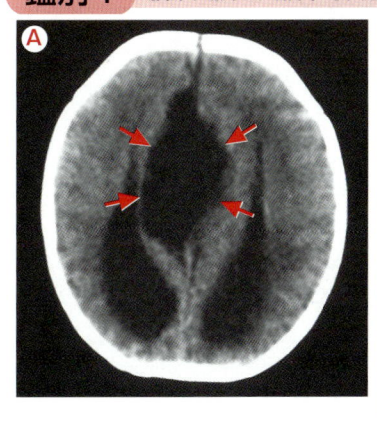

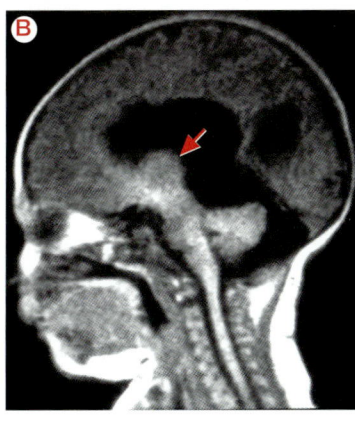

A 単純CT　**B** T1強調矢状断像

- **A** 正中部に嚢胞（→）をみるが，左右大脳半球，側脳室は完全に分離している．
- **B** 脳幹，視床，大脳の直列的配列はみられない（視床が翻転して脳幹-大脳を結ぶ線から，背側に飛び出している，⇒）．

＜参考文献＞
1) Demyer, W. et al. : Alobar holoprosencephaly（arhinencephaly）with median cleft lip and palate : clinical, electroencephalographic and nosologic considerations. Confin Neurol, 23 : 1-36, 1963
2) 宇都宮英綱　ほか：脳先天奇形－全前脳胞症と脳梁形成不全の形態発生．画像診断，22：1189-1200，2002
3) Barkovich, A. J., et al. : Holoprosencephaly.「Pediatoric Neuroimaging 5th edition」, pp.445-450, Lippincott Williams & Wilkins, Philadelphia, 2011
4) Arora, A., et al. : Teaching neuroImages : syntelencephaly : middle interhemispheric fusion. Neurology, 79 : e86, 2012
5) 宇都宮英綱　ほか：全前脳胞症．「よくわかる脳MRI　第3版」（青木茂樹　ほか／編著），pp.334-335，学研メディカル秀潤社，2012

第8章 脳奇形と類縁病態

3 透明中隔-視神経異形成症
septo-optic dysplasia : SOD

安藤久美子

症例1 透明中隔-視神経異形成症（30歳代女性）

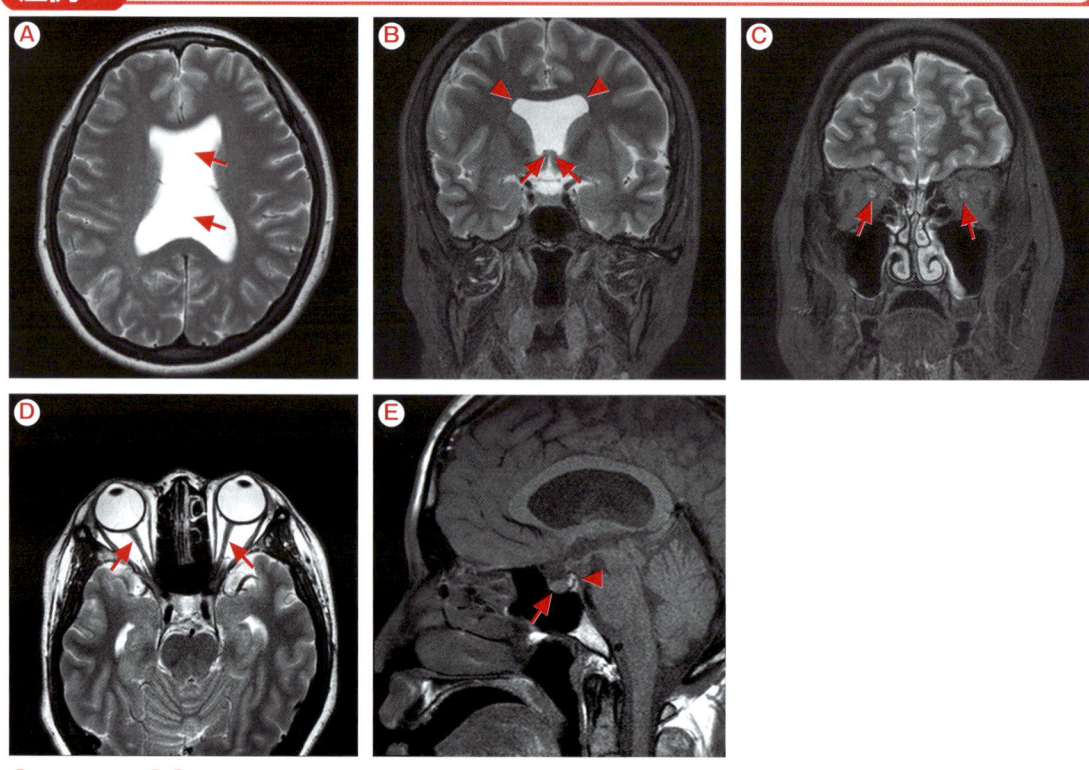

Ⓐ T2強調像　ⒷⒸ STIR T2強調画像冠状断像　Ⓓ T2強調像　Ⓔ T1強調画像矢状断像

視力障害あり，眼科にて視神経乳頭萎縮を指摘された．
Ⓐ 透明中隔（→）は完全に欠損している．
Ⓑ 側脳室前角の箱形変形を認める（▶）．本例では脳弓（→）は分離している．
ⒸⒹ 両側視神経の萎縮を認める（→）．
Ⓔ 脳弓の下方偏位を認める．下垂体（→）は正常大であり，後葉の高信号（▶）も正常な位置にみられる．

症例2 透明中隔-視神経異形成症（裂脳症を伴うもの）（第8章5症例1と同一症例）（40歳代女性）

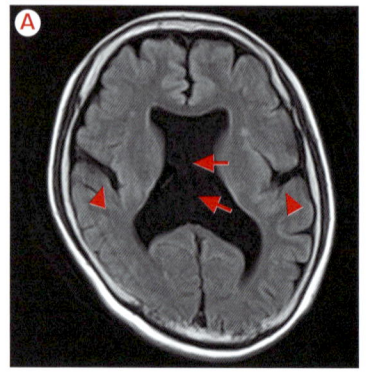

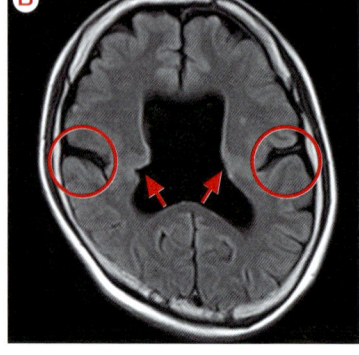

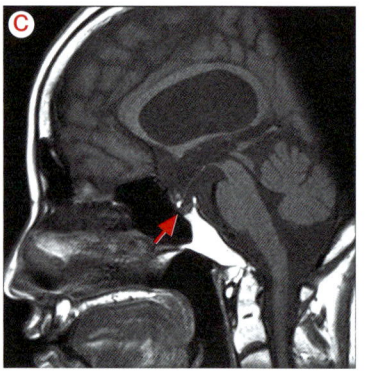

（次頁へつづく）

(前頁のつづき)

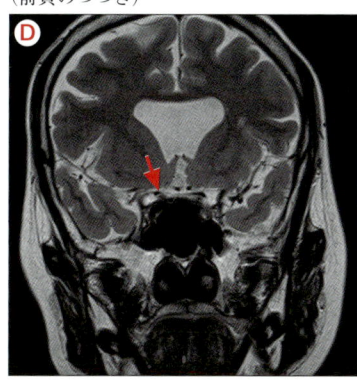

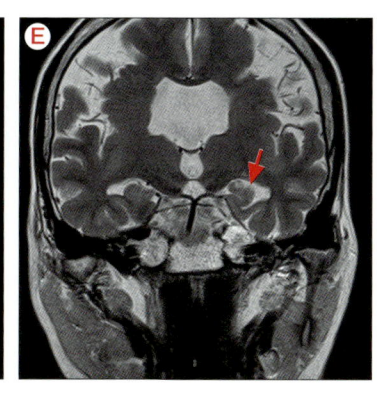

Ⓐ Ⓑ FLAIR像　Ⓒ T1強調矢状断像
Ⓓ Ⓔ T2強調冠状断像

低身長，視力障害，痙攣を認める．
Ⓐ 透明中隔（→）は完全に欠損している．左右に異常に深い脳溝（▶）を認めるが，側脳室には達していない．
Ⓑ 右側脳室に陥凹（→）がみられる．別スライスで，左側にも認められた．脳溝周囲の皮質は肥厚している〔多小脳回（○）〕．closed-lip typeの裂脳症である．
Ⓒ 下垂体前葉（→）は低形成である．後葉と考えられる高信号が，下垂体柄下部にみられる．
Ⓓ 視神経は右に軽度萎縮（→）を疑う．
Ⓔ 左海馬（→）の回転異常がある．

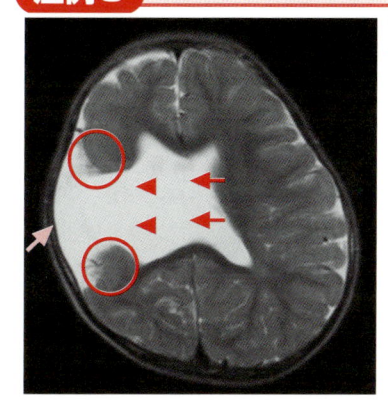

症例3　裂脳症に伴う透明中隔欠損（第8章5症例4と同一症例）（1歳6カ月男児）

T2強調像

てんかん．視神経乳頭は正常であった．

透明中隔（→）は完全欠損している．右大脳半球表面から側脳室に達する裂隙（▶）がみられ，髄液腔が連続している．周囲に肥厚した脳回がみられる．接する頭蓋骨に膨隆を認める（→）．

症例4　孔脳症に伴う透明中隔欠損（第8章5鑑別1と同一症例）（30歳代女性）

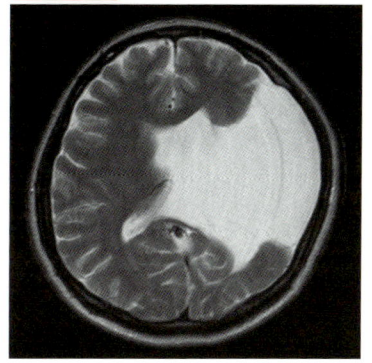

T2強調像

精神発達遅滞．視力は正常であった．

透明中隔は完全欠損している．左大脳半球表面から側脳室に達する裂隙がみられ，髄液腔が連続している．周囲灰白質は正常である．接する頭蓋骨に膨隆を認める．

疾患解説

1．疾患概念

透明中隔-視神経異形成症（SOD）は，透明中隔欠損（完全欠損または部分欠損）に，視神経形成異常を伴う疾患で，1956年にde Morsierが報告したことからde Morsier症候群とも呼ばれる．現在は視神経低形成，下垂体低形成と腹側または吻側大脳正中構造の異常を示すさまざまな疾患群とされている．大きく，皮質脳回形成異常（多くは裂脳症）を伴う群，伴わない群に分けられる．後者には透明中隔の完全欠損に白質低形成と脳室拡大を伴う群がある．また，異所性下垂体をみる群，脳梁低形成を伴う群もある．頻度は1/10,000と稀である．

診断は，眼底検査における視神経乳頭の萎縮と，画像診断における完全または部分的な透明中隔の欠損の確認によりなされる．

透明中隔欠損自体が，胎児期の障害や水頭症による破壊性のもの，最軽症の全前脳胞症と考えられるもの〔透明中隔完全欠損ではしばしば脳弓の非分離を伴い，このため全前脳胞症（前脳→終脳の発生異常）の最も分化の進んだ形態とも考えられている〕，脳梁欠損など先天奇形に伴うものなどさまざまな病態で発生する．SODについても，胎児期の虚血などの障害や，前脳の腹側または吻側の発生に関与する遺伝子異常（*HESX1*）や*SOX2*（両側視神経異常を伴う）の異常が報告されている．ただし，遺伝子異常が確認できるのは，患者のごく一部である．若年での妊娠は危険因子である．

62～80％が視床下部-下垂体機能異常を示す．特に成長ホルモン分泌不全が多い．視力障害は23％で著明である．視力障害として，眼振や視力低下がみられる．このほか，痙攣，発達障害，脳性麻痺をみる．発達障害は，両側視神経低形成（57％）で，一側の視神経低形成（32％）より多くみられる．完全欠損では，視床下部-下垂体機能異常が多くみられ，神経学的予後や発達も不良とされている．裂脳症をみる場合，それに伴う症状を認める（p.378第8章5参照）．

2．典型的画像所見（症例1～4）

透明中隔の完全，または部分欠損をみる．皮質脳回形成異常（多くは裂脳症）を伴わない群では完全欠損が多く，伴う群では部分欠損が多いとされるが，裂脳症で透明中隔の完全欠損をみることもしばしばである．

完全欠損では冠状断像で側脳室体部の癒合，前角の箱形変形がみられる．矢状断像では，脳弓の下垂や複側での不分離がみられる．脳梁低形成や膝部の欠損をみることがある．

視神経異形成症は多くが両側性であるが，画像で確認できるのは50％程度とされ，症状があってもみられないことがある．STIR T2強調冠状断像が有用である．下垂体低形成も画像で確認できる場合とできない場合がある．異所性後葉をみることがある．

皮質脳回形成異常（多くは裂脳症）を伴う群：透明中隔欠損はしばしば部分的であるが，完全欠損もみられる．裂脳症，異所性灰白質を認める．また，海馬の回転異常，脳梁形成異常を認めることがある．
皮質脳回形成異常を伴わない群：透明中隔の完全欠損が多い．白質低形成とそれによる脳室拡大，大脳鎌前部，脳梁膝部の欠損をみることがある．

3．鑑別疾患

単独の透明中隔欠損は稀とされるが存在する．神経学的予後は良いとされるが，障害のある場合もある．透明中隔欠損は，SODのほか，**全前脳胞症**（p.368第8章2），**脳梁欠損症**（p.385第8章7），両側**多小脳回**（p.389第8章8），先天性筋ジストロフィー（Walker-Warburg症候群やmuscle-eye-brain disease），慢性的な強い水頭症や先天性水頭症，孔脳症，視床下部-下垂体形成異常，**Chiari Ⅱ型奇形**（p.361第8章1）にも合併するため，注意深い読影が必要である．

＜参考文献＞

1) Barkovich, A. J., et al. : septoptic dysplasia, isolated absence of the septum pellucidum.「Pediatoric Neuroimaging 5th edition」(Barkovich, A. J., et al.), pp.454-457, Lippincott Williams & Wilkins, Philladelphia, 2011
2) Miller, S. P., et al. : Septo-optic dysplasia plus : a spectrum of malformations of cortical development, Neurology, 54 : 1701-1703, 2000
3) Webb, E. A., et al. : Septo-optic dysplasia. Eur J Hum Genet, 18 : 393-397, 2010
4) 宇都宮英綱 ほか：septo-optic dysplasia, de Morsier症候群．「よくわかる脳MRI 第3版」（青木茂樹 ほか/編著），pp.334-335，学研メディカル秀潤社，2012

第8章 脳奇形と類縁病態

4 Dandy-Walker 奇形
Dandy-Walker malformation

宇都宮英綱

症例1　Dandy-Walker 奇形（2生日男児）

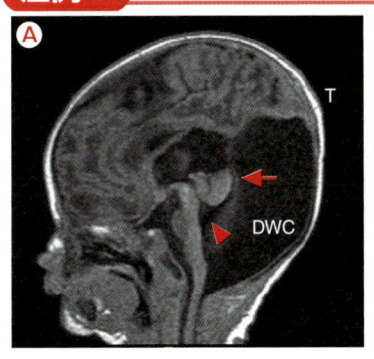

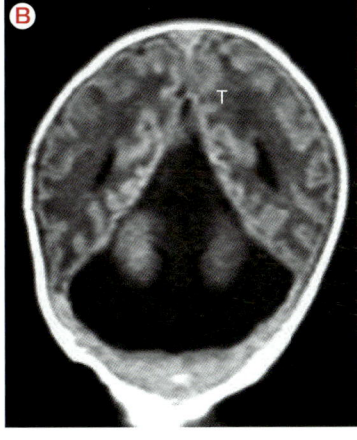

Ⓐ T1強調矢状断像
Ⓑ T1強調冠状断像

妊娠28週より胎児エコーで後頭蓋窩囊胞を指摘.

ⒶⒷ小脳虫部上部（→）は形成されているが，下部の欠損もしくは低形成を認める．第4脳室の室頂は形成されていない．第4脳室（▶）から連続する囊胞腔を認め，Dandy-Walker囊胞（DWC）を示す．小脳テントの挙上および静脈洞交会（T）の高位がみられる．

（文献1より一部改変して転載）

疾患解説

1. 疾患概念

Dandy-Walker奇形は，小脳虫部の形成不全（低形成ないし欠損）があり，本来は発生過程のなかで消失するはずの菱脳蓋板上膜性部（AMS）が遺残し，将来第4脳室となる菱脳室（原始第4脳室）とくも膜下腔との間に生じる髄液圧較差により最も抵抗の弱いAMSが拡張した奇形と考えられている．小脳虫部は特に尾側の形成が障害されるので下髄帆（inferior medullary velum）は欠損し，**室頂**（fastigium）は形成されない．上髄帆（superior medullary velum）は形成され，上方に回旋し挙上する．囊胞状に拡張したAMSは，Dandy-Walker囊胞（DWC）と呼ばれる．DWCが胎生期から存在すると小脳テントの沈下が障害され癒合が高位で起こるため，結果として横静脈洞や静脈洞交会が高位に形成される．通常，精神運動発達や運動障害は伴わず，予後は合併する水頭症やテント上奇形（脳梁形成不全，後頭部脳瘤，多小脳回など）に依存する．

2. 典型的画像所見（症例1）

MRI正中矢状断像で小脳虫部の形成不全（下髄帆の欠損）とDWCを同定することが診断の基本である．後頭蓋窩は大きく，静脈洞交会の高位を認める．

3. 鑑別疾患

1）脳幹形成異常を伴う小脳虫部欠損症（molar tooth anomaly）（鑑別1）

小脳虫部欠損もしくは著明な低形成および太く前後に長い上小脳脚，低形成を示す橋・中脳および深い脚間窩で特徴づけられる．これらが横断像で大臼歯のようにみえることからmolar tooth anomalyと呼ばれる．molar tooth anomalyでは，典型的なDWCは認めないが，静脈洞交会は軽度高位を示すこともある．Joubert症候群，有馬症候群，Dekaban症候群，COACH症候群などがこの奇形に含まれ，Joubert症候群関連疾患（Joubert syndrome related disorders）と総称される．

2）Blake's pouch cyst（BPC）（鑑別2）

菱脳蓋板下膜性部（AMI）由来の囊胞腔で，胎生期に一過性に生じるBlake's pouchが遺残し，拡張したものである．DWCと異なり，小脳虫部はほぼ正常に形成され，囊胞は小脳虫部の下面から後面にかけて存在する．上方に圧排された小脳虫部が低形成を示したようにみえることがあるが下髄帆や室頂が欠損することはない．第4脳室脈絡叢は背側，後方に伸展し囊胞内に引き込まれることがある．また，

鑑別1　molar tooth anomaly（4歳女児）

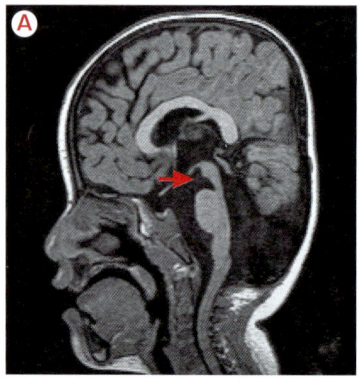

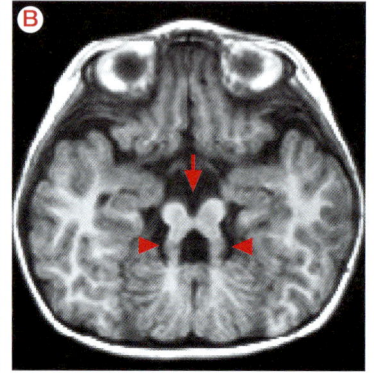

ⒶT1強調矢状断像　ⒷT1強調像

Joubert症候群．間欠的呼吸障害と下肢に強い痙性麻痺を認める．

ⒶⒷ小脳虫部は欠損している．中脳下部腹側の低形成のため，脚間窩は陥凹している（▶）．また，太く長い上小脳脚（▶）のため横断像（Ⓑ）で中脳は大臼歯のようにみえる．

（文献2より一部改変して転載）

鑑別2　Blake's pouch cyst：BPC（胎児MRIと出生後追跡MRI）

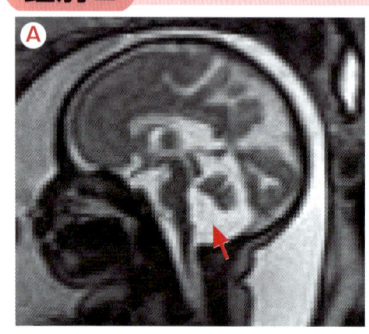

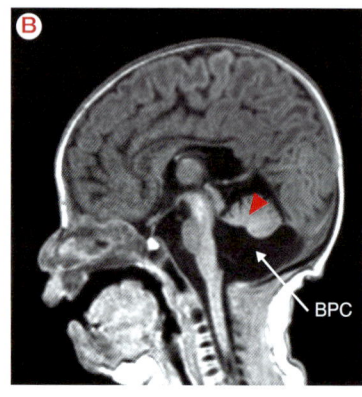

ⒶT2強調矢状断像（妊娠33週胎児）
ⒷT1強調矢状断像（20生日）

胎児エコーで後頭蓋窩の囊胞腔を指摘．

Ⓐ Magendie孔の拡張を認める（▶）．小脳虫部下部の髄液腔は開大している．

Ⓑ Magendie孔の拡張が明瞭で小脳虫部は上方に偏位している．第4脳室の室頂（▶）は形成されている．小脳虫部下部に第4脳室から連続する囊胞腔を認め，Blake's pouch cyst（BPC）を示す．

Magendie孔の開口不全のため時に全脳室系の拡張をみることがある．囊胞は通常，小脳上面まで進展することはなく，後頭蓋窩の拡張は静脈洞交会の高位も認められない．

付記：Dandy-Walker variant

Harwood-NashとFitzらによって報告された奇形概念である．当初は第4脳室脈絡組織の後方への外翻と，小脳虫部の軽度低形成を伴う奇形と考えられたことからDWCの類縁囊胞として報告された．しかし，第4脳室脈絡組織は菱脳蓋板の下膜性部から発生し，これが後方へ外翻した状態は前述したBlake's pouchそのものであるため，今日では，この奇形をDandy-Walker奇形の類縁奇形として捉えることには否定的な意見が多い．

3）後頭蓋窩くも膜囊胞/ポーチ（鑑別3）

囊胞膜の組成がくも膜由来であり，神経軸由来の囊胞腔であるDWCやBPCとは発生学的に明確に区別される．すなわち，菱脳蓋板の発生異常はなく，第4脳室は正常に形成される．小脳はくも膜囊胞により前方に圧排され，時に第4脳室の圧排，閉塞化により内水頭症を伴うことがある．また，胎生期より大きなくも膜囊胞が存在すれば，小脳テントの下降が二次的に障害され，横静脈洞や静脈洞交会の高位にとどまるため，DWCと紛らわしいことがある．一方，小脳への圧効果がほとんどない非圧排性のくも膜囊胞が小脳上面にまで達したものは，くも膜ポーチ（arachnoid pouch）と呼んで区別することがある．くも膜ポーチは小脳への圧効果はほとんどないが，囊胞が接する後頭骨内板の菲薄化（remodeling）や静脈洞交会の形成異常を伴うことがある．

4）巨大大槽（mega cisterna magna）（鑑別4）

大槽が通常より大きい正常変異を表す用語である．すなわち，大槽の上界はおよそ大後頭孔の後縁と内後頭隆起との中点に位置しているが，巨大大槽はこれを超えて，内後頭隆起の高さまでくも膜下腔が広がったものをいう．上記のくも膜ポーチを巨大大槽と混同して報告している文献も多いが，小脳上面の脳槽は解剖学的には大槽に含まれないので用語の使用には注意が必要である．

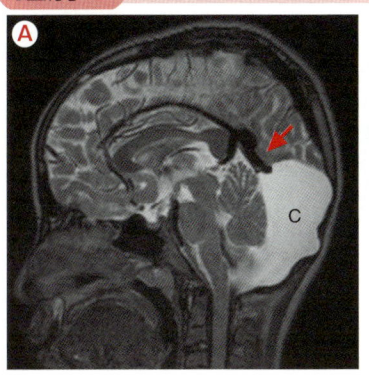

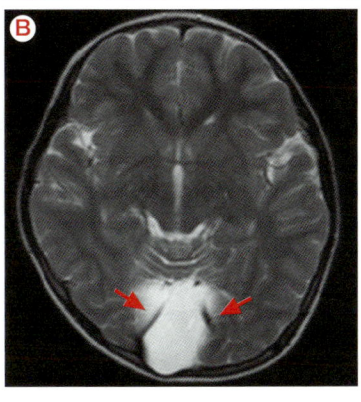

鑑別3　後頭蓋窩くも膜囊胞（10歳男児）
（高槻病院小児脳神経外科　山崎麻美先生のご厚意による）

ⒶT2強調矢状断像　ⒷT2強調像

てんかん発作．

ⒶⒷ正常に形成された小脳虫部は囊胞（C）によって前方に圧排されている．囊胞は上方に進展し，静脈洞交会や横静脈洞の形成異常を認める（→）．

鑑別4　巨大大槽（20歳代女性）

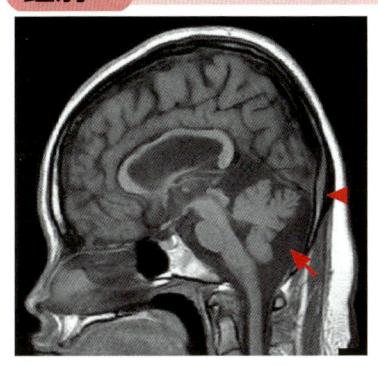

T1強調矢状断像

Down症候群．

小脳虫部下部の髄液腔の開大がみられる（→）．髄液腔は大槽の解剖学的上界は越えてはいるが，**内後頭隆起**（▶）を越えた伸展はない．

（文献3より改変して転載）

＜参考文献＞

1）宇都宮英綱：Dandy-Walker奇形．「決定版 頭部画像診断パーフェクト」（土屋一洋 ほか/編），pp.506-507，羊土社，2011
2）宇都宮英綱：Joubert症候群．「決定版 頭部画像診断パーフェクト」（土屋一洋 ほか/編），pp.508-509，羊土社，2011
3）宇都宮英綱：後頭蓋窩囊胞性病変．小児科診療，72：477，診断と治療社，2009
4）Nelson, M. D. Jr., et al.：A different approach to cysts of the posterior fossa. Pediatr Radiol, 34：720-732, 2004
5）Utsunomiya, H., et al.：Midline cystic malformations of the brain：imaging diagnosis and classification based on embryologic analysis. Radiat Med, 24：471-481, 2006
6）Maria, B. L., et al.：Molar tooth sign in Joubert syndrome：clinical, radiologic, and pathologic significance. J Child Neurol, 14：368-376, 1999

第8章 脳奇形と類縁病態

5 裂脳症
schizencephaly

安藤久美子

症例1　両側性 closed-lip type の裂脳症（第8章3症例2と同一症例）（40歳代女性）

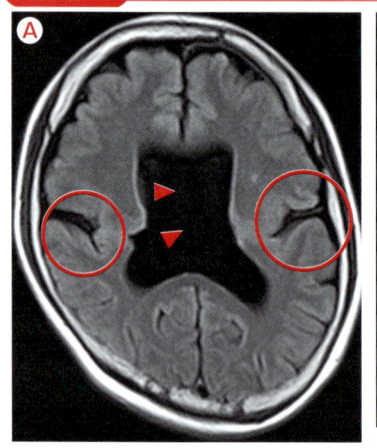

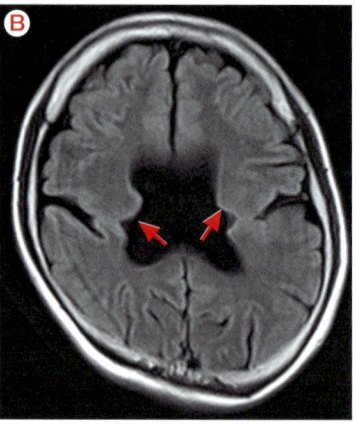

ⒶⒷ FLAIR画像横断像

低身長，視力障害，痙攣を認める．

ⒶⒷ 左右Sylvius裂が異常に深いが，側脳室には達していない．深い脳溝周囲には肥厚した灰白質（〇）がみられ，側脳室に達している．同部で側脳室には陥凹（➡）がみられる．灰白質が肥厚した部分で，脳溝は不規則で浅く，灰白質と白質境界に凹凸がある．透明中隔欠損を伴っている（▶）．

本症例ではこのほか，下垂体低形成と異所性後葉，右視神経萎縮を認めた．

症例2　一側性 closed-lip type の裂脳症，一側が多小脳回を示した症例（20歳代男性）

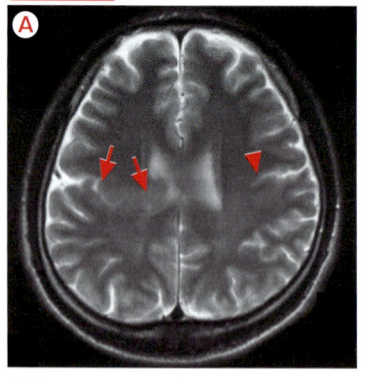

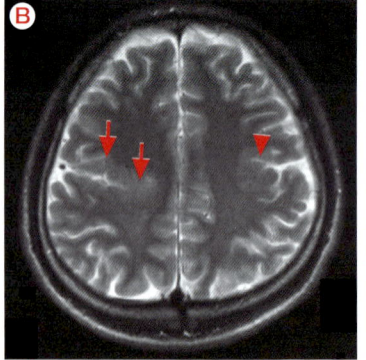

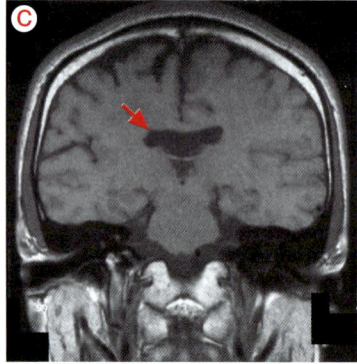

ⒶⒷ T2強調像　Ⓒ T1強調冠状断像

てんかん．

ⒶⒷ 右側中心前溝と考えられる脳溝が深く，側脳室まで達しているが，脳室とは交通していない．周囲脳回は肥厚し，皮質白質境界には凹凸（➡）がみられ，多小脳回の所見を示す．対側の同部位にもやや深い脳溝（▶）と，多小脳回の所見をみる．

Ⓒ 右側脳室には小さな陥凹（➡）がみられる．

症例3　両側性 open-lip type の裂脳症（11歳男児）

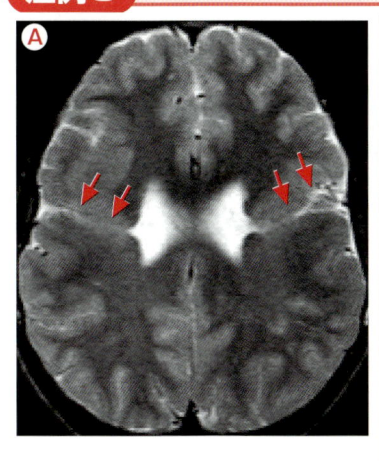

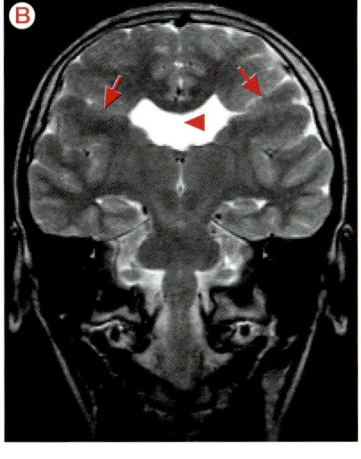

Ⓐ T2強調像　Ⓑ T2強調冠状断像

口唇周囲の動きが悪い．左上肢のごく軽度の麻痺．

ⒶⒷ両側大脳半球から側脳室に達する裂隙（→）がみられ，内腔腔は狭いが，髄液腔が連続している．透明中隔腔（▶）は欠損している．

症例4　片側性 open-lip type の裂脳症（第8章3症例3と同一症例）（1歳6カ月男児）

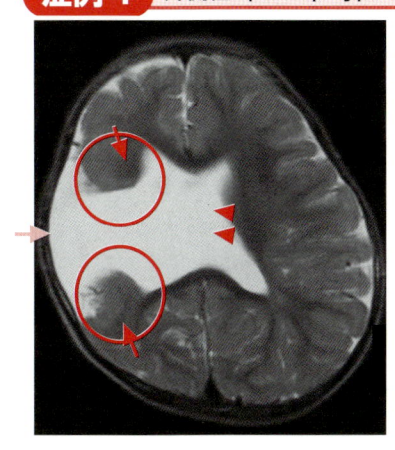

T2強調像

てんかん．視神経乳頭は乳頭は正常であった．

右大脳半球表面から側脳室に達する大きな裂隙（→）がみられ，髄液腔が連続している．周囲に肥厚した脳回（○）がみられる．接する頭蓋骨に膨隆がある（→）．透明中隔は完全欠損している（▶）．

症例5　両側でやや深い脳溝と多小脳回を見た症例（男児，生後2週間～1歳までの経過観察）

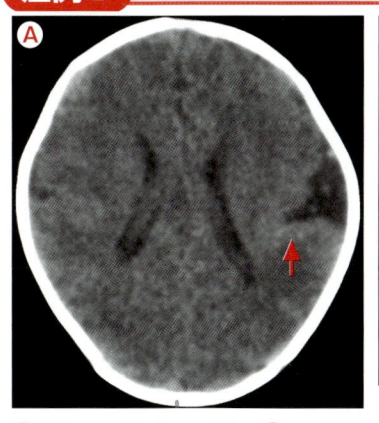

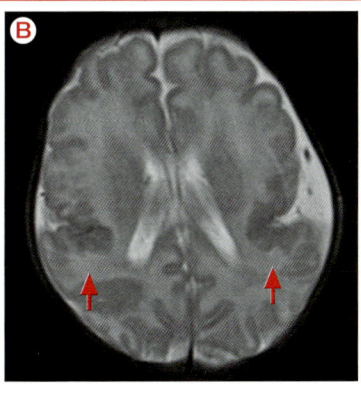

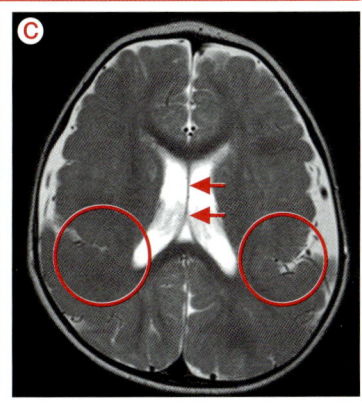

Ⓐ 単純CT（生後2週間）　Ⓑ T2強調像（1カ月時）　Ⓒ T2強調像（1歳時）

新生児期からてんかんを認める．

Ⓐ左のSylvius裂（→）が深く，周囲脳溝の肥厚と軽度高吸収が観察される．

Ⓑ変化が両側性であることがわかる．深い脳溝の周囲には，低信号の厚い灰白質がみられる（→）．

Ⓒ肥厚した脳回（○）は周囲灰白質と等信号になってややわかりにくい．接する白質の髄鞘化は正常である．透明中隔（→）は正常に認められる．

疾患解説

1. 疾患概念

裂脳症（またはagenetic porencephaly）とは，大脳皮質が側脳室まで至り，くも膜下腔と脳室が交通している状態をいう．狭義の裂脳症は，その周囲に**多小脳回**を伴う病態を指す．

Barkovichによると，裂脳症と多小脳回は，ともに大脳皮質の構築異常（malformation due to abnormal cortical organization）に含まれ，基本的に同じ病態と考えられている[1]．すなわち，皮質の障害の程度によって，裂脳症を呈する場合，多小脳回を呈する場合などがみられる．

裂隙が閉じており，内部に髄液のみられないものを，**closed-lip type または fused-lip type**，裂隙が開いており脳表から側脳室まで髄液が連続してみられるものを open-lip type または separated-lips と呼ぶ．頻度は1.5/10万人と稀である．

裂隙の生じる部位は前頭葉から頭頂葉に多く（60〜65％），次に側頭葉-頭頂葉に多い（25〜30％）．特にSylvius裂周囲に多いとされている．両側性が40〜50％，片側性が50〜60％で，両側性では左右同じ部位にみることが多い（両側ともopen 60％，両側ともclose 20％，片側open片側close 20％）．片側性の場合，対側に多小脳回のみをみることがある．しばしば透明中隔欠損（70％）を伴う（p.372第8章3参照）．

原因として，主に胎生期の血管障害や，胃破裂，腸管閉鎖，羊膜索症候群（amniotic band syndrome），ウイルス感染（サイトメガロウイルス），薬物中毒（アルコール，コカイン），外傷による二次性のものが考えられているが，胚芽細胞層を制御する遺伝子異常（*EM2*遺伝子変異），常染色体劣性遺伝の家系の報告[1]もある．若年妊婦に多いとされている．

症状は痙攣，てんかんが最も多い．このほか，さまざまな程度の運動麻痺，発達遅延もみられる．両側例でしばしば重症である．程度は裂脳症の存在部位と範囲により異なる．無症状で発見されることもある．視神経障害を伴う例があり，合併する透明中隔欠損と視神経低形成（透明中隔-視神経異形成症）によるものと考えられる．

2. 典型的画像所見

CT，MRIともに異常に深い脳溝が特徴である．半球を横断して側脳室に達する脳溝がみられ，その周囲を肥厚した異常な皮質（**多小脳回**）が覆っている．この変化は胎児MRIでも同定できる．

MRIにて裂隙を包む多小脳回は，肥厚した灰白質としてみられる．表面の脳溝はしばしば浅く少ない．一般に正常灰白質と同等の信号を示す（ただし，新生児期は，周囲灰白質よりT1強調像で高信号，T2強調像で低信号を示す）．灰白質と白質境界には凹凸がみられる．脳表の異常な灌流静脈をみることがある（p.389第8章8参照）．

closed-lip type（症例1，2）：しばしばわかりにくい．側脳室側の閉じた開口部に認める陥凹（dimple）が診断のポイントとなる．

open-lip type（症例3，4）：裂隙の間に髄液を認める．しばしば接する頭蓋骨に菲薄化と膨隆をみる．

両側性では左右同じ部位に存在するものが多いが，程度はさまざまである．片側性でも対側の同じ部位に多小脳回をしばしば認める（症例5）．

透明中隔欠損を70〜90％に合併する．その場合，視神経低形成，下垂体低形成・欠損を合併することがある（p.372第8章3参照）．

3. 鑑別疾患

孔脳症（porencephaly）（鑑別1）：くも膜下腔と脳室が交通するが，周囲に多小脳回を伴わないものを孔脳症と呼ぶ．胎生期後期の虚血，出血により脳が破壊され，後天的に脳室と交通ができたものを指す．

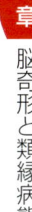

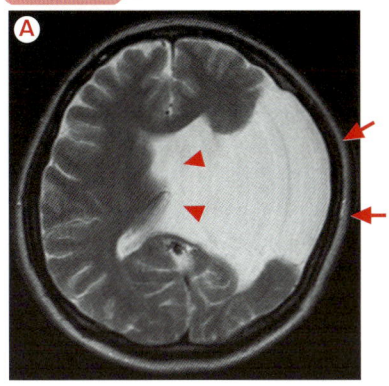

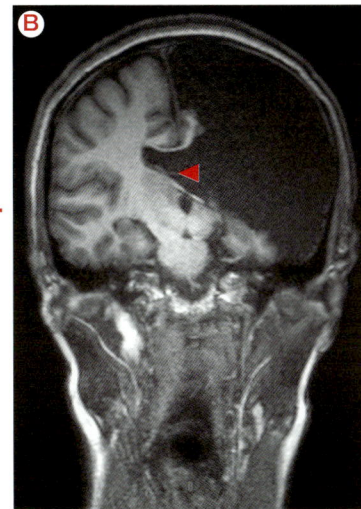

鑑別 1　孔脳症（第8章3症例4と同一症例）（30歳代女性）

A T2強調像　**B** T2強調冠状断像

精神発達遅滞．視力は正常であった．

ⒶⒷ左大脳半球表面から側脳室に達する裂隙がみられ，髄液腔が連続している．周囲灰白質に肥厚は認めない．接する頭蓋骨に膨隆をみる（→）．透明中隔（▶）は完全欠損している．

＜参考文献＞

1) Barkovich, A. J., et al. : Schizencephaly.「Pediatoric Neuroimaging 5th edition」(Barkovich, A. J., et al. ed.), pp.440-442, Lippincott Williams & Wilkins, Philladelphia, 2011
2) Hayashi, N., et al. : Morphological features and associated anomalies of schizencephaly in the clinical population : detailed analysis of MR images. Neuroradiology, 44 : 418-427, 2002
3) Montenegro, M. A., et al. : Interrelationship of genetics and prenatal injury in the genesis of malformations of cortical development. Arch Neurol, 59 : 1147-1153, 2002

第8章 脳奇形と類縁病態

6 異所性灰白質
neuronal heterotopia

宇都宮英綱

症例1 結節状上衣下異所性灰白質（30歳代男性）

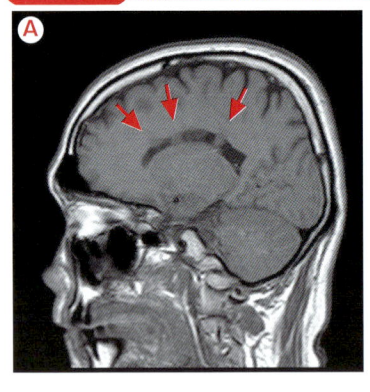

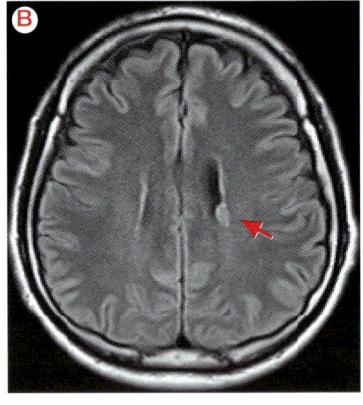

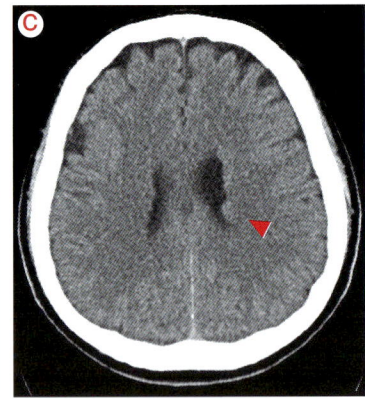

ⒶT1強調矢状断像　ⒷFLAIR像　Ⓒ単純CT

脳ドックで異所性灰白質を指摘される．
Ⓐ左側側脳室壁に皮質と等信号の小結節状構造を数カ所認める（→）．
ⒷⒸFLAIR像（Ⓑ），単純CT（Ⓒ）で左の側脳室上外側壁に皮質と等信号/等吸収の結節状構造を認める（▶）．

症例2 層状上衣下異所性灰白質（3歳男児）

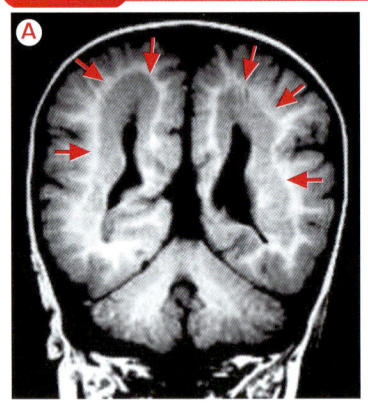

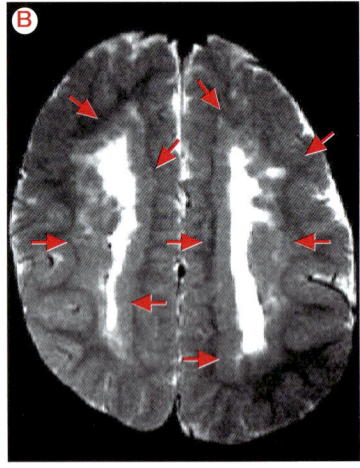

ⒶT1強調冠状断像　ⒷT2強調像

精神運動発達遅滞．
ⒶⒷ両側の側脳室壁を縁取るように，層状（板状）の灰白質塊を認める（→）

疾患解説

1．疾患概念

　異所性灰白質は胎生期における神経細胞の放射状移動の障害により，本来あるべき場所に灰白質が形成されず，異所性に灰白質塊が形成された状態である．灰白質塊の局在から**上衣下異所性灰白質**と**皮質下異所性灰白質**に大別される．また，特殊な異所性灰白質として，脳室壁から脳表まで連続する**外套横断型異所性灰白質**や脳表軟髄膜を超えて移動したmarginal glioneuronal heterotopiaがある．軟髄膜の異所性灰白質は通常組織学的にのみ同定可能である．そのほか，**皮質下帯状異所性灰白質**（subcortical band heterotopia）も異所性灰白質の特殊型として分類されていたが，今日では遺伝学的背景から**古典的滑脳症**（滑脳症1型）の範疇に含められる．両側性の上衣下異所性灰白質はX染色体優性の遺伝形式をとるものがあり，Xq28にある*FLN1*遺伝子の異常が知られている．

症例3 皮質下異所性灰白質（1歳6カ月男児）

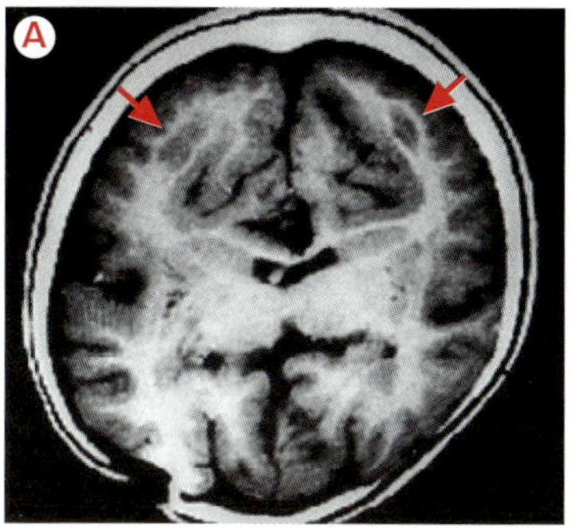

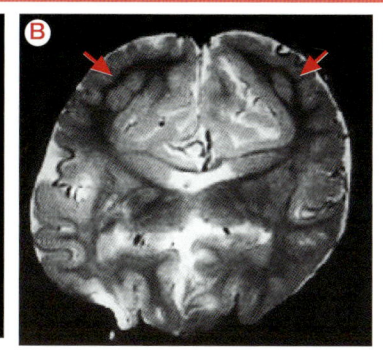

Ⓐ**T1強調像** Ⓑ**T2強調像**

後頭部頭瘤と先天性水頭症の診断で頭瘤切除とV-Pシャント術施行．

ⒶⒷ両側前頭葉皮質下白質内に灰白質塊を認める（➡）．

症例4 外套横断型異所性灰白質（11歳男児） （柳川療育センター　松藤まゆみ先生のご厚意による）

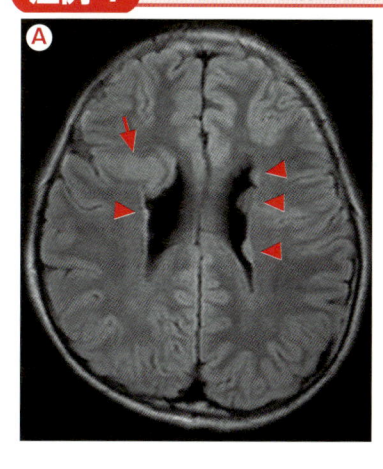

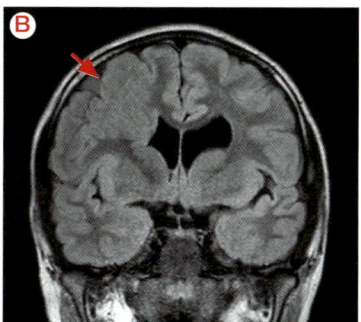

Ⓐ**FLAIR像** Ⓑ**FLAIR冠状断像**

注意欠陥多動性障害．

ⒶⒷ右側前頭葉に脳室壁から脳表まで連続する灰白質塊を認める（➡）．上衣下異所性灰白質を伴っている（Ⓐ▶）．

2．典型的画像所見

上衣下異所性灰白質（subependymal heterotopia）（症例1，2）：MRIで側脳室外側壁に灰白質と等信号の結節として認められる．時に脳室壁に沿って層状を示すこともある．前者は結節状異所性灰白質（nodular heterotopia），後者は層状異所性灰白質（laminar heterotopia）と呼ばれる．造影で増強効果を示すことはない．

皮質下異所性灰白質（subcortical heterotopia）（症例3）：皮質下に存在する辺縁不整な，あるいは分葉状の灰白質塊として認められる．大きさはさまざまである．近傍白質の容積減少や皮質の菲薄化や形成異常を伴うことが多い．患側基底核の形成異常を伴うこともある．

外套横断型異所性灰白質（transmantle heterotopia）（症例4）：脳表から脳室壁まで繋がる灰白質塊で通常は帯状を示す．

3．鑑別疾患

結節性硬化症の上衣下結節（鑑別1）：上衣下結節は石灰化をきたし，灰白質とは異なる信号強度を示す．また，増強効果を認めることがある．

Ⅰ型裂脳症（鑑別2）（p.378 第8章5）：裂脳症は多小脳回の特徴を有する灰白質が外套裂隙（mantle cleft）に沿って脳室壁から脳表まで繋がる．したがって，裂隙が閉じた状態のⅠ型裂脳症（lips closed type schyzencephaly）では外套横断型異所性灰白質との鑑別が必要となる．異所性灰白質では裂脳症にみられる裂隙は認められない．また，脳表から繋がる灰白質塊が脳室壁に膨隆する．一方，裂脳症では，裂隙の開口部である脳表と裂隙が到達する脳室壁に陥凹を認める．

脳腫瘍：異所性灰白質は皮質と等信号で周辺の浮腫は認めず，mass effectも認めない．また，増強効果も認めないことが鑑別点となる．

鑑別1　結節性硬化症の上衣下結節（8歳男児）

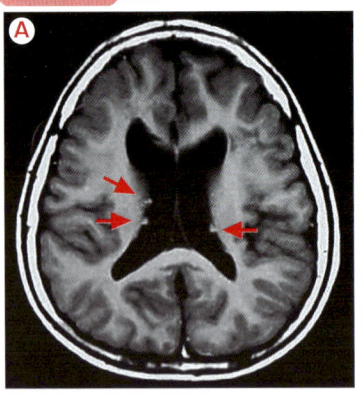

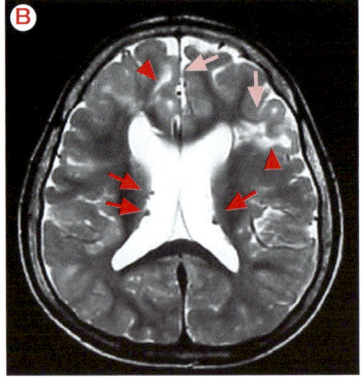

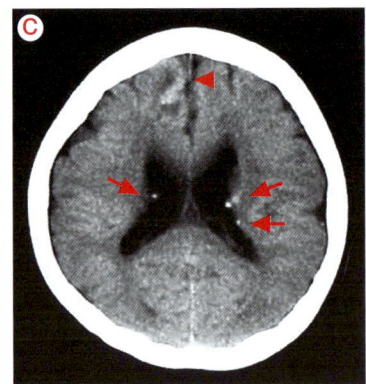

A T1強調像　**B** T2強調像　**C** 単純CT

てんかん発作と重度の精神発達遅滞を認める．

A 上衣下結節は高信号に描出されている（→）．
B 上衣下結節は等～やや低信号を示す（→）．また，やや高信号を示す皮質結節（→）と皮質下の斑状の高信号域（▶）を認める．
C 両側の側脳室壁に上衣下結節の石灰化を示す高吸収域（→）を認める．右側前頭葉にも石灰化を示す高吸収域を認め皮質結節（▶）を示す．

鑑別2　Ⅰ型裂脳症（3歳男児）（第8章8症例1と同一症例）　（久留米大学小児科　大矢崇志先生のご厚意による）

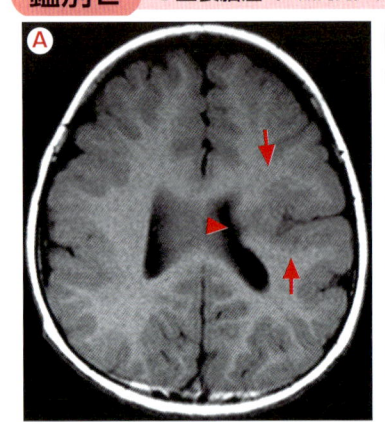

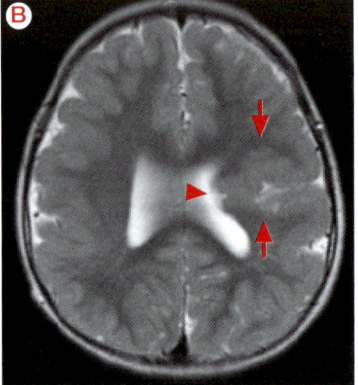

A T1強調像　**B** T2強調像

無熱性痙攣．

AB 左側大脳半球に周囲を多小脳回（→）で囲まれた外套裂隙を認める．裂隙の達する脳室壁には陥凹を認める（▶）．

＜参考文献＞

1) Barkovich, A. J., et al. : Gray matter heterotopia. Neurology, 55 : 1603-1608, 2000
2) Dobyns, W. B. : The clinical patterns and molecular genetics of lissencephaly and subcortical band heterotopia. Epilepsia, 51 : 5-9, 2010
3) Matsumoto, N., et al. : Mutation analysis of the DCX gene and genotype/phenotype correlation in subcortical band heterotopia. Eur J Hum Genet, 9 : 5-12, 2001
4) Parrini, E., et al. : Periventricular heterotopia : phenotypic heterogeneity and correlation with Filamin A mutations. Brain, 129 : 1892-1906, 2006

第8章 脳奇形と類縁病態

7 脳梁欠損症
agenesis of corpus callosum

宇都宮英綱

症例1 脳梁完全欠損（40歳代男性）

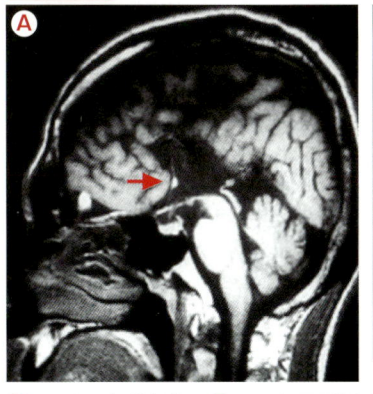

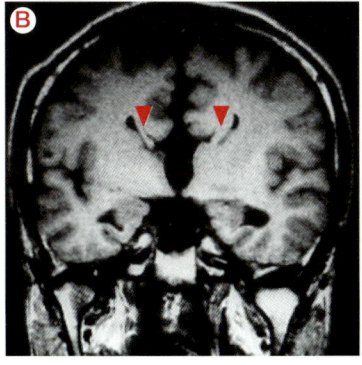

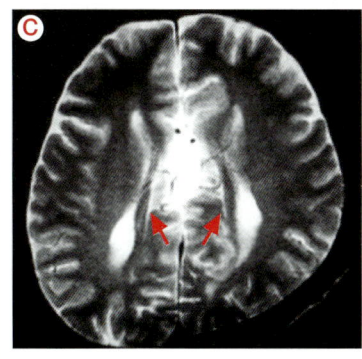

Ⓐ T1強調矢状断像　Ⓑ T1強調冠状断像　Ⓒ T2強調像

意識消失発作．
Ⓐ脳梁構造が完全に欠如している．大脳半球内側面の脳回は放射状に配列している．前交連は形成されている（→）．
Ⓑ両側側脳室体部内側面に白質束（**Probst bundle**）が観察される（▶）．
Ⓒ両側側脳室体部内側面に平行に走るProbst bundleが明瞭である（→）．

症例2 脳梁部分欠損（20歳代男性）

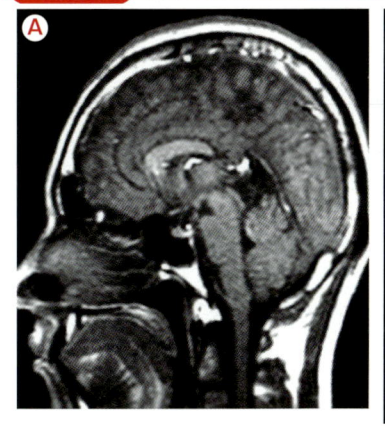

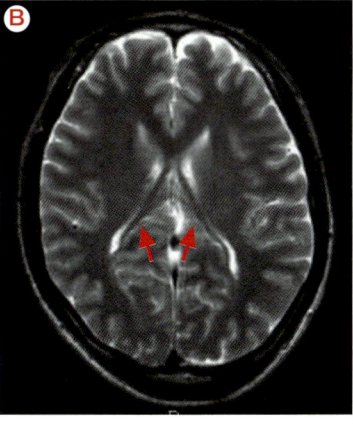

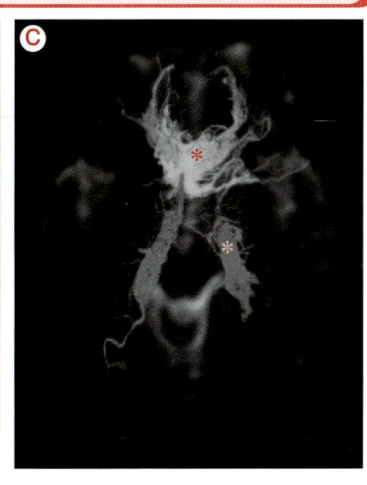

Ⓐ T1強調矢状断像　Ⓑ T2強調像　Ⓒ 拡散テンソルトラクトグラフィー（volume one＋dTVで作成）

意識消失発作．
Ⓐ脳梁の前半部は形成されているが，膨大部の形成がない．
Ⓑ脳梁膝部の形成が明瞭である．膝部より後方に左右側脳室の内側壁に沿った白質構造（→）を認める．
Ⓒ脳梁膝部の線維（＊）の交叉は明瞭である．側脳室内側壁の白質構造は交叉せず，**Probst bundle**であることがわかる（＊）．
（Ⓒはp.13カラーアトラス参照）
（文献1より転載）

鑑別1 脳梁低形成（20歳代女性）

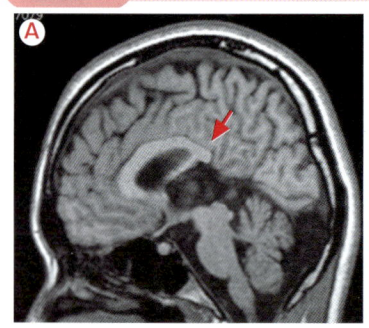

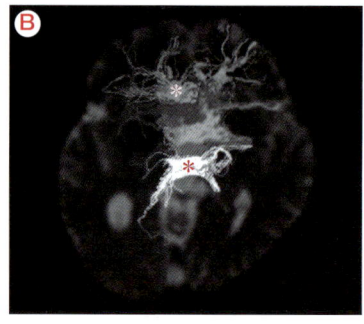

Ⓐ T1強調矢状断像
Ⓑ 拡散テンソルトラクトグラフィー（volume one+dTVで作成）

精神発達遅滞．
Ⓐ脳梁膨大部の著明な容積減少を認める（→）．
Ⓑ脳梁膨大部（＊）の線維束は膝部（＊）に比較して発達が不良である．**Probst bundle**は認められない．
（Ⓑはp.13カラーアトラス参照）
（文献2より一部改変して転載）

疾患解説

1．疾患概念

　脳梁は原基であるmassa commissuralis（交連塊）の形成，および将来この原基を通過し脳梁となる神経線維（交連線維）の発達成長により形成される．脳梁欠損症は脳梁原基の形成が障害された場合に発生する．発生早期に障害が起こり，原基が全く形成されなかった場合には完全欠損が生じる．一方，障害がやや遅れ原基の吻側部分が形成されれば部分欠損となる．これら脳梁欠損症では，脳梁原基を通過できなかった神経線維は同側大脳半球内側面を頭側から尾側に走行し**Probst bundle**と呼ばれる特殊な白質線維束を形成する．最近の拡散テンソル画像を用いた研究では，脳梁部分欠損の場合はいったん対側に交叉した神経線維がそのまま対側大脳半球を頭尾方向に走行しsigmoid bundleと呼ばれる特異なProbst bundleを形成することもあるという．

2．典型的画像所見（症例1，2）

　脳梁欠損症の診断は脳梁構造が完全にもしくは部分的にないことを確認することが基本である．したがって，MRIの矢状断像が最も確実に診断できる．完全欠損では一切の脳梁構造を認めず，欠損部に相応する帯状回の形成不全と大脳半球内側面脳回の放射状配列を認める．部分欠損では脳梁の尾側部が欠損し，膝部や体部の一部は形成される．時に，形成された脳梁の後縁を囲むように脂肪腫を認めることがある．

　完全欠損では横断像あるいは冠状断像において，前角を含め左右側脳室の相互離開がみられる．前角の先端は尖った形状を示し牛角様所見（bull's-horn appearance）と呼ばれる．一方，部分欠損では前角の離開は認められない．完全欠損，部分欠損ともに，側脳室体部内側面を頭尾方向に走行する白質線維束（Probst bundle）を認める．また，側脳室の三角部から後角の対称性拡張を認めcolpocephalyと呼ばれる．colpocephalyは胎生期の脳室形態が遺残した状態と考えられている．

3．鑑別疾患

脳梁低形成（鑑別1，2）：脳梁原基の形成は正常で，神経線維の発達自体に障害がある場合に生じた脳梁の容積減少である．脳梁低形成では原基を通過できない神経線維は存在しないのでProbst bundleは形成されない．また，側脳室は全体的に拡張することが多く，相互離開は認められない．時に，脳梁容積減少部に相応する大脳皮質の異常（脳回形成不全など）を認めることがある．

脳梁萎縮（鑑別3）：脱髄性疾患，代謝性疾患あるいは周産期の低酸素性，虚血性脳症など神経線維の破壊，変性で生じた，脳梁の二次的容積減少（非薄化）である．萎縮部位は大脳半球の障害部位に相応する．

全前脳胞症の偽脳梁（pseudo-callosum）（鑑別4）：偽脳梁とは全前脳胞症の大脳（全球脳）に発達する新皮質からの連合線維の集合体であり，半球脳に形成される脳梁とは発生学的に異なる．全前脳胞症の終脳尾側端に認められるがlobar型やsemilobar型などの分化型全前脳胞症で明瞭であり，全前脳胞症のなかで最も分化の進んだsyntelencephalyではあたかも脳梁低形成のようにみえるので注意が必要である．

鑑別2　脳梁低形成（1歳女児）

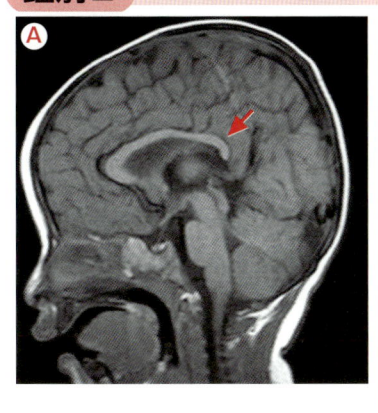

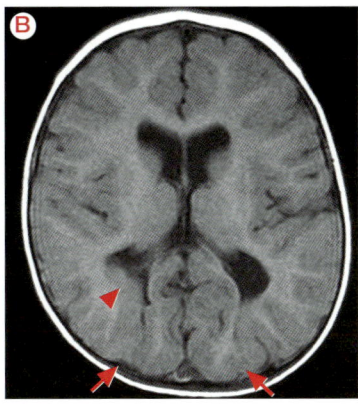

Ⓐ T1強調矢状断像　**Ⓑ T1強調像**

精神運動発達遅滞，てんかん発作．

Ⓐ脳梁膨大部（→）の容積減少が明瞭である．

Ⓑ両側後頭葉脳回の肥厚（→）がみられ，厚脳回症を示す．また，右側脳室後角に上衣下異所性灰白質を認める（▶）．

（文献1より転載）

鑑別3　脳梁萎縮（4歳女児）

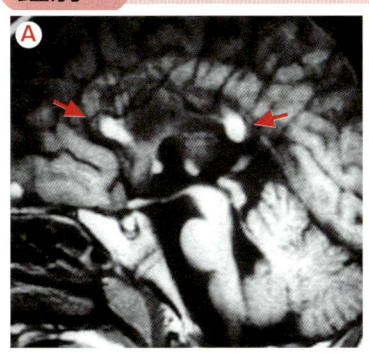

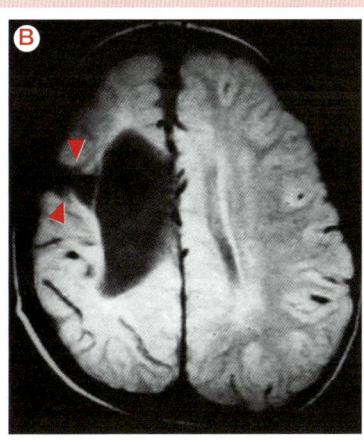

Ⓐ T1強調矢状断像
Ⓑ プロトン密度強調像

左側片麻痺．

Ⓐ脳梁幹部の著明な菲薄化を認める．膝部と膨大部の形成は正常である（→）．

Ⓑ右側大脳半球に脳血管障害によると思われる脳破壊性孔脳症を認める（▶）．

鑑別4　lobar型全前脳胞症の偽脳梁（1カ月女児）

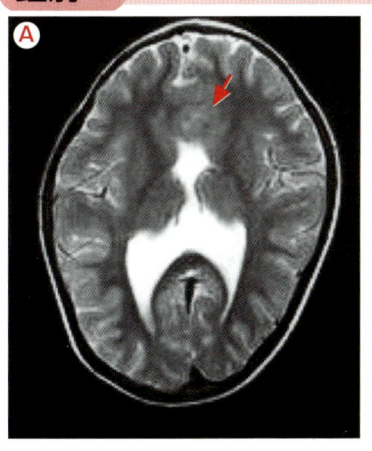

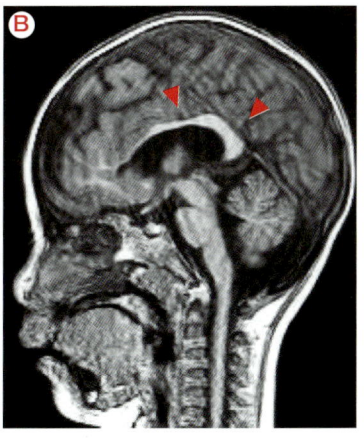

Ⓐ T2強調像　**Ⓑ T1強調矢状断像**

Ⓐ前頭葉灰白質の左右連続性が認められ，**全球脳（holosphere）**の所見を示す（→）．透明中隔は欠損している．

Ⓑ大脳の背側正中部に**偽脳梁**を示す白質束（▶）を認める．

（文献3より改変して転載）

<参考文献>

1）宇都宮英綱：脳梁形成不全．「決定版 頭部画像診断パーフェクト」（土屋一洋 ほか／編），pp.516-517，羊土社，2011

2）宇都宮英綱：脳梁形成異常．「よくわかる脳MRI 第3版」（青木茂樹 ほか／著），p.326，学研メディカル秀潤社，2012

3）宇都宮英綱：脳奇形．「脳脊髄のMRI 第2版」（細矢貴亮／編著，宮坂和男 ほか／編），p.471，メディカル・サイエンス・インターナショナル，2009

4）Utsunomiya, H., et al.：Dysgenesis of the corpus callosum and associated telencephalic anomalies：MRI. Neuroradiology, 39：302-310, 1997

5）Probst, F.：Congenital defect of the corpus callosum. Morphology and encephalographic appearances. Acta Radiol（Stockh）, 331：1-152, 1973

6）Jinkins, J. R., et al.：MR imaging of callosal and corticocallosal dysgenesis. AJNR, 10：339-344, 1989

7）Tovar-Moll, F., et al.：Neuroplasticity in human callosal dysgenesis：a diffusion tensor imaging study. Cereb Cortex, 17：531-541, 2007

第8章 脳奇形と類縁病態

8 多小脳回
polymicrogyria

宇都宮英綱

症例1 両側傍Sylvius裂多小脳回（中隔視神経異形成プラス，両側傍Sylvius裂症候群）（3歳男児） （久留米大学小児科 大矢崇志先生のご厚意による）

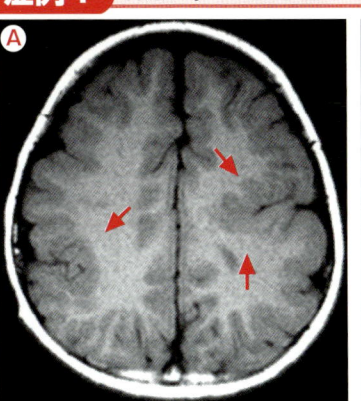

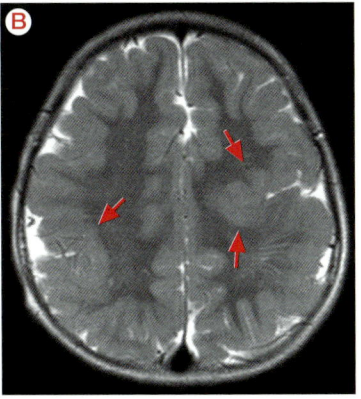

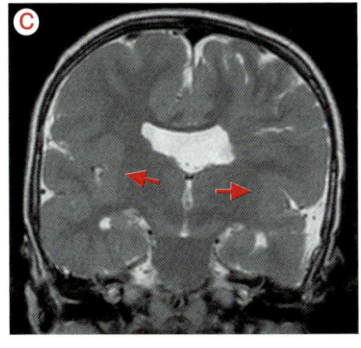

Ⓐ T1強調像　Ⓑ T2強調像　Ⓒ T2強調冠状断像

無熱性痙攣で発症．下垂体機能不全，視神経萎縮，仮性球麻痺を認める．
ⒶⒷ左側の前頭葉から頭頂葉，右側の頭頂葉の皮質の肥厚を認める．髄枝の入り込みは乏しく，皮髄境界は凸凹している（→）．
Ⓒ両側島皮質は肥厚している（→）．右側ではSylvius裂を囲む皮質の肥厚が明瞭で，髄枝の入り込みが乏しい．透明中隔の欠損を認める．

症例2 多小脳回（CMV感染，3週〜1歳3カ月女児の経過観察例）

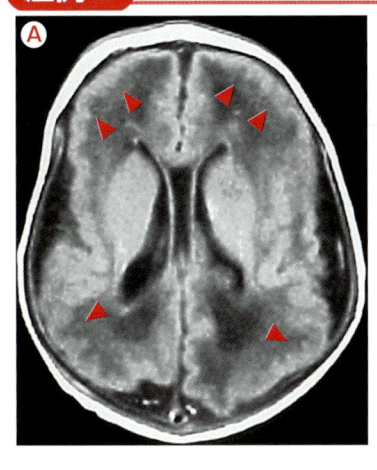

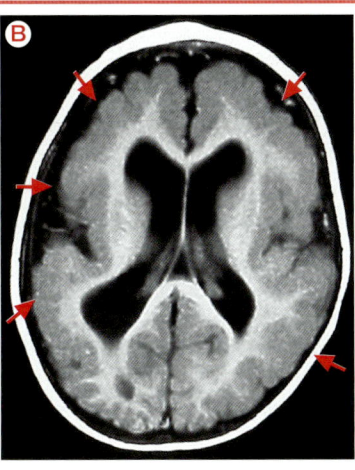

Ⓐ T1強調像（3週）
Ⓑ T1強調像（1歳3カ月）

Ⓐ脳表は細かな顆粒状の凹凸を認める．皮髄境界は凸凹しているが髄枝の入り込みは比較的よい（▶）．皮質は島皮質の一部を除いてほぼ正常の厚さである．
Ⓑ後頭葉を除いて脳表は平滑化し皮質の肥厚が明瞭化している（→）．皮髄境界の凸凹が明瞭化し髄枝の入り込みが不明瞭である．

疾患解説

1. 疾患概念

　神経芽細胞の移動は皮質まで到達しているが，最終的な配列に異常が生じ，正常な皮質の6層構造が形成されない状態である．肉眼的には小さい脳回を多数認める状態であるが実際には顆粒状脳回であるため，脳表は一見平滑にみえる．病理学的には皮質第Ⅰ層の細かい陥入が多小脳回の特徴であり，第Ⅱ層以下が層構造を示すタイプと層構造を認めないタイプがある．
　発生部位は中心溝〜Sylvius裂近傍に好発する．片側性のものと両側性に発症するものがあるが，Sylvius裂近傍に発生するものの約半数は両側性に発生し，**両側傍Sylvius裂多小脳回**（bilateral perisylvian polymicrogyria）と呼ばれる．また，両側性に前頭頭頂部に発生するbilateral fronto-parietal polymi-

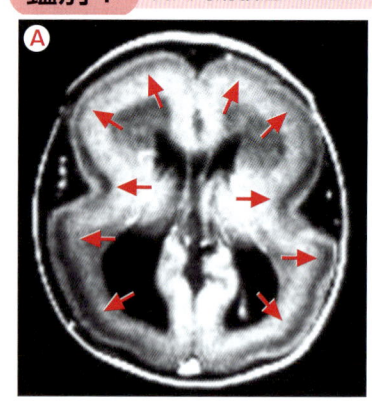

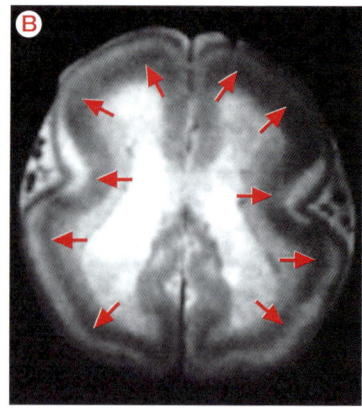

鑑別1 古典的滑脳症（無脳回症）（6生日女児）

Ⓐ**T1強調像**　Ⓑ**T2強調像**

Ⓐ脳表は平滑で，皮質の著明な肥厚を認める．皮質髄質境界も平滑である．皮質表層部に低信号の帯状構造を認め **cell sparse layer** を示す（→）．

Ⓑcell sparse layer は高信号を示す（→）．

（宇都宮英綱：皮質下異所性灰白質．「これだけ覚える！脳画像診断70」溝井和夫/監，戸村則昭/編，p.115，西村書店，2009より転載）

crogyria は GPR 56 遺伝子異常との関連が注目されている．また，多小脳回は先天感染（サイトメガロウイルス，Ⅰ型単純ヘルペスウイルスなど）や先天代謝異常（Zellweger 症候群，フマラーゼ欠損症など）などに伴う例が多く，その発生には環境因子が大きく関連していると考えられている．なお，大脳外套の裂隙（mantle cleft）を特徴とする裂脳症は，裂隙を縁取る大脳皮質が多小脳回であることから，最近では多小脳回の亜型と考えられている．裂脳症には透明中隔欠損を高頻度に合併し，これに視神経低形成を伴うものは，**中隔視神経異形成プラス（SOD＋）** と呼ばれる．SOD＋には多小脳回を単独で認めることもある．

2．典型的画像所見（症例1，2）

MRIでは皮質は厚く（>4 mm），脳溝は浅い．皮質と髄質の境界面は凸凹で白質髄枝の入り込みが乏しい（bumpy border）．また，時に脳表静脈の拡張を認めることがある．一方，新生児期，乳児期の多小脳回は皮質の厚さはほぼ正常で脳表は細かな凹凸を認めるが，髄鞘化が進行するとともに皮質は肥厚し脳表は平滑化してくる．

3．鑑別疾患

古典的滑脳症（classical lissencephaly）（鑑別1，2）：神経細胞の移動停止によって生じる無脳回・厚脳回症である．以前は滑脳症Ⅰ型と呼ばれていたが滑脳症Ⅱ型が後述する丸石様異形成としてカテゴリー化されたため，今日では古典的滑脳症と呼ばれている．脳回はほとんど形成されないものから，ほぼ正常に近い程度に形成されるものまでさまざまである．いずれも，脳表は平滑で皮質の肥厚（>4 mm）を認める．肥厚した皮質の表層部に帯状の神経細胞の粗な領域があり，**cell sparse layer** と呼ばれる．この層はMRIのT1強調像で低信号，T2強調像で高信号を示し，診断の決め手になる．また，多小脳回と異なり皮質と髄質境界は平滑である．

丸石様異形成（cobble stone complex）（鑑別3）：神経芽細胞の移動が本来超えることのない脳表基底膜を超えて移動した状態で，脳表に過剰移動した神経細胞群により多小脳回様の脳表形態を示す．ごく一部の報告例を除いて先天性筋ジストロフィーに併発する．疾患としては **Walker–Warburg 症候群（WWS）**，**福山型筋ジストロフィー（FCMD）**，**筋眼脳病（MEBD）** がある．病理学的には無脳回様の部分と多小脳回様の部分が混在するが軽症例ほど多小脳回様の脳表形態を示す．大脳白質は髄鞘化の遅延によるT2強調像での高信号を示す．また，小脳辺縁部には層状に配列する小嚢胞を認める．

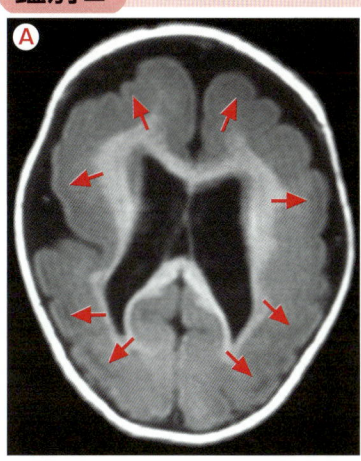

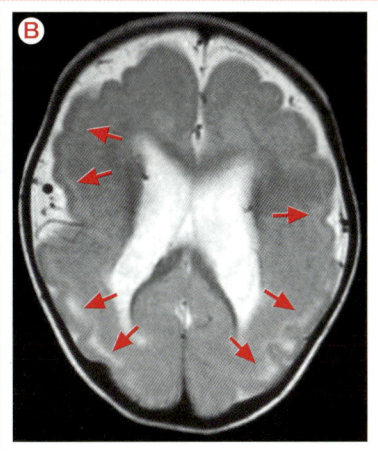

鑑別2　古典的滑脳症（厚脳回症）（9カ月女児）

Ⓐ T1強調像　Ⓑ T2強調像

Ⓐ 大脳皮質は厚く，脳溝は浅い．皮質と白質の境界は平滑で髄枝の皮質への入り込みがほとんどない．皮質は肥厚しており，表層には **cell sparse layer** を示す帯状低信号を認める（→）．

Ⓑ **cell sparse layer** が高信号に描出されている（→）．

鑑別3　丸石様異形成（福山型筋ジストロフィー）（6カ月女児）

（高槻病院小児科　四本由郁先生のご厚意による）

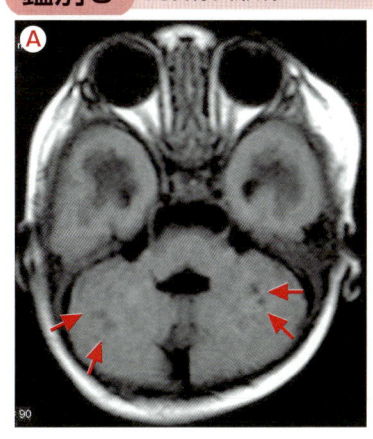

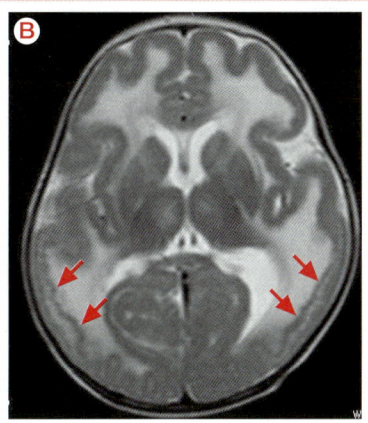

Ⓐ FLAIR像　Ⓑ T2強調像

Ⓐ 両側の小脳半球辺縁部に多発する小囊胞を認める（→）．

Ⓑ 前頭葉，側頭葉の脳表は平滑で脳溝は浅い．皮質は軽度肥厚している．白質は高信号を示し，皮質と白質の境界には小さな凸凹を認める（→）．

＜参考文献＞

1) 宇都宮英綱：皮質下異所性灰白質．「これだけ覚える！脳画像診断70」（溝井和夫/監，戸村則昭/編），p.115，西村書店，2009
2) Barkovich, A. J., et al. : Schizencephaly : correlation of clinical findings with MR characteristics. AJNR, 13 : 85-94, 1992
3) Aida, N. : Fukuyama congenital muscular dystrophy : a neuroradiologic review. J Magn Reson Imaging, 8 : 317-326, 1998
4) Chang, B. S., et al. : Bilateral frontoparietal polymicrogyria : clinical and radiological features in 10 families with linkage to chromosome 16. Ann Neurol, 53 : 596-606, 2003
5) Luo, R., et al. : A novel GPR56 mutation causes bilateral frontoparietal polymicrogyria. Pediatr Neurol, 45 : 49-53, 2011
6) Miller, S. P., et al. : Septo-optic dysplasia plus : a spectrum of malformations of cortical development. Neurology, 54 : 1701-1703, 2000

第8章 脳奇形と類縁病態

9 神経線維腫症
neurofibromatosis

金柿光憲

症例1 神経線維腫症1型（視神経膠腫，過誤腫，類もやもや病合併例）（16歳女性）

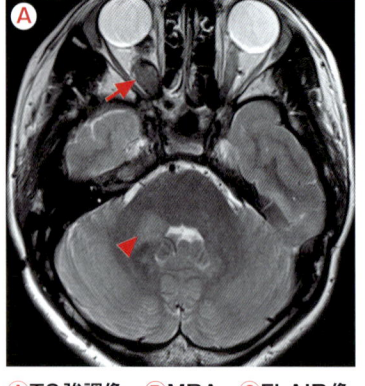

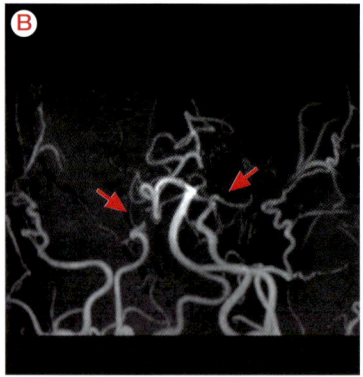

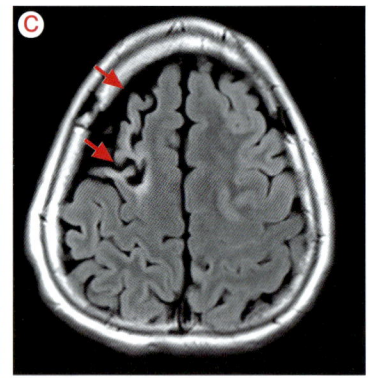

A T2強調像　**B** MRA　**C** FLAIR像

脱力発作．
- **A** 右眼窩内に視神経の走行に沿うように広がる腫瘤性病変がみられる（→）．神経線維腫症1型に合併する視神経膠腫（optic glioma）と考えられる．右中小脳脚に斑状のT2高信号を認める（▶）．経過観察にて長期間変化がみられず（非提示），神経線維腫症1型に合併する過誤腫（hamartoma）をみているものと考えられる．
- **B** 両側内頸動脈終末部での血管描出途絶を認める（→）．なお，T2強調像にて基底核周囲にはflow voidと考えられる点状無信号が散見された（非提示）．神経線維腫症1型に合併する類もやもや病と考えられる．
- **C** 右前頭葉に血管狭窄に伴う陳旧性梗塞を認める（→）．

症例2 神経線維腫症1型（20歳代男性）

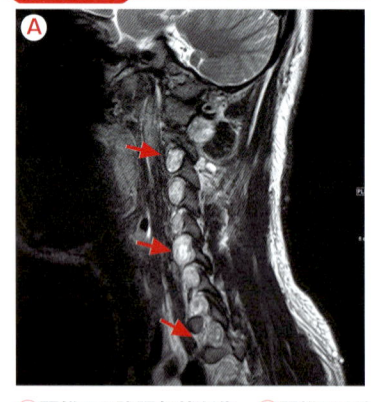

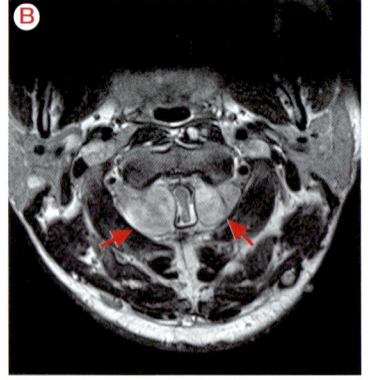

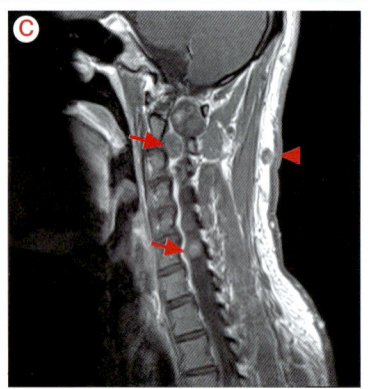

A 頸椎T2強調矢状断像　**B** 頸椎T2強調像　**C** 頸椎造影T1強調矢状断像

歩行困難．
- **A** 両側の椎間孔を拡大する腫瘤性病変が多発している（→）．
- **B** 脊柱管内への進展により，頸髄は強く圧排され扁平化している（→）．
- **C** 椎間孔の腫瘤は不均一に増強され，神経線維腫が疑われる（→）．皮下にも神経線維腫と考えられる結節を認める（▶）．

症例3　神経線維腫症1型（小脳毛様細胞性星細胞腫，蝶形骨骨欠損合併例）（13歳男性）

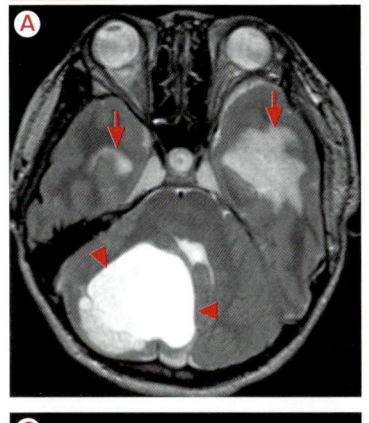

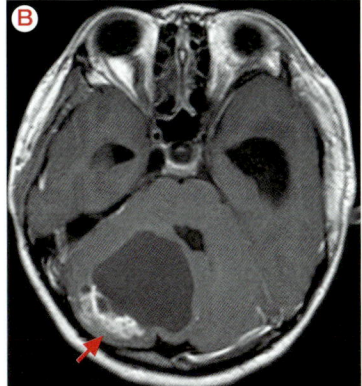

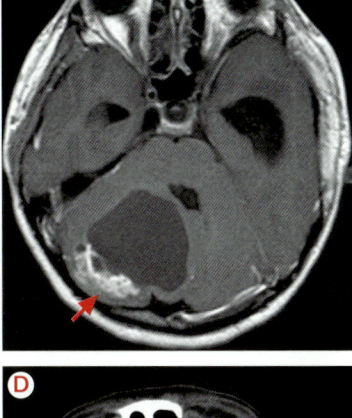

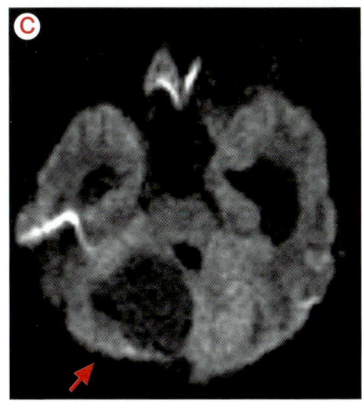

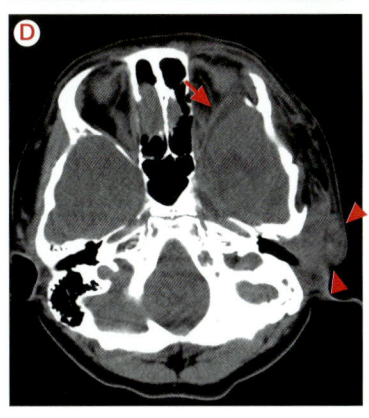

Ⓐ T2強調像　Ⓑ 造影T1強調像
Ⓒ 拡散強調像　Ⓓ 単純CT

うっ血乳頭．

Ⓐ 右小脳半球に囊胞性腫瘤（▶）を認める．水頭症による側脳室下角拡大と白質浮腫がみられる（→）．

Ⓑ 囊胞の辺縁に増強を受ける充実成分がみられる（→）．

Ⓒ 充実成分は低信号を示し，細胞密度の低い腫瘍であることが示唆される（→）．手術にて，毛様細胞性星細胞腫と確認された．

Ⓓ 左蝶形骨に欠損がみられ，眼窩方向に頭蓋内組織が膨隆している（→）．左側頭部皮下に神経線維腫を認める（▶）．

症例4　神経線維腫症2型（30歳代男性）

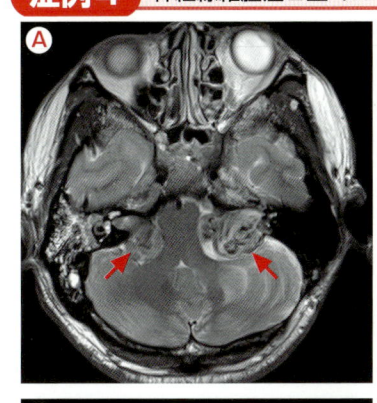

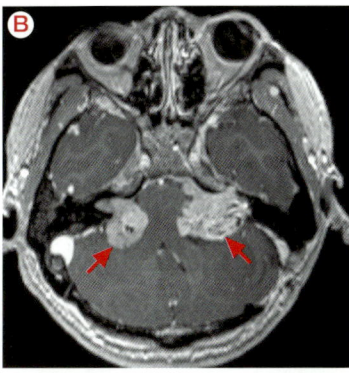

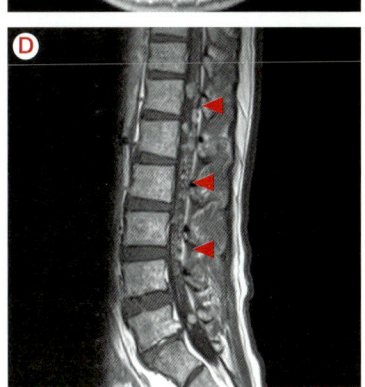

Ⓐ T2強調像　Ⓑ 造影T1強調像
Ⓒ 造影T1強調冠状断像
Ⓓ 腰椎造影T1強調矢状断像

難聴．

Ⓐ 両側内耳道から小脳橋角槽に進展する不均一な腫瘤性病変を認める（→）．

Ⓑ 充実成分は強く増強される（→）．内耳道への腫瘍進展を認め，両側聴神経鞘腫と判断される．

Ⓒ 右頭頂部に髄膜腫と考えられる硬膜に接する増強病変を認める（▶）．

Ⓓ 馬尾に多数の結節状増強病変がみられ，多発神経鞘腫が疑われる（▶）．

第8章　脳奇形と類縁病態

症例5　神経線維腫症2型（脊髄上衣腫疑い合併例）（20歳代女性）

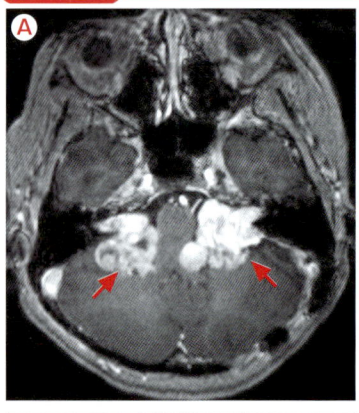

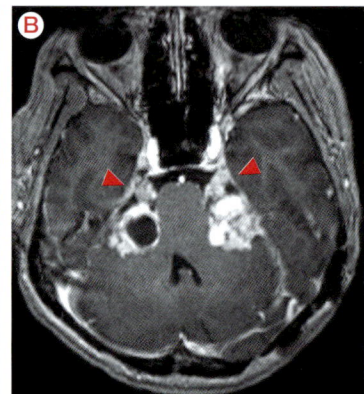

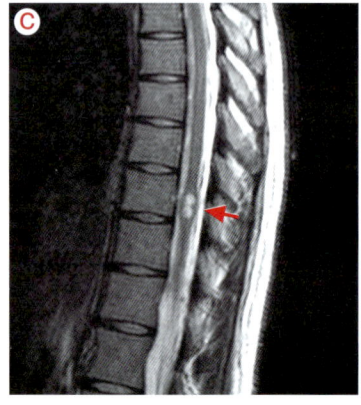

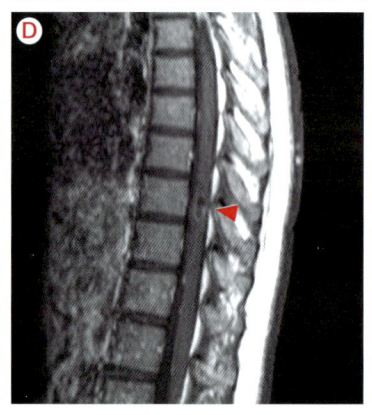

Ⓐ Ⓑ 造影T1強調像
Ⓒ 胸椎T2強調矢状断像
Ⓓ 胸椎造影T1強調矢状断像

難聴．

Ⓐ両側内耳道から小脳橋角槽に進展する不均一な増強効果を示す腫瘤性病変を認める（→）．

ⒷⒶの頭側レベルでは，両側三叉神経の走行に沿って，Meckel洞に進展する増強病変がみられ，三叉神経鞘腫が疑われる（▶）．

Ⓒ胸髄レベルでは脊髄内にT2強調像で高信号を示す病変を認める（→）．脊髄の腫大がみられるが，周囲の浮腫は指摘されない．

Ⓓ病変の辺縁がリング状に淡く増強されている（▶）．

神経線維腫症2型の患者であり，上衣腫などの脊髄腫瘍が疑われるが，臨床症状に乏しいため，経過観察となった．

疾患解説

1．疾患概念

1）神経線維腫症1型（NF1）

　　von Recklinghausen氏病とも呼ばれ，カフェ・オ・レ斑および皮膚・神経の神経線維腫を特徴とする全身性母斑症である．神経病変，骨病変，眼病変など多彩な症候を合併する．出生約3,000人に1人の割合で生じる．17番染色体長腕（17q11.2）にあるNF1遺伝子の変異によりニューロフィブロミン蛋白に異常が起こり発症する．常染色体優性の遺伝性疾患だが，患者の半数以上は孤発例である．一般に遺伝子診断は不要であり，臨床診断基準に基づいて診断される．カフェ・オ・レ斑（合併頻度95％以上），神経線維腫（合併頻度95％以上）があれば診断は容易で，多くは4歳まで確定診断されるが，乳児期ではカフェ・オ・レ斑のみの場合がほとんどで，症候によって出現する時期が異なることに注意が必要である．

2）神経線維腫症2型（NF2）

　　両側性に発生する聴神経鞘腫を主徴とし，そのほかの神経系腫瘍（脳および脊髄神経鞘腫，髄膜腫，脊髄上衣腫）や皮膚病変（皮下や皮内の神経線維腫，カフェ・オ・レ斑．数はNF1よりも少ない），眼病変（若年性白内障）を呈する母斑症である．出生35,000～40,000人に1人の割合で生じる．第22染色体長腕22q12に存在するNF2遺伝子の変異で，merlin蛋白が正常に働かなくなって起こる．常染色体優性の遺伝性疾患であるが，約半数は孤発例である．MRIあるいはCTで両側聴神経腫瘍が見つかれば神経線維腫症2型と診断される．また，神経線維腫症2型の家族歴（両親，兄弟，子）があり，かつ本人に①片側性の聴神経腫瘍，または②神経鞘腫・髄膜腫・神経膠腫・若年性白内障のうちいずれか2種類が存在する場合にも診断が確定する．多くの患者は20歳前後で診断される．

2．典型的画像所見

1）神経線維腫症1型（NF1）

　　NF1患者では定期的な診察による経過観察が必要だが，症候が全くないにもかかわらずやみくもにスクリーニング検査を行うべきではないとされる．診察時に中枢神経症状がみられれば，MRIやCTによる精査が行われる（症例1～3）．

　　MRIは，神経線維腫の病変の大きさや広がりを評価したり，その経時的変化を追うのに有用である．疼痛や神経症状の出現，神経線維腫の急速な増大は悪性末梢神経鞘腫を疑う．

　　小児期以降，NF1患者のおよそ1％に視神経膠腫の合併がみられる．多くは何年もあまり変化しないか非常にゆっくりと進行するため，治療を必要とすることは少ない．小児期に視神経膠腫を発症した患児の20％前後で，別の中枢神経系膠腫が発生する．

　　患児の半数近くに小脳，脳幹部，基底核などに，過誤腫（hamartoma）やunidentified bright objects（UBOs）と呼ばれるT2高信号病変を認める．mass effectに乏しく，増強効果はみられない．病因についてはいまだ不明だが，脳腫瘍の発生母地となることはほとんどなく，年齢とともに消失し，通常治療を必要としない．

　　動脈狭窄や動脈瘤などの血管病変もしばしばみられる．両側内頚動脈終末部での狭窄を呈する場合があり（類もやもや病），もやもや病（p.59 第1章9）に準じた治療が行われる．

　　頭蓋骨，顔面骨の骨欠損を伴うことがあり，大型のものでは髄膜瘤，脳瘤がみられる．眼窩後壁の骨欠損がある場合には眼球突出がみられる．

2）神経線維腫症2型（NF2）

　　診断基準にもなっているように**聴神経鞘腫はほぼ全例にみられる**（症例4）．三叉神経やそのほかの脳神経にもしばしば神経鞘腫が発生する（症例5）．頭蓋内に神経鞘腫が多発すると，腫瘍の蛋白産生による髄液吸収障害が起こり，交通性水頭症を発症する場合がある．

　　髄膜腫は約半数に合併し，頭蓋内や脊椎管内に多発することも多い．脊髄には多発する脊髄神経鞘腫と髄内腫瘍（多くは上衣腫）が発生する．

3．鑑別疾患

1）神経線維腫症1型（NF1）

神経線維腫症2型：NF2の疾患概念参照．

Noonan症候群：低身長，先天性心奇形，翼状頸，特異顔貌を示す．NF1罹患者の10％前後でNoonan症候群の表現型を合併する．

McCune-Albright症候群：辺縁不整で大きなカフェ・オ・レ斑，多骨性線維性骨異形成を認める．

2）神経線維腫症2型（NF2）

神経線維腫症1型：NF1の疾患概念参照．

神経鞘腫症（schwannomatosis）：脳神経，脊髄，末梢神経の多発性神経鞘腫を認める．NF2と異なり前庭神経は侵されず，皮膚病変もみられない．

<参考文献>

1) 神経線維腫症1型の診断基準・治療ガイドライン作成委員会：神経線維腫症1型（レックリングハウゼン病）の診断基準および治療ガイドライン．日皮会誌，118：1657-1666，2008

2) Guillamo, J. S., et al.: Prognosric factors of CNS tumours in neurofibromatosis 1 (NF1) a retrospective study of 104 patients. Brain, 126: 152-160, 2003

3) Van Es, S., et al.: MRI findings in children with neurofibromatosis type 1 a prospective study. Pediatr Radiol, 26: 478-487, 1996

4) Asthagiri, A. R., et al.: Neurofibromatosis type 2. Lancet, 373: 1974-1986, 2009

第8章 脳奇形と類縁病態

10 結節性硬化症
tuberous sclerosis

岡部哲彦，相田典子

症例1　結節性硬化症（12歳男児）

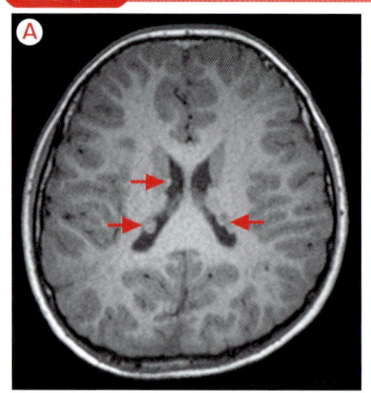

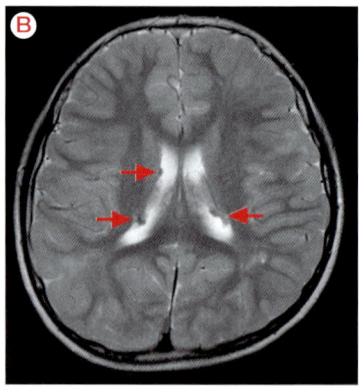

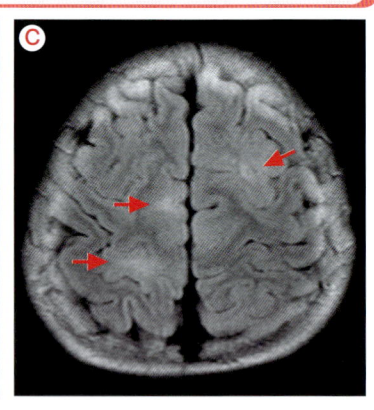

Ⓐ T1強調像　Ⓑ T2強調像　Ⓒ FLAIR像

生後7カ月に結節性硬化症と診断．経過観察中．
ⒶⒷ両側側脳室上衣下にT1強調像，T2強調像で白質と同等の信号強度を示す結節が認められ，上衣下結節と考えられる（→）．
Ⓒ両側大脳皮質，皮質下に高信号域が認められ，皮質結節に合致する（→）．

症例2　結節性硬化症（胎児期〜1日生女児）

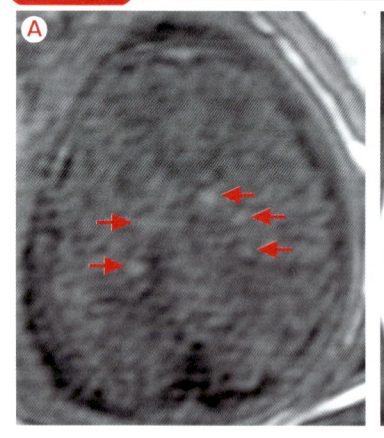

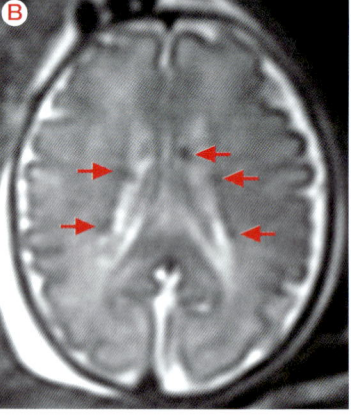

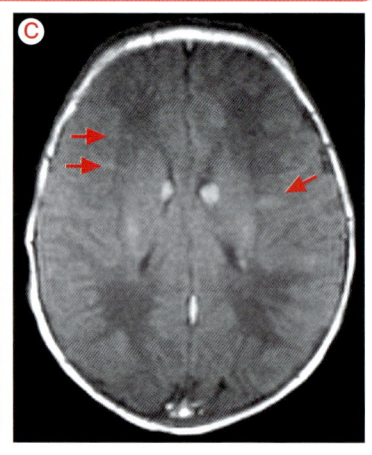

Ⓐ T1強調像（胎児期）　Ⓑ T2強調像（胎児期）　Ⓒ T1強調像（生後1日）

胎児期にエコーにて心臓腫瘍を指摘．
ⒶⒷ両側側脳室上衣下にT1強調像で高信号，T2強調像で低信号を示す結節が認められ，上衣下結節と考えられる（→）．
Ⓒ生後1日目では両側側脳室上衣下に上衣下結節と考えられる高信号域がみられるほか，両側大脳白質に脳室に向かう索状の高信号域が認められ，白質病変に合致する（→）．

症例3　結節性硬化症（11歳男児）

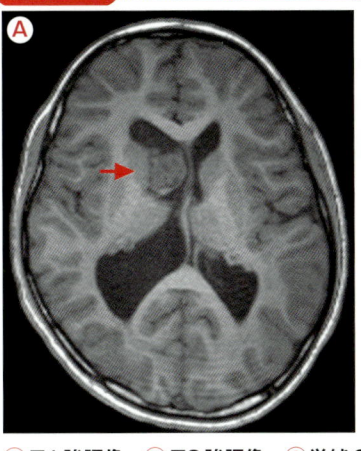

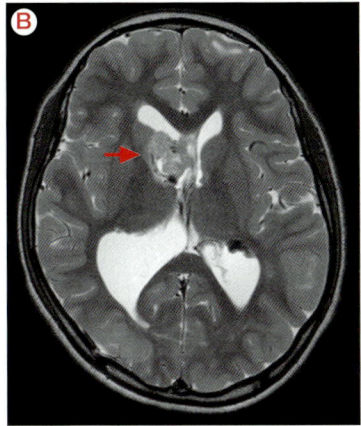

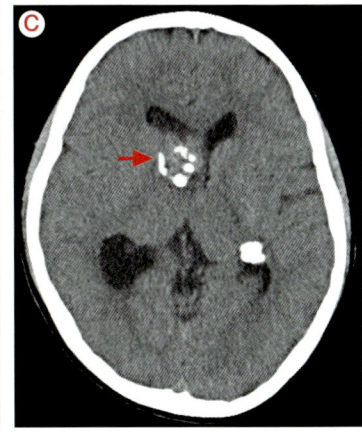

Ⓐ T1強調像　Ⓑ T2強調像　Ⓒ単純CT

胎児期に心臓腫瘍を指摘され，精査の結果結節性硬化症と診断．増大傾向を示す上衣下結節．経過観察中．

ⒶⒷ 右Monro孔近傍の側脳室上衣下にT1強調像，T2強調像で灰白質と同等の信号強度を示す腫瘤状の構造がみられ（→），T2強調像にて石灰化を疑う低信号域を伴っている．

Ⓒ 石灰化が明瞭である（→）．

経時的に増大傾向を示すことから巨細胞性星細胞腫と考えられる．

症例4　孤発性結節性硬化症（2歳女児）

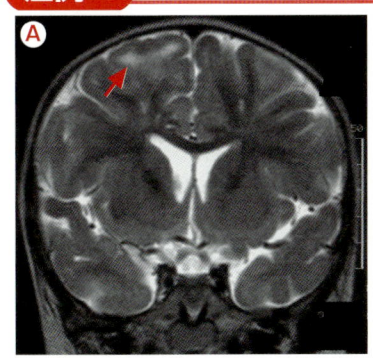

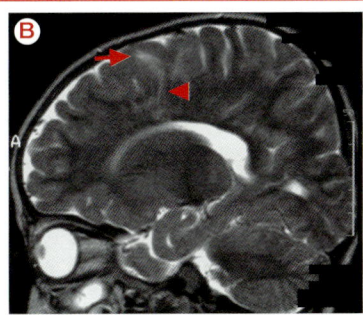

Ⓐ T2強調冠状断像
Ⓑ T2強調矢状断像

痙攣精査．

ⒶⒷ 右前頭葉皮質下に高信号域がみられ（→），同部より側脳室に向かう索状の高信号域を認める（Ⓑ▶）．

そのほか，頭蓋内に結節性硬化症を示唆する所見は認められなかったが，生検にて孤発性皮質結節と診断された．

疾患解説

1. 疾患概念

結節性硬化症は多臓器に過誤腫性変化を示す常染色体優性遺伝性疾患である．原因遺伝子として腫瘍抑制遺伝子 *TSC1*（9q34），*TSC2*（16p13.3）の2つが同定されている．古典的には**精神発達遅滞，てんかん，顔面脂腺腫**が3主徴とされてきたが，約半数の症例では知的発達は正常で，てんかんは75％程度にしか認められない．

2. 典型的画像所見

結節性硬化症の中枢神経病変としては**上衣下結節，皮質結節，白質病変，巨細胞性星細胞腫**が知られている．

上衣下結節（症例1，2）：脳室壁から脳室内に突出する結節として認められる．MRIでは髄鞘化の未熟な新生児期，乳児期にはT1強調像で高信号，T2強調像で低信号を示し，髄鞘化の進行に伴い白質と同程度の信号を示す．年齢とともに石灰化をきたし，T2強調像にて低信号を示すようになる．生後1年以内に上衣下結節が石灰化することは稀である．

皮質結節（症例1，4）：多くは大脳に認められるが，約15％の症例では小脳にも認められる．時に病

変部の脳回は膨らみをみせ，異常な走行を示す脳溝や拡大した脳溝を伴うことがある．MRIでは髄鞘化の未熟な新生児期，乳児期にはT1強調像で高信号，T2強調像で低信号を示す領域が主に皮質下に認められる．髄鞘化の進行に伴い周囲白質と等〜低信号，T2強調像では高信号を呈するが，T2強調像で高信号を示す理由としては病変部では髄鞘化が乏しいことやgliosisによるものとされている．石灰化するとT1強調像で高信号を示すことがある．

白質病変（症例2）：皮質結節と同等の信号強度を示す皮質から側脳室に向かう病変として認められる．白質病変にも石灰化を生じることがある．

巨細胞性星細胞腫（症例3）：増大傾向を有する上衣下結節で，通常Monro孔近傍に認められる．結節性硬化症の約5〜10％に認められる．組織学的に巨細胞性星細胞腫と上衣下結節は1つのスペクトラムに含まれるものであり，両者を明確に分ける基準はない．MRI上も信号強度や増強効果の有無でこの両者を区別できず，増大傾向を有するものや水頭症を生じる大きなサイズのものでは巨細胞性星細胞腫を考慮する必要がある．また，急速な増大傾向や実質への浸潤傾向を認める場合，高悪性腫瘍への変化を疑う必要がある．

3．鑑別疾患

皮質結節が孤発性の場合，**限局性皮質異形成**との鑑別が問題となるが，鑑別点として，限局性皮質異形成では病変部の石灰化や脳回の膨らみは認めない．しかし，典型例以外では厳密な鑑別は難しく，**神経節膠腫（p.101 第2章7）**や胚芽異形成性神経上皮腫瘍（DNT）との鑑別も困難なことがある．

＜参考文献＞

1) Barkovich, A. J., et al. : The phakomatoses.「Pediatric neuroimaging, 5th ed.」(Barkovich, A. J., et al. ed.), Lippincott Williams & Wilkins, Philadelphia, pp.593-605, 2011
2)「難治性てんかんの画像と病理」(柳下 章 ほか/編)，pp.64-67，学研メディカル秀潤社，2007

第8章 脳奇形と類縁病態

11 Sturge-Weber症候群
Sturge-Weber syndrome

岡部哲彦，相田典子

症例1　Sturge-Weber症候群（6歳男児）

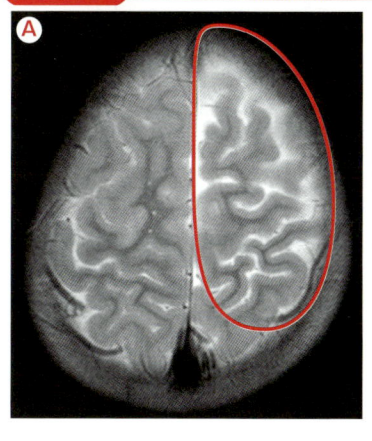

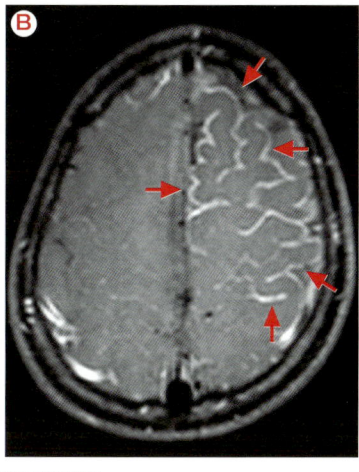

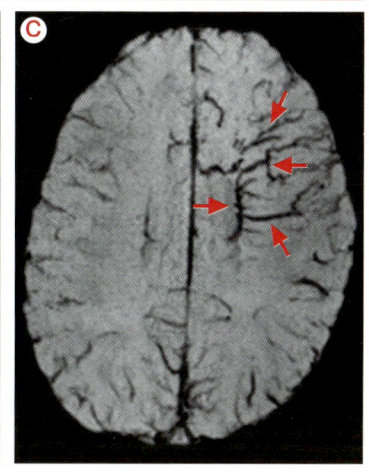

Ⓐ T2強調像　Ⓑ造影T1強調像　Ⓒ磁化率強調像

ⒶⒷ左前頭葉から頭頂葉の萎縮がみられ（Ⓐ〇），萎縮部の脳表に沿った増強効果を認める（Ⓑ→）．
Ⓒ大脳白質から側脳室上衣下に拡張した静脈を認める（→）．

症例2　Sturge-Weber症候群（11歳男児）

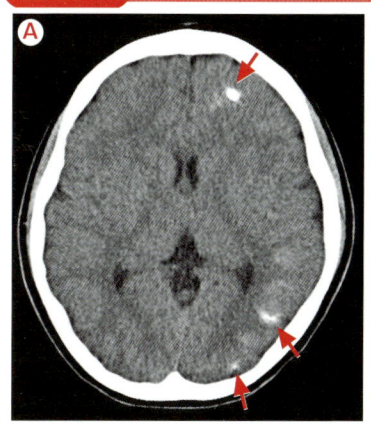

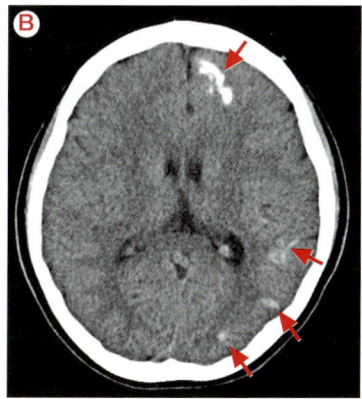

ⒶⒷ単純CT

ⒶⒷ左大脳半球の皮質に沿った石灰化を認める（→）．

症例3　Sturge-Weber症候群（1カ月男児）

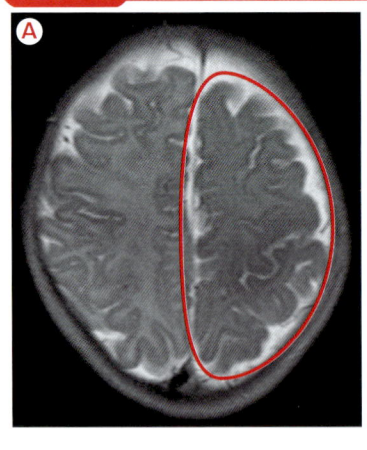

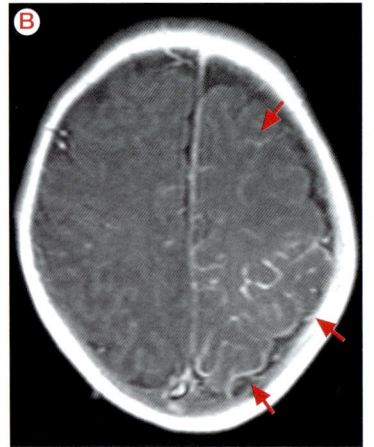

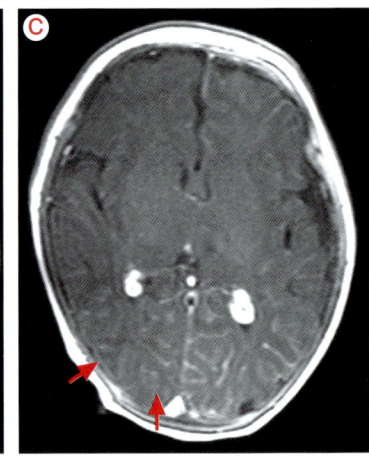

Ⓐ T2強調像　ⒷⒸ造影T1強調像

ⒶⒷ左前頭葉から頭頂葉の萎縮がみられ，萎縮部の白質は低信号を示す（Ⓐ○）．また，同部には脳表に沿った増強効果を認める（Ⓑ→）．
Ⓒ本症例では右側頭葉から後頭葉にも脳表に沿った増強効果を認める（→）．

症例4　Sturge-Weber症候群（6カ月男児）

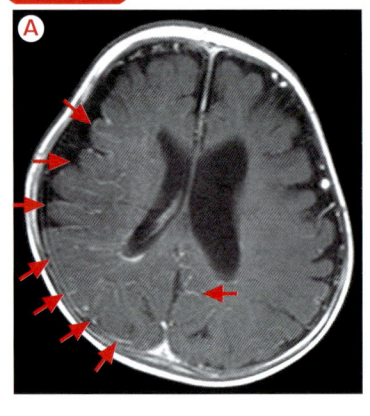

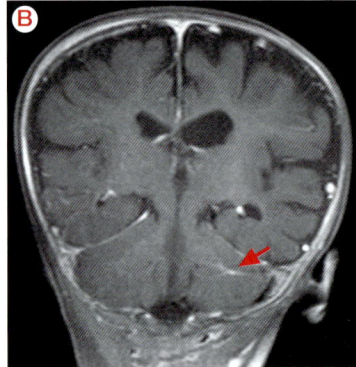

Ⓐ 造影T1強調像
Ⓑ 造影T1強調像冠状断像

ⒶⒷ右前頭葉から頭頂後頭葉，左頭頂後頭葉の脳表に沿った増強効果を認める（Ⓐ→）．また，左小脳半球には拡張した静脈と考えられる増強効果を認め（Ⓑ→），テント下に生じた静脈奇形が疑われる．

疾患解説

1．疾患概念

　Sturge-Weber症候群は三叉神経血管腫症とも呼ばれ，三叉神経第1枝領域の顔面，眼球脈絡膜，脳軟膜の血管腫症を特徴とする疾患である．ほとんどは孤発性であり，性差はない．臨床症状としては痙攣，精神発達遅滞が高頻度にみられる．両側半球に病変がみられる場合や一側性でも病変が広範なものは予後不良である．

2．典型的画像所見（症例1～4）

　脳軟膜の血管腫は造影MRIで脳表に沿った増強効果として描出される．また，造影MRIあるいは磁化率強調像にて病変部の白質に拡張した髄質静脈を認めるが，これは皮質静脈から髄質静脈へのシャントを表している．
　脳軟膜血管腫直下の皮質に石灰化を生じるが，これは血管腫自体の石灰化ではなく，血管腫によって生じた静脈還流障害による慢性的な虚血の結果と考えられている．石灰化はCTで認識しやすいが，MRIでは磁化率強調像が最も鋭敏である．石灰化は5歳以前では認めないことが多い．
　乳児では脳軟膜血管腫直下の白質がT2強調像にて低信号を呈するが，これは静脈のうっ滞やくり返

す痙攣による髄鞘化の過剰な進行，あるいは静脈還流障害による毛細血管や静脈内のデオキシヘモグロビンの増加によるものと考えられている．そのほか，患側の脈絡叢の肥大を認める．慢性期には患側の大脳は萎縮し，皮質下には虚血やグリオーシスによるT2強調像での高信号域を認める．テント下にも10〜40％の頻度で軟膜血管腫，萎縮，静脈奇形を生じる．

3．鑑別疾患

　髄軟膜に異常増強効果を生じる疾患の鑑別として，**髄膜炎**（p.181第3章1），**髄膜播種**があがるが，症状や既往歴で鑑別可能である．また，脳表に沿った石灰化をきたす疾患としては稀であるが**髄膜血管腫症**が鑑別となる．髄膜血管腫症では病変部の皮質の肥厚がみられることとSturge-Weber症候群では顔面，脈絡膜の血管腫，患側の大脳萎縮といったほかの所見を確認することで鑑別できる．

＜参考文献＞

1) The phakomatoses.「Pediatric neuroimaging, 5th ed.」(Barkovich, A. J., et al. ed.) pp.605-609, Lippincott Williams & Wilkins, Philadelphia, 2011

第8章 脳奇形と類縁病態

12 くも膜嚢胞
arachnoid cyst

五明美穂，土屋一洋

症例1　中頭蓋窩くも膜嚢胞（30歳代男性）

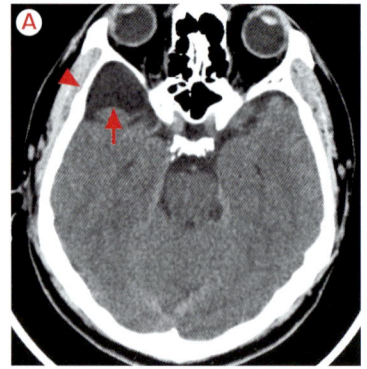

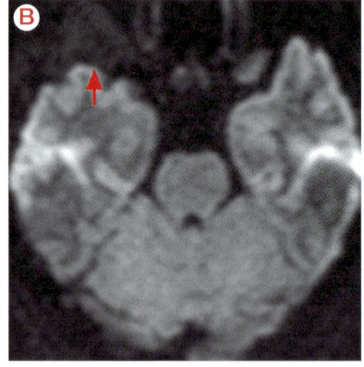

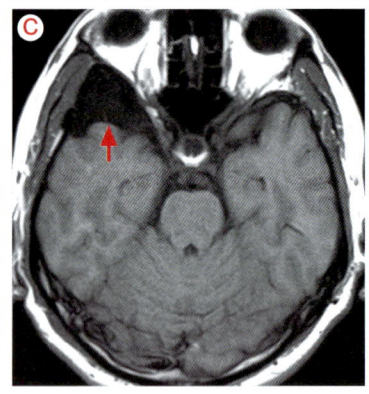

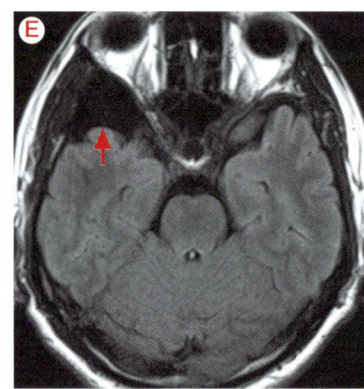

Ⓐ 単純CT　Ⓑ 拡散強調像
Ⓒ T1強調像　Ⓓ T2強調像
Ⓔ FLAIR像

痙攣発作にて精査入院．

Ⓐ 右中頭蓋窩で側頭葉先端部前方に境界明瞭な嚢胞性病変（→）を認める．内部は髄液と同等かつ均一な吸収値を示す．接する頭蓋骨は軽度菲薄化（▶）している．

Ⓑ～Ⓔ 嚢胞性病変はいずれの撮像法においても髄液と等信号を示す．圧排されている脳実質に異常信号は認めない．

症例2　小脳橋角部くも膜嚢胞（60歳代女性）

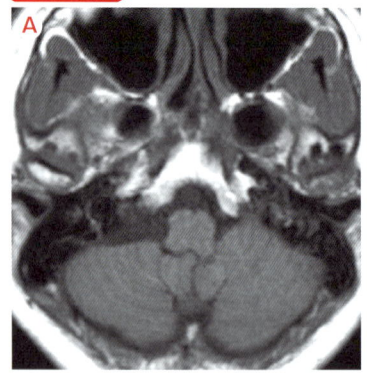

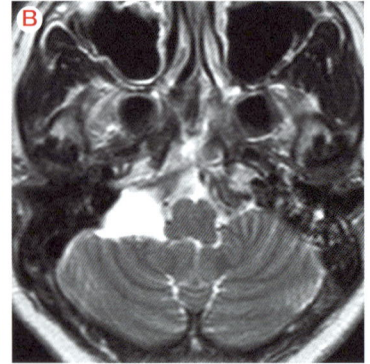

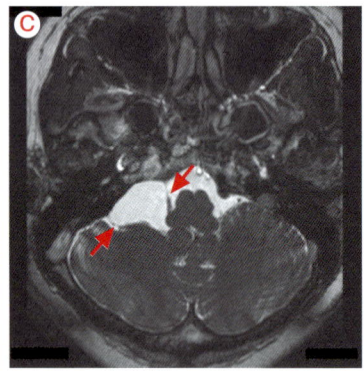

Ⓐ T1強調像　Ⓑ T2強調像　Ⓒ MR cisternography

後頭部痛で来院．

Ⓐ～Ⓒ 右小脳橋角部に髄液と等信号の嚢胞性病変を認める．T1強調像（Ⓐ），T2強調像（Ⓑ）では嚢胞壁は判然としないが，MR cisternography（Ⓒ）では嚢胞壁を明瞭に確認できる（→）．

症例3　Sylvius裂内巨大くも膜嚢胞（10歳男児）

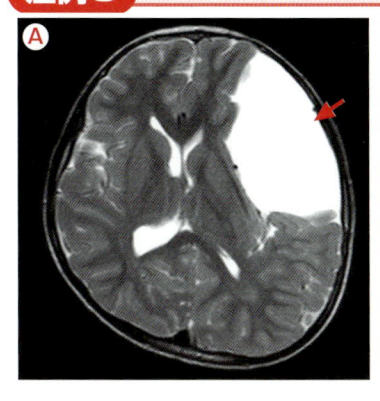

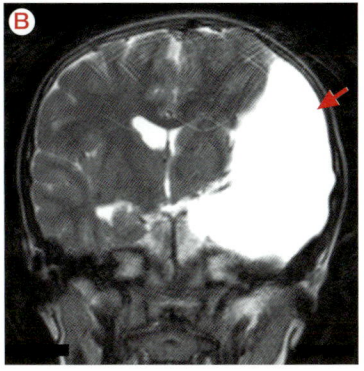

Ⓐ **T2強調像**　Ⓑ **T2強調冠状断像**

頭部打撲の際のスクリーニング検査で偶然発見される．

ⒶⒷ左Sylvius裂内に髄液と等信号を示す巨大な嚢胞性病変を認める（→）．脳実質は著明に圧排されているが，異常信号は示していない．

症例4　後頭蓋窩くも膜嚢胞（20歳代男性）

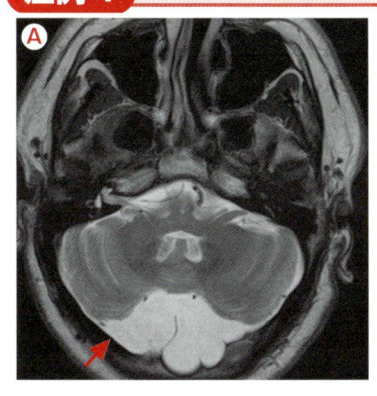

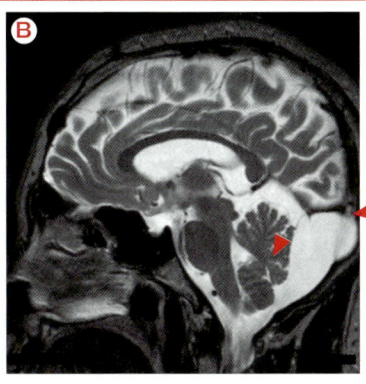

Ⓐ **T2強調像**　Ⓑ **T2強調矢状断像**

無症状．

Ⓐ小脳背側に嚢胞腔を認める（→）．

Ⓑ嚢胞腔は内後頭結節（→）を越えて小脳上面に進展している．小脳虫部背側の圧排がみられる（▶）．

鑑別1　神経腸性嚢胞（40歳代女性）

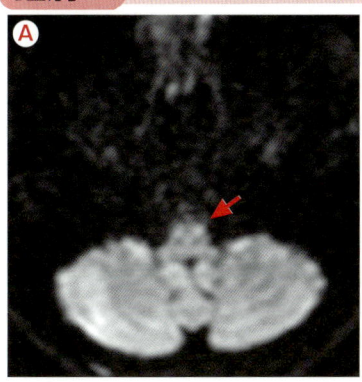

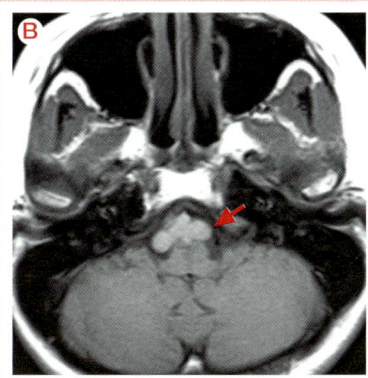

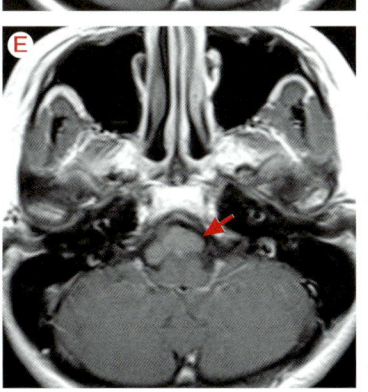

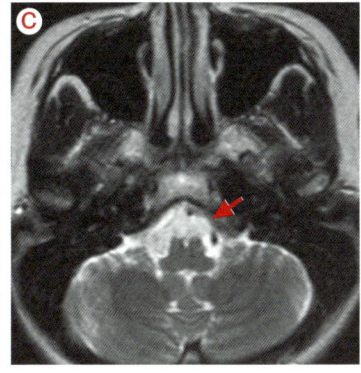

Ⓐ **拡散強調像**　Ⓑ **T1強調像**
Ⓒ **T2強調像**　Ⓓ **FLAIR像**
Ⓔ **造影T1強調像**

頭部外傷時のスクリーニング検査で偶然発見．

Ⓐ～Ⓓ延髄腹側に境界明瞭な分葉状の嚢胞性病変を認める．病変内部はT2強調像（Ⓒ）で髄液と等信号だが，T1強調像（Ⓑ）やFLAIR像（Ⓓ）では高信号を示す．拡散強調像（Ⓐ）では高信号を示していない（→）．

Ⓔ造影後に異常増強効果を認めない．

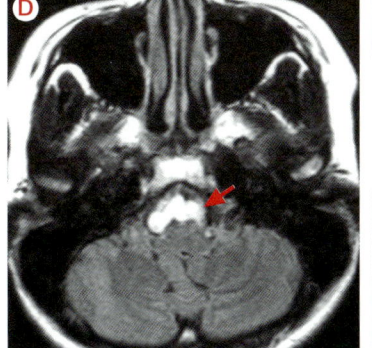

| 鑑別2 | 類上皮嚢腫（70歳代女性） |

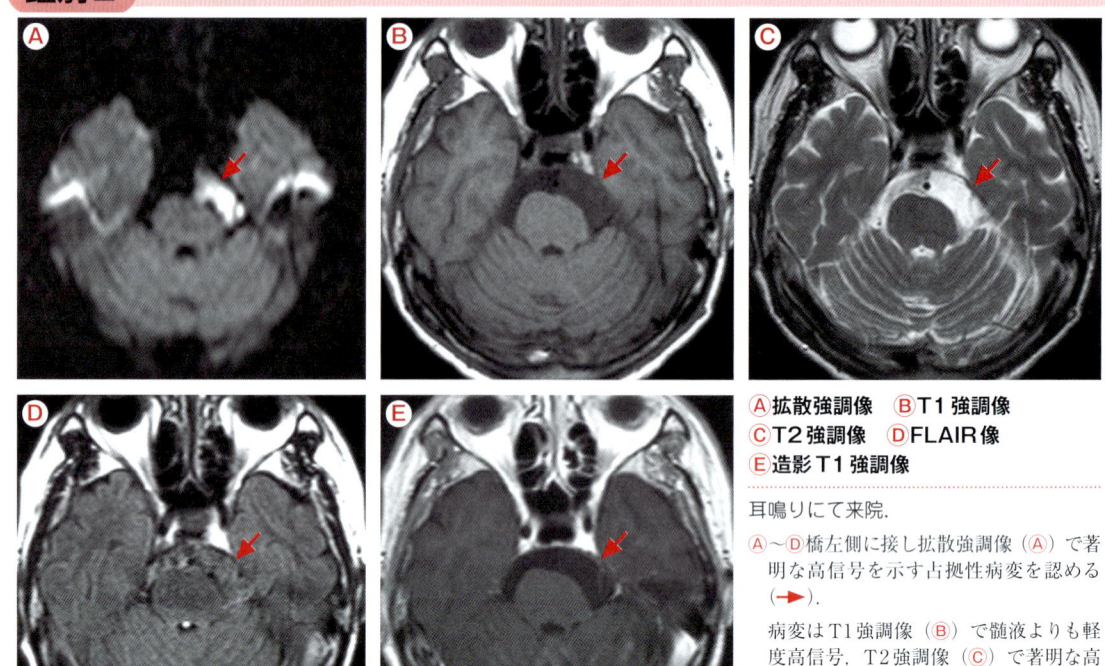

Ⓐ拡散強調像　ⒷT1強調像
ⒸT2強調像　ⒹFLAIR像
Ⓔ造影T1強調像

耳鳴りにて来院.

Ⓐ〜Ⓓ橋左側に接し拡散強調像（Ⓐ）で著明な高信号を示す占拠性病変を認める（➡）.

病変はT1強調像（Ⓑ）で髄液よりも軽度高信号，T2強調像（Ⓒ）で著明な高信号を示し，FLAIR像（Ⓓ）では不均一な高信号を示す（➡）.

Ⓔ造影後，異常増強効果は示さない（➡）.

疾患解説

1. 疾患概念

2層に分かれたくも膜間に発生する先天性嚢胞性病変である．常染色体優性多発嚢胞腎の患者で発生頻度が高い．内容物は無色透明の髄液様の液体が主であるが，黄色や血性のこともある．軽度の外傷により内部に出血しやすく，また，自然にあるいは外傷に伴い硬膜下腔に破裂し硬膜下水腫が形成されることもある．無症状で偶然発見されることが多いが，部位や大きさによっては頭痛，てんかん，めまい，顔面痙攣などを生じることがある．また，硬膜下血腫を合併することもある．

2. 典型的画像所見（症例1〜4）

脳実質外の境界明瞭な嚢胞性病変として認められる．部位は**中頭蓋窩が最多**で，小脳橋角部が次に多く，鞍上槽，四丘体槽，円蓋部，大槽などにも生じる．内部は出血や蛋白濃度の上昇をきたさない限り，**すべての撮像法で髄液と等しい均一な信号を示す**ことが特徴である．嚢胞壁に増強効果はない．長期間の圧排で隣接する頭蓋骨（特に内板）に菲薄化，脳実質に変形をきたすことがある．稀に増大するものがある．また，中頭蓋窩のくも膜嚢胞は自然消失することがある．

3. 鑑別疾患

神経腸性嚢胞（enterogenous cyst）（鑑別1）：脊柱管内にもみられるが頭蓋内では延髄腹側に多い．境界明瞭な分葉状の嚢胞性腫瘤で，**T1強調像で等〜軽度高信号**を示すことが多い．

類上皮嚢腫（鑑別2）（p.121 第2章12）：小脳橋角部に多く，血管や神経をとり囲みながら髄液腔に沿って進展する傾向がある．**拡散強調像で高信号**を示す．T1強調像やT2強調像は髄液と等信号か軽度高信号が多いが，内容物の成分によりさまざまである．

Rathke嚢胞（Rathke's cleft cyst）：下垂体**前葉と後葉間に存在**する．内容液の性状により信号はさまざまである．T1強調像で高信号，T2強調像で低信号を示す**嚢胞内の結節状構造物（waxy**

鑑別3　巨大大槽（60歳代）

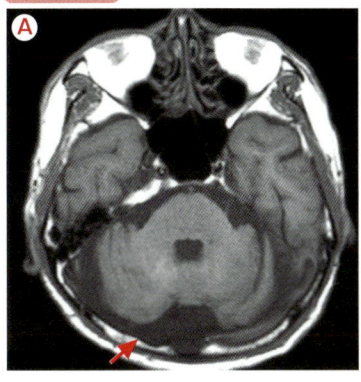

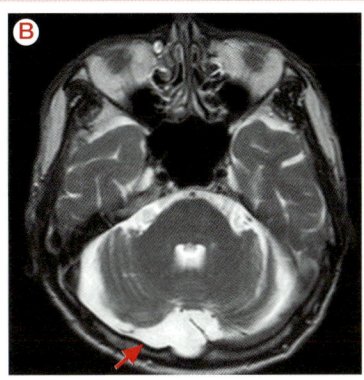

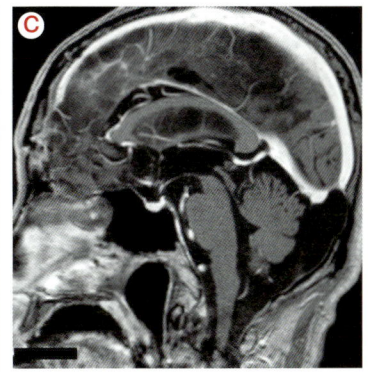

Ⓐ T1強調像　Ⓑ T2強調像　Ⓒ 造影T1強調矢状断像

無症状.
Ⓐ～Ⓒ 小脳後下面の髄液腔の拡大があるが（ⒶⒷ➡），内後頭結節を越えた進展は認めない.

nodule）は本疾患に特徴的である.

巨大大槽（mega cisterna magna）（鑑別3）：上面は小脳虫部下部，前面は延髄，後面は後頭上骨の正中部で囲まれるくも膜下腔が拡大したものである．内後頭結節を越えた進展はない．

＜参考図書＞

1）尾崎 裕・前原忠行：類上皮腫．「完全攻略　ちょっとハイレベルな頭部疾患のMRI診断」（前原忠行 ほか/編），pp.150-151, 学研メディカル秀潤社，2008
2）内野 晃：正常破格，その他．「決定版　頭部画像診断パーフェクト」（土屋一洋 ほか/編），p.595, 羊土社，2011
3）栗原紀子：小脳橋角部腫瘍およびその他の病変．「脳MRI　3．血管障害・腫瘍・感染症・他」（高橋昭喜/編著），pp.402-403, 学研メディカル秀潤社，2010

第8章 脳奇形と類縁病態

13 正常でみられる構造
normal variations

五明美穂，土屋一洋

本書ではさまざまな頭部疾患を，複数の症例をあげ解説してきたが，本項では正常でみられるものの，疾患と類似した所見を示す構造を5つ取り上げ，以下に解説する．

13-1 脈絡叢嚢胞 choroid plexus cyst

症例1 脈絡叢嚢胞（70歳代女性）

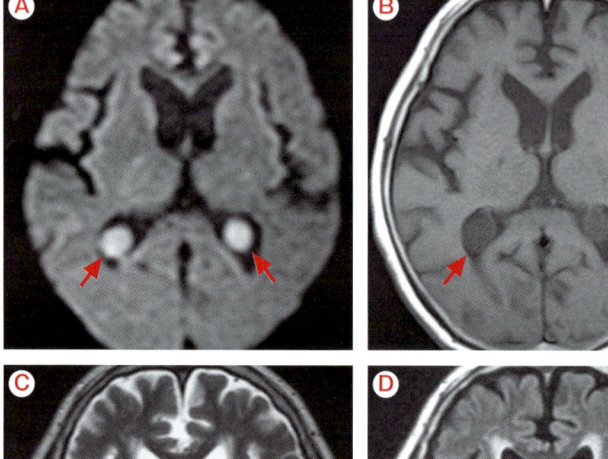

Ⓐ拡散強調像　Ⓑ T1強調像
Ⓒ T2強調像　Ⓓ FLAIR像

めまいにて来院．
Ⓐ～Ⓒ両側の側脳室三角部に境界明瞭，円形の腫瘤性病変を認める．病変はT1強調像，T2強調像では髄液と等信号であるが，拡散強調像およびFLAIR像では高信号を示す．

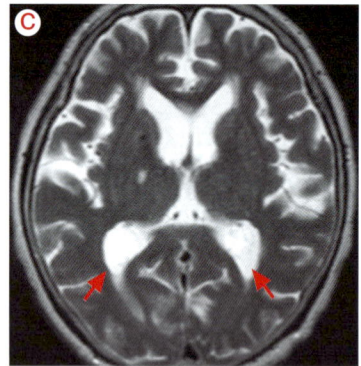

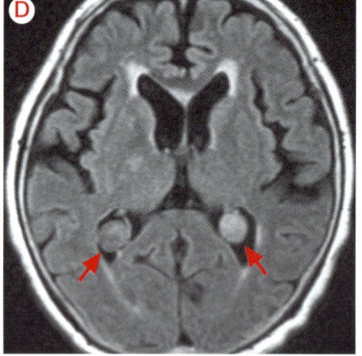

疾患解説

1．疾患概念

神経膠性嚢胞の一種で，組織球，炎症性細胞，異物巨細胞などを含む変性嚢胞である．側脳室三角部の脈絡叢に両側性に生じることが多い．高齢者に多くみられ，通常は無症状で偶然に発見される．

2．典型的画像所見（症例1）

両側側脳室三角部の脈絡糸球に生じる境界明瞭な腫瘤性病変として認められる．**T1，T2強調像で髄液と等～軽度高信号，拡散強調像では高信号**を示し，増強効果はさまざまである．

3．鑑別疾患

上衣性嚢胞（ependymal cyst）（鑑別1）：**片側性**である．T1，T2強調像で髄液と等信号を呈する．拡散強調像で異常信号は示さず，増強効果もない．
類上皮嚢腫（鑑別2）（p.121第2章12）：脳室内では**第4脳室**に多く，**髄液腔に沿って進展**する傾

向がある.

脈絡叢乳頭腫（choroid plexus papilloma）（鑑別3）：小児に多い．側脳室三角部の境界明瞭な分葉状腫瘤で通常**片側性**である．拡張した栄養血管がflow voidとして腫瘍内や近傍にみられ，造影にて**強い増強効果**を示す．

髄膜腫（鑑別4）（p.162第2章21）：脳室内では側脳室三角部が多く，通常**片側性**である．T1強調像で脳実質と等～軽度低信号，T2強調像で等～軽度高信号を示すことが多く，造影後は**均一な強い増強効果**を呈する．

鑑別1　上衣性嚢胞（60歳代女性）

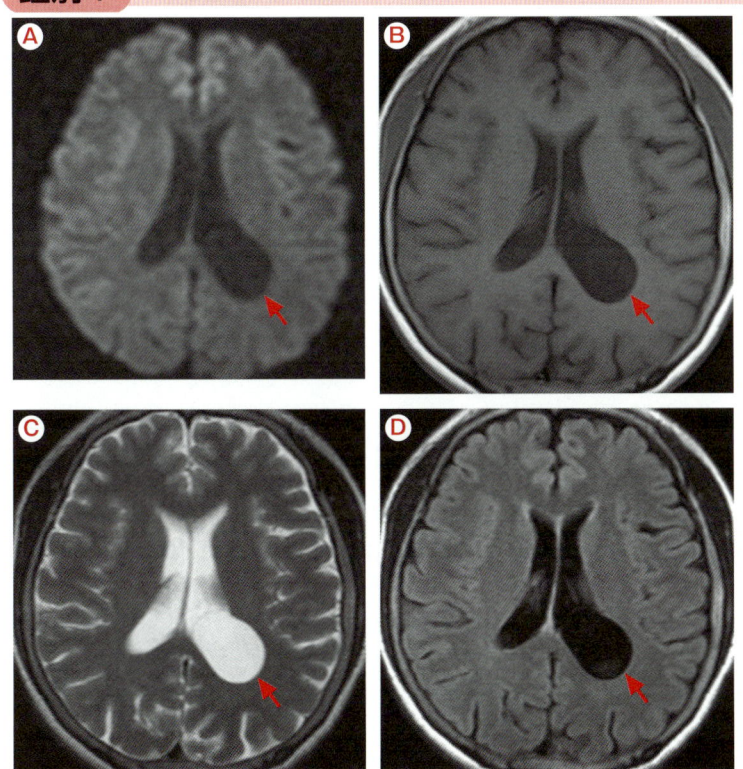

Ⓐ拡散強調像　ⒷT1強調像
ⒸT2強調像　ⒹFLAIR像

意識消失発作のスクリーニング検査で指摘．

Ⓐ～Ⓓ左側脳室体部にいずれの撮像法でも髄液と等信号の壁の薄く均一な嚢胞性病変を認める．

鑑別2　類上皮腫（40歳代女性）

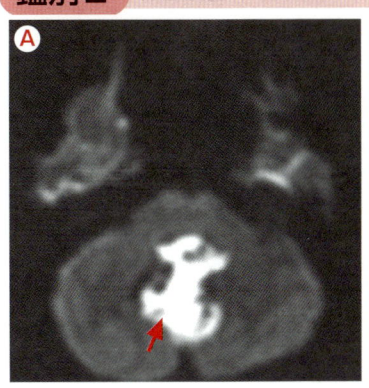

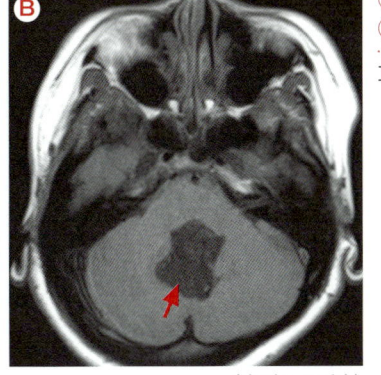

Ⓐ拡散強調像　ⒷT1強調像
ⒸT2強調像　ⒹFLAIR像

耳鳴り，めまいで来院．

Ⓐ～Ⓓ第4脳室内に分葉状形態を呈する腫瘤を認める．腫瘤はT1強調像（Ⓑ）で低信号，T2強調像（Ⓒ）で髄液とほぼ等信号を示すが，内部は不均一な信号を呈している．拡散強調像（Ⓐ）では著明な高信号を示し，FLAIR像（Ⓓ）では高低混在する不均一な信号を示している．

（次頁へつづく）

（前頁のつづき）

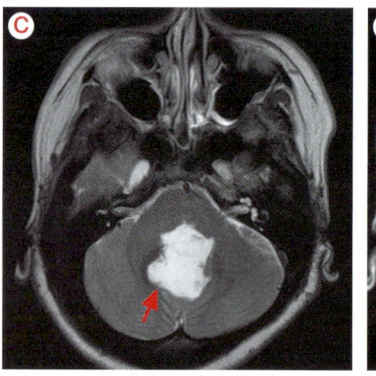

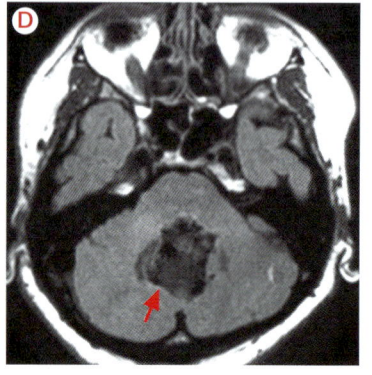

鑑別3　脈絡叢乳頭腫（20歳代男性）

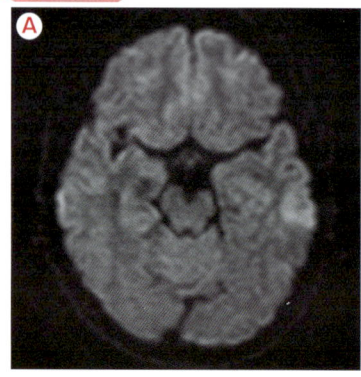

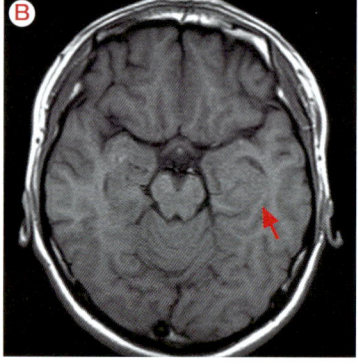

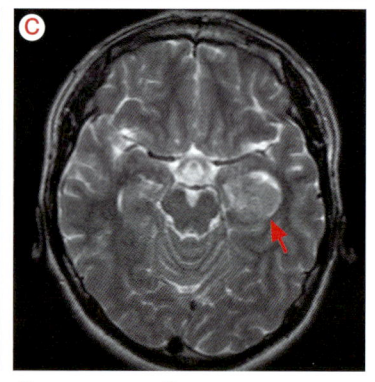

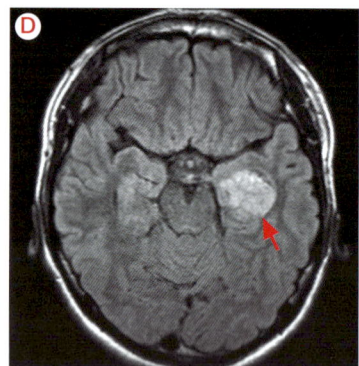

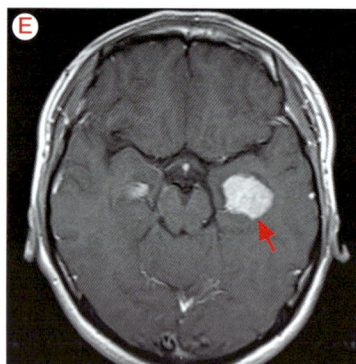

Ⓐ拡散強調像　ⒷT1強調像
ⒸT2強調像　ⒹFLAIR像
Ⓔ造影T1強調像

頭部外傷のスクリーニング検査時に偶然発見．

Ⓐ〜Ⓔ左側脳室下角に境界明瞭な腫瘤を認める．腫瘤はT1強調像（Ⓑ）で等信号，拡散強調像（Ⓐ），T2強調像（Ⓒ），FLAIR像（Ⓓ）で軽度高信号を示し，造影後（Ⓔ）は均一に強く増強される（→）．

鑑別4　髄膜腫（50歳代女性）

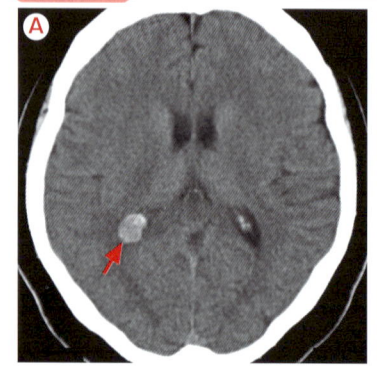

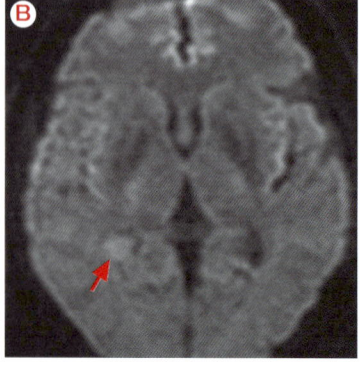

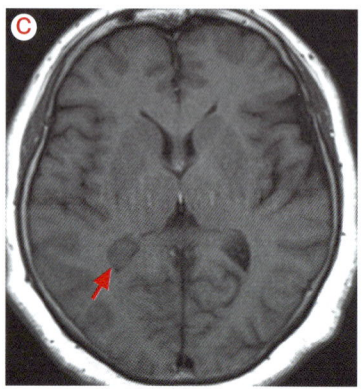

（次頁へつづく）

408　圧倒的画像数で診る！　頭部疾患画像アトラス

（前頁のつづき）

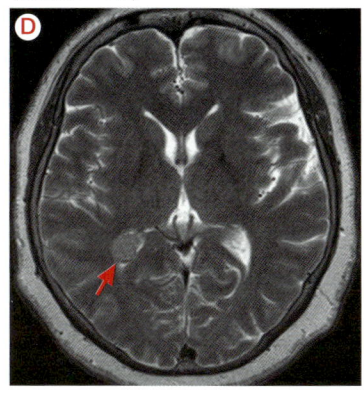

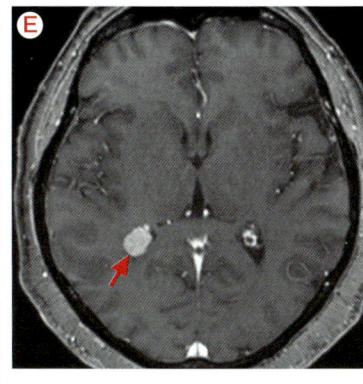

Ⓐ 単純CT　Ⓑ 拡散強調像
Ⓒ T1強調像　Ⓓ T2強調像
Ⓔ 造影T1強調像

頭部打撲のスクリーニング検査時に偶然発見．
Ⓐ 右側脳室三角部に境界明瞭な円形の腫瘤を認める（→）．腫瘤は高吸収を呈している．
Ⓑ〜Ⓔ 腫瘤はT1強調像（Ⓒ）で軽度低信号．拡散強調像（Ⓑ），T2強調像（Ⓓ）で軽度高信号を示し，造影後（Ⓔ）は均一に強く増強される（→）．

13-2　松果体嚢胞 pineal cyst

症例1　松果体嚢胞（60歳代女性）

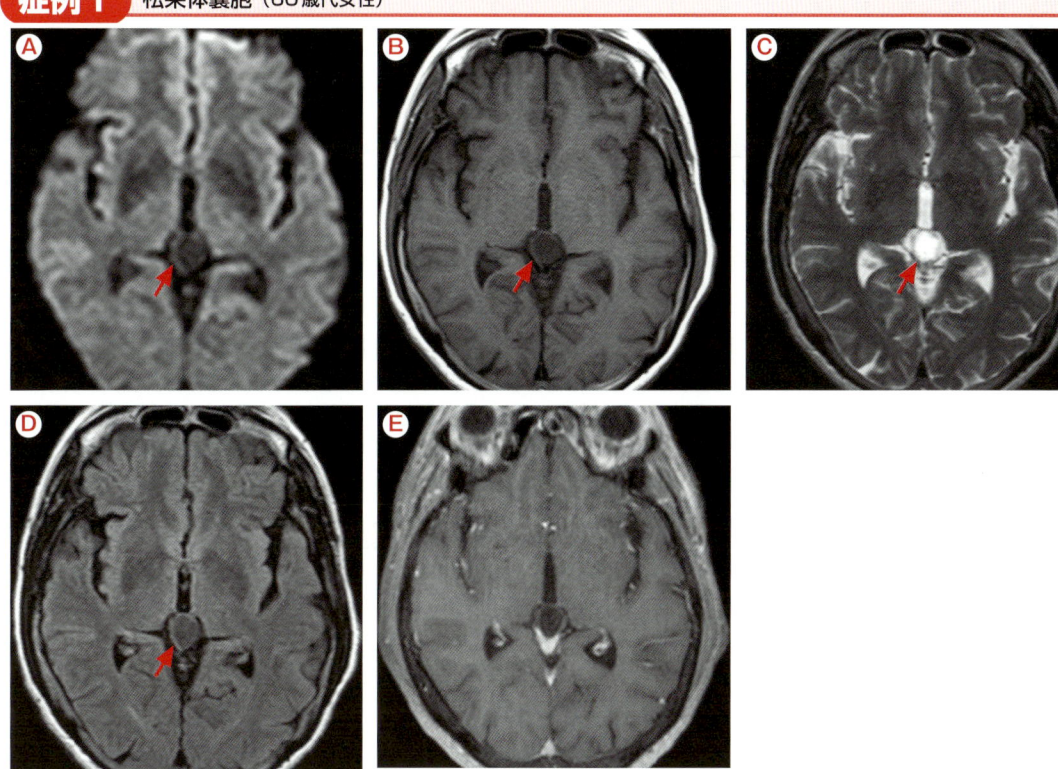

Ⓐ 拡散強調像　Ⓑ T1強調像　Ⓒ T2強調像　Ⓓ FLAIR像　Ⓔ 造影T1強調像

右感覚障害にて脳梗塞スクリーニング時に発見．
Ⓐ〜Ⓔ 松果体に境界明瞭な腫瘤があり，拡散強調像（Ⓐ），T1強調像（Ⓑ），T2強調像（Ⓒ）では髄液と等信号であるが，FLAIR像（Ⓓ）では軽度高信号を示している（→）．造影後（Ⓔ），辺縁にみられる増強効果は正常松果体と脳底静脈によるものである．

症例2 松果体嚢胞（水頭症合併症例）（80歳代女性）

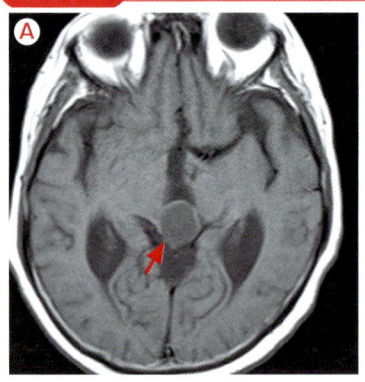

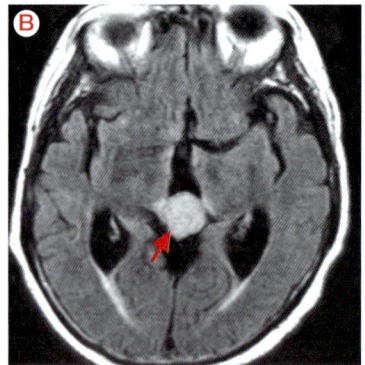

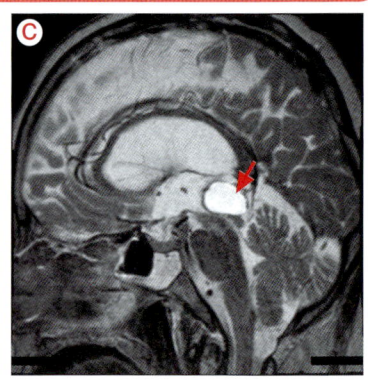

ⒶT1強調像　ⒷFLAIR像　ⒸT2強調矢状断像

片麻痺．

Ⓐ～Ⓒ松果体の囊胞性腫瘤（→）はT1強調像（Ⓐ）で髄液よりもわずかに高信号，FLAIR像（Ⓑ）では高信号を示している．この囊胞性腫瘤により側脳室は拡大し水頭症を呈している（Ⓒ）．

疾患解説

1．疾患概念

松果体に生じる嚢胞である．40歳以下の若年成人で女性に多く，通常無症状である．稀に大きなものが髄液の通過障害をきたす．

2．典型的画像所見（症例1, 2）

松果体の辺縁平滑で境界明瞭な嚢胞性腫瘤である．内部はT1強調像，T2強調像で髄液と同等か軽度高信号，FLAIR像で高信号を示すことが多い．嚢胞壁に増強効果はないが，接する正常松果体が増強効果を示し壁の増強効果のようにみえることがある．

3．鑑別疾患

松果体germinoma（鑑別1）（p.135 第2章 15）：境界明瞭な分葉状の充実性腫瘍である．内部に小さな嚢胞様構造を伴うことがある．細胞密度の高さを反映し，単純CTで高吸収，拡散強調像で高信号を示す．造影で種々の程度の増強効果を呈する．

松果体細胞腫（pineocytoma）（鑑別2）：境界明瞭な円形の充実性腫瘍である．造影にて強い増強効果を示す．

松果体芽細胞腫（pineoblastoma）：浸潤性発育を呈する分葉状の充実性腫瘍である．造影にて不均一で強い増強効果を示す．

松果体部乳頭状腫瘍（papillary tumor of the pineal region）：境界明瞭で軽度分葉状の充実性腫瘍である．嚢胞を伴うこともある．

鑑別1　germinoma（19歳男性）

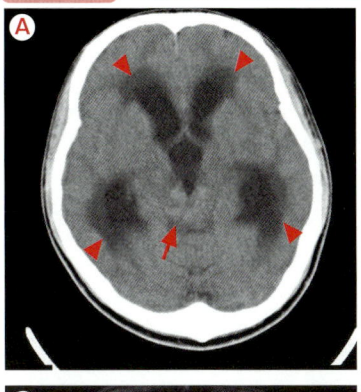

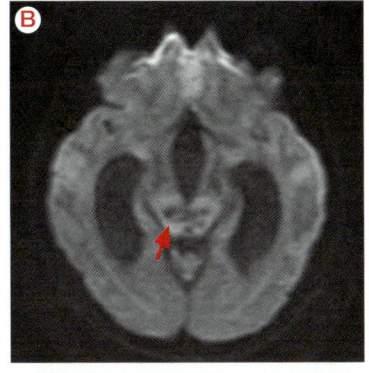

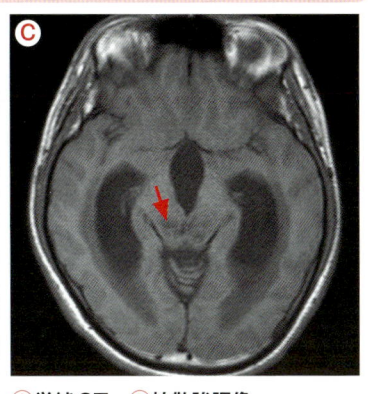

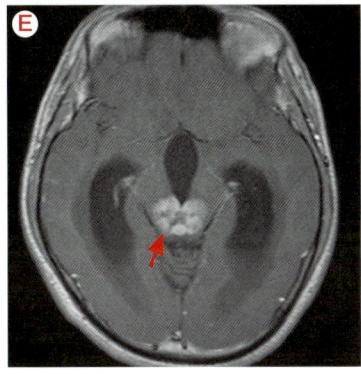

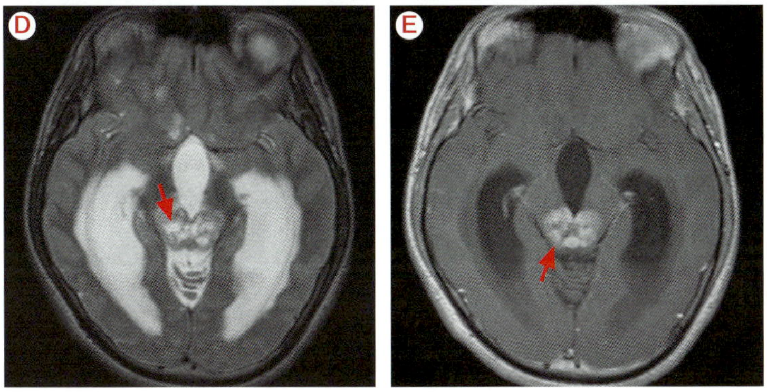

Ⓐ単純CT　Ⓑ拡散強調像
ⒸT1強調像　ⒹT2強調像
Ⓔ造影T1強調像

歩行障害とふらつきにて精査時に発見．

Ⓐ松果体に軽度高吸収を呈する腫瘤を認める（→）．腫瘤による圧排で側脳室は拡大し水頭症を呈している（▶）．

Ⓑ～ⒺT1強調像，T2強調像（Ⓓ）にて腫瘤内部に小さな囊胞様構造を複数認める．腫瘤充実部は拡散強調像（Ⓑ）で高信号を示し，造影後（Ⓔ）には比較的強い増強効果を呈する．

鑑別2　松果体細胞腫（50歳代男性）

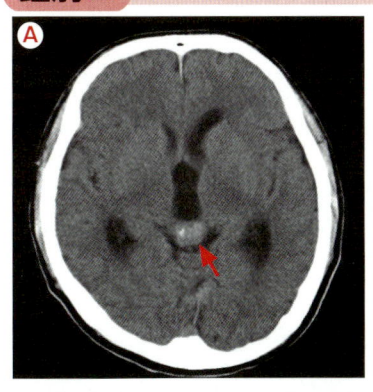

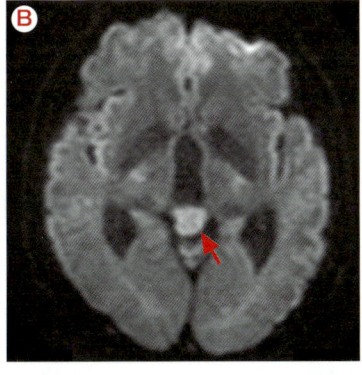

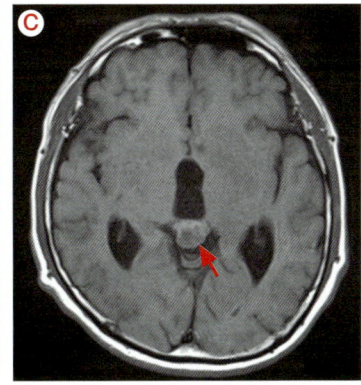

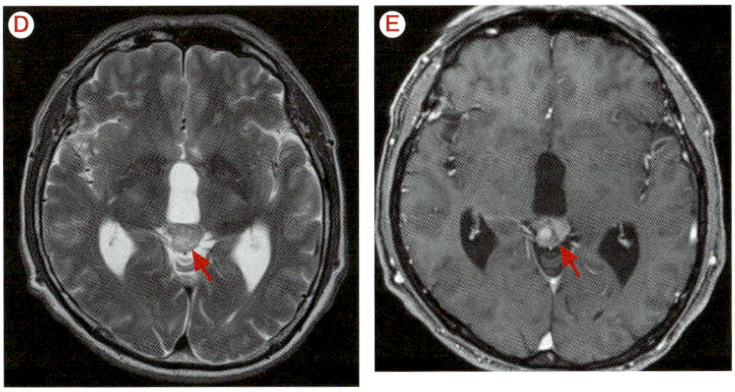

Ⓐ単純CT　Ⓑ拡散強調像
ⒸT1強調像　ⒹT2強調像
Ⓔ造影T1強調像

頭痛．

Ⓐ松果体に境界明瞭な軽度高吸収を示す腫瘤を認める．軽度の水頭症を認める．

Ⓑ～Ⓔ腫瘤は拡散強調像（Ⓑ）で高信号，T1強調像（Ⓒ），T2強調像（Ⓓ）で不均一な信号を示し，造影後（Ⓔ）は不均一に増強される．

13-3 拡張した血管周囲腔 dilated perivascular space

症例1　拡張した血管周囲腔（基底核レベル）（18歳女性）

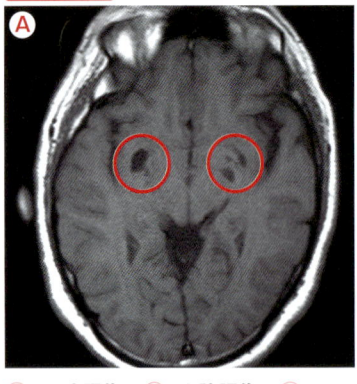

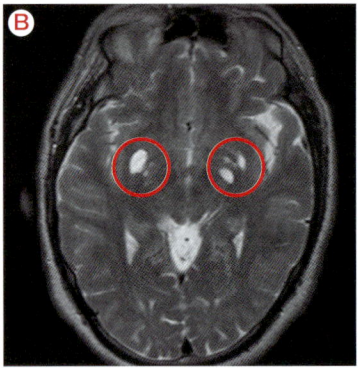

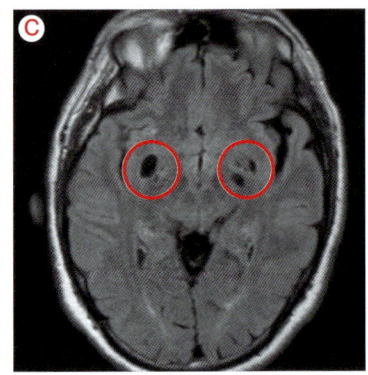

Ⓐ T1強調像　Ⓑ T2強調像　Ⓒ FLAIR像

意識消失発作スクリーニング．
Ⓐ～Ⓒ両側基底核下部で前交連外側部の前縁に隣接し，いずれの撮像法でも髄液と等信号で境界明瞭な楕円形～線状の領域を認める（○）．

症例2　拡張した血管周囲腔（基底核レベル）（18歳女性）

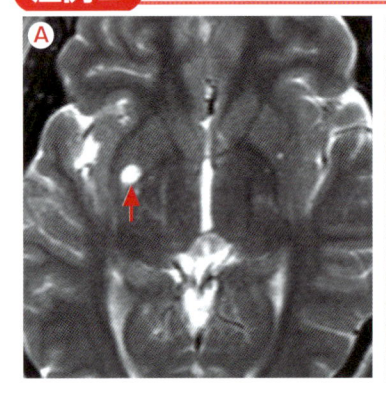

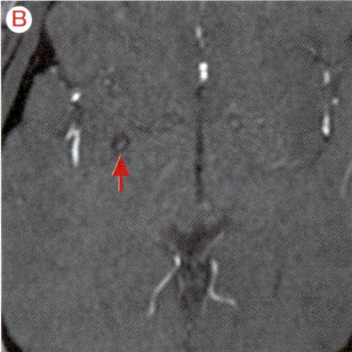

Ⓐ T2強調像　Ⓑ MRA元画像

頭部外傷スクリーニング．
ⒶⒷ T2強調像にて基底核右側下部に髄液と等信号の境界明瞭な円形の領域があり（Ⓐ→），MRAの元画像ではこの中心部を外側レンズ核線条体動脈が走行していることが確認できる（Ⓑ→）．

症例3　拡張した血管周囲腔（髄質動脈レベル）（20歳代男性）

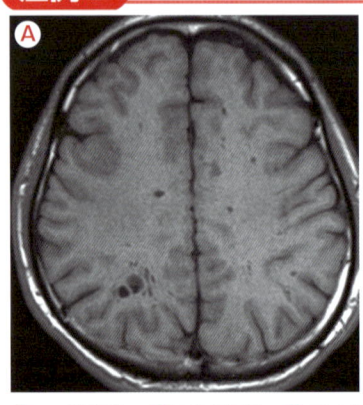

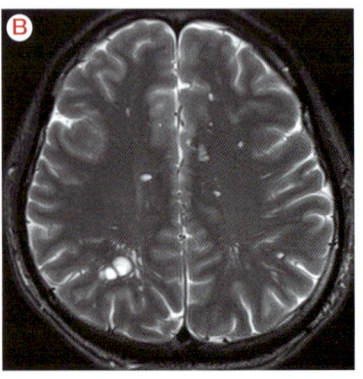

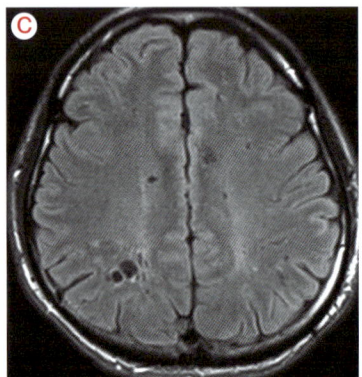

Ⓐ T1強調像　Ⓑ T2強調像　Ⓒ FLAIR像

頭部外傷スクリーニング．
Ⓐ～Ⓒ両側大脳深部白質にいずれの撮像法でも髄液と等信号を呈する境界明瞭で円形の領域がある．

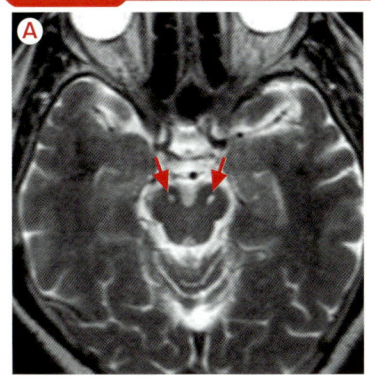

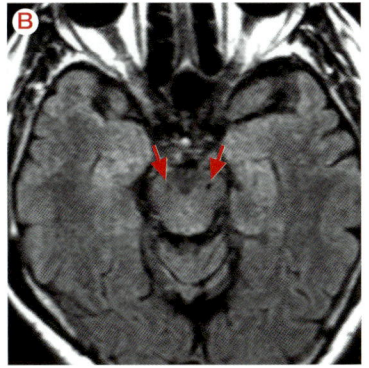

症例4　拡張した血管周囲腔（中脳レベル）（70歳代女性）

Ⓐ T2強調像　Ⓑ FLAIR像

脳ドックスクリーニング．

ⒶⒷ両側大脳脚に髄液と等信号の黒質に垂直な楕円形の領域を認める（→）．

疾患解説

1. 疾患概念

　血管周囲腔とは血管に沿って脳表から嵌入する軟膜に包まれた間隙のことで，間質液で満たされている．血管周囲腔拡張の機序には実質動脈の拡張蛇行に伴う周囲組織の圧迫性萎縮によるものや，脳動脈周囲の間質液灌流障害など諸説あるが未だ解明されていない．臨床的意義についても年齢に無関係とするものや，高齢者や高血圧症例で高頻度とするものなどさまざまである．

2. 典型的画像所見（症例1～4）

　辺縁整，境界明瞭，円形～卵円形で通常3mm以下である．**すべての撮像法で髄液と等信号**である．周囲にmarginal gliosisは伴わない．脳底穿通動脈では基底核の下1/3で前交連の外側周囲～被殻下部，髄質動脈では前頭葉や，側頭葉（特に上側頭回），頭頂葉の皮髄境界にこれらの血管に沿って点状，線状に認められる．

3. 鑑別疾患

ラクナ梗塞（lacunar infarct）（鑑別1）：辺縁不整，境界不明瞭で3mm以上である．脳底穿通動脈領域では基底核上2/3，髄質動脈領域では深部白質に好発する．非対称あるいは片側性で中心部は髄液と同等の信号だが，周囲のmarginal gliosisがFLAIR像で高信号を示す．

多発性硬化症のT1-black hole（鑑別2）：側脳室周囲に多く，しばしば周囲に軽度高信号を伴う．

ムコ多糖症（mucopolysaccharidosis）：ムコ多糖類の貯留による白質，脳梁，基底核などの血管周囲腔の拡大を認める．髄液と等信号を示すが周囲にmarginal gliosisを伴う傾向がある．

クリプトコッカス腫（cryptococcoma）：クリプトコッカスの産生するゼラチン様物質による血管周囲腔の拡大を認める．基底核や中脳に多くみられ，FLAIR像で高信号を呈する．

脳嚢虫症（cysticercosis）（鑑別3）：1～2cm大までの嚢胞構造として描出され，幼虫の頭節に相当する壁在結節を有し，周囲に浮腫を伴う．嚢胞壁はリング状増強効果を呈する．慢性期に頭節は石灰化する．

神経膠性嚢胞（neuroglial cyst）（鑑別4）：前頭葉白質に多い．画像所見のみでは鑑別が困難である．

上衣性嚢胞（ependymal cyst）：脳実質内の小さなものは画像所見上での鑑別は困難である．

鑑別1　ラクナ梗塞（70歳代男性）

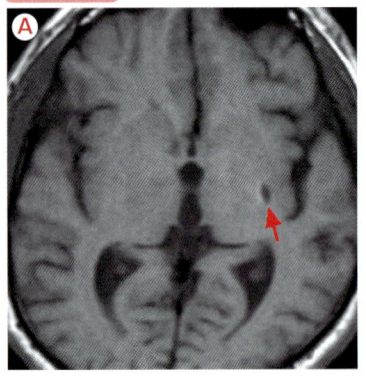

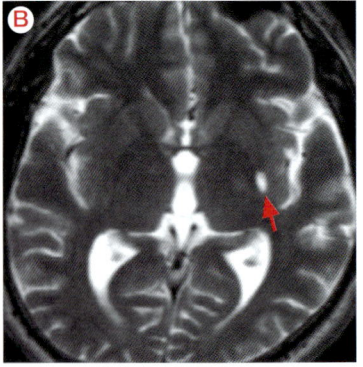

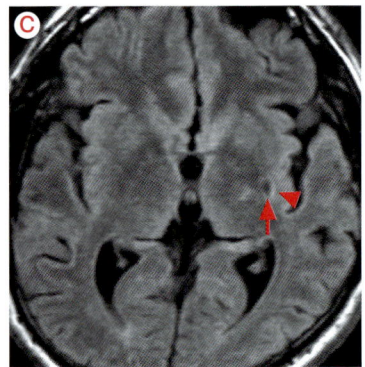

Ⓐ T1強調像　Ⓑ T2強調像　Ⓒ FLAIR像

神経学的所見なし．

Ⓐ〜Ⓒ左基底核にT1強調像，T2強調像で髄液と等信号の楕円形の領域を認める（ⒶⒷ→）．FLAIR像では軽度高信号であり（Ⓒ→），かつ辺縁にmarginal gliosisに相当する高信号域を伴っている（Ⓒ▶）．

鑑別2　多発性硬化症（40歳代女性）

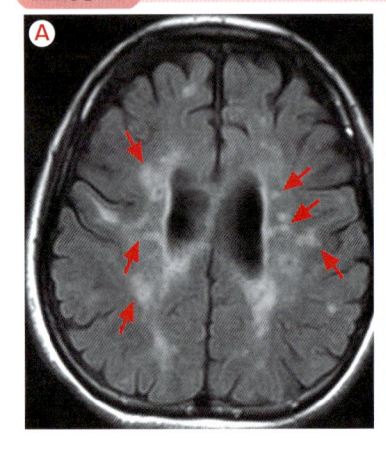

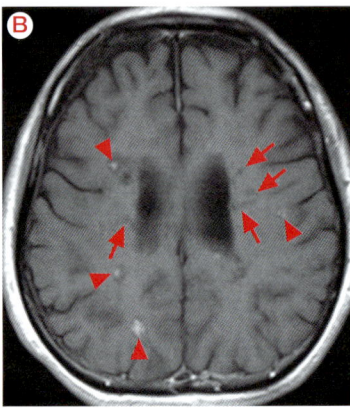

Ⓐ FLAIR像　Ⓑ 造影T1強調像

ステロイド投与中経過観察．

Ⓐ両側放線冠に側脳室壁と垂直に脱髄斑に相当する多数の円形〜楕円形の高信号域を認める（→）．

Ⓑ脱髄斑の一部が低信号を示し（→），また，部分的に増強効果を示すものも認める（▶）．

鑑別3　脳囊虫症（20歳代女性）

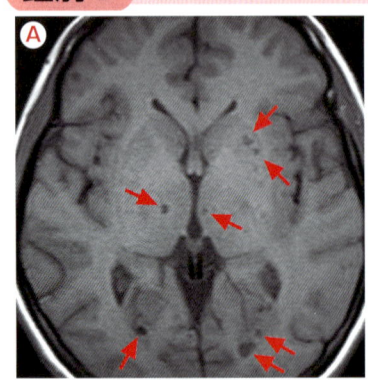

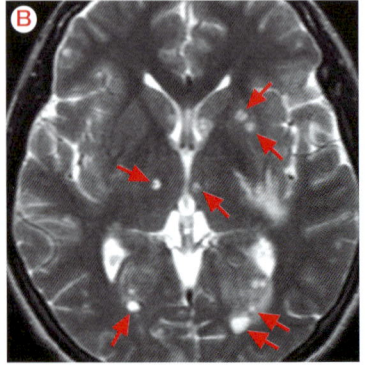

Ⓐ T1強調像　Ⓑ T2強調像
Ⓒ FLAIR像　Ⓓ heavily T2強調像

Ⓐ〜Ⓓ両側大脳に大小の境界明瞭な囊胞様構造があり，T1強調像（Ⓐ），T2強調像（Ⓑ）では髄液と等信号だが，FLAIR像（Ⓒ）で一部軽度高信号を示すものがある．heavily T2強調像（Ⓓ）で囊胞内辺縁の幼虫の頭節に相当する結節が明瞭に確認できる（→）．

（次頁へつづく）

（前頁のつづき）

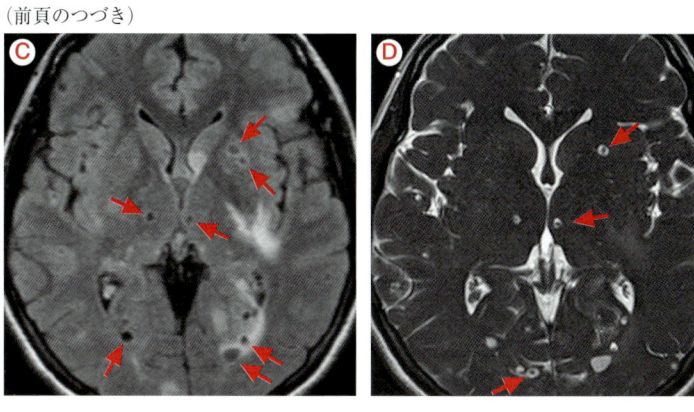

鑑別4　神経膠性嚢胞（70歳代女性）

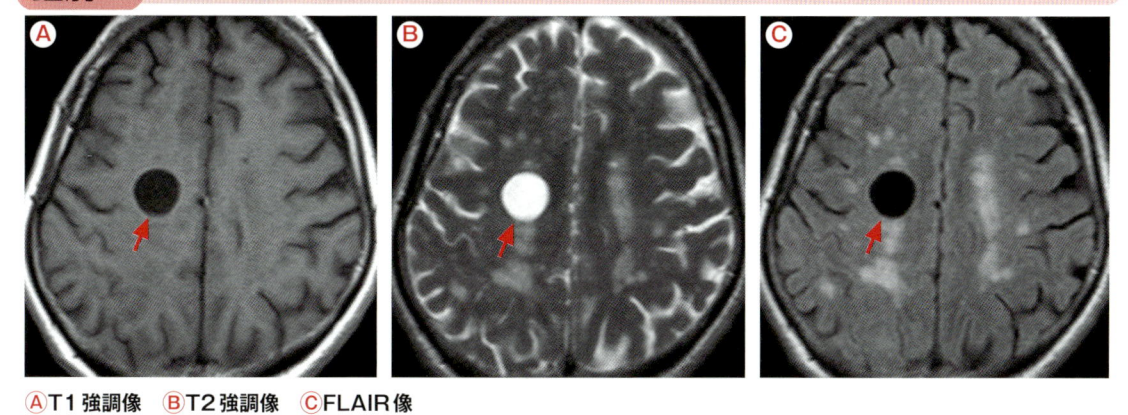

ⒶT1強調像　ⒷT2強調像　ⒸFLAIR像

Ⓐ〜Ⓒ右前頭葉白質に髄液と等信号の境界明瞭な円形の領域を認める（→）．

13-4 遺残海馬溝 hippocampal sulcus remnant

症例1　遺残海馬溝（6歳男児）

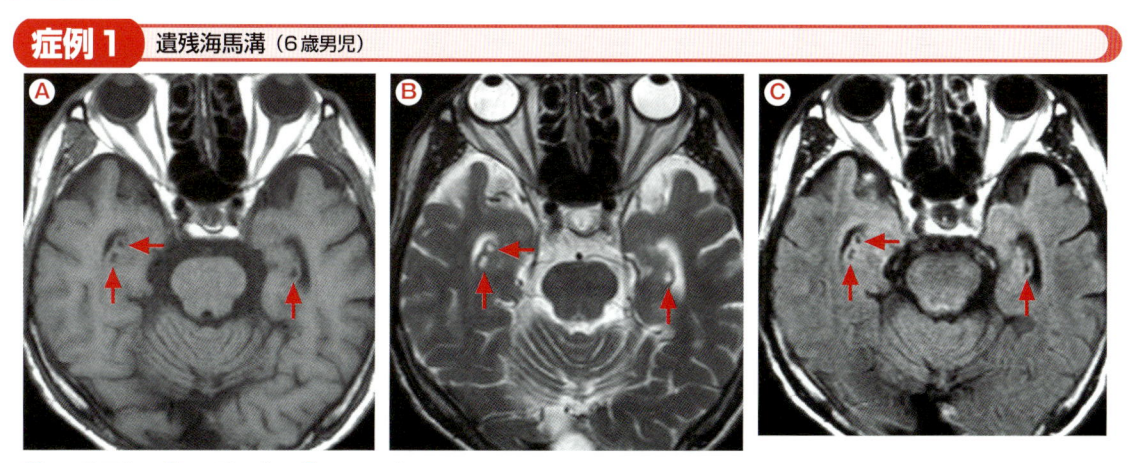

ⒶT1強調像　ⒷT2強調像　ⒸFLAIR像

Ⓐ〜Ⓒ両側海馬領域で側脳室下角に接し複数の小嚢胞構造があり，いずれの撮像法でも髄液と等信号を示す．辺縁にgliosisを示唆する高信号域を認めない（→）．

疾患解説

1. 疾患概念

　胎生期にアンモン角と歯状回が形成される際の両者間の溝が一部閉鎖せず遺残することで生じる小囊胞状の空隙である．加齢とともに増加する．

2. 典型的画像所見（症例1）

　海馬で**側脳室下角近傍**に，いずれの撮像法でも**髄液と等信号**の小囊胞構造として認められる．

3. 鑑別疾患

血管周囲腔（perivascular space）：前交連の外側周囲〜被殻下部や，前頭葉および頭頂葉の皮髄境界に好発する．

脈絡裂囊胞（choroidal fissure cyst）（鑑別1）：冠状断像で迂回槽から連続する脈絡裂の囊胞として描出される．

鑑別1　脈絡裂囊胞（40歳代男性）

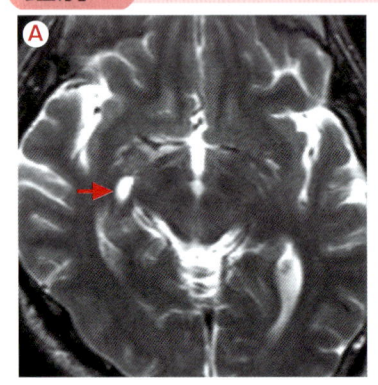

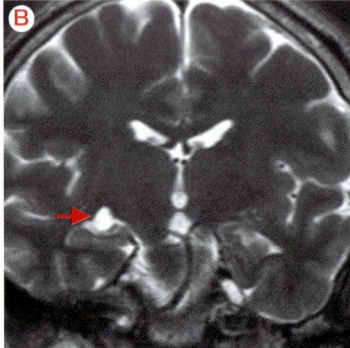

Ⓐ T2強調像　Ⓑ T2強調冠状断像

頭痛スクリーニング．

Ⓐ右側頭葉内側部に髄液と等信号の境界明瞭な囊胞状構造を認める（→）．横断像では脳実質内か外かを判断することは難しい．

Ⓑ囊胞状構造が脈絡裂に存在することがわかる（→）．

13-5　くも膜顆粒　arachnoid granulation

症例1　くも膜顆粒（70歳代女性）

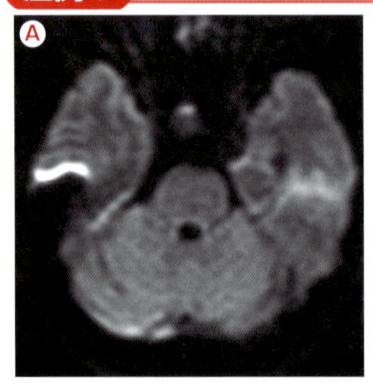

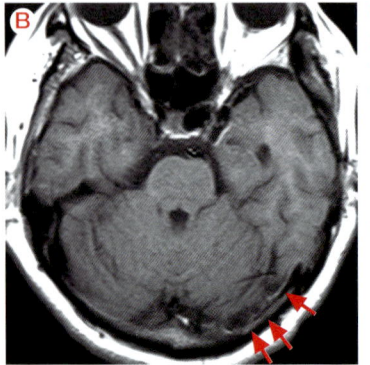

Ⓐ 拡散強調像　Ⓑ T1強調像
Ⓒ T2強調像　Ⓓ CTA MIP像

Ⓐ〜Ⓒ左横静脈洞内にT1強調像（Ⓑ）で不均一な低信号，T2強調像（Ⓒ）で高信号の結節性病変を複数認める（→）．拡散強調像（Ⓐ）では脳実質と等信号を示している．

Ⓓ結節の部分が欠損像として描出されている（▶）．

（次頁へつづく）

（前頁のつづき）

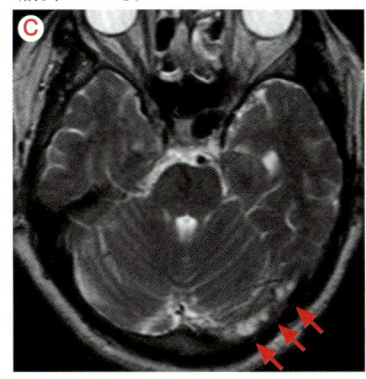

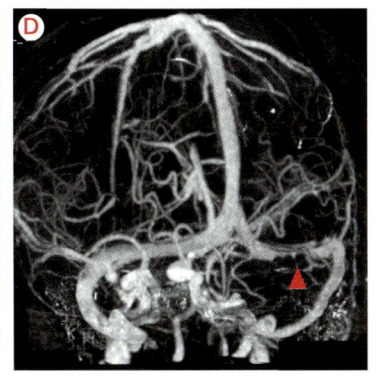

1. 疾患概念

中心部は血管腔と髄液が充満した腔からなり，表面をくも膜細胞で覆われた結節状の構造物で，髄液が静脈へ移行する際のフィルターの役目を果たす．加齢により増大する．

2. 典型的画像所見（症例1）

硬膜静脈洞内で特に横静脈洞で高信号にみられる．T1強調像で低信号，T2強調像で高信号を示す結節性病変で，拡散強調像では脳実質と等信号である．

3. 鑑別疾患

静脈洞血栓症（p.63 第1章10）：急性期は拡散強調像で高信号を示す．症状を有し，随伴する静脈性虚血や浮腫の所見を認める．

海綿状血管腫（p.55 第1章8）：静脈洞内のものは強い増強効果を示す．

髄膜腫（p.162 第2章21）：拡散強調像で高信号を示すことが多く，強い増強効果を示す．

＜参考文献＞
1）伊藤隆志：正常破格・変異．「完全攻略 ちょっとハイレベルな頭部疾患のMRI診断」（前原忠行 ほか/編），pp.458-462, 学研メディカル秀潤社, 2008
2）内野 晃：正常破格，その他．「決定版 頭部画像診断パーフェクト」（土屋一洋 ほか/編），pp.590-595, 羊土社, 2011
3）栗原紀子：他の腫瘍・囊胞性病変．「脳MRI 3．血管障害・腫瘍・感染症・他」（高橋昭喜/編著），pp.412-419, 学研メディカル秀潤社, 2010

略語一覧

略語	英語	日本語
3D-CTA	3-dimensional CT angiography	
ABS	acute brain swelling	
AD	Alzheimer disease	Alzheimer型認知症
ADEM	acute disseminated encephalomyelitis	急性散在性脳脊髄炎
AEFCSE	acute encephalopathy with febrile convulsive status epilepticus	痙攣重積型急性脳症
AESD	acute encephalopathy with biphasic seizures and late reduced diffusion	二相性痙攣と遅発性拡散能低下を呈する急性脳症
AHLE	acute hemorrhagic leukoencephalopathy	急性出血性白質脳炎
AIDS	acquired immune deficiency syndrome	後天性免疫不全症候群
AIEF	acute infantile encephalopathy predominantly affecting the frontal lobes	前頭葉を主として障害する乳幼児急性脳症
ALD	adrenoleukodystrophy	副腎白質ジストロフィー
ALL	acute lymphoblastic leukemia	急性リンパ性白血病
ALS	amyotrophic lateral sclerosis	筋萎縮性側索硬化症
ALS-D	amyotrophic lateral sclerosis with dementia	
AMI	area membranacea inferior	菱脳蓋板下膜性部
AMN	adrenomyeloneuropathy	副腎脊髄神経症
AMS	area membranacea superior	菱脳蓋板上膜性部
ANE	acute necrotizing encephalopathy	急性壊死性脳症
APS	antiphospholipid antibody syndrome	抗リン脂質抗体症候群
BAD	branch atheromatous disease	分枝粥腫型梗塞
BBB	blood-brain barrier	血液脳関門
BMP	bone morphogenetic protein	骨誘導因子
CAA	cerebral amyloid angiopathy	脳アミロイドアンギオパチー
CADASIL	cerebral autosomal dominant arteriopathy with subcortical infarcts and leukoencephalopathy	
CARASIL	cerebral autosomal recessive arteriopathy with subcortical infarcts and leukoencephalopathy	
CBD	corticobasal degeneration	大脳皮質基底核変性症
CCA	cortical cerebellar atrophy	皮質小脳萎縮症
CCF	carotid-cavernous fistula	内頸動脈海綿静脈洞瘻
CEPO	chronic progressive external ophthalmoplegia	慢性脳虚血性変化進行性外眼筋麻痺症候群
CJD	Creutzfeldt-Jakob disease	
CMV	cytomegalovirus	サイトメガロウイルス
CPM	central pontine myelinolysis	橋中心髄鞘崩壊症
DCE-MRI	dynamic contrast enchanced-MRI	ダイナミック造影MRI
DESH	disproportionately enlarged subarachnoid-space hydrocephalus	
DIR	double-inversion recovery	
DLB	dementia with Lewy body	Lewy小体型認知症
DLBCL	diffuse large B-cell lymphoma	
DNET	dysembryopastic neuroepithelial tumor	胚芽異形成性神経上皮腫瘍
DNT	dysembryoplastic neuroepithelial tumor	胚芽異形成性神経上皮腫瘍
DRPLA	dentatorubral-pallidoluysian atrophy	歯状核赤核淡蒼球ルイ体萎縮症

略語	英語	日本語
DSA	digital subtraction angiography	デジタルサブトラクション血管造影
DSC	dynamic susceptibility contrast	ダイナミック磁化率コントラスト
DVA	developmental venous anomaly	
DWC	Dandy-Walker cyst	Dandy-Walker嚢胞
EBV	Epstein-Barr virus	EBウイルス
EPM	extrapontine myelinolysis	橋外髄鞘崩壊症
FCD	focal cortical dysplasia	限局性皮質異形成
FCMD	Fukuyama congenital muscular dystrophy	福山型筋ジストロフィー
FTD	frontotemporal dementia	前頭側頭型認知症
FTLD	frontotemporal lobar degeneration	前頭側頭葉変性症
GBS	Group-B streptococcus	B群連鎖球菌
GOM	granular osmiophilic material	オスミウム好性の顆粒状物質
GPA	granulomatosis with polyangiitis	多発血管炎性肉芽腫症
GSS	Gerstmann-Straussler-Scheinker disease	
HAART	highly active anti-retroviral therapy	
H-ABC	hypomyelination with atrophy of the basal ganglia and cerebellum	基底核および小脳萎縮を伴う髄鞘形成不全症
HCC	hypomyelination and congenital cataract	先天性白内障を伴う髄鞘形成不全症
HH(E)S	hemiconvulsion-hemiplegia (-epilepsy) syndrome	片側痙攣片麻痺（てんかん）症候群
HIV	human immunodeficiency virus	ヒト免疫不全ウイルス
HIV-1	human immunodeficiency virus type 1	1型ヒト免疫不全ウイルス
HSES	hemorrhagic shock and encephalopathy syndrome	出血性ショック脳症症候群
HSV	herpes simplex virus	単純ヘルペスウイルス
HUS	hemolytic uremic syndrome	
INFβ	interferon β	インターフェロンβ
iPML	inflammatory PML	
IRIS	immune reconstitution inflammatory syndrome	免疫再構築症候群
IVL	intravascular lymphoma	血管内リンパ腫
KSS	Kearns-Sayre syndrome	
LH	lutenizing hormone	黄体形成ホルモン
MEBD	muscle-eye-brain disease	
MELAS	mitochondrial myopathy, encephalopathy, lactic acidosis and stroke-like episodes	
MERRF	myoclonic epilepsy associated with ragged-red fibers	
MERS	clinically mild encephalitis/encephalopathy with a reversible splenial lesion	可逆性脳梁膨大部病変を有する脳炎脳症
MIP	maximum intensity projection	最大値投影
MJD	Machado-Joseph disease	Machado-Joseph病
MLC	megalencephalic leukoencephalopathy with subcortical cysts	皮質下嚢胞を伴う巨脳白質脳症
MLF	medial longitudinal fasciculus	内側縦束
MMSE	mini mental state examination	
MRS	magnetic resonance spectroscopy	磁気共鳴分光法
MS	multiple sclerosis	多発性硬化症
MSA	multiple system atrophy	多系統萎縮症
MSA-C	multiple system atrophy cerebellar dysfunction subtype	多系統萎縮症小脳失調型

略語一覧

略語	英語	日本語
MSA-P	multiple system atrophy parkinsonian subtype	多系統萎縮症 Parkinson 型
MSDE	motion sensitized driven equilibrium	
NF1	neurofibromatosis type 1	神経線維腫症1型
NF2	neurofibromatosis type 2	神経線維腫症2型
NMDA	N-methyl-D-asparate	
NMO	neuromyelitis optica	視神経脊髄炎
NPSLE	neuropsychiatric SLE	精神神経性 SLE
OPCA	olivopontocerebellar atrophy	オリーブ・橋・小脳萎縮症
PA	progressive nonfluent aphasia	進行性非流暢性失語
PACNS	primary angitis of the central nervous system	中枢神経限局性血管炎
PCNSL	primary central nervous system lymphoma	中枢神経原発悪性リンパ腫
PMD	Pelizaeus-Merzbacher disease	Pelizaeus-Merzbacher 病
PML	progressive multifocal leukoencephalopathy	進行性多巣性白質脳症
PMLD	Pelizaeus-Merzbacher-like disease	Pelizaeus-Merzbacher 様病
PNET	primitive neuroectodermal tumor	原始神経外胚葉性腫瘍
PPTID	pineal parenchymal tumor of intermediate differentiation	中間型松果体実質性腫瘍
PRES	posterior reversible encephalopathy syndrome	
PRLS	reversible posterior leukoencephalopathy syndrome	
PSD	periodic synchronous discharge	周期性同期性放電
PSP	progressive supranuclear palsy	進行性核上性麻痺
RBD	REM sleep behavior disorder	レム睡眠行動異常症
RCVS	reversible cerebral vasoconstriction syndrome	可逆性脳血管攣縮症候群
REZ	root entry/exit zone	
SAH	subarachnoid hemorrhage	くも膜下出血
SCA	spinocerebellar ataxia	脊髄小脳失調症
SCD	spinocerebellar degeneration	脊髄小脳変性症
SD	semantic dementia	意味性認知症
SFT	solitary fibrous tumor	孤立性線維性腫瘍
SIADH	syndrome of inappropriate secretion of antidiuretic hormone	抗利尿ホルモン不適合分泌症候群
SLE	systemic lupus erythematosus	全身性エリテマトーデス
SND	striatonigral degeneration	線条体黒質変性症
SOD	septo-optic dysplasia	透明中隔-視神経異形成症
SOD＋	septo-optic dysplasia plus	中隔視神経異形成プラス
SPGR	spoiled gradient-recalled echo	
TIA	transient ischemic attack	一過性脳虚血発作
UBOs	unidentified bright objects	
VBM	voxel-based morphometry	
VEGF	vascular endothelial growth factor	血管内皮増殖因子
VSRAD	voxel-based specific regional analysis system for Alzheimer's disease	早期 Alzheimer 型認知症診断支援システム
WWS	Walker-Warburg syndrome	Walker-Warburg 症候群

症例索引

※本書で掲載した画像を疾患名から探せます

欧文

A～C

Alexander病	269
Alzheimer型認知症	38, 275, 276
AT/RT	
テント下—	113
テント上—	114
Blake's pouch cyst	376
CADASIL	72, 73
Canavan病	270
CARASIL	75
Chiari Ⅰ型奇形	361, 362
Chiari Ⅱ型奇形	363
—水頭症・脊髄髄膜瘤	364
Creutzfeld-Jakobt病	22
Heidenhain-variant—	227
孤発性—	227

D～K

Dandy-Walker奇形	375
Fahr病における石灰化	28
germinoma	411
基底核—	137
松果体—	136, 152
神経下垂体—	135, 136
HIV脳症	197
iPML	256, 258
Kearns-Sayre症候群	311
Krabbe病	255, 271

L～P

Langerhans細胞組織球症	138
Leigh脳症	311
Lewy小体型認知症	282, 283, 284
Meckel腔転移	179
MELAS	22, 229, 310, 311
molar tooth anomaly	376
Pelizaeus-Merzbacher病	265～267
PML治療後	258
PRES	216, 262

R～W

Rathke囊胞	133
Sturge-Weber症候群	399, 400
syntelencephaly	371
Tolosa-Hunt症候群	223, 224
tumefactive MS	239
Waller変性	
—および黒質変性	29
中小脳脚の—	30
Wernicke脳症	306～308, 313
Wilson病	303～305

和文

あ行

悪性化を伴うgliomatosis cerebri	86
悪性リンパ腫	79, 139, 242
血管内—	170
原発性脳—	199
中枢神経原発—（DLBCL）	168
中枢神経原発—（DLBCL，EBV染色陽性）	169
アテローム血栓性梗塞	18
泡状外脊索症	158
遺残海馬溝	415
異所性灰白質	
外套横断型—	383
結節状上衣下—	382
層状上衣下—	382
皮質下—	383
異染性白質ジストロフィー	263～265
一酸化炭素中毒	298～300
意味性認知症	281
インフルエンザ脳症	196
右側脳室内転移	177

か行

海馬硬化症	278
左—（左大脳萎縮を伴う）	335
右—	335
右—（海馬腫大と右側頭葉先端部白質の二次性変化を伴う）	335
右—（右側頭葉神経節膠腫を合併）	336
海綿状血管腫	55
—（多発例）	56
海綿静脈洞部—	57
海綿静脈洞血管腫	225
海綿静脈洞部リンパ腫	226
下オリーブ核の仮性肥大	34
下オリーブ核の変性	33
可逆性脳血管攣縮症候群	338
—と関連したくも膜下出血	339
可逆性脳梁膨大部病変を有する脳炎／脳症	234
可逆性病変（血管炎に起因する局所的な炎症性変化）	215
拡張した血管周囲腔	
—（基底核レベル）	412
—（髄質動脈レベル）	412
—（中脳レベル）	413
下垂体過形成	147
下垂体腺腫	144, 145, 160
GH産生—	145
異所性—	145
浸潤性—	145
下垂体卒中	148
下垂体転移	149
下垂体膿瘍	148
奇形腫	
成熟—	140
未熟—	140
嗅神経芽細胞腫	126～128
急性壊死性脳症	233
急性期脳幹梗塞	214
急性硬膜外血腫	341
静脈洞損傷による—	342
急性硬膜下血腫	344～346
急性散在性脳脊髄炎	241, 248～250
橋外髄鞘崩壊症	261
橋中心髄鞘崩壊症	260
虚血性病変	215
巨大大槽	377, 405

421

くも膜下出血
 外傷性— ……………………… 42
 左中大脳動脈瘤破裂による急性期—
  ………………………………… 41
 右解離性椎骨動脈瘤破裂による
  急性期— ……………………… 42
くも膜顆粒 ……………………………… 416
くも膜嚢胞
 Sylvius 裂内巨大— ……………… 403
 後頭蓋窩— ………………… 377, 403
 小脳橋角部— …………………… 402
 中頭蓋窩— ……………………… 402
クレブシエラニューモニエによる
 化膿性脳室炎 …………………… 183
痙攣後脳症 ……………………………… 22
結核腫 …………………………………… 203
 —(免疫再構築症候群)……………… 204
血管外皮腫 ……………………………… 167
血管芽細胞腫 …………………………… 175
 延髄— …………………………… 173
 小脳— …………………………… 173
 小脳虫部— ……………………… 174
血管周囲腔の拡大 ……………………… 22
血管内悪性リンパ腫症 ………………… 262
結節性硬化症 ……………………… 396, 397
 —の上衣下結節 ………………… 384
 孤発性— ………………………… 397
限局性皮質異形成（FCD）type Ⅲ
 （右海馬硬化症と右側頭葉先端部の
 FCD type Ⅰを合併） …………… 336
膠芽腫 ………… 53, 76～78, 87, 171, 189
 神経— …………………………… 196
高血圧性脳症 ………………… 318～320
 褐色細胞腫に伴う— …………… 320
後交通動脈の漏斗状拡張 …………… 50
孔脳症 …………………………………… 381
 —に伴う透明中隔欠損 ………… 373
硬膜外膿瘍 ……………………………… 191
硬膜下水腫 ……………………………… 192
 外傷性急性— …………………… 346
硬膜下蓄膿 ………………………… 190, 191
硬膜下膿瘍 ……………………………… 352
硬膜転移 …………………………… 167, 178
硬膜動静脈瘻
 横静脈洞・S状静脈洞部の— …… 68
 横静脈洞部の— ………………… 69
 海綿静脈洞部の— ……………… 70
 下錐体静脈洞部の— …………… 71

後頭蓋窩— ……………………………… 66
小脳テント部の— ……………………… 70
黒質変性 ………………………………… 32
古典的滑脳症
 —（厚脳回症）…………………… 391
 —（無脳回症）…………………… 390
孤立性線維腫 …………………………… 167
混合型胚細胞腫 ………………………… 143

さ行

サイトメガロウイルス感染症 …… 230, 231
サイトメガロウイルス脳室炎 ……… 199
三叉神経神経リンパ腫症（DLBCL）… 169
子癇 ……………………………………… 321
視床下部・神経下垂体部への転移
 （原発不明癌）…………………… 178
視床変性 ……………………………… 30, 31
視神経炎 ………………………………… 243
視神経脊髄炎 ……… 241, 243, 244, 251
 —関連疾患（PRES合併症例）…… 246
 —関連疾患（Sjogren症候群合併症例）
  ………………………………… 244
脂肪腫 …………………………………… 143
出血性梗塞 ……………………………… 20
上衣腫 ………………… 97, 98, 108, 111
 —（松果体部）…………………… 98
 退形成性— ………………… 99, 100, 116
上衣性嚢胞 ……………………………… 407
松果体芽腫 ……………………………… 150
松果体細胞腫 ……………………… 150, 411
松果体嚢胞 ………………………… 142, 409
 —（水頭症合併症例）…………… 410
上小脳動脈の漏斗状拡張 ……………… 50
静脈奇形 ………………………………… 56
静脈洞血栓症 …………………………… 63
 上矢状静脈洞・両側横静脈洞・
  右S状— ……………………… 64
 上矢状— ………………………… 63
 直— ……………………………… 65
 左横静脈洞・S状— …………… 64
神経Behçet病 ………………… 211～213
神経血管圧迫症候群 ………… 324～326
神経膠性嚢胞 …………………………… 415
神経サルコイドーシス …… 138, 205～208
神経鞘腫
 外転— …………………………… 154

顔面— ………………………………… 154
三叉— ………………………………… 153
舌咽— ………………………………… 154
聴— ………………………………… 153
神経節膠腫 ………………………… 101, 112
神経線維腫症1型 …………………… 392, 393
神経線維腫症2型 …………………… 393, 394
神経腸性嚢胞 …………………………… 403
進行性核上性麻痺 ………… 286, 287, 292
進行性多巣性白質脳症 …… 197, 256, 257
新生児単純ヘルペス脳炎 …………… 231
髄芽腫 ……………… 108, 115, 117, 118
 —（小脳半球）…………………… 119
 —（播種を伴う）………………… 119
髄膜炎
 MRSA— ………………………… 181
 癌性— …………………………… 185
 急性梅毒性— …………………… 182
 クリプトコッカス— ……… 44, 182
 結核性— ………………………… 202
 髄膜炎菌性— …………………… 181
 肺炎球菌性— …………………… 181
 無菌性—（肥厚性硬膜炎の合併あり）
  ………………………………… 217
髄膜腫 ……………………………… 343, 408
 鞍結節髄膜皮性— ……………… 162
 円蓋部脊索腫様— ……………… 164
 円蓋部乳頭状— ………………… 165
 円蓋部微小嚢胞性— …………… 164
 髄膜皮性— ……………………… 156
 側脳室三角部移行性— ………… 163
 側脳室— ………………………… 107
 大脳鎌テント移行部— ………… 152
 傍矢状洞部移行性— …………… 163
髄膜瘤疑い ……………………………… 366
頭蓋咽頭腫
 —（エナメル上皮型）………… 130, 131
 —（扁平上皮型）………………… 132
正常（下垂は生理的範囲内の症例）… 367
正常圧水頭症 ……………………… 327, 328
正常なREZ ……………………………… 324
生理的な髄液腔の拡大 ………………… 351
脊索腫 …………………………………… 157
脊髄炎 …………………………………… 244
脊髄小脳失調症 ………………………… 293
全前脳胞症

alobar 型—	368
lobar 型—	370
Lobar 型—の偽脳梁	387
semilobar 型—	369
先天性風疹症候群	230
前頭側頭型認知症	279, 292
—(Pick 病)	279
塞栓性梗塞	16, 17

た行

退形成性星細胞腫	80, 81, 95
—放射線治療後再発	317
大脳皮質基底核変性症	278, 288, 290, 291
タクロリムス脳症	321
多形黄色星細胞腫	96, 103
多系統萎縮症	
—Parkinson 型	289, 295
—小脳型	294, 295
多小脳回	389
両側傍 Sylvius 裂—（中隔視神経異形成プラス，両側傍 Sylvius 裂症候群）	389
多発性硬化症	23, 83, 214, 238, 251, 414
—(脳病変＋視神経炎)	247
—(脳病変＋脊髄炎)	248
多発性陳旧性微小出血	26
多発性脳転移	205
多発脳転移，癌性髄膜炎，水頭症	177
単純ヘルペス脳炎	193, 194
男性プロラクチノーマ	145
中間型松果体実質性腫瘍	151
中枢性神経細胞腫	107, 109
陳旧性梗塞に合併した出血	217
陳旧性ラクナ梗塞	23
低血糖性脳症	298, 299, 322
低酸素性虚血性脳症	228, 298
頭蓋咽頭腫	147
頭部外傷	345
動脈硬化性狭窄・閉塞	61
動脈瘤	
出血発症の解離性右椎骨—	47
前交通—	45
前床突起近傍の内頸—	45
多発囊状—	45

囊状—を伴う椎骨・脳底動脈の紡錘状拡張	47
脳底動脈尖端部—	46
右 Heubner 反回動脈に生じた感染性—	48
右中大脳動脈の巨大血栓化—	46
透明中隔 - 視神経異形成症	372
—(裂脳症を伴うもの)	372
トキソプラズマ脳症	198
トルコ鞍部黄色肉芽腫	134

な行

軟骨性脊索腫	158
軟骨肉腫	160
二相性痙攣と遅発性拡散能低下を呈する急性脳症	233
日本脳炎	195
乳癌の小脳転移	176
認知症を伴う筋萎縮性側索硬化症	280
脳アミロイドアンギオパチー	36～38, 41
—疑い	58, 360
脳血管障害	29
脳梗塞	
出血性—	355
多発急性期—	359
両側後頭葉出血性—	67
脳挫傷	353, 354
脳室外神経細胞腫	110
脳出血	24
多発—	359
脳腫瘍（髄膜腫）	356
脳脊髄液漏出症	330, 331, 334
脳底動脈の窓形成	50
脳転移放射線治療後局所再発	316
脳動静脈奇形	51, 52
脳内出血	216
脳囊虫症	414
脳膿瘍	82, 186～188
多発性—	180, 204
脳表ヘモジデリン沈着症	43
脳梁萎縮	387
脳梁完全欠損	385
脳梁欠損と大脳半球裂間裂囊胞	371
脳梁低形成	386, 387, 389
脳梁部分欠損	385, 389

は行

胚芽異形成性神経上皮腫瘍	103
肥厚性硬膜炎	218
IgG4 関連—	334
潰瘍性大腸炎，ぶどう膜炎に伴う—	333
特発性—	333
皮質小脳萎縮症	294
左被殻出血	25
—の経時的変化	24
びまん性軸索損傷	357, 358
びまん性星細胞腫	84, 85
gliomatosis cerebri と疑われた—	85
副腎白質ジストロフィー	253～255
プロラクチノーマ	160
分枝粥腫型梗塞	19
辺縁系脳炎（傍腫瘍性）	195
片側痙攣片麻痺（てんかん）症候群	234
片麻痺性偏頭痛	229
放射線壊死	314, 315, 318
放射線照射後に発生した微小出血性病変	56
放射線治療後狭窄	61
乏突起膠腫	93, 103
退形成性—	94

ま行

丸石様異形成（福山型筋ジストロフィー）	391
慢性虚血性変化	23, 262
慢性硬膜下血腫	192, 343, 349
硬膜転移に伴う—	351
白血病に伴う—	350
右視床出血，脳室穿破と水頭症	25
右小脳の早期微小出血と左小脳の陳旧性微小出血	27
脈絡叢乳頭癌	106
脈絡叢乳頭腫	105, 408
脈絡叢囊胞	406
脈絡裂囊胞	416
免疫再構築症候群	200
毛様細胞性星細胞腫	
中脳の—	175
—（延髄）	89
—（小脳虫部）	88
—（側頭葉）	88

― (第3脳室〜視床下部) ……… 90
毛様類粘液性星細胞腫（視交叉）……… 91
もやもや病 ………………… 59, 60, 63, 313

や・ら行

揺さ振られっ子症候群………………… 347
溶血性尿毒症 ………………………… 318

ラクナ梗塞……………… 18, 241, 414
良性脊索細胞腫 ……………………158
両側でやや深い脳溝と多少脳回を見た
　症例 ……………………… 379
リンパ球性下垂体炎……… 147, 220, 221
リンパ球性神経下垂体炎 ……………221
類上皮嚢腫
　……… 121〜123, 142, 156, 404, 407
　―（white epidermoid cyst）………123

類皮嚢腫 ……………………… 124, 142
裂脳症
　Ⅰ型― ……………………………… 384
　一側性 closed-lip type の―，
　　一側が多少脳回を示した症例 … 378
　片側性 open-lip type の― ………… 379
　両側性 open-lip type の― ………… 379
　両側性 closed-lip type の― ……… 378
　―に伴う透明中隔欠損 ……………… 373

語句索引

数字

Ⅰ型裂脳症 ……………………… 383
18q-症候群 ……………………… 267
4H症候群 ………………………… 267

欧文

A

ABS ……………………………… 236
acute brain swelling …………… 236
acute disseminated encephalomyelitis
………………………………… 249
acute dubdural hematoma …… 344
acute epidural hematoma …… 341
AD ………………………………… 275
ADEM ……………………… 247, 249
adiation necrosis ……………… 314
adrenoleukodystrophy ………… 253
AEFCSE ………………………… 236
AESD …………………………… 236
agenesis of corpus callosum … 385
agenetic porencephaly ………… 380
AHLE …………………………… 250
AIDS …………………………… 258
AIDS関連悪性リンパ腫 ………… 179
AIEF …………………………… 236
ALD ……………………………… 253
Alexander病 …… 255, 269, 273, 312
alobar/semilobar/lobar型全前脳胞症
………………………………… 368
Alzheimer型認知症… 228, 275, 281, 284
anaplastic astrocytoma ………… 80
ANE ……………………………… 236
arachnoid cyst ………………… 402
arachnoid granulation ………… 416
astrocytoma …………………… 337
atypical central neurocytoma … 110

atypical teratoid-rhabdoid tumor
（AT/RT）……………………… 113
azygos anterior cerebral artery … 370

B・C

Behçet病 …………………… 219, 273
Blake's pouch cyst …………… 375
Boston criteria ………………… 58
brain abscess ………………… 186
CAA ……………………………… 36
CAA関連炎症 …………………… 39
CADASIL ………………… 72, 301
Canavan病 ………………… 269, 312
carbon monoxide poisoning … 298
cavernous hemangioma ……… 55
CBD ……………………………… 290
cell sparse layer ……………… 390
central neurocytoma ………… 109
CEPO …………………………… 312
cerebral amyloid angiopathy … 36
cerebral aneurysm ……………… 45
cerebral arteriovenous malformation
………………………………… 51
cerebral contusion …………… 353
cerebral infarction ……………… 16
cerebrospinal fluid leakage …… 330
Chiari Ⅰ型およびⅡ型奇形 …… 361
Chiari Ⅰ型奇形 ………………… 366
Chiari Ⅱ型奇形 …………… 366, 374
Chiari奇形 ……………………… 366
choroid plexus cyst …………… 406
choroid plexus tumor ………… 105
chronic subdural hematoma … 349
chronological change in intracerebral
hemorrhage ………………… 24
Churg-Strauss症候群 ………… 219
CJD ……………………………… 227
closed-lip type ………………… 380
CNSループス ………… 215, 218, 247
COACH症候群 ………………… 375
colpocephaly …………………… 386
corticobasal degeneration …… 290
CO中毒 ………………………… 228
craniopharyngioma …………… 130
Creutzfeldt-Jakob病 … 21, 227, 301
CSF cleft sign ……………… 163, 165

curative dementia ……………… 328

D〜G

Dandy-Walker variant ………… 376
Dandy-Walker奇形 …………… 375
Dandy-Walker嚢胞 …………… 375
Dekaban症候群 ………………… 375
dementia with Lewy body …… 282
dermoid ………………………… 121
diffuse astrocytoma ……………… 84
diffuse axonal injury …………… 357
dilated perivascular space …… 412
DLB ……………………………… 282
DLBCL ………………………… 168
DNT ……………………………… 337
dolichoectasia ……………… 47, 49
dural arteriovenous fistula …… 68
dural tail sign ………… 164, 166, 167
duropathy ……………………… 39
encephalitis …………………… 233
encephalopathy ……………… 233
ependymoma …………………… 97
epidermoid cyst ……………… 121
Erdheim-Chester病 ……… 273, 334
esthesioneuroblastoma ……… 128
FCMD …………………………… 390
frontotemporal lobar degeneration … 279
FTD ……………………………… 280
FTLD …………………………… 279
fused-lip type ………………… 380
Galen静脈形成不全 …………… 370
ganglioglioma ………………… 101
germinoma …………… 151, 184, 210
glioblastoma …………………… 76
gliomatosis cerebri ………… 85, 255
GM2ガングリオシドーシス…… 267, 273

H〜L

H-ABC …………………………… 267
HCC …………………………… 267
hemangioblastoma …………… 173
herpes simplex encephalitis … 193
HH（E）S ……………………… 236

hippocampal sclerosis ················ 335
hippocampal sulcus remnant ············ 415
HIV ···························· 169, 258
HIV 関連病変 ························· 197
HIV 脳症 ························ 201, 259
holosphere ························· 387
hot cross bun sign ················ 294, 295
HSES ····························· 236
HUS ······························ 236
hypertrophic pachymenigitis ············ 333
hypoglycemic encephalopathy ············ 298
hypoxic encephalopathy ················ 298
IgG4 産生形質細胞性下垂体炎 ············ 222
intracranial tuberculosis ················ 202
iPML ···························· 259
IRIS ························· 201, 258
ivy sign ····························· 60
Joubert 症候群 ···················· 375, 376
Joubert 症候群関連疾患 ··············· 375
Kearns-Sayre 症候群 ················ 236, 259
Krabbe 病 ··················· 255, 265, 269
L-2-ヒドロキシグルタル酸尿症 ············ 259
Langerhans 細胞組織球症 ·········· 137, 210
Leber 遺伝性視神経症 ··············· 312
Leigh 症候群 ························ 273
Leigh 脳症 ················ 228, 236, 305, 312
Lewy 小体型認知症
            ············ 228, 277, 281, 282, 288, 291
lymphocytic hypophysitis ··············· 220

M～O

Machado-Joseph 病 ··················· 288
malignant lymphoma ················· 168
McCune-Albright 症候群 ··············· 395
MEBD ···························· 390
medulloblastoma ····················· 117
MELAS ···················· 21, 228, 236
meningitis ························· 181
meningothelial meningioma ············ 156
MERRF ··························· 312
MERS ···························· 236
metachromatic leukodystrophy ·········· 263
metastatic brain tumor ················ 177
methionine PET ······················ 78
methionine PET-CT ··················· 82
mitochondrial diseases ················ 310

mitochondrial myopathy, encephalopathy, lacticacidosis and stroke-like episodes
                                       236
MJD ······························ 296
MLC ······························ 273
moya moya disease ····················· 59
muscle-eye-brain disease ··············· 374
mushroom shape ····················· 166
neuro-Behçet's disease ················· 211
neurofibromatosis ··················· 392
neurohypophyseal germinoma ············ 135
neuromyelitis optica ················· 243
neuronal heterotopia ················· 382
neurosarcoidosis ···················· 206
neurovascular compression syndrome
                                       324
nidus ······························ 51
NMO ······························ 243
NMO の診断基準 ····················· 245
NMO 関連疾患 ······················ 245
Noonan 症候群 ······················ 395
normal pressure hydrocephalus ·········· 327
normal variations ··················· 406
olfactry neuroblastoma ················ 126
oligodendroglioma ···················· 93
OM ······························· 260
open-lip type ······················· 380
osmotic myelinolysis ················· 260

P～R

PA ······························· 280
PACNS ························ 247, 339
Parkinson 病 ···················· 288, 291
PCNSL ···························· 168
Pelizaeus-Merzbacher 病 ········· 265, 266
pilocytic astrocytoma ·················· 88
pineal cyst ························· 409
pineal parenchymal tumor ············· 150
pituitary adenoma ··················· 144
PMD ······························ 266
PML ························· 201, 256
PNET ···························· 184
polka dot sign ······················ 160
polymicrogyria ···················· 389
posterior reversible encephalopathy
   syndrome ········ 67, 218, 228, 237, 252,
            259, 261, 312, 321, 318

PRES ······ 218, 228, 237, 252, 259, 261,
            312, 321, 318
primary angiitis of central nervous
   system ························· 339
primary central nervous system lymphoma ···························· 168
Probst bundle ······················ 385
progressive multifocal
   leukoencephalopathy ··············· 256
progressive supranuclear palsy ········· 286
pseudo TORCH ······················ 232
pseudoprogression ··················· 78
pseudoresponce ····················· 78
PSP ······························ 286
Rathke 囊胞 ··················· 132, 404
rCBV ······························ 78
RCVS ····························· 338
reversible cerebral vasoconstriction
   syndrome ······················· 338
reversible posterior leukoencephalopathy
   syndrome ······················· 321
Reye 症候群 ························ 236
Reye 様症候群 ······················ 236
Rosai-Dorfman 病 ···················· 334
rubella ···························· 232

S～W

Salla 病 ··························· 267
SCA1，2，3，6 ······················· 296
SCD ······························ 293
schizencephaly ······················ 378
SD ······························· 281
separated-lips ······················ 380
septo-optic dysplasia ················ 372
Sjögren 症候群 ················ 219, 247
SLE ······························ 247
SOD ························· 372, 374
SOD ＋ ···························· 390
Spetzler-Martin ····················· 52
spinocerebellar degeneration ·········· 293
spot sign ·························· 27
Sturge-Weber 症候群 ················· 399
syntelencephaly ···················· 369
T1 black hole ······················ 413
T2 dark sign ······················· 220
teratoma ·························· 140
Tolosa-Hunt 症候群 ················· 223

TORCH症候群	230	
tuberous sclerosis	396	
van der knaap病	273	
vanishing white matter disease	273	
von Hippel-Lindau病	174	
von Recklinghausen氏病	394	
Walker-Warburg症候群	374, 390	
Waller変性	29, 30, 34	
Wernicke脳症	306, 312	
white epidermoid cyst	123	
white matter buckling sign	163	
Wilson病	228, 261, 303, 312	
WWS	390	

和 文

あ行

亜急性硬化性全脳炎	252
悪性黒色腫	129
悪性リンパ腫	78, 129, 138, 159, 168, 201, 222, 252
アテローム血栓性梗塞	19, 21
有馬症候群	375
泡状外脊索症	159, 161
遺残海馬溝	415
異所性灰白質	382
異染性白質ジストロフィー	255, 263, 273
一過性脳梁膨大部病変	359
一酸化炭素中毒	298
意味性認知症	281
インフルエンザ脳症	195
ウイルス性脳炎	273, 301
壊死性下垂体炎	222
炎症性偽腫瘍	225
延長拡張症	47
黄色腫性下垂体炎	222
大型あるいは巨大動脈瘤	48
オリーブ・橋・小脳萎縮症	296

か行

外転神経鞘腫	154
海馬硬化症	277, 335
海綿状血管腫	55, 57, 225, 417
海綿静脈洞部海綿状血管腫	58
解離性椎骨動脈瘤	47
解離性脳動脈瘤	49
下オリーブ核	34
下オリーブ核仮性肥大	34
下オリーブ核の変性	33
可逆性脳血管攣縮症候群	322, 338
可逆性脳梁膨大部病変を有する脳炎脳症	236
架橋静脈	347
拡張した血管周囲腔	412
核内封入体病	259
過誤腫	392
下垂体炎	222
下垂体過形成	146
下垂体後葉顆粒細胞腫	138
下垂体細胞腫	138
下垂体腺腫	133, 144, 222, 225
下垂体卒中	146
下垂体転移	147
下垂体膿瘍	146
加齢性白質病変	247
癌性髄膜炎	177, 209
感染性髄膜炎	209
顔面痙攣	326
顔面神経鞘腫	154
奇形腫	125, 140
基底核および小脳萎縮を伴う髄鞘形成不全症	267
偽脳梁	387
嗅神経芽細胞腫	126～128
急性壊死性脳症	236
急性期/亜急性硬膜下血腫	191
急性期梗塞	228
急性硬膜外血腫	341, 347
急性硬膜下血腫	344
急性散在性脳脊髄炎	247, 249
急性出血性白質脳炎	250
虚血性変化	219
巨細胞腫	159
巨細胞性星細胞腫	397
巨大大槽	376, 405
筋眼脳病	390
くも膜下出血	339, 347
くも膜顆粒	416
くも膜嚢胞	125, 161, 402
クリプトコッカス腫	413
頸静脈孔神経鞘腫	155
稽留脊髄	366
痙攣後脳症	21, 228, 237
痙攣重積型急性脳症	236
痙攣重積後脳症	195
結核	166, 222, 225
血管炎	62, 214, 228, 252
血管外皮腫	166
血管芽細胞腫	173
血管芽腫	92, 99
血管腫	161
血管周囲腔	247, 416
血管周囲腔の開大	21
血管性認知症	228
血管攣縮	62
結節性硬化症	396
結節性硬化症の上衣下結節	383
抗アクアポリン4抗体	245
高悪性度グリオーマ	92
膠芽腫	76, 82, 171, 179, 184, 188
高血圧性出血	54
後天性免疫不全症候群	258
後頭蓋窩くも膜囊胞/ポーチ	376
孔脳症	374, 380
硬膜外血腫	352
硬膜外蓄膿	190
硬膜下水腫	192
硬膜下蓄膿	190
硬膜下膿瘍	352
硬膜血管腫	166
硬膜転移	166
硬膜動静脈瘻	53, 67, 184, 214
抗リン脂質抗体症候群	218, 219
黒質変性	29, 32, 34
骨転移	159
古典的Creutzfeldt-Jacob病	305
古典的滑脳症	390
孤立性線維種	166
混合型下垂体炎	222
混合型胚細胞腫	141

さ行

サイトメガロウイルス感染症	232
サルコイドーシス	166, 184, 203, 206, 222, 225

三叉神経鞘腫 ………………………… 153	神経梅毒 ………………………………… 166	先天性リンパ球性脈絡髄膜炎ウイルス症候群 ……………………………… 232
三叉神経痛 ………………………… 326	進行性核上性麻痺 ………… 284, 286, 291	先天代謝異常症 ………………………… 237
磁化率強調像 ……………………… 27	進行性多巣性白質脳症 …… 87, 252, 256	前頭側頭型認知症 ……………… 277, 280
嗜銀顆粒性認知症 ………………… 277	進行性非流暢性失語 …………………… 280	前頭側頭葉変性症 ……………… 279, 291
歯状核赤核淡蒼球ルイ体萎縮症	浸潤性下垂体腺腫 ……………………… 159	前頭葉を主として障害する乳幼児急性脳症 ……………………………… 236
……………………………… 288, 296	新生児単純ヘルペス脳炎 ……………… 232	塞栓性梗塞 ………………………… 19, 21
視床下部下垂体形成 ……………… 374	浸透圧性髄鞘崩壊症 …………… 252, 260	側頭葉てんかん ………………………… 102
視床出血 …………………………… 26	深部静脈血栓症 ………………………… 237	
視床変性 ……………………… 30, 31, 34	髄外造血 ………………………………… 166	**た行**
視神経炎 …………………………… 243	髄芽腫 …………… 92, 99, 107, 115, 117	
視神経膠腫 ………………………… 392	水頭症 …………………………………… 26	退形成性星細胞腫 ………… 78, 80, 86, 95
視神経脊髄炎 ………………… 243, 251	髄膜炎 ……………… 177, 181, 332, 334, 401	退形成性上衣腫 ………………………… 116
脂肪腫 ………………………… 125, 141	髄膜血管腫症 …………………………… 401	退形成性乏突起膠腫 …………………… 94
出血性ショック脳症症候群 ……… 236	髄膜腫	大脳鎌テント移行部髄膜腫 …………… 152
出血性脳梗塞 ………………… 67, 355	…… 106, 162, 209, 225, 334, 407, 417	大脳神経膠腫症 ………………………… 255
腫瘍出血 …………………………… 54	髄膜腫などの実質外腫瘍 ……………… 342	大脳皮質基底核変性症
腫瘍性・感染性脳動脈瘤 ………… 49	髄膜腫のWHO分類 …………………… 166	………………………… 277, 284, 288, 290
上衣下結節 ………………………… 397	髄膜播種 ………………………… 203, 401	多形黄色星細胞腫 ……… 92, 95, 99, 102
上衣腫 ………… 92, 97, 107, 111, 120, 184	髄膜皮性髄膜腫 ………………………… 156	多系統萎縮症 …………………… 296, 297
上衣性嚢胞 ……………………… 406, 413	頭蓋内結核 ……………………………… 202	多系統萎縮症Parkinson型 …… 288, 291
松果体germinoma ………………… 410	星細胞系腫瘍 …………………………… 99	多小脳回 ………………………… 380, 389
松果体芽細胞腫 …………………… 410	星細胞腫 ………………………………… 337	多発急性期脳梗塞 ……………………… 359
松果体細胞腫 ……………………… 410	正常圧水頭症 …………………………… 327	多発血管炎性肉芽腫症 ………………… 225
松果体実質性腫瘍 ………………… 150	正常でみられる構造 …………………… 406	多発性硬化症 … 21, 82, 87, 179, 213, 219,
松果体嚢胞 ……… 141, 409, 412, 415, 416	精神神経性SLE（NPSLE）…………… 218	246, 251, 273, 413
松果体部星細胞腫 ………………… 152	生理的な髄液腔の拡大 ………………… 352	多発性骨髄腫 …………………………… 159
松果体部乳頭状腫瘍 ……………… 152, 410	脊索腫 …………………………… 157, 161	多発性脳転移 …………………………… 203
小児虐待 …………………………… 347	脊髄空洞症 ……………………………… 366	多発性脳膿瘍 …………………………… 203
静脈奇形 …………………………… 53	脊髄小脳失調症 ………………………… 296	多発脳出血 ……………………………… 359
静脈性血管腫 ……………………… 58	脊髄小脳変性症 ………………………… 293	単純ヘルペス脳炎 ……………… 193, 312
静脈洞血栓症 ……… 63, 69, 184, 322, 417	脊髄髄膜瘤 ……………………………… 366	中隔視神経異形成プラス ……………… 390
静脈洞内の血液逆流 ……………… 69	舌咽神経鞘腫 …………………………… 154	中枢神経限局性血管炎 ………… 219, 247
真菌感染 …………………………… 225	舌咽神経痛 ……………………………… 326	中枢神経原発悪性リンパ腫 …… 168, 209
神経Behçet病 ……………… 211, 247	石灰化 …………………………………… 27	中枢性神経細胞腫 ……………… 106, 109
神経下垂体germinoma ………… 135	全球脳 …………………………………… 387	聴神経鞘腫 ……………………………… 153
神経血管圧迫症候群 ……………… 324	線条体黒質変性症 ……………………… 296	低悪性度のグリオーマ ………………… 312
神経膠腫 …………………………… 86, 195	全身性エリテマトーデス ……………… 218	低血糖 …………………………………… 228
神経膠性嚢胞 ……………………… 413	全身性エリテマトーデスに伴う中枢神経障害 ……………………………… 215	低血糖性脳症 …………………… 298, 322
神経サルコイドーシス ……… 137, 206	全前脳胞症 ……………………… 368, 374	低酸素 …………………………………… 228
神経鞘腫 …………………………… 153, 225	全前脳胞症の偽脳梁 …………………… 386	低酸素性虚血性脳症 …………… 298, 305
神経鞘腫症 ………………………… 395	穿通枝梗塞 ……………………………… 20	低髄圧症候群 …………………………… 367
神経節膠腫	先天性筋ジストロフィー ……………… 374	低髄液圧症 ……………………………… 332
……… 92, 95, 99, 101, 112, 337, 398	先天性水頭症 …………………………… 374	転移性腫瘍 ……………………… 138, 152, 189
神経線維腫症 ……………………… 392	先天性白内障を伴う髄鞘形成不全症	転移性脳腫瘍 …………… 78, 171, 176, 177
神経線維腫症1型 ………………… 392, 394	……………………………………… 267	頭蓋咽頭腫 ……………………… 130, 146
神経腸管嚢胞 ……………………… 161	先天性風疹症候群 ……………………… 232	
神経腸性嚢胞 ……………………… 404		

な行		
動脈瘤	225	
透明中隔－視神経異形成症	372, 373	
透明中隔欠損	374	
トキソプラズマ感染症	232	
トキソプラズマ脳症	201	
トルコ鞍部黄色肉芽腫	133	

な行

内頸動脈海綿静脈洞瘻	225
軟骨肉腫	159, 225
軟膜神経膠腫症	184
軟膜メラノーシス	184
軟膜リンパ腫症	184
肉芽腫性下垂体炎	222
肉芽腫性疾患	166
二相性痙攣と遅発性拡散能低下を呈する急性脳症	236
日本脳炎	195
乳児型GM1	267
熱中症	237
脳アミロイドアンギオパチー	36, 58, 359
脳炎	86, 87, 228, 233, 355
脳炎脳症	228
脳幹グリオーマ	273
脳幹形成異常を伴う小脳虫部欠損症	375
脳幹腫瘍	261
脳幹脳炎	261
脳血液量	82
脳血管炎	171
脳血管障害	237, 301
脳血管障害の二次性変化	29
脳血管性認知症	277, 284
脳梗塞	16, 86, 195, 214, 312
脳挫傷	353
脳室外神経細胞腫	110
脳室拡大	329
脳出血の経時的変化	24
脳腫瘍	195, 214, 355, 383
脳腫瘍再発	316
脳症	233
嚢状脳動脈瘤	48
脳脊髄液漏出症	330, 332, 334
脳動静脈奇形	51
脳動脈解離	339
脳動脈瘤	45
脳内出血	219

脳嚢虫症	413
脳膿瘍	78, 82, 179, 186
脳梁萎縮	386
脳梁欠損症	374, 385
脳梁低形成	386

は行

胚芽異形成性神経上皮腫瘍	95, 102, 337, 398
白質脳症	273
白質病変	397
ハミングバードサイン	290, 292
半球間裂嚢胞	370
被殻出血	26
肥厚性硬膜炎	209, 218, 219, 225, 332, 333
皮質下帯状異所性灰白質	382
皮質下嚢胞を伴う巨脳白質脳症	273
皮質基底核変性症	281
皮質形成異常	86
皮質結節	397
皮質小脳萎縮症	296, 297
皮質形成異常	374
非腫瘍性白質病変	87
微小出血	27
非定型奇形腫様/ラブドイド腫瘍	113, 120
びまん性軸索損傷	357
びまん性星細胞腫	82, 84, 92, 95
副腎白質ジストロフィー	253, 265, 273, 273
福山型筋ジストロフィー	390
フコシドーシス	267
分枝粥腫型梗塞	21
閉塞性水頭症	329
ヘルペス脳炎	228
辺縁系脳炎	195
ペンギンシルエット	290, 292
片側痙攣片麻痺（てんかん）症候群	236
扁平上皮癌	129
片麻痺性偏頭痛	228, 237
放射線壊死	314
紡錘状脳動脈瘤	48
乏突起膠腫	86, 93, 102
乏突起細胞系膠腫	82
乏突起細胞系腫瘍	99
乏突起星細胞腫	94

ま行

丸石様異形成	390
慢性虚血性変化	21, 261
慢性硬膜下血腫	192, 342, 347, 349
慢性進行性外眼筋麻痺	259
ミトコンドリア異常症	273
ミトコンドリア脳筋症	261
ミトコンドリア病	310
脈絡叢腫瘍	105
脈絡叢乳頭腫	99, 407
脈絡叢嚢胞	406, 416
無菌性髄膜炎	218, 219
ムコ多糖症	413
メープルシロップ尿症	265
免疫再構築症候群	201, 258
毛様細胞性星細胞腫	88, 99, 102, 120, 176, 393
もやもや症候群	62
もやもや病	59, 184, 312

や行

薬剤性白質脳症	252
有機酸代謝異常症	305
有痛性眼筋麻痺	224
揺さ振られっ子症候群	347
溶血性尿毒症症候群	236

ら行

ラクナ梗塞	21, 247, 413
良性脊索細胞腫	159, 161
両側多小脳回	374
両側傍Sylvius裂多小脳回	389
菱脳蓋板下膜性部	375
菱脳蓋板上膜性部	375
リンパ球性下垂体炎	137, 146, 210, 220
リンパ腫	195, 225
類上皮嚢腫	121, 141, 156, 225, 404, 406
類皮嚢腫	121, 141, 160, 225
類もやもや病	392
裂脳症	378, 380, 383

[編者プロフィール]

土屋一洋（つちや　かずひろ）
東京逓信病院放射線科 部長

1980年北海道大学医学部卒業，同年東京大学医学部放射線科研修医，1981年同助手，1984年公立昭和病院放射線科科長，1985年防衛医科大学校放射線医学教室助手，1993年杏林大学医学部放射線医学教室講師，2000年同助教授（准教授），2013年臨床教授を経て同年より現職．専門：神経放射線診断学

山田　惠（やまだ　けい）
京都府立医科大学放射線診断治療学講座 教授

1989年京都府立医科大学卒業，同年放射線科研修医，1991年聖マリアンナ医科大学研修医，1994年メリーランド大学リサーチフェロー，ECFMG取得，1995年ロチェスター大学クリニカルフェロー，1997年マサチューセッツ総合病院クリニカルフェロー，1999年京都府立医科大学助手，2003年同大講師，2012年同大教授．専門：神経放射線診断学

森　墾（もり　はるし）
東京大学大学院医学系研究科放射線医学講座 専任講師

1997年東京大学医学部卒業，同附属病院，都立墨東病院救命救急センター，聖母病院，関東労災病院，筑波大学病院で研修後，2000年東京大学医学部附属病院放射線科助手，2007年同助教，2009年同講師，2010年より現職．専門：神経放射線診断学，画像診断一般

圧倒的画像数で診る！
頭部疾患画像アトラス
典型例から応用例まで、2000画像で極める読影力！

2014年4月25日　第1刷発行

編　集	土屋一洋，山田　惠，森　墾
発行人	一戸裕子
発行所	株式会社羊土社
	〒101-0052
	東京都千代田区神田小川町2-5-1
	TEL　03（5282）1211
	FAX　03（5282）1212
	E-mail　eigyo@yodosha.co.jp
	URL　http://www.yodosha.co.jp/
装　幀	関原直子
印刷所	三報社印刷株式会社

© YODOSHA CO., LTD. 2014
Printed in Japan

ISBN978-4-7581-1179-9

本書に掲載する著作物の複製権，上映権，譲渡権，公衆送信権（送信可能化権を含む）は（株）羊土社が保有します．
本書を無断で複製する行為（コピー，スキャン，デジタルデータ化など）は，著作権法上での限られた例外（「私的使用のための複製」など）を除き禁じられています．研究活動，診療を含み業務上使用する目的で上記の行為を行うことは大学，病院，企業などにおける内部的な利用であっても，私的使用には該当せず，違法です．また私的使用であっても，代行業者等の第三者に依頼して上記の行為を行うことは違法となります．

JCOPY ＜（社）出版者著作権管理機構 委託出版物＞
本書の無断複写は著作権法上での例外を除き禁じられています．複写される場合は，そのつど事前に，（社）出版者著作権管理機構（TEL 03-3513-6969，FAX 03-3513-6979，e-mail：info@jcopy.or.jp）の許諾を得てください．

正常画像と並べてわかるシリーズ

- 「正常」と「病変」を見開きで比べるから、よくわかる！
- コンパクトなポケットサイズに多くの症例を掲載！
- 所見のポイントや診断のコツも詳しく解説！

＜A6判＞

正常画像と並べてわかる
頭部MRI 改訂版 ここが読影のポイント
土屋一洋, 大久保敏之／編
■定価(本体3,000円+税) ■271頁 ■ISBN978-4-7581-0681-8

正常画像と並べてわかる
頭部CT ここが読影のポイント
藤原卓哉／著
■定価(本体2,700円+税) ■203頁 ■ISBN978-4-89706-684-4

正常画像と並べてわかる
新編 頭部CT ここが読影のポイント
百島祐貴／著
■定価(本体2,900円+税) ■242頁 ■ISBN978-4-7581-1172-0

正常画像と並べてわかる
腹部・骨盤部CT ここが読影のポイント
扇 和之, 山下晶祥／編
■定価(本体2,800円+税) ■199頁 ■ISBN978-4-89706-696-7

正常画像と並べてわかる
救急画像 改訂版 時間経過で理解する
清田和也, 清水敬樹／編
■定価(本体3,500円+税) ■303頁 ■ISBN978-4-7581-1175-1

正常画像と並べてわかる
骨軟部CT・MRI ここが読影のポイント
福田国彦／編
■定価(本体3,000円+税) ■264頁 ■ISBN978-4-7581-0619-1

正常画像と並べてわかる
腹部エコー ここが読影のポイント
住野泰清, 畠 二郎／編
■定価(本体3,300円+税) ■315頁 ■ISBN978-4-7581-0651-1

正常画像と並べてわかる
腹部・骨盤部MRI ここが読影のポイント
扇 和之, 横手宏之／編
■定価(本体3,000円+税) ■229頁 ■ISBN978-4-7581-0630-6

正常画像と並べてわかる
胸部CT・MRI ここが読影のポイント
櫛橋民生, 藤澤英文／編
■定価(本体3,200円+税) ■310頁 ■ISBN978-4-7581-1169-0

正常画像と並べてわかる
病理アトラス
下 正宗／編
■定価(本体4,500円+税) ■A5判 ■303頁 ■ISBN978-4-7581-0643-6

できる！画像診断入門シリーズ

- 鑑別すべき疾患画像を並べて比較できる画期的シリーズ！
- 見開き2ページでエッセンスを凝縮して解説！
- 数百点の画像で，部位・疾患ごとの鑑別ポイントがわかる！

シリーズ監修／土屋一洋

胸部画像診断のここが鑑別ポイント 改訂版
酒井文和／編 ■定価(本体5,400円+税) ■B5判 ■277頁 ■ISBN978-4-7581-0774-7

頭部画像診断のここが鑑別ポイント 改訂版
土屋一洋, 大久保敏之／編 ■定価(本体5,400円+税) ■B5判 ■308頁 ■ISBN978-4-7581-0773-0

腹部・骨盤部画像診断のここが鑑別ポイント 改訂版
桑鶴良平／編 ■定価(本体5,400円+税) ■B5判 ■247頁 ■ISBN978-4-7581-0775-4

骨軟部画像診断のここが鑑別ポイント 改訂版
福田国彦／編 ■定価(本体5,400円+税) ■B5判 ■247頁 ■ISBN978-4-7581-0776-1

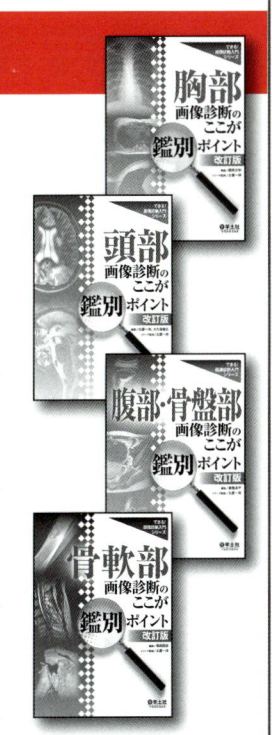

羊土社のおすすめ書籍

救急・当直で必ず役立つ！
骨折の画像診断 改訂版

全身の骨折分類のシェーマと症例写真でわかる読影のポイント

福田国彦，丸毛啓史，小川武希／編

全身の代表的な骨折を網羅．豊富な症例写真と簡潔な解説で見るべきポイントがつかめ，基本的な撮影方法もしっかり身につく！購入者特典として本書掲載の「骨折の分類」をダウンロードできるので，診療中もサッと調べられる！

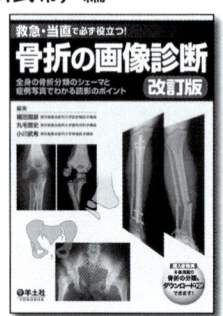

- 定価(本体 5,400円+税)　■ B5判　■ 299頁
- ISBN 978-4-7581-1177-5

必ず診療に役立つ
スポーツ傷害の画像診断

スポーツ傷害ならではの診断・撮影の基本と読影のポイント、治療方針の考え方と患者への上手な説明

帖佐悦男／著

スポーツ傷害の画像診断に強くなる！野球やラグビーなど，多様なスポーツによる全身の疾患画像が満載で，読影のコツとポイントがよくわかる！治療方針の考え方や，復帰を見据えた患者説明の要点も簡潔に解説！

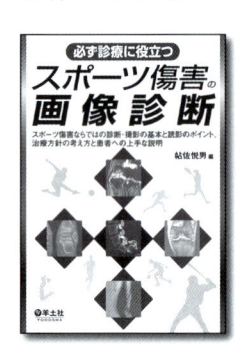

- 定価(本体 6,300円+税)　■ B5判　■ 253頁
- ISBN 978-4-7581-1176-8

ジェネラル診療シリーズ
すべての内科医が知っておきたい
神経疾患の診かた、考え方とその対応

症状・疾患へのアプローチの基本から鑑別と治療，コンサルテーションまでわかる

大生定義／編

日常診療でよく出会う神経症状や神経疾患の診察，鑑別から治療，コンサルテーションのポイントまで，考え方と対処法を解説．神経内科を専門としない方が迷わず診察を進めるために必要な知識を一冊に凝縮！

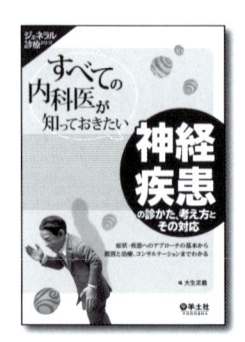

- 定価(本体 5,200円+税)　■ B5判　■ 374頁
- ISBN 978-4-7581-1502-5

MRIに絶対強くなる
撮像法のキホンQ&A

撮像法の適応や見分け方など日頃の疑問に答えます！

山田哲久／監
扇　和之／編著

MRIにたくさんある撮像法，使い分けが知りたい！／この疾患にはCTとMRIどちらがよい？造影は必要？／T1強調画像とT2強調画像はどう見分ける？など，本当に知りたかった，実践で即役立つテーマが満載！

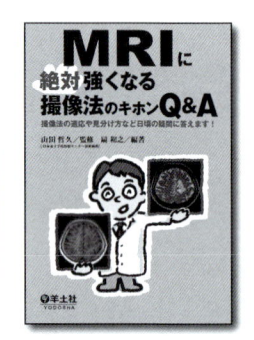

- 定価(本体 3,800円+税)　■ A5判　■ 246頁
- ISBN 978-4-7581-1178-2

発行　**羊土社 YODOSHA**　〒101-0052　東京都千代田区神田小川町2-5-1　TEL 03(5282)1211　FAX 03(5282)1212
E-mail：eigyo@yodosha.co.jp
URL：http://www.yodosha.co.jp/

ご注文は最寄りの書店，または小社営業部まで